엉덩관절 및 골반의 정형외과적 관리

Orthopedic Management of the Hip and Pelvis

Scott W. Cheatham, PT, DPT, OCS, ATC, CSCS

Assistant Professor
Director, Pre–Physical Therapy Program
Division of Kinesiology
California State University, Dominguez Hills
Carson, California
President and CEO
National Institute of Restorative Exercise, Inc.
Torrance, California

Morey J. Kolber, PT, PhD, OCS, Cert. MDT, CSCS*D

Associate Professor
Department of Physical Therapy
Nova Southeastern University
Fort Lauderdale, Florida
Director of Physical Therapy
Boca Raton Orthopaedic Group
Boca Raton, Florida

영 문 출 판 사

■ 옮긴이 (가나다 순)

김명준	경동대학교 물리치료학과 교수	**서현규**	대구보건대학교 물리치료과 교수
김성호	신구대학교 물리치료과 교수	**양회송**	청암대학교 물리치료과 교수
남기원	동신대학교 물리치료과 교수	**엄기매**	여주대학교 물리치료과 교수
류혜인	(전) 익산병원 물리치료사	**이광재**	안산대학교 물리치료과 교수
문상은	마산대학교 물리치료과 교수	**정형국**	안산대학교 물리치료과 교수

ORTHOPEDIC MANAGEMENT OF THE HIP AND PELVIS ISBN 978-0-323-29438-6

by Scott W. Cheatham, Morey J. Kolber

This edition of Orthopedic Management of the Hip and Pelvis 1e by Scott W. Cheatham, PT, DPT, PhD(c), OCS, ATC, CSCS and Morey J. Kolber, PT, PhD, OCS, Cert. MDT, CSCS*D is published by arrangement with Elsevier Inc.

주의

이 분야의 지식과 치료는 끊임없이 변하고 있습니다. 새로운 연구와 경험이 우리의 이해를 넓히는 것처럼 연구 방법, 전문적인 치료, 또는 의학적 치료에는 변화가 필요할 수 있습니다.
치료사들과 연구진들은 어떠한 정보, 방법, 여러 복합적인 것들, 여기에 설명된 실험들을 평가하고 사용하는 데에 있어 자신들의 경험과 지식에 항상 의존해야 합니다. 이러한 정보나 방법을 사용할 때, 자신들의 안전뿐만 아니라 전문적인 책임이 있는 사람들을 포함한 다른 사람들의 안전 또한 염두에 둬야 합니다.
확인된 모든 약물 또는 의약품과 관련하여 권장된 복용량이나 형식, 투여의 방법과 기간, 금기증을 확실히 하기 위해 (1) 방법 또는 (2) 투여할 각 상품의 제조자가 제공한 가장 최신의 정보를 확인할 것을 권장합니다. 환자에 대한 치료사의 경험과 지식에 의존하여 환자 개개인에 대한 진단을 내리고, 복용량과 최고의 치료를 결정하며, 적절한 안전 예방 조치를 취하는 것은 치료사의 책임입니다.
최대한의 법의 범위에서, 출판사, 작가, 기고가, 편집자들은 제조물 책임의 문제, 과실, 또는 이 책에 포함된 방법, 상품, 지침, 아이디어의 사용이나 실행으로 인한 인명 또는 재산의 어떠한 상해나 손상에 대해서도 책임을 지지 않습니다.

엉덩관절 및 골반의 정형외과적 관리

2020년 11월 20일 초판인쇄
2020년 11월 27일 초판발행

지은이 : Scott W. Cheatham, Morey J. Kolber
옮긴이 : 정형국 외
발행인 : 박병조
발행처 : 도서출판 영문출판사
등 록 : 1987년 12월21일 제2-419호
주 소 : 서울시 강남구 삼성동 69-1
전 화 : (02) 514-5590, 776-5590
팩 스 : (02) 756-8943
홈페이지 : www.ymsbook.net
E-mail : yeongmunsa@empas.com
정 가 : 40,000원
ISBN 978-89-7224-484-4

※ 파본은 교환해 드립니다.

이 책을 저희 가족에게 바치고 싶습니다. 우리 가족들은 이 2년간의 프로젝트를
잘 기다려주고 저를 지지해줬습니다. 내 아내인 Mille은 우리의 결혼 생활과 가족들에게
헌신하고 힘이 되어줬습니다. 나의 가장 친한 친구가 되어줘서 감사합니다.
나의 두 아들 Connor와 Alex, 우리 가족에게 기쁨을 주어 고맙고,
나랑 좋은 대화를 나눠줘서 고마워. 너희는 장차 훌륭한 사람이 될 거야.

수 년 동안 지원해주신 나의 멘토 Leza L. Hatch, PT, OCS에게 감사드리고 싶습니다.
물리치료에 대한 이 분의 열정은 저에게 영감을 줬습니다. 또한 수 년 동안 저에게 많은
것을 가르쳐 준 저의 환자들에게도 감사드리고 싶습니다.
이 환자들 모두가 건강하기를 바랍니다. 마지막으로 저를 위해 항상 그 자리에 있어주신
어머니께 감사드리고 싶습니다. 저를 지지해주는 당신의 존재는 제 인생에서 참된
축복입니다.

Scott W. Cheatham

제가 십대, 청년일 때도 확고하게 지지를 해주시고, 제가 꿈을 좇게끔 꾸준한 신뢰와
동기를 주신 저희 부모님께 이 책을 바칩니다. 저의 아버지 Alan Kolber는 타의 모범을
보이며 훌륭한 직업 윤리를 가르쳐주셨습니다. 제 교육을 위해 필요한 지원에 대한
당신의 끝없는 투지와 희생은 제가 되고 싶은 아버지를 상징합니다.
저의 어머니 Elaine Kolber는 평생 동안 무조건적인 사랑과 지지를 해주셨으며
항상 자기 자신을 믿고 기회가 지나가기 전에 잡으라는 가르침을 해주셨습니다.
두 분께서는 저에게
'한 사람의 길에 폭풍우가 몰아치긴 하지만, 그 길은 여전히 빛나는
곳으로 이어질 수 있다'고 가르쳐 주셨습니다.

또한 이 책을 저의 가족인 Shakira, Jordann, Khloe에게 바칩니다.
나의 사랑하는 아내 Shakira, 수 년 동안
내가 글을 쓰고, 가르치고, 전문적인 목표를 향해 좇는 끝없는 시간 동안 변함없이
지지해주고 이해해줘서 고맙습니다. 내 삶에서 무엇이 중요한지 진정으로 가르쳐준
나의 딸 Khloe 고마워. 내가 식탁에서 글을 쓸 때면 같이 앉아 끈기 있게 색칠 연습을
하고 우리의 이름을 쓰는 연습을 하면서 보낸 우리의 시간을 항상 기억할거야.

Morey J. Kolber

서문
Preface

엉덩관절과 골반은 임상가와 연구원 모두를 위한 연구 분야로 부상했다. 일반적인 엉덩관절 및 골반 병리학의 비수술적 및 수술적 관리는 엄청나게 성장했다. 보건 전문가들이 이러한 주제에 관한 정보를 찾을 때, 사용 가능한 최신의 근거 기반 정보가 부족하여 어려움을 겪는다. 많은 자료에서 병리학이나 수술에 관한 논평을 볼 수 있지만, 보통 새로 발생하는 발견에 관해 필요한 세부 사항들은 부족하다. 이러한 발견들로 인해 엉덩관절과 골반에 대한 포괄적인 근거 기반 책이 필요했다. 임상의 많은 전문가들의 의견과 공헌으로 이 책은 그러한 정보를 원하는 임상가와 연구원의 요구를 충족시키기 위해 개발되었다.

이 책은 두 섹션으로 나뉘어져 있다. 첫 번째 섹션에서는 기본적인 부분별 해부학 및 운동학, 엉덩관절 및 골반 복합체에 대한 기본 검사 과정을 다룬다. 두 번째 섹션에서는 엉덩관절 절구테두리 파열, 대퇴비구 충돌 증후군, 발음성 고관절, 여성의 건강, 관절성형술, 댄서의 엉덩관절 등 일반적인 병리학을 포괄적으로 다룬다.

우리는 이 책이 중심이 되고 신뢰할 수 있는 자료가 되기를 진심으로 바랍니다. 귀하가 초보 임상가이든 숙련된 임상가이든, 연구원이든 학자이든 상관없이, 우리는 이 내용이 귀하의 참고 자료에서 귀중한 도구가 될 것이라고 믿습니다. 이 책을 선택해 주셔서 감사드리며, 책꽂이에 이 책이 있는 것으로 인해 귀하의 엉덩관절 및 골반의 정형외과적 관리가 성공할 수 있게 노력할 것입니다.

감사의 말

우리는 이 책에 기여한 모든 작가들이 한 훌륭한 업적에 대해 감사를 표하고 싶습니다. 이 프로젝트에 대한 헌신과 열정 없이는 이 책을 만들 수 없었습니다. 이 책은 공동 집필자들이 각 장을 쓰면서 공유한 전문적인 기술과 지식으로 강화되었습니다. 각 장은 임상적인 지식과 최신의 근거를 통합하여 독자에게 독특한 시각을 제공합니다. 또한 우리는 이 프로젝트에 지지와 지도를 해준 Elsevier 팀과 평론가들에게도 감사를 표합니다.

Scott W. Cheatham
Morey J. Kolber

역자서문

Reverse Letter Preface

근골격계 질환으로 병원을 찾는 환자들 중 엉덩관절이나 골반의 문제를 가진 환자들이 많습니다. 하지만 이에 관한 정보 및 교재 등은 자세한 사항들을 다루지 않고 포괄적인 내용만 다루는 경우가 대부분입니다. 또한 이러한 책들의 근거는 최신 정보로 업데이트되지 않고 이전의 정보만을 다루는 경우가 많습니다.

이 책은 이러한 한계점을 보완하기 위해 엉덩관절과 골반의 해부학뿐만 아니라 각 관절들과 관련된 많은 질환들, 이 질환과 관련된 수술 방법을 포함한 세부 사항들을 자세히 다뤘으며, 실제 사례 연구들을 함께 다뤘습니다. 이러한 사례 연구들은 실제 임상에서 치료하는 임상가들에게 유용한 자료를 제공할 것입니다. 또한 특정한 환자군을 다뤄 그 환자군에서의 특징적인 치료 방향을 제시하였습니다.

이처럼 저자는 단순히 질환을 소개하는 것으로 끝나지 않고 엉덩관절 및 골반 관련 장애들을 깊이 있게 다루고 최신의 정보를 제공하였습니다. 그리고 이러한 질환들을 다학문적으로 접근하여 치료하는 것을 강조했습니다.

마지막으로 바쁜 일정에도 불구하고 이 책의 번역 및 출판을 위해 도와주신 전주대학교 물리치료학과 우영근 교수님과 전북대학교병원 물리치료실 김철수 선생님, 영문출판사 박병조 사장님 및 직원분들에게도 감사의 말씀을 드립니다.

머리말
Foreword

엉덩관절 및 골반 질환 관리에 관한 이 혁신적이고 최첨단인 책의 서문을 쓰는 것은 흥미로운 일이다. 대부분의 엉덩관절 문제는 단 하나의 원인 때문에 발생하지 않는다. 수많은 요인들이 작용하여 관절의 손상과 기능 장애를 일으키는 "완벽한 폭풍"을 일으킬 수 있다. 영향을 끼치는 모든 요인을 인식하지 못할 수도 있지만, 비수술적으로나 수술적으로 충분히 확인되고 교정되어 성공적인 치료를 할 수 있다.

대퇴비구 충돌 증후군은 (Femoroacetabular impingement, FAI) 관절 손상이 어떻게 발생하는지를 설명하는 가장 명백한 예시지만, 이 질환이 있는 많은 활동적인 사람들은 평생 보상작용을 하며, 방사선상 명백한 이상에도 불구하고 증상이나 장애가 발생하지 않는다. 그러므로 수많은 요소와 연관이 있을 수 있으며 한 가지의 독점적인 치료 전략이 아니다. 이러한 다면적인 장애는 다학문적인 접근법이 필요하다. 이 책은 이러한 개념을 요약하여, 엉덩관절 질환에 대한 현재의 이해에 포괄적인 요약을 제공하고 최신 관리 방법에 대한 자세한 정보를 제공한다. 편집자는 이러한 목표를 이루기 위해 훌륭한 저자들을 모았다. 이 책을 꼼꼼하게 읽으면 빠르게 발전하는 이 분야에 대한 지식의 깊이가 매우 깊어질 것이다. 그리고 나중에 환자 치료를 위해 자료를 찾을 때 이 책을 다시 찾을 수 있다. 환자는 이 책의 전부이고, 우리 모두가 하는 일을 더 잘하기 위해 노력하는 모든 저자들에게 축하를 보낸다.

J.W. Thomas Byrd, MD
Nashville Sports Medicine and Orthopaedic Center
Nashville, Tennessee

머리말
Foreword

엉덩관절 및 골반의 정형외과적 관리는 엉덩관절과 골반 질환이 있는 환자들을 위해 최상의 근거 기반 관리 전략을 시기 적절하게 편집한 것이다. 이에 기여한 저자들뿐만 아니라 편집 팀은 엉덩관절과 골반의 근골격계 질환의 관리에 관한 국내외의 수준 높은 임상가와 연구자로 구성되었다.

이 책은 골반과 엉덩관절의 복잡한 해부학과 운동학에 대한 세부사항을 다루는 장으로 시작한다. 이 장에는 인체 해부학의 본질을 담은 Netter의 수많은 컬러 이미지가 포함되어 있다. 다음 장에서는 주관적인 신체 검사에 대해 논의하고, 근골격계 통증 같이 나타날 수 있는 잠재적인 병리학뿐만 아니라 환자 과거력에서 필수적인 항목에 대해 교육한다. 또한 이 장에서는 임상가가 정확한 감별 진단을 식별하는 데 큰 도움이 되는 신체 검사의 요소와 심리 측정의 특성에 대해 다룬다.

나머지 장들은 잠재적인 진단을 논의하는 장으로 나뉘어져 있다. 이러한 장에서는 엉덩관절의 관절외 병리학, 엉덩관절의 절구테두리 파열/대퇴비구 충돌 증후군, 스포츠 탈장 및 복부 부상, 엉덩관절의 관절염, 소아의 엉덩관절, 댄서의 엉덩관절, 여성의 엉덩관절 및 골반, 허리골반 부위, 외상성 상해를 포함하여 엉덩관절과 골반 통증을 다루는 건강 관리 제공자들이 접할 수 있는 병리학들을 검사한다. 각 질환마다 고객의 전형적인 양상, 상해의 일반적인 메커니즘, 최상의 보존적인 관리 전략과 적절한 수술 및 수술 후 재활 프로토콜의 세부사항에 대해 자세히 알아볼 것이다. 이 책에서 강조하는 또 다른 사항인 보존적 및 수술적 관리에 (수술 후 권장사항 포함) 대해서도 많이 다룰 것이다. 또한 모든 질환에 대한 세부사항은 모든 재활 책들 보다 자세하다 예를 들어, 엉덩관절의 골관절염에 관한 장은 수술 후 재활을 위한 적절하고 안전한 관리 전략뿐만 아니라 각 기법에 대한 정확한 수술 절차와 관련하여 더욱 자세히 설명된다. 각 장에는 많은 참고 문헌 목록이 포함되어 있으며, 이를 통해 저자들이 투자한 노력과 시간을 확실하게 알 수 있고, 또한 이 책의 권장사항들이 최고의 과학적 근거를 기반으로 했다는 사실을 알 수 있다.

이 책의 또 다른 훌륭한 점은 각 장의 끝에 나온 사례 연구다. 사례 연구는 다양한 임상 장애가 있는 환자의 임상 의사 결정 과정, 관리, 결과에 대해 논의할 때 매우 중요하다. 이 사례 연구는 임상가가 엉덩관절이나 허리골반 장애를 가진 환자를 적절하게 관리하기 위해 사용할 틀을 개발할 때 도움을 줄 것이다.

현재까지 이 책에서 다룬 것처럼 엉덩관절과 골반의 근골격계 관련 장애가 있는 환자의 관리를 깊이 있고 폭넓게 다룬 책은 없었다. 이 책은 엉덩관절이나 허리골반 통증이 있는 환자를 관리하는 모든 임상가들이 반드시 읽어야 할 중요한 참고 자료다.

편집자인 Dr. Cheatham, Dr. Kolber와 저자들은 문헌에 기여하는 특별한 자료를 개발하는 데에 걸린 시간과 노력에 박수를 보냅니다.

Joshua A Cleland , PT, PhD
Professor
Doctor of Physical Therapy Program
College of Graduate and Professional Studies
Franklin Pierce University
Manchester, New Hampshire

도움을 주신분들
Contributors

Darla Bowen Cathcart, PT, DPT, WCS, CLT
Clinical Instructor I
Department of Physical Therapy
University of Central Arkansas
Conway, Arkansas
Vice President
Section on Women's Health
American Physical Therapy Association
Arlington, Virginia

Whitney Chambers, PT, DPT, OCS, SCS
U18 Sports Medicine
Joe DiMaggio Children's Hospital
Coral Springs, Florida

Scott W. Cheatham, PT, DPT, OCS, ATC, CSCS
Assistant Professor
Director, Pre–Physical Therapy Program
Division of Kinesiology
California State University, Dominguez Hills
Carson, California
President and CEO
National Institute of Restorative Exercise, Inc.
Torrance, California

Keelan Enseki, MS, PT, OCS, SCS, ATC, CSCS
Program Director, Orthopaedic Physical Therapy
Residency Program
Centers for Rehab Services
UPMC Center for Sports Medicine
Adjunct Instructor
Department of Physical Therapy
Adjunct Faculty
Department of Sports Medicine and Nutrition
School of Health and Rehabilitation Sciences
University of Pittsburgh
Pittsburgh, Pennsylvania

Alicia Fernandez-Fernandez, PT, DPT, PhD
Associate Professor
Department of Physical Therapy
Nova Southeastern University
Fort Lauderdale, Florida

Fran Guardo, MEd, MPT, DPT
Director of Rehabilitation and Physical Therapy
Paley Institute
West Palm Beach, Florida
Department of Physical Therapy
Nova Southeastern University
Fort Lauderdale, Florida

William J. Hanney, DPT, PhD, ATC, CSCS
Assistant Professor
Department of Health Professions
College of Health and Public Affairs
University of Central Florida
Orlando, Florida

Aimie F. Kachingwe, PT, DPT, EdD, OCS, FAAOMPT
Professor
Department of Physical Therapy
College of Health and Human Development
California State University, Northridge
Northridge, California

Dave Kohlrieser, PT, DPT, SCS, OCS, CSCS
Orthopedic One
Columbus, Ohio

Morey J. Kolber, PT, PhD, OCS, Cert. MDT, CSCS*D
Associate Professor
Department of Physical Therapy
Nova Southeastern University

Fort Lauderdale, Florida
Director of Physical Therapy
Boca Raton Orthopaedic Group
Boca Raton, Florida

Peter Aaron Sprague, PT, DPT, OCS
Associate Professor
Department of Physical Therapy
Nova Southeastern University
Fort Lauderdale, Florida

Melissa Moran Tovin, PT, MA, PhD
Associate Professor
Department of Physical Therapy
Nova Southeastern University
Fort Lauderdale, Florida

목차
Contents

1

허리골반고관절 복합체의 해부학

Anatomy of the Lumbopelvic Hip Complex

SCOTT W. CHEATHAM AND WILLIAM J. HANNEY

개 요

건강 관리 전문가는 허리골반 및 엉덩관절 부위의 일반적인 장애를 효과적으로 검사하고 치료하기 위해 기본적인 해부학, 생리학, 생체역학 개념을 이해해야한다. 이 장에서는 각 부위의 해부학 및 생체역학에 중점을 두어 허리뼈, 골반, 엉덩관절에 대해 살펴볼 것이다. 첫 번째 섹션은 허리뼈, 엉치뼈, 꼬리뼈에 관한 것이다. 두 번째 섹션은 골반과 엉덩관절에 관한 것이고, 세 번째 섹션은 허리골반고관절의 기본적인 생체역학적 움직임에 관한 것이다. 이 장은 간략한 개요일 뿐 포괄적인 자료가 아니다. 이 장의 내용에는 다음 장에서 설명하는 내용을 뒷받침하는 기본 개념이 포함되어 있다.

허리뼈, 엉치뼈, 꼬리뼈

허리뼈

허리뼈는 골반 및 엉덩관절과 상호의존적인 기능을 하여 엉덩관절 및 서혜부에 증상이 나타날 수 있다. 이러한 상호의존성 때문에 종합적인 고관절 및 골반 검사에 허리뼈가 포함되는 경우가 많다. 이 섹션에서는 관련 해부학에 대해 간략하게 알아볼 것이다.

허리뼈는 천추화 및 요추화에서 볼 수 있듯이 척추뼈가 비교적 없거나 더 많은 경우에도 불구하고 일반적으로 5개의 개별적인 척추뼈로 이루어져 있다. 허리뼈의 척추뼈는 서 있을 때 약 32~50° 정도의 전만이 형성된다.[1,2] 허리의 각 척추뼈들은 척추뼈몸통 1개, 고리뿌리 2개, 관절간부 2개, 위쪽 및 아래쪽 관절돌기간관절 2개 (즉, 관절돌기), 가시돌기 1개, 가로돌기 2개로 이루어져 있다 (그림 1-1).[3] 척추뼈몸통은 덜 치밀한 해면뼈 (소주골)로 둘러싸인 치밀뼈 (겉질뼈)로 이루어져 있다. 허리 척추뼈몸통의 이러한 뼈대 구조는 단단함을 제공하는데, 축 방향으로의 부하 시 특히 그렇다.[4] 척추뼈몸통에서 덜 치밀한 중앙부는 유연성이 좋고, 이는 압박력을 견딜 때 필수적이다. 뒤쪽으로는 고리뿌리와 고리판이 바깥쪽으로 가로돌기를 형성하고 뒤쪽으로 극돌기를 형성한다 (그림 1-1 참고).[5] 위쪽 및 아래쪽 면을 따라 관절판이 각각의 위쪽 및 아래쪽 관절돌기를 형성한다.

관절돌기간관절

허리뼈에는 관절돌기간관절 또는 "후관절"을 형성하는 2개의 위쪽 및 아래쪽 관절돌기가 있다. 첫 번째 허리 척추뼈에

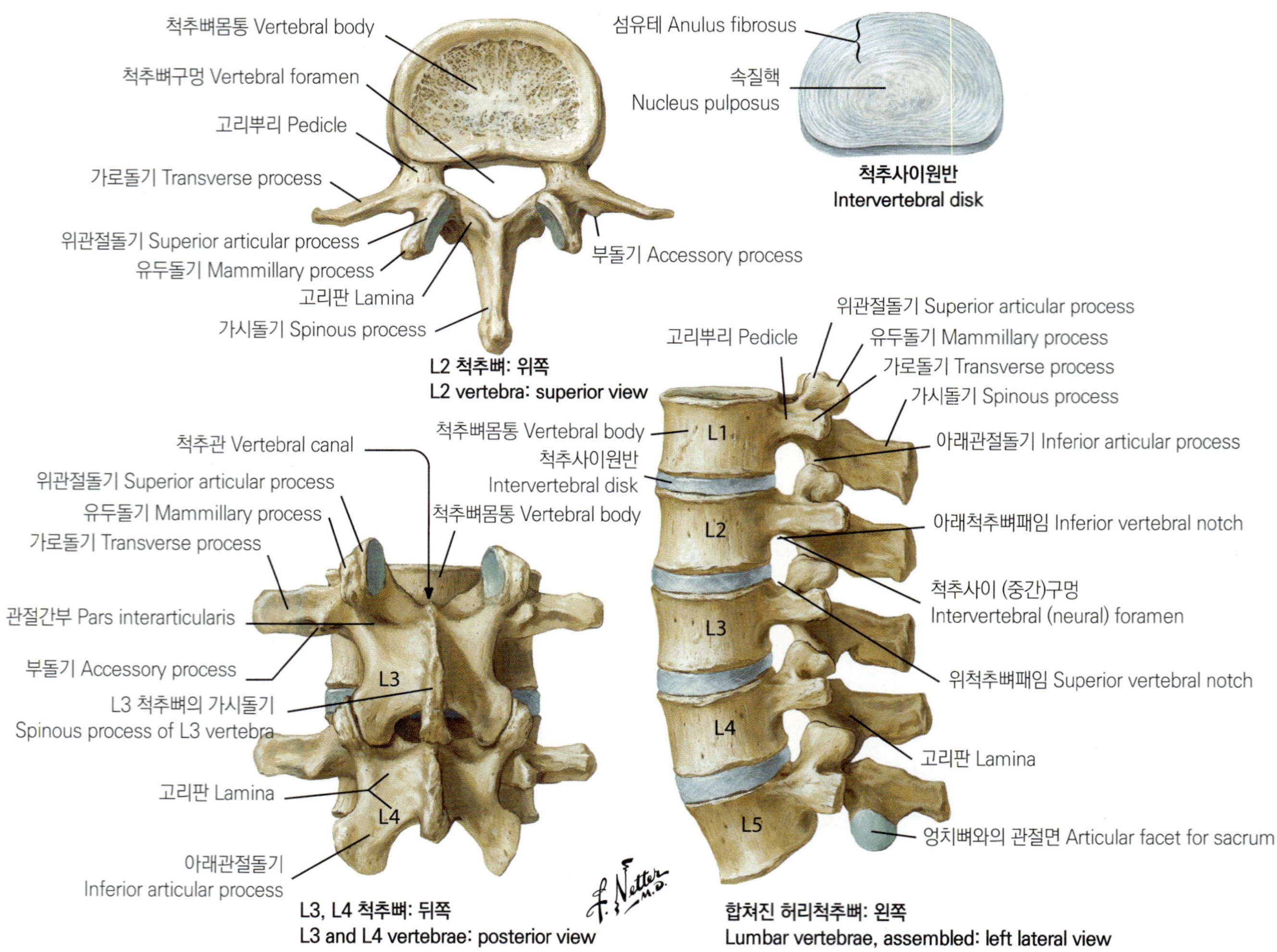

• **그림 1-1 허리뼈.** A. 가쪽 B. 위쪽. (Netter illustrations from www.netterimages.com.)

는 주로 관상면에 위치한 위쪽 관절돌기가 있고 (등의 12번째 척추뼈와 관절을 이룸) 대부분 시상면을 향하는 아래쪽 관절돌기가 있다. 위쪽 및 아래쪽 관절돌기의 방향은 일반적으로 시상면 쪽으로 이어지고, 가장 아래쪽인 L5를 통해 관상면 쪽으로 살짝 틀어진다 (그림 1-1 참고). L5의 아래쪽 관절돌기는 엉치뼈잘룩 (sacral isthmus)과 관절을 이룬다.[3,6] 후관절은 진정한 윤활관절이므로, 각 관절마다 독립적인 관절주머니, 관절연골, 윤활액이 있다.[3,5] 관절돌기간관절의 주요 역할은 허리뼈의 생체역학에 대한 부분에서 더 자세히 논의되는 바와 같이 허리뼈의 움직임을 이끌어주고 제한한다.

척추사이구멍

척추사이구멍은 척추뼈몸통의 뒤쪽 측면, 인접한 고리뿌리, 관절돌기의 앞쪽 측면으로 형성된다.[7] 이 공간은 2개의 인접한 척추뼈가 함께 있을 때 더 자세히 정의되어, 허리신경뿌리가 나갈 수 있는 공간을 만든다 (그림 1-2). 움직임이 척추사이구멍의 공간에 영향을 미치기 때문에, 척추사이구멍협착증 (즉, 척추사이구멍이 좁아짐)이 있는 사람은 위치 변화에 따라 증상이 변하는 것을 겪을 수 있다.[8] 맨 위쪽 척추뼈를 구부리면 척추사이구멍의 공간이 약 12% 열리고, 맨 위쪽 척추뼈를 펴면 (즉, 닫히면) 이 공간이 약 11% 좁아진다.[5,8] 옆으로 구부리면 같은 쪽의 척추사이구멍이 좁아지고 반대쪽의 척추사이구멍은 열린다. 또한 옆으로 돌리면 같은 쪽의 공간은 좁아진다.[8] 게다가 척추원반의 뒤-가쪽면은 이 공간을 침범할 수 있는데, 섬유테에 결함이 있어서 이후 탈출증이 생긴다면 (즉, 가쪽 방향의 탈출증) 특히 그렇다.

척추뼈구멍

허리뼈의 척추뼈구멍은 크고, 삼각형 모양 (척추뼈 몸통이 앞쪽, 고리뿌리가 가쪽, 고리판이 뒤쪽)의 공간이며, 척수와 말총을 보호하는 기능을 한다 (그림 1-1).[3] 척추사이구멍의 공간과 유사하게 척추뼈구멍은 움직임의 영향을 받는다. 척추뼈구멍의 공간은 구부리는 동안 커지고, 펴는 동안 좁아지는 경향이 있다.[5] 특히 척추뼈구멍의 공간의 변화는 종종 연부조직의 변화에 의해 영향을 받는다 (예: 펴는 동작 시 황색인대가 척추뼈구멍에 끼임)

척추원반 및 척추끝판

척추원반은 허리뼈의 척추뼈몸통 사이에 위치한다 (그림 1-3). 이 원반의 주요 목적은 척추의 가동성 및 충격 흡수다. 척추원반은 섬유테와 속질핵, 2가지 주요 부분이 있다.[3] 섬유테는 섬유연골판의 고리로 이루어져, 척추원반의 바깥 부분을 형성한다. 각 판에는 한 척추뼈에서 다른 척추뼈로 대각선으로 이어지며 인접한 판과 반대 방향인 섬유가 포함되어 있다 (그림 1-3 참고). 섬유테의 바깥 1/3은 척추원반과 관련된 질환에서 통증 관련 정보를 뇌로 전달하는 동굴척추신경 및 척추신경의 신경 지배를 받는다.[9–12] 척추원반의 가장 중앙부는 속질핵이라고 부르며, 치밀한 뮤코이드 성분으로 이루어

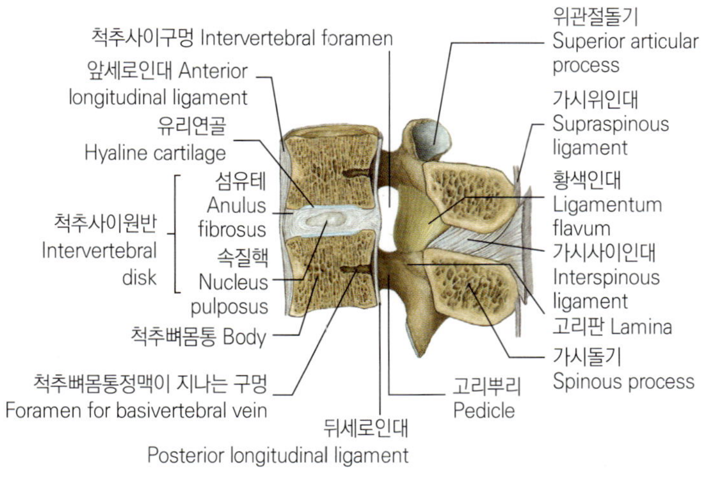

• **그림 1-2 허리뼈를 시상면으로 자른 단면.** (Waschke J, Paulsen F, eds. *Sobotta Atlas of Human Anatomy.* 15th ed. Munich: Elsevier GMbH, Urban & Fischer; 2013.)

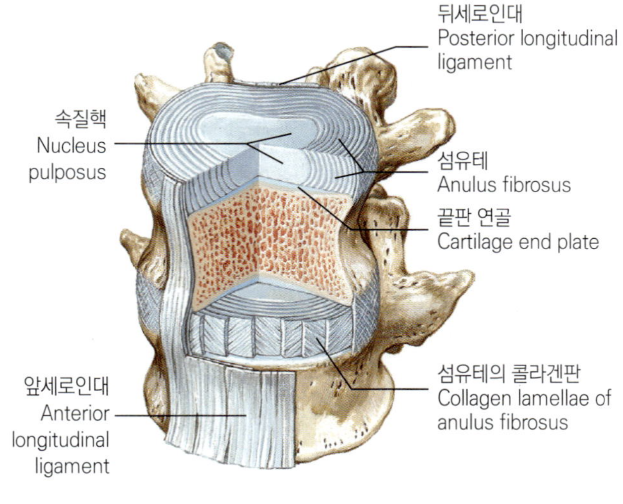

• **그림 1-3 허리뼈의 척추사이원반.** (Netter illustration from www.netterimages.com. © Elsevier Inc. All rights reserved.)

져 있다.[5] 속질핵은 혈관과 신경이 없으며, 척추끝판 및 섬유테 말초 부분의 혈관의 확산을 통해 영양 공급을 받는다.[3] 척추끝판은 관절원반 면의 위쪽 및 아래쪽에 위치한 연골로 된 구조다. 끝판은 혈관 분포 및 신경 지배를 받는다.[13,14] 또한 척추뼈몸통의 중심 뼈와 속질핵 사이의 구조적인 변화로 작용한다.[15] 척추끝판의 비정상적인 변화는 척추원반 탈출증과 관련이 있다.[16,17]

인대

인대 구조는 허리엉치뼈에 많이 있으며 수많은 고유수용기, 기계적 수용기, 자유신경종말이 포함되어 있다.[12,18] 이 수용기들은 허리골반의 감각 인식에 중요한 역할을 하고, 일부 기계적 수용기들은 통증 지각에 기여할 수 있다.[19-23] 허리엉치뼈의 인대들은 부분이나 연속되는 것으로 간주된다. 부분적인 인대는 각 인대들 사이에 국소적으로 붙어있다. 이러한 국소적인 위치는 고유수용성 또는 통각수용성 입력이 국소화된다는 것을 뒷받침한다.[24]

허리엉치뼈에서 분류된 5가지 주요 부분적 인대는 가시사이인대, 가시위인대, 가로사이인대, 엉덩허리인대, 황색인대다 (그림 1-4). 가시사이인대는 돌기 사이의 공간을 채우면서 인접한 가시돌기에 붙어있다. 인대의 섬유는 대각선으로 이어지고 굽힐 때 타이트해지고 펼 때 느슨해진다.[25] 가시위인

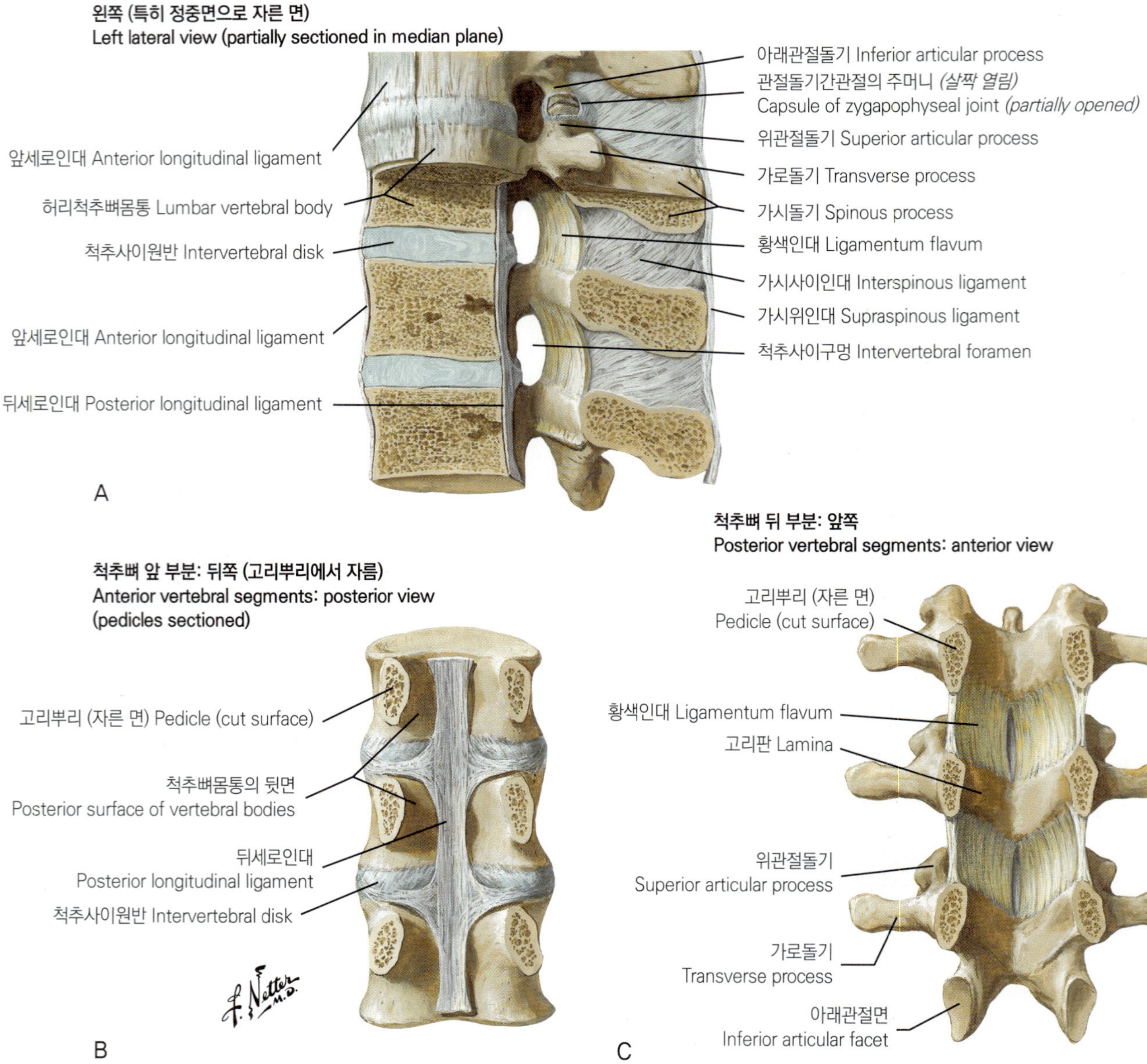

• **그림 1-4 허리엉치인대.** (Netter illustrations from www.netterimages.com.)

대는 인접한 허리뼈의 가시돌기의 끝을 연결한다. 가시위인대 또한 굽힐 때 타이트해지고 펼 때 느슨해진다. 가시위인대와 가시사이인대 모두 심한 굽힘 장력을 막아주는 뒤쪽의 첫 번째 인대다.[25,26] 가로사이인대는 인접한 가로돌기에 붙어 있고 대개 반대쪽으로 가쪽 굽힘 및 약간 돌림을 할 때 타이트해진다.[5] 엉덩허리인대는 허리뼈의 아래 부분에서 볼 수 있으며 위쪽 및 아래쪽 밴드로 이루어져 있다. 위쪽 밴드는 L4의 가로돌기에서 엉덩뼈까지 붙어 있고, 아래쪽 밴드는 L5의 가로돌기에서 엉덩뼈까지 이어져 있다. 엉덩허리인대는 섬유 방향 때문에 척추를 굽히고 돌릴 때 타이트해진다.[27] 이들은 동작을 제한함으로써 L5에서 L4 및 엉치뼈 기저부에서 L5가 앞쪽으로 변형되는 것을 막는 데에 중요한 역할을 한다.[5] 황색인대는 인접한 척추뼈의 판을 연결하고 굽힘 시 늘어날 때 가장 높은 압박을 받는다.[28] 인대는 일정한 장력을 받고 척추원반에 지속적인 압축력을 생성한다.

연속적인 인대는 허리엉덩뼈의 길이를 따라 여러 위치에 붙어있다. 이렇게 여러 위치에 붙어있는 것과 긴 길이는 연속적인 인대의 손상은 증상을 확산시키는 데에 기여한다는 점을 뒷받침한다.[24] 주요 연속적 인대는 앞세로인대, 뒤세로인대다 (그림 1-4 참고). 앞세로인대는 척추뼈몸통의 앞부분을 따라 붙어 있고, 엉치뼈 기저부까지 뻗어 있다. 앞세로인대는 넓고 두꺼운 인대로 되어 있어 등뼈 아래 부분에서 L5~S1까

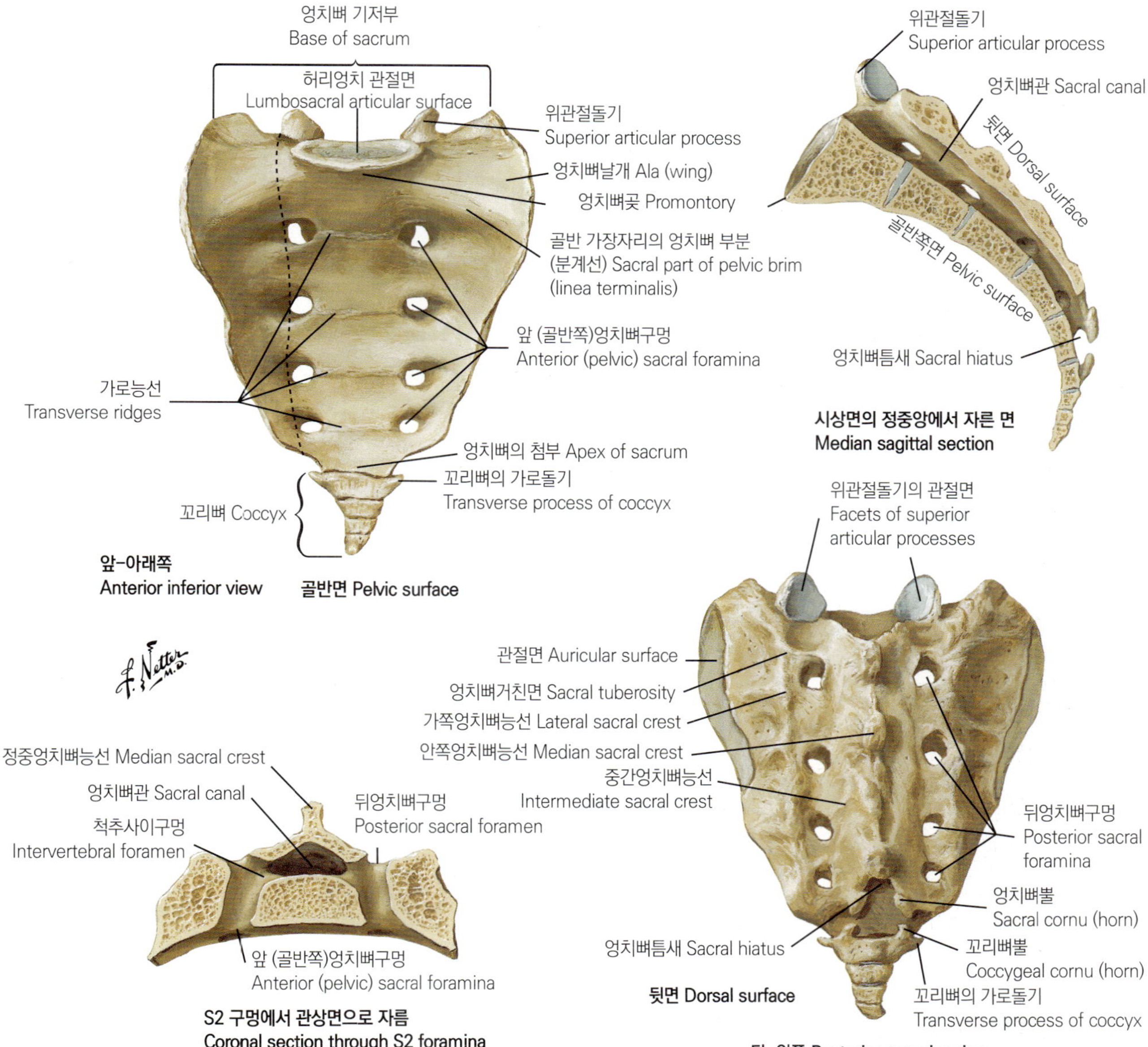

• **그림 1-5** 엉치뼈와 꼬리뼈. (Netter illustrations from www.netterimages.com. © Elsevier Inc. All rights reserved.)

지의 두께 및 너비를 증가시킨다. 인대는 앞쪽 허리엉치뼈의 척추뼈몸통의 많은 부분을 덮으며 척추원반의 앞-가쪽 부분을 보강하는 데 도움을 준다.[5,29] 이 인대는 굽힐 때 이완되고 펼 때 타이트해진다.[5] 뒤세로인대는 척추뼈몸통의 뒤쪽 측면을 따라 척추관 내에서 이어진다. 척추뼈에서 뒤세로인대는 엉치뼈 쪽으로 아래로 지나갈 때 좁아진다. 좁아진 인대는 허리의 척추사이관절을 거의 지지하지 않지만, 척추원반의 뒤쪽면을 보강한다.[30] 이 인대는 굽힐 때 이완되고 펼 때 타이트해진다.[5]

엉치뼈 및 꼬리뼈

엉치뼈는 5개의 융합된 척추뼈로 구성된다 (그림 1-5).[3] 대부분의 맨 위쪽 엉치뼈에는 엉치뼈잘룩이라고도 불리는 위쪽 관절면이 있다. 이는 L5의 아래쪽 후관절과 관절을 이루며 주로 관상면에 있다. 엉치뼈는 위쪽으로 L5와 관절을 이룰 뿐만 아니라 꼬리 쪽으로는 꼬리뼈와 관절을 이루고, 엉치엉덩 (SI) 관절을 이루기 위해 엉덩뼈와도 가쪽으로 관절을 이룬다.[5] 꼬리뼈는 엉치뼈의 아랫면과 관절을 이루는 일련의 3~5개의 척추뼈가 융합된 형태이며, 척추의 퇴화기관이다.[3] 엉치뼈는

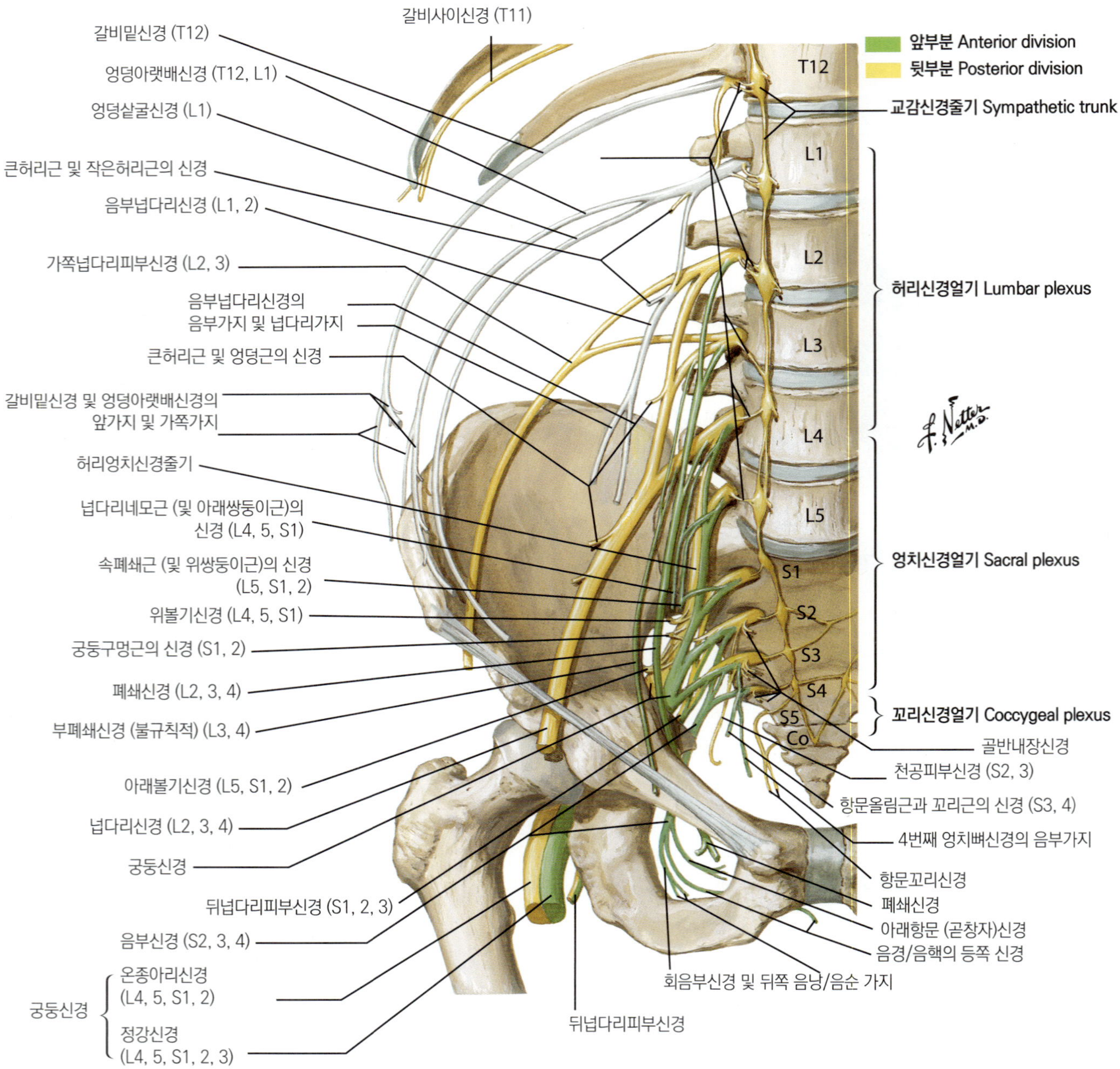

• **그림 1-6 허리신경.** (Netter illustration from www.netterimages.com.)

SI 관절과 함께 나중에 더 자세히 논의된다.

허리척수의 신경

허리척수의 신경은 해당 척추 아래의 척추사이공간을 통과한다. 이러한 신경은 이후 앞주요신경가지 및 뒤주요신경가지로 나뉘며 감각 및 운동 섬유를 모두 포함한다.[3] 허리신경얼기는 허리의 가로돌기 앞쪽 및 큰허리근의 뒤에 위치하는 L1~L4의 뒤쪽신경가지로 이루어진 신경들의 네트워크다 (그림 1-6).[31,32] 신경얼기의 주요 가지들은 나중에 논의된다. 또한 표 1-1은 이러한 신경의 요약을 제공한다.[3]

엉덩아랫배신경 및 엉덩샅굴신경 (T12~L1)

첫 번째 허리신경은 T12로부터 가지를 받아 위 아래 가지로 나뉜다. 윗가지는 두 부분으로 구성되어 있다: 엉덩아랫배신경 및 엉덩샅굴신경. 엉덩아랫배신경은 큰허리근의 윗면에서부터 나와 허리네모근의 앞쪽에 있는 엉덩뼈능선에 비스듬한

표 1-1 허리골반고관절 부위의 신경들

신경	시작하는 곳	허리골반고관절 부위로의 분포
엉덩아랫배신경	T12~L1	*가쪽가지:* 엉덩이의 위-가쪽면 피부의 감각 신경 지배 *앞쪽가지:* 아랫배 (두덩뼈의 위) 부위의 피부의 감각 신경 지배
엉덩샅굴신경	T12~L1	허벅지의 몸쪽 및 안쪽 부분 (넙다리삼각)의 피부, 음낭, 대음순의 감각 신경을 지배
음부넙다리신경	L2~L3	*음부가지:* 음낭이나 대음순의 감각 신경 지배, 고환올림근의 운동 신경 지배 *넙다리가지:* 넙다리삼각의 피부의 감각 신경 지배
가쪽넙다리피부신경	L1~L3	*앞가지:* 허벅지의 앞-가쪽 피부의 감각 신경 지배 *뒤가지:* 엉덩이와 뒤쪽 허벅지 피부의 감각 신경 지배
폐쇄신경	L2~L4	*앞가지:* 두덩정강근, 긴모음근, 큰모음근의 운동 신경 지배, 두렁신경과 먼쪽에서 결합하여 무릎관절과 가까운 아래-안쪽 허벅지의 감각 신경 지배 *뒤가지:* 바깥폐쇄근, 짧은모음근의 운동 신경 지배 *관절가지:* 엉덩관절의 감각 신경 지배
넙다리신경	L2~L4	*앞가지:* 엉덩근, 넙다리빗근, 두덩근의 운동 신경 지배, 앞쪽 및 안쪽 허벅지의 감각 신경 지배 *뒤가지:* *관절가지:* 엉덩관절의 감각 신경 지배
앞넙다리피부신경	L2~L4	허벅지 안쪽 및 앞쪽의 피부의 감각 신경을 지배하는 넙다리신경의 가지
궁둥신경	L4~S3	하지의 안쪽을 제외한 뒤쪽의 감각 신경 지배 *관절가지:* 엉덩관절의 감각 신경 지배, 하지의 운동 신경을 지배하는 2개의 가지 *정강신경:* 햄스트링 (넙다리두갈래근의 짧은머리 제외), 아래 다리 및 발의 운동 신경 지배 *온종아리신경:* 넙다리두갈래근의 짧은머리의 운동 신경 지배, 관절가지를 통해 뒤쪽 다리와 무릎 관절의 감각 신경 지배
음부신경	S2~S4	외음부의 감각 신경 지배, 회음근, 바깥요도조임근, 바깥항문조임근의 운동 신경 지배
위볼기신경	L4~S1	중간볼기근, 작은볼기근, 대퇴근막장근의 운동 신경 지배, 엉덩관절의 감각 신경 지배
아래볼기신경	L5~S2	큰볼기근의 운동 신경 지배
넙다리네모근의 신경	L4~S1	엉덩관절의 감각 신경 지배, 넙다리네모근과 아래쌍둥이근의 운동 신경 지배
속폐쇄근의 신경	L5~S2	위쌍둥이근과 속폐쇄근의 운동 신경 지배
궁둥구멍근의 신경	S1~S2	궁둥구멍근의 운동 신경 지배
뒤넙다리피부신경	S1~S3	엉덩이, 뒤쪽 허벅지, 다리오금 피부의 감각 신경 지배

방향으로 지난다.[32] 신경은 위앞엉덩뼈가시 근처의 배가로근을 관통하고 가쪽 및 앞쪽, 2개의 피부 가지로 나뉜다. 가쪽가지는 배바깥빗근 및 배속빗근을 통과하여 엉덩이의 위-가쪽면 피부의 감각 신경을 지배한다. 앞쪽가지는 배바깥빗근의 근막 및 배속빗근을 통과하여 아랫배 (두덩뼈의 위) 부위의 피부의 감각 신경을 지배한다.[3,32] 엉덩샅굴신경의 해부학적 경로 및 관계는 엉덩아랫배신경과 동일하다. 하지만 신경이 L1에서만 발생되는지 T12와 L1 모두에서 발생되는지에 관한 의견들은 엇갈리고 있다. 엉덩샅굴신경은 허벅지의 몸쪽 및 안쪽 부분의 피부의 감각 신경을 지배한다.[3,7,31,32]

음부넙다리신경 (L2~L3) 및 가쪽넙다리피부신경 (L1~L3)

두 번째 허리신경은 첫 번째 허리신경의 아래가지를 받으며, 여기서 2가지 신경이 생긴다. 음부넙다리신경은 L2~L3의 앞가지에서 발생하며, 큰허리근의 앞면을 따라 허리근 근막의 깊은 곳까지 이어져서 온엉덩동맥 및 바깥엉덩동맥을 따라 이어진다. 이후 이 신경은 2개의 가지로 나뉜다: (1) 샅굴구멍을 관통하여 음낭이나 대음순의 감각 신경을 지배하고 고환올림근의 운동 신경을 지배하는 음부가지, (2) 넙다리삼각의 피부의 감각 신경을 지배하는 넙다리가지.[32] 가쪽넙다리피부신경은 L1~L3의 뒤가지에서 발생하며, 큰허리근의 바깥쪽 면에서 나와 엉덩근에서 위앞엉덩뼈가시까지 지난다. 이후 샅고랑인대의 아래와 넙다리빗근의 위를 지나 신경이 앞가지 및 뒤가지로 나뉘면서 허벅지로 들어간다. 앞가지는 허벅지의 앞-가쪽 피부의 감각 신경을 지배한다. 뒤가지는 엉덩이와 뒤쪽 허벅지 피부의 감각 신경을 지배한다.[33,34] L1~L3에서 발생하는 다양한 허리신경들과 함께 사람마다 방향이 다를 수 있다. 앞가지의 포착은 (즉, 지각이상성 대퇴신경통) 3장에서 논의한 바와 같이, 신경 지배 내에서 다양한 감각 문제를 야기할 수 있다.

폐쇄신경 및 넙다리신경 (L2~L4)

폐쇄신경은 L2~L4의 앞가지의 앞부분에서부터 생겨서 큰허리근의 안쪽면에서부터 나와 골반을 통과하고 폐쇄구멍을 통해 나가서 종말가지 및 곁가지로 나뉜다. 이후 종말가지는 앞가지 및 뒷가지로 나뉜다. 앞가지는 안쪽 허벅지로 들어가 두덩정강근, 긴모음근, 큰모음근의 운동 신경을 지배하며 두렁신경과 먼쪽에서 결합하여 무릎관절과 가까운 안쪽 허벅지의 감각 신경을 지배한다. 뒷가지는 바깥폐쇄근, 짧은모음근을 통과하여 지난다. 또한 이 근육들의 운동 신경을 지배한다.[3,32] 곁가지는 엉덩관절과 바깥폐쇄근의 신경 지배를 하는 2개의 관절신경이 있다.[32]

넙다리신경은 L2~L4의 앞가지의 뒤부분에서부터 생기고 허리신경얼기의 가장 큰 가지다. 이 신경은 큰허리근의 바깥면에서부터 나와 허벅지 앞쪽의 샅고랑인대의 깊은 곳을 지나며, 앞가지 및 뒷가지로 나뉜다. 앞가지는 엉덩근, 넙다리빗근, 두덩근의 운동 신경을 지배하고, 허벅지의 앞쪽과 안쪽의 감각 신경을 지배한다. 뒷가지는 넙다리네갈래근의 운동 신경을 지배하고 두렁신경을 통해 아래 다리의 안쪽 면의 감각 신경을 지배한다.[3,32] 넙다리신경은 관절 가지가 있어서 엉덩관절의 감각 신경을 지배한다. 앞넙다리피부신경은 넙다리신경의 가지이며 넙다리삼각에서 생겨서 넙다리빗근을 따라 대퇴근막장근을 관통하고 허벅지 안쪽 및 앞쪽의 피부의 감각 신경을 지배한다.[3]

허리 부위의 자율신경은 미주신경 및 신경얼기에 시냅스전 교감신경 및 부교감신경 섬유 뿐만 아니라 복부대동맥, 척추뼈몸통, 복부 내장에 이르는 교감 신경절을 제공하는 몇 개의 내장신경을 포함한다.[3,7] 골반의 자율신경에 대해서는 다음 장에서 더 자세히 논의될 것이다.

허리 부위로의 혈액 공급

복부대동맥은 허리 부위에 동맥혈을 공급한다. 대동맥은 약 T12 수준인 가로막의 대동맥열공에서 시작하여 L3, L4 척추뼈몸통의 왼쪽으로 내려오고 (배꼽 부위), 오른쪽 및 왼쪽 온엉덩동맥으로 나뉜다.[3,7,36,37] 대동맥은 T12~L4 척추뼈몸통의 앞쪽을 지나며 허리동맥으로 불리는 마루가지를 통해 척추뼈에 혈액을 공급한다. 하대정맥은 다리와 허리골반 부위의 탈산소화된 혈액을 심장으로 다시 돌려보내는 정맥 환류를 제공한다. 하대정맥은 L5의 앞에서 시작하여 L5~L3의 척추뼈몸통의 오른쪽으로 가로막의 대정맥공까지 올라가며, 가슴우리를 통과한다.[3,7]

몸통의 근육: 복부 코어

몸통 또는 "복부 코어"는 허리골반고관절 복합체의 구조를 설명하는 일반적인 용어다. 복부 코어는 4개의 벽이 있는 근육 상자로 설명될 수 있다. 앞벽은 복부 근육, 뒷벽은 엉덩이 및 척추 근육, 윗벽은 가로막, 아랫벽은 골반저근 및 다리이음뼈 근육으로 이루어져 있다.[38] 허리골반고관절 복합체는 기능적 움직임을 수행하기 위해 같이 움직이는 29쌍의 근육이 있다.[38] 이 섹션에서는 허리엉치 부위 (앞벽, 뒷벽)의 특정 근육들과 복부 코어를 위한 분류 시스템에 대해 논의할 것이다. 이후 섹션에서는 골반과 엉덩이 부위의 특정 근육에 대해 논의할 것이다.

뒤쪽의 근육

등뼈 및 허리골반뼈 부위의 뒤쪽 등 근육은 3개의 층이 있다. 표면 근육에는 넓은등근, 등세모근이 있고, 이들은 등의 깊은 근육을 덮는 등허리근막과 밀접하게 붙어 있다.[39] 등허리근막은 등쪽에서 좁은 근육들이 겹치고 허리뼈를 더 두껍게 싸면서 극돌기에서부터 가쪽으로 뻗어 있다 (그림 1-7).[7,39] 중간 근육에는 척주세움근 그룹인 엉덩갈비근 (가쪽), 가장긴근 (중간), 가시근 (안쪽)이 있다. 이 그룹은 공통 이는곳인 뒤엉덩뼈능선, 엉치뼈 뒤쪽, SI 인대, 허리뼈 아래쪽, 엉치뼈의 극돌기에 붙어 있다. 이 근육들은 위로 뻗어 있고 허리뼈, 등뼈, 머리뼈의 여러 척추뼈에 붙는다. 이러한 위치 때문에 알반적

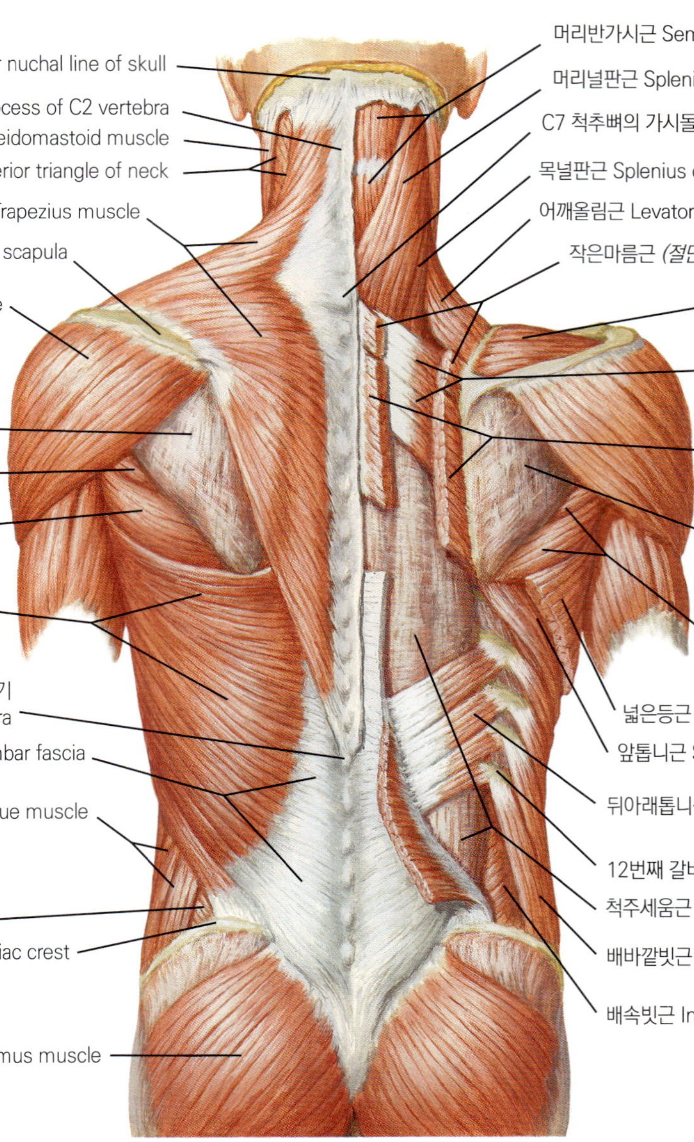

• **그림 1-7 뒤쪽 등 근육.** (Netter illustration from www.netterimages.com.)

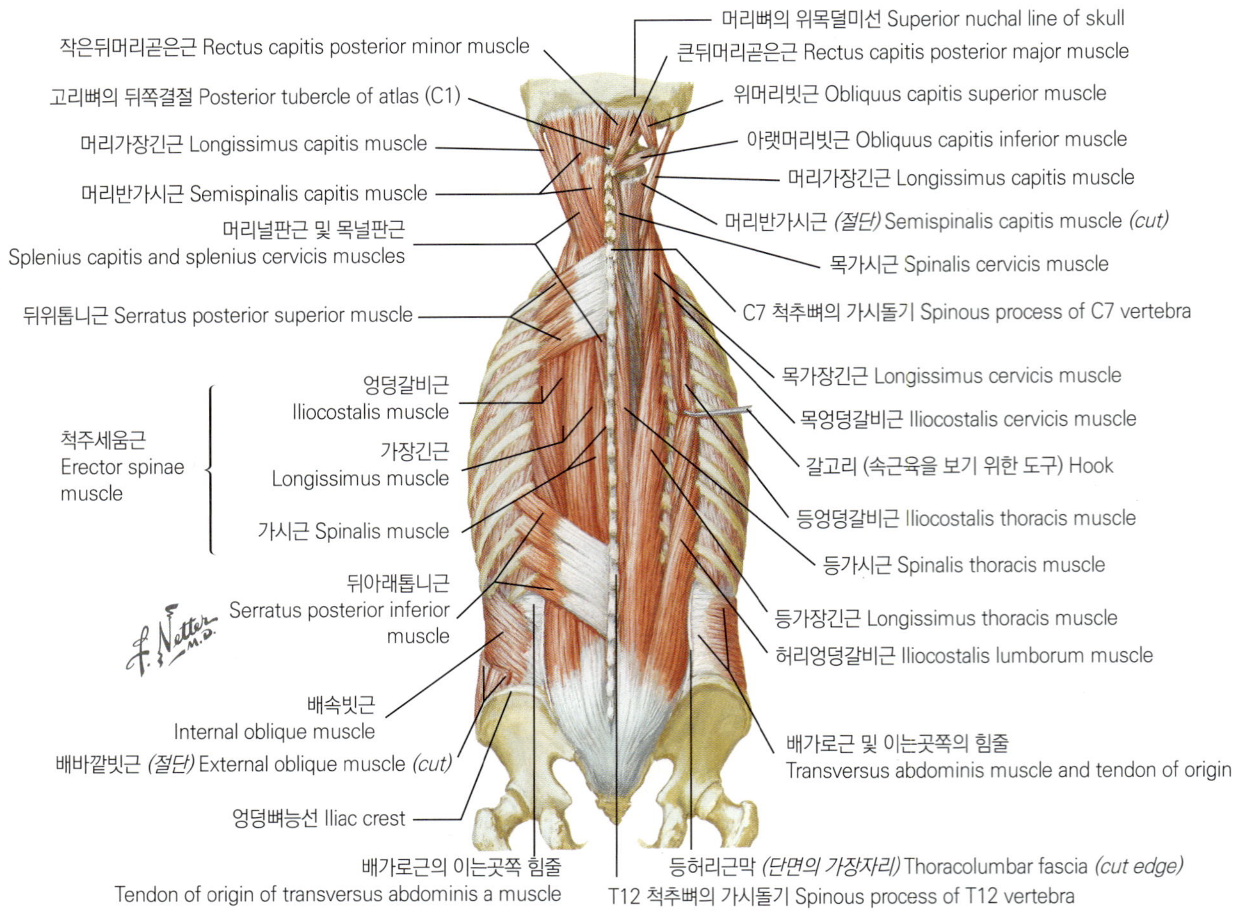

• **그림 1-8 뒤쪽 등 근육, 중간 면.** (Netter illustration from www.netterimages.com. © Elsevier Inc. All rights reserved.)

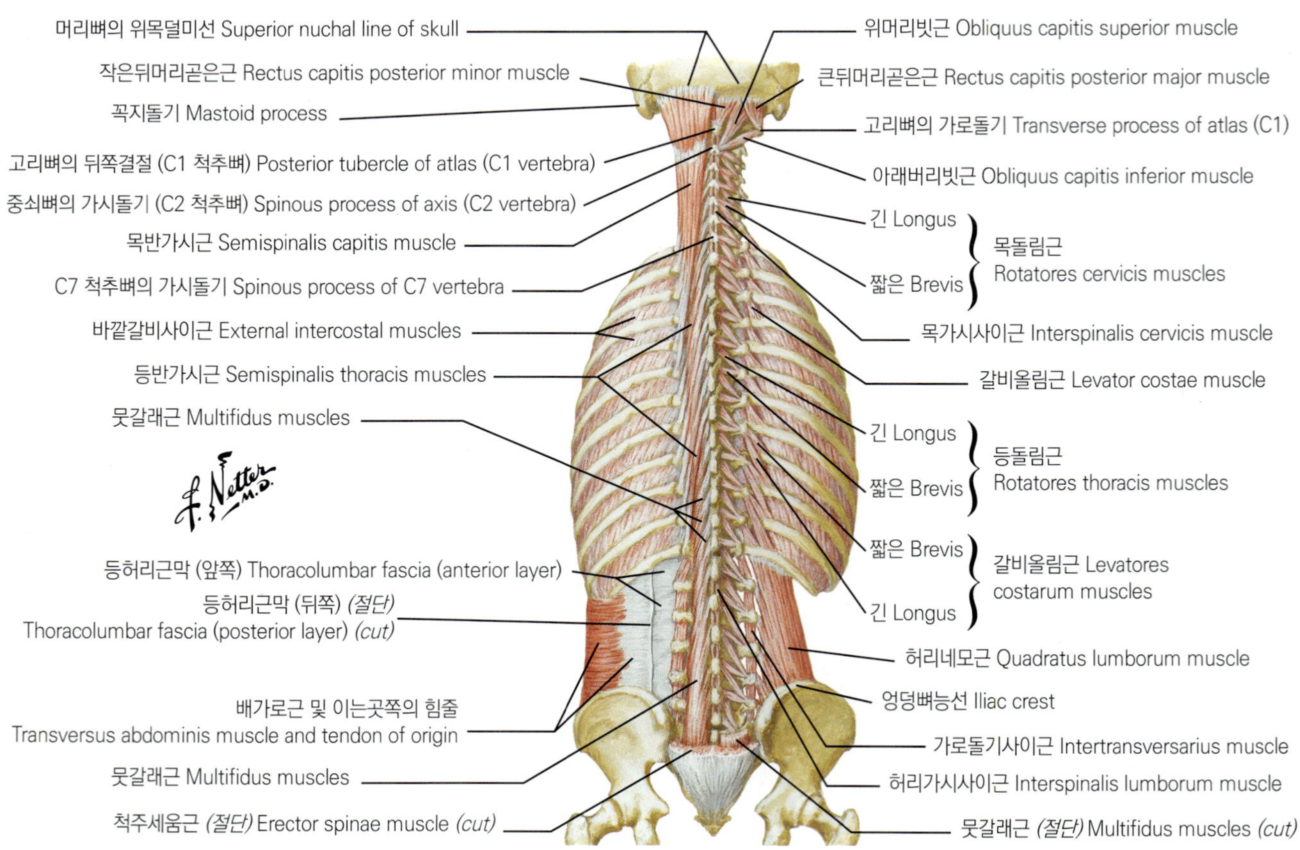

• **그림 1-9 뒤쪽 등 근육, 깊은 면.** (Netter illustration from www.netterimages.com. © Elsevier Inc. All rights reserved.)

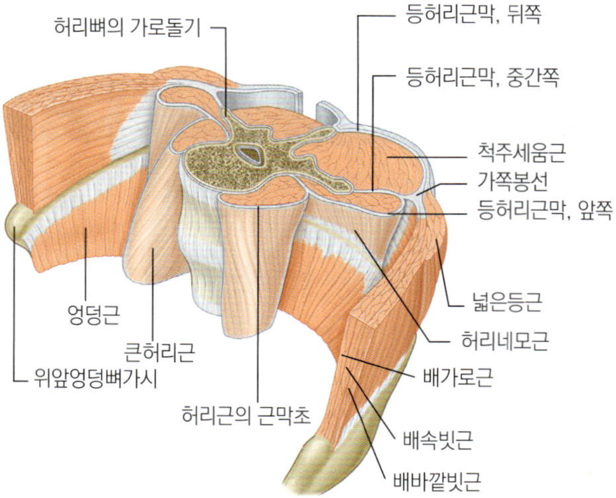

• **그림 1-10 뒤쪽의 배벽.** (From Standring S. *Gray's Anatomy: The Anatomical Basis of Clinical Practice*. 41st ed. London: Churchill Livingstone; 2016.)

표 1-2 허리골반의 움직임과 그에 해당하는 근육들

움직임	근육
돌림 (한쪽)	한쪽: 돌림근, 뭇갈래근, 배바깥빗근, 반대쪽 배속빗근, 반가시근
옆으로 굽힘 (한쪽)	엉덩갈비근, 가장긴근, 뭇갈래근, 배바깥빗근, 배속빗근, 허리네모근
굽힘	배곧은근, 큰허리근
폄	척주세움근, 뭇갈래근, 반가시근

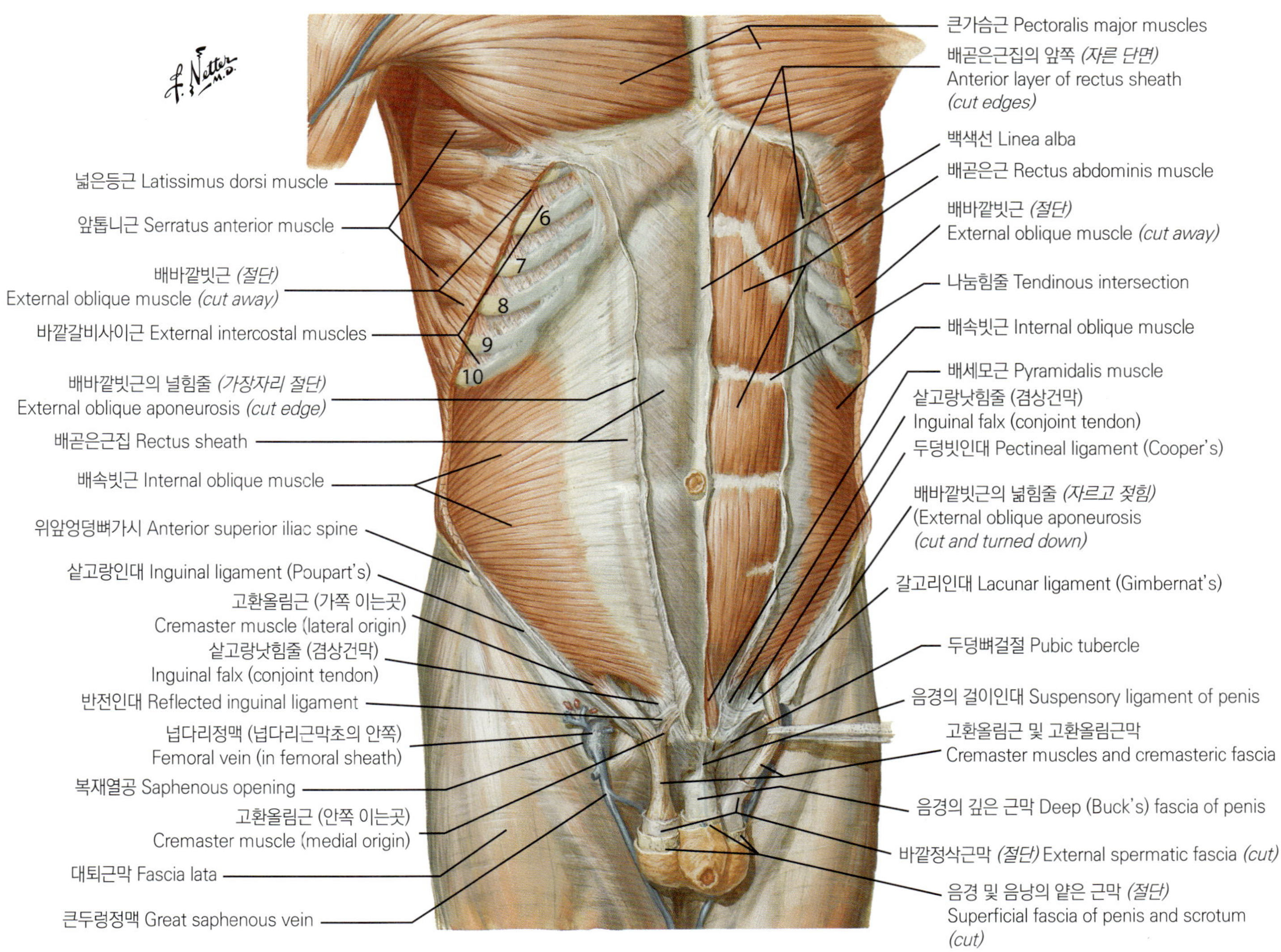

• **그림 1-11 복부의 앞-가쪽 근육.** (Netter illustration from www.netterimages.com.)

으로 척추의 각 부위별로 분류된다 (예: 허리엉덩갈비근 또는 등엉덩갈비근, 그림 1-8). 깊은 근육에는 가로돌기가시근 그룹인 반가시근 (표면), 뭇갈래근 (중간), 회전근 (깊은)이 있다. 반가시근은 척추에서 붙어 있는 곳에 따라 이름이 달라진다 (즉, 등가시근) (그림 1-9).[3]

기타 뒤쪽의 근육에는 허리네모근, 큰허리근, 엉덩근이 있다 (그림 1-10). 허리네모근은 엉덩허리인대와 엉덩뼈능선에서부터 12번째 갈비뼈와 허리의 가로돌기까지 가쪽으로 뻗어 있다.[3] 큰허리근은 T12~L5의 앞쪽 몸통과 척추원반에서 시작하여 넙다리뼈의 작은돌기에서 끝난다. 엉덩근은 엉덩뼈오목, 엉치뼈날개, 앞쪽 SI 인대에서 시작하여 큰허리근과 가쪽으로 결합하여, 넙다리근의 작은돌기에서 끝난다.[7] 표 1-2는 몸통의 동작에 관여하는 근육들을 요약한 것이다.

앞-가쪽의 근육

몸통의 앞-가쪽에는 움직임을 안정시키고 조절하는 데 도움이 되는 4개의 근육이 있다 (그림 1-11). 첫째, 배곧은근은 길고 끈 같은 근육이며, 두덩결합과 두덩뼈능선에서 시작하여 칼돌기의 위쪽과 5~7번째 갈비뼈의 갈비연골에서 끝난다. 배곧은근의 각 면은 근육에 걸쳐 있는 수직의 섬유성 밴드인 백선에 의해 중앙으로 연결된다.[3] 또한 배빗근 및 배가로근에 붙어 있다. 둘째, 배바깥빗근은 5~12번째 갈비뼈의 바깥면에서 시작하여 백선, 두덩뼈결절, 엉덩뼈능선의 앞쪽 1/3에서 끝난다. 셋째, 배속빗근은 등허리근막, 엉덩뼈능선의 앞쪽 $\frac{2}{3}$, 샅고랑인대의 가쪽 1/2에서 시작하여 10~12번째 갈비뼈의 아래면, 백선, 두덩뼈빗 (겹건을 통하여)에서 끝난다.[3] 넷째, 배가로근은 모든 복부 근육에서 가장 깊은 근육이다 (그림 1-10 참고). 섬유들이 가로 방향으로 되어 있고 6~12번째 갈비뼈의 갈비 연골의 안쪽 면, 등허리근막, 엉덩뼈능선, 샅고랑 인대의 가쪽 1/3에서 시작하여, 백선의 앞쪽, 배속빗근원 널힘줄, 두덩뼈능선, 두덩뼈빗 (겹건을 통하여)에서 끝난다.[3,7] 배가로근은 국소적인 피드-포워드 안정화와 허리엉치뼈의 재활에서 중요한 근육이다.[40,41] 복부벽의 앞-가쪽은 5장에서 논의된 바와 같이, 배꼽과 서혜부 쪽에서 탈장되기 쉽다. 표 1-2를 참조하여 몸통의 동작과 관련된 근육의 요약을 살펴본다. 부록 A는 근육들에 대한 더 자세한 정보를 제공한다.

복부 코어의 분류

복부 코어를 완전히 이해하려면 모든 구조가 시스템으로 움직이는 방식을 이해해야한다. Clark과 동료 연구자들은 허리골반고관절 복합체의 구조를 안정화와 움직임, 2가지 주요 시스템으로 분류하는 시스템을 만들었다. 각 시스템에는 해당 시스템의 기능적 해부학을 정의하는 다양한 하위 시스템이 있다 (그림 1-12).

안정화 시스템

안정화 시스템은 소근육 및 대근육, 2가지 하위 시스템으로 나뉜다. 소근육들은 원위부나 근위부에 붙거나 척추뼈와의 밀접성 때문에 이 근육들의 하위 시스템에는 허리엉치뼈의 특정 분절에 직접적으로 영향을 끼치는 구조들이 포함된다. 이 근육들은 주로 근방추의 밀도가 높은 제I형 근섬유로 이루어져 있다.[1,42] 또한 이 근육들은 함께 작용해서 개개인의 척추뼈의 방향에 영향을 주고, 등허리근막에서 생성된 장력을 통해 척추의 분절별 안정성을 증가시키고, 생역학적 힘 (예: 압박력, 전단력)을 감소시키며, 고유수용성 감각 및 자세 조절을 돕는다.[39,42,44] 소근육 시스템의 근육에는 뭇갈래근, 배속빗근, 골반저근 (9장 참조), 가로근이 있다.

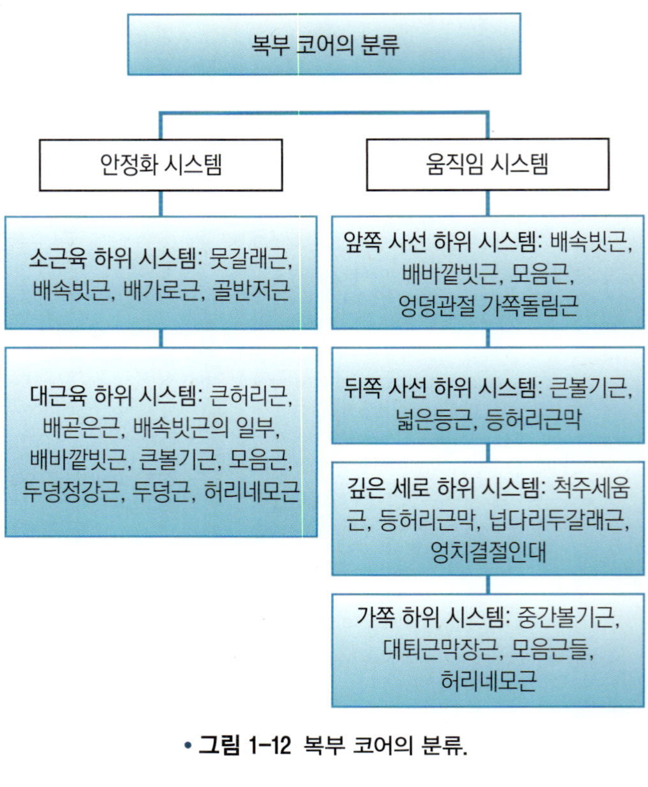

• **그림 1-12** 복부 코어의 분류.

대근육 하위 시스템은 여러 척추 분절에 영향을 주고 종종 골반과 척추를 따라 여러 관절을 교차하는 근육들이 포함된다.[43] 이러한 근육은 상지에서 하지로 힘을 전달하고, 안정화를 제공하고, 움직임 중 복부 코어의 원심성 조절을 촉진하는 데 도움이 된다.[45] 이러한 근육들의 복잡한 역할 때문에, 이 근육들은 허리엉치 고관절 부위의 병리학적 과정과 관련이 있을 수 있다. 예를 들어, 대근육 시스템의 근육에서 통증 유발점이 확인되었다.[46] 이러한 통증 유발점은 일반적으로 허리골반 부위를 가로질러 척추나 엉덩이 부위의 병리학적 상태라고 착각하게 하는 원위부 연관 패턴을 가지고 있다.[47,48] 대근육 시스템에는 다음의 근육이 포함된다: 큰허리근, 배곧은근, 배속빗근의 일부, 배바깥빗근, 큰볼기근, 모음근, 두덩정강근, 두덩근, 허리네모근.[42,43]

움직임 시스템

움직임 시스템은 허리골반 부위를 하지와 연결시키는 더 큰 근육을 포함한다. 이 근육들은 다양한 면에서의 동적인 움직임 동안 힘 생산 (구심성) 및 가속 (원심성)을 담당한다.[42] 이러한 동적인 안정성은 단독적으로 발생하기보다 그룹이나 하위 시스템에서 작동하는 근육들에게서 발생한다. 이 근육들이 동시에 수축하면 효율적인 패턴 움직임이 향상된다. 4개의 주요 하위 시스템이 움직임 시스템을 구성한다. 첫째, 앞쪽의 사선 하위 시스템에는 배속빗근, 배바깥빗근, 모음근, 엉덩관절 가쪽돌림근이 있다. 둘째, 뒤쪽의 사선 하위 시스템에는 큰볼기근, 넓은등근, 등허리근막이 있다. 셋째, 깊은 세로 하위 시스템에는 척주세움근, 등허리근막, 엉치결절인대, 넙다리두갈래근이 있다. 넷째, 가쪽 하위 시스템에는 중간볼기근, 대퇴근막장근, 모음근들, 허리네모근이 있다.

등허리근막 및 복강내압

등허리근막은 허리엉치 복합체의 기능에 큰 영향을 끼치는 치밀한 근막 네트워크다. 이러한 근막 네트워크는 허리골반 뼈의 해부학 전체에 걸쳐 엮여 있으며, 척추 주위와 뒤쪽의 배벽 근육들을 구분하는 다양한 층을 포함하며, 특정한 기계적 특성을 제공한다.[39,49] 등허리근막은 배가로근, 배속빗근, 큰볼기근, 넓은등근, 허리네모근, 뭇갈래근, 척주세움근을 포함한 다양한 근육들에 부착되어 허리골반 복합체를 안정화시키는 데에 중요한 역할을 한다.[3,42] 이러한 근육들의 수축은 근막을 통해 장력을 생성하여 결국 허리골반 부위의 안정성을 만드는 데 도움이 될 수 있다. 복강내압은 내장을 위아래로 밀면서 이 부위를 통해 안정성을 생성한다.[42] 이러한 움직임은 가로막을 들어 올리고 골반 바닥의 수축을 자극하여 분절간 안정성을 돕는다.[42]

서혜부

서혜부는 몸통과 하지의 교차점으로 아래쪽의 앞-가쪽 배벽의 약한 부분으로 간주된다.[3] 샅고랑인대는 위앞엉덩뼈가시에서 두덩뼈결절까지 이어져 있다. 두덩뼈를 따라, 샅고랑인대는 앞쪽 배벽의 아랫면을 나타내고 배가로근 및 배속빗근이 붙는다.[3] 서혜부는 앞-가쪽 배벽의 모든 면에서 탈장에 가장 취약하다 (5장 참고).[50]

서혜관은 혈관 및 림프관, 엉덩샅굴신경, 남성의 경우 정삭, 여자의 경우 자궁원삭을 수용하는 통로다 (그림 1-13).[3,7,51] 깊은 (속의) 샅굴구멍은 서혜관의 입구이 샅고랑인대의 위에 위치한다. 표면 (바깥의) 샅굴구멍은 서혜관이 나가는 원위부 출구며 두덩뼈결절의 바로 위가쪽인 배바깥빗근 섬유 사이에 위치한다. 표면 샅굴구멍은 간접적인 탈장을 진단하기 위해 검사자가 종종 촉진하는 부위다.[52] 배바깥빗근의 널힘줄에 의해 생기는 앞쪽 벽과 뒤쪽 벽은 배가로근막과 겸상건막으로 인한 벽의 안쪽 부분으로 생성된다. 겸상건막은 배속빗근의 두덩뼈가 붙는 곳과 배가로근의 널힘줄을 연결하는 일반적인 힘줄이다.[3,51] 넙다리삼각은 샅고랑인대의 아래에 있는 근막 교차점이다. 넙다리삼각은 위로는 샅고랑인대, 안쪽으로는 긴모음근, 가쪽으로는 넙다리빗근으로 둘러싸여 있다. 이 삼각의 지붕은 대퇴근막, 사상근막, 피하조직, 피부로 형성된다.[53] 삼각의 바닥은 엉덩허리근 (가쪽) 및 두덩근 (안쪽)으로 이루어져 있다. 넙다리삼각에는 넙다리신경 (L2~L4), 넙다리근막초 내에 있는 넙다리동맥, 넙다리정맥이 포함되며, 각 구조는 그 자체의 구획 내에 있다 (그림 1-14).[53] 가쪽 구획에는 넙다리동맥이 있고, 중간 구획에는 넙다리정맥이 있으며, 안쪽 구획에는 넙다리관이 있다. 넙다리관은 가장 작은 구획이며 림프관, 지방, 결합조직이 있다. 넙다리동맥과 정맥은 삼각을 두 갈래로 나누고 모음근굴로 들어가며, 안쪽넓은근과 모음근들 사이인 허벅지 중간 1/3에 위치한다.

다리이음뼈

뼈 및 인대

골반에는 엉덩뼈, 궁둥뼈, 두덩뼈가 융합된 2개의 좌골이 있다 (그림 1-15). 남자의 골반보다 여자의 골반이 더 넓고 동그란 모양이다 (그림 1-16).[54] 앞쪽에서 두덩뼈는 각 두덩뼈 끝에 유리연골이 있는 두덩결합이라고 불리는 반관절, 연골성 관절을 형성하고, 관절을 형성하는 두덩사이 섬유연골성 원반을 형성한다.[3,55] 두덩결합은 4개의 인대의 지지를 받는다: 앞두덩뼈인대, 뒤두덩뼈인대, 위두덩뼈인대, 아래두덩뼈인대.[56] 이 관절은 3장에서 논의했듯이, 과사용 손상 (예: 두덩뼈염)이 되기 쉽다. 좌골의 가쪽면을 따라 절구라고 불리는 깊은 소켓이 있으며, 이 소켓은 넙다리뼈머리와 관절을 이루어 넙다리관절을 만든다.[56] 엉덩관절은 뒷부분에서 논의될 것이다.

뒤쪽에서 엉덩뼈는 엉치뼈와 관절을 이루어 SI 관절을 형성한다. 엉치뼈는 역삼각형 모양이고 첫 번째 엉치뼈에 의해 형성된 위쪽 바닥 (엉치뼈곶)이 있으며, 5번째 허리뼈의 아래쪽

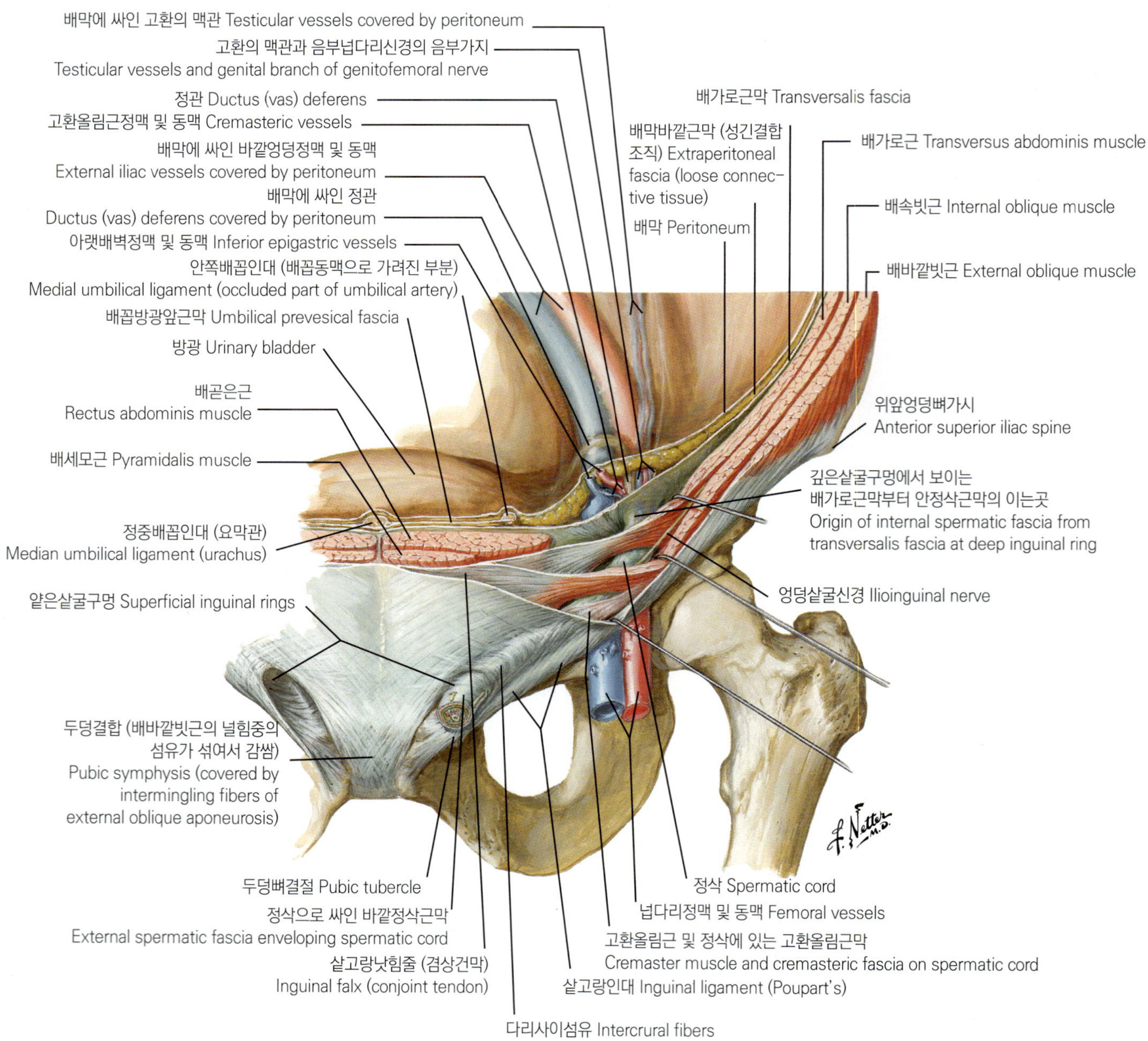

• **그림 1-13 서혜관.** (Netter illustration from www.netterimages.com.)

관절면과 관절을 이뤄 허리엉치관절을 형성하는 2개의 마주 보고 있는 뒤쪽 관절면이 있다.[1] L5와 S1 사이의 관절은 엉덩허리인대가 지지해주며, 이 인대는 L5와 엉덩뼈를 연결한다.[3] 아래쪽 첨부 (apex)는 5번째 엉치뼈로 형성되며 꼬리뼈와 관절을 이루는 작은 관절면이 있다. 꼬리뼈는 3~5개의 척추뼈가 융합된 형태이며 척추의 퇴화기관이고, 외상과 관련되거나 (즉, 낙상) 통증의 원인 (즉, 꼬리뼈 통증)일 수도 있다.[57]

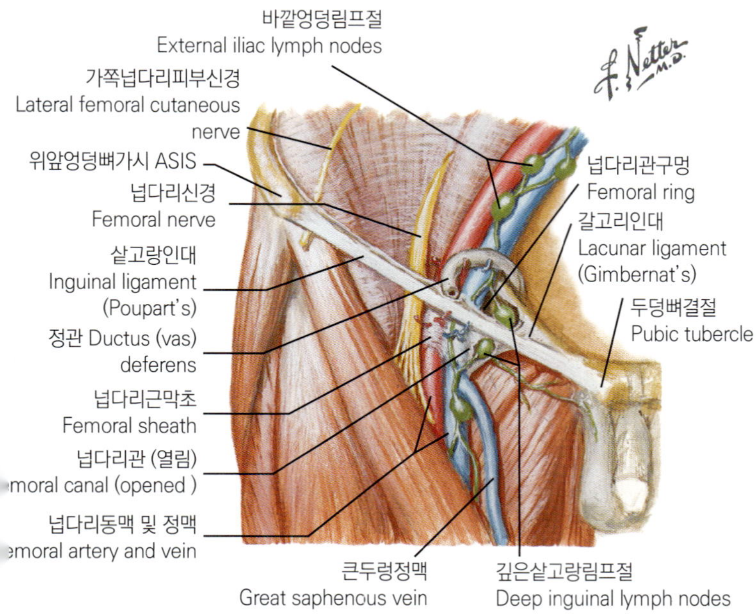

• **그림 1-14 넙다리삼각.** (Netter illustration from www.netterimages.com.)

꼬리뼈몸통 및 엉치꼬리후관절의 정확한 해부학 및 기능은 자세히 연구되지 않았으며 문헌도 적다.[58] SI관절 (엉덩뼈와 엉치뼈)의 관절 표면은 C모양이고 유리연골로 싸여 있고, 엉덩연골보다 엉치연골이 더 두껍다.[3,5]

SI 관절은 활액주머니 내에서 섬유연골과 유리연골이 독특하게 조합되어있는 가동관절이다.[59,60] 이 관절은 앞쪽 및 뒤쪽 SI 인대가 지지하고 있다 (그림 1-17). 앞쪽 SI 인대는 엉치뼈와 엉덩뼈의 앞쪽 표면까지 뻗어 있다.[56] 뒤쪽 SI 인대는 엉치뼈와 엉덩뼈 사이의 뒤쪽 표면까지 뻗어 있고 긴 부위, 짧은 부위, 뼈 사이 부위, 총 3가지 부위가 있다.[3,56,60] 또한 넓은등근, 척추세움근, 허리의 뭇갈래근, 배곧은근, 배속빗근, 배바깥빗근, 배가로근, 큰볼기근, 엉덩근, 두덩근, 넙다리두갈래근 등 여러 복부 코어 근육 및 엉덩이 근육들도 지지해준다.[1,5,60] 이러한 근육들은 SI 관절을 안정화시키기 위해 함께 움직인다.

골반의 신경 지배

골반은 주로 엉치신경얼기, 꼬리신경얼기, 자율신경계의 골반 부위에 의해 신경지배를 받는다. 모든 신경얼기들은 골반 및 하지의 고유 영역을 위한 감각 기능과 운동 기능 모두를 가지고 있다.[3] 각 신경얼기와 그에 해당하는 신경들을 논의할 것이다.

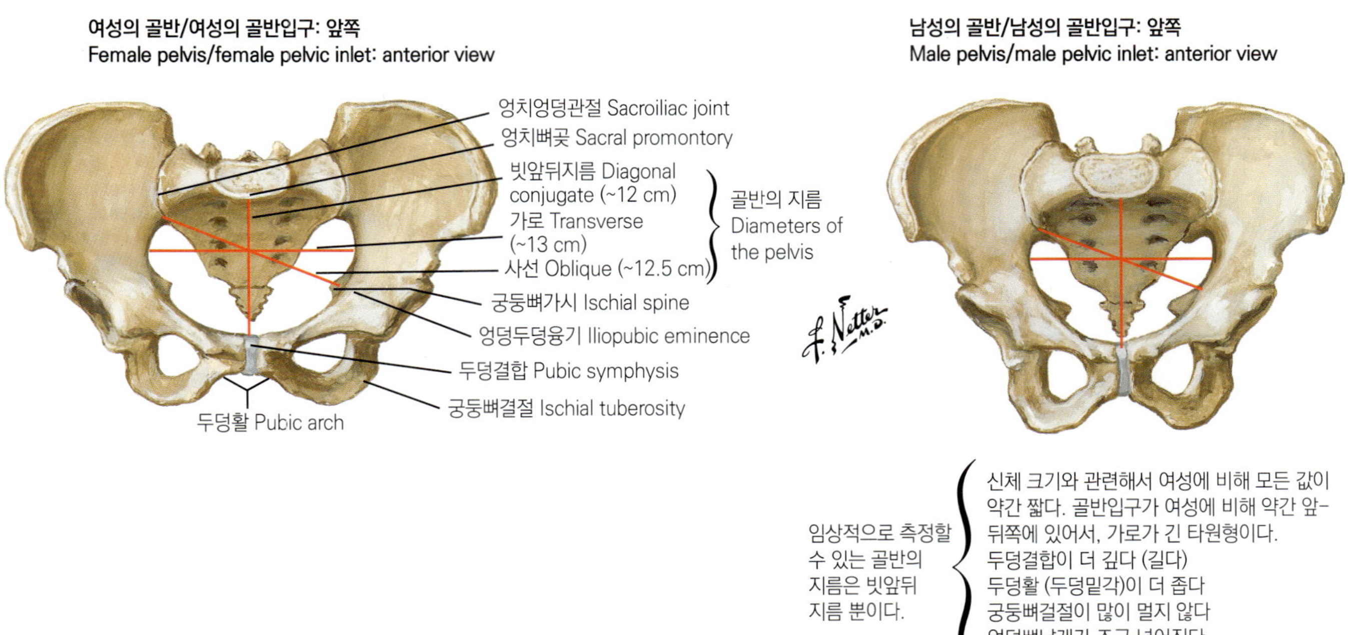

• **그림 1-15 골반.** (Netter illustrations from www.netterimages.com.)

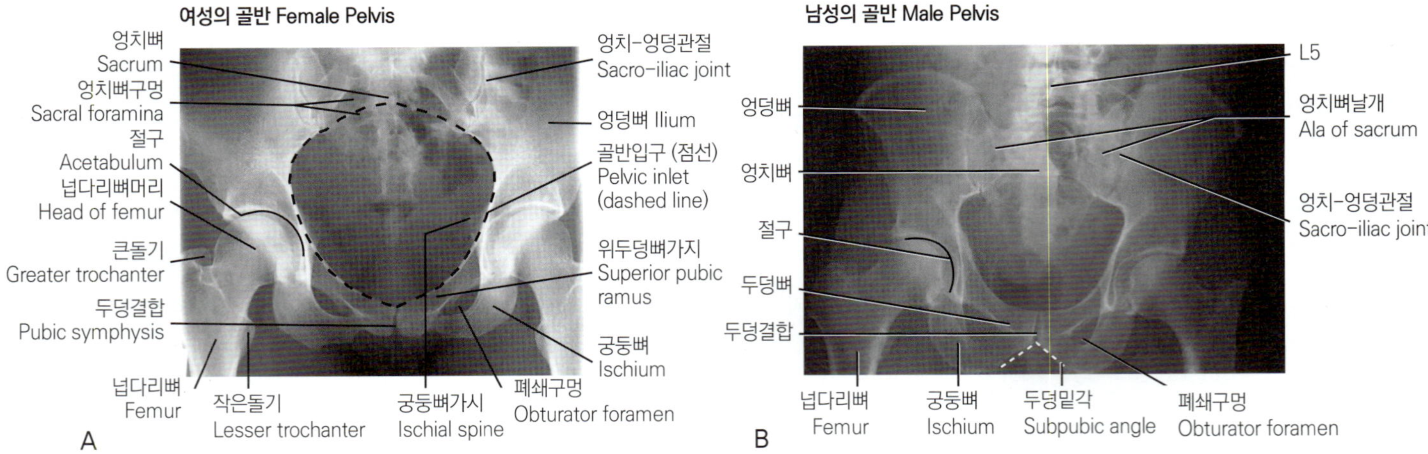

• **그림 1-16 여성 (A) 및 남성 (B)의 골반.** (Netter illustrations from www.netterimages.com. © Elsevier Inc. All rights reserved.)

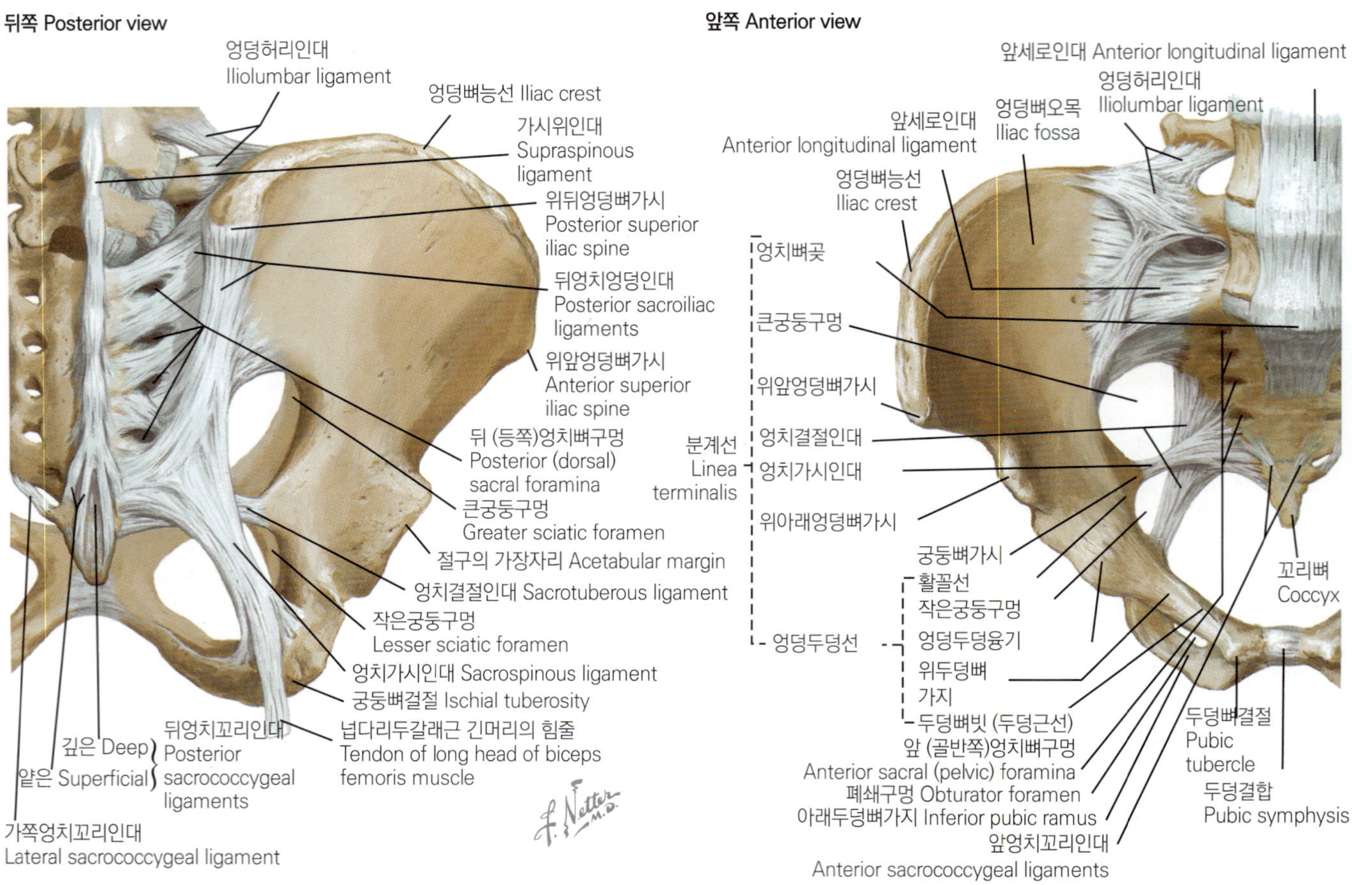

• **그림 1-17 엉치엉덩인대.** (Netter illustrations from www.netterimages.com. © Elsevier Inc. All rights reserved.)

엉치신경얼기

엉치신경얼기는 두덩근의 앞쪽면과 가까운 작은 골반의 뒤쪽 벽에 있다 (그림 1-18). 신경얼기에서 다음과 같은 8개의 신경이 나온다. 궁둥신경, 음부신경, 위볼기신경, 아래볼기신경, 넙다리네모근의 신경, 속폐쇄근의 신경, 두덩근, 뒤넙다리 피부신경.

궁둥신경은 L4~S3의 앞-가쪽지에 의해 형성되고 두렁신경의 지배를 받는 하지 뒤쪽의 안쪽을 제외한 나머지 부위의 운동 및 감각 신경을 지배한다.[61] 이 신경은 두덩근 바로 아래의 큰궁둥구멍을 통과하고 뒤쪽 허벅지를 따라 다리오금까지

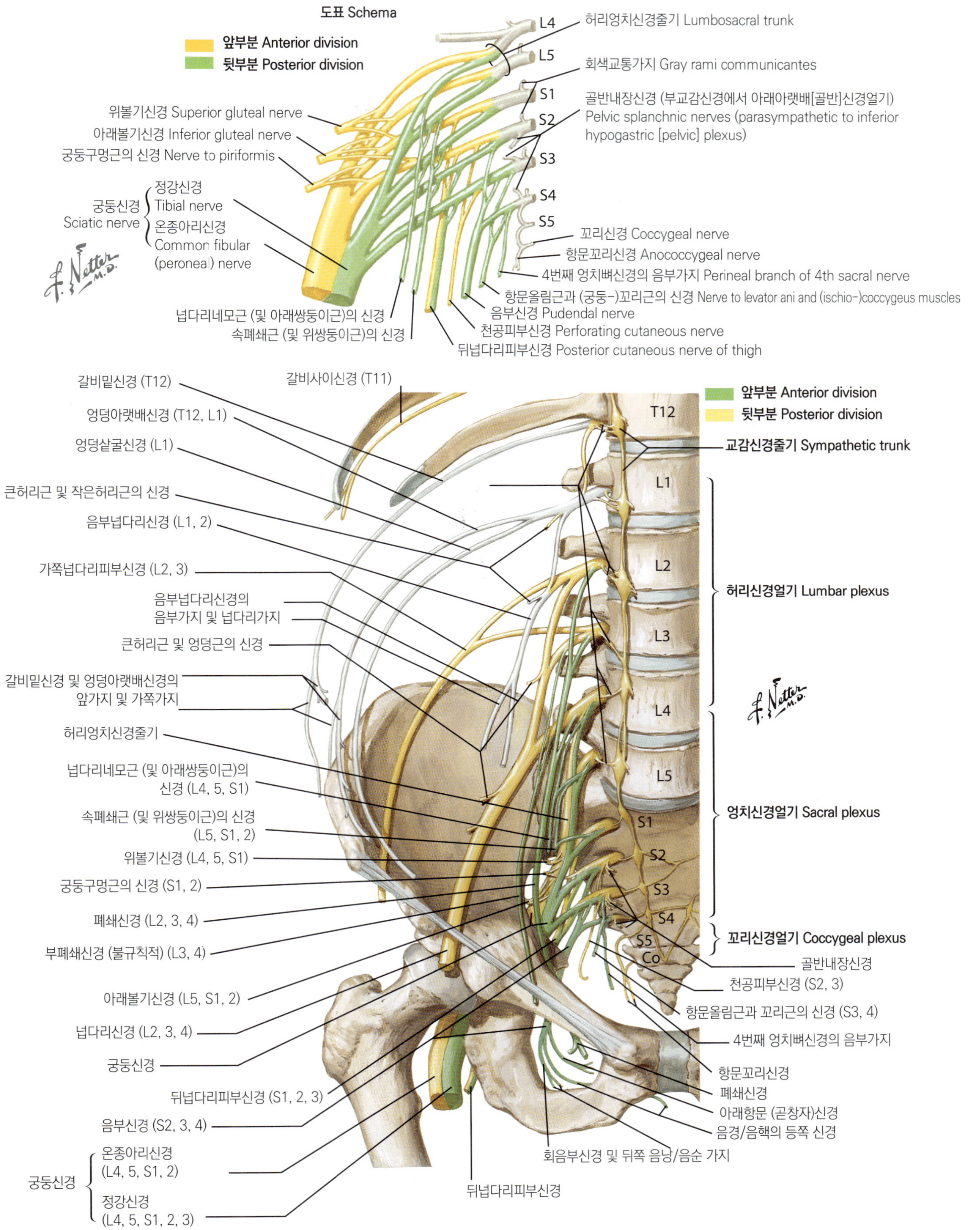

• **그림 1-18 엉치신경얼기 및 꼬리신경얼기.** (Netter illustrations from www.netterimages.com.)

내려가며, 여기서 정강신경과 온종아리신경으로 갈라진다. 정강신경은 햄스트링 (넙다리두갈래근의 짧은머리 제외), 아래 다리의 원위부, 발의 운동 신경을 지배한다. 이 신경은 안쪽 및 가쪽발바닥신경으로 발에서 끝난다. 온종아리신경은 넙다리두갈래근의 짧은머리의 운동 신경을 지배하고 뒤쪽 다리와 무릎 관절의 감각 신경을 지배한다. 이 신경은 깊은 및 얕은종아리신경으로 나뉘고, 아래 다리의 원위부와 발의 신경을 지배한다.[3,61] 다리의 근위부의 경우, 궁둥신경에 엉덩관절의 감각 신경을 지배하는 관절가지가 있다.

음부신경은 S2~S4의 앞가지의 앞부분에 의해 형성된다.[62] 이 신경은 두덩근과 꼬리근 사이의 큰궁둥구멍을 통하여 음부동맥을 통과한다. 음부신경은 외음부의 감각 신경을 지배하고, 회음근, 바깥요도조임근, 바깥항문조임근의 운동 신경을 지배한다.[3] 음부신경의 포착은 회음부 통증의 원인일 수 있다.[63,64] 9장에서 이 주제에 관한 포괄적인 논의를 제공한다.

위볼기신경은 L4~S1의 앞가지의 뒤부분에 의해 형성되고 큰궁둥구멍을 통해 궁둥구멍근 위부분의 골반을 빠져 나간다. 이 신경은 큰볼기근, 중간볼기근, 대퇴근막장근의 운동 신경을 지배하고, 엉덩관절의 감각 신경을 지배한다.[3,65]

아래볼기신경은 L5~S2의 앞가지의 뒤부분에 의해 형성되고, 궁둥구멍근 아래의 골반을 빠져 나간다. 또한 여러 가지로 나뉘며 큰볼기근의 운동 신경을 지배한다.

넙다리네모근의 신경은 L4~S1의 앞가지에 의해 형성된다. 큰궁둥구멍을 통하여 골반을 빠져 나가서 엉덩관절의 감각 신경을 지배하고, 넙다리네모근과 아래쌍둥이근의 운동 신경을 지배한다.[7]

속폐쇄근의 신경은 L5~S2의 앞가지에 의해 형성된다. 큰궁둥구멍과 작은궁둥구멍을 통해 볼기 부위로 들어가며 위쌍둥이근과 속폐쇄근의 신경을 지배한다.

궁둥구멍근의 신경은 S1, S2의 앞부분에서 발생하며 궁둥구멍근의 앞면으로 들어가 운동 신경을 지배한다.[3]

뒤넙다리피부신경 (S1~S3)은 엉치신경얼기의 가지이다. 이 신경은 큰궁둥구멍을 통과하여 엉덩이, 뒤쪽 허벅지, 다리오금 피부의 신경을 지배한다. 표 1-1은 이러한 신경의 요약이다.[3]

꼬리신경얼기

꼬리신경얼기는 S4, S5의 앞가지와 꼬리신경에 의해 형성된 신경들의 작은 네트워크다 (그림 1-18 참고).[57] 이 네트워크는 꼬리근의 골반쪽 면에 있고, 이 부위의 근육, 항문올림근, 엉치꼬리관절의 신경을 지배한다.[3] 또한 여기서 엉덩결절인대를 관통하는 항문꼬리신경이 발생하여 꼬리뼈 뒷부분 피하조직의 신경을 지배한다.[57] Woon, Stringer[57]는 꼬리신경얼기의 해부학과 꼬리뼈 통증 (coccydynia)에서의 역할을 더 연구하는 데에 흥미를 가지고 잠재적인 꼬리신경얼기에 대한 시체 연구를 시행했다. 이 연구 결과는 항문꼬리신경을 통해 꼬리뼈의 신경 지배를 하는 꼬리신경얼기의 역할을 확인했고, 신경얼기가 꼬리뼈 통증으로 고통 받는 환자들의 잠재적인 원인으로 간주되어야 한다는 설을 뒷받침하였다.[57] 이 이론을 구체화하기 위해서는 더 많은 연구가 필요하다. 10장에서 꼬리뼈 통증에 대해 더 자세히 다룰 것이다.

자율신경

골반의 신경을 지배하는 자율신경에는 엉치교감신경줄기, 아랫배신경얼기, 골반내장신경이 포함된다.[3] 엉치교감신경줄기의 주요 역할은 혈관운동성, 털세움운동성, 땀샘운동성을 포함한 하지의 교감신경성 신경 지배를 하는 것이다. 아랫배신경얼기는 남성의 경우, 곧창자, 전립샘, 정낭, 방광의 아래가쪽 면의 자율신경성 신경 지배를 한다. 여성의 경우 자궁 경관, 가쪽 질원개, 아래가쪽 방광의 신경 지배를 한다.[3] 골반내장신경은 S2~S4 척추 분절에서 나온 부교감신경 섬유와 아랫배신경얼기에서 나온 내장구심신경 섬유가 있어서 골반 내장의 부교감성 및 교감성 신경 지배를 모두 한다.[3]

골반의 혈액 공급

골반으로의 동맥혈 공급은 속엉덩동맥, 생식샘동맥, 정중엉치동맥, 위곧창자동맥, 이 4가지 주요 동맥을 통해 제공된다.[3,7] 복부대동맥은 약 L3~L4 수준까지 내려가서 오른온엉덩동맥과 왼온엉덩동맥으로 나뉜다 (그림 1-19). 속엉덩동맥은 온엉덩동맥의 가지며 골반, 엉덩이, 안쪽 허벅지, 회음부에 혈액을 공급한다.[3] 또한 이 동맥은 앞부분과 뒷부분이 있다. 앞부분은 8개의 가지가 있다: 제동맥, 폐쇄동맥, 아랫방광동맥, 중간곧창자동맥, 질동맥, 자궁동맥, 아래볼기동맥, 속음부동맥. 뒷부분은 3개의 가지가 있다: 위볼기동맥, 엉덩허리동맥, 가쪽엉치동맥. 난소동맥은 복부동맥에서 발생하여 난소와 난

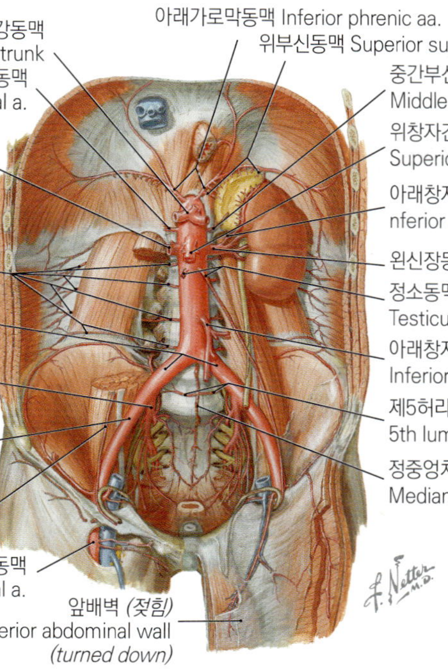

• **그림 1-19 골반의 동맥.** (Netter illustration from www.netterimages.com. © Elsevier Inc. All rights reserved.)

관에 혈액 공급을 해주며, 속엉덩동맥과 쌍을 이루는 것으로 간주된다. 안쪽엉치동맥은 L4에서 두 갈래로 나눠지는 곳 위쪽, 대동맥의 뒷면에서 발생한다.[3,7] 이 동맥은 가쪽엉치동맥, 위곧창자동맥, 아래곧창자동맥과 합쳐져 뒤쪽 곧창자에 혈액을 공급한다.[3] 위곧창자동맥은 위창자간막동맥의 연속이며, 복부대동맥의 앞면에서 발생한다. 이 동맥은 S3 수준에서 두 갈래로 나뉘며 곧창자에 혈액을 공급하기 위해 속조임근 아래로 내려간다. 위곧창자동맥은 중간곧창자동맥 및 아래곧창자동맥과 합쳐진다.[3,7]

정맥 환류는 주로 속엉덩정맥과 그에 해당하는 가지에서 발생한다. 또한 혈액은 난소정맥, 위곧창자정맥, 중간곧창자정맥으로 배출된다. 속엉덩정맥은 바깥엉덩정맥과 합쳐져 L5 수준에서 하대정맥이 되기 위해 통합된 온엉덩정맥을 형성한다.

골반의 근육

골반의 근육은 골반의 앞쪽, 뒤쪽, 아래쪽 측면으로 이들의 위치에 따라 설명할 수 있다. 앞쪽에는 뚜렷한 근육이 없다. 오른쪽, 왼쪽의 가쪽에는 속폐쇄근이 있고, 이 근육은 L5의 신경 지배를 받고 주로 엉덩관절의 가쪽돌림을 한다. 뒤쪽에는 궁둥구멍근이 있고, 이 근육은 S1과 S2의 앞가지의 신경 지배를 받으며 주로 엉덩관절의 가쪽돌림 및 벌림을 한다. 또한 궁둥구멍근은 엉덩관절의 깊은 가쪽돌림근 그룹 중 하나이며 다음 섹션에서 논의될 것이다. 아래쪽 (즉, 골반 바닥)에는 골반가로막이 있는데, 앞쪽으로는 두덩뼈까지, 양 옆쪽으로는 골반 벽까지, 뒤쪽으로는 꼬리뼈까지 뻗어 있다.[54] 골반가로막에는 항문올림근, 꼬리근 (S2~S4) (그림 1-20)으로 이루어져 있다.[66] 항문올림근 그룹 (두덩꼬리근, 두덩곧창자근, 엉덩꼬리근)은 작은 골반의 안쪽 면에 붙고 골반 바닥의 대부분을 형성한다.[54,67] 꼬리근의 근위부는 궁둥뼈가시에 붙고 원위부는 엉치뼈의 아래쪽에 붙는다.[68] 골반가로막은 골반 바닥을 올려서 복부와 골반에 있는 구조물들을 압박하는 중요한 역할을 하며, 이 역할은 강제 날숨, 배뇨, 배변, 세게 들어 올릴 때 몸통을 고정하기 위해 중요한 동작이다.[3,54,67] 골반 가로막의 병리학적인 상태는 외상이나 근약화로 인한 것일 수 있다. 9장에서 이 부위의 일반적인 병리학적인 상태를 포괄적으로 다뤘으며, 표 1-3은 이러한 근육의 요약이다.

엉덩관절

Coxofemoral 관절이라고도 하는 엉덩관절은 활액주머니가 있는 가동관절성 절구관절이다. 이는 절구와 넙다리뼈머리로 이루어져 있고, 관절 자유도가 3이다.[3] 다양한 선천적 및 발달 장애로 비정상적인 절구 모양이나 정렬이 고르지 못한 엉덩관절 (넙다리뼈와 절구의 정렬, 7장 참고)이 생길 수 있다. 관련 엉덩관절 해부학은 여기에서 논의될 것이다.

절구

절구 (그림 1-21)는 엉덩뼈와 궁둥뼈 (75%), 두덩뼈 (25%)가 합쳐져서 생기고, 가쪽, 아래쪽, 앞쪽으로 향한 깊은 소켓을 만든다.[1,69] 일반적으로 절구는 흔히 절구 경사라고 불리는 특정한 앞쪽 및 아래쪽 경사와 함께 가쪽으로 튀어 나와 있다. 이러한 경사는 2가지 방법으로 측정된다. 첫째, 중앙 중심 각도는 골반과 관련된 관상면에서의 절구의 방향을 측정하는 것이고, 성인의 경우 평균적으로 약 35°다.[1] 감소된 중앙 중심 각도는 절구의 범위가 감소되어, 엉덩관절 탈구나 기타 퇴행성 장애의 위험이 증가한다.[70] 둘째, 절구의 앞경사 각도는 골반과 관련된 수평면 내에서 절구를 측정하는 것이다.

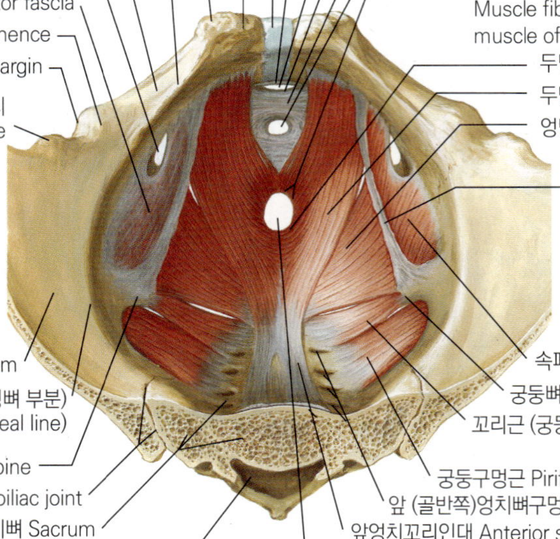

• **그림 1-20 골반저근.** (Netter illustration from www.netterimages.com. © Elsevier Inc. All rights reserved.)

평균 각도는 남녀 모두 약 20°다 (남성: 18.5°, 여성: 21.5°).[5] 절구의 과도한 앞경사는 엉덩관절을 앞쪽으로 보내고 앞쪽으로의 탈구 위험이나 앞쪽 테두리 외상의 위험을 증가시킨다.[1,70] 절구의 과도한 뒤경사는 엉덩관절 충돌증후군 (femoral acetabular impingement, FAI), 대퇴골두 골단 분리증과 관련이 있다.[71,72] 위쪽 반달면이 절구의 체중 부하를 주로 견디는 부분이기 때문에 퇴행성 변화에 더욱 취약하다. 절구의 아래쪽에는 절구패임, 절구가로인대가 있다.

폐쇄동맥의 절구가지는 절구패임을 통해 절구에 동맥혈을 공급하고, 두덩가지는 절구의 골반쪽 면에 공급한다. 위볼기동맥의 깊은 가지는 절구의 위쪽에 공급하고, 아래볼기동맥은 뒤-아래쪽에 공급한다.[73] 정맥 환류는 해당하는 정맥에 의해 이루어진다.[5]

절구테두리

절구테두리는 절구의 가장자리를 감싸는 섬유연골성 고리이고 절구패임의 아래쪽인 절구가로인대로 완성된다 (그림 1-22 참고).[3,69] 이 테두리는 위쪽, 앞쪽, 아래쪽, 뒤쪽, 4개의 부위로 나눌 수 있다. 또한 일반적으로 단면이 삼각형이며 주로 I 형 콜라겐 섬유로 구성된다. 이 섬유들은 원칙적으로 절구테두리와 평행한 방향이며, 일부 섬유들은 비스듬하다.[74,75] 일반적으로 테두리의 두께는 2~3 mm고 앞쪽은 얇고 뒤쪽은 더 두껍다.[69,75,76] 절구테두리는 주로 폐쇄동맥, 위볼기동맥, 아래볼기동맥에서만 혈액 공급을 받는 바깥 말초가 있는 무혈관인 것으로 여겨지고 있다.[69,77,78] 절구 테두리는 감각 신경 지배를 받는다. HaversaThand의 동료들은[79] 테두리의 조직학적인 조사를 시행했고 테두리의 아래쪽에서 통증과 관련된 자유신경종말을 발견했다. Alzaharani와 동료들은[80] 시험관 연구를 통해 앞-위쪽 및 뒤-위쪽 영역에서 통증 및 고유수용성 감각에 역할을 하는 통증 관련 자유신경종말, 신경, 장기의 높은 수치를 발견했다. 절구테두리는 관절액이 나가지 못하게 해주고 관절 안정성, 충격 흡수, 윤활, 하중 분배, 접촉 스트레스, 표면적 증가를 돕고, 절구를 약 28% 깊어지게 해준다.[69,74,75,81,82]

절구테두리의 여러 부위는 엉덩관절의 특정 동작에 의한 다양한 힘이나 자극에 취약할 수 있다. Safran과 동료들은[83]

표 1-3 골반의 근육

근육	말초신경	골반에서의 부위	이는곳	닿는곳	동작
속폐쇄근	속폐쇄근 신경 (L5~S2)	골반 가쪽	엉덩뼈 및 궁둥뼈 (골반쪽 면), 폐쇄막	큰돌기	넙다리뼈의 가쪽돌림
궁둥구멍근	궁둥구멍근 신경 (S1~S2)	골반 뒤쪽	엉치뼈의 골반쪽 면, 엉치결절인대	큰돌기	넙다리뼈의 가쪽돌림
항문올림근 (두덩꼬리근, 두덩곧창자근, 엉덩꼬리근)	항문올림근 (S4) 신경 및 아래곧창자신경 및 꼬리신경얼기	골반바닥	두덩뼈몸통, 속폐쇄근막의 힘줄활	회음체, 꼬리뼈, 항문꼬리인대, 전립선벽 또는 질벽, 곧창자, 항문관	골반의 장기를 지지하고 복강내압에 저항함
꼬리근 (궁둥꼬리근)	S4 및 S5의 가지	골반바닥	궁둥뼈가시	엉치뼈 아래	골반가로막의 작은 부분을 형성함, 위쪽 참고

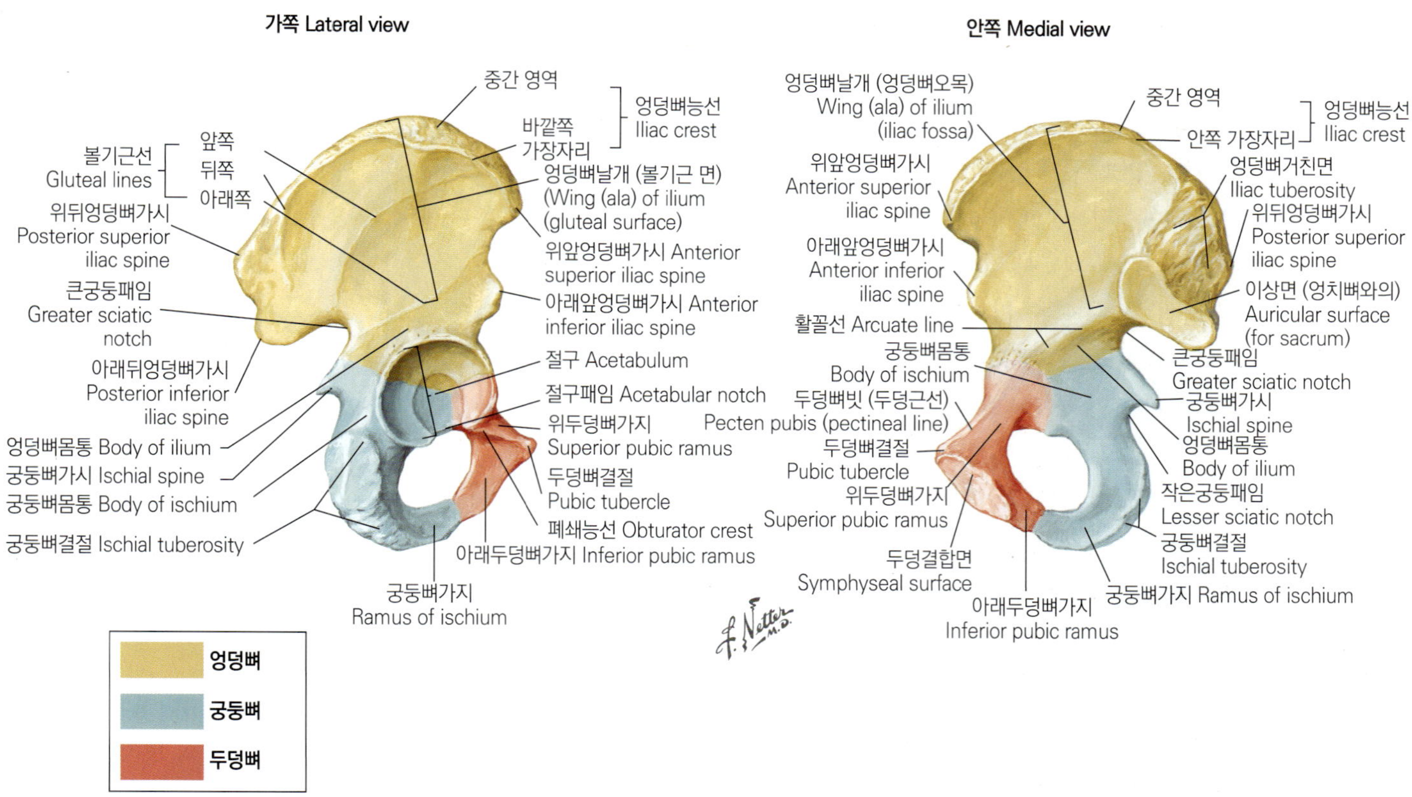

• **그림 1-21 엉덩관절의 뼈 해부학.** (Netter illustrations from www.netterimages.com. © Elsevier Inc. All rights reserved.)

시체 모델에서 엉덩관절의 다양한 동작 동안 절구테두리를 지나는 자극을 조사했다. 이 연구자들은 앞쪽 테두리에서 가장 큰 자극은 엉덩관절 굽힘과 모음이 같이 일어날 때 발생하는 것을 발견했다. 테두리의 앞-가쪽은 완전히 편 뒤 가쪽돌림을 할 때 가장 큰 자극을 받았고, 중립 및 안쪽돌림을 할 때 자극이 가장 적었다.[83,84] 테두리의 뒤쪽은 엉덩관절 굽힘이나 모음, 중립적인 벌림 및 모음을 할 때 가장 큰 자극을 받았다. 테두리의 가쪽은 벌리면서 90° 굽힘이나 가쪽돌림, 중립적인 돌림을 할 때 가장 큰 자극을 받았다.[83] 테두리가 엉덩관절의 특정 동작 동안 어떻게 자극을 받는 지에 대해 이해하면 테두리가 찢어지는 병리생리학을 더 잘 이해할 수 있으므로, 더 효과적인 예방 전략을 세울 수 있다.

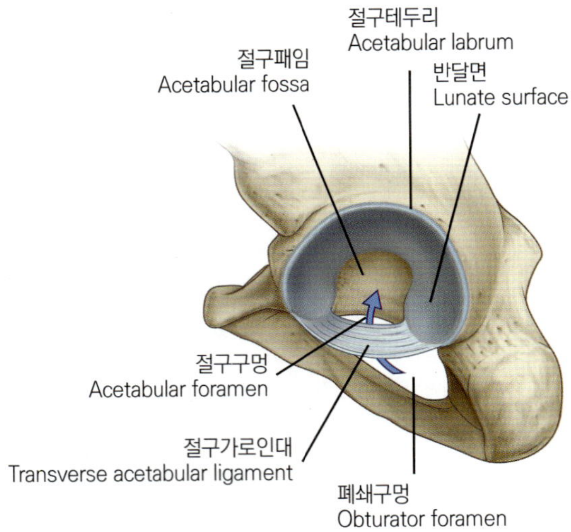

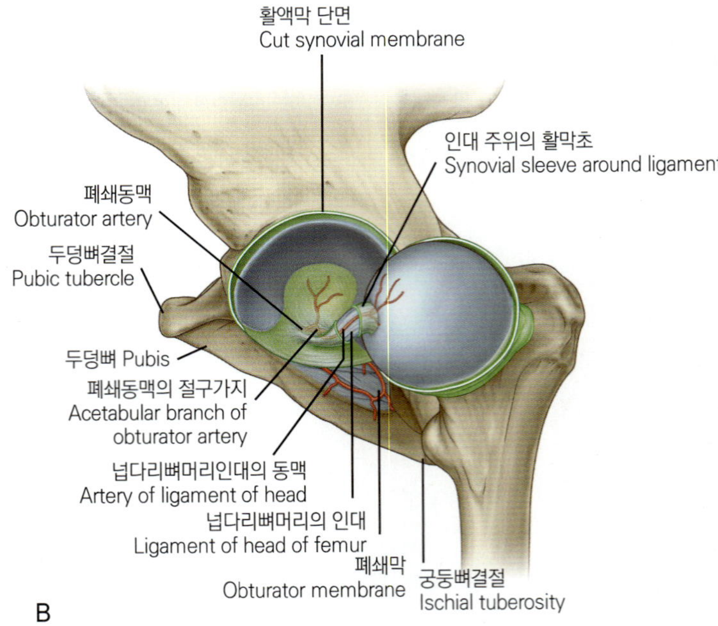

• **그림 1-22 절구 해부학.** (From Drake R, Vogl AW, Mitchell AWM. *Gray's Anatomy for Students.* 4th ed. Philadelphia: Churchill Livingstone; 2015.)

또한 몇몇 연구자들은 테두리 앞쪽이나 뒤쪽의 장애를 진단하기 위해 사용되는 엉덩관절 충돌 테스트 자세 동안 절구테두리에 가해지는 자극에 대해서 검사했다. 앞쪽 장애에서 굽힘, 모음, 안쪽돌림 자세는 테두리의 앞-가쪽에 가장 많은 자극을 가했고 뒤쪽 테두리의 자극은 감소되었다.[78,83] 뒤쪽 장애에서 가쪽돌림, 완전한 폄, 중립적인 굽힘 및 폄을 할 때 뒤쪽 테두리에 가장 많은 자극을 가한 반면 앞-가쪽의 자극은 감소되었다.[83,85]

골반의 자세 및 위치 같은 다른 요인들은 엉덩관절의 과도한 부하 및 잠재적인 관절테두리의 장애와 관련이 있다. Ross와 동료들은[86] 골반의 동적인 전방 기울임은 FAI의 초기 발생을 예측하는 반면, 후방 골반 기울임은 늦은 발생을 야기한다는 것을 발견했다. 또한 이러한 결과는 엉덩관절이 펴진 상태로 더 많이 되어있기 때문에 굽은 등 자세로 걷는 동안 엉덩관절 앞쪽의 힘이 증가한다는 것을 밝힌 Lewis와 동료들에[87-89] 의해 뒷받침되었다. 골반의 자세 및 위치는 엉덩관절의 통증 및 장애의 잠재적인 원인이 될 수 있다.

관절테두리에 손상이 있으면 관절의 불안정화가 일어나서 결국 퇴행성 변화와 엉덩관절에 뼈관절염이 생길 수 있다.[77,90] 특히 테두리의 앞쪽은 FAI 같은 특정 병리학적 상태로 인한 손상을 받기 쉽다 (4장 참고).[77] Tannast와 동료들[90], McCarthy와 동료들은[77] 회귀 분석, 시체 연구, 외과적 조사를 통해 다른 부위와 비교했을 때 앞쪽의 테두리가 가장 큰 손상을 입는다는 사실을 발견했다. 이러한 결과는 앞쪽의 내재적인 약함, 약한 혈관분포, 앞쪽 테두리에서의 기계력 (즉, 비트는 동작) 증가를 반영할 수 있다.[69,75,77,89]

넙다리뼈

넙다리뼈머리는 둥글고 유리연골로 싸여 있으며, 절구와 관절을 이룬다.[35] 위쪽에서 주로 체중 부하를 하지만 퇴행성 변화는 주로 관절면의 말초나 넙다리뼈머리오목의 주변 또는 아래에서 발생한다. 원인대 (ligamentum teres)는 넙다리뼈머리오목을 통해 넙다리뼈머리와 절구를 연결시키고, 넙다리뼈몸통에 붙는다 (그림 1-21 참고). 또한 넙다리뼈머리에는 성장판이 포함된 골단 (epiphysis)이 있다. 골단의 병적인 미끄러짐 (즉, 대퇴골두 골단 분리증)은 청소년에서 발생할 수 있다 (7장 참고).

넙다리뼈머리와 목은 기울어진 각이 있는데 유아기 때에는 약 150°, 성인기에는 125°로 감소하여, 노년기 때에는 120°로 더 감소한다.[35] 각도의 병적인 증가를 밖굽이엉덩관절이라고 부르고 (125° 초과), 병적인 감소를 안굽이엉덩관절이라고 부른다 (125° 미만) (그림 1-23).[5]

또한 넙다리뼈머리와 목은 비틀어진 각도 형성하는데 이를 종종 넙다리뼈의 앞경사 또는 경사라고 부른다 (그림

1-24).[1,5,91,92] 앞경사는 관절융기간 축과 관련된 넙다리뼈의 위치가 더 앞쪽으로 간 것을 의미하고, 뒤경사는 더 뒤에 있는 것을 의미한다. 이 각은 2가지 방법으로 설명할 수 있다: (1) 위에서 봤을 때, 넙다리뼈머리와 목의 중심을 지나는 가상의 가로선 사이의 각, (2) 넙다리뼈 원위부에서 관절융기와 관련된 넙다리뼈목의 축의 각도 측정.[93,94] 각은 평균적으로 신생아들은 31도이고 나이가 들어가면서 감소한다.[94] 성인의 평균 각도는 8~15도지만 다양할 수 있다.[5,93-95] 이 각도의 병적인 증가를 과도한 앞경사라고 부르고, 감소를 뒤경사라고 부른다.

넙다리뼈 경사의 양은 넙다리뼈 동작의 범위, FAI 위험, 테두리가 찢어지는 위험에 영향을 미칠 수 있다. 과도한 앞경사는 과한 안쪽돌림과 관련이 있고, 과도한 뒤경사는 과한 가쪽돌림과 관련이 있다.[70,91] Ejnisman과 동료들은[91] 방사선과 수술 중 발견을 통해 FAI로 진단받고 앞경사가 15° 이상인 환자들의 앞쪽 테두리가 더 크게 (평균, 38 mm) 찢어질 가능성이 2.2배 높다는 것을 발견했다. 앞경사가 5° 미만인 환자들은 더 작게 (평균, 30 mm) 찢어졌다. 또한 감소된 앞경사는 청소년의 대퇴골두 골단 분리증과 관련이 있다.[91]

엉덩관절의 인대

엉덩관절의 안정성은 6개의 인대에 의해 강화된다. 가장 표면의 인대에는 엉덩넙다리인대 (Y-인대), 궁둥넙다리인대, 두덩넙다리인대가 있다 (그림 1-25). 엉덩넙다리인대는 엉덩관절 폄, 가쪽돌림, 모음 시 타이트해진다. 궁둥넙다리인대 및 두덩넙다리인대는 엉덩관절 폄, 벌림, 가쪽돌림 시 타이트해진다 (표 1-4).[13] 이러한 인대는 춤 같이 반복적으로 돌리는 활동을 할 때 손상될 수 있다 (8장 참고). 절구는 절구가로인대 아래로 넙다리뼈머리 (넙다리뼈머리오목)까지 있는 원인대에 의해 넙다리뼈머리에 붙는다.[96] 원인대 (넙다리뼈머리나 넙다리뼈의 인대)는 엉덩관절 가쪽돌림 시 타이트해지고 엉덩관절이 중립 자세에 있을 때 느슨해진다.[96] 원인대는 엉덩관절의 안정성, 통각, 고유수용성 감각, 움직임의 협응 뿐만 아니라 넙다리뼈로 혈액을 공급해주는 역할을 한다.[96] 또한 엉덩관절의 외상으로 인해 손상되어 만성 통증이 생길 수 있다.[97] 엉덩관절의 과한 폄과 과한 바깥 또는 안쪽돌림의 조합으로 인한 손상이 발생할 수 있다고 가정되었다.[96,97] 또한 윤활관절에는 넙다리뼈목에서 절구까지 이어 있는 관절주머니인대가 있다. 마지막 인대는 절구의 아래 부분까지 이어져 있어

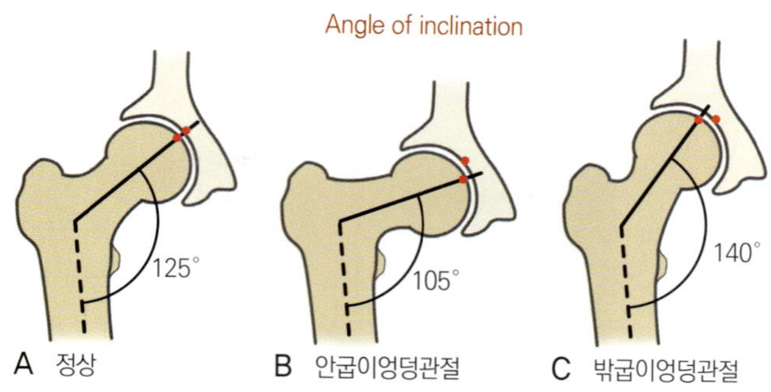

• **그림 1-23** A~C, **넙다리뼈의 기운 각.** (From Neumann DA. *Kinesiology of the Musculoskeletal System: Foundations for Rehabilitation.* 2nd ed. St. Louis: Mosby; 2010.)

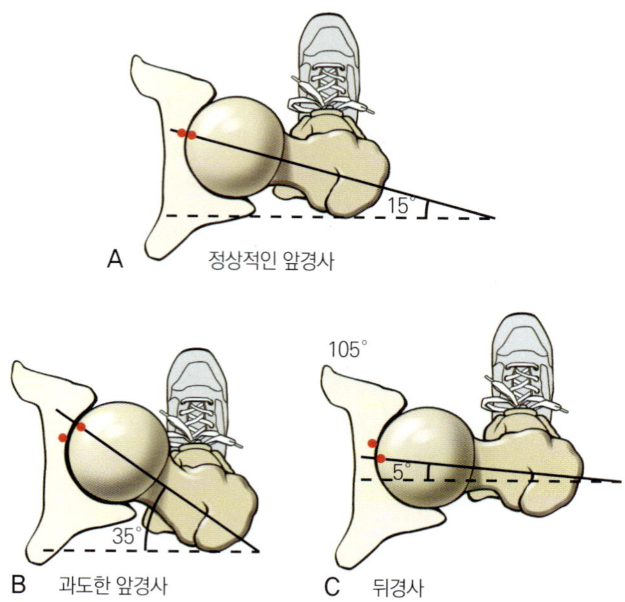

• **그림 1-24** A~C, **넙다리뼈의 비틀린 각.** (From Neumann DA. *Kinesiology of the Musculoskeletal System: Foundations for Rehabilitation.* 2nd ed. St. Louis: Mosby; 2010.)

넙다리뼈에 혈액을 공급하는 혈관을 위한 구멍을 만드는 절구가로인대이다.

엉덩관절의 혈액 공급

앞서 언급했듯이, 복부대동맥은 약 L3~L4 수준까지 내려가고 왼온엉덩동맥, 오른온엉덩동맥으로 갈라진다 (그림 1-19 참고). 속엉덩동맥은 온엉덩동맥의 연속이며, 골반, 엉덩이, 안쪽 허벅지, 회음부에 혈액을 공급한다.[3,7] 바깥엉덩동맥은 온엉덩동맥의 또 다른 가지이며 하지에 혈액을 공급한다. 바깥엉덩동맥은 위넙다리삼각을통해 허벅지로 들어가면서 넙다리동맥이 된다.[3] 넙다리동맥의 근위부에는 엉덩관절 및 근골격계 구조들에 혈액을 공급하는 4개의 가지가 있다: 깊은넙다리동맥, 폐쇄동맥, 안쪽넙다리휘돌이동맥, 가쪽넙다리휘돌

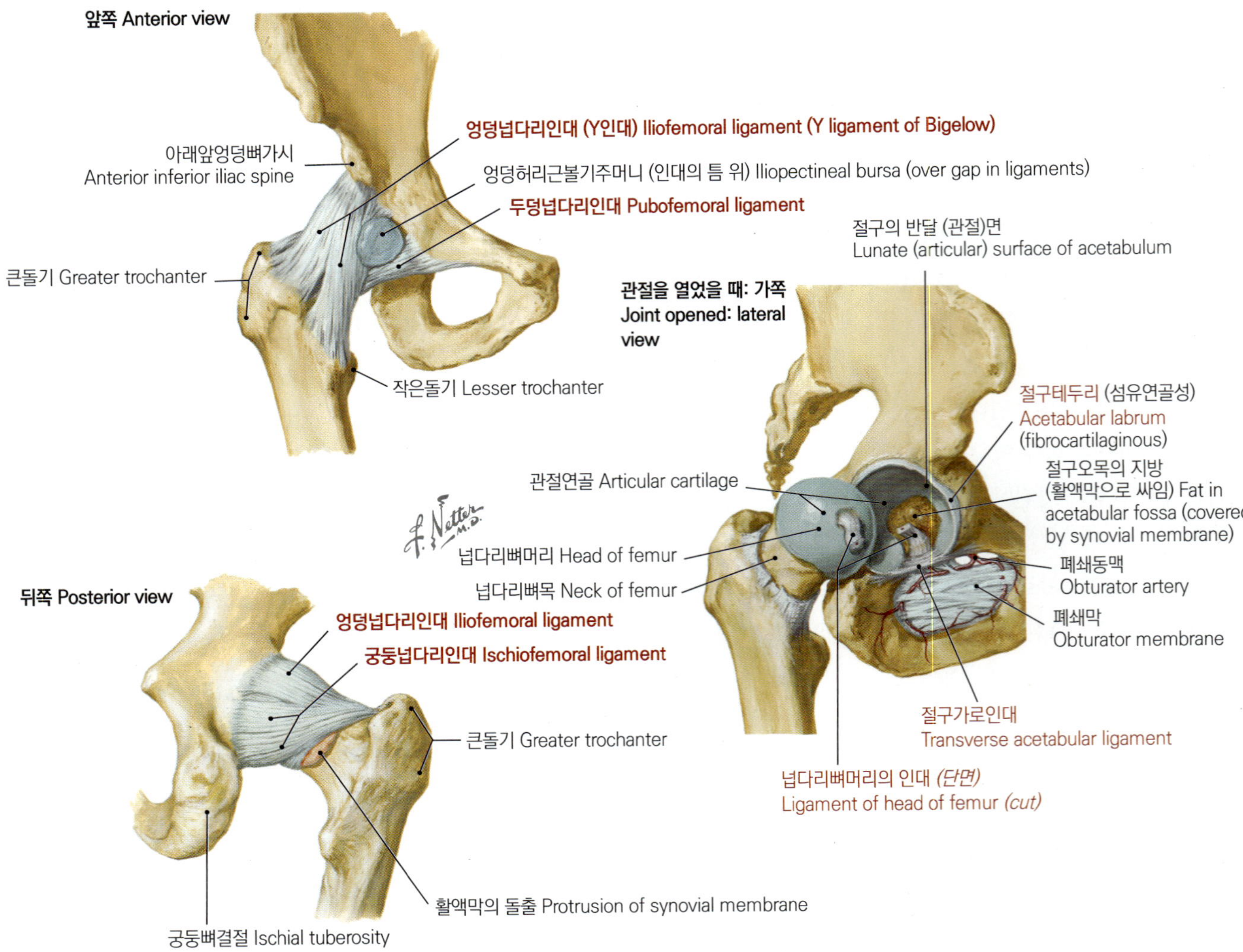

• **그림 1-25 엉덩관절의 인대.** (Netter illustrations from www.netterimages.com.)

이동맥 (그림 1-26). 깊은넙다리동맥은 큰모음근과 햄스트링에 혈액을 공급한다.[3,7] 지지띠 또는 휘돌이동맥은 넙다리뼈머리와 허벅지에 혈액을 공급하는 2개의 가지가 있다. 안쪽휘돌이동맥은 깊은넙다리동맥이나 넙다리동맥의 가지일 수 있다. 이 동맥은 넙다리뼈머리와 목 뿐만 아니라 허벅지 뒤쪽에도 혈액을 공급한다.[3,7] 또한 이 동맥은 엉덩관절 탈구나 골절 같은 외상으로 손상될 수도 있다 (11장 참고). 가쪽휘돌이동맥 또한 깊은넙다리동맥이나 넙다리동맥의 가지일 수 있으며, 넙다리뼈머리와 허벅지 가쪽에 혈액을 공급하는 가지로 나뉜다. 만약 넙다리뼈 골절 같은 외상으로 인해 지지띠동맥이 손상된다면, 넙다리뼈머리에 무혈성 괴사가 일어날 것이다.[98] 또한 넙다리동맥은 모음근굴로 들어가서 원위부쪽으로 이어져, 모음근구멍으로 나가서 오금동맥이 된다.[3]

폐쇄동맥은 속엉덩동맥이나 아래배벽동맥의 가지일 수 있고, 모음근들에 혈액을 공급하는 깊은동맥 (넙다리가지)을 보조한다. 또한 이 동맥은 넙다리뼈머리에 혈액을 공급하는 뒤쪽 가지다. 마지막으로 원인대 또한 작은 동맥을 통해 넙다리뼈머리에 혈액을 공급한다 (그림 1-26 참고).

표 1-4 엉덩관절의 인대

인대	기능
원인대	가쪽돌림, 모음, 굽힘 시 타이트해짐
엉덩넙다리인대	가쪽돌림, 모음, 폄 시 타이트해짐
궁둥넙다리인대	가쪽돌림, 벌림, 폄 시 타이트해짐
두덩넙다리인대	가쪽돌림, 벌림, 폄 시 타이트해짐

하지의 정맥 배출은 몇몇의 얕은오름혈관 및 깊은오름혈관

과 관련 분지에서 발생한다. 주요 얕은정맥에는 큰두렁정맥, 작은두렁정맥이 있다. 주요 깊은정맥에는 엉덩정맥, 배벽정맥, 넙다리정맥, 오금정맥, 종아리정맥, 정강정맥이 있다.[3,7] 모든 혈관과 분지들은 하지의 탈산소화된 혈액을 심장으로 돌려보내는 것을 돕는다. L5 수준에서 바깥엉덩정맥은 하지, 골반, 아랫배에서 혈액을 받고 속엉덩정맥과 결합하여 골반쪽으로 배출한다. 이러한 결합은 결국 온엉덩정맥을 형성하여 심장으로 올라가는 하대정맥을 형성하게 된다.[3,7]

엉덩관절의 신경 지배

엉덩관절의 관절주머니의 앞쪽은 넙다리신경의 관절 가지로부터 감각 신경을 지배받는다. 관절주머니의 앞-안쪽은 폐쇄신경의 관절 가지로부터 감각 신경을 지배받는다. 뒤쪽 및 뒤-안쪽은 궁둥신경의 관절 가지와 넙다리네모근의 신경으로부터 감각 신경을 지배받는다. 뒤-가쪽은 위볼기신경의 관절 가지로부터 감각 신경을 지배받는다.[3,99] 독자들은 허리 및 엉치신경얼기에 대한 초기 논의를 참조하여 엉덩관절을 지배하는 신경들을 복습할 수 있다. 또한 표 1-1을 통해 주요 신경의 요약을 참조할 수 있다.

엉덩관절의 근육

엉덩관절에는 3가지 면에서 관절을 움직이기 위해 함께 동작하는 다양한 근육이 있다. 여기에서는 엉덩관절 및 해당 근육의 생리학적인 움직임을 논의할 것이다. 이 섹션은 근육 해부학에 대한 간단한 개요를 제공하고, 독자들은 이 근육들을 더 포괄적으로 논의하기 위해 참조 목록을 참조하면 된다.

엉덩관절의 굽힘근은 엉덩관절의 앞쪽에 있다 (그림 1-27). 엉덩관절 굽힘근의 주요 근육에는 엉덩허리근, 넙다리곧은근, 대퇴근막장근, 두덩근, 긴모음근, 넙다리빗근이 있다. 짧은모음근, 두덩정강근, 작은볼기근 (앞쪽 섬유)은 엉덩관절 굽힘을 돕는다.[1,100] 엉덩허리근은 앞쪽의 엉덩관절 통증의 원인일 수 있는 안쪽 발음성 고관절 (internal snapping hip syndrome, 즉, coxa sultans) (3장 참고) 같은 특정 병리학적 상태와 관련이 있을 수 있다.[101]

엉덩관절의 폄근은 허벅지의 뒤쪽을 따라 위치해있고 여기에는 큰볼기근, 햄스트링 (넙다리두갈래근, 반막근, 반힘줄근), 큰모음근 (뒤쪽 머리)이 있다. 큰모음근 (앞쪽 머리)와 큰볼기근 (뒤쪽 섬유)은 엉덩관절 폄을 돕는다 (그림 1-28).[1,3,100] 햄스트링 손상은 운동선수 및 활동적인 사람에게 발생하여 심각한 기능 손실을 초래할 수 있는 가장 흔한 장애 중 하나다.[102] 3장에서 햄스트링의 근위부 손상 관리에 대해 설명했다.

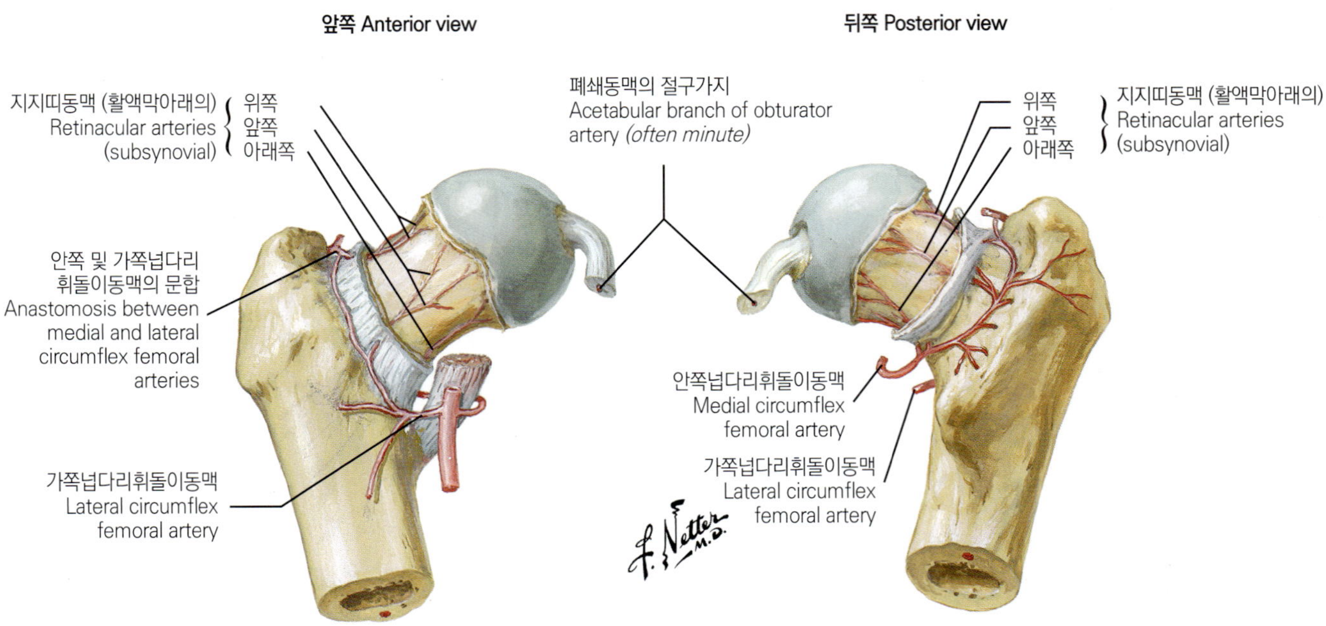

• **그림 1-26 엉덩관절의 동맥혈 공급.** (Netter illustrations from www.netterimages.com.)

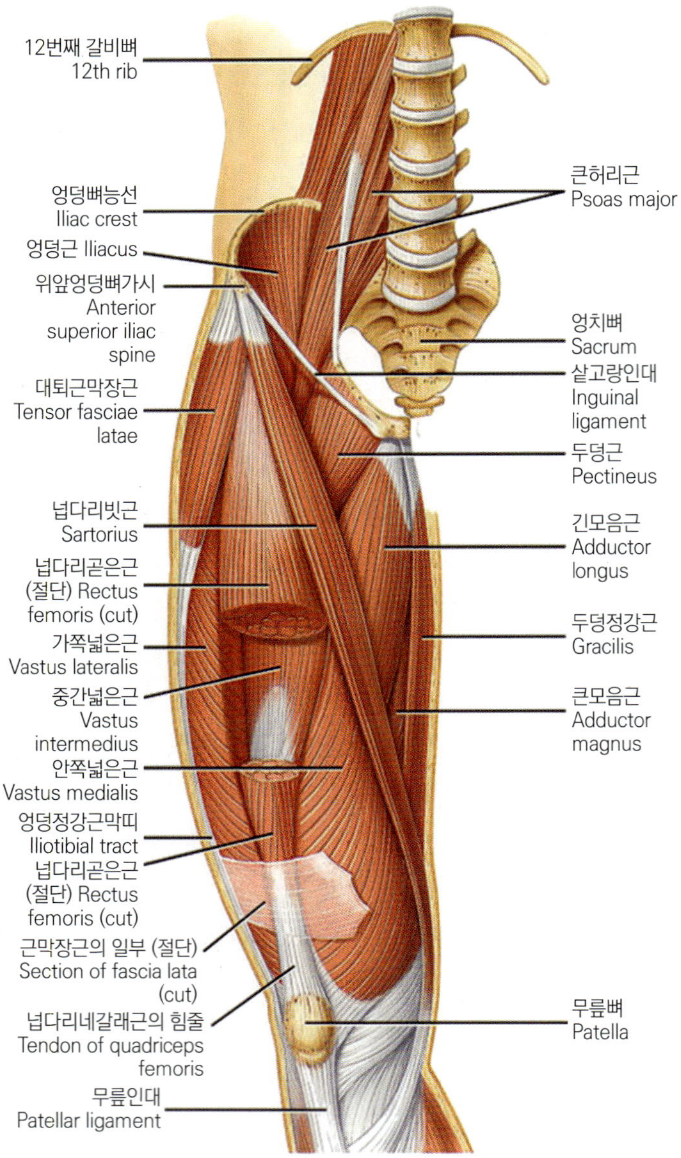

• 그림 1-27 엉덩관절의 앞쪽 근육 (굽힘근). (From Tortora GJ, Derrickson BH. *Introduction to the Human Body.* 10th ed. Hoboken, NJ: John Wiley & Sons; 2015.)

엉덩관절의 벌림근은 허벅지의 가쪽을 따라 위치해있다 (그림 1-29). 주요 근육에는 중간볼기근, 작은볼기근, 대퇴근막장근 뿐만 아니라 궁둥구멍근, 넙다리빗근이 있다.[1,100] 대퇴근막장근과 큰볼기근의 힘줄은 원위부에서 엉덩정강띠로 합쳐진다. 엉덩정강띠는 섬유성 조직으로 된 띠로서, 가쪽 허벅지 아래로 이어져 넙다리뼈의 관절융기 위를 지나 정강뼈의 앞-가쪽에 있는 Gerdy 결절에 붙는다.[103] 엉덩정강띠는 달리는 선수들의 손상과 관련이 있으며 3장에서 논의된 것처럼 가쪽 엉덩이 및 허벅지 통증 (무릎 통증)의 원인으로 분류되는 경우가 많다.[104,105]

엉덩관절의 모음근은 허벅지의 안쪽을 따라 위치해있다. 주요 근육에는 모음근 그룹 (긴모음근, 짧은모음근, 큰모음근), 두덩정강근, 두덩근이 있다 (그림 1-29 참고).[1,100] 넙다리두갈래근 (긴 머리), 큰볼기근 (아래 섬유), 넙다리네모근은 엉덩관절 모음을 돕는다.[13] 모음근과 관련된 서혜부 통증은 아이스하키나 축구 같은 스포츠에서 흔하고 (3장 참고), 이는 스포츠 탈장과도 관련될 수 있다 (5장 참고).[106]

엉덩관절의 가쪽돌림근은 엉덩이의 뒤-가쪽을 따라 위치해 있다. 관련 근육에는 큰볼기근과 6개의 깊은 근육들이 있다: 궁둥구멍근, 바깥폐쇄근 (이는곳: 가쪽 골반), 속폐쇄근, 위쌍둥이근, 아래쌍둥이근, 넙다리네모근 (그림 1-28 참조).[13,100] 중간볼기근 (뒤쪽 섬유), 작은볼기근 (뒤쪽 섬유), 넙다리빗근, 넙다리두갈래근 (긴머리)은 엉덩관절 가쪽돌림을 돕는다.[1,100] 엉덩관절 가쪽돌림근과 벌림근의 약화는 만성 엉덩관절 통증[107] 및 무릎넙다리 기능장애[108] 같은 몇몇 하지의 운동 사슬 장애와 관련이 있다.

엉덩관절의 안쪽돌림근은 엉덩이의 앞-가쪽을 따라 위치해 있다. 관련 근육에는 중간볼기근 (앞쪽 섬유), 작은볼기근 (앞쪽 섬유), 대퇴근막장근이 있다. 긴모음근, 짧은모음근, 두덩근은 엉덩관절 안쪽돌림을 돕는다.[1] 엉덩관절 가쪽돌림 중 생산되는 힘이 안쪽돌림 중 생산되는 힘보다 세기 때문에, 대부분의 재활 프로그램에서 엉덩관절의 돌림 조절에 초점을 맞춘다. 표 1-5는 근육 및 관련된 움직임을 요약한 것이다.[1]

허리골반고관절 복합체의 움직임

허리뼈

허리뼈는 3개의 면에서 움직임을 제공하고 신체 위쪽의 체중 부하를 지지하는 중요한 역할을 맡는다. 단독적인 굽힘의 ROM은 약 40~50°, 폄은 15~20°, 축돌림은 5~7°, 가쪽굽힘은 20°다.[1] 관절면의 방향 때문에, 허리뼈는 L1~L4에서 돌림과 가쪽굽힘에 제한이 있다. 이러한 관절면으로 인해 L4~S1 사이에서 발생하는 가장 큰 움직임인 굽힘과 폄이 많이 일어난다.[109] 가쪽굽힘과 돌림은 L2, L3에서 가장 크게 발생한다.[5] 허리뼈의 움직임은 종종 짝 운동으로 설명된다. 짝 운동은 1900년대 초 Lovett에 의해 처음 소개되었으며, 1950년대에 Freyette에 의해 대중화되었다.[110] Freyette는 허리뼈가 중립

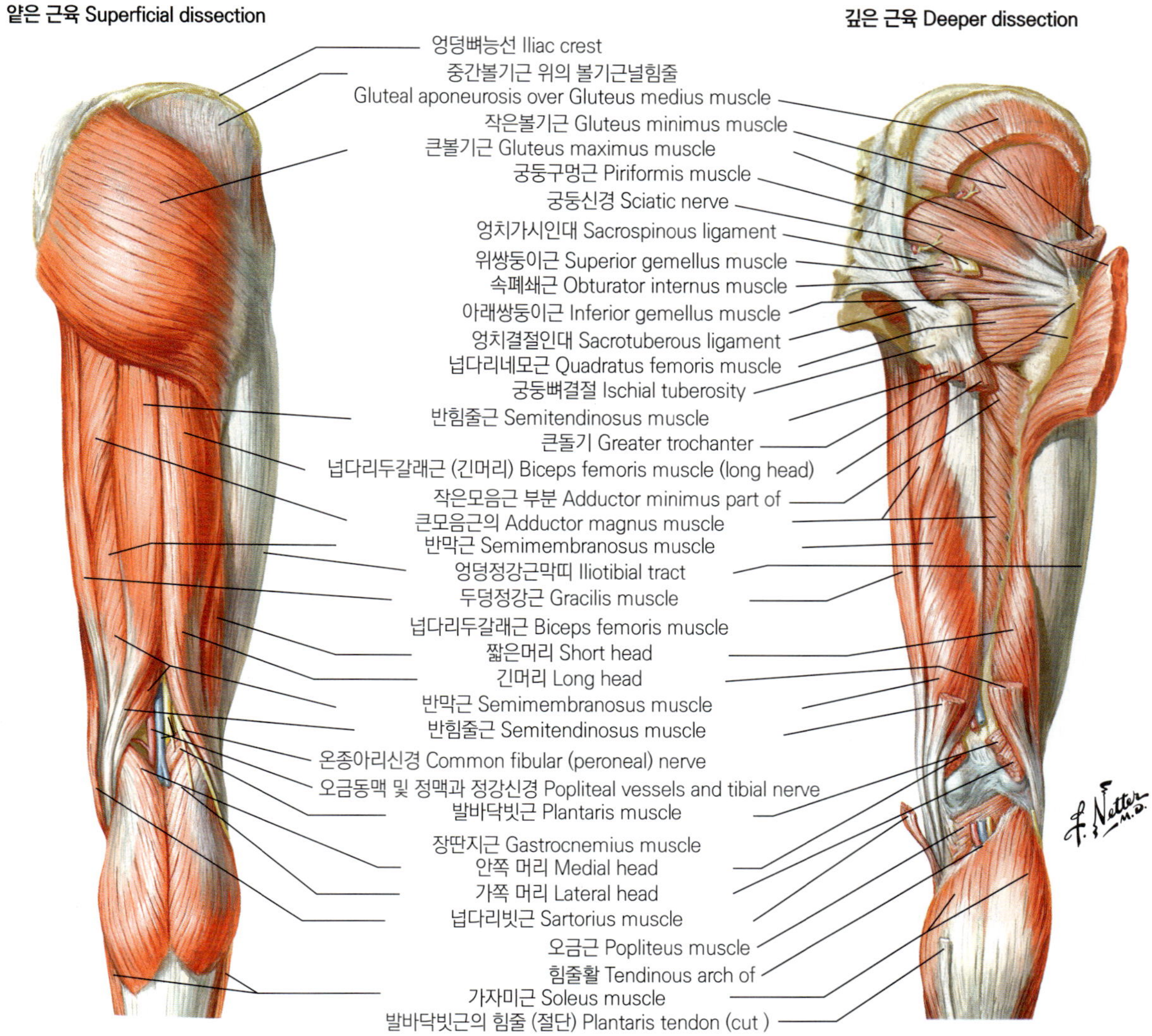

• **그림 1-28 엉덩관절의 뒤쪽 근육.** (Netter illustrations from www.netterimages.com.)

상태인 경우, 가쪽굽힘과 돌림이 반대 방향에서 발생한다고 설명했다 (I유형). 만약 척추를 구부리거나 편다면, 관절면 때문에 가쪽굽힘과 돌림이 같은 방향에서 발생한다고 했다 (II 유형). Freyette가 이러한 움직임을 발표한 이후, 다른 연구자들은 체내 및 체외 연구를 통해 다양한 결과를 이끌어 냈다. 현재까지 중립, 굽힘, 폄 상태에서의 허리뼈의 짝 운동에 대한 합의는 이루어지지 않았다.[110-113] 허리뼈는 골반 및 엉덩이와 상호 의존하며, 나중에 논의되는 것처럼 이 구조물들은 종종 함께 검사한다.

골반 및 엉치엉덩관절

골반은 앞기울임, 뒤기울임, 오른쪽돌림, 왼쪽돌림 같은 여러 움직임도 한다. SI 관절의 고유한 쐐기 모양으로 인해 약간의 돌림, 병진 운동을 할 수 있다. 엉치엉덩관절의 돌림은 1~4°이고 앞뒤로의 병진운동은 1~2 mm라고 보고되었다.[114] 골반이나 볼기뼈가 시상면에서 움직일 때, 이 동작으로 인해 SI 관절도 움직인다. 엉덩뼈와 관련된 엉치뼈의 움직임에 흔히 사용되는 2가지 용어는 앞끄덕임 (nutation)과 뒤끄덕임 (counternutation)이다 (그림 1-30). 앞끄덕임은 엉치뼈곶이 앞-아래로 움직이는 반면 꼬리뼈는 뒤로 움직일 때 일어난다. 이러한 움직임은 엉덩뼈의 뒤기울임과 관련이 있다.[15] 앞끄덕임으로 발생되는 토크는 중력, 늘어난 인대에서의 수동적인 장력, 근육 활성화의 결과로서 SI 관절에 안정적인 힘을 생성한다 (SI 관절의 초기 섹션 참고).[15] 또한 앞끄덕임은 골반 가장자리의 앞뒤 지름을 감소시키고 아래골반문을 증가시킨다.

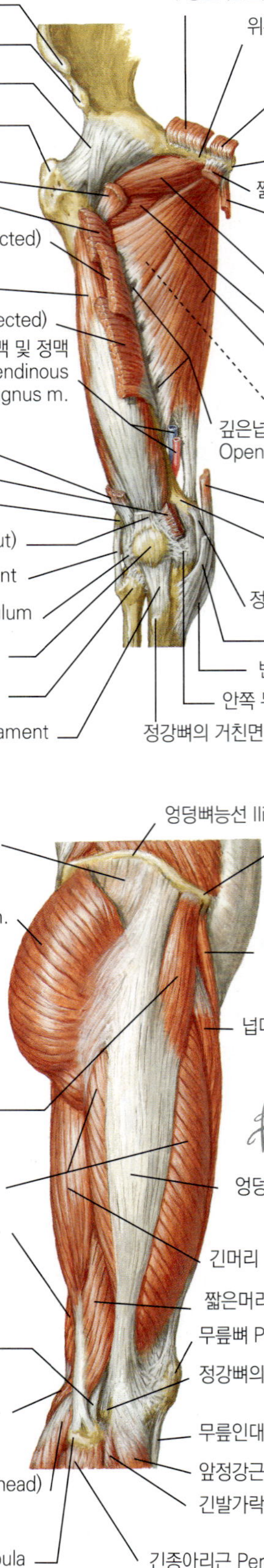

• **그림 1-29 가쪽 및 안쪽 허벅지 근육.** (Netter illustrations from www.netterimages.com.)

표 1-5 엉덩관절 근육과 동작

	굽힘근	모음근	안쪽돌림근	폄근	벌림근	가쪽돌림근
주 근육	엉덩허리근 넙다리빗근 대퇴근막장근 긴모음근 두덩근	두덩근 긴모음근 두덩정강근 짧은모음근 큰모음근	없음	큰볼기근 넙다리두갈래근 (긴머리) 반힘줄근 큰모음근 (뒤쪽 머리)	중간볼기근 작은볼기근 대퇴근막장근	큰볼기근 궁둥구멍근 속폐쇄근 위쌍둥이근 아래쌍둥이근 넙다리네모근
보조 근육	짧은모음근 두덩정강근 작은볼기근 (앞쪽 섬유)	넙다리두갈래근 (긴머리) 큰볼기근 (아래쪽 섬유) 넙다리네모근	작은볼기근 (앞쪽 섬유) 중간볼기근 (앞쪽 섬유) 긴모음근 짧은모음근 두덩근	중간볼기근 (뒤쪽 섬유) 큰모음근 (앞쪽 머리)	궁둥구멍근 넙다리빗근	중간볼기근 (뒤쪽 섬유) 바깥폐쇄근 넙다리빗근 넙다리두갈래근 (긴머리)

* 각 동작은 해부학적 자세에서 시작하는 근육의 수축으로 가정한다. 이러한 근육 중 일부는 해부학적 자세가 아닌 다른 자세에서 수축할 때 다른 동작을 취할 수 있다.

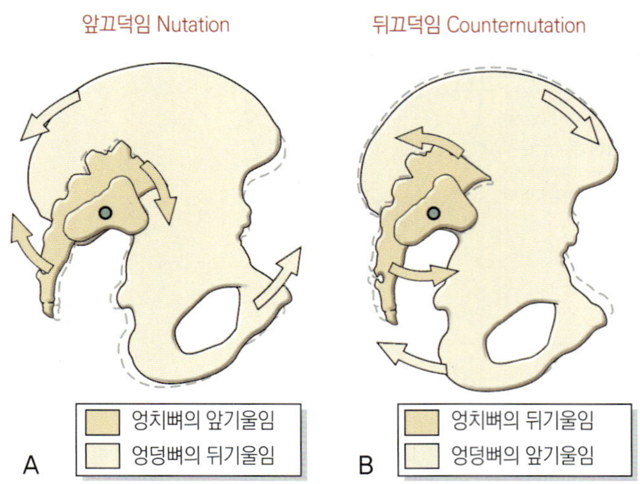

• **그림 1-30 A와 B, 엉치엉덩관절의 움직임.** (From Neumann DA. *Kinesiology of the Musculoskeletal System: Foundations for Rehabilitation*. 2nd ed. St. Louis: Mosby; 2010.)

뒤끄덕임은 엉치뼈곶이 뒤-위로 움직이는 반면 꼬리뼈는 앞으로 움직일 때 일어난다. 이는 엉덩뼈의 앞기울임과 관련이 있다. 이 움직임은 골반 가장자리의 앞뒤 지름을 증가시키고 아래골반문과 안정적인 힘을 감소시킨다.[15]

엉덩관절

엉덩관절의 관절자유도는 3이고 6개의 뼈운동학적 동작으로 설명된다: 굽힘, 폄, 벌림, 모음, 안쪽돌림, 가쪽돌림 (그림 1-31). 시상면에서 수동적인 뼈운동학적 동작의 평균 각도는 무릎 구부린 채로 굽힘 120°, 무릎 편 채로 70~80°, 폄 20°다.[1] 관상면에서의 평균 ROM은 벌림 40°, 모음 25°다. 횡단면에서의 평균 ROM은 안쪽돌림 35°, 가쪽돌림 45°다.[15] 이러한 수치는 엉덩관절이 굽힘인지 폄인지 또는 능동적으로 움직였는지에 따라 다르다. 정상적인 보행에는 엉덩관절 굽힘 30°, 폄 10°, 벌림 및 모음 5°, 안쪽돌림 및 가쪽돌림 5°가 필요하다.[15] 엉덩관절의 관절운동학적 특성은 오목한 절구와 볼록한 넙다리뼈에 의해 결정된다. 넙다리뼈와 절구가 관절면에서 돌아가고 미끄러지면서 움직임이 발생한다. 엉덩관절은 관절가동술에 영향을 줄 수 있는 약간의 관절운동학적 동작이 포함되어 있다. Loubert와 동료들은[115] 동시 초음파 영상을 수행하면서 피험자의 체중의 50%에 해당하는 힘으로 수동 후방 관절가동술을 하는 동안 넙다리뼈의 미끄러짐 (병진운동)의 양을 조사했다. 연구자들은 넙다리뼈의 미끄러짐이 작은 것을 발견했다. 후방 병진 운동은 평균 2.0 mm였고, 수동적인 굽힘 ROM에 필요한 비스듬한 미끄러짐은 53.8 mm였다. 그러므로 엉덩관절의 경우 미끄러짐의 진폭이 작았다.[115]

엉덩관절의 열린 위치는 굽힘 30°, 벌림 30°, 가쪽돌림 0~5°인 상태다.[116] 엉덩관절의 뒤쪽 탈구는 이 위치에서 자주 발생하며 11장에서 자세히 논의될 것이다. 닫힌 위치는 완전 폄, 벌림, 안쪽돌림이다. 엉덩관절의 관절주머니 패턴에는 굽힘, 안쪽돌림, 벌림의 감소, 작은 폄이 포함되며, 모음과 가쪽돌림은 거의 감소하지 않는다.[116] 엉덩관절의 모든 동작들은

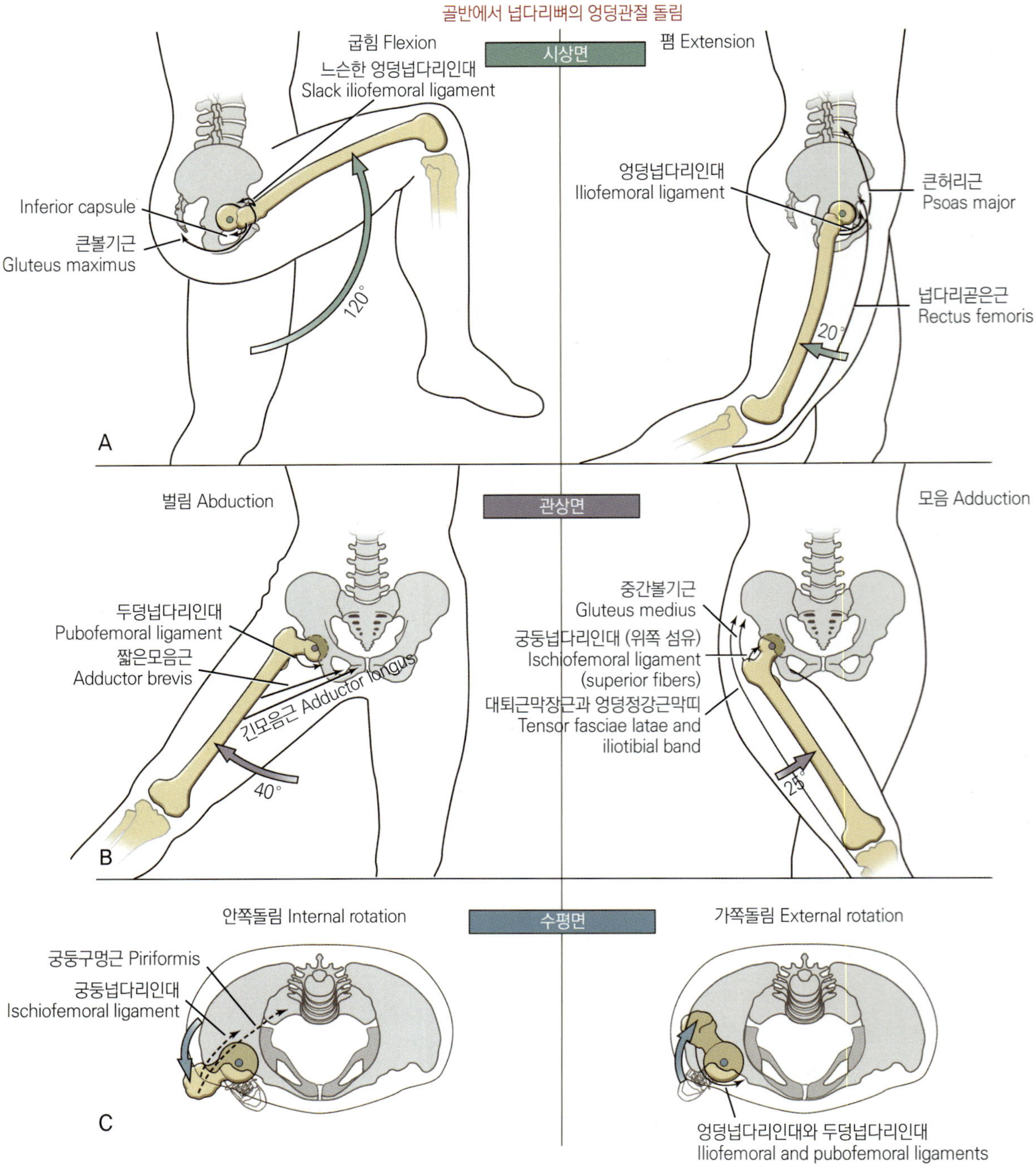

• **그림 1-31 A~C, 엉덩관절의 뼈운동학적 동작.** (From Neumann DA. *Kinesiology of the Musculoskeletal System: Foundations for Rehabilitation.* 2nd ed. St. Louis: Mosby; 2010.)

표 1-6 허리골반고관절 복합체의 복합적인 동작

골반 움직임	허리뼈 움직임	오른쪽 엉덩관절 움직임	왼쪽 엉덩관절 움직임
앞기울임	폄	굽힘	굽힘
뒤기울임	굽힘	폄	폄
오른쪽 기울임	왼쪽 굽힘	벌림	벌림
왼쪽 기울임	오른쪽 굽힘	모음	모음
오른쪽을 앞으로 돌림	왼쪽으로 돌림	안쪽돌림	가쪽돌림
왼쪽을 앞으로 돌림	오른쪽으로 돌림	가쪽돌림	안쪽돌림

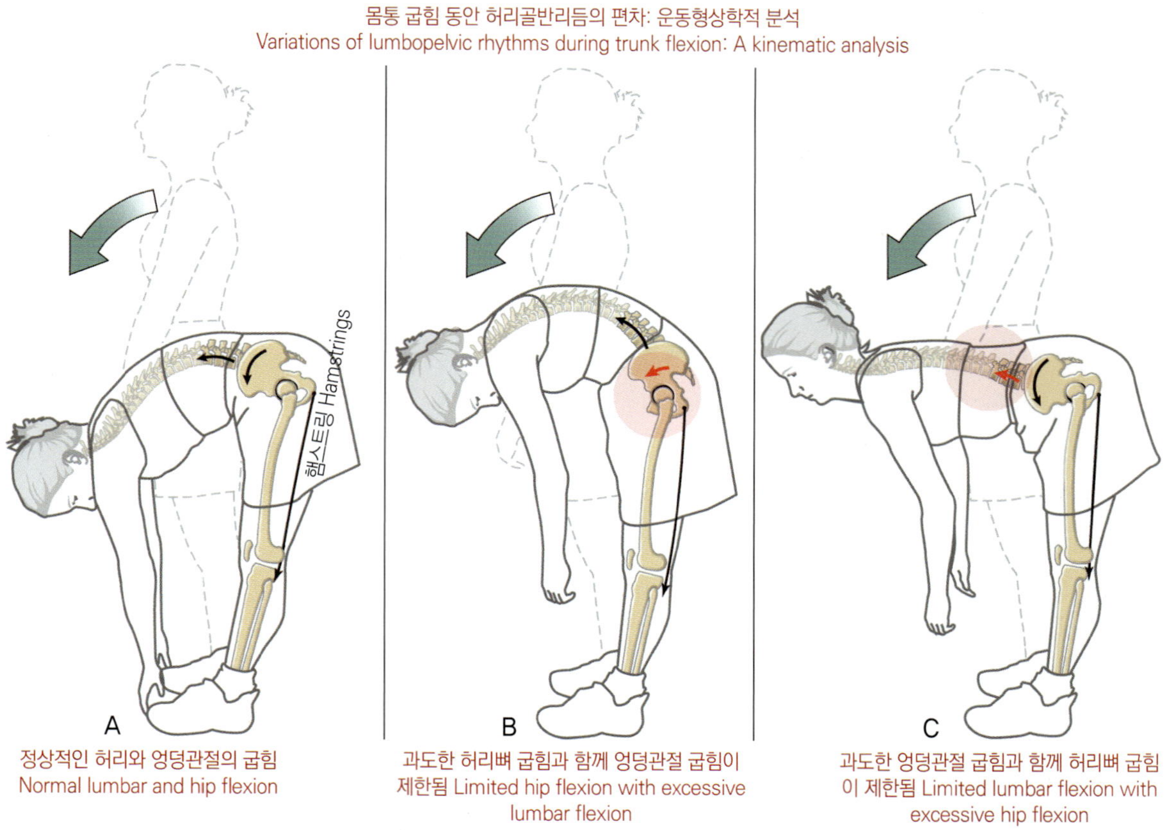

• **그림 1-32 A~C, 굽힘 시 허리골반 리듬.** (From Neumann DA. *Kinesiology of the Musculoskeletal System: Foundations for Rehabilitation*. 2nd ed. St. Louis: Mosby; 2010.)

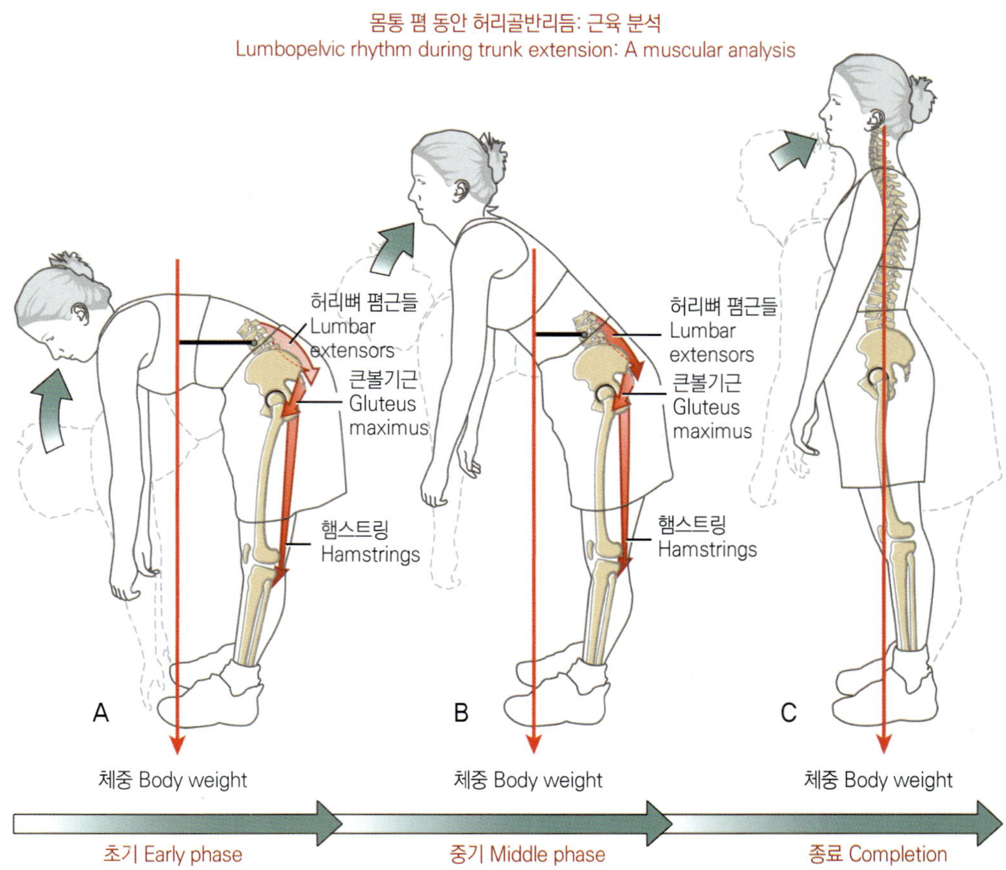

• **그림 1-33 A~C, 폄 시 허리골반 리듬.** (From Neumann DA. *Kinesiology of the Musculoskeletal System: Foundations for Rehabilitation*. 2nd ed. St. Louis: Mosby; 2010.)

골반의 영향을 받을 수도 있다. 예를 들어, 골반의 앞기울임은 엉덩관절 굽힘을 증가시키는 반면, 뒤기울임은 굽힘을 감소시킨다. 이러한 상호 의존적인 동작은 다음 섹션에서 논의될 것이다.

허리골반고관절의 동작

허리뼈, 골반, 엉덩관절은 협응된 시스템으로 모두 함께 움직이고 각 부위는 ROM에 영향을 준다 (표 1-6).[5,100] 예를 들어, 골반의 앞기울임은 허리의 전만을 증가시키는 반면, 뒤기울임은 전만을 감소시킨다.[1] 3부위의 복합적인 움직임이 시상면에서 일어날 때, 이러한 움직임을 허리골반 리듬이라고 한다. 굽힘 시 정상적인 허리골반 리듬은 허리 굽힘 (40°)과 엉덩관절 굽힘 (70°, 그림 1-32)이 거의 동시에 일어난다. 폄 시 정상적인 리듬은 3가지 단계로 일어난다: (1) 몸통을 펴면 골반 및 넙다리뼈의 폄이 시작되어 엉덩관절 폄근이 강하게 활성화된다. (2) 허리뼈가 펴지고 허리 폄근이 활성화된다. 몸통의 폄이 완전히 되면 체중의 힘선이 엉덩관절의 뒤로 떨어지면서 근육의 활성화가 적어진다 (그림 1-33). 병리학적인 질환에서는 이러한 움직임 패턴과 각도가 변할 수 있다.[1,116] 그림 1-32는 굽힘 시 허리골반 리듬의 정상적 및 병리학적인 패턴을 요약했다.

허리골반고관절 복합체의 체중 부하 기능

허리골반고관절 복합체는 척추 아래, 엉치뼈, 골반, 엉덩관절, 넙다리뼈에 효율적으로 체중을 보낼 수 있게 한다. 해면뼈는 자극을 받는 기둥을 따라 있어서 허리골반 및 하지에 가해지는 자극에 부합되는 뼈 시스템을 만든다 (그림 1-34). 서 있을 때 절구에서 주로 체중 부하가 되는 면은 위쪽 (반달) 면과 넙다리뼈머리의 위쪽 면이다. 넙다리뼈목에는 뼈잔기둥이 얇고 얽혀있지 않아 약한 부위이므로, 이 부위에서 골절 위험이 크다 (11장 참고).[1] 뼈 구조, 넓은 인대 구조, 골반 및 엉덩관절의 근육들은 외부 힘을 견디는 역할을 한다.

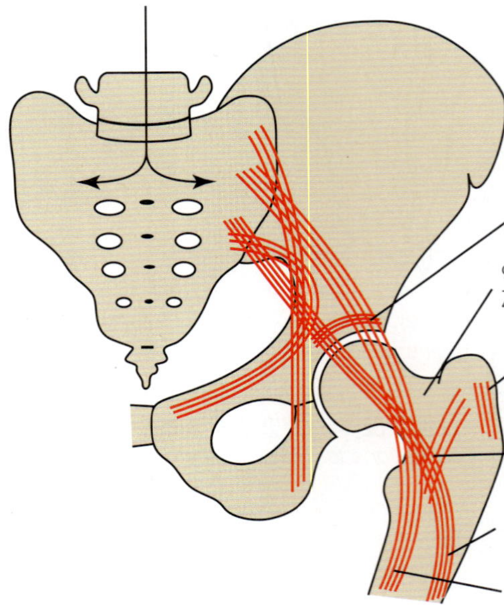

• 그림 1-34 골반과 엉덩관절의 해면뼈 시스템. (Redrawn from Levangie PK, Norkin CC. *Joint Structure and Function: A Comprehensive Analysis*. Philadelphia: F.A. Davis Company, 2011.)

요약

이 장에서는 허리골반고관절 부위의 간단한 해부학 및 생체역학에 대해 알아보았다. 기초 과학의 기본적인 지식은 병리학적인 질환을 이해하기 위해 중요하다. 이 장에서 논의된 모든 개념들은 다음 장에서 논의될 장애에 대한 전반적인 배경지식이 될 것이다. 이 장에서는 가장 관련이 있는 개념을 다루지만 포괄적인 자료를 의미하지는 않는다. 독자들은 참조목록을 참조하여 더 포괄적인 자료를 볼 수 있다. 다음 장에서는 이러한 원칙들을 간단히 다루어 독자들에게 병리학적 질환과 연관된 관련 해부학적 구조를 상기시킬 것이다.

참고문헌

1. Neumann DA. *Kinesiology of the Musculoskeletal System: Foundations for Rehabilitation*. 2nd ed. St. Louis: Mosby; 2010.
2. Salamh PA, Kolber M. The reliability, minimal detectable change and concurrent validity of a gravity-based bubble inclinometer and iPhone application for measuring standing lumbar lordosis. *Physiother Theory Pract*. 2014;30 (1):62-67.
3. Moore KL, Dalley AF, Agur AMR. *Clinically Oriented Anatomy*. 7th ed. Baltimore: Lippincott Williams & Wilkins; 2014.
4. Bergmark A. Stability of the lumbar spine: a study in mechanical engineering. *Acta Orthop Scand Suppl*. 1989;230:1-54.
5. Levangie PK, Norkin CC. *Joint Structure and Function: A Comprehensive Analysis*. 5th ed. Philadelphia: F.A. Davis; 2011.
6. Varlotta GP, Lefkowitz TR, Schweitzer M, et al. The lumbar facet joint: a review of current knowledge. Part 1: anatomy, biomechanics, and grading. *Skeletal Radiol*. 2011;40 (1):13-23.
7. Martini FH, Timmons MJ, Tallitsch RB. *Human Anatomy*. 8th ed. Boston: Pearson Benjamin Cummings; 2014.
8. Fujiwara A, An HS, Lim TH, et al. Morphologic changes in the lumbar intervertebral foramen due to flexion-extension, lateral bending, and axial rotation: an in vitro anatomic and biomechanical study. *Spine (Phila Pa 1976)*. 2001;26 (8):876-882.
9. Bogduk N. The lumbar disc and low back pain. *Neurosurg Clin North Am*. 1991;2 (4):791-806.
10. Bogduk N, Aprill C, Derby R. Lumbar discogenic pain: state-of-the-art review. *Pain Med*. 2013;14 (6):813-836.
11. Hurri H, Karppinen J. Discogenic pain. *Pain*. 2004;112 (3): 225-228.
12. Kuslich SD, Ulstrom CL, Michael CJ. The tissue origin of low back pain and sciatica: a report of pain response to tissue stimulation during operations on the lumbar spine using local anesthesia. *Orthop Clin North Am*. 1991;22 (2):181-187.
13. Fields AJ, Liebenberg EC, Lotz JC. Innervation of pathologies in the lumbar vertebral end plate and intervertebral disc. *Spine J*. 2014;14 (3):513-521.
14. Chandraraj S, Briggs CA, Opeskin K. Disc herniations in the young and end-plate vascularity. *Clin Anat*. 1998;11 (3): 171-176.
15. Paietta RC, Burger EL, Ferguson VL. Mineralization and collagen orientation throughout aging at the vertebral endplate in the human lumbar spine. *J Struct Biol*. 2013;184 (2):310-320.
16. Rodrigues SA, Wade KR, Thambyah A, et al. Micromechanics of annulus-end plate integration in the intervertebral disc. *Spine J*. 2012;12 (2):143-150.
17. Pouriesa M, Fouladi RF, Mesbahi S. Disproportion of end plates and the lumbar intervertebral disc herniation. *Spine J*. 2013;13 (4):402-407.
18. Holm S, Indahl A, Solomonow M. Sensorimotor control of the spine. *J Electromyogr Kinesiol*. 2002;12 (3):219-234.
19. Comerford MJ, Mottram SL. Movement and stability dysfunction: contemporary developments. *Man Ther*. 2001;6 (1): 15-26.
20. Saner J, Kool J, de Bie RA, et al. Movement control exercise versus general exercise to reduce disability in patients with low back pain and movement control impairment: a randomised controlled trial. *BMC Musculoskelet Disord*. 2011;12:207.
21. Paris SV. Anatomy as related to function and pain. *Orthop Clin North Am*. 1983;14 (3):475-489.
22. Sekine M, Yamashita T, Takebayashi T, et al. Mechanosensitive afferent units in the lumbar posterior longitudinal ligament. *Spine (Phila Pa 1976)*. 2001;26 (14):1516-1521.
23. Sakamoto N, Yamashita T, Takebayashi T, et al. An electrophysiologic study of mechanoreceptors in the sacroiliac joint and adjacent tissues. *Spine (Phila Pa 1976)*. 2001;26 (20): E468-E471.
24. Bogduk N. *Clinical Anatomy of the Lumbar Spine and Sacrum*. 4th ed. New York: Churchill Livingstone; 2005.
25. Panjabi MM, Goel VK, Takata K. Physiologic strains in the lumbar spinal ligaments: an in vitro biomechanical study. 1981 Volvo award in biomechanics. *Spine (Phila Pa 1976)*. 1982; 7 (3):192-203.
26. Pizones J, Izquierdo E, Sanchez-Mariscal F, et al. Sequential damage assessment of the different components of the posterior ligamentous complex after magnetic resonance imaging interpretation: prospective study 74 traumatic fractures. *Spine (Phila Pa 1976)*. 2012;37 (11):E662-E667.
27. Aihara T, Takahashi K, Yamagata M, et al. Biomechanical functions of the iliolumbar ligament in L5 spondylolysis. *J Orthop Sci*. 2000;5 (3):238-242.
28. Olszewski AD, Yaszemski MJ, White AA 3rd. The anatomy of the human lumbar ligamentum flavum: new observations and their surgical importance. *Spine (Phila Pa 1976)*. 1996;21 (20): 2307-2312.
29. Prakash, Prabhu LV, Saralaya VV, et al. Vertebral body integrity: a review of various anatomical factors involved in the lumbar region. *Osteoporos Int*. 2007;18 (7):891-903.
30. Ohshima H, Hirano N, Osada R, et al. Morphologic variation of lumbar posterior longitudinal ligament and the modality of disc herniation. *Spine (Phila Pa 1976)*. 1993;18 (16): 2408-2411.
31. Enneking FK, Chan V, Greger J, et al. Lower-extremity peripheral nerve blockade: essentials of our current understanding. *Reg Anesth Pain Med*. 2005;30 (1):4-35.
32. Sforsini C, Wikinski JA. Anatomical review of the lumbosacral plexus and nerves of the lower extremity. *Tech Reg Anesth Pain Manage*. 2006;10 (4):138-144.
33. Ivins GK. Meralgia paresthetica, the elusive diagnosis: clinical experience with 14 adult patients. *Ann Surg*. 2000;232 (2): 281-286.
34. Ropars M, Morandi X, Huten D, et al. Anatomical study of the lateral femoral cutaneous nerve with special reference to minimally invasive anterior approach for total hip replacement. *Surg Radiol Anat*. 2009;31 (3):199-204.
35. Seror P, Seror R. Meralgia paresthetica: clinical and electrophysiological diagnosis in 120 cases. *Muscle Nerve*. 2006;33 (5): 650-654.
36. Beveridge TS, Power A, Johnson M, et al. The lumbar arteries and veins: quantification of variable anatomical positioning with application to retroperitoneal surgery. *Clin Anat*. 2015.
37. Bilhim T, Pereira JA, Fernandes L, et al. Angiographic anatomy of the male pelvic arteries. *AJR Am J Roentgenol*. 2014;203 (4): W373-W382.
38. Akuthota V, Ferreiro A, Moore T, et al. Core stability exercise principles. *Curr Sports Med Rep*. 2008;7 (1):39-44.
39. Willard FH, Vleeming A, Schuenke MD, et al. The thoracolumbar fascia: anatomy, function and clinical considerations. *J Anat*. 2012;221 (6):507-536.
40. Hodges PW. Core stability exercise in chronic low back pain. *Orthop Clin North Am*. 2003;34 (2):245-254.

41. Ferreira PH, Ferreira ML, Maher CG, et al. Changes in recruitment of transversus abdominis correlate with disability in people with chronic low back pain. *Br J Sports Med.* 2010; 44 (16):1166-1172.
42. Clark M, Sutton BG, Lucett S, eds. *NASM Essentials of Personal Fitness Training*. Burlington, Mass: Jones & Bartlett Learning; 2013.
43. Panjabi MM. The stabilizing system of the spine. Part I: function, dysfunction, adaptation, and enhancement. *J Spinal Disord.* 1992;5 (4):383-389, discussion 397.
44. Panjabi MM, Cholewicki J, Nibu K, et al. Critical load of the human cervical spine: an in vitro experimental study. *Clin Biomech (Bristol, Avon).* 1998;13 (1):11-17.
45. Panjabi MM. The stabilizing system of the spine. Part II: neutral zone and instability hypothesis. *J Spinal Disord.* 1992;5 (4):390-396, discussion 397.
46. Fryer G, Morris T, Gibbons P. Paraspinal muscles and intervertebral dysfunction: part two. *J Manipulative Physiol Ther.* 2004; 27 (5):348-357.
47. Travell JG, Simons DG. *Myofascial Pain and Dysfunction: The Trigger Point Manual*, Vol. 1. Baltimore: Williams & Wilkins; 1983.
48. Travell JG, Simons DG. *Myofascial Pain and Dysfunction: The Trigger Point Manual*, Vol. 2. Baltimore: Williams & Wilkins; 1992.
49. Bogduk N, Macintosh JE. The applied anatomy of the thoracolumbar fascia. *Spine (Phila Pa 1976).* 1984;9 (2):164-170.
50. Cabry RJ Jr, Thorell E, Heck K, et al. Understanding noninguinal abdominal hernias in the athlete. *Curr Sports Med Rep.* 2014;13 (2):86-93.
51. Brandon CJ, Jacobson JA, Fessell D, et al. Groin pain beyond the hip: how anatomy predisposes to injury as visualized by musculoskeletal ultrasound and MRI. *AJR Am J Roentgenol.* 2011;197 (5):1190-1197.
52. Tromp WG, van den Heuvel B, Dwars BJ. A new accurate method of physical examination for differentiation of inguinal hernia types. *Surg Endosc.* 2014;28 (5):1460-1464.
53. Shadbolt CL, Heinze SB, Dietrich RB. Imaging of groin masses: inguinal anatomy and pathologic conditions revisited. *Radiographics.* 2001;21 (Spec No):S261-S271.
54. Herschorn S. Female pelvic floor anatomy: the pelvic floor, supporting structures, and pelvic organs. *Rev Urol.* 2004; 6 (suppl 5):S2-S10.
55. Hamilton NP, Weimar W, Luttgens K. *Kinesiology: Scientific Basis of Human Motion*. New York: McGraw-Hill; 2012.
56. Behnke RS. *Kinetic Anatomy*. Leeds, United Kingdom: Human Kinetics; 2012.
57. Woon JT, Stringer MD. Redefining the coccygeal plexus. *Clin Anat.* 2014;27 (2):254-260.
58. Woon JT, Stringer MD. Clinical anatomy of the coccyx: a systematic review. *Clin Anat.* 2012;25 (2):158-167.
59. Forst SL, Wheeler MT, Fortin JD, et al. The sacroiliac joint: anatomy, physiology and clinical significance. *Pain Physician.* 2006;9 (1):61-67.
60. Vleeming A, Schuenke MD, Masi AT, et al. The sacroiliac joint: an overview of its anatomy, function and potential clinical implications. *J Anat.* 2012;221 (6):537-567.
61. Smoll NR. Variations of the piriformis and sciatic nerve with clinical consequence: a review. *Clin Anat.* 2010;23 (1):8-17.
62. Shafik A, el-Sherif M, Youssef A, et al. Surgical anatomy of the pudendal nerve and its clinical implications. *Clin Anat.* 1995; 8 (2):110-115.
63. Filler AG. Diagnosis and treatment of pudendal nerve entrapment syndrome subtypes: imaging, injections, and minimal access surgery. *Neurosurg Focus.* 2009;26 (2):E9.
64. Popeney C, Ansell V, Renney K. Pudendal entrapment as an etiology of chronic perineal pain: diagnosis and treatment. *Neurourol Urodyn.* 2007;26 (6):820-827.
65. Ray B, D'Souza AS, Saxena A, et al. Morphology of the superior gluteal nerve: a study in adult human cadavers. *Bratisl Lek Listy.* 2013;114 (7):409-412.
66. Ghaderi F, Oskouei AE. Physiotherapy for women with stress urinary incontinence: a review article. *J Phys Ther Sci.* 2014; 26 (9):1493-1499.
67. Wei JT, De Lancey JO. Functional anatomy of the pelvic floor and lower urinary tract. *Clin Obstet Gynecol.* 2004;47 (1): 3-17.
68. Prather H, Dugan S, Fitzgerald C, et al. Review of anatomy, evaluation, and treatment of musculoskeletal pelvic floor pain in women. *PM R.* 2009;1 (4):346-358.
69. Lewis CL, Sahrmann SA. Acetabular labral tears. *Phys Ther.* 2006;86 (1):110-121.
70. Tönnis D, Heinecke A. Acetabular and femoral anteversion: relationship with osteoarthritis of the hip. *J Bone Joint Surg Am.* 1999;81 (12):1747-1770.
71. Diaz-Ledezma C, Novack T, Marin-Pena O, et al. The relevance of the radiological signs of acetabular retroversion among patients with femoroacetabular impingement. *Bone Joint J.* 2013;95-B (7):893-899.
72. Bauer JP, Roy DR, Thomas SS. Acetabular retroversion in post slipped capital femoral epiphysis deformity. *J Child Orthop.* 2013;7 (2):91-94.
73. Itokazu M, Takahashi K, Matsunaga T, et al. A study of the arterial supply of the human acetabulum using a corrosion casting method. *Clin Anat.* 1997;10 (2):77-81.
74. Henak CR, Ellis BJ, Harris MD, et al. Role of the acetabular labrum in load support across the hip joint. *J Biomech.* 2011;44 (12):2201-2206.
75. Groh MM, Herrera J. A comprehensive review of hip labral tears. *Curr Rev Musculoskelet Med.* 2009;2 (2):105-117.
76. Seldes RM, Tan V, Hunt J, et al. Anatomy, histologic features, and vascularity of the adult acetabular labrum. *Clin Orthop Relat Res.* 2001; (382):232-240.
77. McCarthy JC, Noble PC, Schuck MR, et al. The Otto E. Aufranc award: the role of labral lesions to development of early degenerative hip disease. *Clin Orthop Relat Res.* 2001; (393): 25-37.
78. Kelly BT, Shapiro GS, Digiovanni CW, et al. Vascularity of the hip labrum: a cadaveric investigation. *Arthroscopy.* 2005;21 (1): 3-11.
79. Haversath M, Hanke J, Landgraeber S, et al. The distribution of nociceptive innervation in the painful hip: a histological investigation. *Bone Joint J.* 2013;95-B (6):770-776.
80. Alzaharani A, Bali K, Gudena R, et al. The innervation of the human acetabular labrum and hip joint: an anatomic study. *BMC Musculoskelet Disord.* 2014;15:41.
81. Tan V, Seldes RM, Katz MA, et al. Contribution of acetabular labrum to articulating surface area and femoral head coverage in adult hip joints: an anatomic study in cadavera. *Am J Orthop (Belle Mead NJ).* 2001;30 (11):809-812.

82. Dwyer MK, Jones HL, Hogan MG, et al. The acetabular labrum regulates fluid circulation of the hip joint during functional activities. *Am J Sports Med.* 2014;42 (4):812-819.
83. Safran MR, Giordano G, Lindsey DP, et al. Strains across the acetabular labrum during hip motion: a cadaveric model. *Am J Sports Med.* 2011;39 (suppl):92S-102S.
84. Dy CJ, Thompson MT, Crawford MJ, et al. Tensile strain in the anterior part of the acetabular labrum during provocative maneuvering of the normal hip. *J Bone Joint Surg Am.* 2008; 90 (7):1464-1472.
85. Signorelli C, Lopomo N, Bonanzinga T, et al. Relationship between femoroacetabular contact areas and hip position in the normal joint: an in vitro evaluation. *Knee Surg Sports Traumatol Arthrosc.* 2013;21 (2):408-414.
86. Ross JR, Nepple JJ, Philippon MJ, et al. Effect of changes in pelvic tilt on range of motion to impingement and radiographic parameters of acetabular morphologic characteristics. *Am J Sports Med.* 2014;42 (10):2402-2409.
87. Lewis CL, Khuu A, Marinko LN. Postural correction reduces hip pain in adult with acetabular dysplasia: a case report. *Man Ther.* 2015;20 (3):508-512.
88. Lewis CL, Sahrmann SA. Effect of posture on hip angles and moments during gait. *Man Ther.* 2015;20 (1):176-182.
89. Lewis CL, Sahrmann SA, Moran DW. Anterior hip joint force increases with hip extension, decreased gluteal force, or decreased iliopsoas force. *J Biomech.* 2007;40 (16):3725-3731.
90. Tannast M, Goricki D, Beck M, et al. Hip damage occurs at the zone of femoroacetabular impingement. *Clin Orthop Relat Res.* 2008;466 (2):273-280.
91. Ejnisman L, Philippon MJ, Lertwanich P, et al. Relationship between femoral anteversion and findings in hips with femoroacetabular impingement. *Orthopedics.* 2013;36 (3):e293-e300.
92. Kudrna JC. Femoral version: definition, diagnosis, and intraoperative correction with modular femoral components. *Orthopedics.* 2005;28 (suppl 9):S1045-S1047.
93. Fabry G, MacEwen GD, Shands AR. Torsion of the femur: a follow-up study in normal and abnormal conditions. *J Bone Surg Am.* 1973;55:1726-1738.
94. Cibulka MT. Determination and significance of femoral neck anteversion. *Phys Ther.* 2004;84 (6):550-558.
95. Koerner JD, Patel NM, Yoon RS, et al. Femoral version of the general population: does "normal" vary by gender or ethnicity? *J Orthop Trauma.* 2013;27 (6):308-311.
96. Cerezal L, Kassarjian A, Canga A, et al. Anatomy, biomechanics, imaging, and management of ligamentum teres injuries. *Radiographics.* 2010;30 (6):1637-1651.
97. Byrd JW, Jones KS. Traumatic rupture of the ligamentum teres as a source of hip pain. *Arthroscopy.* 2004;20 (4):385-391.
98. Barquet A, Mayora G, Guimaraes JM, et al. Avascular necrosis of the femoral head following trochanteric fractures in adults: a systematic review. *Injury.* 2014;45 (12):1848-1858.
99. Birnbaum K, Prescher A, Hessler S, et al. The sensory innervation of the hip joint: an anatomical study. *Surg Radiol Anat.* 1997;19 (6):371-375.
100. Floyd RT, Thompson C. *Manual of Structural Kinesiology.* New York: McGraw-Hill Education; 2014.
101. Lewis CL. Extra-articular snapping hip: a literature review. *Sports Health.* 2010;2 (3):186-190.
102. Verrall GM, Esterman A, Hewett TE. Analysis of the three most prevalent injuries in Australian football demonstrates a season to season association between groin/hip/osteitis pubis injuries with ACL knee injuries. *Asian J Sports Med.* 2014;5 (3):e23072.
103. Fairclough J, Hayashi K, Toumi H, et al. The functional anatomy of the iliotibial band during flexion and extension of the knee: implications for understanding iliotibial band syndrome. *J Anat.* 2006;208 (3):309-316.
104. Louw M, Deary C. The biomechanical variables involved in the aetiology of iliotibial band syndrome in distance runners: a systematic review of the literature. *Phys Ther Sport.* 2014; 15 (1):64-75.
105. Noehren B, Davis I, Hamill J. ASB clinical biomechanics award winner 2006 prospective study of the biomechanical factors associated with iliotibial band syndrome. *Clin Biomech (Bristol, Avon).* 2007;22 (9):951-956.
106. Rossidis G, Perry A, Abbas H, et al. Laparoscopic hernia repair with adductor tenotomy for athletic pubalgia: an established procedure for an obscure entity. *Surg Endosc.* 2015;29 (2): 381-386.
107. Harris-Hayes M, Mueller MJ, Sahrmann SA, et al. Persons with chronic hip joint pain exhibit reduced hip muscle strength. *J Orthop Sports Phys Ther.* 2014;44 (11):890-898.
108. Van Cant J, Pineux C, Pitance L, et al. Hip muscle strength and endurance in females with patellofemoral pain: a systematic review with meta-analysis. *Int J Sports Phys Ther.* 2014;9 (5): 564-582.
109. Panjabi MM, Oxland TR, Yamamoto I, et al. Mechanical behavior of the human lumbar and lumbosacral spine as shown by three-dimensional load-displacement curves. *J Bone Joint Surg Am.* 1994;76 (3):413-424.
110. Legaspi O, Edmond SL. Does the evidence support the existence of lumbar spine coupled motion? A critical review of the literature. *J Orthop Sports Phys Ther.* 2007;37 (4):169-178.
111. Cook C, Showalter C. A survey on the importance of lumbar coupling biomechanics in physiotherapy practice. *Man Ther.* 2004;9 (3):164-172.
112. Huijbregts P. Lumbar spine coupled motions: a literature review with clinical implications. *Orthop Division Rev.* 2004;Sept/Oct:21-25.
113. Cook C. Lumbar coupling biomechanics: a literature review. *J Man Manip Ther.* 2003;11:137-145.
114. Goode A, Hegedus EJ, Sizer P, et al. Three-dimensional movements of the sacroiliac joint: a systematic review of the literature and assessment of clinical utility. *J Man Manip Ther.* 2008;16 (1):25-38.
115. Loubert PV, Zipple JT, Klobucher MJ, et al. In vivo ultrasound measurement of posterior femoral glide during hip joint mobilization in healthy college students. *J Orthop Sports Phys Ther.* 2013;43 (8):534-541.
116. Magee DJ. *Orthopedic Physical Assessment.* 6th ed. St. Louis: Saunders; 2013.

2

엉덩관절 및 골반의 검사

Examination of the Hip and Pelvis

SCOTT W. CHEATHAM

개요

엉덩관절과 골반 검사는 종종 불확실한 진단을 하게 하는 여러 병리학적 특징 때문에 매우 복잡할 수 있다. 실제로 엉덩관절 관절경 수술을 받는 환자 중 60%가 초기 오진을 경험한다.[1,2] 전통적인 검사 방법 또한 환자의 문제를 기술하기 위해 넓은 의미의 단어 (즉, 사타구니 통증)를 사용하며, 이 용어는 주요 장애를 골라내기 어렵게 한다. 이 장에서는 엉덩관절과 골반에서 관찰되는 주요 병리학적 특징에 초점을 둔 체계적인 검사 접근법을 제시한다. 이 장은 크게 세 부분으로 나뉜다. 첫 번째 섹션에서는 엉덩관절 통증을 호소하는 일반적인 환자의 임상 양상을 보여준다. 독자가 잠재적 원인들을 이해하고 우선 순위를 정하는 데 도움이 되는 특정한 주관적인 질문을 논의할 것이다. 두 번째 섹션은 엉덩관절과 골반 부위의 가장 일반적인 정형외과적 문제에 초점을 맞춘 국소적인 검사 접근법에 대해 설명한다. 이 섹션에서는 일반적인 영상 기법에 대해서도 설명할 것이다. 세 번째 섹션에서는 환자에 대한 더 많은 정보를 수집하는 데 사용되는 일반적인 환자 관련 결과 (PRO) 측정에 대해 설명할 것이다. 이 장의 주요 목표는 다음 장에서 논의될 일반적인 엉덩관절 및 골반 장애에 대한 증거 기반의 검사 접근법을 독자에게 제공하는 것이다.

고객 프로필

환자의 과거력

엉덩관절 통증이 있는 환자는 자신의 증상을 설명하기 어려울 수 있다. 따라서 치료사는 잠재적 원인에 대한 감별 진단을 하기 위해 철저한 과거력을 가지고 있어야 한다. 더 일반적이고 "개방적인" 인터뷰를 통해 과거력에 대한 질문을 하

• 상자 2-1 엉덩관절 검사 인터뷰의 질문 예시

- 엉덩관절의 통증에 대해 설명해 줄 수 있나요? 무슨 일이 있었나요? (예: 외상, 잠행성)
- 통증이 있는 부위를 손가락이나 손으로 가리킬 수 있나요? (예: 앞쪽, 옆쪽, 뒤쪽)
- 통증이 있을 때 "딸깍 거리는 소리, 터지는 소리"나 "저림, 아린감" 같은 다른 증상이 있나요? 만약 있다면 이러한 증상을 설명해 줄 수 있나요?
- 통증이 생기게 된 것과 관련된 사건이나 활동을 설명해 줄 수 있나요?
- 엉덩관절 통증을 증가시키는 자세나 활동에 대해 설명하고, 통증을 완화시키는데 도움을 주는 활동이나 자세에 대해 설명해 줄 수 있나요?
- 0~10까지의 척도를 사용하여 통증 정도를 최저에서 최고까지, 그리고 평균 수준으로 매길 수 있나요?
- 엉덩관절 통증과 관련이 있거나 물리치료 프로그램에 영향을 미칠 수 있는 기타 의학적 질환이 있나요? (예: 요통)
- 현재 엉덩관절 통증과 관련된 약을 복용하고 있나요?

면 환자는 주요 불편사항과 관련된 잠재적인 메커니즘이나 사건 (즉, 외상 또는 잠행성)을 다시 말할 수 있다 (상자 2-1). 외상성 사건의 과거력은 교정할 수 있는 문제의 좋은 예후 지표일 수 있으며, 잠행성 발병은 잠재적인 퇴행성 질환이나 소인적 상해의 징후일 수 있다.[3] 환자의 답변을 토대로, 상해 부위 (즉, 국소적이거나 산발적), 악화 및 완화 요인, 통증 유형, 기능적 제한 (즉, 앉았다 일어날 때 통증), 기타 증상 (즉, 터지는 소리나 딸깍 거리는 소리)에 초점을 맞춘 보다 구체적인 질문을 따라야한다. 부위별로 질문하는 접근법은 치료사가 엉덩관절의 앞쪽, 옆쪽, 뒤쪽 부위에 대한 잠재적인 장애를 감별하는 데에 도움을 줄 수 있다. 엉덩관절 통증이 있는 환자는 일반적인 증상과 특정 증상 모두 하나의 큰 증상으로 설명할 수 있다. 일반적인 불편사항으로는 신체 활동이나 스포츠, 엉덩관절 돌림 또는 피보팅 (발목, 무릎, 골반을 동시에 틀어주는 행동), 활동을 바꿀 때 (예: 앉았다 일어나기), 걷기나 계단 내려가기, 옷 입기 (예: 신발이나 양말 신기) 같은 행동 시 통증이 증가하는 것과 성교통이 있을 수 있다.[3] 날카롭게 찌르는 느낌, 잡히는 느낌, 끼인 느낌, 터지는 느낌 같은 특정한 기계적 증상들은 교정할 수 있는 문제의 좋은 예후 지표일 수 있지만, 대조적으로 기계적 증상이 없는 통증은 종종 좋지 않은 예후 지표이거나 불길한 원인을 암시한다.[3,4] 더 구체적으로 말하면, 딸깍 소리가 나는 날카로운 통증은 절구테두리 파열이나 연골 손상 같이 관절 내의 병리학적 질환과 관련이 있을 수 있다 (민감도 100%, 특이도 85%).[5] 비슷한 양상을 보이는 질환이 많기 때문에 인터뷰에서 환자의 증상의 원인을 감별하는 것은 어려울 수 있다. 궁극적으로 치료사는 의심되는 병리학적 과정이 관절내인지 관절외인지 결정해야 하며, 이 구분이 나머지 검사 과정을 안내하는 데 도움이 된다.

엉덩관절의 앞쪽 통증

엉덩관절의 앞쪽 통증은 환자들 사이에서 가장 흔한 불편사항이며 잠재적인 병리학적 질환이 많기 때문에 진단하기 어렵다 (표 2-1).[6] 환자는 종종 깊은 "앞쪽 사타구니 관련 통증"을 설명하고 엉덩관절 앞쪽 주변을 가리키거나 감싼다. 이러한 행동을 "C 징후"라고 부르며, 관절내 질환을 가장 잘 나타내는 좋은 지표다 (그림 2-1).[3,7] 오래 서 있고, 앉아 있고, 걸을 때 악화되는 앞쪽 사타구니 통증은 종종 절구테두리의 파열과 관련이 있다 (민감도 96~100%).[5] 환자의 통증이 엉덩관절의 특정 자세 (예: 굽힘, 모음, 안쪽돌림) 및 스포츠 활동 (예: 돌림 및 피보팅)과 관련된 경우 대퇴비구 충돌 증후군 (femoral acetabular impingement, FAI), 절구테두리 파열, 기타 관절내 질환을 의심해야 한다.[8] 엉덩관절이 주로 넙다리신경 및 폐쇄신경의 지배를 받고 이 신경들이 엉덩관절의 앞쪽 및 중간쪽을 지배하므로, 앞쪽 통증의 대부분은 관절 구조에서 시작됐을 수 있다.[6] 이러한 증상은 엉덩관절의 가쪽이나 뒤쪽의 불편함과 딸깍거리는 소리 또는 터지는 소리 같은 기계적 증상을 동반할 수 있다.[3] 안쪽 발음성 고관절 (internal snapping hip syndrome), 엉덩허리근의 건병증, 엉덩두덩의 윤활낭염, 넙다리네갈래근의 근위부 병변 같은 관절외 문제는 유사한 통증 패턴 및 기계적 증상 (예: 소리)을 유도할 수 있지만 더 사소하게 설명될 수 있다.[9]

구조물의 근접성을 고려할 때 골반 질환은 엉덩관절 앞쪽 또는 "사타구니" 통증의 원인으로 간주되어야한다. 고려해야 할 주요 병리학적 질환에는 스포츠 탈장 (athletic pubalgia), 모음근 관련 사타구니 통증, 사타구니 탈장, 두덩뼈염, 골반바닥 기능 장애, 넙다리뼈목 및 두덩뼈가지의 골절이 포함된다. 이러한 질환은 종종 기계적이며 스포츠나 신체 활동으로 악화되는 유사한 부위별 증상을 유발한다. 5장, 8장, 11장은 이러한 질환에 대한 포괄적인 논의를 제공할 것이다.

표 2-1 부위별 엉덩관절 통증의 잠재적 원인

앞쪽	옆쪽	뒤쪽
관절내	관절내	관절내
• 절구테두리 파열	• 절구테두리 파열	• 절구테두리 파열
• FAI	• FAI	• FAI
• 연골 손상	• 골관절염	• 골관절염
• 이형성증	관절외	관절외
• 관절내 유리체	• 큰돌기-골반 충돌	• 궁둥넙다리 충돌
• 원인대 파열	• 바깥쪽 발음성 고관절	• 햄스트링의 근위부 파열
• 골관절염	• 근위부 엉덩정강근막띠 증후군	• 엉덩관절 폄근이나 돌림근 장애
• 넙다리뼈머리의 골괴사증	• 큰돌기 윤활낭염	• 궁둥뼈 윤활낭염
• 엉덩관절의 패혈성 관절염	• 볼기근 힘줄의 기능 장애 또는 파열	• 찢김, 골절, 탈구
• 대퇴골두 골단 분리증	• 찢김, 골절, 탈구	신경
• 레그-칼베-페르테스병	• 힙포인터 (엉덩뼈 능선의 타박상)	• 궁둥신경 장애
• 윤활막염	• 수술 후 흉터	허리골반
• 찢김, 골절, 탈구	신경	• 허리뼈 장애
관절외	• 가쪽넙다리피부신경 장애 (지각이상성 대퇴신경통)	• 엉치엉덩관절 장애
• 안쪽 발음성 고관절	허리골반	• 골반 골절
• 엉덩허리근 건병증	• 허리뼈 장애	
• 엉덩두덩의 윤활낭염	• 엉치엉덩관절 장애	
• 넙다리네갈래근의 근위부 병변	• 골반 골절	
• 관절낭 이완 또는 유착성 관절낭염		
• 엉덩허리근 충돌		
• 척추아래 충돌 (아래앞엉덩뼈가시)		
• 수술 후 흉터		
신경		
• 폐쇄신경, 넙다리신경, 음부넙다리신경의 장애		
허리골반		
• 스포츠 탈장		
• 서혜부 탈장		
• 두덩뼈염		
• 허리뼈 장애		
• 골반 골절		
• 산후 두덩결합 분리		
• 골반바닥 기능 장애		

FAI=대퇴비구 충돌 증후군

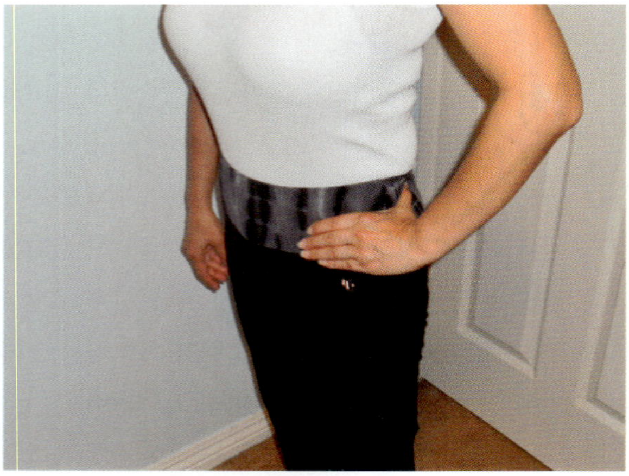

• **그림 2-1** "C 징후".

엉덩관절의 가쪽 통증

엉덩관절의 가쪽 통증은 종종 표면에서 나타나며, 큰돌기 위나 엉덩관절 가쪽 주변의 증상을 호소한다.[3] 환자의 증상은 병리학적 과정에 따라 기계적이거나 산발적일 수 있다 (표 2-1 참고). 앞에서 설명한 관절내 질환 또한 옆쪽 통증의 원인이 될 수 있으며 감별 진단을 위해 간주해야 한다. 더 일반적으로 바깥쪽 발음성 고관절, 큰돌기 윤활낭염, 볼기근 힘줄 파열 같은 관절외 질환들도 고려해야 한다.[10] 이러한 질환들은 쉽게 확인될 수 있는 더 국소적인 기계적 증상을 유발

표 2-2 엉덩관절 및 사타구니 통증의 비근골격적 원인

음부 또는 생식기관	위장	혈관	기타
부고환염	크론병	복부대동맥류	임파선염
음낭수종/정계정맥류	게실병	대동맥엉덩동맥 폐색성 질환	충수염
전립선염	염증성 장 질환		복강 내 농양
고환종양 또는 고환염전			류마티스성 질환 탈장 (예: 서혜부, 넙다리, 배꼽)
요도염			
난소낭종			
골반의 염증 질환			
요로감염			

할 수 있다. 엉덩관절 및 허벅지의 산발적인 옆쪽 통증의 원인 또한 허리뼈나 엉치엉덩관절에서 시작되거나 가쪽넙다리 피부신경의 포착 때문일 수 있다 (예: 지각이상성 대퇴신경통).[1,2] 증상이 무릎의 원위부까지 가는 경우, 허리뼈의 질환 또한 고려해야 한다.[2] 넙다리뼈머리나 목의 골절, 힙포인터(엉덩뼈 능선의 타박상) 같은 기타 상해들은 외상으로 인해 발생할 수 있다.[10]

엉덩관절의 뒤쪽 통증

엉덩관절의 뒤쪽 통증은 가장 흔하지 않은 부위며 보통 관절외 질환으로 인해 생긴다. 고려해야 할 병리학적 질환에는 근위부 햄스트링의 파열, 엉치엉덩관절 기능 장애, 허리뼈 질환, 궁둥구멍근 증후군, 좌골둔근활액낭염이 있다 (표 2-1 참고). 허리엉치 질환은 모든 신경들이 이 부위를 지나가기 때문에 가장 먼저 고려해야 한다.[6] 절구테두리 파열, FAI, 골관절염 같은 관절내 질환들은 엉덩관절 뒤쪽에 기계적 통증을 나타낼 수 있으므로 감별 진단을 고려해야한다.[3] 골반 및 엉덩관절 뒤쪽에 외상이 발생하면 (예: 낙상), 넙다리뼈 근위부나 골반의 골절을 고려해야 한다.

위험 신호

환자를 인터뷰할 때, 치료사는 의학적인 "위험 신호"나 치료에 대한 금기증이 있는지 결정해야 한다. 이 결정은 표준 의학 선별 검사 질문지, 시스템 리뷰, 환자의 특정 질문을 통해 수행할 수 있다. 표 2-2는 엉덩관절, 골반, 사타구니 통증의 비근골격적 원인에 대한 요약이다.[2,11] 열, 불쾌감, 도한, 체중감소, 과거나 현재의 암 진단, 면역 저하, 외상 병력 같은 증상은 추가 조사 및 다른 곳으로의 추천이 필요한 의학적 위험 신호를 나타낼 수 있다.[4] 궁극적으로 치료사는 환자의 질환이 물리치료에 적합한 지 또는 추가 조사와 추천이 필요한지 결정해야 한다.

요약

엉덩관절 및 골반 검사에 대한 체계적인 접근은 전체적인 과거력에서부터 시작된다. 부위별로 질문하는 접근법 (예: 앞쪽, 옆쪽, 뒤쪽)과 질환이 관절내인지 관절외인지 결정하는 것은 치료사가 무슨 일이 발생하고 어떤 해부학적 구조가 손상되었는지에 대한 가설을 세우는 데에 도움이 될 수 있다. 이러한 접근법은 검사가 객관적으로 진행될 수 있도록 도와준다.

임상 검사

임상 검사를 위한 체계적인 형식을 사용하는 것은 환자가 원하는 자세로 움직이는 동안 치료사가 필요한 검사 및 측정을 할 수 있게 한다.[12] 환자의 과민성 수준도 고려해야 한다. 급성 통증이 있는 환자는 일부 임상 검사를 수행하지 못할 수 있으며 치료사가 검사를 수정해야 할 수도 있다. 통증이 있는 상태에서 계속 검사하면 거짓 양성 반응이 나올 수 있으므로 검사의 진단 가치가 감소된다. 검사는 환자의 기능적 능력과 의심되는 병리학적 과정에 따라 달라질 수도 있다. 이 장에서

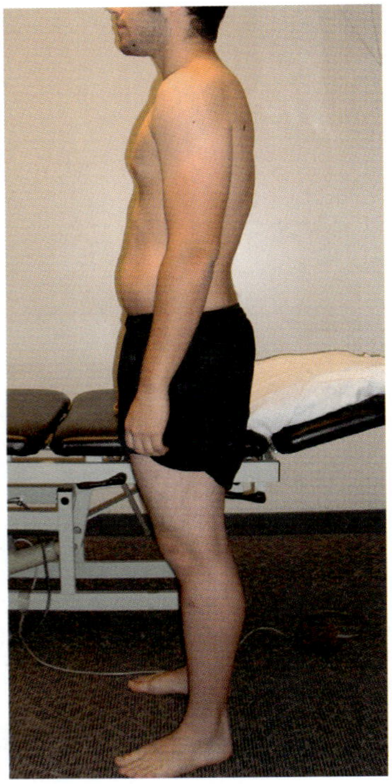

• 그림 2-2 "굽은등 자세".

설명할 검사 형식은 서서, 앉아서, 누워서, 옆으로 누워서, 엎드려서 하는 특정한 순서를 따른다. 환자는 가능한 신발을 벗고 적절한 옷을 입는다. 또한 치료사는 모든 검사 자세에서 환자의 태도, 움직임, 의사소통을 관찰한다. 제안된 검사 및 측정은 각 자세에서 설명될 것이다.

서서 하는 검사

서서 하는 검사는 환자가 정적인 자세에서 스스로 있을 수 있는지 결정하는 자세 측정으로 시작할 수 있다. 치료사는 모든 면에서 관찰하면서 허리골반 및 하지에 초점을 맞춘 자세 측정에 대한 구조화된 접근법을 시행해야 한다. 문헌에 따르면, 엉덩관절 질환이 있는 환자는 종종 자세에 편차가 나타난다. 예를 들어, 절구테두리가 찢어지고 엉덩관절 앞쪽의 통증이 있는 환자는 보행 운동학에 영향을 미치는 굽은등 자세를 취하는 것으로 나타났다 (그림 2-2).[13,14] 골반의 앞기울임은 캠 타입 FAI, 절구형성이상이 있는 환자와 관련이 있다.[15] 엉덩관절의 한쪽 골관절염이 있는 환자는 허리뼈의 전만과 등뼈의 후만이 감소되고 몸이 앞으로 기울어졌다.[16,17] 또한 불편함이 가장 적은 자세를 취할 수 있다. 예를 들어, 윤활막염이나 염증이 있는 환자는 엉덩관절을 구부리고, 벌리고, 바깥돌림한 자세를 취할 수 있다.[5] 치료사는 환자의 주요 불편사항에 영향을 줄 수 있는 자세 편차 (예: 굽은등 자세)를 확인해야 한다.

엉덩관절 통증 및 자세 (예: 굽은등 자세)가 환자의 기능에 어떤 영향을 미치는지 판단하기 위해 보행 평가를 시행해야 한다.[13] 환자의 보행 패턴을 완벽하게 파악하기 위해 시상면 및 관상면에서의 동작을 관찰해야한다. 평가할 일반적인 보행 변수에는 입각기 및 유각기, 보폭, 발 너비, 골반 동작이 있다.[7] 환자는 엉덩관절 통증, 뻣뻣함, ROM 감소, 두려움 회피 등으로 인해 보상적인 보행 패턴을 만들어 낼 수 있다.18-20 이러한 손상은 느려진 보행 패턴 (보행률 기준), 보폭 감소, 발 붙이는 시간 감소, 반대쪽으로의 부하 증가 (예: 손상되지 않은 엉덩관절 쪽으로 기울어짐), 골반 동작의 감소나 비정상으로 이어질 수 있다.[20-25]

환자가 어떻게 일상 활동을 하는 지 더 잘 이해하려면 환자에게 기능적 검사를 해야 한다. 검사에 제시된 활동에는 환자의 현재 기능적 능력을 알아볼 수 있는 앉았다 일어나기 및 계단 보행이 포함된다. 엉덩관절의 골관절염이 경도~중등도인 환자는 앉았다 일어나기 같이 변화되는 움직임을 하는 동안 손상된 엉덩관절 쪽으로 체중 부하를 하지 않는다.[26] 예를 들어, 앉아있는 자세에서 몸을 일으킬 때, 손상된 쪽의 힘을 감소시키거나 부하를 주지 않게 하기 위해 손상되지 않은 쪽으로 몸을 기울인다. FAI 환자는 계단을 오를 때 시상면에서의 엉덩관절 ROM이 바뀔 수 있고, 스쿼트를 할 때 엉덩관절 굽힘 ROM이 감소된다.[25,27] 환자의 통증의 정도 및 기능적 능력에 따라 기능적 검사를 지시해야 한다.

운동 선수 또는 기능적 수준이 높은 활동적인 사람은 수행능력 검사를 받을 수 있다. 종종 이러한 검사는 환자가 스포츠나 다른 신체 활동으로 돌아갈 준비가 되었는지 여부를 판단하는 데 도움이 되는 반복 측정으로 사용된다. 예를 들어, 30초 한 발 서기 검사는 중간볼기근 및 작은볼기근의 건병증을 감지하는 데 높은 민감도 (100%)와 특이도 (97.3%)를 나타낸다.[28] 수행능력 검사는 귀중한 정보를 얻을 수는 있지만 힘든 강도로 인해 통증이 증가되고 환자의 수행능력이 좋지 않을 수 있다. 치료사는 검사 과정에서 이러한 검사를 소개할 가장 적절한 시기를 결정해야한다. 부록 B는 엉덩관절 및 하지의 일반적인 수행능력 검사에 대한 요약 및 표준 값을 제공한다.[29]

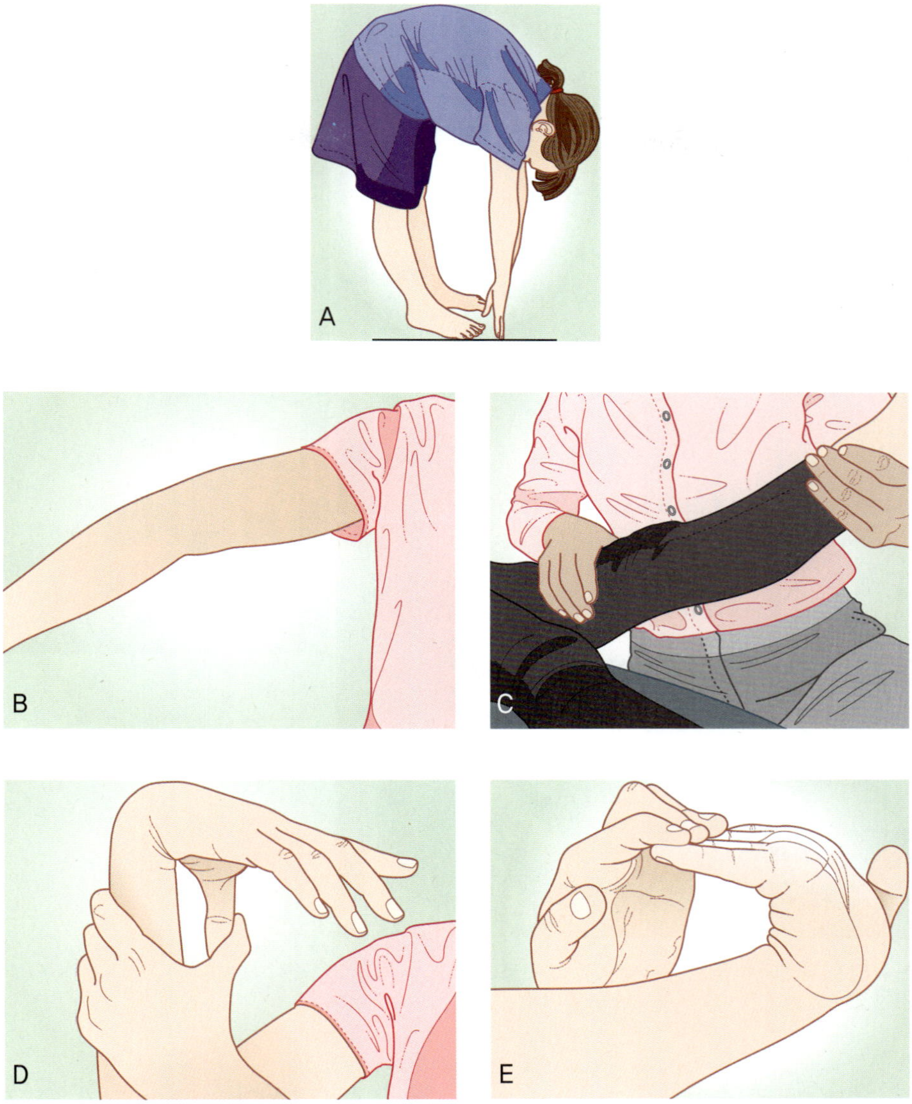

• **그림 2-3 Beighton 점수.** A. 허리 굽힘. B. 팔꿈치 과다폄. C. 무릎 과다폄. D. 5번째 손허리손가락관절 범위. E. 손목 굽힘. (From Evans AM. *Pocket Podiatry: Paediatrics*. Edinburgh: Churchill Livingstone; 2010.)

표 2-3 하지의 신경학적 검사

수준	근육분절	피부분절	반사
T12	없음	허벅지 안쪽 및 사타구니 부위	없음
L1	없음	등, 허벅지 앞쪽, 허벅지 안쪽의 위쪽	없음
L2	허리근 및 엉덩관절 모음근	등, 허벅지 앞-가쪽 및 근위부 안쪽	없음
L3	허리근 및 넙다리네갈래근	등, 엉덩이 위쪽, 허벅지 앞쪽 및 안쪽, 무릎뼈	무릎반사
L4	앞정강근 및 엄지발가락폄근	엉덩이 안쪽, 허벅지 가쪽, 아래다리 안쪽, 발 안쪽	무릎반사
L5	엄지발가락폄근, 종아리근, 큰볼기근, 발목 발등굽힘근	엉덩이, 허벅지 뒤쪽 및 가쪽, 다리 앞-가쪽, 발등	없음
S1	발목 발바닥굽힘근 및 햄스트링	엉덩히, 허벅지, 다리 뒤쪽, 발 가쪽	아킬레스힘줄반사

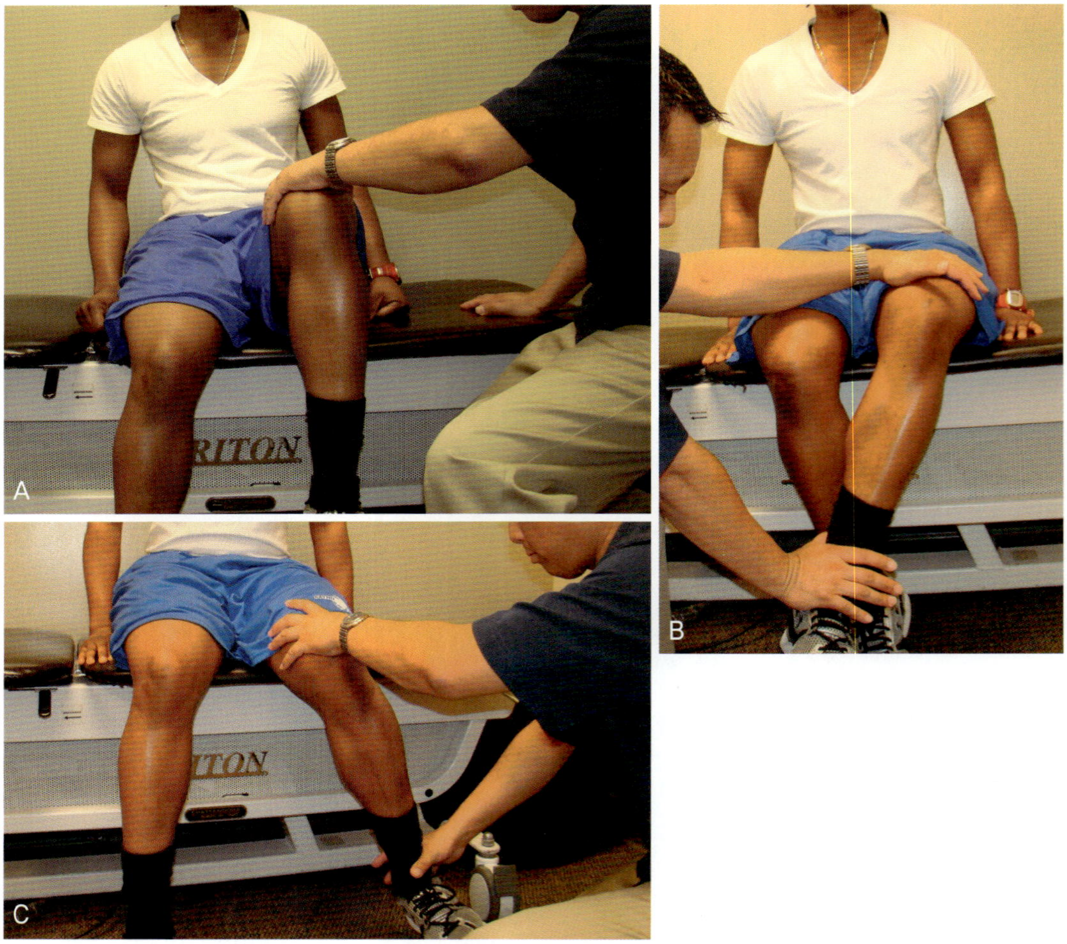

• **그림 2-4 앉은 자세에서 하는 근수행능력 테스트의 예시.** A. 엉덩관절 굽힘. B. 엉덩관절 가쪽돌림. C. 엉덩관절 안쪽돌림.

환자가 서있을 동안 관절 과운동성 검사를 시행할 수 있다. 관절 과운동성은 다양한 결합조직 질환 (Ehlers-Danlos 증후군, Marfan 증후군) 및 엉덩관절 FAI 같은 근골격계 질환의 특징으로 인식되어 왔다.[30] Beighton 점수는 과운동성의 유무를 조사하는 데 사용되는 일반적인 검사다 (그림 2-3).[30] 이 검사는 허리엉치뼈, 양 엄지손가락, 양 5번째 손허리손가락관절 (새끼손가락), 양 팔꿈치, 양 무릎의 과운동성을 측정한다 (1은 예, 0은 아니오). Beighton 점수는 다음과 같이 계산된다: (1) 환자가 다리를 편 채로 서있는 자세에서 앞으로 구부려 손바닥이 땅에 닿으면 1점, (2) 각 엄지손가락을 구부려서 아래팔에 닿으면 1점, (3) 각 새끼손가락이 90도 넘게 뒤로 젖혀지면 1점, (4) 각 팔꿈치가 과하게 펴지면 1점, (5) 각 무릎이 과하게 펴지면 1점. 점수가 9점 중 4점 이상이면 관절 과운동성이 양성인 것으로 간주된다.[31] 전반적인 관절 과운동성과 양성 과운동성을 진단하는 이 검사의 재현성은 높았다 (kappa, 0.74~0.84).[32,33] 양성 관절 과운동성 증후군은 관절통, 요통, 척추증, 척추분리증이나 척추전방전위증, 관절 탈구나 아탈구, 연조직 류머티즘, 마르파노이드 체질, 비정상적인 피부, 눈 징후, 하지정맥류, 탈장이나 자궁탈출 또는 직장탈출증 등 주관적이고 객관적인 결과들을 수반하는 또 다른 질환이다.[31] Beighton 점수는 아동[35], 여성[31], 댄서[36], 다양한 인종 그룹[31]에서 타당하고 신뢰할 수 있는 척도다.[34]

잠재적이고 부수적인 병리학적 과정이 의심되는 경우, 이 단계에서 일반적인 허리뼈 선별 검사를 시행할 수 있다. 검사에는 의심되는 장애를 배제하기 위해 ROM 및 선정된 특수 검사가 포함될 수 있다. 허리엉치 문제에 관한 이후 섹션을 참고하면 된다.

앉아서 하는 검사

앉아서 하는 검사에는 앉는 자세 평가, ROM, 신경학적 선별 검사, 피부 및 혈관 선별 검사, 근수행능력 평가가 포함될 수 있다. 앉는 자세 평가를 통해 엉덩관절 증상이 앉는 자세에 어떻게 영향을 미치는 지에 대해 알 수 있다. 이 자세에서 엉덩관절, 무릎관절, 발목관절의 수동적 또는 능동적 ROM을 측정할 수 있다. 그러나 악화시키는 동작은 조심스럽게 수행해야 한다. 예를 들어, 앉아서 안쪽돌림을 하는 것은 FAI를 진단받은 환자의 상태를 악화시킬 수 있고, 엉덩관절 굽힘은 요통이 있고 엉덩관절 가동성이 제한적인 환자의 상태를 악화시킬 수 있다.[27,37] 1장에 엉덩관절의 표준 ROM에 대한 설명이 나와 있다.

신경학적 선별검사에는 하지의 운동 신경, 깊은힘줄반사, 피부분절 감각 검사가 포함되어야 한다.[38] 종종 신경학적 검사는 질환이 디스크성인지 신경근성인지 선별하기 위해 시행된다. L3~S1의 운동 신경 검사는 특이도가 높지만 (100%) 민감도가 낮다 (0~28%). 아킬레스힘줄의 깊은 힘줄 반사 (민감도 87%, 특이도 89%)는 짧은발가락폄근 (민감도 14%, 특이도 91%)에 비해 진단 정확도가 높다. 가벼운 접촉 또는 날카롭거나 둔한 접촉에 대한 피부분절 감각 검사는 민감도 (50%)보다 특이도 (100%)가 높다.[40] 표 2-3은 신경학적 검사의 구성 요소를 요약한 것이다.

0~5로 등급을 나누는 도수 근력 평가 (Manual muscle testing, MMT) 또한 환자의 엉덩관절, 무릎관절, 발목관절을 앉아서 검사할 수 있다. 그림 2-4는 엉덩관절을 굽히고 앉은 상태에서 안쪽돌림 및 가쪽돌림 MMT를 시행하는 예시를 보여준다. FAI, 엉덩관절 골관절염, 엉덩관절 만성 통증이 있는 환자의 엉덩관절 근육이 손상된 것으로 입증되었다.[41-43] MMT는 훌륭한 임상 도구임이 입증되었지만, 휴대용 악력계를 사용하여 보다 정량적이고 재현성있는 측정을 할 수 있다.[44-46]

전반적인 하지 피부 및 혈관 검사 또한 시행할 수 있다. 넙다리동맥, 오금동맥, 뒤정강동맥, 발등동맥을 만져서 맥박이 있는지 없는지 알 수 있다.[47]

누워서 하는 검사

누워서하는 검사는 굽힘 (무릎을 구부린 채로 120°), 벌림 (40°), 모음 (25°), 안쪽돌림 (35°), 가쪽돌림 (45°)에 대한 엉덩관절 ROM의 표준 각도 측정으로 시작한다.[48,49] 디지털 경사계를 사용하여 정확도를 향상시킬 수도 있다.[48,50] 엉덩관절 안쪽돌림과 가쪽돌림의 경우, 엉덩관절과 무릎관절을 약 90°로 구부린다. 엉덩관절을 구부리고 모을 때 충돌되는 자세는 통증을 유발할 수 있기 때문에 이를 피하기 위해 주의해야 한다. 이 시점에서 근육 길이 검사를 실시하여 양쪽에 길이 손상이 있는 지 평가할 수 있다. 일반적인 근육 길이 검사에는 90-90 햄스트링 검사, 하지 직거상 검사, modified Thomas 검사가 포함된다.

90-90 햄스트링 검사

- 이론적 근거: 햄스트링 길이 측정.
- 환자 자세: 두 다리를 펴고 테이블 위에 눕는다.
- 검사자 자세: 검사할 다리 옆에 선다.
- 방법: 검사자는 환자의 한쪽 다리를 잡고 수동적으로 엉덩관절을 90° 굽힘으로 만든 뒤 유지한다.[51,52] 최대 범위까지 무릎을 편다. 반대쪽 하지는 완전히 편 상태로 유지한다 (그림 2-5).[51,52]
- 해석: 무릎의 폄 각도가 20° 이상이면 햄스트링 길이가 감소한 것을 나타낸다.[47,49]
- 신뢰도: 평정자간 신뢰도 (급내 상관 계수, intraclass correlation coefficient [ICC], 0.92~0.99).[51,53]
- 참고: 골반의 앞쪽이나 뒤쪽이 검사 결과에 큰 영향을 미치기 때문에 검사자는 환자가 골반을 안정적으로 유지할 수 있도록 주의해야 한다.[54] 또한 반대쪽 하지의 움직임을 막기 위해 나일론 끈으로 테이블에 고정할 수 있다.[52] 측정 시 보조 검사자도 참여할 수 있다.

하지 직거상 검사 (수동적)

- 이론적 근거: 햄스트링 길이 측정.
- 환자 자세: 두 다리를 펴고 테이블 위에 눕는다.
- 검사자 자세: 검사할 다리 옆에 선다.
- 방법: 검사자는 환자의 엉덩관절을 수동적으로 굽힌다. 무릎을 완전히 편다. 신경 긴장을 피하기 위해 발목관절은 약간 발바닥굽힘으로 유지한다.[51,55] 할 수 있는 ROM의 끝 범위에서 엉덩관절의 각도를 측정한다. 반대쪽 하지는 완전히 편 상태로 유지한다 (그림 2-6).[51,52,55]
- 해석: 하지 직거상이 80° 미만이면 햄스트링이 타이트한 것을 나타낸다.[51]
- 신뢰도: 경사계의 평정자간 신뢰도 (ICC: 〉 0.97).[51]

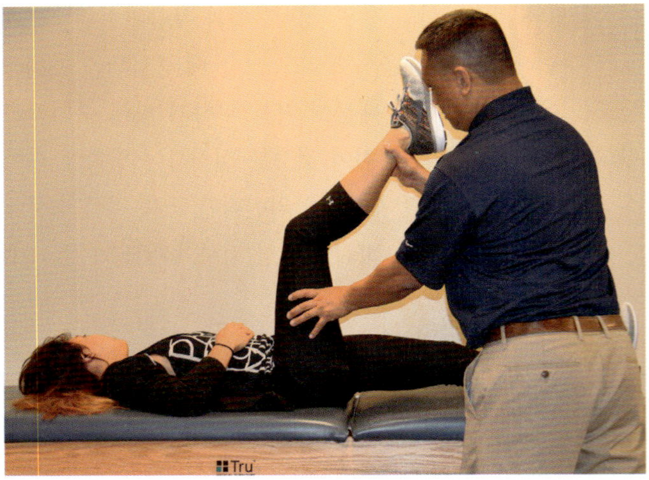

• 그림 2-5 90-90 햄스트링 검사.

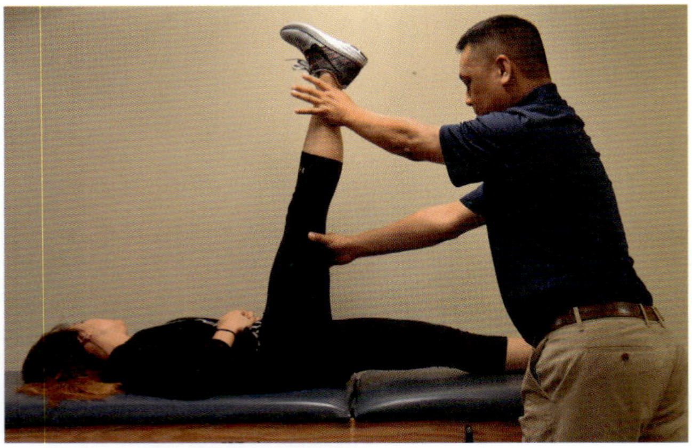

• 그림 2-6 하지 직거상 검사.

• 참고: 하지 직거상 검사는 "좌골신경통" 증상을 호소하는 환자들의 허리의 척추사이원반 질환을 평가할 때도 사용된다. 골반 및 반대쪽 다리의 움직임을 막기 위해 나일론 끈으로 테이블에 고정할 수 있다.[51] 측정 시 보조 검사자도 참여할 수 있다.

Modified Thomas 검사

• 이론적 근거: 엉덩관절 앞쪽 근육의 길이 측정 (엉덩허리근, 넙다리곧은근, 대퇴근막장근 [TFL]).
• 환자 자세: 테이블 가장자리에 다리를 떨어뜨려 두 무릎이 구부려지게끔 눕는다.
• 검사자 자세: 검사할 다리 옆에 선다.
• 방법: 검사하지 않는 다리를 최대한 구부려서 가슴까지 당기고, 그 자세를 유지한다.[56] 허리뼈와 골반은 테이블에서 평평해야 한다. 검사자는 검사하는 다리에 3가지 측정을 시행할 수 있다: (1) 엉덩허리근의 길이를 측정하기 위한 엉덩관절 각도, (2) 넙다리곧은근의 길이를 측정하기 위한 무릎관절 각도, (3) TFL/엉덩정강근막띠 (ITB)의 유연성을 측정하기 위한 엉덩관절 벌림의 각도.[56,57] 이 순서는 반대쪽도 반복할 수 있다 (그림 2-7).
• 해석: 엉덩관절과 뒤쪽 허벅지가 테이블에서 평평하게 붙어 있고, 엉덩관절과 골반이 같은 선상에 있으며, 무릎이 최소 90°로 유지되고 있다면 근육 길이가 정상적인 것으로 간주한다.[57,58] 엉덩관절이 테이블에서 평평하지 않거나 엉덩관절이 벌어지거나 무릎관절의 각도가 90° 미만이라면 근육 길이가 감소된 것으로 간주한다 (그림 2-7 참고). 엉덩관절과 무릎관절의 각도는 계산되어 반복 측정으로 사용되거나 정상 또는 비정상으로 등급이 매겨질 수 있다.
• 수정사항: 검사자는 골반을 능동적으로 안정화시키거나 끈을 사용하여 수동적으로 안정화시킬 수 있다. 엉덩관절 및 무릎관절 또한 수동적으로 다양한 자세를 취해 근육을 감별하고 근육의 길이를 측정하는 것을 도울 수 있다 (예: 엉덩관절이 완전히 펴지지 않는다면 [테이블에서 평평한 경우], 수동적으로 무릎을 펴서 넙다리곧은근을 이완시키고 엉덩허리근의 길이를 측정한다). 이러한 수정사항은 임상 환경에서 일반적이지만 완전히 연구되지는 않았다.
• 신뢰도: 넙다리곧은근 길이의 각도 측정: 평정자내 (ICC, 0.67) 및 평정자간 (ICC, 0.50) 신뢰도. 정상/비정상 기준: 평정자내 (kappa=0.040) 및 평정자간 (kappa=0.50).[58] 능동적인 골반 안정화: 평정자내 (ICC, 0.99). 수동적인 골반 안정화: 평정자간 (ICC, 0.98).59
• 참고: Modified Thomas 검사는 엉덩관절의 관절내 질환의 유무를 측정하기 위해서도 사용되어왔다. 이 검사에 대한 설명은 표 2-5를 참조하면 된다.

하지의 부가적인 피부 검사 및 의심되는 연조직의 촉진을 시행할 수도 있다. 촉진 시 환자의 압통 역치 및 반응을 측정하기 위해 0에서 4까지의 척도가 권장되며, 이는 추가 검사 및 치료를 위한 환자의 내성을 결정하는 데 도움이 된다 (표 2-4).[60-75] 촉진은 환자가 불편해하는 부위와 가장 근접한 해부학적 구조 (예: 엉덩허리근)에 초점을 맞춰야한다. 왜냐하면 이러한 구조는 보통 관절내 및 관절외 질환 모두와 관련되기 때문이다.[5] 촉진은 종합적인 검사의 일부분이어야 한다. 그러나 엉덩관절 앞쪽의 촉진에 대한 연구는 드물고 결정적이지

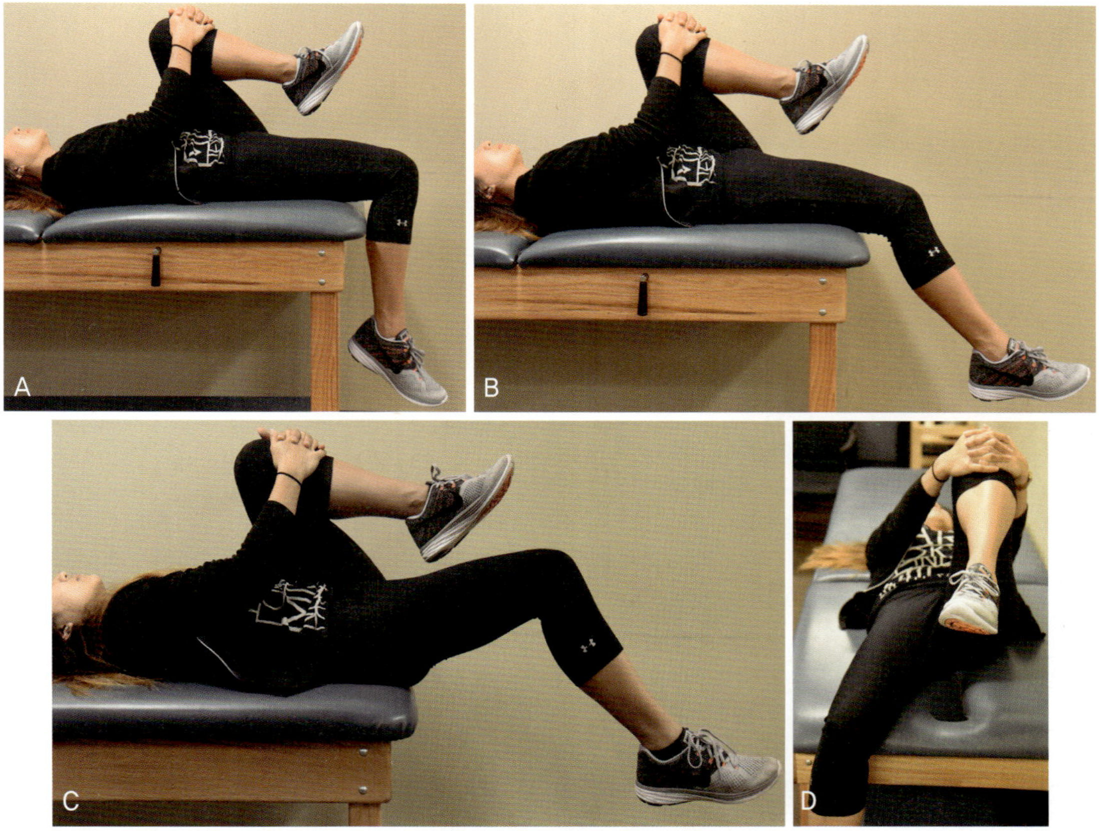

• **그림 2-7** Modified Thomas Test. A. 정상적인 근육 길이. B. 넙다리곧은근의 길이 감소. C. 엉덩관절 굽힘근의 길이 감소. D. 대퇴근막장근 및 엉덩정강근막띠가 타이트함 (엉덩관절이 벌어짐).

표 2-4 촉진 시 압통 역치 척도

등급	해석	기준
0	통증 없음	눌렀을 때 통증이나 불편함이 없음
I	경미한 통증	눌렀을 때 움찔하지 않고 압통만을 보고함
II	중등도의 통증	눌렀을 때 놀라거나 움찔함
III	심각한 통증	눌렀을 때 몸을 움츠리거나 말로 표현하여 심각한 통증임을 나타냄
IV	너무 심해 참을 수 없는 통증	참을 수 없는 통증, 환자가 통증이 있는 특정 부위를 만지지 말라고 함

않다. 임상 검사의 결과를 해석할 때 이러한 사실을 고려해야 한다. 또한 특수 검사는 누운 자세로 시행하여 특정 골반 및 엉덩관절의 장애를 인식하거나 배제할 수 있다. 표 2-5는 엉덩관절의 다양한 관절내 및 관절외 질환의 특수 검사에 대한 설명이다. 이 검사에 대한 설명과 해석은 이 검사의 임상 측정 값을 기술하고 보고한 조사를 기반으로 한다. 다른 버전의 검사가 존재할 수도 있고 보고되었을 수도 있지만, 진단 가치가 연구되지 않았으므로 이 장에는 포함시키지 않았다.

옆으로 누워서 하는 검사

옆으로 누워서 하는 검사는 엉덩관절 옆쪽의 피부 검사 및 뼈 조직, 연조직 구조물들의 촉진으로 시작할 수 있다. 엉덩관절 옆쪽의 질환과 관련될 수 있는 특정 부위에는 큰돌기 및 윤활낭 부위, 돌기 부위의 앞쪽 및 뒤쪽, ITB의 근위부, ITB 쪽으로 가는 TFL의 닿는 곳, 중간볼기근의 근복이 있다. 돌기 부위의 뒤쪽을 만졌을 때 통증이 있다면 중간볼기근의 힘줄에 손상이 있음을 나타내는 반면, 앞쪽을 만졌을 때 압통이 있다면 작은볼기근의 힘줄에 손상이 있음을 나타낸다.[76] 촉진 시 증상이 없다면 다른 증상의 원인을 고려하게 된다.[77] Martin과

표 2-5 골반 및 엉덩관절의 특수 검사

임상 검사	병리학적 질환	순서 및 해석	진단 특성 (Pooled)
관절내 질환의 검사			
굽힘-모음-안쪽돌림 테스트 (FADIR)	FAI 및 절구테두리 파열	환자 자세: 테이블 위에 다리를 펴고 눕는다. 검사자 자세: 검사할 다리 옆에 선다. 순서: 검사자는 검사할 다리의 엉덩관절과 무릎관절을 수동적으로 90°로 굽히고, 엉덩관절을 수동적으로 모음·안쪽돌림 한 뒤, 양 방향으로 세게 누른다.[62,63] 해석: 환자에게 통증이나 기계적인 증상이 생긴다면 양성이다.	정확도 (64~95%), 민감도 (75~100%), 특이도 (10~100%), 양성예측도 (0.64~1.0), 음성예측도 (0), 양성우도비 (0.86~2.4), 음성우도비 (0.04~2.2)[62,64,65]
굽힘-안쪽돌림 테스트	FAI 및 절구테두리 파열	환자 자세: 테이블 위에 다리를 펴고 눕는다. 검사자 자세: 검사할 다리 옆에 선다. 순서: 검사자는 검사할 다리의 엉덩관절과 무릎관절을 수동적으로 90°로 굽히고, 엉덩관절을 안쪽돌림 한 뒤, 세게 누른다.[62] 해석: 환자에게 통증이나 기계적인 증상이 생긴다면 양성이다.	정확도 (70~100%), 민감도 (100%), 특이도 (0%), 양성예측도 (0.83~1.0), 음성예측도 (NC), 양성우도비 (1.0)[63,66]
Thomas test	엉덩관절 관절내 장애	환자 자세: 테이블 끝에 눕고 양 무릎은 가슴에 갖다 댄다, 허리뼈와 골반은 테이블 위에 평평하게 있다. 검사자 자세: 검사할 다리 옆에 선다. 순서: 검사자가 검사할 다리를 수동적으로 내리면서 같은쪽 골반은 고정시킨다. 환자는 양팔로 검사하지 않는 다리를 잡고 있는다.[62] 해석: 환자에게 통증이나 아픈 "딸깍" 소리 같은 기계적인 증상이 생긴다면 양성이다. 참고: 근육 길이를 측정하는 표준 검사에서 수정된 버전이다.[62]	민감도 (89%), 특이도 (92%), 양성우도비 (11.1), 음성우도비 (0.12)[62]
굽힘-벌림-가쪽돌림 (FABER)	엉덩관절 관절내 장애, 골관절염, 엉치엉덩관절 장애	이론적 근거: 엉덩관절의 관절내 장애나 엉치엉덩관절 장애를 측정하기 위함이다. 환자 자세: 테이블 위에 다리를 펴고 눕는다. 검사자 자세: 검사할 다리 옆에 선다. 순서: 검사자가 검사할 다리를 수동적으로 엉덩관절 굽힘, 벌림, 가쪽돌림 한 뒤, 세게 누른다 (아래방향으로), 반대 손으로 반대쪽 엉덩뼈능선을 눌러 골반을 고정시킨다. 해석: 환자에게 통증이나 기계적인 증상이 생긴다면 양성이다.[67]	민감도 (44~100%), 특이도 (57~100%), 양성예측도 (46~100%), 음성예측도 (9%), 양성우도비 (0.73), 음성우도비 (2.2)[64,67-70]
충돌 유발 테스트	뒤쪽 절구테두리 파열	환자 자세: 테이블 끝에 다리를 펴고 눕는다. 검사자 자세: 검사할 다리 옆에 선다. 순서: 검사자가 검사할 다리를 수동적으로 과다폄, 벌림, 가쪽돌림을 하며 내린 뒤 세게 누른다. 해석: 환자에게 통증이 생긴다면 양성이다.	정확도 (82%), 민감도 (100%), 특이도 (0%), 양성예측도 (0.82), 음성예측도 (NC), 양성우도비 (1.0) 음성우도비 (NC)[63]
Log roll test	엉덩관절의 앞쪽 관절주머니-인대의 느슨함	환자 자세: 테이블 위에 다리를 펴고 눕는다. 검사자 자세: 검사할 다리 옆에 선다. 순서: 검사자가 환자의 허벅지를 잡고 수동적으로 안쪽돌림, 가쪽돌림을 한다. 여러 번 반복한다. 해석: 검사하는 엉덩관절에서 가쪽돌림의 ROM이 눈에 띄게 증가하면 양성이다, 사타구니나 엉덩관절 앞쪽에 통증이나 기계적인 증상이 있다면 관절내 장애가 있음을 의미한다.	진단적으로 계산되지 않고, 평정자간 신뢰도만 있음 (kappa 0.61)[64]

표 2-5 골반 및 엉덩관절의 특수 검사 - 계속

임상 검사	병리학적 질환	순서 및 해석	진단 특성 (Pooled)
저항을 가하는 하지 직거상 검사	관절주머니나 절구테두리의 앞쪽 파열	환자 자세: 테이블 위에 다리를 펴고 눕는다. 검사자 자세: 검사할 다리 옆에 선다. 순서: 환자가 뻗어있는 다리를 능동적으로 약 30° 구부린다. 검사자는 폄 방향인 아래쪽으로 힘을 가하면서 환자에게 유지하라고 한다. 해석: 앞쪽 엉덩관절이나 사타구니에 통증이 생긴다면 양성이다.	민감도 (59%), 특이도 (32%), 양성우도비 (0.87) 음성우도비 (1.28)[69]
Scour test	엉덩관절 골관절염	환자 자세: 테이블 위에 다리를 펴고 눕는다. 검사자 자세: 검사할 다리 옆에 선다. 순서: 검사할 다리를 수동적으로 엉덩관절 굽힘 90°, 모음, 안쪽돌림 (반대쪽 어깨 쪽으로) 한 뒤 축 방향으로 부하를 가하고, 굽힘을 증가시키고 부하를 유지하면서 벌림, 가쪽돌림을 한다. 해석: 엉덩관절 가쪽이나 사타구니에 통증이나 기계적인 증상이 생긴다면 양성이다.	민감도 (62%), 특이도 (75%)[71]
트렌델렌버그 검사	엉덩관절 골관절염	환자 자세: 반대쪽 다리를 올려서 검사할 다리로 한 발 서기를 한다. 검사자 자세: 환자 옆에 선다. 순서: 환자에게 이 자세를 30초 동안 유지하라고 한다. 해석: 다리를 올리고 있으면서 반대쪽 골반을 내리면 양성이다. 넙다리각의 골반이 83° 미만이면 양성으로 간주한다.	민감도 (55%), 특이도 (70%), 양성우도비 (1.83), 음성우도비 (0.82)[62,72]
관절외 질환의 검사			
발음성 고관절 검사	안쪽 발음성 고관절	환자 자세: 테이블 위에 눕는다. 순서: 검사자가 검사할 다리를 잡고 수동적으로 엉덩관절 굽힘, 가쪽돌림, 벌림을 한 뒤, 엉덩관절 폄, 안쪽돌림, 모음을 한다. 휘돌림 동작 시 검사자가 반대 손으로 같은쪽 엉덩허리근의 힘줄을 촉진한다. 해석: 엉덩관절 굽힙 30~45° 사이에서 "뚝"하는 느낌이 생긴다면 양성이다.	진단적으로 계산되지 않음
골반 압박 검사	지각이상성 대퇴신경통	환자 자세: 검사할 엉덩관절을 위쪽으로 옆으로 눕는다. 검사자 자세: 환자의 뒤에 선다. 순서: 검사자는 앞엉덩뼈가시 위쪽을 잡고 골반뼈에 아래쪽으로 압박력을 가하여, 45초 동안 압박을 유지한다. 해석: 증상이 완화된다면 양성이다.	민감도 (95%), 특이도 (93%)[73]
모음근 조이기 검사	모음근 관련 사타구니 통증, 두덩뼈염	환자 자세: 엉덩관절은 45° 구부리고 무릎관절은 90° 구부리고 발은 평평하게 하여 눕는다. 검사자 자세: 환자의 바로 앞에 선다. 순서: 검사자는 "주먹"이나 손을 환자의 구부려진 무릎 사이에 둔다. 환자는 최대한 수축시켜 검사자의 손을 꾹 누른다. 해석: 통증이 생긴다면 양성이다.	정확도 (82%), 민감도 (43~55%), 특이도 (91~95%), 양성예측도 (0.93), 음성예측도 (0.34), 양성우도비 (4.8) 음성우도비 (0.63)[62,74]
30초 한 발 서기 검사	볼기근 건병증	환자 자세: 반대쪽 다리를 올려서 검사할 다리로 한 발 서기를 한다. 검사자 자세: 환자 옆에 선다. 순서: 환자에게 이 자세를 30초 동안 유지하라고 한다 . 해석: 엉덩관절 가쪽에 통증이 생긴다면 양성이다. 참고: 이 검사를 트렌델렌버그 검사라고도 한다.	민감도 (88~100%), 특이도 (97.3%)[62,72]

계속

표 2-5 골반 및 엉덩관절의 특수 검사 – 계속

임상 검사	병리학적 질환	순서 및 해석	진단 특성 (Pooled)
저항을 가하는 가쪽 역회전 검사	볼기근 건병증	환자 자세: 검사할 다리의 엉덩관절과 무릎관절을 90° 구부리고 가쪽돌림 하여 눕는다. 검사자 자세: 검사할 다리 옆에 선다. 순서: 환자가 능동적으로 엉덩관절을 중립 자세로 돌아가려고 하면 검사자가 저항을 준다. 해석: 통증이 생긴다면 양성이다. 수정사항: 검사 결과가 음성이라면 엎드려서 엉덩관절을 펴고 무릎을 90° 구부린 뒤 재검사한다.	민감도 (88%), 특이도 (97%), 양성우도비 (32.6), 음성우도비 (0.12)[62,72]
저항을 가하는 엉덩관절 벌림	볼기근 건병증	환자 자세: 검사할 엉덩관절을 위쪽으로 옆으로 눕는다. 검사자 자세: 환자의 뒤에 선다. 순서: 환자는 엉덩관절을 약 45° 벌린다. 검사자가 아래쪽으로 가하는 힘을 견딘다. 해석: 증상이 생긴다면 양성이다.	민감도 (71%), 특이도 (84%), 양성우도비 (6.83), 음성우도비 (0.25)
굽힘-모음-안쪽돌림 검사 (FAIR)	궁둥구멍근 증후군	환자 자세: 검사할 엉덩관절을 위쪽으로 옆으로 눕는다. 엉덩관절을 60° 구부린 뒤 무릎 관절을 60~90°로 구부린다. 검사자 자세: 환자의 앞에 선다. 순서: 검사자는 한 손으로 엉덩관절을 고정하고 다른 손으로 무릎에 아래쪽으로 힘을 가하면서 엉덩관절을 안쪽돌림, 모음시킨다. 해석: "좌골신경통" 증상이 나타나면 양성이다.	민감도 (88%), 특이도 (83%)[75]
엉덩관절 골절 의심 시 검사			
무릎뼈 두덩뼈 타진 검사	넙다리뼈목 골절	환자 자세: 다리를 펴고 눕는다. 검사자 자세: 검사할 다리 옆에 선다. 순서: 검사자는 두덩뼈결절 위에 청진기를 두고, 검사하는 다리의 무릎뼈를 두드려서, 소리의 질을 평가한다. 해석: 반대쪽과 비교했을 때 타진음이 뚜렷히 감소한다면 양성이다. 수정사항: 무릎뼈를 두드릴 때 소리굽쇠도 사용할 수 있다.	민감도 (95%), 특이도 (86%), 양성우도비 (6.11), 음성우도비 (0.07)[62]
Fulcrum test	넙다리뼈 피로골절	환자 자세: 종아리는 테이블에서 떨어지게끔 테이블 끝에 앉는다. 검사자 자세: 검사할 다리 옆에 선다. 순서: 검사자는 검사할 허벅지의 아래에 팔을 넣어 받침점 역할을 해준다. 반대 손으로 허벅지 위에서 일정하고 적당하게 아래쪽으로 압박을 가해준다. 받침점 역할을 하는 팔을 허벅지 근위부에서 원위부 쪽으로 천천히 움직인다. 해석: 검사 시 통증이 생긴다면 양성이다.	민감도 (88~93%), 특이도 (13~75%), 양성우도비 (1.0~3.7), 음성우도비 (0.09~0.97)[62]

FAI=대퇴 비구 충돌 증후군, *NC*=계산되지 않음, *ROM*=관절 가동 범위

Sekiya[78]은 70명의 환자를 대상으로 신뢰도 연구를 시행했다 (평균 나이 42세, 표준 편차 15.4). 엉덩관절 부위의 진단에는 FAI, 관절낭 이완, 큰돌기 점액낭염, 엉덩허리근 힘줄염, 모음근 좌상이 포함되었다. 연구자들은 큰돌기를 촉진 시 압통에 대한 높은 평정자간 일치도를 발견했다 (kappa 0.66, 95% 신뢰 구간 0.48~0.84)

엉덩관절 옆쪽의 근력을 측정하기 위해 0~5 척도를 사용하여 엉덩관절 벌림근 및 모음근에 MMT를 수행할 수 있다 (그림 2-8).[38] 엉덩관절 벌림근은 옆으로 누워 엉덩관절이 중립이거나 안쪽돌림이 된 자세로 검사해야한다.[79,80] 이러한 자세에서 중간볼기근의 활성화 수준이 가장 높게 나타난다.[79,80] 모음근도 옆으로 누운 자세에서 검사할 수 있다.[81] 이때 근육 길이 검사도 수행하여 엉덩관절 옆쪽에 길이 손상이 있는지 측정할 수 있다. 일반적인 검사는 Ober (무릎 굽힘) 또는

계속

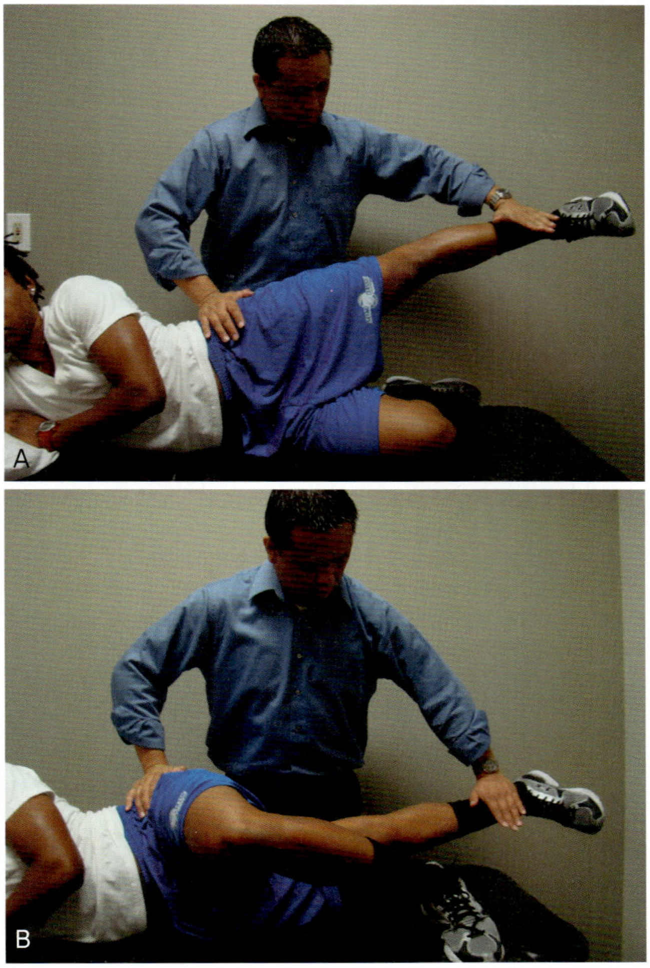

• **그림 2-8 엉덩관절 도수 근력 평가.**
A, 엉덩관절 벌림. B, 엉덩관절 모음.

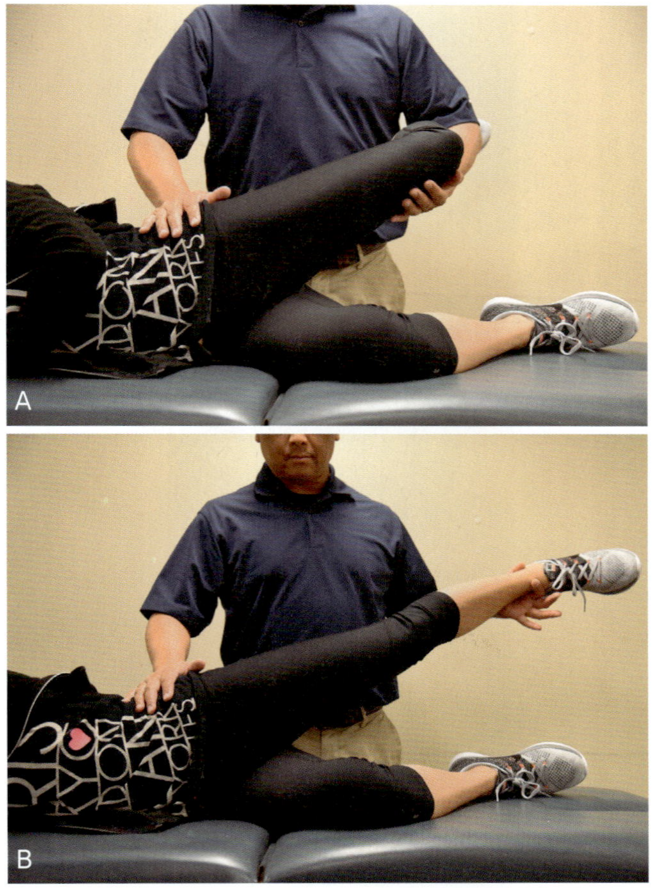

• **그림 2-9** A, Ober 검사. B, Modified Ober 검사.

Modified Ober 검사이다 (무릎 폄) (그림 2-9). 두 버전 모두 남녀 환자 간에 다른 결과를 나타내는 것으로 밝혀졌으며 별개의 검사로 간주해야한다.[82] 또한 특수 검사를 시행하여 큰돌기 통증 증후군에서의 볼기근 건병증과 같은 엉덩관절 옆쪽의 장애를 인식하거나 배제할 수 있다. 표 2-5에서는 이러한 특수 검사에 대해 설명한다.

Ober 검사 및 Modified Ober 검사

- 이론적 근거: TFL/ITB 길이 측정
- 환자 자세: 검사하는 다리가 위로 가게 옆으로 눕는다.
- 검사자 자세: 환자의 뒤에 선다.
- 순서: 검사자는 검사할 엉덩관절을 수동적으로 벌리고 편 다음 무릎을 엉덩관절 높이 이상으로 구부리거나 펴서 (modified) 몸통과 일직선인 상태로 되게 한다. 다리는 중립이거나 약간 가쪽돌림한 상태로 유지한다. 반대쪽 손으로 골반을 고정하면서 다리를 수동적으로 내린다 (그림 2-9 참고).
- 해석: 엉덩관절이 신체의 수평면 위에 있거나 큰돌기 아래로 (모음) 떨어지지 않는다면, 검사 결과는 가동성 감소가 양성인 것으로 간주된다.
- 신뢰도: Ober 검사 (ICC, 0.90) 및 Modified Ober 검사 (ICC, 0.91)에 경사계를 사용한 평정자내 신뢰도.[83]
- 참고: 검사자는 골반을 통한 보상 작용을 모니터해야한다. 검사할 다리를 수동적으로 내릴 때 엉덩관절은 편 상태에서 약간 가쪽돌림이거나 중립인 상태를 유지해야 한다.

엎드려서 하는 검사

엎드려서 하는 검사 또한 의심되는 해부학적 구조의 피부 검

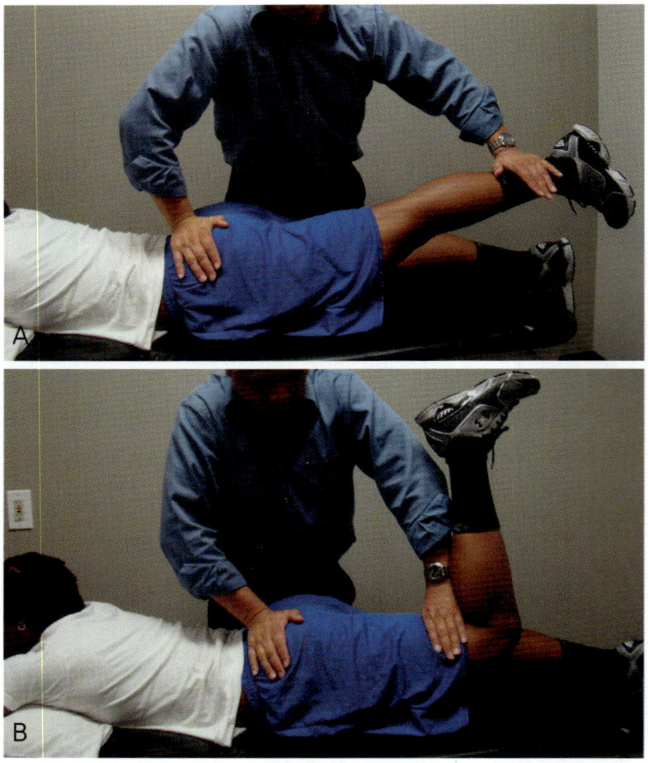

• **그림 2-10 도수 근력 평가.** A. 엉덩관절 폄 (무릎 편 상태). B. 엉덩관절 폄 (무릎 구부린 상태).

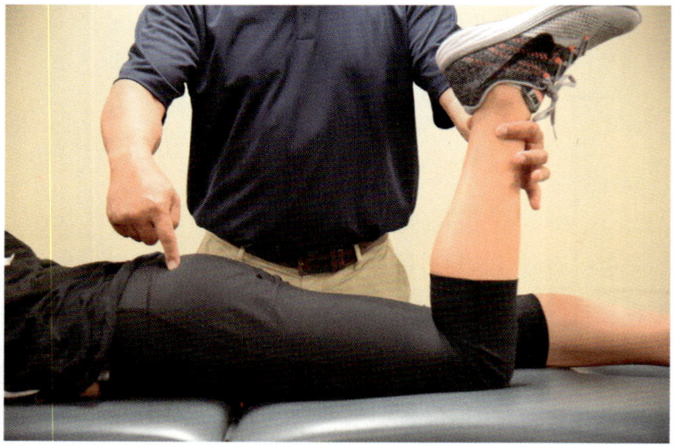

• **그림 2-11** Ely 검사.

사나 촉진으로 시작할 수 있다. 일반적인 부위에는 다음이 포함된다: 볼기근, 엉덩관절 깊은 돌림근 (예: 궁둥구멍근 증후군), 궁둥뼈결절 및 햄스트링의 근위부 힘줄 (예: 햄스트링의 근위부 파열, 좌골 점액낭염), 궁둥패임 (예: 궁둥신경 손상). 큰돌기의 뒤쪽 촉진으로 절구테두리의 병변을 확인하는 진단적 유용성에 대한 몇 가지 근거가 있다 (정확도 80%, 민감도 80%, 특이도는 계산되지 않음, 양성예측도 1.0, 음성예측도 0.84) 엎드린 자세에서 0~5 척도를 사용하여 MMT를 시행해 큰볼기근 및 햄스트링의 근력을 같이 측정하거나 (그림 2-10, A) 큰볼기근의 근력만 측정할 수 있다 (그림 2-10, B).[38] 근육 길이 검사를 시행해 엉덩관절 앞쪽 근육에 길이 손상이 있는지 측정할 수 있다. 이 자세에서 시행하는 일반적인 검사는 넙다리곧은근의 길이를 측정하기 위한 엎드려서 무릎 굽힘 또는 Ely 검사다 (그림 2-11).[85] 이 검사에 대한 설명은 여기에 나와 있다. 또한 특수 검사를 시행하여 엉덩관절 뒤쪽 및 허리엉치의 특정 장애를 인식하거나 배제할 수 있다. 10장에서는 일반적인 허리엉치 장애에 대한 다양한 검사에 대해 설명할 것이다.

Ely 검사 (Prone Knee Flexion)

- 이론적 근거: 넙다리곧은근의 길이 측정.
- 환자 자세: 양 다리를 편 채로 테이블 위에 엎드린다.
- 검사자 자세: 환자의 옆에 선다.
- 순서: 반대쪽 다리는 완전히 편 상태를 유지하면서 검사할 다리의 무릎관절을 수동적으로 구부린다 (그림 2-11 참고).
- 해석: 무릎을 구부릴 때 검사하는 다리가 올라가면, 넙다리곧은근이 타이트한 것을 나타낸다.
- 수정사항: 검사자가 수동적으로 할 수도 있고 환자가 능동적으로 할 수도 있다.
- 신뢰도: 환자의 능동적인 동작의 평정자내 신뢰도 (kappa=0.52) 및 평정자간 신뢰도 (kappa=0.46).[85]
- 참고: 검사자는 골반을 통한 보상작용을 모니터해야 한다. 이 검사는 비특이성 요통[86] 및 뇌성마비[87,88]가 있는 환자의 검사에서도 사용할 수 있다.

허리엉치 선별 검사

허리엉치의 손상이 의심되는 경우, 검사자는 특수 질환에 대한 추가 검사를 해야 하고, 이는 앞서 논의한 표준 검사에 통합될 수 있다. 특수 검사는 환자가 가장 편안한 자세로 해야 하고 질환을 악화시키는 자세를 피해야 한다. 10장에서 허리엉치 질환과 엉덩관절 통증의 상관관계에 대해 포괄적으로 논의할 것이다. 또한 엉덩관절에 연관통을 일으킬 수 있는 일반적인 허리엉치 질환에 대한 임상 마커 및 검사 전략을 논의할 것이다.

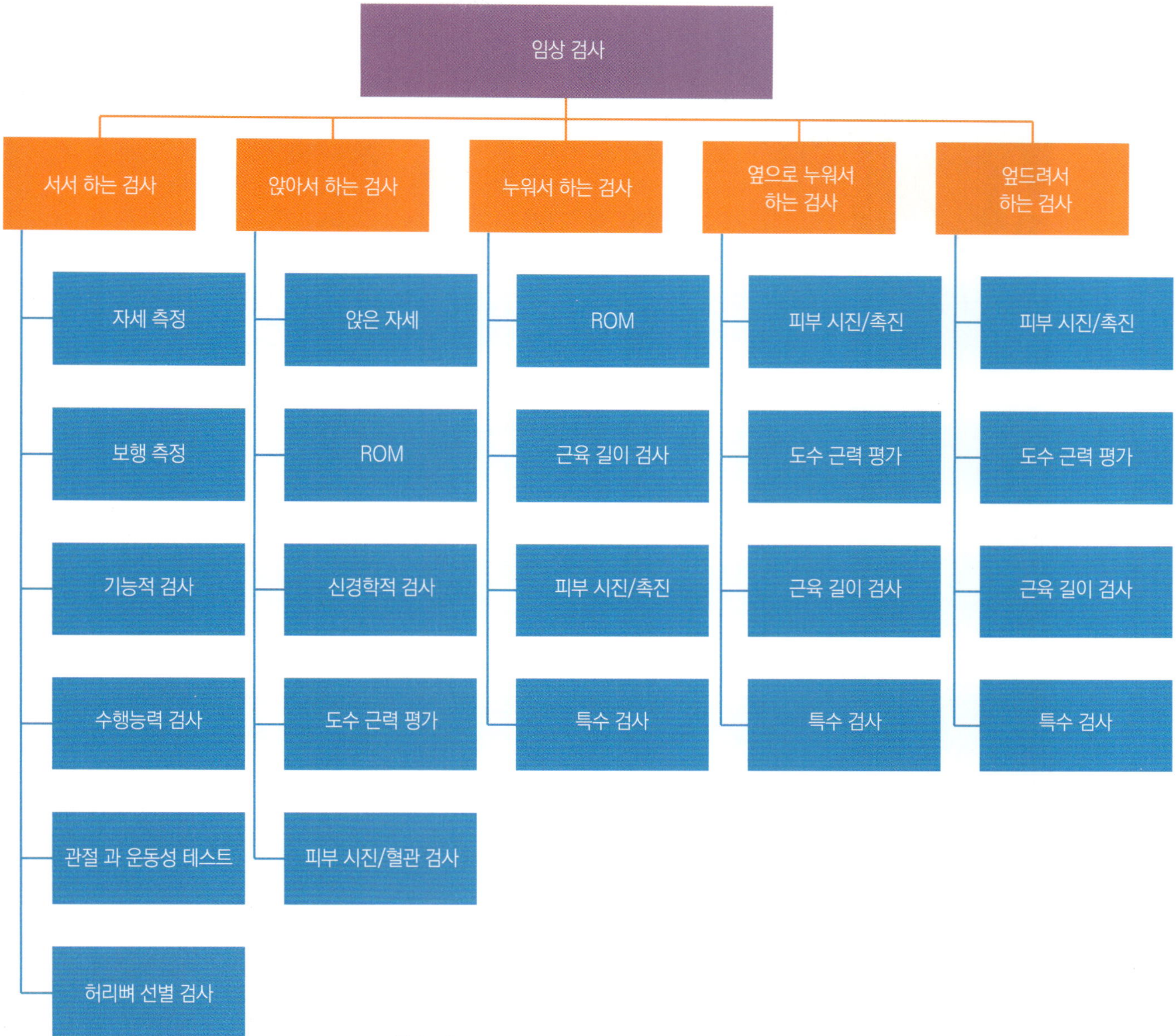
임상 검사
서서 하는 검사
앉아서 하는 검사
누워서 하는 검사
옆으로 누워서 하는 검사
엎드려서 하는 검사
자세 측정
보행 측정
기능적 검사
수행능력 검사
관절 과 운동성 테스트
허리뼈 선별 검사
앉은 자세
ROM
신경학적 검사
도수 근력 평가
피부 시진/혈관 검사
ROM
근육 길이 검사
피부 시진/촉진
특수 검사
피부 시진/촉진
도수 근력 평가
근육 길이 검사
특수 검사
피부 시진/촉진
도수 근력 평가
근육 길이 검사
특수 검사

• **그림 2-12 엉덩관절 검사 과정.** *ROM*=관절 가동 범위.

임상 검사 요약

임상 검사는 환자가 자세를 쉽게 바꿀 수 있도록 표준 순서를 따라 시행해야 한다. 그림 2-12는 임상 결과나 환자의 기능적 능력에 따라 수정해야 할 수도 있는 제안된 검사 과정을 자세히 설명한다. 검사자는 각 자세에서 사용할 수 있는 일련의 근거 기반 검사 및 측정법을 개발해야한다. 이는 다른 환자에게도 사용할 수 있는 체계적인 과정을 만든다. 이 장에서 자세히 설명하는 임상 검사 및 측정은 일반적인 엉덩관절 및 골반 부위에 대한 것이지만 전체는 아니다. 이 장에서의 특수 검사의 결과를 통해 검사자가 병리학적인 과정을 확실하게 진단할 수는 없다. 현재까지 검사들의 모음은 개발되지 않았다. 그러므로 검사 결과를 해석할 때 이를 고려해야한다. 독자는 재현성을 높이기 위해 이러한 테스트와 측정을 더 연구하는 것이 좋다. 검사 과정은 항상 근거에 기초해야하며 환자마다 개별적으로 구성되어야한다.

진단적 영상 검사

진단적 영상 검사는 골반 및 엉덩관절의 포괄적인 검사 과정의 일부다. 일반적인 영상 검사에는 방사선 사진, 컴퓨터 단층 촬영 (CT), 뼈 신티그라피, 진단용 초음파, 자기 공명 영상

표 2-6 환자 관련 결과 설문지

척도	내용	점수 해석
Hip and Groin Outcome Score (HAGOS)	통증, 증상, 일상 생활에서의 신체 기능, 스포츠 및 레크리에이션 활동에서의 신체 기능, 신체 활동의 참여, 엉덩관절이나 사타구니의 삶의 질을 측정하는 6개의 개별적인 하위 척도	각 하위 척도는 따로 점수를 매긴다. 하위 척도 점수를 계산하여, 원점수를 0~100 척도로 변환시킨다. 0은 심한 엉덩관절/사타구니 문제, 100은 엉덩관절/사타구니 문제가 없음을 의미한다
Hip Outcome Score (HOS)	일상 생활과 스포츠 활동 중 신체 기능을 측정하는 24가지 질문	각 하위 척도는 따로 점수를 매긴다. 일상 생활 점수에서 가장 높은 점수는 68이고, 스포츠 점수에서는 38이다. 점수는 퍼센트로 변환되어, 높은 점수일수록 신체 기능이 높은 것을 의미한다
International Hip Outcome Tool-33 (IHOT-33), IHOT-12 (짧은 버전)	IHOT: 엉덩관절 관련 증상, 기능, 스포츠, 직업 활동에서의 기능, 삶의 질을 측정하는 33가지 질문 IHOT-12: 12가지 질문으로 수정된 버전	각 질문은 시각적 아날로그 척도의 등급 형식을 사용한다. 점수를 계산하여 0~100 척도로 변환시킨다. 0은 최악의 상태, 100은 최고의 상태를 의미한다
Hip Disability and Osteoarthritis Outcome Score (HOOS)	통증, 증상, 일상 생활에서의 기능, 스포츠 및 레크리에이션에서의 기능, 엉덩관절의 삶의 질을 측정하는 5가지 하위 척도	각 하위 척도는 따로 점수를 매긴다. 하위 척도 점수를 0~100 척도로 변환시킨다. 0은 최악의 상태, 100은 최고의 상태를 의미한다
Western Ontario and McMaster Universities Osteoarthritis Index (WOMAC)	통증, 뻣뻣함, 장애를 측정하는 3가지 하위 척도가 있는 24가지 항목	각 하위 척도는 따로 점수를 매긴다. 높은 점수일수록 심한 통증, 낮은 점수일수록 약한 통증을 의미한다
Harris Hip Score (HHS)	통증, 기능, 기형 없음, ROM을 측정하는 10가지 항목	각 항목마다 고유한 숫자 척도가 있고 총 100점이다. 점수는 다음을 따른다. <70 poor, 70~80 fair, 80~90 good, 90~100 excellent

(MRI), 자기 공명 관절강 검사 (MRA)가 포함된다.[89] 이 섹션에서는 영상 기법과 특정 병리학적 특징을 감지하는 진단 기능의 예시를 설명한다.

방사선 사진은 일반적으로 골절, 비정상적인 엉덩관절 형태, 넙다리뼈머리끝분리증 같은 다양한 질환을 진단하기 위해 골반 및 엉덩관절의 뼈 구조를 측정하는 데에 사용된다. 부록 C는 다음 장에서 논의되는 일반적인 골반 및 엉덩관절 질환을 진단하는 데 포함된 다양한 방사선 촬영 기술에 대해 포괄적으로 설명한다.

CT는 컴퓨터와 결합된 여러 x-레이 이미지를 결합하여 특정 해부학적 구조의 단면도를 생성하는 방사선 촬영 기술이다. CT 스캔은 엉덩관절의 뼈 질환 (예: 넙다리뼈머리 골절, 뼈 비정상) 및 관절내 질환 (예: 절구테두리 파열)을 측정하는데 사용된다.[90] CT는 FAI 및 절구테두리 파열 (민감도 92~97%, 특이도 87~100%), 관절 연골 병변 (민감도 88%, 특이도 82%)에서 높은 진단 정확도를 보였다.[3,91,92]

뼈 신티그라피 또는 뼈 스캔은 엉덩관절의 피로 골절, 골종양, 골다공증과 같은 다양한 뼈 질환을 측정하는 데 사용되는 핵영상 검사다. 뼈 스캔은 넙다리뼈목 및 전자간골절 (민감도 91%, 특이도 100%)과 척추분리증 · 골종양 · 감염 (골수염) · 엉치엉덩관절염 · 골절 같이 아동 요통의 원인 (민감도 94%, 특이도 100%)에서 높은 진단력을 보였다.[89,93]

진단용 초음파는 근육, 힘줄, 연골 질환과 같은 연조직 장애에 자주 사용되는 새로운 검사다. 초음파 검사는 변환기를 통해 신체의 특정 조직에 음파를 보낸다. 음파가 조직에서 반사되어 기록되고 이미지로 변환된다.[94] 초음파는 방사선이 없으며 다른 영상 기법보다 비용이 적기 때문에 점점 대중화되고 있다. 엉덩관절 부위에 대한 초음파 진단의 유용성이 꾸준히 나오고 있다. 절구테두리 파열의 진단에서 민감도 82%, 특이도 60%를 나타냈고, 큰돌기 통증 증후군의 볼기근 건병증의 진단에서 민감도 61%, 특이도 100%를 나타낸 연구가 있다.[94,95]

MRI와 MRA는 종종 엉덩관절의 연조직 구조를 측정하는 데 사용된다. MRI는 자기장과 전파를 사용하여 신체의 이미지를 형성하는 반면, MRA는 관절에 조영제를 주입한 후 동일한 기술을 사용하여 이미지를 형성한다.[96] MRI와 MRA는 엉덩관절의 관절내 장애를 진단하는데 선호되는 기술이다. 예를 들어, MRI는 FAI 진단에서 민감도가 66%, 특이도가 79%인 반면, MRA는 민감도가 91%, 특이가 80%다.[89,97] MRI와 MRA는 절구테두리 파열을 진단하는데 적당한 민감도 (66%, 87%)와 특이도 (79%, 64%)를 보였다.[97] 엉덩관절의 관절 연골 병변에서는 MRI의 민감도가 59%, 특이도가 94%인 반면, MRA의 민감도는 62%, 특이도는 86%였다.[95]

진단적 영상 검사는 검사 과정의 중요한 부분이며 임상 검사의 결과 대신 의심스러운 병리학적 과정을 진단하거나 확인하는 데 자주 사용된다. 이 섹션에서는 진단적 영상 검사의 일반적인 유형과 진단 정확도의 예시에 대해 간단히 설명했다. 다음 장에서는 언급된 질환에서 선호되는 영상 기법에 대해 더 집중적인 논의를 할 것이다.

환자 관련 결과 (Patient-Related Outcome, PRO) 설문지

PRO 설문은 흔히 통증과 기능에 대한 환자의 인식뿐만 아니라 그들의 장애가 그들의 삶에 어떤 영향을 미치는지를 더 잘 이해하기 위해 사용된다. 엉덩관절 및 골반 부위에 여러 PRO 질문지를 사용할 수 있다 (표 2-6). 종종 이 설문지는 재활 과정 전반에 걸쳐 반복적으로 사용되고, 치료 과정에서 환자의 진행 상태를 파악하는 데 도움이 된다. 이 섹션에서는 선정된 설문지와 설문지들의 통계적 특성에 대해 논의할 것이다.

통증 평가에서는 환자의 통증 정도를 측정하기 위해 일반적으로 숫자 통증 평가 척도 (numeric pain rating scale, 0=통증 없음, 10=제일 심한 통증), 시각 아날로그 척도 (visual analog scale)가 사용되며, 이들은 연구에서 검증되었다.[98,99] 청년~중년 성인의 비관절염성 엉덩관절 및 사타구니 질환의 경우, Copenhagen Hip and Groin Outcome Score (HAGOS), Hip Outcome Score (HOS), International Hip Outcome Tool-33 (IHOT-33), IHOT-12 (짧은 버전)이 권장된다.[100] 모든 설문지에는 내용타당도 (HOS 제외), 검사-재검사 신뢰도, 반응성, 구인타당도, 해석능력을 포함한 좋은 임상 특성이 포함된다.[100] HAGOS는 통증, 증상, 일상 생활에서의 신체 기능, 스포츠 및 레크리에이션 활동에서의 신체 기능, 신체 활동의 참여, 엉덩관절이나 사타구니의 삶의 질을 측정하는 6개의 개별적인 하위 척도를 포함한다.[101] HOS에는 일상 생활과 스포츠 활동 중 신체 기능을 측정하는 24가지 질문이 있다.[89,100] IHOT-33은 33가지 질문이 있고, IHOT-12 (짧은 버전)는 12가지 질문이 있다. 두 가지 방법 모두 엉덩관절 관련 증상, 기능, 스포츠, 직업 활동에서의 기능, 삶의 질을 측정한다.[102,103]

엉덩관절 골관절염이 있는 성인의 경우, Hip Disability and Osteoarthritis Outcome Score (HOOS), Western Ontario and McMaster Universities Osteoarthritis Index (WOMAC), Harris Hip Score (HHS)가 권장된다.[104] 모든 설문지에는 내용타당도, 검사-재검사 신뢰도, 반응성, 구인타당도, 해석능력을 포함한 좋은 임상 특성이 포함된다.[104] HOOS는 통증, 증상, 일상 생활에서의 기능, 스포츠 및 레크리에이션에서의 기능, 엉덩관절의 삶의 질을 측정하는 5가지 하위 척도를 포함한다. WOMAC은 통증, 뻣뻣함, 장애를 측정하는 3가지 하위 척도가 있는 24가지 항목의 지수다.[105] HOOS는 동일한 지수를 포함하고, WOMAC의 확장판으로 간주된다.[104] HHS는 통증, 기능, 기형 없음, ROM을 측정하는 10가지 항목이 있는 도구이다.[104]

이 섹션에서는 비관절염성 및 관절염성 엉덩관절 통증이 있는 환자에게 일반적으로 사용되는 PRO 설문지에 대해 간략히 설명했다. 다른 많은 설문지를 사용할 수 있으며, 사용 가능한 모든 PRO 설문지에 대한 포괄적인 논의는 이 책의 범위를 벗어난다. 여기에 언급된 많은 PRO 설문지는 언급된 장애와 관련된 다음 장에서도 논의될 것이다. 독자는 이 논의에서 사용된 상호 심사 자료에 대한 참조 목록을 검토하는 것이 좋다.

요약

이 장에서는 엉덩관절의 검사 과정에 대해 자세히 설명했다. 각 자세마다 제안된 순서 및 임상 검사는 환자의 기능적 능력에 따라 수정되어야 한다. 독자는 모든 환자에게 적용할 수 있는 표준화된 근거 중심 순서를 개발하는 것이 좋다. 이 장에서는 다음 장을 위한 기초 검사 정보를 제공했다.

참고문헌

1. Slipman CW, Jackson HB, Lipetz JS, et al. Sacroiliac joint pain referral zones. *Arch Phys Med Rehabil*. 2000;81 (3):334-338.
2. Redmond JM, Gupta A, Nasser R, et al. The hip-spine connection: understanding its importance in the treatment of hip pathology. *Orthopedics*. 2015;38 (1):49-55.
3. Byrd JW. Evaluation of the hip: history and physical examination. *N Am J Sports Phys Ther*. 2007;2 (4):231-240.
4. O'Leary JA, Berend K, Vail TP. The relationship between diagnosis and outcome in arthroscopy of the hip. *Arthroscopy*. 2001;17 (2):181-188.
5. Reiman MP, Mather RC 3rd, Hash TW 2nd, et al. Examination of acetabular labral tear: a continued diagnostic challenge. *Br J Sports Med*. 2014;48 (4):311-319.
6. Frank RM, Slabaugh MA, Grumet RC, et al. Posterior hip pain in an athletic population: differential diagnosis and treatment options. *Sports Health*. 2010;2 (3):237-246.
7. Martin HD, Shears SA, Palmer IJ. Evaluation of the hip. *Sports Med Arthrosc*. 2010;18 (2):63-75.
8. Sink EL, Gralla J, Ryba A, et al. Clinical presentation of femoroacetabular impingement in adolescents. *J Pediatr Orthop*. 2008;28 (8):806-811.
9. Tyler TF, Nicholas SJ. Rehabilitation of extra-articular sources of hip pain in athletes. *N Am J Sports Phys Ther*. 2007;2 (4):207-216.
10. Grumet RC, Frank RM, Slabaugh MA, et al. Lateral hip pain in an athletic population: differential diagnosis and treatment options. *Sports Health*. 2010;2 (3):191-196.
11. Dawson J, Linsell L, Doll H, et al. Assessment of the Lequesne index of severity for osteoarthritis of the hip in an elderly population. *Osteoarthritis Cartilage*. 2005;13 (10):854-860.
12. Martin H, Palmer I. History and physical examination of the hip: the basics. *Curr Rev Musculoskelet Med*. 2013;6 (3):219-225.
13. Lewis CL, Sahrmann SA. Effect of posture on hip angles and moments during gait. *Man Ther*. 2015;20 (1):176-182.
14. Lewis CL, Khuu A, Marinko LN. Postural correction reduces hip pain in adult with acetabular dysplasia: a case report. *Man Ther*. 2015;20 (3):508-512.
15. Ida T, Nakamura Y, Hagio T, et al. Prevalence and characteristics of cam-type femoroacetabular deformity in 100 hips with symptomatic acetabular dysplasia: a case control study. *J Orthop Surg Res*. 2014;9:93.
16. Truszczynska A, Drzal-Grabiec J, Rapala K, et al. Characteristics of selected parameters of body posture in patients with hip osteoarthritis. *Ortop Traumatol Rehabil*. 2014;16 (3):351-360.
17. Weng WJ, Wang WJ, Wu MD, et al. Characteristics of sagittal spine-pelvis-leg alignment in patients with severe hip osteoarthritis. *Eur Spine J*. 2015;24 (6):1228-1236.
18. Hurwitz DE, Hulet CH, Andriacchi TP, et al. Gait compensations in patients with osteoarthritis of the hip and their relationship to pain and passive hip motion. *J Orthop Res*. 1997;15 (4):629-635.
19. Eitzen I, Fernandes L, Nordsletten L, et al. Sagittal plane gait characteristics in hip osteoarthritis patients with mild to moderate symptoms compared to healthy controls: a cross-sectional study. *BMC Musculoskelet Disord*. 2012;13:258.
20. Kokmeyer D, Strzelinski M, Lehecka BJ. Gait considerations in patients with femoroacetabular impingement. *Int J Sports Phys Ther*. 2014;9 (6):827-838.
21. Watelain E, Dujardin F, Babier F, et al. Pelvic and lower limb compensatory actions of subjects in an early stage of hip osteoarthritis. *Arch Phys Med Rehabil*. 2001;82 (12):1705-1711.
22. Constantinou M, Barrett R, Brown M, et al. Spatial-temporal gait characteristics in individuals with hip osteoarthritis: a systematic literature review and meta-analysis. *J Orthop Sports Phys Ther*. 2014;44 (4):291-297.
23. Hunt MA, Guenther JR, Gilbart MK. Kinematic and kinetic differences during walking in patients with and without symptomatic femoroacetabular impingement. *Clin Biomech (Bristol, Avon)*. 2013;28 (5):519-523.
24. Kennedy MJ, Lamontagne M, Beaule PE. Femoroacetabular impingement alters hip and pelvic biomechanics during gait walking biomechanics of FAI. *Gait Posture*. 2009;30 (1):41-44.
25. Diamond LE, Dobson FL, Bennell KL, et al. Physical impairments and activity limitations in people with femoroacetabular impingement: a systematic review. *Br J Sports Med*. 2015; 49 (4):230-242.
26. Eitzen I, Fernandes L, Nordsletten L, et al. Weight-bearing asymmetries during sit-to-stand in patients with mild-to-moderate hip osteoarthritis. *Gait Posture*. 2014;39 (2):683-688.
27. Lamontagne M, Kennedy MJ, Beaule PE. The effect of cam FAI on hip and pelvic motion during maximum squat. *Clin Orthop Relat Res*. 2009;467 (3):645-650.
28. Lequesne M, Mathieu P, Vuillemin-Bodaghi V, et al. Gluteal tendinopathy in refractory greater trochanter pain syndrome: diagnostic value of two clinical tests. *Arthritis Rheum*. 2008;59 (2):241-246.
29. Kivlan BR, Martin RL. Functional performance testing of the hip in athletes: a systematic review for reliability and validity. *Int J Sports Phys Ther*. 2012;7 (4):402-412.
30. Naal FD, Hatzung G, Muller A, et al. Validation of a self-reported Beighton score to assess hypermobility in patients with femoroacetabular impingement. *Int Orthop*. 2014;38 (11):2245-2250.
31. Remvig L, Jensen DV, Ward RC. Epidemiology of general joint hypermobility and basis for the proposed criteria for benign joint hypermobility syndrome: review of the literature. *J Rheumatol*. 2007;34 (4):804-809.
32. Bulbena A, Duro JC, Porta M, et al. Clinical assessment of hypermobility of joints: assembling criteria. *J Rheumatol*. 1992;19 (1):115-122.
33. Juul-Kristensen B, Rogind H, Jensen DV, et al. Inter-examiner reproducibility of tests and criteria for generalized joint hypermobility and benign joint hypermobility syndrome. *Rheumatology (Oxford)*. 2007;46 (12):1835-1841.
34. Boyle KL, Witt P, Riegger-Krugh C. Intrarater and interrater reliability of the Beighton and Horan joint mobility index. *J Athl Train*. 2003;38 (4):281-285.
35. Smits-Engelsman B, Klerks M, Kirby A. Beighton score: a valid measure for generalized hypermobility in children. *J Pediatr*. 2011;158 (1):119-123, 123.e111-123.e114.
36. McCormack M, Briggs J, Hakim A, et al. Joint laxity and the benign joint hypermobility syndrome in student and professional ballet dancers. *J Rheumatol*. 2004;31 (1):173-178.

37. Kim SH, Kwon OY, Yi CH, et al. Lumbopelvic motion during seated hip flexion in subjects with low-back pain accompanying limited hip flexion. *Eur Spine J.* 2014;23 (1):142-148.
38. Cook C, Hegedus E. *Orthopedic Physical Examination Tests: An Evidence-Based Approach.* 2nd ed. New York: Pearson Education; 2012.
39. Kerr RS, Cadoux-Hudson TA, Adams CB. The value of accurate clinical assessment in the surgical management of the lumbar disc protrusion. *J Neurol Neurosurg Psychiatry.* 1988;51 (2):169-173.
40. Peeters GG, Aufdemkampe G, Oostendorp RA. Sensibility testing in patients with a lumbosacral radicular syndrome. *J Manipulative Physiol Ther.* 1998;21 (2):81-88.
41. Casartelli NC, Maffiuletti NA, Item-Glatthorn JF, et al. Hip muscle weakness in patients with symptomatic femoroacetabular impingement. *Osteoarthritis Cartilage.*2011;19 (7):816-821.
42. Arokoski MH, Arokoski JP, Haara M, et al. Hip muscle strength and muscle cross sectional area in men with and without hip osteoarthritis. *J Rheumatol.* 2002;29 (10):2185-2195.
43. Harris-Hayes M, Mueller MJ, Sahrmann SA, et al. Persons with chronic hip joint pain exhibit reduced hip muscle strength. *J Orthop Sports Phys Ther.* 2014;44 (11):890-898.
44. Cuthbert SC, Goodheart GJ Jr. On the reliability and validity of manual muscle testing: a literature review. *Chiropr Osteopat.* 2007;15:4.
45. Stark T, Walker B, Phillips JK, et al. Hand-held dynamometry correlation with the gold standard isokinetic dynamometry: a systematic review. *PM R.* 2011;3 (5):472-479.
46. Arnold CM, Warkentin KD, Chilibeck PD, et al. The reliability and validity of handheld dynamometry for the measurement of lower-extremity muscle strength in older adults. *J Strength Cond Res.* 2010;24 (3):815-824.
47. Cournot M, Boccalon H, Cambou JP, et al. Accuracy of the screening physical examination to identify subclinical atherosclerosis and peripheral arterial disease in asymptomatic subjects. *J Vasc Surg.* 2007;46 (6):1215-1221.
48. Bierma-Zeinstra SM, Bohnen AM, Ramlal R, et al. Comparison between two devices for measuring hip joint motions. *Clin Rehabil.* 1998;12 (6):497-505.
49. Neumann DA. *Kinesiology of the Musculoskeletal System: Foundations for Rehabilitation.* St. Louis: Mosby; 2010.
50. Charlton PC, Mentiplay BF, Pua YH, et al. Reliability and concurrent validity of a smartphone, bubble inclinometer and motion analysis system for measurement of hip joint range of motion. *J Sci Med Sport.* 2015;18 (3):262-267.
51. Davis DS, Quinn RO, Whiteman CT, et al. Concurrent validity of four clinical tests used to measure hamstring flexibility. *J Strength Cond Res.* 2008;22 (2):583-588.
52. Fasen JM, O'Connor AM, Schwartz SL, et al. A randomized controlled trial of hamstring stretching: comparison of four techniques. *J Strength Cond Res.* 2009;23 (2):660-667.
53. Fredriksen H, Dagfinrud H, Jacobsen V, et al. Passive knee extension test to measure hamstring muscle tightness. *Scand J Med Sci Sports.* 1997;7 (5):279-282.
54. Herrington L. The effect of pelvic position on popliteal angle achieved during 90:90 hamstring-length test. *J Sport Rehabil.* 2013;22 (4):254-256.
55. Ylinen JJ, Kautiainen HJ, Hakkinen AH. Comparison of active, manual, and instrumental straight leg raise in measuring hamstring extensibility. *J Strength Cond Res.* 2010;24 (4):972-977.
56. Harvey D. Assessment of the flexibility of elite athletes using the modified Thomas test. *Br J Sports Med.* 1998;32 (1):68-70.
57. Ferber R, Kendall KD, McElroy L. Normative and critical criteria for iliotibial band and iliopsoas muscle flexibility. *J Athl Train.* 2010;45 (4):344-348.
58. Peeler JD, Anderson JE. Reliability limits of the modified Thomas test for assessing rectus femoris muscle flexibility about the knee joint. *J Athl Train.* 2008;43 (5):470-476.
59. Kim GM, Ha SM. Reliability of the modified Thomas test using a lumbo-pelvic stabilization. *J Phys Ther Sci.* 2015;27 (2):447-449.
60. Wolfe F, Smythe HA, Yunus MB, et al. The American College of Rheumatology 1990 criteria for the classification of fibromyalgia: report of the Multicenter Criteria Committee. *Arthritis Rheum.* 1990;33 (2):160-172.
61. Cheatham SW, Kolber MJ. Rehabilitation after hip arthroscopy and labral repair in a high school football athlete. *Int J Sports Phys Ther.* 2012;7 (2):173-184.
62. Reiman MP, Mather RC 3rd, Cook CE. Physical examination tests for hip dysfunction and injury. *Br J Sports Med.* 2015; 49 (6):357-361.
63. Leibold MR, Huijbregts PA, Jensen R. Concurrent criterion-related validity of physical examination tests for hip labral lesions: a systematic review. *J Man Manip Ther.* 2008;16 (2):E24-E41.
64. Martin RL, Sekiya JK. The interrater reliability of 4 clinical tests used to assess individuals with musculoskeletal hip pain. *J Orthop Sports Phys Ther.* 2008;38 (2):71-77.
65. Reiman MP, Goode AP, Cook CE, et al. Diagnostic accuracy of clinical tests for the diagnosis of hip femoroacetabular impingement/labral tear: a systematic review with meta-analysis. *Br J Sports Med.* 2015;49 (12):811.
66. Santori N, Villar RN. Acetabular labral tears: result of arthroscopic partial limbectomy. *Arthroscopy.* 2000;16 (1):11-15.
67. Troelsen A, Mechlenburg I, Gelineck J, et al. What is the role of clinical tests and ultrasound in acetabular labral tear diagnostics? *Acta Orthop.* 2009;80 (3):314-318.
68. Mitchell B, McCrory P, Brukner P, et al. Hip joint pathology: clinical presentation and correlation between magnetic resonance arthrography, ultrasound, and arthroscopic findings in 25 consecutive cases. *Clin J Sport Med.* 2003;13 (3):152-156.
69. Maslowski E, Sullivan W, Forster Harwood J, et al. The diagnostic validity of hip provocation maneuvers to detect intra-articular hip pathology. *PM R.* 2010;2 (3):174-181.
70. Tijssen M, van Cingel R, Willemsen L, et al. Diagnostics of femoroacetabular impingement and labral pathology of the hip: a systematic review of the accuracy and validity of physical tests. *Arthroscopy.* 2012;28 (6):860-871.
71. Sutlive TG, Lopez HP, Schnitker DE, et al. Development of a clinical prediction rule for diagnosing hip osteoarthritis in individuals with unilateral hip pain. *J Orthop Sports Phys Ther.* 2008;38 (9):542-550.
72. Lequesne M, Mathieu P, Vuillemin-Bodaghi V, et al. Gluteal tendinopathy in refractory greater trochanter pain syndrome: diagnostic value of two clinical tests. *Arthritis Care Res.* 2008;59 (2):241-246.
73. Nouraei SA, Anand B, Spink G, et al. A novel approach to the diagnosis and management of meralgia paresthetica. *Neurosurgery.* 2007;60 (4):696-700, discussion 700.
74. Verrall GM, Slavotinek JP, Barnes PG, et al. Description of pain provocation tests used for the diagnosis of sports-related chronic groin pain: relationship of tests to defined clinical (pain and

tenderness) and MRI (pubic bone marrow oedema) criteria. *Scand J Med Sci Sports*. 2005;15 (1):36-42.
75. Fishman LM, Dombi GW, Michaelsen C, et al. Piriformis syndrome: diagnosis, treatment, and outcome—a 10-year study. *Arch Phys Med Rehabil*. 2002;83 (3):295-301.
76. Grumet RC, Frank RM, Slabaugh MA, et al. Lateral hip pain in an athletic population: differential diagnosis and treatment options. *Sports Health*. 2010;2 (3):191-196.
77. Martin RL, Enseki KR, Draovitch P, et al. Acetabular labral tears of the hip: examination and diagnostic challenges. *J Orthop Sports Phys Ther*. 2006;36 (7):503-515.
78. Martin RL, Sekiya JK. The interrater reliability of 4 clinical tests used to assess individuals with musculoskeletal hip pain. *J Orthop Sports Phys Ther*. 2008;38 (2):71-77.
79. Otten R, Tol JL, Holmich P, Whiteley R. Electromyography activation levels of the 3 gluteus medius subdivisions during manual strength testing. *J Sport Rehabil*. 2015;24 (3):244-251.
80. Widler KS, Glatthorn JF, Bizzini M, et al. Assessment of hip abductor muscle strength: a validity and reliability study. *J Bone Joint Surg Am*. 2009;91 (11):2666-2672.
81. Hrysomallis C. Hip adductors' strength, flexibility, and injury risk. *J Strength Cond Res*. 2009;23 (5):1514-1517.
82. Gajdosik RL, Sandler MM, Marr HL. Influence of knee positions and gender on the Ober test for length of the iliotibial band. *Clin Biomech (Bristol, Avon)*. 2003;18 (1):77-79.
83. Reese NB, Bandy WD. Use of an inclinometer to measure flexibility of the iliotibial band using the Ober test and the modified Ober test: differences in magnitude and reliability of measurements. *J Orthop Sports Phys Ther*.2003;33 (6):326-330.
84. Hase T, Ueo T. Acetabular labral tear: arthroscopic diagnosis and treatment. *Arthroscopy*. 1999;15 (2):138-141.
85. Peeler J, Anderson JE. Reliability of the Ely's test for assessing rectus femoris muscle flexibility and joint range of motion. *J Orthop Res*. 2008;26 (6):793-799.
86. Carlsson H, Rasmussen-Barr E. Clinical screening tests for assessing movement control in non-specific low-back pain: a systematic review of intra- and inter-observer reliability studies. *Man Ther*. 2013;18 (2):103-110.
87. Lee SY, Sung KH, Chung CY, et al. Reliability and validity of the Duncan-Ely test for assessing rectus femoris spasticity in patients with cerebral palsy. *Dev Med Child Neurol*. 2015 Apr 6;[Epub ahead of print].
88. Kay RM, Rethlefsen SA, Kelly JP, et al. Predictive value of the Duncan-Ely test in distal rectus femoris transfer. *J Pediatr Orthop*. 2004;24 (1):59-62.
89. Reiman MP, Thorborg K. Clinical examination and physical assessment of hip joint-related pain in athletes. *Int J Sports Phys Ther*. 2014;9 (6):737-755.
90. Nepple JJ, Prather H, Trousdale RT, et al. Diagnostic imaging of femoroacetabular impingement. *J Am Acad Orthop Surg*. 2013;21 (suppl 1):S20-S26.
91. Nishii T, Tanaka H, Sugano N, et al. Disorders of acetabular labrum and articular cartilage in hip dysplasia: evaluation using isotropic high-resolutional CT arthrography with sequential radial reformation. *Osteoarthritis Cartilage*. 2007;15 (3):251-257.
92. Yamamoto Y, Tonotsuka H, Ueda T, et al. Usefulness of radial contrast-enhanced computed tomography for the diagnosis of acetabular labrum injury. *Arthroscopy*.2007;23 (12):1290-1294.
93. Alkhawaldeh K, Ghuweri AA, Kawar J, et al. Back pain in children and diagnostic value of (99m)Tc MDP bone scintigraphy. *Acta Inform Med*. 2014;22 (5):297-301.
94. Kong A, Van der Vliet A, Zadow S. MRI and US of gluteal tendinopathy in greater trochanteric pain syndrome. *Eur Radiol*. 2007;17 (7):1772-1783.
95. Fearon AM, Scarvell JM, Cook JL, et al. Does ultrasound correlate with surgical or histologic findings in greater trochanteric pain syndrome? A pilot study. *Clin Orthop Relat Res*. 2010;468 (7):1838-1844.
96. Smith TO, Simpson M, Ejindu V, et al. The diagnostic test accuracy of magnetic resonance imaging, magnetic resonance arthrography and computer tomography in the detection of chondral lesions of the hip. *Eur J Orthop Surg Traumatol*. 2013;23 (3):335-344.
97. Smith TO, Hilton G, Toms AP, et al. The diagnostic accuracy of acetabular labral tears using magnetic resonance imaging and magnetic resonance arthrography: a meta-analysis. *Eur Radiol*. 2011;21 (4):863-874.
98. Hjermstad MJ, Fayers PM, Haugen DF, et al. Studies comparing numerical rating scales, verbal rating scales, and visual analogue scales for assessment of pain intensity in adults: a systematic literature review. *J Pain Symptom Manage*. 2011;41 (6):1073-1093.
99. Breivik EK, Bjornsson GA, Skovlund E. A comparison of pain rating scales by sampling from clinical trial data. *Clin J Pain*. 2000;16 (1):22-28.
100. Thorborg K, Tijssen M, Habets B, et al. Patient-reported outcome (PRO) questionnaires for young to middle-aged adults with hip and groin disability: a systematic review of the clinimetric evidence. *Br J Sports Med*. 2015;49 (12):812.
101. Thorborg K, Holmich P, Christensen R, et al. The Copenhagen Hip and Groin Outcome Score (HAGOS): development and validation according to the COSMIN checklist. *Br J Sports Med*. 2011;45 (6):478-491.
102. Mohtadi NG, Griffin DR, Pedersen ME, et al. The development and validation of a self-administered quality-of-life outcome measure for young, active patients with symptomatic hip disease: the International Hip Outcome Tool (iHOT-33). *Arthroscopy*. 2012;28 (5):595-605, quiz 606-510 e591.
103. Griffin DR, Parsons N, Mohtadi NG, et al. A short version of the International Hip Outcome Tool (iHOT-12) for use in routine clinical practice. *Arthroscopy*. 2012;28 (5):611-616, quiz 616-618.
104. Nilsdotter A, Bremander A. Measures of hip function and symptoms: Harris Hip Score (HHS), Hip Disability and Osteoarthritis Outcome Score (HOOS), Oxford Hip Score (OHS), Lequesne Index of Severity for Osteoarthritis of the Hip (LISOH), and American Academy of Orthopedic Surgeons (AAOS) Hip and Knee Questionnaire. *Arthritis Care Res*. 2011;63 (S11):S200-S207.
105. Bellamy N, Buchanan WW, Goldsmith CH, et al. Validation study of WOMAC: a health status instrument for measuring clinically important patient relevant outcomes to antirheumatic drug therapy in patients with osteoarthritis of the hip or knee. *J Rheumatol*. 1988;15 (12):1833-1840.

3

엉덩관절의 질환: 관절외 질환

Hip Disorders: Extraarticular

KEELAN ENSEKI AND SCOTT W. CHEATHAM

개 요

엉덩관절 질환에 대한 감별 진단은 여러 가지 관절내 및 관절외 병리학적 과정으로 인해 어려울 수 있다. 실제로 엉덩관절의 관절경 수술을 받은 환자 중 최대 60%는 오진된 질환이다.[1] 이 장에서는 일반적인 관절외 장애를 다루는 반면, 4장에서는 일반적인 관절내 장애를 다룰 것이다. 이 장에서 설명하는 일반적인 병리학적 질환에는 발음성 고관절 (snapping hip syndrome, SHS), 지각이상성 대퇴신경통 (meralgia paresthetica, MP), 모음근 관련 사타구니 통증, 큰돌기 통증 증후군 (greater trochanteric pain syndrome, GTPS), 근위부 햄스트링 손상이 있다.

발음성 고관절

SHS 또는 coxa saltans는 움직일 때 엉덩관절 주위에서 발생하는데 "뚝" 하는 소리가 만져지거나 들리는 것이 특징인 질환이다.[2] 이 질환은 일반적으로 안쪽 SHS (ISHS) 또는 가쪽 SHS (ESHS)로 분류된다. ISHS의 경우 "뚝" 하는 느낌이 보통 엉덩관절 앞쪽에서 느껴지며, ESHS의 경우 엉덩관절 가쪽에서 느껴진다.[3] 역학 자료가 드물고 유병률을 보고하는 연구도 거의 없다. 이용 가능한 자료에 따르면, SHS는 인구의 5~10%에서 발생하며, 대개 15~40세에서 발생하고, 남성보다 여성에게 더 많은 영향을 미친다.[4-6] SHS는 종종 반복적 인 활동과 관련이 있으며 달리기, 육상, 미식축구, 축구, 골프, 역도, 춤과 같은 스포츠에서 흔하다 (8장 참조).[5-11] SHS는 보통 대퇴비구 충돌 증후군 (femoral acetabular impingement , FAI) 같은 일반적인 진단과 비교했을 때 부가 진단으로 간주되지 않고 엉덩관절 통증의 감별 진단 중에 배제되는 경우가 많다.[12]

환자 프로필 및 손상 메커니즘

ISHS와 ESHS 모두 환자가 처음에는 활동 시 "아프지 않거나" 뚝하거나 딸깍거리거나 터지는 것 같은 소리만 난다고 할 수 있고, 결국에는 이로 인해 불편함을 느낄 수 있다. ISHS의 경우, 심한 굽힘 (예: $>90°$) 및 가쪽돌림 시 이러한 느낌이 날 수 있다.[3,13] 차에 오르내리기, 앉았다 일어나기, 달리기 같은 특정 움직임이 어려울 수 있다.[3] SHS는 주로 엉덩두덩뼈융기, 앞쪽 엉덩관절주머니, 넙다리뼈머리, 엉덩넙다리인대 위의 엉덩허리근의 힘줄에서 나는 소리로 발생한다.[9,13,14] ESHS의 경우, 엉덩관절 굽힘이나 가쪽돌림 또는 안쪽돌림 시 이러한 느낌이 날 수 있다.[3] 무거운 물건 옮기기, 계단 오르기, 골프, 달리기 같은 특정 움직임이 어려울 수 있다.[3] 이러한 감각은 엉덩정강근막띠 (ITB)나 큰돌기 위의 큰볼기근의 힘줄 또는 돌림 시 궁둥뼈결절 위의 근위부 햄스트링의 아탈구로 인한 소리로 발생할 수 있다.[3,4,15-17]

임상 검사

SHS는 종종 환자의 과거력 및 임상 검사 중 유발 검사로 진단된다. 이 섹션에서는 ISHS 및 ESHS에 대한 일반적인 특수 검사를 다룰 것이다. 엉덩관절 검사에 대한 포괄적인 논의는 2장을 참고하면 된다.

두 질환 모두, 문헌에 설명된 특수 검사가 거의 없다. ISHS의 경우, 문헌에 설명된 유일한 특수 검사는 발음성 고관절 검사 (snapping hip maneuver)라고 불리는데, 이는 엉덩허리근 수축을 통해 뚝 하는 느낌을 재현하는 것이다.[3,18] 검사자가 검사하는 엉덩관절의 엉덩허리근 힘줄을 촉진한다. 검사자가 환자의 엉덩관절을 굽힘, 가쪽돌림, 벌림을 한 뒤, 수동적으로 폄, 안쪽돌림, 모음을 한다. 만약 30~45°의 굽힘에서 "뚝" 하는 느낌이 났으면 양성이고 엉덩허리근 힘줄에 도수 압박을 가하여 감소시킬 수 있다 (그림 3-1).[2,5] 현재 이 검사의 임상 계측 특성을 측정한 연구는 없다. 임상에서 이 검사를 사용할 때 이를 고려해야 한다.

ESHS의 경우, ITB 복합체가 종종 관련이 있으며, 일반적으로 이 질환이 의심될 경우 임상 검사의 초점이 된다. 움직임 검사에는 종종 굽혀진 엉덩관절의 돌림, 펴지고 모아진 엉덩관절의 돌림, 엉덩관절의 굽힘 및 폄이 포함된다.[3,18] 문헌에서

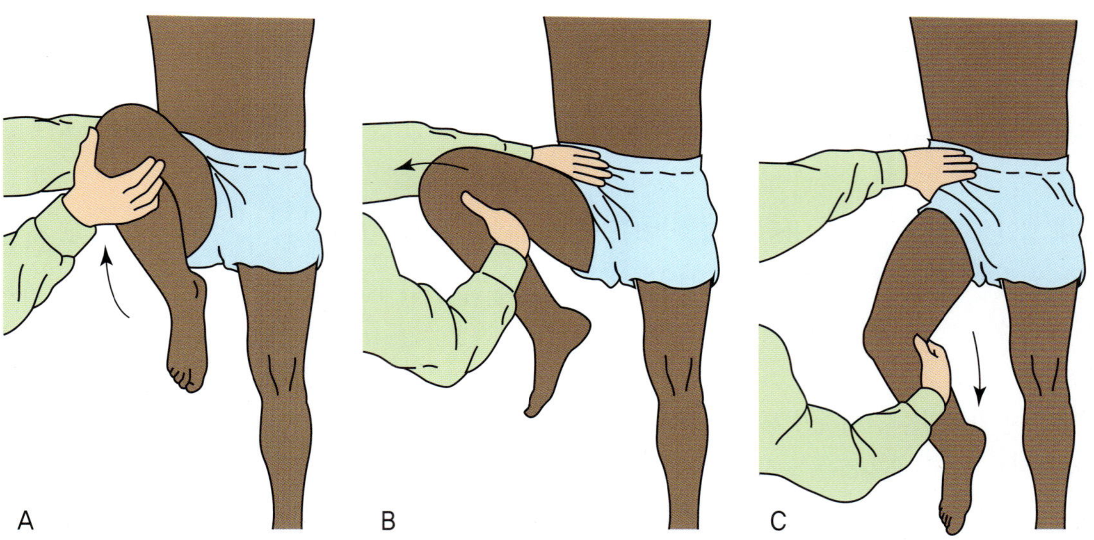

• **그림 3-1 발음성 고관절 검사.** A, 엉덩관절 굽힘. B, 가쪽돌림 및 벌림. C, 폄, 안쪽돌림, 모음.

언급된 특수 검사는 없다. 또한 이러한 움직임의 임상 계측 특성을 측정한 보고는 없다. 질환에 대한 정보를 얻을 수 있는 다른 테스트에는 Thomas test와 Ober test가 포함된다.

현재 SHS와 관련된 특정 환자 결과 도구는 없다. 치료사는 환자의 기능, 선호 활동, 재활 목표와 관련된 귀중한 정보를 얻을 수 있는 관련 엉덩관절 결과 설문지 (예: Lower Extremity Function Scale)를 사용해야 할 수도 있다.

감별 진단

감별 진단은 "뚝 하는 느낌"이 엉덩관절 앞쪽인지 (ISHS) 가쪽인지 (ESHS) 파악하여 감각을 재현하기에 좋은 환자의 과거력을 포함한다. 이는 SHS를 다른 잠재적인 장애와 구별하는 가장 중요한 진단 지표 중 하나로 간주된다.[3] ISHS의 경우, 고려해야 할 기타 질환으로는 엉덩두덩 윤활낭염, 넙다리곧은근 힘줄염이 있고, 드물지만 관절내 질환 (예: FAI)도 포함될 수 있다. ESHS의 경우, 고려해야 할 기타 병리학적 과정으로는 큰돌기 윤활낭염, 중간볼기근 힘줄염이 있다. 이러한 병리학적 질환은 SHS를 수반할 수 있으므로 검사 중에 배제해야한다.

영상 검사

기타 질환을 배제하고 손상된 구조를 확인하기 위해 다양한 영상 검사가 사용된다. SHS 환자들의 방사선 결과는 종종 정상이지만 SHS와 관련이 있는 골절, 넙다리뼈목의 작은 각 (안굽이엉덩관절), 발달성 이형성증을 검사하는 데 사용될 수 있다.[3,5,19] 방사선 사진 촬영은 종종 앞뒤 영상, 개구리 다리 자세 영상을 포함한다.[5]

자기 공명 영상 (Magnetic resonance imaging, MRI)은 종종 FAI, 절국테두리 파열, 뼈연골골절, 느슨한 뼈몸통과 같이 발생 가능한 관절내 원인을 평가하는 데 사용된다. 또한 MRI는 엉덩허리근 힘줄 장애 (ISHS), 큰돌기 윤활낭염 (ESHS), 연조직 종양을 포함한 발생 가능한 관절외 원인을 평가하는 데 사용할 수 있다.[3,5]

건병증, 점액낭염, 윤활막염을 감지하기 위해 초음파도 사용된다. 동적 초음파는 감각을 유발하는 움직임 중에 ISHS에서의 엉덩허리근 힘줄의 병리학적 움직임과 ESHS에서의 큰볼기근 및 ITB의 병리학적 움직임을 감지하는 데 사용된다.[3,5]

손상 후 고려사항

앞서 언급했듯이, SHS는 잠행성 발병일 수 있고 장기적이고 반복적인 움직임으로 결국 악화될 수 있다. 이러한 환자는 질환이 기능을 감소시키거나 통증을 느끼기 시작하면 의학적 상담을 받을 수 있다. 의사는 환자에게 활동을 제한하라고 하고, 경구용 약을 처방하며, 코르티손이나 마취 주사를 투여하고, 필요한 경우 영상 검사를 시행할 수 있다 (예: MRI, 초음파).[3,4] 물리치료는 종종 기구 (예: 얼음)를 사용해 통증을 감소시키고, 근막 가동성, 근육 길이, 근력, 하지의 운동 사슬 기능을 회복시키는 데 중점을 두고 처방한다.[3,4]

재활 고려사항

환자 교육

환자 교육에는 아픈 동작 피하기, 적절한 훈련 기법, 초기 손상 인식, 활동 후 회복 기법 (예: 스트레칭, 폼 롤링)에 대한 교육을 포함해야한다. 이 환자들은 "뚝" 하는 느낌을 무시하는 경향이 있으며, 이로 인해 결국 활동 중에 불편함을 생길 수 있다. 환자는 활동 중 증상이 없어야한다. 적절한 준비 운동과 마무리 운동을 강조해야 하며, 특히 활동 후 스트레칭을 강조해야한다.

재활 프로그램

재활 중재는 증후군에 영향을 미치는 근골격계 장애를 다뤄야한다. SHS 재활에 관한 문헌은 드물어서 사례 연구와 임상 해설만 포함되었다.[2-7,10,14,17,20] 앞으로 논의되는 주요 전략은 도수 치료, 근막 이완, 스트레칭, 근력 강화 운동이다.

도수 치료

각각의 SHS에는 문제에 영향을 미치는 특정 연조직 제한이 있을 수 있다. ISHS의 경우 보통 엉덩허리근이 타이트하고 주요 손상 근육이다.[3] 이 근육을 이완시키기 위해 연조직 가동술이 사용될 수 있다 (그림 3-2).[10] 골반의 가동술이나 도수 치료도 효과적인 중재로 언급되었다.[5,10,20] ESHS의 경우 큰볼기근, 대퇴근막장근 (TFL), ITB 복합체를 대상으로 하는 비슷한 연조직 가동술이 효과적이다. 햄스트링, 엉덩관절 가쪽돌림근, 모음근들에 이차적인 연조직 제한이 있을 수 있으며 이를

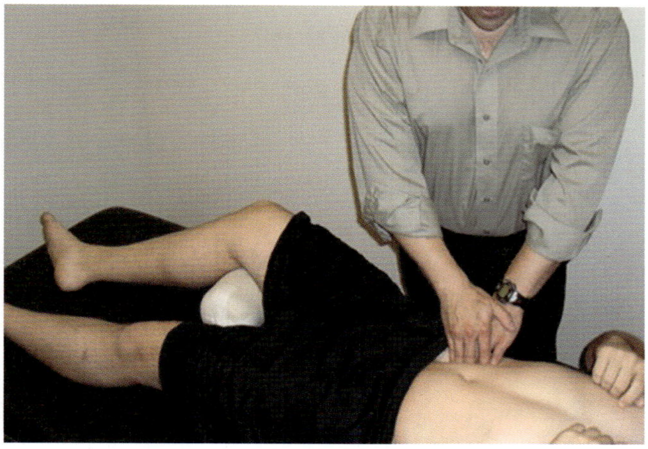

• 그림 3-2 허리근 이완.

치료 중에 다뤄야 한다.

스트레칭 및 자가 근막 이완

ISHS의 경우, 엉덩허리근 및 넙다리곧은근의 스트레칭과 함께 엉덩관절 앞쪽 근육에 폼 롤링과 같은 자가 근막 이완 기법을 시행하는 것이 효과적인 것으로 밝혀졌다.[10,14,17,21] ESHS의 경우 볼기근, 엉덩관절 벌림근, 가쪽돌림근에 스트레칭과 근막 이완 기법을 해야한다.[3,22] 정적 스트레칭 및 고유수용성 신경근 촉진법 (PNF) 같은 특정 스트레칭 기법은 근육 길이를 증가시키는데 효과적일 수 있다.[23,24] 동적 스트레칭 또한 도움이 될 수 있지만 주의해야한다.[23,25] 어떤 동적 스트레칭 패턴은 엉덩관절 안쪽이나 바깥쪽에서 "뚝" 하는 느낌이 날 수 있는 움직임이 필요하기 때문이다. 고객은 증상이 없는 활동을 수행하는 것이 좋다

손상 후 초기 단계 동안에는 조직의 길이를 늘리기 위해 매일 지속적으로 스트레칭하는 것을 강조해야 한다. 스트레칭과 근막 운동 프로그램은 타이트한 조직을 먼저 다룬 다음 원하는 동작이 이루어지면 전반적인 유지 프로그램으로 진행해야한다.

근력 강화 운동 및 기능적 활동

ISHS와 ESHS 모두 적절한 근력과 조절력을 회복하는 데 도움이 되는 특정 근력 강화 운동을 해야 한다. 앞서 언급했듯이 초기 엉덩관절 조절은 하지의 운동 사슬 정렬에 큰 영향을 미치는 것으로 보인다. ISHS의 경우, 볼기근, 엉덩관절 가쪽돌림근, 엉덩허리근의 근력 강화에 집중해야 하고, 필요한 경우 엉덩관절의 기타 주요 근육도 강화한다. ESHS의 경우, 볼기근, 가쪽돌림근, 벌림근, 모음근에 집중해야 하고, 필요한 경우 다른 근육도 강화한다. SHS 환자는 불편함을 피하기 위해 천천히 진행되어야한다. "뚝" 하는 느낌을 유발하는 활동은 피해야한다. 기본적인 닫힌 운동 사슬 진행을 권장하며, 시상면으로 시작하여 관상면으로 진행하고, 마지막으로 수평면 또는 다양한 면의 움직임으로 진행한다. 다양한 면의 움직임은 안쪽이나 바깥쪽의 발음을 유발할 수 있으므로 주의해야 한다. 환자의 움직임이 향상되면 더 발전된 움직임을 수행할 수 있다. 표 3-1은 다양한 면에서 닫힌 운동 사슬 활동에 대한 몇 가지 예시를 보여준다.

수술적 중재

보존적인 관리가 실패했다면 ISHS와 ESHS 모두 수술적 중재를 선택할 수 있다. ISHS의 경우, 엉덩관절이나 작은돌기의 닿는곳 (insertion) 수준에서 관절경이나 개방형 엉덩허리근 힘줄 절제술을 시행한다.[26] Khan과 동료들은[13] ISHS에 대한 개방 및 관절경 수술의 성공률을 알아보기 위해 체계적 검토를 시행했다. 이 연구자들은 환자의 100%가 관절경 절제술 후 증상이 호전되었고, 77%가 개방형 수술 후 증상이 호전되었다고 밝혔다. 합병증 발생률은 관절경의 경우 2.3%였던 것에 비해 개방형 수술의 경우 21%였다.[13] ESHS의 경우, 관절

표 3-1 하지의 닫힌 운동 사슬 진행 제안

움직이는 면	운동 진행 (쉬움→어려움)
시상면	레그 프레스 기계→공을 이용한 벽 스쿼트→앞쪽으로의 런지→계단에서 걷기→폼 위에서 양쪽 스쿼트→공기가 들어 있는 판이나 BOSU 위에서 양쪽 스쿼트→땅에서 한 다리로 스쿼트→폼 위에서 한 다리로 스쿼트→공기가 들어 있는 판이나 BOSU 위에서 한 다리로 스쿼트
관상면	평평한 면에서 사이드 스테핑→계단에서 한 발씩 오르면서 사이드 스테핑→밴드를 이용한 사이드 스테핑→볼을 주고 받으면서 사이드 스테핑 (빠르게)→슬라이드 보드
혼합	다양한 방향으로의 런지→다양한 방향으로 발가락을 터치하면서 한 다리로 균형 잡기→한 다리로 서서 앞에 있는 콘 터치하기→다양한 방향으로 깡충 뛰기 (양발)→다양한 방향으로 깡충 뛰기 (한발)

BOSU, BOSU Balance Trainer (BOSU, Ashland, Ohio).

경이나 개방형 수술이란 큰돌기가 발음 없이 자유롭게 움직일 수 있도록 큰돌기의 가쪽에 다이아몬드 모양의 홈을 만들어 ITB를 절제하는 것을 의미하거나 ITB를 길게 하기 위해 Z 형성술을 시행한다.[26-28] 두 수술의 결과에 관한 연구는 여전히 진행중이다. ESHS에 대한 Z형성술의 예비 조사는 좋은 단기 결과를 나타냈다.[27-30] 이러한 수술적 중재에 대한 포괄적인 논의는 이 장의 범위를 벗어나므로, 이 주제에 대한 관련 기사의 참조 목록을 참고하면 된다.

요약

ISHS와 ESHS 모두 반복적인 과사용 활동으로 인해 흔히 발생하며 일반적으로 임상 검사를 통해 진단된다. 영상 검사는 종종 다른 잠재적인 병리학적 과정을 배제하기 위해 사용된다. SHS의 관리에는 환자 교육 (예: 위험 요인 감소), 도수 치료, 치료적 운동, 물리치료로 구성된 복합적인 프로그램이 포함된다.

지각이상성 대퇴신경통

MP는 가쪽넙다리피부신경 (LCNT)의 지배를 받는 부위 내에 통증, 지각 이상, 감각 상실을 초래하는 신경 포착이다.[31,32] 보고된 발생률은 일반 인구 중 연간 10,000명당 4.3명이고 당뇨병 환자 중 연간 100,000명당 247명이다.[33-35] MP는 30~40세에서 가장 흔하며 여성보다 남성에게서 흔하게 발생한다.[32,36] MP는 체조, 야구, 축구, 보디빌딩, 격렬한 운동 등 다양한 스포츠 및 신체 활동과 관련이 있다.[32,37-42]

해부학적 리뷰

LCNT는 허리신경얼기의 일부이며 주로 허벅지 앞-가쪽의 감각 신경을 지배하는 기능을 한다. 이 신경은 L1~L3에서 발생하는 다양한 허리신경들과 함께 사람마다 방향이 다를 수 있다. LCNT는 큰허리근의 가쪽 면에 있는 허리신경얼기에서 시작되어 엉덩근을 지나 위앞엉덩뼈가시까지 이어져 있고, 샅고랑인대를 통과해 넙다리빗근을 지나 허벅지로 들어가 앞가지, 뒷가지로 나뉜다.[37,44] 골반으로 나올 때 신경의 해부학적 경로가 각각 다를 수 있다. 시체 조사를 통해 5가지 유형의 변형이 보고되었다 (표 3-2).[44-46] 이 변형은 LCNT의 압박이 일반적으로 골반을 나올 때 발생하기 때문에 임상에서 중요하다. 환자는 자신만의 해부학적 구조를 반영하는 다양한 징후와 증상을 나타낼 수 있다.[47]

표 3-2 가쪽넙다리피부신경의 해부학적 변형

종류*	비율(%)	해부학적 위치
A	4	위엉덩뼈가시의 뒤쪽에서 앞쪽, 엉덩뼈능선을 지남
B	27	위앞엉덩뼈가시의 앞쪽 및 넙다리빗근의 이는곳의 얕은쪽이지만 샅고랑인대 내에 있음
C	23	위엉덩뼈가시의 안쪽, 넙다리빗근의 힘줄성 이는곳의 안에 싸여 있음
D	26	넙다리빗근의 힘줄과 엉덩허리근의 두꺼운 근막 사이의 공간에 위치한 넙다리빗근의 이는곳의 안쪽, 샅고랑인대의 깊은 곳
E	20	대부분 성긴결합조직의 안쪽에 있고 껴있음, 샅고랑인대의 깊은곳, 엉덩허리근의 얇은 근막 위에 놓임, 음부넙다리신경의 넙다리가지에 기여함

Aszmann OC, Dellon ES, Dellon AL. Anatomical course of the lateral femoral cutaneous nerve and its susceptibility to compression and injury. Plast Reconstr Surg. 1997;100 (3):600-604.에서의 데이터.
* A, B, C형은 기계적 외상에 가장 취약하다.

환자 프로필

MP로 진단받은 환자는 다음과 같은 증상을 하나 이상 나타낼 수 있다: 허벅지 앞-가쪽에 통증, 타는 듯한 느낌, 저림, 근육 통증, 차가운 느낌, 갑작스런 통증, 윙윙거리는 느낌 (핸드폰 진동처럼).[31,48,49] 환자는 자연적으로 해결되는 경미한 발병이나 기능을 제한하는 심각한 증상을 겪을 수 있다.[31,48] 장기간 서고 걷는 것도 통증을 유발할 수 있으며, 앉기는 이론적으로 LCNT의 긴장을 감소시키거나 변화시키는 엉덩관절 굽힘을 통해 통증이 완화될 수 있다.[32,48,50] 각 환자마다 고유한 임상 양상과 증상의 분포가 있다. Seror와 Seror[51]는 MP로 진단받은 120명의 환자를 대상으로 신경생리학적 연구를 사용하여 조사를 실시했다. 이 연구자들은 88명 (73%)이 가쪽 허벅지만 손상됐고, 32명 (26%)이 앞-가쪽 허벅지가 손상됐음을 밝혔다. 62명 (51.6%)은 오른쪽 허벅지가 손상됐고, 58명 (48.3%)은 왼쪽 허벅지가 손상됐다.[51] 그러므로 환자들은 가쪽이나 앞-가쪽 허벅지에 발생하는 한쪽 또는 양쪽 증상을 겪을 수 있다.

유병률 및 손상의 메커니즘

MP는 특발성 또는 의인성으로 분류할 수 있다.[48] 특발성 MP는 LCNT가 골반을 나올 때 해부학적 경로를 따라 신경을 압박하는 기계적인 요인과 관련이 있다. 관련된 기계적인 요인에는 직접적인 외상, 비만 (체질량 지수≥ 30 kg/m^2), 청바지 · 군복 · 경찰복 같은 타이트한 옷, 임신, 안전 벨트, 근육 경련, 척추측만증, 다리 길이 변화, 엉덩근 혈종 등이 있다.[34,52-63] MP는 당뇨병, 알코올 중독, 납 중독과 같은 여러 대사 요인과 관련이 있다.[48]

또한 MP는 엉덩관절 치환술 후에 의인성 합병증으로도 보고되었다. Goulding과 동료들은[64] 192명의 LCNT 손상 환자들을 조사했는데, 그 중 85명은 전방 전엉덩관절치환술 (THA)을 받았고, 107명은 엉덩관절 표면 치환술 (resurfacing)을 받았다.[32,64] 이 연구자들은 결과를 측정할 때 다음과 같은 자기기입식 질문지를 사용했다. 신경병성 통증 점수, 통증을 정량화하기위한 시각적 아날로그 척도 (VAS), 전반적인 건강을 정량화하기 위한 12-Item Short Form Health Survey (SF-12), 활동 수준을 정량화하기 위한 University of California Los Angeles (UCLA) 활동 척도, 통증 · 뻣뻣함 · 신체 기능을 정량화하기 위한 Western Ontario 및 McMaster Universities 골관절염 지수 (WOMAC). 연구자들은 170명의 환자 (81%)가 평균 심각도가 10점 중 2.32점인 LCNT의 생리적 신경차단을 보고했고, 수술 1년 후 평균 신경병성 통증이 10점 중 2.42점이였음을 밝혔다. 심각도와 통증이 있었음에도 불구하고, 피험자들은 SF-12, UCLA 활동 척도, WOMAC에서 기능적 제한이 없다고 보고했다.[64] 앞쪽 엉덩관절 표면 치환술을 받은 환자들 (91%)이 전방 THA를 받은 환자들 (67%)보다 발병률이 높았다.[32] Bhargava와 동료들은[65] 전방 THA를 받은 81명의 환자를 대상으로 한 후향성 연구에서 유사한 결과를 보고했다. 이 연구자들은 뚜렷한 기능적 결손이 없는 환자들에게서도 비슷한 증상을 발견했다.

MP는 척추의 외과적 수술 이후 발생하는 합병증으로 보고되었다. Gupta와 동료들은[66] 뒤쪽 허리뼈 수술을 받은 110명의 환자들 (남성 66명, 여성 44명, 15~81세, 평균 나이 46.9세)에게 MP가 발생했다고 보고했다.[32] 13명의 환자들 (12%)은 수술 후 MP가 발생했다. 연구자들은 환자가 엎드릴 때, 수술 과정 중 수술 도구에 의해 엉덩관절의 앞쪽이 압박을 받고, 이로 인해 MP가 발병한다는 가설을 세웠다.[66] 다른 연구자들은 직접적인 가쪽 및 뒤쪽 허리뼈 수술을 받은 환자들의 장비 관련 발병을 보고했다.[67-70] 또한 MP는 엉덩뼈 harvesting, 개방형 복강경 충수절제술, 경막외 진통제를 사용한 제왕절개, 기타 산부인과 수술의 수술 후 합병증으로 보고되었다.[71-75]

임상 검사

MP 환자는 보다 일반적인 엉덩관절 및 허리 장애와 비슷한 증상들이 나타날 수 있다. MP의 진단에는 보통 임상 검사가 포함되고, 필요한 경우 신경생리학적 검사와 영상 검사가 포함된다. 임상 검사에는 능동적 관절 가동 범위 (AROM), 수동적 관절 가동 범위 (PROM), 촉진, 근력 검사, 기능 같은 일반적인 검사 및 측정과 특수 검사가 포함된다. 이 섹션에서는 MP 진단 시 사용되는 특수 검사에 대해 설명할 것이다. 독자들은 엉덩관절 검사에 대해 포괄적으로 설명한 2장을 참고할 수 있다.

골반 압박 검사

골반 압박 검사는 LCNT가 샅고랑인대에 의해 압박되고, 볼기뼈에 가해지는 아래쪽으로의 힘이 인대를 느슨하게 하며 환자의 증상을 일시적으로 완화시킨다는 전제를 기반으로 한다.[76] 그러므로 검사 상 양성 결과는 증상을 완화시킨다. 검사 시 환자는 증상이 있는 쪽을 위로 하여 옆으로 눕는다. 검사자는 골반에 아래쪽으로의 압박력을 가하고 (그림 3-3) 45초

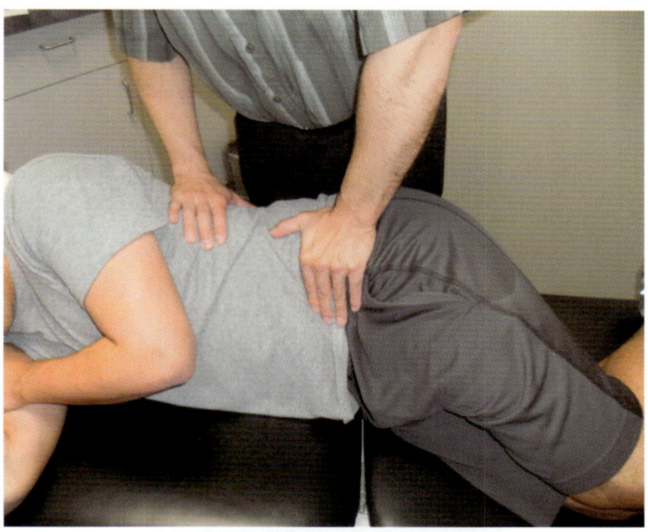

• **그림 3-3** 골반 압박 검사.

동안 압박을 유지한다. 환자가 증상이 완화되었다고 하면, 검사 결과는 양성으로 간주된다.[32,76] 이 검사는 MP를 진단하는 데에 있어서 근전도 (EMG)와 비교할 때 민감도는 95%고 특이도는 93.3%이다.[76]

티넬 징후 (Tinel sign)

티넬 징후 검사는 LCNT가 샅고랑인대를 나올 때 두드리면 증상이 발생할 것이라는 전제를 기반으로 한다.[77] 현재 이 테스트의 진단적 유용성을 조사한 연구는 발표된 바가 없다. 티넬 징후는 주로 손목터널증후군과 같은 상지 장애의 진단에 사용되었다.[78,79]

신경역동학 검사

신경역동학 검사는 LCNT의 반대 방향으로의 기계적 긴장감이 증상의 원인이라는 전제를 기반으로 한다.[80] 검사 시 환자는 증상이 있는 쪽을 위로 하여 옆으로 눕고 아래쪽 무릎은 구부린다.[80,81] 검사자는 환자의 머리와 가까운 손으로 골반을 고정하고 다리와 가까운 손으로 하지의 무릎 쪽을 잡는다. 검사자는 LCNT에 긴장감을 주기 위해 무릎을 구부리고 엉덩관절을 모은다 (그림 3-4).[80,81] 환자에게 신경학적 증상이 나타나고 엉덩관절의 연조직 구조에 긴장감이 느껴진다면 양성이다. LCNT의 신경역동학 검사의 진단적 능력은 문헌에서 평가되지 않았다.[32] 임상 검사에서 이 검사를 사용할 경우 이러한 근거 부족을 고려해야한다.

감별 진단

더 일반적인 엉덩관절 질환이 배제되면 MP는 종종 잠재적인 병리학적 질환으로 간주된다. MP는 허리 협착증, 디스크 탈출증, 신경근병증 같이 허벅지의 앞-가쪽 통증의 더 일반적인 원인들의 증상과 유사한 신경학적 증상 (예: 저린감, 지각이상)이 나타나므로 진단하기 어려울 수 있다.[82-85] 감별 진단의 한 가지 임상적 방법은 일반적으로 의사가 수행하는 신경차단 검사이다. 검사 시 의사는 LCNT가 샅고랑인대에서 골반을 나오는 부위에 마취제 (예: 리도카인 1%)를 주입하여 환자의 증상이 변하는 지 본다. 이후 30~40분 동안 지속하는 즉각적인 증상 완화를 보일 경우 검사가 성공한 것으로 간주된다.[81,82] 이 검사는 보통 더 비싼 신경생리학적 검사나 영상 검사를 하기 전에 시행되는 더 경제적인 확인 검사이다. 신경차단 또한 치료로 사용될 수 있다.

신경생리학적 연구 및 영상 검사

의사들은 신경생리학적 검사나 영상 검사를 통해 임상 진단을 확인하거나 진단이 아니라고 할 수도 있다. 일반적인 신경생리학적 연구에는 체성감각 유발 전위 및 감각 신경 유도 검사가 있으며, 이는 MP를 진단하는 데에 있어서 최적 표준으로 간주되고 영상 검사보다 저렴할 수 있다.[86-88] 자기공명 신경조영술 (magnetic resonance neurography, MRN)은 신체의 신경의 직접적인 이미지를 캡처하기 위해 사용되었다 (그림 3-5). MRN은 신경 자체에서 오는 공명 신호로부터 신경의 자

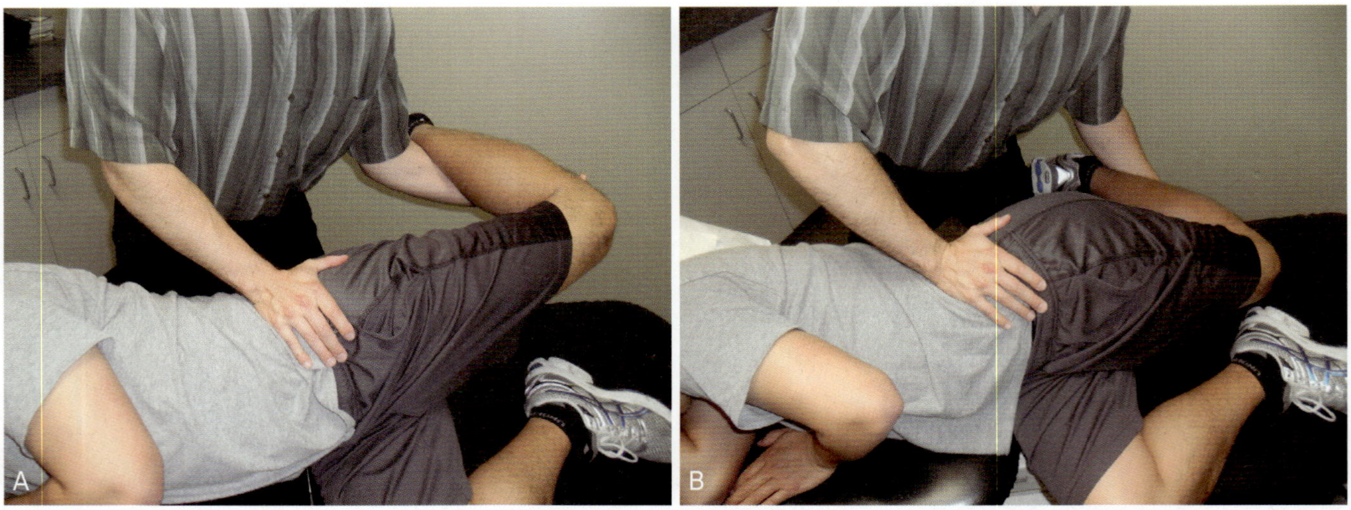

• **그림 3-4** A, B. 가쪽넙다리피부신경의 신경역동학 검사.

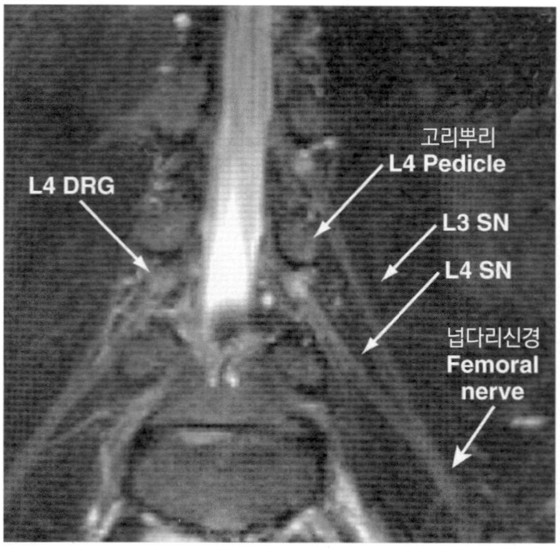

• 그림 3-5 L3·L4·근위부 L5 신경뿌리의 정상적인 해부학, 허리신경이 척추를 나와 선 방향으로 나간다. DRG: 뒤뿌리신경절, SN: 척수신경. (From Filler AG, Maravilla KR, Tsuruda JS. MR neurography and muscle MR imaging for image diagnosis of disorders affecting the peripheral nerves and musculature. Neurol Clin. 2004;22:643.)

세한 이미지를 만든다.[89] Chhabra와 동료[90]들은 38명 (MP 11명, 대조군 28명)의 피험자를 대상으로 MRN을 사용한 MP 진단에서 맹검 처리된 2그룹의 평가자 사이의 평가자내 신뢰도를 조사했다. MP 진단을 위한 MRN의 민감도, 특이도, 양성예측도, 음성예측도는 양쪽 모두 71% 이상, 94% 이상이었고, 진단적 정확도는 양쪽 모두 90% 이상이었다.[90] 의사는 MP의 진단을 더 확인하기 위해 신경생리학적 검사나 MRN 둘 중 하나를 선택하여 사용할 수 있다.

손상 후 고려사항

손상 후 관리에는 종종 보존적인 비수술적 치료 기간이 포함된다. 치료가 어려운 상황이라면 수술적 중재는 선택 사항이다. MP의 비수술적 및 수술적 중재에 대한 조사는 현재 부족한 상황이다. Khalil과 동료들은[91,92] 2008년에 체계적 검토를 실시하여 2012년에 후속 연구를 하였으며 비수술적 또는 수술적 중재에 대한 진통제 또는 무작위 대조 연구를 발견하지 못했다. 치료사가 이러한 기법을 치료 계획에 포함할 때 자료가 약하다는 것을 고려해야한다.

비수술적 중재

비수술적 치료에는 약물 (예: 비스테로이드성 항염증제 [NSAIDs]), 손상 부위 보호, 압박되는 활동 피하기, 재활이 포함될 수 있다.[31,48] MP의 재활 중재는 문헌에서 보고되지 않았고, 사례 연구와 몇 가지 임상 시험만이 보고되었다.[38,42,58,74,93-97] 현재까지 MP 치료를 위한 물리치료 중재의 효과를 종합적으로 조사한 연구는 없다. 재활 치료에 관한 문헌은 이 섹션의 뒷부분에서 논의할 것이다.

도수 치료

도수 치료에 관한 문헌은 드물지만 만성 MP 환자의 관리를 기술한 2개의 카이로프랙틱 사례연구와 임신한 MP 환자의 관리를 기술한 1개의 카이로프랙틱 사례 연구가 있다.[93,97,98] 세 가지 사례 연구에서 보고된 치료법에는 능동적인 이완 기법, 골반에 대한 가동술 및 도수 치료, 넙다리곧은근 및 엉덩허리근에 대한 근막 치료, 샅고랑인대에 대한 횡마찰 마사지, 엉덩관절 및 골반 근육의 스트레칭, 골반 안정화 또는 복부 코어 운동이 포함된다.[93,97,98] 보고된 성공적인 결과에 기초해 기술된 중재를 조합하여 시행하는 것은 MP 치료에 효과적일 수 있다. 그러나 치료사는 사례 연구의 근거가 높은 수준이 아니라는 사실을 명심해야한다. 이러한 중재를 더 검증하기 위해서는 더 많은 대조 연구가 필요하다. 엉덩관절 및 골반에 카이로프랙틱 도수 치료를 한 결과 MP가 생겼다고 언급한 이전의 한 연구만이 부정적인 결과를 냈다.[99]

키네시오 테이핑

다양한 정형외과적 질환을 위한 키네시오 (Kinesio Precut, Albuquerque, NM) 테이핑 효과에 대한 근거가 점점 더 많아지고 있다. 현재 MP의 증상을 완화시키는 키네시오 테이프의 효과를 조사하는 예비연구는 하나뿐이다. Kalichman과 동료들은[94] 4주 동안 임상적 및 신경생리학적으로 MP 진단을 받은 환자 10명을 대상으로 (남성 6명, 여성 4명, 평균 나이 52세) 키네시오 테이핑 (그림 3-6) 효과를 조사했다. 연구진은 결과 측정 방법으로 VAS, 전체적인 삶의 질 (QOL) 도구, 증상이 있는 부위의 크기를 사용했다. 결론적으로 연구자들은 키네시오 테이핑 후에 환자가 보고하는 증상 및 증상이 있는 부위의 감소를 포함하여 모든 측정에서 유의한 개선을 발견했다.[94] 표본 크기가 작았음에도 불구하고, 이 예비 연구는 키네시오 테이핑이 MP의 치료에 좋은 중재가 될 수 있음을 시사한다. 이러한 연구 결과를 확인하기 위해서는 더 많은 연구가 필요할 것이다.

침술

MP에 대한 침술 치료 (예: 침, 부항)는 동부 및 유럽 연구자들에게 관심을 끌었으며, 대부분의 연구 자료들은 동부 학술지에 있다. 체계적 문헌 검토에서 1956년 이래로 동부 학술지에 발표된 MP에 대한 침술 치료에 관한 21건의 연구를 발견했다.[100,101] 사례 연구 중 독일 연구자의 한 사례 연구에서는 보존적 물리치료에 잘 반응하지 않은 2명의 MP 환자를 침술로 성공적으로 치료했다고 기술했다.[102] Wang과 동료들에 의한 또 다른 연구에서는[103] MP로 진단받은 43명의 환자들이 침과 부항으로 성공적인 치료를 받았다고 보고했다. 이러한 문헌은 침술이 MP의 치료에 효과적일 수 있음을 시사한다. 그러나 정확한 생리학적 메커니즘은 여전히 조사 중이다.[104,105] MP 치료에서 침술의 효능에 대한 폭 넓은 이해를 발달시키기 위해서는 전반적으로 더 많은 연구가 필요하다.

기타 비수술적 중재

보존적인 치료의 효과를 볼 수 없을 때 MP에 대한 치료법으로 뜨고 있는 것이 박동성 고주파 절제술이다. 박동성 고주파는 고주파 교류를 사용한다. 고주파 교류에서 생성된 열은 주위 조직을 손상시키지 않고 신경 섬유나 기능 장애가 있는 조직을 제거한다.[106] 현재 임상 시험은 시행되지 않았으며, 중재를 기술한 사례 보고만이 나와 있다.[106-108]

이전 섹션에서 언급했듯이, 의사는 진단 검사 또는 비수술적 치료로 신경 차단을 사용할 수도 있다. 치료를 위해 LCNT 차단은 리도카인과 코르티코스테로이드의 조합을 사용한

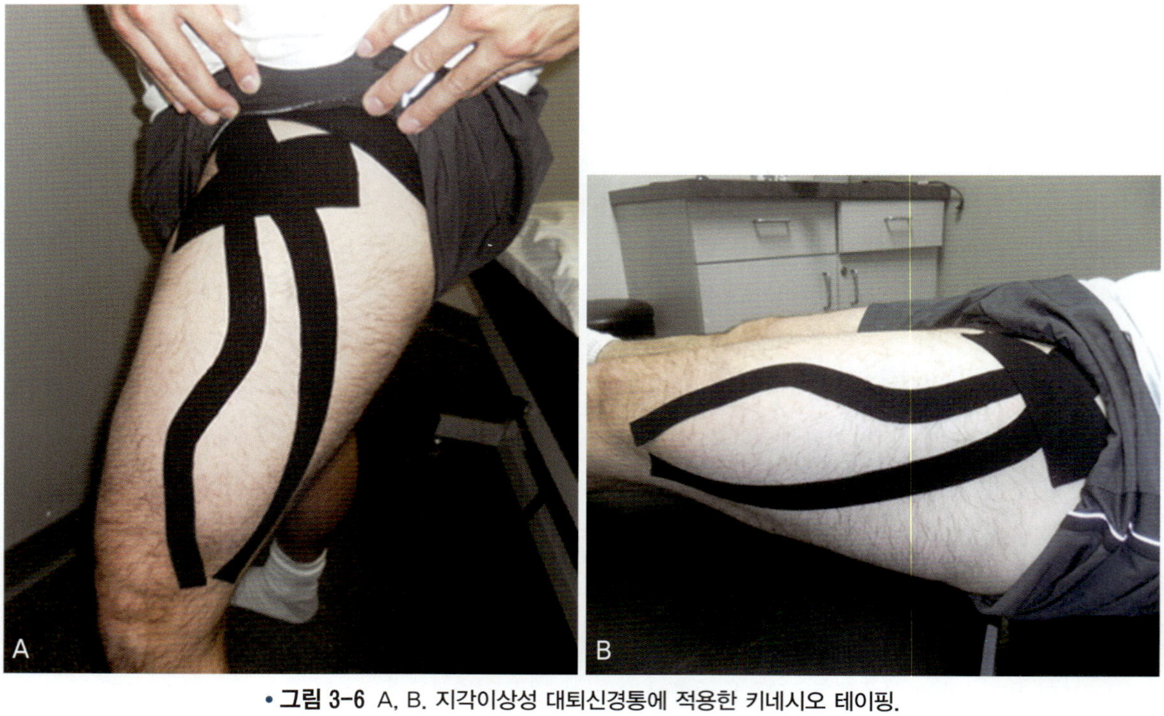

• **그림 3-6** A, B. 지각이상성 대퇴신경통에 적용한 키네시오 테이핑.

다.[65] Tagliafico와 동료들은[50] EMG로 MP를 확진받은 20명의 환자 (남성 7명, 여성 13명, 나이 23~66세)들에게 초음파 유도 신경 차단을 수행한 경험을 보고했다. 이 연구자들은 결과 척도로 통증 VAS와 VAS QOL 척도를 사용했다. 투여 후 1주일 째에 증상이 점진적으로 감소한 환자는 16명 (80%)이었으며, 지속적인 통증으로 추가 투여가 추가로 필요한 환자는 4명 (20%)이었다. 2개월 후 추적 관찰에서 모든 환자들은 증상이 완전히 호전되었고 QOL 척도에서 유의한 향상이 나타났다.[50] 다른 연구자도 비슷한 결과를 발견했다.[109,110]

수술적 중재

비수술적 중재에서 효과를 못 본다면 수술적 중재를 선택할 수 있다. LCNT 신경박리술 및 절제술은 선택적인 사항이다. 신경박리술은 신경을 파괴시키는 것이고, 절제술은 신경이나 신경의 한 부분을 제거하는 것이다. 신경박리술은 수술 후 4년까지 환자에게 좋은 결과가 나타났으며, 절제술은 수술 후에 허벅지 앞-가쪽의 감각이 완전히 소실되었지만 좋은 결과가 나타났다.[111-114] 수술이 가장 좋다는 전반적인 의견 일치는 여전히 알려져 있지 않다.[111] Emamhadi[115]는 MP로 진단받은 14명의 환자의 치료에서 절제술과 신경박리술을 비교했으며, 18개월 이내에 추적 관찰했다. 이 연구자는 절제술 그룹 (9명)은 완전한 호전을 보인 반면, 신경박리술 그룹 (5명)은 1~9개월 내에 증상이 재발했다고 보고했다.[115] de Ruiter와 동료들[111] 또한 신경박리술보다 절제술에서 높은 성공률을 보였다.[111] 이러한 비교 연구는 LCNT 절제술이 더 좋은 결과를 가져온다는 것을 뒷받침한다. 그러나 두 수술 모두 여전히 연구가 부족하다. LCNT 절제술의 성공은 증상의 완전한 해결 및 영구적인 변화 (예: 저린감)에 대한 환자의 수용으로 인해 발생할 수 있다.[111] 신경박리술은 증상을 완화시켜 주지만 재발할 확률이 있다.[115] 그러므로 신경이 심하게 손상된 경우 신경박리술이 먼저 고려되고 그 다음에 절제술이 고려된다.[115]

요약

MP는 진단하기가 어려우므로 보다 일반적인 진단이 제외된다면 고려해야한다. 현재 MP의 진단 및 비수술적, 수술적 관리에 대한 연구들은 부족한 상태다. 사용 가능한 근거는 임상 치료를 위한 약간의 지침을 제공한다. 임상 치료를 위해 정보를 사용할 때 이러한 제한 사항을 고려해야한다.

모음근 관련 사타구니 상해

운동 선수의 사타구니 통증은 전통적으로 모음근 그룹의 병리학적 상태로 분류되었다.[116,117] 대부분 긴모음근은 사타구니 통증의 유일한 원인으로 생각되어지거나 복부 상해 (스포츠 탈장) 또는 엉덩관절의 관절내 장애의 원인으로 생각되어진다.[118,119] 전통적인 정의에도 불구하고, 스포츠 관련 상해를 조사한 최근의 문헌은 "사타구니 통증"의 정의를 FAI, 스포츠 탈장, 두덩뼈염, 사타구니 탈장, 폐쇄 신경병증과 같은 다른 장애에 대한 쪽으로 확대시켰다.[120-123] 이 섹션에서는 모음근 관련 사타구니 통증을 사용하여 다른 잠재적인 병리학적 질환과 모음근 상해를 구분할 것이다.[124]

해부학적 리뷰

모든 사타구니 근육 중에서 모음근 그룹 (짧은모음근, 긴모음근, 큰모음근)은 스포츠 활동 중 엉덩관절을 안정화 시키는 데에 있어서 고유한 역할을 한다.[125,126] 이 그룹은 엉덩관절의 열린 사슬 및 닫힌 사슬 움직임으로 인해 상해를 당하기 쉽고 특히 긴모음근이 가장 많이 손상된다.[116] 긴모음근의 해부학적 구조와 스포츠 탈장과의 관계 (5장 참고)는 연구자들에게 관심을 불러 일으켰다. 스포츠 탈장은 일반적으로 두덩결합에서의 배곧은근 원위부 손상, 겸상건막 손상, 긴모음근 근위부 손상으로 분류된다.[116,120,127] Norton-Old와 동료들은[128] 시체 해부를 통해 모음근과 이 질환의 해부학적 관계를 조사했다. 이 연구자들은 모음근 힘줄의 얕은 섬유와 근육의 깊은 섬유가 두덩뼈의 앞-아래면에 붙어 있는 것을 발견했다.[128] 다른 연구자들은 이러한 해부학적 변화를 확인했다.[129,130] 또한 Norton-Old와 동료들은[128] 다음의 구조물과 이차 연결이 되어 있다는 것을 발견했다: 반대쪽 배곧은근집의 원위부, 두덩결합, 앞쪽 관절주머니, 엉덩샅굴인대, 반대쪽 긴모음근 힘줄의 근위부. 이 연구자들은 긴모음근의 근육 중 하나를 가로지르는 기계적 하중을 시뮬레이션하고 스트레인 게이지로 같은 쪽과 반대쪽 배곧은근집의 스트레인을 측정했다. 연구자들은 시체마다 스트레인이 다르다는 것을 발견했으며, 긴모음근의 근위부 부착이 다각적인 스포츠 활동 중 두덩결합에 가해지는 큰 힘을 견딘다는 결론을 내렸다. 또한 이 결과가 배곧은

근과 긴모음근의 해부학적 관계의 취약성을 설명할 수 있다고 결론지었다.[128]

생체역학적 고려사항

축구선수 및 아이스하키 선수들의 상해 발생률이 높기 때문에 킥이나 스케이트와 같은 하지의 움직임 중 긴모음근의 동작이 흥미로운 주제가 되었다. Charnock과 동료들은[131] 남성인 대학생 축구 선수가 킥을 할 때 모음근의 길이와 활성화를 검사했고, 다음과 같은 결과가 밝혀졌다. 엉덩관절의 최대 폄은 유각기의 약 40%에서 발생했고, 긴모음근의 최대 스트레치 비율은 유각기의 65%에서 발생했고, 긴모음근의 활성화는 유각기의 10~50% 사이에서 발생했으며, 엉덩관절의 최대 벌림은 유각기의 80%에서 발생했다. 연구자들은 엉덩관절을 폄에서 굽힘으로 바꿀 때 긴모음근이 상해의 위험에 처할 수 있다고 결론지었다.[131]

Chang과 동료들은[132] 아이스하키 선수들이 앞으로 나가는 스케이팅을 할 때 엉덩관절 모음근의 역할을 조사했다. 이 연구자들은 표면 EMG를 사용하여 3개의 다른 스케이팅 속도, 즉 느린 속도, 중간 속도, 빠른 속도에서의 모음근 활성화를 측정했다. 연구자들은 스케이팅 속도가 증가하면 큰모음근의 최대 근육 활성화와 장기적인 활성화가 크게 증가하는 것을 발견했다.[132] 또한 스케이트 속도가 증가하면 엉덩관절, 무릎관절, 발목관절의 총 관절 가동 범위 (ROM)에서 유의한 증가가 없었음에도 불구하고 활보 비율과 활보 길이가 증가한다는 것을 발견했다. 빠른 스케이팅 속도로 증가한 활보 비율을 맞추기 위해 엉덩관절 벌림의 비율은 상당한 원심성 수축을 나타내는 모음근의 활성화와 같이 유의하게 증가했다.[132]

이용 가능한 연구에 따르면, 모음근 그룹은 이들만의 고유한 해부학과 축구 및 아이스하키와 같은 다양한 스포츠에서 많이 사용되기 때문에 상해를 쉽게 당할 수 있다. 통증이 있을 경우 모음근의 활성화가 억제되어 약화 및 잠재적인 상해 위험이 생길 수 있다. Crow와 동료들은[133] 호주 축구 선수들 중 사타구니 통증이나 손상이 있는 선수들의 모음근의 근력이 감소한 것을 발견했다. Tyler와 동료들은[134] 손상되지 않은 선수의 모음근 근력이 95%인 것에 비해 손상된 아이스하키 선수들의 모음근 근력이 벌림근 근력의 78%라는 것을 발견했다.

유병률 및 상해의 메커니즘

사타구니 상해의 유병률은 모든 스포츠 관련 상해의 2~5%, 미국의 고등학교 상해의 5~9%를 차지하며, 모음근 그룹이 가장 많이 다친다.[135,136] 축구에서 사타구니 상해의 발병률은 100명당 10~18건 정도로 높다.[135,137,138] Hagglund와 동료들은[139] 2001년에서 2010년까지 프로 축구선수들의 표본에서 모음근 상해의 56%가 킥을 차는 다리에서 발생했다는 사실을 발견했다. 프로 아이스하키 선수의 경우 모든 상해의 10~11%가 사타구니 관련이다.[116] National Hockey League (NHL)의 이전 자료에 따르면 사타구니 및 복부 상해는 1991년에서 1992년까지 연간 100명당 12.99건이 발생했으며, 1997년에는 비율이 증가하여 연간 100명당 19.87건이 발생했다. 상해의 90%는 접촉 관련이 아니다.[140] 모음근 관련 사타구니 통증은 럭비, 수영, 수구, 크리켓과 같은 다른 스포츠에서도 보고되었다.[141-145] 모든 스포츠 중에서 사타구니 상해는 아이스하키와 축구에서 가장 흔하게 발생하며 10~20%의 선수에게 발생할 수 있다.[116]

모음근 관련 사타구니 통증과 관련된 일반적인 메커니즘이 문헌에 보고되어있다.[127,141,146-148] 반복적인 킥과 아이스하키와 같이 다각적인 움직임과 관련된 스포츠를 하는 운동선수는 모음근과 관련된 사타구니 상해의 위험이 있다.[149] 가장 흔히 보고되는 위험 요소로는 엉덩관절 근육 약화, 복부 코어 근육 약화, 배가로근의 동원 지연, 경기 시즌이 아닐 때의 약한 훈련, 수년간의 경험, 나이, 사타구니의 초기 상해 등이 있다.* 기타 위험 인자에는 엉덩관절 ROM 감소[151,152], 모음근의 근력 약화 (벌림근의 80% 미만)[126,134], 사타구니 통증을 동반한 벌림근 및 모음근의 근육 활성화 감소[133,153], 경기 시즌 전에 좋지 않은 하지의 유연성,[154] 골반의 불안정성[155], 모음근의 좋지 않은 유연성[156] 등이 있다.

환자 프로필

환자는 전반적인 "사타구니 통증"을 보고할 수 있으며 이는 본질적으로 기계적이다. 모음근 관련 사타구니 통증은 전형적으로 긴모음근의 근복, 근위부 근건 접합부, 아래두덩뼈가지의 이는곳 (origin)에서 국소적으로 나타난다.[157] 상해의 정도에 따라 신체 활동이나 근육의 수축으로 인해 통증이 악화되는 경우가 종종 있다. 경미한 모음근 좌상이 있는 경우,

근위부 통증은 활동에 따라 초기에 약간 감소할 수 있지만, 상해가 치료되지 않으면 활동 중에 통증이 지속될 수 있다.[143] 더 심한 좌상이 있다면, 통증은 기능에 영향을 줄 수 있다. 사타구니 통증을 다루기 힘들고 보존적인 치료로 해결되지 않는다면 추가 진단을 해야 한다. FAI, 두덩뼈염, 폐쇄 신경병증, 엉덩관절 또는 골반 골절, 허리뼈 상해, 사타구니 탈장, 스포츠 탈장 같은 기타 일반적인 근골격계 장애는 배제해야한다.[120-123,158,159] 이들은 덜 일반적이지만 긴모음근의 근위부 파열이 발생할 수 있다. 승마[160], 축구[161-163], 럭비[164], 축구선수[165,166]의 긴모음근 외상의 인식 및 관리 (예: 수술적 및 비수술적)에 대해 서술한 여러 사례 보고서가 있다. 임상가는 사타구니 탈장과 같은 다른 병리학적 상태로 오인할 수 있기 때문에 감별 진단을 할 때 이 손상을 고려해야한다.[167]

비근골격계 원인이 의심되는 경우, 임상가는 비뇨 생식기 질환 (예: 전립선염 또는 요로감염), 신경학적 (예: 음부넙다리신경 포착), 위장 질환 (예: 크론병), 혈관질환 (예: 복부대동맥류)같은 다른 질환들을 고려해야 한다.[168] 2장에서 감별진단 과정에 대한 더 포괄적인 논의를 제공한다.

임상 검사

임상 검사에는 보통 AROM, PROM, 촉진, 근력 검사, 기능, 특수 임상 검사와 같은 일반적인 검사 및 측정이 포함된다. 특수 검사는 감별 진단 과정의 중요한 부분이다. 모음근 관련 사타구니 통증은 기계적이기 때문에 유발 검사에는 근건 단위의 수축이 포함되어야한다. 모음근 관련 사타구니 통증을 측정하기 위한 몇 가지 특수 검사가 있다. 임상가와 연구진들이 사용하는 최적 표준 검사는 모음근 조이기 검사 (adductor squeeze test)다.[169,170] 이 검사에서 환자는 눕고, 검사자가 3가지의 다른 엉덩관절 굽힘에서 (0°, 45°, 90°) 엉덩관절 모음을 등척성으로 검사한다 (그림 3-7).[171] 연구진들은 45°~0°에서 EMG 근육 활동이 가장 높은 것을 발견했다.[171,172] 그러므로 모음근을 완전히 검사하기 위해서는 다양한 엉덩관절 굽힘에서 검사를 해야한다. 모음근 조이기 검사는 혈압계를 사용하여 압력을 측정할 때 높은 측정자내 신뢰도를 보였다 (급내상관계수: 0.89~0.92). 또한 이 검사는 MRI 소견과 비교하여 55%의 민감도, 95%의 특이도, 93%의 양성예측도, 34%의 음성예측도를 가진다.[173] 검사 과정에서 사용될 수 있는 기타

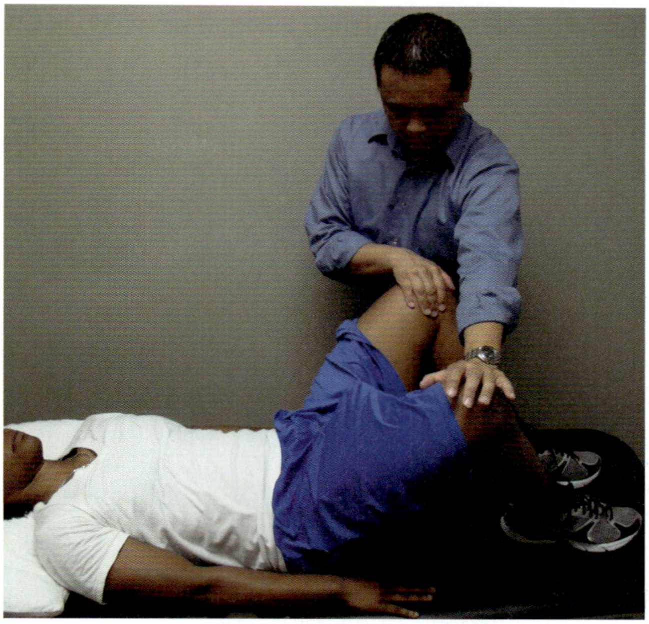

• **그림 3-7** 모음근 조이기 검사.

관련 임상 검사에는 두덩뼈에 있는 모음근 이는곳의 촉진통과 bent knee fall out test와 같은 유연성 검사가 있다.[118,174]

영상 검사

방사선 사진, 초음파, MRI는 일반적으로 사타구니 통증의 감별 진단에서 임상 검사와 함께 사용된다. 전통적인 방사선 사진은 이 부위의 골격과 관절 구조를 검사하는 데 사용되는 반면, 초음파는 사타구니 부위의 힘줄과 근육의 실시간 영상을 찍는 데 사용된다.[175] 초음파는 휴대성이 좋고, 방사선이 없으며, 비용이 저렴하기 때문에 더 많이 쓰인다.[176] 사타구니 탈장을 진단하는 데에 있어서 초음파가 높은 정확도, 민감도, 특이도, 양성 및 음성예측도를 가지는 것으로 밝혀졌지만 모음근 관련 통증에 대한 연구는 여전히 진행중이다.[177-179] MRI는 모음근 관련 통증, 두덩뼈염, 스포츠 탈장 같이 사타구니 통증의 각각 다른 원인에 대한 감별 진단에 자주 사용된다.[175,180] Zoga와 동료들이[181] MRI의 임상적 특성을 조사한 결과, 스포츠 탈장으로 진단받은 운동선수의 모음근 힘줄 상해에 대한 민감도는 86%, 특이도는 89%였다.

현재 모음근 관련 사타구니 통증에 대한 표준 MRI 평가 프로토콜은 없다. 그러나 MRI가 질환을 진단하기에 효과적인 도구라는 좋은 결과를 보여주는 문헌이 있다.[182-184] Branci와 동료들은[182] 코펜하겐 표준화 프로토콜을 발표했다. 이 프

로토콜은 두덩결합과 모음근의 장애를 진단하는 데 사용되는 새로운 11가지 요소의 MRI 평가 프로토콜이다. 이 연구에서는 표준 MRI를 받은 남성 운동선수 86명을 대상으로 2명의 방사선 전문의의 측정자내 신뢰도를 검사했다.[182] 프로토콜은 두덩결합의 장애를 확인하는 데 중간~높은 정도의 측정자내 일치도를 나타냈고 (kappa=0.45-0.67), 모음근 관련 병리학적 질환을 진단하는데 약한 일치도를 나타냈다 (kappa=0.05~0.06). 임상 검사와 관련된 프로토콜의 임상적 특성을 결정하기 위해서는 더 많은 연구가 필요하다. 사타구니의 미래 병리학적 상태를 예측하는 MRI의 능력 또한 축구선수 및 아이스하키 선수에서 검사되었다. 몇몇 연구에서 증상이 없는 운동선수의 병리학적 MRI 소견과 미래의 상해 간의 상관관계를 4년간의 추적 관찰 기간 동안 알아보았다. 이러한 운동선수의 미래 상해 여부를 확인하는 데 있어 MRI의 예측도를 발견한 연구는 없었다.[185-187]

손상 후 고려사항

손상 후 관리에는 보존적인 비수술적 관리의 기간이 포함된다. 의사는 약물 (예: NSAID)을 처방하고 활동을 제한시키며 환자에게 재활을 권할 수 있다. 보존적인 재활의 시작은 보통 2개월째에 권장된다. 환자의 상태가 치료하기 어려울 정도라면 수술적 중재를 선택할 수 있다.[188]

재활 프로그램

모음근 관련 사타구니 통증의 비수술적 중재에 관한 연구가 문헌에 보고되었다. 이용 가능한 연구 결과는 좋은 결과를 보여주었지만 최적의 강도, 빈도, 지속 기간에 대한 합의가 부족한 상태다.[189,190] 무작위 통제 시험에서 얻은 근거 또한 부족하며 임상 시험에서 이를 고려해야한다.[191] 이 섹션에서는 중재 및 재활 프로그램에 대한 현재의 문헌을 논의할 것이다.

일반적인 운동

재활에서 한 가지 어려운 점은 환자에게 가장 적절한 운동을 찾는 것이다. Delmore와 동료들의 연구는[92] EMG 분석을 통해 6개의 일반적인 모음근 운동을 검사하여 어떤 운동이 가장 높은 근육 활성화를 만들어 냈는지 알아보았다. 연구자들은 6가지 운동을 가장 높은 것에서 가장 낮은 것으로 분류했다: 옆으로 누워서 엉덩관절 모음, 공 조이기, 사이드 런지, 선 채로 스위스볼 위에서 엉덩관절 모음, 허리를 돌리며 하는 스쿼트 (rotational squats), 스모 스쿼트. Jensen과 동료들의 또 다른 연구는[193] 모음근의 원심성 근력을 위해 탄성 밴드를 사용한 8주간의 점진적인 엉덩관절 모음 프로그램의 효과를 조사했다. 연구진들은 32명의 축구선수를 무작위로 실험군과 대조군으로 나눴다. 대조군은 운동을 하지 않았다. 실험군은 매 반복마다 근육의 수축 (3초 구심성, 2초 등척성, 3초 원심성)을 번갈아 사용하여 서서 엉덩관절 모음 운동을 했다. 매주 밴드의 저항을 늘리거나 여분의 밴드를 사용했다. 운동 프로그램은 다음과 같이 진행됐다: 1~2주 (2회 훈련 세션, 최대 3회 15번 반복), 3~6주 (3회 훈련 세션, 최대 3회 10번 반복), 7~8주 (3회 훈련 세션, 최대 3회 8번 반복). 이 연구에서 연구진들은 8주 동안의 중재 기간 후에 원심성 근력이 대조군은 17% 증가한 것에 비해 실험군은 30% 증가한 것을 발견했다.[193,194] Serner와 동료들의 연구에서도[195] 탄성 밴드를 이용한 엉덩관절 모음에서 가장 높은 EMG 활동을 발견했다. 이용 가능한 연구에 기초하여, 엉덩관절 모음은 옆으로 눕거나 서있는 자세에서 저항이 있을 때 가장 큰 효과를 볼 수 있다.

도수 치료

사타구니 장애의 도수 치료에 관한 연구는 드물다. 한 가지 연구만이 1차 치료로서의 단독적인 도수 치료를 조사했다. Weir와 동료들은[196] 만성 모음근 관련 사타구니 통증이 있는 33명의 운동선수의 치료에서 Van Den Akker의 도수 치료 기법과 가정 운동 프로그램의 효과를 검사한 후향성 연구를 시행했다. 이 도수 기법은 한 손으로 모음근에 수동적인 장력을 가한 다음 다른 손으로 엉덩관절 벌림, 가쪽돌림, 무릎관절 완전 폄을 시켜서 원형 동작을 만들어 모음근을 늘리는 것이다. 이움직임은 1~2회의 치료 세션에서 약 25초 동안 3번 반복되었다. 도수 치료 후, 선수들은 느린 조깅이나 자전거 타기, 모음근 스트레칭으로 5분 동안 워밍업을 하고, 따뜻한 목욕을 10분 동안 하는 가정 프로그램을 2주 동안 받았다.[196] 환자 만족, 활동 복귀, 숫자 통증 점수로 결과를 측정했다. 연구 결과에 따르면 운동선수의 83% (30명 중 25명)는 좋은~아주 좋은 만족을 보고했고, 90% (30명 중 27명)는 이전 활동 수준의 스포츠를 계속 하거나 (30명 중 15명) 그 수준 이하의 스포츠를 계속 했다 (30명 중 12명). 평균 통증 점수는 치료 전 8.7에서 치료 후 2.2로 유의하게 감소했다.[196] 현재까지 이 연구가 모음근 관련 사타구니 통증 치료에 대해 1차 중재로서 도수 치료 기법을 사용한 첫 번째 연구다. 이러한 긍정적인 결과에도 불구하고 이 연구에는 후향성 설계, 대조군 없음, 의심스러운 중재 변수 (가정 프로그램을 감독하지 않음), 포함 기준 등 여러 가지 제한이 있다. 임상에서 이 중재를 사용하기 전에 이러한 요소를 고려해야한다. 다른 연구에서는 다음에 논의되는 다양한 재활 프로그램의 한 부분으로서의 도수치료에서 좋은 결과를 발견했다.[197,198]

압박복

한 가지 새롭게 떠오르고 있는 연구 분야는 하지에 대한 근육의 부담을 줄이기 위해 옷을 사용하는 것이다. 예비 조사에서 Chaudhari와 동료들은[199] 모음근 수축에 대한 압박복의 효과를 알아보았다. 이 연구자들은 EMG를 사용하여 예기치 않은 45° run-to-cut maneuvers (걷다가 멈춰서 지시에 따르는 시험) 동안 압박 반바지를 착용한 29명의 건강한 사람들의 모음근 활동량을 측정했다. 연구자들은 반대쪽 다리와 비교했을 때 서 있는 다리의 모음근 활동이 유의하게 ($P < .04$) 감소한 것을 발견했다. 압박복 사용에 관한 대부분의 연구는 피로를 줄이고[200], 강도 높은 운동 후에 회복을 촉진하며[201,202], 균형을 향상시키는[203] 능력에 중점을 두고 있다. 이러한 예비 연구는 사타구니 좌상의 회복에 압박 반바지가 도움이 될 수 있음을 시사하지만, 이러한 결과를 검증하기 위해서는 추가 조사가 필요하다.

운동 프로그램

연구진들은 모음근 관련 사타구니 통증 치료를 위한 공식적인 운동 프로그램의 효과를 조사했다. Holmich와 동료들은[124] 2가지 연구를 시행했다: (1) 초기 조사와 (2) 장기 추적 조사. 초기 조사에서는 사타구니 통증의 병력이 있는 남성 운동선수 환자 68명을 무작위로 실험군과 대조군으로 나눠서 8~12주 동안 감독 하에 능동적인 운동 프로그램의 효과를 조사했다. 실험군은 감독 하에 골반 근육과 모음근을 대상으로 하는 운동 프로그램을 받았고 (1주에 3번, 90분 동안) 치료를 하지 않을 때에는 가정 프로그램을 했다 (표 3-3).[124] 운동 프로그램은 최소 8주에서 최대 12주 동안 시행되었으며 참가자는 통증이 없거나 치료를 중단하기로 결정한 후 치료를 완료했다. 대조군은 1주에 2번, 90분 동안 다음과 같은 전통적인 물리치료를 받았다: 모음근 근위부에 교차 마찰 마사지 (10분), 모음근 · 햄스트링 · 엉덩관절 굽힘근의 스트레칭 (30초 동안 3번), 레이저 치료, 경피전기신경자극 (30분). 대조군은 치료를 하지 않을 때 정해진 스트레칭을 했다.[124] 결론적으로 59명의 참가자가 연구를 마쳤다. 연구자들은 대조군의 27명 (14%)에 비해 실험군의 29명 (79%)의 증상이 완전히 호전되었고 초기의 스포츠 활동 수준으로 회복했다는 것을 발견했다. 또한 대조군과 비교했을 때 실험군의 모음근 근력 증가가 유의하게 더 높았다.[124]

2번째 연구에서 Holmich와 동료들은[204] 원래의 59명 참가자 중 47명 (80%)에 대한 8~12년간의 추적 관찰을 실시했다. 모

표 3-3 Holmich와 동료들*의 운동 프로그램

모듈	운동
모듈 1 (0~2주)	누워서 발 사이에 축구공을 놓고 등척성 모음 운동 (30초, 10회)
	누워서 무릎 사이에 축구공을 놓고 등척성 모음 운동 (30초, 10회)
	윗몸 일으키기 (일자 방향, 대각선 방향) (각 5세트, 10회)
	누워서 무릎 사이에 축구공을 놓고 윗몸일으키기와 엉덩관절 굽힘을 같이 함 (folding knife exercise) (5세트, 10회)
	워블 보드에서 균형 훈련 (5분)
	슬라이딩 보드에서 발을 평행하게 놓은 자세와 발 사이 각도를 90°로 한 자세에서 한 다리로 운동 (두 자세에서 양쪽 1분씩 5세트)
모듈 2 (3주 이상)	옆으로 누워서 엉덩관절 벌림 및 모음 운동 (각 운동 당 5세트, 10회)
	소파 끝에 엎드려서 허리 폄 운동 (5세트, 10회)
	서서 무게를 가한 풀리로 엉덩관절 벌림/모음 (각 다리 당 5세트, 10회)
	윗몸 일으키기 (일자 방향, 대각선 방향) (각 5세트, 10회)
	무릎관절을 구부리고 펴는 동시에 팔을 흔들며 운동 (한 다리에서의 크로스 컨트리 스킹) (각 다리 당 5세트, 10회)
	"Fitter"† 균형 시스템을 사용한 관상면 훈련 (5분)
	워블 보드에서 균형 훈련 (5분)
	슬라이딩 보드에서 스케이트 동작 (5세트, 1분)

Holmich P, Uhrskou P, Ulnits L, et al. Effectiveness of active physical training as treatment for long-standing adductor-related groin pain in athletes: randomised trial. Lancet. 1999;353 (9151):439-443.에서 각색함.
* 모든 운동은 각 훈련 세션에 2번 시행되었다.
† Fitter 균형 시스템, Fitterfirst (Fitter International Inc, Calgary, Canada).

든 참가자들은 초기 연구를 알지 못하는 가려진 의사를 통해 원래의 연구에서 진단할 때 사용한 것과 동일한 초기 검사를 받았다. 연구가 끝나고 연구자들은 8~12년간의 추적 관찰 기간 동안 모든 참가자들에게서 원래의 운동 프로그램의 지속적이고 유의한 효과 (P=.047)를 발견했다.[204] 치료적 운동 연구는 단기간 및 장기간에 걸쳐 몇몇 긍정적인 결과를 나타냈다. 이러한 긍정적인 결과에도 불구하고 발표된 연구는 거의 없으며, 임상 실습을 위해 결과를 해석할 때 이러한 부족을 고려할 필요가 있다.

다양한 프로그램

연구원들은 다양한 치료 프로그램의 효과 또한 조사했다. Weir와 동료들은[205] 열치료 · 도수치료 · 스트레칭 · 런닝 프로그램으로의 복귀로 이루어진 다양한 치료 프로그램과 물리치료사가 3번 지시해주는 런닝 프로그램으로의 복귀로 이루어진 가정 기반 운동 프로그램을 비교했다. 모음근 관련 사타구니 통증을 진단받은 54명의 참가자를 무작위로 두 그룹으로 나눴다. 일차 결과 측정은 다시 스포츠에 완전히 참여하는 시간이었고, 이차 결과 측정은 객관적인 결과 점수와 스포츠 활동 중 VAS 점수였다. 결과는 0, 6, 16, 24주에 측정했다. 연구가 끝난 후 연구자들은 다양한 치료 그룹이 능동적인 가정 기반 운동 그룹 (17.3주, SD 4.4)보다 더 빨리 스포츠에 참여했지만 (12.3주, SD 6.0), 모든 운동선수의 50~55%만이 스포츠에 완전히 복귀했다. 또한 이차 결과 측정에서는 그룹 간에 차이가 없었다.[205]

Weir와 동료들은[206] 장기간의 모음근 관련 사타구니 통증이 있는 44명의 운동선수를 대상으로 관절 가동술, 복부 코어 운동, 민첩성이나 스포츠훈련으로 이루어진 5단계의 다양한 프로그램의 단기 및 중기 효과를 측정하는 2번째 연구를 시행했다 (표 3-4). 연구원들은 기준 기반 진행을 사용하여 각 단계를 진행했다. 주요 결과 측정은 이전 수준의 스포츠로의 복귀, 스포츠 제한, 상해 재발이었다. 연구 결과, 연구자들은 86% (44명 중 38명)의 선수가 이전 수준의 스포츠로 성공적으로 돌아갔음을 발견했다. 중기 추적 조사 (중앙값 22개월, 범위 6.5~51개월)에서 26% (38명 중 10명)는 사타구니 통증이 재발되었다.

현재 다양한 프로그램에 대한 연구는 그다지 강력하지 않다. 이용 가능한 연구들은 긍정적인 단기 결과를 뒷받침하는 가장 좋은 근거와 함께 여러 결과를 보여주었다. 이 연구의 결과를 해석할 때 이 모호성을 고려해야한다.

표 3-4 Weir와 동료들의 5단계 재활 프로그램

단계	내용
1단계	임상 계획: 엉덩관절의 관절 가동 범위와 엉치엉덩관절의 기능장애에 대한 정상적인 신체적 소견 (Gillet test), 복부 브레이싱 없이 선택적인 배가로근의 동원 환자 교육: 충고 및 정보 관절 가동술: 엉덩관절, 엉치엉덩관절, 허리뼈 근육 재교육: 배가로근 동원
2단계	임상 계획: 코어 안정성 지구력 운동을 위한 표준 값, 엉덩관절 모음의 통증 없는 저부하 운동 코어 근력 강화: 코어 안정화 운동과 함께 배가로근 동원 (엎드려서 브릿지, 옆으로 누워서 브릿지, 빗근 운동, 다리를 편 채로 윗몸 일으키기) 엉덩관절 근력 강화: 엉덩관절 모음의 저부하 운동 (앉아서 하는 모음근 기계, 서서 한 다리로 풀리 운동)
3단계	임상 계획: 조이기 검사, modified Thomas 검사, bent knee fallout 검사 시 통증 없음, 통증 없이 15분 달리기 전반적인 근력 강화: 신체 전체의 전반적인 안정화 운동 (워블 보드, 스위스 볼) 엉덩관절 근력 강화: 통증이 없는 상태에서 반복 횟수를 감소시키고 모음근 근력 운동의 강도를 증가시킴 (3번씩 15회에서 시작해서 점점 진행) 심혈관: 자전거타기나 수영 시 통증이 없다면 달리기 시작
4단계	임상 계획: 주관적으로 느낀 수행능력의 80% 민첩성 훈련 및 스포츠 관련 운동 (강도 30%에서 시작해서 점점 진행)
5단계	스포츠로의 복귀

Weir A, Jansen J, van Keulen J, et al. Short- and midterm results of a comprehensive treatment program for longstanding adductor-related groin pain in athletes: a case series. Phys Ther Sport. 2010;11 (3):99-103.에서 각색함.

상해 예방

축구 및 아이스하키와 같은 다양한 스포츠에서 하지 및 사타구니 상해의 예방을 중점에 두고 있다. 현재의 연구는 여러 가지 결과가 있기 때문에 어떤 프로그램이 특정 스포츠에 가장 적합한 지에 대한 의견을 일치하는 데 어려움이 있다. 이 섹션에서는 축구와 하키에 대해 가장 관련 있는 연구를 다룰 것이다.

가장 주목할 만한 축구 프로그램 중 하나는 국제 축구 연맹 프로그램으로 (FIFA 11), 하지 강화, 코어 안정성, 균형, 동적 안정화에 초점을 둔 10가지 운동으로 구성된 예방 프로그램이다.[207] FIFA 11을 이용한 여러 가지 임상 시험에서 청소년, 아마추어, 대학생 축구 선수의 하지 상해를 감소시킴으로써 좋은 결과를 볼 수 있었다.[208-211] Steffen과 동료들은[209] 프로그램을 잘 따르는 선수들 (주당 1.5세션, 시즌 당 평균 49.2세션, 범위: 시즌 당 33~95세션)은 잘 따르지 않았던 선수들 (주당 0.7세션, 시즌 당 평균 23.4세션, 범위: 시즌 당 15~32세션)에 비해 시즌 상해의 위험이 35% 감소한 것을 발견했다. Grooms과 동료들도[210] 프로그램을 잘 따르는 선수들은 대조군에 비해 시즌 상해의 위험이 72% 낮았다는 점을 발견했다.

Holmich와 동료들은[150] 무작위로 실험군과 대조군에 배정된 977명의 축구 선수 그룹의 모음근 및 골반 근육에 대한 단일 시즌 운동 기반 상해 예방 프로그램의 효과를 연구했다. 이 프로그램은 근력 강화, 균형 또는 협응, 코어 안정성을 포함한 6가지 운동으로 구성되었다. 연구 결과, 실험군은 대조군에 비해 상해의 위험이 31% 감소했다. 또한 연구원들은 초기 사타구니 상해가 재상해의 위험을 두 배로 증가시켰으며, 높은 수준의 활동 (예: 전문적인)이 위험을 세 배로 증가시키는 것을 발견했다. FIFA 11 프로그램과 Holmich 및 동료들의 프로그램의 긍정적인 결과에도 불구하고, 다른 연구원들은 대조군에 비해 이러한 종류의 프로그램으로 상해 감소에 유의한 차이가 없음을 발견했다.[212-214] 모든 수준의 축구를 위한 프로그램을 시작하기 전에 이러한 여러 결과들을 고려해야 한다.

아이스하키 선수는 다른 스포츠 선수들과 비교했을 때 모음근 관련 사타구니 상해의 수준이 높다. 발생률이 높기 때문에 상해 예방 프로그램에 관심이 증가했다. Tyler와 동료들은[215] 모음근의 근력 향상에 초점을 맞춘 6주간의 시즌 전 상해 예방 프로그램의 효과를 연구했다. 33명의 NHL 선수들은 벌림근에 비해 모음근 근력의 비율이 80% 미만인 "위험군"으로 확인되었고, 이들이 프로그램에 참여했다. 선수들의 감독은 두 시즌에 걸쳐 시행되었다. 이 연구의 결과는 지난 2시즌에 모음근 좌상이 11건이었던 것에 비해 2시즌 동안 3건밖에 없었기 때문에 조짐이 좋았다 (선수 노출 게임 1000건 당 0.71 대 3.2).[215] 이러한 예비 연구의 결과는 아이스하키 상해 예방 프로그램이 모음근 관련 사타구니 상해의 위험을 감소시킬 수 있음을 시사하지만 더 많은 연구가 필요하다. 이 프로그램을 받아들이고 가장 효과적인 프로그램에 대한 전반적인 의견을 일치하기 위해서는 더 많은 연구가 필요하다.

수술적 중재

환자가 보존적 치료에 반응하지 않으면 (2개월 이상) 수술을 선택할 수 있다.[188,205] 가장 일반적인 수술적 접근법은 모음근 힘줄절단술이며, 이는 모음근 관련 통증 및 스포츠 탈장에 대한 중재로 종종 사용된다 (5장 참조).[216] Robertson과 동료[217]은 수술적 중재의 필요성을 결정하기 위해 다음과 같은 4단계 통증 등급 시스템을 설명했다. 1단계: 통증 없이 최적의 수행 능력, 2단계: 통증의 영향을 받는 수행 능력, 3단계: 통증 때문에 제한되는 훈련 또는 경기, 4단계: 훈련이나 경기를 하지 못함. 조사를 통해 수술 전 최대 불편함 (3, 4단계)이 있는 운동선수들이 수술적 치료로 가장 많은 효과를 본 것을 발견했다. 이 등급 시스템은 수술적 중재의 필요성을 임상적으로 평가할 수 있는 좋은 방법일 수 있다. 모음근 힘줄절단술의 여러 가지 버전은 수술 후 재활과 함께 다음 섹션에서 논의될 것이다.

긴모음근의 힘줄절단술: 완전, 부분, 양쪽

긴모음근의 힘줄절단술을 하면, 의사는 긴모음근을 두덩뼈 부분에서 완전히 제거시켜 힘줄을 풀어준다.[218] 힘줄절단술은 모음근 관련 사타구니 통증과 스포츠 탈장을 모두 치료하는 수술로 뜨고 있다. Mei-Dan과 동료들은[188] 2000~2006년 사이에 장기간의 사타구니 통증이 있는 축구선수 155명의 모음근 힘줄절단술과 탈장성형술의 결과를 보고했다. 모음근 힘줄절단술로 치료받은 환자는 96명이고 힘줄절단술과 탈장성형술을 모두 받은 환자는 59명이었다. 주요 결과 측정은 경기로의 복귀였다. 연구자들은 운동선수들이 수술 후 평균 11주째에 (범위: 4~36주) 스포츠로 복귀할 수 있을 발견했다. 또한 모음근 관련 사타구니 통증과 이에 동반된 스포츠 탈장이 있는 운동선수들은 모음근 힘줄절단술로 효과를 볼 수 있다고 결론지었다. 다른 연구자들은 모음근 힘줄절제술만으로 또는 스포츠 탈장 치료로 유사한 결과가 있음을 발견했다.[217-222]

일부 외과 의사들은 긴모음근의 부분적이거나 완전한 힘줄절단술에 대한 효과를 연구하고 있다. Schilders와 동료들은[223] 만성적인 모음근 관련 사타구니 통증이 있는 43명의 전문 운동선수의 부분적인 긴모음근 절제술 효과를 연구했다. 결과 측정은 스포츠로의 복귀 시간과 VAS로 측정한 통증으로 했다. 평균 추적 관찰 시간은 40.2개월이었다 (범위: 25~72개월). 운동선수의 98% (43명 중 42명)는 평균 9.21주 (범위: 4~24주)째에 상해 이전 수준으로 복귀했으며, 모든 피험자들은 수술 전에서 수술 후까지 VAS점수에서 유의한 향상이 보였다.[223]

또 다른 외과의사들은 한쪽 긴모음근 사타구니 통증을 치료하는 데에 있어서 양쪽 모음근 힘줄절단술을 연구했다. Maffulli와 동료들은[224] 2004년부터 2007년까지 29명의 선수들의 양쪽 최소 침습성 모음근 힘줄절단술의 효과를 연구했다. 결과 측정은 훈련 및 스포츠로의 복귀, Hip Disability and Osteoarthritis Outcome Score (HOOS), Short Form Health Survey (SF-36), European Quality of Life Five-Dimensions scale (EQ-5D)이었다. 수술 후 추적 기간의 중앙값은 36개월이었다.[224] 마지막 추적 조사에서 연구자들은 69% (29명 중 20명)의 환자가 상해 이전의 스포츠 수준으로 돌아갔고, 7% (29명 중 2명)가 높은 수준으로 복귀했으며, 14% (29명 중 4명)가 낮은 수준으로 복귀했고, 10% (29명 중 3명)가 스포츠에 돌아가지 못한 것을 발견했다. 모든 설문지에서 수술 전부터 수술 후까지 유의한 향상을 보였으며, 훈련으로의 복귀는 11주였고 (중앙값), 스포츠로의 복귀 기간은 18주였다 (중앙값). 연구자들은 양쪽 모음근 힘줄절단술이 한쪽 모음근 관련 사타구니 통증에 효과적인 치료일 수 있다고 결론지었다.[224] 다른 종류의 모음근 힘줄절단술에 관한 연구는 여전히 진행 중이다. 예비 연구는 긍정적인 결과를 보여 주지만, 일치하는 대조군을 사용하여 보다 장기적인 통제 연구가 필요하다.

두덩결합 소파술 및 모음근 재부착

모음근 관련 사타구니 통증이 있는 일부 환자에게는 두덩뼈 통증이 있을 수도 있다. 연구자들은 외과적으로 두 문제를 치료하는 효과에 대해 약간의 관심을 보였다. Hopp와 동료들은[225] 만성 두덩뼈염 및 모음근 관련 사타구니 통증이 있는 비전문적인 축구선수 5명을 대상으로 두덩결합 소파술 (예: 스크래핑 또는 스쿠핑) 및 모음근 재부착술의 효과를 조사했다. 결과 측정은 스포츠로의 복귀 시간, VAS 점수, 통증이 있는 스포츠 활동이었다. 연구 결과, 모든 환자는 평균 14.4주에 초기 스포츠 활동 수준으로 돌아갔다. VAS 및 스포츠 활동 통증 점수는 수술 전부터 수술 후까지 유의하게 향상되었다. 추적 관찰시 두덩뼈에 불안정이 발생한 환자는 없었다.[225] 다른 연구자들 또한 두덩뼈 및 사타구니 통증에 적용한 두덩결합의 수술적 중재가 성공적이었음을 발견했다.[226-230] 이렇게 조합한 수술에 대한 Hopp와 동료들에 의한 연구는[225] 두덩뼈 불안정성이 모음근 관련 사타구니 통증의 위험 요인일 수 있다는 Mens와 동료들에 의한 결론을[155] 뒷받침한다. 두덩뼈의 불안정성과 모음근 기능의 역할을 이해하기 위해서는 추가 조사가 필요하다.

수술 후 재활

이러한 수술들을 고려해 볼 때, 수술 후 재활에 관한 연구는 참고 자료가 부족하다. 현재의 문헌은 부가적인 재활, 전반적인 결과 보고가 있는 수술적 중재에 초점을 맞춘다.[218,230] Gill과 동료들은[218] 모음근 힘줄절제술 후 운동선수를 초기 스포츠 활동으로 복귀시키는 데 초점을 둔 8주간의 수술 후 재활 프로그램에 대해 설명했다. 재활 프로그램은 표 3-5에 요약되어 있다.

요약

모음근 관련 사타구니 통증은 앞쪽 엉덩관절 통증의 감별 진단에서 고려해야 할 잠재적인 병리학적 과정이다. 이 장애는 축구와 하키 선수들에게 흔하며, 스포츠 탈장과 직접적인 관련이 있다. 현재 이용 가능한 근거가 약하지만, 예방, 재활, 수술적 중재에 대한 적절한 뒷받침들이 있다. 임상가들은 이 질환을 효과적으로 관리하기 위해 이러한 요인에 대해 포괄적으로 이해해야 한다.

두덩뼈염

두덩뼈염은 사타구니 관련 통증을 유발할 수 있는 잠재적인 병리학적 질환이며 종종 감별 진단의 일부다. 보통 두덩뼈염은 두덩결합, 두덩결합 주위의 뼈 및 연조직에 가해지는 생체역학적인 과부하로 인한 과사용 질환으로 설명된다.[231] 두덩뼈염의 4가지 분류는 다음과 같다: (1) 스포츠 관련 또는 운

표 3-5 Gill과 동료들의 8주 재활 프로그램

단계	내용
1단계 (1주)	목표: 상처 치유, 힘줄의 재부착 방지 환자의 자세: 처음 3일 동안 다리를 벌린 상태로 유지하고, 이 자세를 유지하기 위해 잘 때 다리 사이에 베개를 놓는다. 스트레칭: 3일 이후에 벌림 스트레칭을 매번 2시간 씩 시행함
2단계 (2~5주)	목표: 모음근 스트레칭 유지, 흉터 방지, 유연성 향상 스트레칭: 서서 양쪽 벌림, 서서 한쪽 모음, 서서 햄스트링 스트레칭, 누워서 넙다리네갈래근 스트레칭 (20초 유지, 10번 반복, 1주일에 2~3일) 근력 강화 (3주에 시작): 서서 한 다리로 다리 벌림, 누워서 하지 직거상 스트레칭, 서서 한쪽 다리 휘돌림, 다리를 편 채로 윗몸 일으키기 (20번 반복, 하루에 2~3번)
3단계 (6주 이상)	목표: 상처 치유 마무리, 엉덩관절의 완전한 관절 가동 범위, 통증이 없는 모음근의 활동, 수술전 사타구니 통증 해결 6주: 달리기로의 점진적인 복귀 7주: 스포츠 관련 활동 재개 8주: 스포츠 활동 복귀 12주: 경기로의 완전한 복귀

Gill TJ, Carroll KM, Makani A, et al. Surgical technique for treatment of recalcitrant adductor longus tendinopathy. Arthrosc Tech. 2014;3(2):e293-e297.에서 각색함.

동성 두덩뼈염, (2) 퇴행성 또는 류마티스성 두덩뼈염, (3) 비뇨기 수술, 부인과 수술, 임신과 관련된 비감염성 두덩뼈염, (4) 국소적 또는 먼 부위에서의 감염과 관련된 감염성 두덩뼈염.[232] 이 섹션에서는 스포츠 관련 두덩뼈염에 초점을 맞출 것이다.

유병률 및 손상의 메커니즘

스포츠 관련 사타구니 손상은 축구 선수의 0.5~6.2%, 최대 5~15%에서 발생한다고 보고되었다. Rodriguez와 동료들은[234] 1989~1997년에 프로 축구 팀이 입은 상해 중 두덩뼈염이 3~5%였다고 보고했다.[234] 두덩뼈염은 아이스하키, 럭비, 축구, 달리기와 같은 다른 스포츠에서 점점 더 알려지고 있다.[7,233-235] 두덩뼈염이 남성보다 여성 운동선수에게서 더 많이 보고되었지만, 여성 운동선수들이 문헌에서 적게 보고될 수 있기 때문에 정확하지 않을 수 있다.[233] 이 질환에 기여하는 선행요인에는 운동 참여 증가, 강한 달리기, 반복적인 발차기, 반복적으로 갑자기 멈추는 동작 또는 돌기, 반복적인 감속 또는 감속, 외상, 임신, 퇴행성 또는 류마티스성 질환, 비뇨기 및 부인과 수술 등이 있다.[233,236] 또한 두덩뼈염은 스포츠 탈장[181,237], 모음근 관련 사타구니 상해[238], FAI[239,240]와도 관련이 있다.

운동선수에게 발생할 수 있는 병인 요인에는 근육 불균형, 골반 불안정성, 뼈와 관절의 만성 과사용 상해 등이 있다.[232] 제시된 주요 병인 요인으로는 배곧은근과 엉덩관절 모음근(예: 모음근들, 두덩정강근) 사이의 근육 불균형이다. 두덩결합은 두 근육의 중앙에 있으며 길항근 작용의 결과로 극심한 힘과 미세외상을 받을 수 있다.[232] 이 질환은 축구, 하키, 럭비 경기에서 볼 수 있는 반복되는 킥 동작으로 인해 발생할 수 있다.[232]

환자 프로필

환자의 통증이 발생하는 것은 킥 같은 행동 이후 급성일 수도 있고 서서히 퍼졌을 수도 있다. 환자들은 보통 두덩결합, 위 두덩뼈가지, 모음근 근위부쪽에서 통증을 느낀다. 또한 복부 아래쪽, 서혜부 앞-안쪽, 엉덩관절, 회음부, 사타구니 부위, 음낭 부위에서도 통증을 느끼기 때문에, 진단하기 어렵다.[232,234] 보행 중 유각기에서 아플 수도 있기 때문에 걷기와 달리기가 어려울 수 있다.[241]

임상가는 두덩결합의 골수염이 덜 생긴다는 점을 알고 있어야 한다. 환자는 열이 동반된 갑작스러운 발병을 보고한다.[242] 골수염은 황색포도상구균, 녹농균, 대장균, 살모넬라속균, 혐기성 세균에 의해 발생할 수 있다. 진단에는 영상 검사, 두덩결합 천자, 혈액 배양 검사를 포함할 수 있다.[233]

임상 검사

임상 검사에는 포괄적인 과거력, 신체 검사, 가능한 영상 검사 등이 포함된다. 과거력은 운동선수의 스포츠, 발병, 현재 증상과의 강한 상관관계를 나타낼 수 있다. 임상 검사의 일환으로 특수 검사를 수행하여 보고된 통증의 원인을 구별한다. 몇몇 임상 검사는 두덩뼈염과 기타 사타구니 관련 통증을 진단하는 데 도움을 준다. 몇몇 연구자들은 환자의 증상을 유발하는 다양한 자세 (90°, 45°, 0°)에서의 등척성 모음근 조이기 검사를 사용하여 설명했다.[171,173,234-243] 모음근 관련 사타구니 통증에 대한 이전 섹션에서는 이러한 검사와 이들의 임상적 특징에 대해 논의했다 (그림 3-7 참고). 현재의 연구에도 불구하고 이 부위에 대한 표준 검사는 연구 간 방법론의 변동성 때문에 확립되지 않았다.[244] 이러한 검사들을 임상 검사에 통합할 때 이 문제를 고려해야 한다.

영상 검사

포괄적인 임상 검사 후, 방사선 사진과 MRI를 시행하여 두덩뼈염을 더 정확하게 진단할 수 있다. 일반적인 방사선 소견으로는 두덩결합이 넓어짐, 가장자리가 불규칙함, 대칭적인 뼈 재흡수, 두덩뼈가지의 반응성 경화, 엉치엉덩관절의 불규칙성이 있다.[232,245] 두덩결합의 불안정성이 의심되는 경우, 부하를 견딜 때의 두덩결합의 정렬을 측정하기 위해 환자가 한 다리로 서 있는 자세에서 (홍학 자세) 앞-뒤 방사선 사진을 찍는다. 수직 변위가 2 mm 이상이고 두덩결합의 간격이 7 mm보다 넓다면 비정상으로 간주한다.[232,245] 방사선 사진에 나타난 방사선 사진의 비정상은 심각도에 따라서도 등급을 매길 수 있다. 4점 등급 척도가 사용된다: 0-뼈의 변화 없음, 1-경미한 뼈의 변화, 2-중간 정도의 변화, 3-심한 변화.[246]

MRI도 사용되며 특정 뼈와 두덩결합의 연조직의 변화를 볼 수 있다.[247] Kunduracioglu와 동료들은[245] 사타구니 통증이 있는 22명의 대학생 운동선수들의 MRI 소견과 두덩뼈염의 임상 특징 간의 상관관계를 보여줬다. 연구진들은 최근 증상 (6개월 미만의 증상)이 있는 환자의 가장 신뢰할만한 MRI 결과는 연골밑 골수 부종, 두덩결합관절의 체액, 관절주위 부종을 포함한다는 것을 발견했다. 만성 두덩뼈염 (6개월 이상) 환자 가장 신뢰할만한 결과는 연골밑 경화증, 연골밑 흡수, 골극, 뼈 가장자리 불규칙성을 포함했다.[245] 조영제를 사용한 MRI 또한 두덩뼈염을 더 자세히 측정하기 위해 사용된다. "이차 틈새 징후 (secondary cleft sign)" 또는 두덩결합 앞쪽 관절주머니에 접어 올려진 골막 박리 소견은 조영제로 알 수 있으며 이는 두덩결합의 병리학적 과정을 나타낸다. "이차 틈새 징후"는 두덩뼈염을 진단하는 데에 있어서 민감도와 특이도가 100%다.[248] 이 징후는 모음근 장애를 진단할 때도 사용된다.[175,238] 진단 초음파를 사용하여 손상된 연조직 (예: 힘줄) 구조물들을 측정할 수 있으며, 컴퓨터 단층 촬영을 사용하여 골반 및 엉덩관절의 피로골절, 골반농양, 견열골절 (avulsion fractures)과 같은 다른 질환을 제외시킬 수 있다.[232,249]

손상 후 고려사항

두덩뼈염은 4~9개월 정도로 장기적인 과정이기 때문에 재활팀이 힘들 수 있다.[232] 보통 보존적인 비수술적 치료가 먼저 처방되며, 두덩결합의 주사 (예: 코르티코스테로이드), 증식치료, 구강 항염증 약물, 활동 수정, 휴식 등이 포함된다.[232] 다음 섹션에서 논의되는 것처럼 물리치료도 처방된다. 보존적인 관리에서 효과를 보지 못하면 수술적 중재를 선택할 수 있다.[233]

재활

일반적으로 물리치료는 두덩뼈염의 보존적인 관리의 일환으로 처방된다. 특히 관심을 끄는 것은 손상 전 참여 수준으로 선수를 복귀시키는 것에 중점을 둔 비수술적 재활 프로그램의 결과다. 가장 최근의 체계적 문헌 고찰 (2011)에서는 두덩뼈염의 치료 스펙트럼을 조사한 결과, 치료법에 대한 다양한 접근법이 있는 4 수준 (사례 보고 또는 사례 시리즈)의 증거만을 발견했다.[233] 6건의 사례 보고에서는 비수술적 재활이 구강 항염증 약물과 병용되었을 때 성공적인 결과를 보였다고 설명했다. 연구자들은 무작위 대조 연구를 발견하지 못했고, 이러한 높은 수준의 근거가 부족하기 때문에 임상가가 임상 실습에서 이러한 사례 보고의 결과를 정확하게 비교하거나 해석하기 어렵다.[233]

마지막 체계적 문헌 고찰 이후, 이용 가능한 근거는 변하지 않았으며, 사례 보고 (4 수준)만 있고 무작위 대조 연구는 없었다. 이용 가능한 근거는 개별적인 비수술적 복합 프로그램이 두덩뼈염으로 진단된 운동선수가 손상 전 활동 수준으로 돌아가게끔 도와준다는 점을 시사한다. 사례 보고의 서술적 성격 때문에 재활 프로그램을 직접 비교하기 어렵다. 모든 사례 보고들은 주요 결과 측정으로 손상 전 활동으로의 복귀를 사용한다.[235,241,250,251] 한 개의 사례 보고[241]에서만 환자 관련 결과 척도 (Lower Extremity Function Scale, VAS)를 사용했고, 두 개의 사례 보고[235,241]가 6개월 후 추적 조사를 실시했다. 모든 사례 보고에서 근력 강화, 유연성, 스포츠 관련 운동, 도수치료로 구성된 구조화된 복합 프로그램 (4~14주)을 설명했다.[235,241,250,251] 한 사례 연구에서는 프로그램에 수중 운동을 추가하는 것에 대해 설명했다.[251] 사례 연구에서 밝혀진 긍정적인 결과에도 불구하고 두덩뼈염으로 진단된 운동선수를 위한 최적의 재활 프로그램을 결정하기 위해서는 더 높은 수준의 연구가 필요하다.

수술적 중재 및 수술 후 재활

환자의 상태가 보존적인 치료로는 나아지지 않는다면 수술적 중재를 선택할 수 있다. 겉질뼈 이식으로 증가된 관절고정술(안정화), 두덩결합의 쐐기절제 또는 전체 절제술, 배막바깥 두덩뒤 인공 메쉬, 섬유성 연골 관절경 소파술을 포함한 여러 가지 외과적 수술이 가능하다.[225-227,229,232,252] 이러한 수술의 장기적인 결과에 대한 보고는 제한적이다.[229] 체계적 문헌 고찰에서 현재까지 가장 좋은 근거는 사례 연구 (4수준의 근거)이고 무작위 대조 연구는 없다는 것을 발견했다.[233] 이 사례 보고에서의 환자들은 보존적인 치료로 나아지지 않는 장기적인 두덩뼈염을 앓고 있었다 (평균 17개월). 스포츠로 복귀하는 성공률이 가장 높은 것은 두덩결합의 소파술 (72%), 인공 메쉬 (92%), 두덩결합 안정화 (100%)로 보고되었다. 인공 메쉬는 평균 7.2주로 스포츠로의 복귀가 가장 빨랐다.[233] 현재까지 수술 후 재활 프로그램은 연구되지 않았으며 문헌에 자세히 나와 있지 않다. 이 프로그램은 수술적 연구에서 단지 수술 후 관리의 일부로만 언급되었다.

요약

두덩뼈염은 감별 진단의 일부가 되어야 하는 사타구니 통증의 원인이다. 두덩뼈염은 모음근 관련 사타구니 통증, 스포츠 탈장, FAI와 관련되어 왔다. 보존적인 비수술 및 수술적 치료 모두에 대한 연구는 4 수준의 근거만 있고 통제된 비교 시험이 없을 정도로 약하다. 이렇기 때문에 중재를 직접 비교하기가 어렵다. 근거가 약함에도 불구하고 보존적인 관리와 수술적 중재를 통해 7주에서 27주 사이에 초기 수준의 스포츠 활동으로 성공적으로 복귀했다고 보고되었다 (표 3-6). 이 결과는 다양한 수준의 장애가 있는 환자들의 결과이며 임상 실습에서는 이를 고려해야한다.

표 3-6 두덩뼈염의 보존적인 치료 및 수술적 재활 이후 스포츠로의 복귀

중재	스포츠로의 복귀 (주)
재활	9.55
코르티코스테로이드 주사	8
프롤로테라피	9
두덩결합의 소파술	22.4
배막바깥 두덩뒤 인공 메쉬	7.2
두덩뼈 고정	26.4

엉덩관절 가쪽 통증 및 큰돌기 통증 증후군: 점액낭염, 근위부 엉덩정강근막띠 증후군, 볼기근 힘줄 장애

엉덩관절 가쪽 통증은 환자들이 흔히 호소하는 증상으로서 너무나 많은 잠재적인 진단을 포괄한다. 더 큰 용어인 큰돌기 통증 증후군 (GTPS)은 이 부위에서의 증상을 임상적으로 표현하기 위해 자주 사용되지만, 증상의 특정 원인을 확인하는 것과 관련해서는 비특이적이다.[253] 큰돌기 부위의 통증은 꽤 흔하지만, GTPS의 다소 광범위한 정의로 인해 유병률을 추정하기 어렵다. Strauss와 동료들은[254] 일반 인구의 10~25%에서 발생하는 질환으로 추정했다. 반대로 Williams와 Cohen[255]은 유병률을 연간 1,000명당 1.8명으로 추정했다. 한때 GTPS는 주로 돌기의 관절주머니 질환에 의해 발생한다고 생각되었으나, 최근의 조사에서 이 부위의 통증에 대한 추가 원인이 밝혀졌다.[254] 이러한 진보에도 불구하고, 엉덩관절 가쪽 통증의 다양한 원인에 대한 진단 및 치료 프로토콜에 관한 문헌은 아직도 부족하다. 이 섹션에서는 엉덩관절 가쪽 통증의 일반적인 원인과 치료 방법에 대해 논의할 것이다.

엉덩관절 가쪽 부위에 통증이 있는 환자를 평가할 때, 임상가는 많은 범위의 병인을 고려해야한다. 이러한 넓은 범위의 진단에는 국소적인 연조직 원인, 엉덩관절 손상, 연관통 및 근통의 영향을 고려한 검사 접근법이 필요할 수 있다. 환자의 과거력 및 결과는 임상가가 더 전체적인 부분별 선별검사 (lower quarter screening) 접근법 또는 더 구체적이고 국소적인 검사를 사용하게 할 수 있다.

GTPS의 일반적인 원인은 큰돌기 점액낭염, ITB 증후군, 중간볼기근의 건병증 또는 좌상이다.[253] 일반적으로 사타구니 통증과 관련이 있지만, 관절내 손상은 엉덩관절 가쪽 증상으로 나타날 수 있다.[256] 엉덩관절 가쪽 통증이 있는 환자의 관절내 손상을 제외시키기 위해서 엉덩관절 손상을 결정하는 임상 검사가 필요할 수 있다 (2장 참고). 허리엉치뼈의 근통 영향과 궁둥신경 손상 또한 엉덩관절 가쪽 증상의 잠재적인 원인으로 고려해야 한다. 이 부위에 증상을 유발할 수 있는 가장 흔한 척추 신경의 손상 수준은 L3~S1이다.[257] 또한 엉덩관절 가쪽 비관절 구조, 관절내 질환, 허리엉치 손상이 같이 발생하는 것은 드문 일이 아니므로, 이러한 환자들의 감별진단 과정이 더욱 복잡해진다.[257,258]

환자 프로필

엉덩관절 가쪽 통증이 있는 환자의 과거력과 프로필은 잠재적인 근본 원인이 많기 때문에 매우 다양하다. 그럼에도 불구하고 현재의 양상에 원인이 된 사건들과 요소들을 신중하게 서술함으로써 효율적인 평가와 적절한 치료가 가능할 것이다. 점진적인 발생보다 흔하지는 않지만 외상 발병도 가능하다. 직접적으로 돌기 부위로 넘어지는 것은 돌기의 점액낭 또는 ITB의 근위부에 염증을 발생시킬 수 있다.[259] 어떠한 외상 메커니즘과 마찬가지로 골절의 가능성 (큰돌기)를 항상 고려해야 하고 배제시켜야 한다. 큰돌기 위의 ITB의 스내핑(snapping)으로 인한 갑작스런 비접촉성 엉덩관절 가쪽 통증도 가능하다. 이러한 현상은 종종 소리 나는 스내핑 감각을 수반한다 (SHS의 이전 논의 참고).

환자의 특정 요인 또한 엉덩관절 가쪽 통증의 근본적인 원인을 결정하는 것을 도울 수 있다. 환자의 나이는 증상의 원인을 진단하는 데 도움이 될 수 있다. 여성들이 GTPS를 더 많이 겪을 수 있다. GTPS를 포함한 질환의 발병률은 40~60세 범위에서 높다.[260] 또한 현재 또는 과거의 근골격계 증상이 GTPS에 걸리기 쉽게 만든다. 환자의 병력 중 허리 통증, 무릎 골관절염, 비만은 GTPS를 발생시킬 수 있는 위험 요인으로 확인되었다.[255]

환자에게 제일 심한 불편감을 주는 초점을 확인하고 증상의 전체적인 분포를 설명하도록 해야 한다. "엉덩관절 통증"이라는 전반적인 용어는 많고 다양한 해석을 할 수 있기 때문에 이러한 과정이 특히 중요하다. 일반적으로 통증의 분포는 엉덩관절의 가쪽에 집중되어있어, 허벅지 아래쪽에서 무릎을 타고, 때로는 무릎 아래로 방사될 수 있다.[255,261] 다음과 같이 환자의 주요 증상을 악화시키는 많은 활동들을 주목할 수 있다: 아픈 쪽으로 눕기, 오래 서 있기, 다리를 꼬아 앉기, 걷기, 계단 오르내리기, 달리기.

손상의 메커니즘

손상의 다양한 메커니즘이 엉덩관절 가쪽 통증의 다양한 원인으로 인정된다. 가능하다면 특정 메커니즘을 확인하는 것이 임상가가 진단을 확인하고 치료 계획을 개발하는 데 도움이 된다. 큰돌기 점액낭염, 근위부 ITB 증후군, 볼기근 힘줄 장애가 발생하는 공통적인 메커니즘이 이 섹션에서 논의될 것이다. 큰돌기 점액낭염과 근위부 ITB 증후군은 함께 논의되지만, 볼기근의 힘줄 손상은 따로 설명될 것이다.

큰돌기 점액낭염 및 근위부 엉덩정강근막띠 증후군

큰돌기 점액낭염과 근위부 ITB 증후군은 엉덩관절 가쪽 통증의 원인으로 흔하게 언급된다. 진성 큰돌기 점액낭염은 염증성 질환이다. 이 정의로 인해 대부분의 GTPS는 돌기의 점액낭에서 발생하는 것이 아니라, 근위부 ITB를 비롯한 이 부위의 다른 조직에서 발생한다.[262] 앞에서 언급했듯이 돌기 부위로 직접적으로 넘어지는 것은 돌기의 점액낭염을 일으킬 수 있다. 그러나 큰돌기 점액낭염과 근위부 ITB 증후군의 발생에 있어서 더 일반적인 메커니즘은 반복적인 활동이다. 돌기 위 근위부 ITB에 반복적인 움직임으로 인해 반복적인 마찰이 생긴다면 점액낭의 염증이나 근위부 ITB에 자극을 유발할 수도 있다.[253] 중거리 경주는 일반적으로 큰돌기 점액낭염의 발생 요인으로 설명된다. Nielsen과 동료들은[263] 2주 동안 30% 이상 거리를 늘린 초보자 수준의 달리기 선수가 ITB 증후군과 큰돌기 점액낭염을 포함한 상해를 입을 확률이 더 높은 것으로 나타났다. 진성 큰돌기 점액낭염은 종종 자기 제한적이며 일반적으로 보존적인 치료에 잘 반응한다.[253]

볼기근 힘줄 장애

볼기근 힘줄 손상은 다루기 힘든 엉덩관절 가쪽 통증의 원인으로 점차 인식되고 있다. 이전에 큰돌기 점액낭염으로 진단되었거나 일반적인 GTPS 범주로 진단된 사례는 볼기근 힘줄 장애와 특별한 관계가 있는 것으로 알려져 있다. 대부분의 경우 중간볼기근의 힘줄이 영향을 받는다. 작은볼기근 또한 손상될 수 있다.[264] 파열의 범위는 부분층에서 전층까지 포함될 수 있으며, 부분층 파열이 더 일반적이다. 볼기근 건병증 또한 큰돌기 점액낭염과 관련이 있을 수 있다.[265]

대부분의 볼기근 힘줄 손상은 큰돌기 점액낭염 및 근위부 ITB 증후군에서 설명한 메커니즘과 유사한 과사용 메커니즘으로 인해 발생한다. 드문 경우 급성 파열이 보고되기도 한다.[266,267] 급성 파열에 대한 제한적인 문헌은 주로 노인들에게서발생하는 자연적이고 비접촉성인 질환을 설명한다.[268] 이러한 성격의 파열은 이미 퇴행성 변화를 겪은 힘줄이 완전히 찢어지는 지점에서 과부하가 걸릴 때 발생한다고 생각되어진다.[268] 볼기근 힘줄의 파열은 넙다리뼈목 골절을 치료하기 위한 수술 또는 THA를 시행한 환자들에서도 설명할 수있다.[269] 이러한 연관성에 대한 구체적인 이유는 아직 밝혀지지 않았지만, 종종 이러한 환자들은 수술적 치료를 받기 전에 엉덩관절 가쪽의 통증을 겪는다고 여겨진다.[270] Tyler와 동료들은[271] 운동 사슬의 생리학적 한계를 뛰어넘는 과도한 움직임을 조절할 근력이 부족하여 중간볼기근 또는 작은볼기근의 힘줄에 궁극적인 손상이 발생한다는 운동선수 메커니즘을 설명했다.

임상 검사

엉덩관절 가쪽 통증의 원인을 묘사하려고할 때 검사에 대한 완전하고 잘 구조화된 접근법이 중요하다. ROM, 유연성, 엉덩관절 및 골반 근육의 부위별 근력을 주기적으로 평가해야 한다. 대부분의 경우 엉덩관절의 잠재적인 손상을 파악하는 임상 검사 또한 시행되어야 한다. 엉덩관절 및 골반 검사의 일반적인 접근법에 대한 자세한 설명은 2장에서 설명했다. 이 섹션에서는 엉덩관절 가쪽 통증이 있는 환자를 평가할 때 특히 중요한 임상 검사의 구성 요소를 검토할 것이다.

촉진

엉덩관절 가쪽의 구조물에서 기인하는 증상이 나타나는 환자는 보통 촉진으로 증상을 다시 발생시켜야 한다. 임상가는 표준 검사의 일부로서 다음과 같은 구조물들을 촉진해야한다: 큰돌기 및 점액낭 부위, 돌기의 뒤쪽과 앞쪽, 근위부 ITB, ITB 쪽의 TFL 닿는곳, 중간볼기근의 근복. 돌기의 뒤쪽을 만졌을 때 통증이 있다면 중간볼기근의 힘줄이 손상된 것을 의미할 수 있다.[253] 촉진 검사 시 증상이 나타나지 않는다면 임상가는 다른 원인을 고려해야 한다.[258] Martin과 Sekiya[272]는 70명의 환자 (평균 나이 42세, SD=15.4)에 대한 신뢰도 조사를 실시했다. 엉덩관절 부위의 진단에는 FAI, 관절주머니 이완, 돌기의 점액낭염, 엉덩허리근 힘줄염, 모음근의 좌상이 포함되었다. 이 연구자들은 압통에 대한 큰돌기의 촉진을 kappa 값 0.66 (95% 신뢰구간: 0.48~0.84)으로 발견했고, 이는 좋은 일치도를 나타낸다.

임상 검사

GTPS의 광범위한 정의와 엉덩관절 가쪽 통증이 나타날 수 있는 다양한 질환 때문에 이러한 질환을 확인하기 위한 임상 검사는 상당한 근거로 뒷받침할 수 없다.[273] 문헌에서도 최적 표준인 임상 검사를 명확하게 정의하지 못 한다. 엉덩관절 가쪽 통증이 나타나는 임상 양상에 대한 이해가 나아지면서, 진단을 위한 임상 검사를 뒷받침하는 근거들도 강해진다. 현재는 통증 유발 검사가 GTPS를 정의하는 주요 수단이다.[274]

Ober Test 및 Modified Ober Test

Ober Test (무릎관절 90° 굽힘) 및 Modified Ober Test (무릎관절 폄)를 시행하여 ITB의 잠재적 타이트함을 측정하고 환자의 증상을 유발시켜 검사할 수도 있다 (Ober test의 수행 및 해석에 대한 자세한 내용은 2장 참고). Reese와 Bandy[275]는 ITB 유연성 측정의 신뢰도를 파악하기 위한 연구를 수행했다. 평균 연령 24.2세 (SD=4.3)인 61명에게 Ober test와 modified Ober test를 2회 이상 측정했다. 이 연구자들은 Ober test의 경우 0.90, modified Ober test의 경우 0.91의 급내 상관계수 값을 계산하였고, 이는 검사가 신뢰할 수 있음을 나타낸다.

30초 동안 한 발 서기

30초 동안 한 발 서기는 검사는 큰돌기 점액낭염 또는 볼기근의 힘줄 병변이 있는 것으로 정의된 GTPS를 겪고 있는지 결정하기 위한 측정 방법으로 설명된다. 트렌델렌버그 징후 (중간볼기근의 약화를 나타냄)가 있는 지도 볼 수 있다. 그러나 이는 GTPS를 명확하게 평가할 때의 검사의 일부로 간주되거나 설명되지 않는다.

순서: 환자는 한 다리로 서서 30초 동안 그 자세를 유지한다.

해석: 한 다리로 서 있을 때 큰돌기 부위에 통증이 있다면, GTPS가 양성인 것으로 간주한다.

Resisted External Derotation Test

Resisted external derotation test (그림 3-8)은 큰돌기 점액낭염 또는 볼기근의 힘줄 병변이 있는 것으로 정의된 GTPS를 겪고 있는지 결정하기 위한 측정 방법이다.[274]

순서: 환자는 누워서 엉덩관절과 무릎관절을 90°로 구부린다. 엉덩관절은 견딜 수 있을 만큼 가쪽돌림을 한다. 중립 자세로 돌리려는 저항에 맞서 환자가 엉덩관절을 안쪽돌림한다.

해석: 큰돌기 부위의 통증이 발생한다면 GTPS가 양성인 것으로 간주한다.

몇몇 연구에서는 GTPS 진단과 관련하여 30초 동안 한 발 서기 및 Resisted external derotation test의 측정 특성을 조사했다. Lequesne과 동료들은[274] 다루기 힘든 엉덩관절 가쪽 통증이 있는 17명의 환자 (평균 13개월)들에게 GTPS가 있는지 결정하는 2가지 검사를 모두 평가했다. 대조군도 동일한 검사를 사용했다. 연구진들은 GTPS를 MRI로 확진된 큰돌기 점액낭염 또는 볼기근 힘줄 병변의 존재로 정의했다. 30초 동안 한 발 서기 검사에서 100%의 민감도와 97.3%의 특이도를 보였으며, resisted external derotation test에서 88%의 민감도와 97.3%의 특이도를 보였다. 대부분의 연구 피험자들은 노인들이었다 (평균 나이 68세). Reiman과 동료들은[273] 메타 분석을 이용한 체계적 문헌 고찰에서 볼기근의 건병증을 연구한 모은 임상 검사들 중 resisted external derotation test만이 진단의 검사 후 확률을 수정할 능력이 있다는 것을 발견했다.

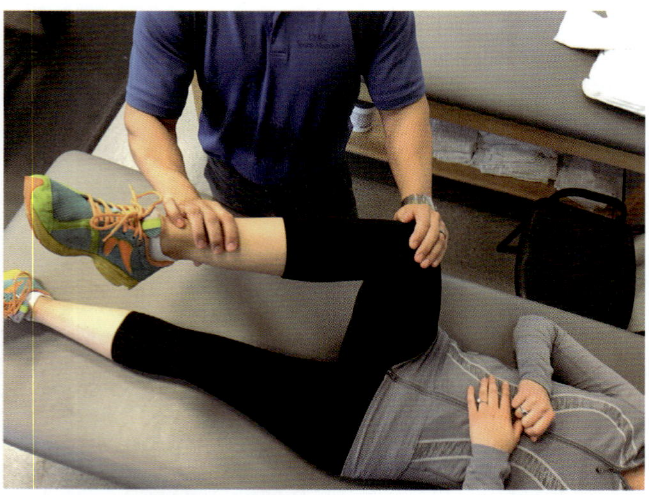

• **그림 3-8** Resisted Derotation Test.

영상 검사

진단적 영상 검사는 엉덩관절 가쪽 통증의 특정 원인을 구별하는 데 유용할 수 있다. GTPS에 대한 임상 검사를 뒷받침하는 근거가 부족한 것[273]은 재활 과정에 반응하지 않는 사례에 대한 영상 검사의 사용을 정당화할 수 있다. 그러나 GTPS에 대한 영상 검사를 뒷받침하는 근거도 제한적이다.[276] 골절과 같은 뼈의 손상을 배제시키는 것 외에 일반 방사선 촬영은 일반적으로 GTPS 평가에 유용하지 않다. Chowdhury와 동료들은[277] 진단용 초음파를 유용성, 저렴한 비용, 역동적인 특성, 스테로이드 주사와 같은 치료법을 이끌어낼 수 있는 가장 좋은 최초 영상 검사라고 제안했다. 진단용 초음파를 이용하여 중간볼기근과 작은볼기근의 두꺼워짐 및 과도한 체액을 확인할 수 있다.[278] 동적 초음파는 큰돌기 위의 ITB의 움직임, 관련된 점액낭염, 볼기근 건병증을 측정할 수 있다. 볼기근 건병증 또는 점액낭염이 확인되면 주사 치료를 지도하는 데 진단용 초음파가 유용할 수 있다.[279] 또한 이 연구자들은 정형외과 전문의에게 의뢰될 가능성이 있는 치료가 힘든 환자의 경우 구조물들의 손상을 더 자세히 봐야할 때 MRI를 사용할 것을 제안했다. Lequesne과 동료들은[274] GTPS에 대한 임상 검사를 평가할 때, 큰돌기 점액낭염과 볼기근 힘줄 병변의 존재를 확인하기 위해 MRI를 사용했다. Bewyer와 Bewyer는 4~6주간의 재활 후 근력이 향상되지 않은 환자의 힘줄 파열 또는 건병증을 평가하는 데에 있어 MRI를 권장했다. 국소적인 영상 검사 결과가 음성이고 엉덩관절 가쪽 부위의 외부 구조가 환자의 증상에 영향을 미친다고 생각되는 경우 추가 영상 검사를 고려할 수 있다.

치료

주사

일반적으로 GTPS를 위한 치료로 코르티손 주사가 사용되지만, GTPS가 있는 환자의 주사 치료를 위한 특정한 적응증은 합의가 이루어지지 않고 있다. 게다가 이 환자들에 대한 주사 치료의 보고 결과는 다양하다. Brinks와 동료들은[281] 120명의 환자 (18~80세)를 대상으로 한 연구에서 필요에 따라 휴식과 구강 진통제를 받은 그룹과 비교했을 때, 코르티코스테로이드 주사를 맞은 환자가 3개월 추적 관찰에서 유의하게 적은 통증을 나타냈다. 그러나 12개월 추적 관찰에서는 그룹 간 차이가 관찰되지 않았으며, 이는 코르티코스테로이드 주사가 GTPS 환자의 증상을 단기간 완화시킨다는 것을 시사한다. Sayegh과 동료들은[282] 2% 리도카인과 혼합된 글루코코르티코이드 주사를 맞았을 때 좌골신경통과 요통이 있는 여성 환자의 큰돌기 점액낭염 증상이 장기간 (시간은 명시되지 않음) 완화된다고 보고했다.

재활

GTPS로 분류된 엉덩관절 가쪽 통증에 대한 초기 접근법으로는 보존적인 치료가 가장 일반적이다. 현재까지 이 환자들에게 적용할 수 있는 치료 알고리즘을 뒷받침하는 근거는 없다. 중재는 민감함, 신체 검사 중에 확인된 장애, 환자의 기능적 제한과 목표에 기초한다. 재활에 반응이 없는 환자의 경우 다른 신체 부위를 고려하여 포괄적인 재평가를 실시해야한다. 보존적인 치료에 반응하지 않고 다른 신체 부위에는 문제가 없는 경우 임상가는 추가 진단 검사를 의뢰해야한다.

GTPS 치료의 초기 단계의 목표는 다른 연조직 질환들의 목표와 비슷하다. 증상의 민감함을 감소시키기 위한 조치가 취해져야한다. 외상이 있거나 염증이 예상되는 경우 이론적으로 NSAID, 마사지, 특정 방식이 유용할 수 있다. 잠재적인 방식에는 냉 기반 치료[271], 초음파, 경피 전기 신경 자극 (TENS), 이온토포레시스를 포함한다.[280] 임상가들은 염증의 원리와 염증 과정에 영향을 미치는 치료의 이론적인 능력에 근거하여 이러한 양식의 사용을 고려해야한다.

관련 구조물들 (ITB, 힘줄, 점액낭)에 과도한 부하를 가하는 요인들은 질환을 치유하고 더 심한 악화를 예방하기 위해 조절되어야한다.

초기의 활동 수정은 일반적으로 볼기근의 사용을 감소시키거나 가쪽 조직 구조물에 가해지는 총 장력을 감소시키기 위한 것이다.[280] 매우 급성인 경우에는 보조 장비를 사용하여 볼기근의 총 사용과 스트레인을 줄일 수 있다. 또한 보조 장비는 정상적인 보행 패턴을 장려하는 역할을 할 수도 있다. 지팡이나 목발을 한쪽으로 사용하는 경우, 증상이 없는 쪽으로 잡아야 한다. 이러한 방식으로 장치를 사용하면 중간볼기근에 상당한 부하를 없앨 수 있다.[280] 활동 수정에 관한 환자 교육은 초기 치료 프로그램에서 꾸준히 제공되어야 한다. 잠재적인 활동 수정에는 자는 동안 엉덩관절의 가쪽 구조물에 가해지는 장력을 줄이기 위해 무릎 사이에 베개를 두는 것과 체중을 균등하게 분배하여 서 있는 것이 포함된다.[280] 평가하는 동안 악화되는 것으로 파악되는 환자의 특정 활동 또한 가능하다면 수정해야 한다.

민감함이 저하된 후에는 필요에 따라 수동적인 중재를 사용해야 하며 신체 검사 중에 확인된 장애는 다뤄야한다. 엉덩관절 및 골반 근육의 유연성 결손은 꼭 다뤄야한다. 돌기의 점액낭염 또는 근위부 ITB-TFL 증후군 (타이트한 ITB-TFL 복합체로 인한 마찰이 국소적인 염증을 일으킴)으로 인한 증상을 겪고 있는 환자는 ITB를 스트레칭해야 한다. ITB-TFL 복합체의 스트레칭은 다양한 변형이 가능하다. 임상가는 Ober 테스트 자세의 모음근 요소를 강조하거나 Thomas 테스트 자세에서 검사하는 엉덩관절을 모음으로써 ITB-TFL 복합체에 수동으로 장력을 적용할 수 있다. 환자는 똑바로 선 자세에서 스트레칭시키는 다리를 반대쪽 다리 뒤로 보내고 (모음), 스트레칭시키는 다리와 멀어지게 상지를 옆으로 구부리면서 ITB를 스스로 스트레칭시킬 수 있다.

점진적인 근력 프로그램은 대개 재활 프로그램의 기본 요소다.[253,254,264,271] 임상가는 증상의 역치를 대체하지 않는 방법으로 근력 운동을 진행하는 것을 조심해야한다. 근력 운동에 대한 환자의 내성과 반응은 저항이나 양이 진행되기 전에 지속적으로 평가해야한다. Tyler와 동료들은[271] 다른 건병증과 마찬가지로 원심성 훈련으로의 진행을 강조하는 프로그램이 환자에게 도움이 될 수 있다고 제안했다. 또한 이들은 현재까지 GTPS 환자들을 위한 원심성 훈련의 효과를 확인하는 문헌은 없다는 것도 언급했다. 보통 재활 프로그램의 일부로서 TFL 활성화를 최소화하면서 볼기근의 사용을 최대화하는 활동이 선호된다. 목표는 안쪽돌림 및 굽힘과 관련된 TFL의 우세가 없는 큰 볼기근의 안정화를 강화시키는 것이다. Selkowitz와 동료들은[283] 볼기근-TFL 활동의 근거를 결정하기 위해 일반적으로 처방된 재활의 요소들을 조사했다. 이들은 엉덩관절 및 골반 부위에 일반적으로 처방된 11개의 운동을 완료한 20명의 건강한 사람들에 대해 EMG 측정을 수행했다. 볼기근-TFL의 비율 값은 각 운동마다 계산되었다. 볼기근-TFL의 활성화 비율이 가장 크게 나타난 운동은 밴드 저항을 이용한 크램쉘 (clamshell) 운동, 저항을 주는 사이드 스테핑, 한쪽 다리로만 하는 브릿지 운동, 네발 기기 자세에서의 엉덩관절 폄 운동이었다.

치료 프로그램은 환자가 견딜 수 있는 만큼의 체중 부하 운동을 포함하여 진행해야한다. 이러한 운동들의 자세는 종종 증상을 유발시키고 환자에게 가장 큰 기능적 어려움을 주는 자세와 가깝다. 관상면에서의 골반의 안정화가 강조되어야한다. 그림 3-9는 한 다리로 서 있을 때 양쪽 엉덩관절의 등척성 벌림을 사용한 운동을 보여준다. 특히 우려하는 것은 보행의 유각기에 발생되는 요구와 한 다리로의 부하가 필요한 다른 활동이다. Bolgla와 Uhl은[284] 16명의 건강한 피험자들이 엉덩관절의 비-체중 부하와 체중 부하 운동을 수행할 때의 EMG 활동을 비교했다. 이 연구자들은 비-체중 부하 운동과 비교했을 때 체중 부하 운동 시 중간볼기근의 더 많은 활성화가 필요한 점을 발견했다. 이러한 발견은 환자가 견딜 수 있을 때 체중 부하 운동으로 기능적인 진행을 하는 것을 뒷받침한다.

환자가 최소한의 증상을 나타내고 적절한 근력과 유연성을 회복한 경우, 이들은 기능으로의 복귀를 강조하는 방식으로 진행해야한다. 재활의 최종 단계는 환자의 특정한 활동 목표에 기초하기 때문에 시간과 내용면에서 매우 다양할 수 있다.[271] 환자가 선호하는 활동에서 필요한 활동이 사용되어야한다. 증상이 재발하지 않고, 다시 다칠 수 있게 만드는 잘못된 형식이나 보상 패턴을 하지 않도록 환자를 모니터링해야한다.

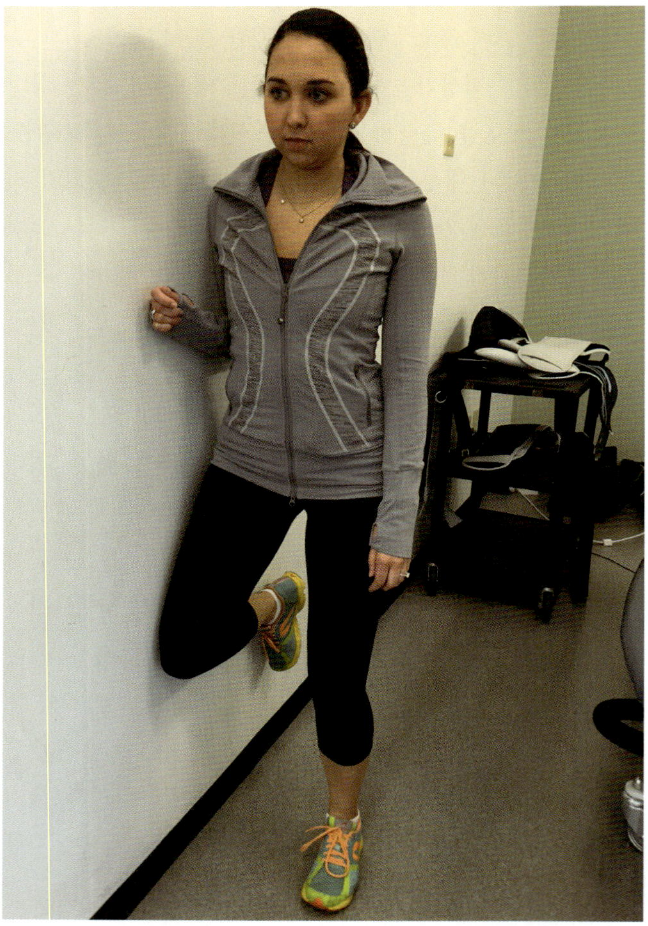

• **그림 3-9** 서서 하는 볼기근 등척성 수축.

수술

GTPS의 양상에서 볼기근 파열에 대한 이해가 높아지면서, 수술에 대한 관심도 증가했다. 보존적인 치료에서 효과를 보지 못했을 때, 여러 수술 방법이 문헌에 기술되어있다. 기술된 수술적 접근법에는 뼈 앵커 또는 봉합과 관련된 개방 수술, 유사한 내시경 접근법, 더 나은 회복을 위한 힘줄 증대가 포함된다.[285] 볼기근 힘줄의 수술 이후 결과에 관한 문헌은 비교적 제한적이지만, 초기 사례 연구는 좋은 결과를 보여준다. Domb과 동료들은[286] 내시경으로 중간볼기근 수술을 받은 여성 14명과 남성 1명의 결과를 보고했다. 이 연구자들은 각 환자마다 최소 2년의 추적 관찰을 시행했다. 15명의 환자 중 14명이 엉덩관절 결과 점수에서 유의한 개선을 나타냈고, 환자의 만족도는 좋음~매우 좋음으로 평가되었다. McCormick과 동료들은[287] 10명 중 9명에게서 비슷한 성공을 보였다. 또한 모든 환자들의 엉덩관절 벌림근의 근력이 유의하게 향상되었다. 젊은 환자 (60~74세)들의 수술 후 결과가 더 좋았다고도 보고했다.

재발성 큰돌기 점액낭염이 보존적인 치료에 반응하지 않을 경우, 점액낭 절제술이 사용될 수 있다. Lustenberger와 동료들은[265] 큰돌기 점액낭염의 치료를 조사하는 체계적 문헌 검토를 시행했다. 이 연구자들은 치료하기 힘든 큰돌기 점액낭염에 점액낭 절제술이 효과적이라고 결론지었다. 12명의 피험자를 대상으로 Van Hofwegen과 동료들이[288] 시행한 후향성 사례 연구 검토에서 연구자들은 내시경 점액낭 절제술을 받은 환자들의 통증이 눈에 띄게 감소되었다고 밝혔다. 평균 36개월의 추적 관찰에서 환자들은 통증이 평균 9.3에서 3.3으로 (11점 척도) 감소되었다고 보고했다. 62%는 통증 없이 엉덩관절을 사용할 수 있다고 했고, 10명은 증상이 개선된 수준에 따라 수술을 다시 받을 것이라고 했다.

요약

엉덩관절 가쪽 통증은 진단하고 치료하기 어렵다. 돌기의 점액낭이 증상의 주요 원인이라고 생각되기 때문에, 보통 큰돌기 통증 증후군 (GTPS)이라고 넓게 불린다. 중간볼기근 및 작은볼기근 힘줄의 병변은 이제 임상적인 양상에서 흔히 관찰되는 요소로 인식된다. GTPS의 재활을 전문적으로 조사한 연구는 거의 없지만, 엉덩관절 가쪽의 통증을 치료하는 데에 있어 보통 보존적인 치료가 효과적이라고 기술되어 있다. 보존적인 치료로 증상이 충분히 해결되지 않는다면, 병변이 있는 볼기근의 힘줄에 하는 수술과 점액낭 절제술을 선택할 수 있다.

근위부 햄스트링 상해

햄스트링 상해는 모든 참여 수준에 있는 활동적인 사람들과 운동선수들이 경험하는 가장 흔한 상해 중 일부다. Verrall과 동료들은[289] 호주 축구 선수들 사이에서 가장 흔하게 발병되는 장애가 햄스트링 상해인 것을 발견했다. 햄스트링 상해는 전문 축구 선수들 사이에서 가장 흔하게 보고되는 상해다.[290] 근위부 햄스트링 상해는 재활이 특히 어려울 수 있고 초기 기능적 상태로 완전히 돌아가기 어려울 수 있다. Verrall과 동료들은[291] 햄스트링 상해를 입은 운동선수 83명을 대상으로 연구한 결과, 가장 흔하게 손상되는 부위는 넙다리두갈래의 근건 접합부였고, 복합체의 끝 1/3보다 근위부와 중간 부분의 손상이 더 흔했다. 햄스트링 복합체에 상해를 입었을 것으로 의심되는 사람의 평가와 치료는 가능한 최선의 근거를 바탕으로 구성되어야하며 인접한 구조물들을 고려해야한다. 심각도에 따라 치료는 보존적이다. 그러나 비침습적인 접근법에 반응하지 않는 중증 또는 만성 환자의 경우 수술적 중재가 필요하다.

유병률

햄스트링 상해의 유병률은 단거리 선수 (29%), 호주식 축구 선수 (8~25%)와 같은 다양한 스포츠 및 운동선수들에게서 보고되었다.[290,292] 프로 축구선수의 상해율은 12~16% 사이다.[293] 문헌에서 남성과 여성 운동선수 간에 나타나는 유병률의 차이는 종종 성 참여율에 편향된 다양한 운동선수들의 표본 추출 때문일 수 있다.[292]

상해의 재발은 햄스트링 장애가 있는 환자들의 중요한 관심사다. 이것이 주요 문제, 특히 활동적인 사람들의 경우에 더 중요한 문제임에도 불구하고, 임상가들은 재발률을 크게 낮추지 못했다.[294] 활동적인 환자들의 약 1/3이 1년 이내에 재발한다.[295] 또한 재발성 햄스트링 상해는 초기 상해보다 기능 소실이 더 크고 활동으로의 복귀 시간이 더 길어지는 것으로 나타났다.[296] Feeley와 동료들은[297] 프로 미식 축구 (NFL) 선수 및 시즌 전 훈련 캠프에서의 상해 발생에 관한 10년 연구를 실시했다. 연구진들은 훈련 캠프 중 햄스트링 상해가 2번째로 흔한 상해인 것을 발견했다. 근위부 햄스트링 상해에 대한 높은 재발률로 인해 이러한 환자들에게 일반적으로 사용되는 현재의 재활 접근법을 사용하는 것이 어렵다.[295]

환자 프로필

근위부 햄스트링 상해를 당한 사람의 임상 양상은 손상의 심각도에 따라 다르다. 손상 범위는 근복의 섬유가 약간 파열된 것부터 궁둥뼈결절의 근육이나 힘줄이 완전히 파열되는 것까지 다양하다. 초기 발생은 일반적으로 기계적인 스트레치 상해로 인해 갑자기 발생되는 뒤쪽 엉덩이의 통증이 특징이다. 그러나 임상가는 높은 재발률을 고려해야하므로 급성인지 외상성인지 만성인지 재발성인지 보고할 수도 있다.[295] 만성적인 경우 환자는 햄스트링이 길어질 때 손상될 것 같은 느낌을 나타낼 수 있다. 햄스트링 상해는 I에서 III단계로 나눌 수 있다.[295] I단계 (좌상)는 경미한 근육 조직 손상을 나타내는 가장 가벼운 형태다. II단계 (부분 파열)는 중간 정도의 손상으로 간주된다. III단계 (완전 파열)는 근육의 파열 또는 힘줄의 견열골절을 의미한다. 상해의 등급이 높을수록 통증의 정도가 증가하고 기능이 손상된다. 햄스트링 상해에 대한 단계 시스템은 임상가가 예후와 치료의 단계를 결정하는 데 도움이 된다. 대부분의 I단계, II단계 상해는 보존적으로 치료된다. III단계의 파열은 보존적으로 치료하거나 수술적 치료를 고려할 수 있다. 손상의 메커니즘, 손상의 정도, 근건 구조물의 위치는 환자의 예후와 치료 계획에 영향을 미친다.

손상의 메커니즘

근위부 햄스트링 상해에 대한 다양한 메커니즘이 문헌에

기술되어있다. 대부분의 경우 급성 메커니즘이 보고되었다. 그러나 과사용 및 느린 발병도 가능하다. 근위부 햄스트링의 좌상은 종종 엉덩관절은 굽힘, 무릎관절은 폄이 된 관절의 극단적인 자세에서 근육이 늘어나서 발생할 수 있다. 이러한 활동의 예시에는 단거리 경주, 허들 경기, 발차기, 댄스 관련 움직임 등이 있다. 이러한 스트레칭 메커니즘은 종종 반막모양근의 근위부 섬유를 손상시킨다.[298] Askling과 동료들에[299] 따르면 달리기 선수 및 단거리 선수는 유연성과 근력의 초기 손실이 더 뚜렷하여 외상 발병이 더 많다는 것을 발견했다. 댄서들은 종종 느린 발병 및 스트레칭으로 인해 상해를 입고 달리기 선수와 비교할 때 초기 손상은 적었지만, 회복하는데 훨씬 더 오랜 시간이 걸렸다. 조직 손상의 심각도가 비교적 같을 때 원위부 햄스트링 상해에 비해 근위부 햄스트링 상해의 회복 시간이 더 오래 걸리는 경향이 있다.[299] 상해가 궁둥뼈결절에서 얼마나 가까운지는 상해의 정도 및 활동으로의 복귀 시간과 상관관계가 있다고 제안되어왔다. 궁둥뼈결절과 가깝게 발생하는 상해는 재활 기간이 길다. 근육 손상의 길이와 단면적 모두 치유 및 기능 복귀 시간과 상관관계가 있다.[300] 엉덩관절의 굽힘과 무릎관절의 폄이 빠르게 발생되어 막을 수 없다면 햄스트링의 복합체 내에서 수동 불충분 (passive insufficiency)이 발생한다. 사용할 수 있는 근육 길이가 급격히 감소하면 궁둥뼈결절에서 힘줄의 닿는곳이 떨어져 나갈 수 있다. 이 부위의 힘줄 파열 손상은 과도한 흉터 조직이 생길 수 있는 가능성에 따른 가동성과 궁둥신경의 기능에 대한 걱정을 일으킨다.[301]

위험 요인

근위부 햄스트링 상해를 일으키는 수많은 위험 요인이 확인되었다. 제안된 위험 요인을 뒷받침하는 근거는 다양하다. 제안된 위험 요인 중 많은 요인들이 수정할 수 있으며, 재발을 방지하기 위해 예방 조치 또는 수정된 재활 전략을 통해 변경될 수 있다. 상자 3-1은 햄스트링 상해에 대한 위험 요인을 보여준다. 앞서 언급했듯이 햄스트링 상해의 재발은 빈번하다.[294,295] Engebretsen과 동료들은[302] 남성 축구선수들의 경우 이전의 햄스트링 상해가 가장 강력한 예측 인자라는 것을 발견했다. 이 연구진들은 조사한 다른 요인들에 비해 이전에 상해를 입었던 선수에게 발생할 확률이 2배 높다는 것을 발견했다. 유연성 및 근력 감소와 같이 실제 햄스트링 구조에 내재된 요인도 상해와 관련이 있다.[294,303] 특히 원심성 근력이 부족하다는 점을 강조했다.[303] Sugiura와 동료들은[304] 햄스트링 상해를 입은 환자에게 60도/초로 검사를 했을 때 햄스트링의 원심성 근력 약화와 전반적인 엉덩관절 폄의 구심성 약화가 있다는 점을 발견했다.[304] 결과적으로 이 연구자들은 햄스트링-넙다리네갈래근 및 햄스트링-엉덩관절 폄근의 비율의 감소가 높은 상해율과 관련이 있다는 점을 발견했다.[304] 이 결과는 손상의 메커니즘 중 기여 요인으로서 햄스트링의 원심성 근력과 넙다리네갈래근의 구심성 근력 간의 불균형에 대한 제안을 뒷받침한다.[305]

• 상자 3-1 햄스트링 상해와 관련된 위험 요인

- 이전의 햄스트링 상해
- 근력 감소
- 근육 피로
- 허리골반 안정성 감소
- 좋지 않은 허리의 자세
- 이전의 심각한 무릎관절 상해
- 엉치엉덩관절 기능 장애
- 다리 길이 차이
- 고유수용성 감각 결손
- 신체 활동 전 워밍업 부족

햄스트링 상해의 위험 요인으로 하지 및 허리골반 복합체와 관련된 추가 요인이 보고되었다. Small과 동료들은[306] 축구선수들은 햄스트링 길이를 짧게 하는 것과 관련이 있을 수 있는 전력 질주 능력이 시간 의존적으로 변하므로 (피로를 나타냄), 햄스트링 상해 위험이 높아질 수 있다고 언급했다. 허리의 좋지 않은 자세와 불완전한 허리골반의 안정성은 상해 위험을 증가시키는 것과 관련된 추가 요인이다.[307] 엉치엉덩 기능 장애와 햄스트링 상해 발생의 관계를 조사하였다. 특히 흥미로운 점은 골반의 앞기울임과 햄스트링의 타이트함 간의 연관성이다.[308] 추가로 제안된 위험 요인에는 신체 활동 전 워밍업 프로그램 부족, 다리 길이 차이, 고유수용성 감각 장애가 있다.[303,309]

임상 검사

햄스트링 파열이 있는 환자를 진단하고, 예후를 결정하고, 효율적인 중재를 시행하려면, 현재의 근거에 입각한 체계적인 접근법을 사용해야한다. 이러한 접근법을 사용하면 임상가가 상해의 위치와 심각도를 파악하고 상해와 관련된 기능적 제한을 알 수 있다. 또한 궁극적으로 예후에 영향을 줄 수 있는 다른 감별 진단이나 동반 질환을 확인할 수 있다. 2가지로 변형된 검사를 시행할 수 있다. 급성 또는 "즉각적인" 검사법 및 아급성 또는 만성 검사법. 다음 섹션은 근위부 햄스트링 상해로 의심되는 사람을 평가하기 위한 급성과 아급성 또는 만성 검사법에 대해 설명할 것이다.

급성 상해 검사

근위부 햄스트링 상해로 의심되는 환자의 급성 또는 즉각적인 검사의 목표는 진단을 확실히 하고, 손상 수준을 추정하고, 관련된 상해를 확인하는 것이다. 환자 증상이 예민하다면 임상가가 문헌에 제시된 수많은 임상 검사를 시행하지 못할 수도 있다. 즉각적인 검사가 끝나면 임상가는 추가적인 진단 검사를 위한 즉각적인 의뢰가 필요한지 여부를 결정해야 한다.

상해의 메커니즘을 확인해야한다. 종종 담당 임상가가 상해 발생을 목격한다. 상해를 당하기 전에 접촉이 발생하면 임상가는 다른 구조물의 손상을 나타내는 소견들을 모니터링 해야 한다. 궁둥뼈결절에 견열골절이 있는 경우, 환자가 "퍽" 소리가 났다고 보고하거나 당시 환자 주위에 있던 사람들이 들었을 수 있다.

급성 햄스트링 상해로 의심되는 경우 평가할 때 특히 시진이 유용하다. 더 많이 손상되었다면 볼기근 부위와 허벅지의 근위부에 종창과 반상출혈이 생겼을 수 있다. 또한 견열골절이나 심각한 근복 파열은 눈에 보이는 결손을 초래할 수 있다. II 또는 III단계 손상은 보행 패턴을 변경 시키고 사지를 통한 체중 부하 능력이 감소될 수 있다. 환자는 선호하는 자세를 취할 수도 있다. 이러한 경우 엉덩관절을 살짝 펴거나 무릎관절을 구부려 엉덩관절을 쉬게 함으로써 햄스트링 복합체에 가해지는 장력을 감소시키는 자세를 취할 수 있다.

상해의 유무, 위치, 잠재적인 심각도를 확인하기 위해 촉진을 해야 한다. 효율적인 초진을 통해 임상가가 손상의 특정 위치와 전체적인 영역을 확인할 수 있다. 적절한 기술이 있어도 근위부 근복의 파열과 궁둥뼈결절의 견열골절을 구별하는 것이 어려울 수 있다.[301] 전체적인 햄스트링 복합체를 만져봐야 하는데, 이는 보통 환자가 엎드린 자세로 수행된다. AROM 또는 부드러운 저항을 통해 임상가가 특정 근육이나 힘줄 구조물들을 확인할 수 있다. 특정 결손이나 통증의 재발 여부를 위해 근복을 검사해야한다. 힘줄의 닿는곳을 평가해야하고, 특히 근위부 햄스트링 상해에선 궁둥뼈결절을 중점적으로 봐야 한다.

ROM 측정은 손상의 수준을 결정하는 데 도움이 된다. 햄스트링 복합체는 관절이 두 개기 때문에 엉덩관절 굽힘 또는 무릎관절 폄, 특히 이 두 자세를 같이 시행한다면 증상이 제한적이거나 증가할 수 있다. 환자가 견딜 수 있다면 유연성 검사도 시행할 수 있다. 손상된 조직을 보호하기 위해 II 또는 III단계 상해가 의심되는 사람들은 유연성 검사를 미뤄야 한다.

급성기의 근력 측정은 환자의 참을성과 의심되는 손상 수준에 따라 결정된다. 처음에는 환자가 움직일 수 있는 만큼의 엉덩관절 폄 근력과 무릎관절 굽힘 근력을 결정해야 한다. 환자가 엉덩관절과 무릎관절을 완전한 AROM으로 완료할 수 없거나 하지 않으려는 경우, 추가 근력 검사를 미뤄야 한다. 적절하다고 판단되면 (I, II단계로 의심되는 경우), 공식적인 등척성 도수 근력 검사 (MMT)를 시행할 수 있다. 이 결과는 근력뿐만 아니라 손상의 심각도에 대해 알려준다: 힘이 세고 통증이 없음 (최소 파열 또는 염증), 힘이 세고 통증이 있음 (경미한 파열 및 염증), 약하고 통증이 있음 (심한 파열, 근건 복합체의 손상 없음), 약하고 통증이 없음 (근건 복합체의 완전한 파열 가능성).

즉각적인 평가 후 치료 과정은 예상되는 심각도에 의해 결정된다. 견열골절이나 파열이 의심되는 경우 즉시 추가적인 진단적 영상 검사를 받을 수 있다. II단계 상해는 통증을 조절하고, 염증 과정을 조절하며, 치유 과정을 시작하도록 의도된 상대적인 휴식 기간이 필요할 것이다. I단계 상해가 의심되는 환자는 보다 철저한 임상 검사를 받아야 한다.

아급성 및 만성 상해 검사

아급성 또는 만성 환자의 검사는 보다 자세하게 접근한다. 급성과 아급성 또는 만성 검사 간에 중복되는 구성 요소가 있지만, 아급성 또는 만성 검사 계획에서 평가 방법을 늘리면 임상가가 심각도의 수준을 보다 정확하게 결정하고 예후를 결정하며 치료의 재활 계획을 개발할 수 있다. 대부분의 경우 검사를 수행하는 임상가는 발병 당시에는 같이 있지 않았으며 급성 검사를 수행하지 않았다. 이 경우 신체 검사 전에 상세한 과거력 조사와 시진을 실시하는 것이 중요하다.

과거력

철저한 과거력은 근위부 햄스트링이 손상된 것으로 의심되는 환자를 효율적으로 평가하는 첫 단계다. 발병된 방식을 이전에 몰랐다면 평가 과정의 초기에 설정해야한다.

발병의 방식과 손상의 메커니즘은 예후를 결정하고, 경우에 따라 의학 검사를 위한 의뢰의 필요성을 결정하는 데 중요하다. 근위부 햄스트링 상해에서 급성 발병은 흔히 발생하며 이 장에서 설명했다. 단거리 경주와 같이 근위부 햄스트링 상해 위험이 높은 활동에 참여하는 것을 주의해야 한다.[310] 잠재적으로 완전한 근육 파열 또는 힘줄 견열골절을 확인하는 것이 우선이다. 이러한 더 심한 상해는 다음과 같은 증상들을 보일 수 있다: 체중 부하를 견딜 수 없음, "퍽" 소리가 크게 남 (근위부 힘줄 손상에서 더 흔함),[298] 근육을 완전히 수축시키지 못함, 심한 반상출혈 또는 크게 만져지는 손상 (근복 파열). 이러한 증상들이 특히 같이 발생한다면, 추가 의뢰를 고려해야 한다. 또한 이전의 햄스트링 상해와 같이 이미 알려진 위험 요인과 손상의 특정 위치와 같이 예후에 영향을 미치는 요인들은 환자의 과거력에서 확인해야 한다. 언급한 바와 같이 발병의 방식은 점진적일 수 있다. 그러나 이는 드문 일이며 증상의 다른 잠재적인 원인에 대해 고려해야 한다.

시진

시진은 임상가에게 예민함 및 심각도에 관한 추가 정보를 줄 수 있다. 어떤 경우에는 임상가가 처음 상해 즉시 검사했을 수도 있다. 이러한 상황에서 임상가는 두 가지 시점에서 환자의 상태를 비교할 수 있다. 급성 상해 검사에 관한 섹션에서 설명했던 시진의 구성 요소는 아급성 또는 만성 상해 상황에서도 적용된다. 심각도와 상해의 특정 위치에 따라 앉은 자세는 증상이 있을 수 있다. 왜냐하면 엉덩관절이 구부러지면서 단단한 표면에서 근건의 근위부 구조물을 압박하기 때문이다. 환자는 하지를 통해 체중을 견디지 않으려고 하거나 보행에서 엉덩관절의 정상적인 ROM을 사용하지 않을 수도 있다. 이는 진통보행 및 비대칭적인 보행 패턴을 초래할 수 있다. 더 많이 손상된 경우, 볼기근의 뒤쪽과 허벅지 뒤쪽 근위부 1/3에서 반상출혈이 보일 수 있다. 변색은 근육 손상의 범위를 나타낼 수 있다. 하지만 변색의 위치가 항상 가장 아프거나 손상된 부위를 나타내는 것은 아니라는 점을 알아야 한다.

신체 검사

ROM 측정 및 유연성 검사가 일상적으로 수행된다. 이 요소들은 관절이 두 개인 햄스트링 복합체의 특성을 설명하기 위해 엉덩관절과 무릎관절 둘 다 평가해야한다. PROM 측정은 다른 질환을 고려할 때도 유용할 수 있다. 허벅지 뒤쪽이 아닌 다른 부위에서 발생하는 통증은 햄스트링이 아닌 다른 구조물의 손상을 나타낼 수 있다.

햄스트링 유연성 검사에는 수동적인 하지 직거상 검사 및 오금 각도 (popliteal angle) 검사가 포함된다.[295] 수동적인 하지 직거상 검사는 환자가 누워 있는 동안 무릎을 완전히 편 채로 엉덩관절을 구부려서 측정한다. 정상적인 값은 80도 이상이다. 오금 각도 (그림 3-10) 또는 능동적인 무릎관절 폄 검사는 환자가 엉덩관절을 90° 구부린 상태로 누워있는 동안 무릎관절을 능동적으로 펴면서 측정한다. 무릎관절 굽힘의 각도가 20° 이하이면 정상으로 간주된다. 수동적인 하지 직거상 검사 또는 오금 각도 검사에서 ROM이 불충분한 것은 햄스트링 근육의 타이트함을 나타낼 수 있다. 검사는 양쪽 다리에

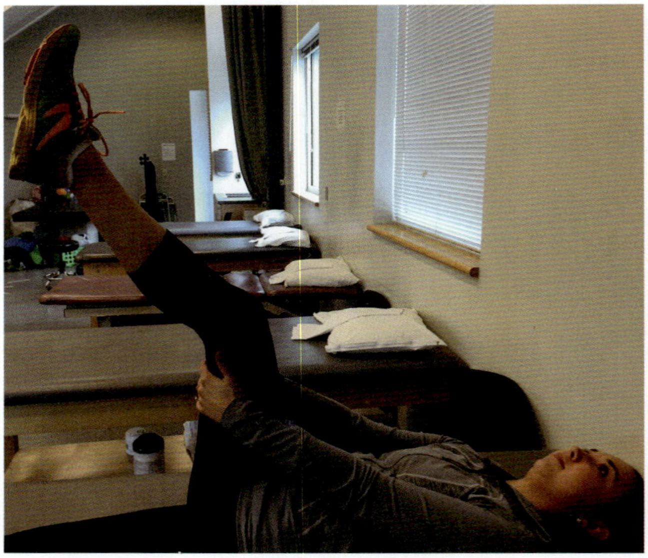

• 그림 3-10 오금 각도.

모두 시행하며 상해를 입지 않은 쪽과 비교한다. 환자는 유연성 검사를 할 때 허벅지 뒤쪽의 증상이 재현되는지 알려야 한다.

환자가 견딜 수 있다면 햄스트링과 인접한 골반의 근력을 측정해야한다. 적절한 경우 임상가는 악력계를 사용한 검사나 MMT를 수행할 수 있다. 가능하다면 등속성 검사는 다양한 속도에서의 근력에 대한 추가 정보를 줄 수 있다. 이는 상해가 I단계거나 만성으로 간주되는 환자들에게 가장 적절하다.

MMT는 근력과 증상의 원인에 대한 정보를 제공한다. 엉덩관절 폄은 엎드린 자세에서 측정해야한다. 햄스트링을 강조하기 위해서는 무릎관절 폄을 유지해야하고, 큰볼기근을 강조하기 위해서는 무릎관절을 90° 구부려야한다.[311] 검사자가 골반을 안정화시키는 동안, 환자는 엉덩관절을 끝까지(PROM 측정으로 파악된 정도) 편다. 환자가 이 자세를 취할 수 있다면, 검사자가 엉덩관절 굽힘 방향으로 가하는 저항을 이겨내야 한다. 근력과 증상의 발현을 파악하기 위해 좌우를 비교한다.

무릎관절 굽힘은 엎드린 자세에서 측정해야 한다. Heiderscheit과 동료들은[295] 무릎관절을 15° 및 90° 구부린 상태에서 햄스트링의 근력 검사를 수행할 것을 권장했다. 치료사는 환자가 무릎관절 폄에 대한 저항을 이겨낼 때 골반을 안정화시켜야한다. 임상가는 하지를 각각 안쪽돌림 또는 가쪽돌림을 시킴으로써 햄스트링의 안쪽 (반막모양근, 반힘줄모양근) 또는 바깥쪽의 손상을 의심해볼 수 있다. 근력과 증상의 발현을 파악하기 위해 좌우를 비교한다.

환자가 견딜 수 있다면 엉덩관절의 기타 근육과 허리골반 근육에 대한 추가 검사도 시행해야 한다. 골반의 불안정성과 엉치엉덩 기능 장애가 상해의 위험 요인으로 언급되었기 때문에, 포괄적인 재활 프로그램을 개발할 때 허리골반 복합체에 영향을 줄 수 있는 근육들을 고려해야한다.[307] 관련된 근육에는 큰볼기근, 엉덩관절 안쪽돌림근 및 가쪽돌림근, 모음근, 하복부 근육, 허리 폄근이 포함된다.

촉진 검사는 임상가가 ROM, 유연성, 근력 검사의 결과를 검증하는 데 도움이 된다. 급성 상해 검사에 대한 이 장의 앞부분에서 설명한 바와 같이, 특정 결손을 검사하고 손상의 전체적인 영역을 확인하기 위해 복합체의 전체적인 부분을 촉진해야 한다. 궁둥뼈결절과 관련된 최대 통증점을 파악할 수 있다. 앞에서 논의한 바와 같이, 궁둥뼈결절과 최대 통증점간의 거리는 회복 기간과 관련이 있고, 이 거리가 가깝다면 회복 기간이 긴 것을 나타낸다.[295,298,299] 감별 진단을 위해 햄스트링과 가까운 다른 구조물들도 촉진될 수도 있다. 관련된 구조물에는 궁둥구멍근, 모음근, 궁둥주머니가 포함된다.

영상 검사

영상 검사는 임상 검사에서 모호한 결과가 나오거나 상해의 심각도에 대한 우려가 있는 경우에 유용하다. I 또는 II단계 좌상에서는 일반적으로 사용되지 않는다. 일반 방사선 사진은 근육이나 힘줄 구조물에 대한 자세한 정보를 제공하지 않으므로 유용하지 않은 경우가 많다. 그러나 궁둥뼈결절의 견열골절이 의심되는 경우, 일반 방사선 사진을 사용하여 힘줄이 이는곳에서 뼈가 분리됐는지의 여부와 심각도를 확인할 수 있다.[310]

실제 햄스트링 복합체의 조직에 특별한 관심이 있는 경우, 초음파와 MRI가 더 자세한 정보를 제공해줄 수 있다.[312] MRI는 일반적으로 파열이 부분적인지 완전한지 결정할 때, 힘줄의 수축이 우려될 때, 수술적 치료가 고려될 때 이를 결정하기 위해 사용된다.[295] Connell과 동료들은[300] 급성 햄스트링 상해일 때 초음파가 MRI만큼이나 효과적이며 비용 효율적이라고 제안했다. 감별 진단을 위해 추가 검사를 고려할 수 있다. 근통에 대한 영향을 배제하기 위해 척추에 대한 일반 방사선 사진이나 MRI를 사용할 수 있다. 골반의 영상 검사는 점액낭, 림프절, 생식 기관 및 기타 기관에 대한 자세한 정보를 제공할 수 있다. 근위부 햄스트링 장애에 대한 표준적인 감별 진단은 아니지만 엉덩관절이 염려되는 경우 일반 방사선 사진, MRI 또는 조영제를 사용한 MRI를 수행할 수 있다.[313]

감별 진단 또는 동반 질환

수많은 질환들이 근위부 햄스트링 좌상의 임상 양상과 매우 유사할 수 있다. 과거력과 임상 검사만으로 1차 진단을 뒷받침할 수 없을 때, 다른 검사를 고려해야 한다. 발병의 특정 지점을 알 수 없다면 다른 구조물의 손상에 대한 의심을 키워야 한다. 또한 임상가는 이러한 질환이 근위부 햄스트링 상해와 함께 발생할 수 있다고 생각해야한다. 다른 증상 또는 동시에 발생하는 증상을 확인하는 것은 임상가가 포괄적인 치료 계획을 수립하는 데 도움이 된다. 궁둥뼈 점액낭염은 볼기근 부위 검사에서 드문 원인이다. 궁둥뼈 점액낭염의 임상 양상은 근위부 햄스트링 상해와 비슷한 소견을 보이는 경우가 있다.[314] 그러나 급성 발병은 궁둥뼈 점액낭염과 관련이 적다. 다행히도 두 진단을 위한 중복된 치료 전략이 많다.

다른 근 · 건 구조물들도 고려해야한다. 모음근 그룹과 궁둥구멍근은 근위부 햄스트링 힘줄에 가깝게 붙어있거나 뻗어 있다. 모음근의 손상과 안쪽 햄스트링의 손상을 구별하기 어려울 수 있으며, 두 구조물의 손상은 동시에 발생할 수 있다.[298] 많은 근위부 햄스트링 상해와 마찬가지로, 모음근의 상해는 보통 외상이다. 그러나 모음근의 상해는 빠른 방향 변환과 더 관련이 있다.[315] 정확한 촉진 및 특정 MMT는 증상의 원인으로서 햄스트링과 모음근 구조물들을 구별하는 데 도움을 준다.

근통의 영향과 신경의 긴장도 문제 또한 감별 진단이나 동반 질환에서 고려해야 한다. 척수신경 뿌리가 증상의 원인이라면 임상가는 일반적으로 S1 또는 S2 분포를 보게 된다. 궁둥신경이 자극을 받았거나 가동성이 떨어질 때, 햄스트링 증상의 분포 같은 증상을 나타내거나 이와 동시에 나타나는 증상을 보일 수 있다. 이러한 경우 슬럼프 검사와 같은 신경 긴장도 검사로 증상을 재현해야 한다. 연구진들은 심한 재발성 상해는 유착과 관련된 가동성 감소로 인한 궁둥신경 자극을 유발할 가능성이 높다고 시사했다.[312]

치료

햄스트링 상해에 대한 수많은 보존적인 치료 프로토콜이 문헌에서 논의되었다. 프로그램은 보통 단계별로 설명되거나 예상되는 치유 기간에 따라 설명되었다. Worrell[309]은 예민함의 수준과 조직 치유 단계에 따라 5단계 프로그램을 설명했다. Sherry와 Best[307]는 2단계로 이루어진 2가지 치료 프로그램을 비교했다. 하나의 프로그램은 점진적인 민첩성과 몸통 안정화를 강조했다. 다른 프로그램은 햄스트링 스트레칭과 근력 강화를 강조했다. 연구진들은 민첩성과 몸통 강화에 중점을 둔 프로그램이 스포츠로의 복귀 및 재상해 예방에 더 효과적이라는 것을 발견했다.[307] Schmitt와 동료들은[294] 길어진 상태에서의 햄스트링에 대한 원심성 훈련을 강조한 프로그램을 만들었다. Heiderscheit과 동료들은[295] 진행 및 스포츠로의 복귀의 구체적인 기준을 포함하는 3단계 재활 프로그램에 대해 설명했다. 다음 섹션에서는 문헌에서 논의된 현재의 개념을 바탕으로 한 다양한 단계의 보존적인 치료 프로그램을 설명할 것이다 (상자 3-2).

1단계: 상해 후 초기 재활

상해 후 즉각적인 재활 (보존적인 치료를 위해 상해 후 약 0~4주)의 목표는 통증과 부종을 조절하고,[309] 치유를 시작하도록 조직을 보호하고, 근력과 ROM의 손실을 최소화하며, 섬유의 유착을 예방하고,[309] 보행을 정상화시키는 것이다. 이러한 각 목표를 달성하는 데 필요한 시간은 환자의 내인성 요인뿐만 아니라 상해의 심각도에 따라 달라진다.

즉각적인 통증 조절과 염증 조절이 우선이다. 휴식, 얼음, 압박, 거상 (rest, ice, compression, elevation: RICE) 전통적인 원칙이 계속 사용되고 있다. 다양한 냉-기반 방식을 적용할 수 있고 염증과 통증을 완화시키기 위해 하루에 여러 번 사용해야한다.[309,310] 압박과 거상을 더하면 종창을 억제하는 데 유용하다. 정적이고 간헐적인 방법으로 냉수 압박을 할 수 있는 다양한 기계 및 장치가 있다. 환자의 편의를 위해 압박 랩을 사용할 수 있다. 다양한 전기 자극 적용, 맥동성 초음파, 냉 레이저 치료 프로토콜과 같은 다양한 방법이 권장되었지만, 강력한 근거가 부족하다.[295] 상대적으로 약한 근거를 뒷받침하고 유착 발생의 가능성을 줄여 주는 연조직 가동술 및 마사지가 권장된다.[294,295,309] 이 단계의 연조직 가동술은 손상의 예민함이 감소하고 환자가 재활의 2단계로 넘어갈 준비를 하고 있을 때만 고려해야한다. 단기간의 고정이 적절할 수 있다.[310,316]

햄스트링 상해와 관련된 통증과 염증을 조절하는 데에 종종 NSAID가 권장된다. 그러나 이러한 상해에 대한 NSAID의 규칙적인 사용의 효능이 논의되었다. 염증 성분을 포함하여 치유 과정을 늦추는 NSAID의 잠재력에 대한 장기적인 우려가 있다.[317]

I단계 및 II단계 환자의 경우 치료 재활 활동은 초기에 시작되어야 한다.[316] 엉덩관절 및 무릎관절에 시행하는 초기의 수동적인 ROM을 통해 근육의 뻣뻣함과 유착 형성을 피할 수 있다. 이러한 활동은 치유 중인 햄스트링 조직에 과도한 스트레스를 주지 않는 방식으로 수행되어야한다. 그러나 조절된 긴장도는 조직의 치유를 촉진시킬 수 있으므로 초기에 부드러운 근력 활동을 시작하는 것을 정당화할 수 있다. Schmitt와

• 상자 3-2 햄스트링 상해의 보존적인 치료 및 수술 후 재활

1단계: 상해 후 초기 보존적인 재활 (2~4주*)

목표
- 통증 및 부종 조절
- 조직 보호
- ROM 및 근력 감소 최소화
- 섬유 유착 예방
- 보행 정상화

중재
- 휴식, 얼음 기반 모달리티, 압박, 거상
- 부드러운 연조직 가동술
- 엉덩관절과 무릎관절의 AROM 운동
- 부드러운 근력 운동
- 보행 훈련

진행을 위한 기준
- 엉덩관절과 무릎관절의 완전한 PROM 및 AROM
- 대칭적인 보행 패턴
- 모든 치료적 운동을 견딜 수 있음

1단계: 수술 후 초기 재활 (12주*)

목표
- 통증 및 부종 조절
- 치유하는 조직 보호
- 관절 운동의 유지
- 보행 정상화

중재
- 보조 도구를 사용한 보호된 체중 부하 (시간대 변동 가능)
- 보호된 ROM, 장력 변형 최소화
- 부드럽고 전반적인 하지 근력 강화 운동
- 허리골반 안정성을 강조한 운동
- 부드러운 햄스트링 근력 강화 (6주 이상)
- 낮은 강도의 유산소 운동 (8주 이상)

진행을 위한 기준
- 엉덩관절과 무릎관절의 완전한 PROM
- 대칭적인 보행 패턴
- 모든 치료적 운동을 견딜 수 있음

2단계: 중간 단계의 재활 (2~4주*)

목표
- 유연성 회복
- 지구력 증가
- 골반의 안정성 및 신경근 조절 향상

중재
- 근력 강화 운동 진행
  - 끝 범위에서의 근력 강화로 진행
  - 원심성 근력 강화 운동의 시작을 고려함
- 허리골반 안정성을 강조한 운동
- 균형 및 신경근 조절 활동
- 지구력 활동

진행을 위한 기준
- 완전하고 대칭적인 햄스트링의 유연성
- 완전하고 대칭적인 햄스트링 근력 (MMT 측정)
- 적절한 신경근 조절
- 통증이나 비대칭 없이 조깅

3단계: 기능 회복 (2~4주*)

목표
- 근력 및 유연성 완전 회복
- 신경근 조절 및 지구력 완전 회복 (환자의 활동 수준에 맞는)
- 직업 또는 스포츠 관련 활동으로의 복귀

중재
- 환자의 요구에 맞는 근력 강화 진행
  - 근육이 길어진 상태에서의 근력 강화 운동 강조
- 균형 및 신경근 조절 활동으로 진행
- 직업 또는 스포츠 관련 훈련
  - 플라이오메트릭 운동을 고려함

진행을 위한 기준†
- 모든 관절 자세에서 완전한 근력
- 완전한 유연성
- 증상 없이 최대 속도로 스포츠 또는 직업 관련 활동 수행

AROM: 능동적 관절 가동 범위, MMT: 도수 근력 검사, PROM: 수동적 관절 가동 범위, ROM: 관절 가동 범위
* 특정 재활 단계에서 소요되는 시간 추정, 2단계와 3단계는 수술 후 재활을 위해 더 많은 시간이 필요할 수 있다.
† 스포츠로의 복귀 기준은 문헌에 정확히 정의되어있지 않다.

동료들은[294] 흉터 조직의 질을 높이기 위해 상해 후 48시간 내에 여러 각도에서 무릎 굽힘의 통증이 없는 최대하 등척성 운동을 권장했다. 이 개념을 뒷받침하는 근거들이 강하지는 않지만 근력과 같은 햄스트링 특성에 대한 골반의 자세 관찰에 근거하여 골반의 정렬 교정 (무명골 앞쪽돌림이 있는 경우)이 권장되었다.[318] 초기 치료적 운동의 예시에는 다양한 각도·최대하·등척성 햄스트링 수축 (heel-digs, 기계 기반 등척성), 엉덩관절 폄 등척성 운동, 견딜 수 있을 만큼의 엉덩관절과 무릎관절의 능동적인 동작이 포함된다.

초기 재활의 또 다른 우선 순위는 보행의 정상화여야 한다. 더 많이 손상되지 않은 경우에는 상해당한 근육을 보호하기 위해 목발과 같은 보조 장치가 사용될 수 있다.[309] 수중 환경에서는 더 편한 PROM을 할 수 있을 뿐만 아니라 체중 부하를 하지 않는 환경에서 보행 훈련을 할 수 있다.

재활의 다음 단계로 진행하는 기준에는 완전한 AROM 및 PROM, 최소한의 종창, 대칭적인 보행 패턴, 처방된 모든 재활 활동이 가능함 등이 있다. 환자가 이러한 목표를 달성하지 못하면 환자를 다시 평가하고 치료 계획을 수정해야한다. 이러한 재활 단계의 기간은 상해의 정도와 환자의 개별적인 특성에 따라 2~4주 정도 소요된다.

2단계: 중간 단계의 재활 진행

환자가 급성 및 초기 아급성 회복 단계 (보존적인 치료를 위해 상해 후 약 4~6주 및 수술 후 12~14주)로 진행되면 재활의 강도는 증가한다. 이 단계의 목적은 햄스트링 및 기타 근위부 근육의 유연성을 상해 전 수준으로 회복시키고, 전반적인 지구력을 향상시키고, 골반의 안정성 및 신경근 조절을 향상시키는 것이다.[307] 손상된 조직의 치유를 돕는 점진적으로 조절된 기계적인 힘이 이 단계에서 계속되고 근육의 콜라겐 정렬을 촉진한다.[309] 환자가 궁둥신경 자극을 나타내는 증상을 보인다면 임상가는 신경 가동술 기법 (슬럼프 자세 또는 "플로싱" 기법)을 고려할 수 있다.[318]

이 단계에서는 점진적 강화를 강조해야한다. 부하를 증가시키는 기간 동안 환자는 증상이 증가하는지 모니터링해야 한다. 염증의 기타 징후 및 통증은 현재의 활동 수준이 과도하며 환자의 능력에 맞게 조정되어야 함을 나타낸다.[309] 등척성 운동은 힘을 증가시키면서 수행해야 하고 구심성과 원심성을 강조한 활동으로 진행해야 한다. 처음에는 중간 범위에서 능동적으로 운동을 수행해야 한다. 끝 범위를 포함하는 운동으로의 진행은 기능적 목표를 달성하는 데 중요하다. 이러한 단계를 포함할 수 있는 운동의 예시에는 엎드린 자세와 서 있는 자세에서 엉덩관절 폄 및 무릎관절 굽힘 저항 운동, 스쿼트 또는 레그 프레스 활동이 포함된다.

햄스트링 상해에서 구심성 근력 강화의 중요성은 문헌에서 포괄적으로 논의되었다.[294,295,305,307,309] 달리기 같은 활동이나 기타 운동선수들의 활동에는 구심성 근력이 필요하다. 체계적 문헌 검토에서 Goode와 동료들은[319] 구심성 근력 강화 활동이 포함된 프로그램을 준수한 환자가 햄스트링 상해의 비율이 더 낮았다는 점을 발견했다. Askling과 동료들은[320] 구심성 훈련으로 엘리트 축구 선수들이 상해를 당하지 않았음을 발견했다. 또한 구심성 근력 훈련은 상해의 위험을 줄이는 데 중요한 역할을 한다.[295] 초기의 구심성 활동은 엉덩관절 폄 및 무릎관절 굽힘 운동과 시작 자세에서 신체를 낮추는 조절에 중점을 둔 한 다리 브릿지 운동으로의 진행을 기반으로 할 수 있다. 임상가는 일반적인 등장성 기반 프로그램과 비교할 때 구심성 운동 시 근건 단위의 추가 부담이 생긴다는 점을 고려해야 한다. 따라서 환자는 최소한의 통증이 있을 때까지 구심성을 심하게 강조한 운동으로 진행해서는 안 되며, 프로그램의 초기 부분에서 수행한 재활 운동으로 증상이 증가하면 안 된다. Schmitt와 동료들은[294] 환자가 손상되지 않은 햄스트링 근력의 50% 이상이 될 때까지 구심성 진행으로 초점을 맞춘 재활 단계로 진행시키지 않을 것을 권장한다.

근위부 햄스트링 상해를 치료하는 재활 프로그램의 일부로 허리골반 조절에 초점을 둔 운동이 포함되어야 한다. 신체 검사에서 나온 듯이 엉덩관절, 허리, 복부 근육의 근력 강화가 포함되어야한다.

Sherry와 Best[307]는 진행적인 민첩성 및 몸통 안정화 운동을 포함하는 프로그램이 단순히 햄스트링 스트레칭과 근력 강화 활동만을 촉진시킨 프로그램보다 상해 발생을 예방하는 데 효과적이라는 것을 발견했다.[307]

환자가 기본 단계와 중간 단계의 햄스트링 근력 강화 운동을 능숙하게 수행한다면, 균형과 신경근 조절을 포함한 활동을 도입해야한다. 초기의 균형 활동은 예측 가능하고 정적이어야하며 (예: 한 다리로 서기), 그 다음에 불안정한 표면에서 다양한 분절을 움직이는 과제로 진행해야 한다 (예: 불안정한 보드에서 균형을 유지하면서 공을 던짐). 환자에게 외부 방해를 적용하면서 안정된 자세를 유지하도록 하는 활동은 과제의 어려움을 증가시키기 위해 추가될 수 있다.

지구력 기반 운동은 치유 조직에 과도한 스트레스를 주지 않는 방식으로 도입되어야한다. 일정한 속도와 일정한 저항으로 고정된 자전거를 타게 하면 임상가가 환자의 초기 지구력을 파악할 수 있다. 환자가 견딜 수 있는 정도의 느린 조깅을 도입할 수 있다. 속도와 보폭을 늘리려고 할 때에는 긴장도와 햄스트링의 구심성 조절이 증가하기 때문에 주의해야 한다.

재활의 중간 단계에서 기능 회복 단계로 진행하는 기준에는 완전하고 대칭적인 유연성 (손상되지 않은 쪽과 비교), 완전하고 대칭적인 햄스트링 근력 (손상되지 않은 쪽과 비교, MMT 사용) 균형 또는 신경근 조절에서의 뚜렷한 결손 없음, 통증이나 비대칭 없이 조깅하기가 있다. 이 단계의 재활 기간은 상해의 정도와 환자의 개별적인 특성에 따라 2~4주 정도 소요된다.

3단계: 기능 회복으로의 진행

재활의 최종 단계 (보존적인 치료를 위해 상해 후 약 6~8주 및 수술 후 14주 이상)에서는 활동으로 완전히 복귀해야한다. 이 재활 단계의 목표는 모든 면과 전체 ROM에서의 유연성과 근력의 완전한 회복, 환자의 관심 있어 하는 활동에 대한 적절한 신경근 조절 및 지구력, 관심 있어 하는 모든 스포츠 또는 직업 관련 활동에 대한 내성이다.

격렬한 직업 및 스포츠 관련 활동에 대한 요구를 충족시키는 근력 강화 활동을 계속 해야 한다. 점진적인 구심성 근력 강화에 대해 계속적으로 강조해야 한다. Schmitt와 동료들은[294] 상해 위험을 줄이기 위해 근육이 길어진 상태 (엉덩관절 굽힘, 무릎관절 폄)에서 구심성 근력 강화 운동을 사용한 재활 접근법에 대해 설명했다. 이 단계에서 사용할 수 있는 근력 강화 운동의 예시에는 한 다리로 하고 저항을 주는 루마니안 데드리프트 (RDL, 그림 3-11)와 노르딕 햄스트링 운동 (그림 3-12)이 있다.

지구력과 신경근 조절 운동은 환자가 필요한 신체적 요구를 포함해야 한다. 이전 재활 단계에서 시작된 고유 수용성 활동은 이제 어렵게 진행될 수 있다. 달리기는 점점 전력 질주로 진행될 수 있다. 인터벌 트레이닝은 많은 환자들이 참여하는 운동을 되살리기 위해 시작될 수 있다. 갑자기 멈추는 동작과 돌기가 포함된 다각적 훈련은 점진적인 방식으로 도입될 수 있다.

힘은 플라이오메트릭 운동을 통해 회복될 수 있다. 이러한 활동은 경쟁적인 운동 경기에 참가하기 위해 필요한 폭발성을 개발하는 핵심 요소다. 수행 능력을 향상시키기 위해 짧은 기간 동안 힘을 증가시키는 것에 대한 강조는 햄스트링 및 다른 근육 그룹에 대한 요구를 증가시킨다. 환자는 다리의 증가된 요구에 대한 부작용을 지속적으로 재평가해야한다.

재활의 최종 단계를 완료하고 스포츠로 복귀하는 기준은 문헌에 명확하게 정의되어 있지 않다. 최소 기준은 모든 자세에서 완전한 근력을 지녀야하며, 완전한 유연성을 지녀야 하고, 증상 없이 최대 노력과 최대 속도로 모든 스포츠 관련 활동을 수행해야한다. 등속성 근력 검사는 구심성 및 원심성 근력에 대한 객관적인 정보를 제공할 수 있다.[295] 임상가는 근위부 햄스트링 상해를 당한 후 완전한 활동으로 복귀하는데 필요한 시간이 길어질 수 있음을 환자에게 교육해야한다. Fredericson과 동료들은[321] 보존적인 치료를 위한 회복 시간이 초기 손상 후 8주에서 12주가 걸릴 것으로 예상했다.

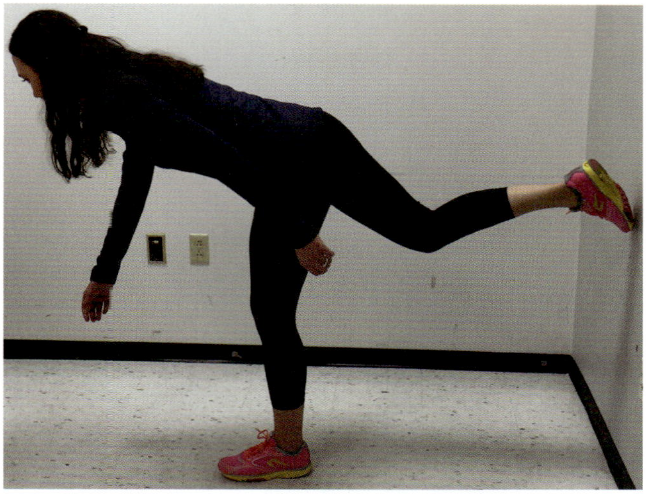

• **그림 3-11** 한 다리로 하는 루마니안 데드리프트.

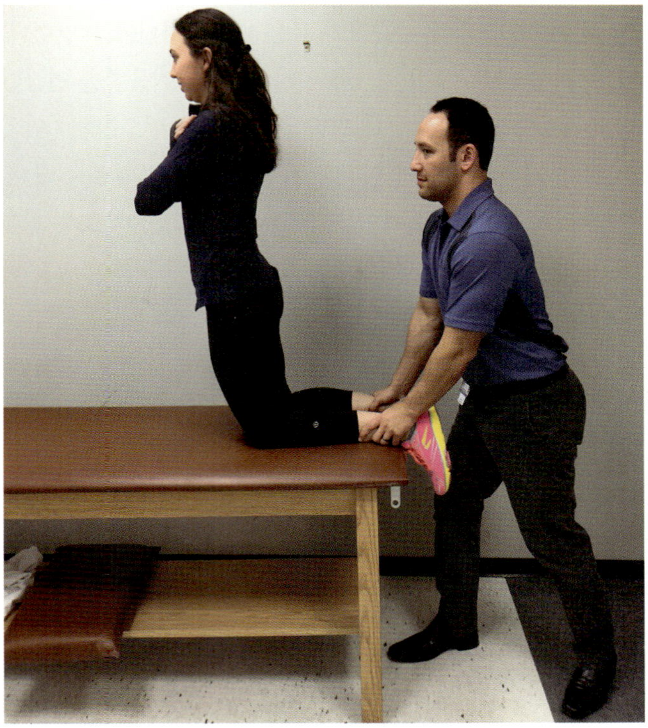

• **그림 3-12** 노르딕 햄스트링 운동.

근위부 햄스트링 손상의 수술적 중재 및 수술 후 고려사항

대부분의 근위부 햄스트링 상해는 보존적인 치료에 잘 반응하지만, 완전한 근육 파열 또는 힘줄의 견열골절이 있는 일부 환자 및 만성 상해가 있는 일부 환자에게는 수술 치료가 필요할 것이다. 수술적 중재가 필요한 가장 일반적인 증상은 골반에서의 완전한 힘줄 견열 골절이다. 때때로 햄스트링 근육 복합체의 기능에 영향을 끼치고 궁둥신경을 자극하는 과도한 흉터 조직이 생기기도 한다. 이러한 경우 흉터 조직을 제거하기 위한 수술적 중재가 증상을 감소시킬 수 있다.

대상자 및 비대상자

수술적 치료의 대상자는 대개 손상의 심각도에 따라 결정되거나 일부 경우에는 보존적인 치료가 실패한 만성에 따라 결정된다. Pedersen과 동료들은[301] 햄스트링 견열골절이 있는 활동적인 환자에게 수술적 치료를 강력하게 권장하고 과도한 흉터 및 궁둥신경 손상과 같은 합병증을 피하기 위해 2~3주 이내에 수행할 것을 제안했다. Klingele과 Sallay[322]는 같은 이유로 4주 이상 기다리지 말 것을 권장했다. Domb와 동료들은[323] 햄스트링의 완전한 힘줄 견열골절이 있는 젊고 활동적인 환자는 보존적인 치료에 잘 반응하지 않으며 기능적 회복을 최대화하기 위해 수술적 치료를 받아야한다고 제안했다. 이 연구자들은 수술적 치료를 위한 몇 가지 적응증을 언급했다: 2 cm 수축을 포함한 완전한 골성 견열골절, 수축이 있든 없든 3가지 햄스트링의 완전한 파열, 보존적인 치료 실패 후 증상이 지속되는 부분적인 파열.[312,323] 보존적인 치료가 실패하고 궁둥신경 자극을 나타내는 증상 및 만성 통증이 있는 환자는 근위부 햄스트링 및 궁둥신경 주위에 흉터 조직 이완이 필요할 수 있다.[321]

수술 과정

근위부 햄스트링 복합체의 수술적 회복은 문헌에 기술되어 있다.[312,323] 일반적으로 환자는 수술하는 동안 엎드려 있다.[323] 수술 과정에는 둔부주름의 절개, 파열된 힘줄의 유동술, 다양한 고정 메커니즘을 사용한 궁둥뼈결절로의 재부착이 포함된다.[312] 재부착 전 피를 내보내기 위해 궁둥뼈결절 부위를 노출시킨다. 수축된 힘줄은 반드시 근위부 이는곳으로 되돌려 놓아야 한다. 수술 중 궁둥신경을 손상시키지 않도록 주의를 기울여야한다.[323]

근위부 햄스트링 부위에 흉터 조직 및 유착이 형성되고 이로 인해 궁둥신경의 가동성이 영향을 받는다면, 과도한 조직을 내보내고 제거하기 위해 수술적 치료가 수행될 수 있다. 수술 중 궁둥신경을 손상시키지 않도록 꼭 주의해야한다. 또한 뒤넙다리피부신경을 수술 과정에서 반드시 인식하고 보호해야한다.

수술 후 재활

근위부 햄스트링 수술 후 재활은 특정 지침에 대한 합의 없이 문헌에 서술되어있다. 이 섹션에서 설명했던 수술 후 재활 지침에 대한 요약을 보려면 상자 3-2를 다시 보면 된다. 외과적 수술로 인해 영향을 받은 조직의 보호가 최우선이다. 목발을 사용하여 체중 부하를 줄이는 것이 좋다. 수술 후 체중 부하 상태는 비체중 부하에서 부분 체중 부하까지 다양할 수 있다. Cohen과 Bradley[312]는 10~14일 동안 발가락으로 하는 체중 부하를 제안했으며, 3주 동안 체중 부하가 25%까지 진행되었다. Domb과 동료들은[323] 대부분의 경우 6주 동안 20파운드의 체중 부하를 권장했다. Lefevre와 동료들은[324] 아래팔 목발을 사용한 즉각적인 부분적 체중 부하와 수술 후 1~2일 째에 걷기 시작하는 것을 허용했다. 대부분의 프로토콜은 수술 후 6주 때 전체적인 체중 부하로 진행된다. 수술 후 보조기는 무릎관절을 굽힘 상태로 유지하거나 엉덩관절의 굽힘을 방지하기 위해서 처방된다. 보조기의 목적은 치유 중인 조직에 과도한 긴장이 가해지는 것을 방지하는 것이다. 근위부 햄스트링 회복 수술 후 교정기의 특정 설정에 대한 합의는 없으며, 수축된 힘줄을 닿는곳에 되돌려 놓는 데 필요한 가동술의 정도에 따라 권장사항이 달라질 수 있다.

일반적으로 엉덩관절과 무릎관절에 초기 보호 ROM이 권장된다. 보통 ROM 활동의 양과 진행은 힘줄의 수축 양과 수술 중 필요한 가동술에 따라 다르다. 수술한 의사가 결정한 엉덩관절 굽힘 및 무릎관절 폄의 제한 범위를 넘어서 움직이지 않도록 특별한 주의를 기울여야 한다. Cohen과 Bradley[312]는 2주째에 PROM을 시작하고 4주째에 AROM으로 진행하도록 권장했다. 무릎관절 굽힘의 AROM은 하면 안 되거나 최대 6주까지 상당히 제한된다.[324]

초기 운동은 하지의 전반적인 근력 손실을 최소화하는 데 초점을 둔다. 대부분의 경우, 넙다리네갈래근의 최대하 등척성 운동과 부드러운 발목 근력 운동을 바로 시작할 수 있다.[324] 수술 후 6주까지 능동적인 무릎관절 굽힘으로 시작하여 끝 범위까지의 폄을 피하면서 햄스트링의 부드러운 근력 강화 운동을 시작할 수 있다. 환자는 편안한 ROM으로 저항 운동으로 천천히 진행할 수 있다. 체중 부하 (체중), 허리골반 안정화, 균형 운동은 견딜 수 있는 범위 내에서 시작해야 한다. 고정식 자전거와 같은 가볍고 충격이 적은 유산소 운동은 8주 후에 천천히 시작할 수 있다. 이 재활 단계는 일반적으로 수술 후 약 12주까지 지속된다. 이 수술 후 단계가 끝나면 대칭적인 보행 패턴으로 걸어야 하고, 통증이 최소화되어야 하며, 무릎관절과 엉덩관절의 PROM이 완전해야 하고 (햄스트링의 완전한 유연성이 없어도), 통증 증가 없이 모든 운동을 견딜 수 있어야 한다.

수술 후 약 12주째에 환자가 위의 기준을 충족하면 근위부 햄스트링 상해의 보존적인 재활 치료를 논의했던 이전 섹션의 2단계 (중간 단계의 재활 진행)로 진행할 수 있어야 한다. 근위부 햄스트링 상해의 보본적인 치료와 마찬가지로, 이 단계에서 소요되는 시간은 수술 후 환자마다 다르다. 보존적인 치료를 설명했던 이전 섹션의 2단계 (상해 후 4~6주) 및 3단계 (상해후 6~8주)는 수술 후 치료의 2단계 (수술 후 12~14주) 및 3단계 (수술 후 14주 초과)와 동일하다. 이러한 진행을 통해 근위부 햄스트링 치료를 받은 수술 후 환자가 완전한 활동으로 돌아갈 수 있고, 이러한 진행을 하는 객관적인 기준을 알 수 있다.

수술 결과

근위부 햄스트링의 회복 후 임상 결과를 조사한 문헌은 상당히 제한적이며 종종 급성 및 만성 환자가 섞여 있다. 연구를 위한 평균 추적 관찰 기간은 12개월에서 7년 이상까지 다양하다.[312] 대부분의 근거는 사례 연구 수준이다. Cohen과 Bradley[312,325]는 58~85%의 환자가 거의 정상적인 근력과 통증으로 기능 및 스포츠 활동으로 복귀했다고 보고했다.

요약

근위부 햄스트링 상해는 비교적 흔하게 발생하며, 특히 운동선수에게서 흔하다. 상해의 범위는 경미한 조직 파열 및 염증에서부터 완전한 파열 또는 힘줄의 견열골절까지 다양하다. 근건 복합체의 기능이 완전히 사라지지 않은 상해에는 보존적인 치료가 처방된다. 견열골절이거나 근육이 완전히 파열된 경우뿐만 아니라 재활의 효과를 보지 못한 부분적인 파열의 경우, 수술을 할 수도 있다. 보존적인 치료 및 수술 후 재활에 관한 최종적인 의견 일치가 이루어지지 않았지만 많은 개념들이 문헌에서 강조되었다.

엉덩관절 굽힘근 손상 및 엉덩허리근 점액낭염

엉덩관절 앞쪽 및 사타구니 통증의 잠재적인 원인들은 광범위할 수 있다.[258,271] 이 부위의 많은 질환들은 엉덩관절의 관절 구조, 근건 조직, 골반바닥, 점액낭, 내부 장기, 림프 구조 등의 손상을 포함하여 유사한 증상을 나타낸다. 또한 임상가들은 말초 신경 및 척수 신경 뿌리의 잠재적인 손상까지 고려해야 한다. 엉덩관절 굽힘근 구조 및 엉덩허리근 점액낭의 손상은 철저한 검사로 확인할 수 있다. 엉덩관절의 굽힘을 일으킬 수 있는 근육에는 엉덩허리근 복합체, 넙다리곧은근, TFL, 두덩정강근, 넙다리빗근이 있다. 이 근육 중에서 엉덩허리근은 가장 큰 힘을 발생시킨다. 넙다리곧은근은 엉덩관절과 무릎관절을 가로지르는 2관절 근육이다. 그러므로 엉덩관절 굽힘을 생성하는 넙다리곧은근의 상대적인 기여는 무릎관절의 굽힘에 달려 있다. 엉덩관절와 골반 부위의 여러 점액낭 중 하나인 엉덩허리 점액낭 (iliopsoas bursa 또는 iliopectineal bursa)은 가장 크고 엉덩허리근 복합체 (앞)와 엉덩관절의 관절주머니 (뒤) 사이에 위치해 있다. 이 섹션에서는 엉덩허리근의 건병증 (SHS와 관련 없음), 엉덩허리근 점액낭염, 근위부 넙다리곧은근 상해, TFL 질환에 초점을 맞췄다. 엉덩관절 굽힘근 건병증은 종종 운동선수의 과사용 메커니즘에 의해 발생한다. 이 메커니즘은 달리기, 싸이클링, 미식축구, 하키, 축구를 하는 운동선수들에게서 설명되었다.[326~330] 견열골절이나 파열 상해를 포함한 외상으로 발병할 수 있다. 이는 넙다리곧은근의 손상에서 더 흔하다.

엉덩허리근 좌상 및 점액낭염

엉덩허리근 복합체와 관련된 증상은 종종 사타구니 앞쪽의 통증을 유발한다. 엉덩허리근 복합체와 관련된 잠재적인 질환에는 건병증, 발음성 힘줄, 견열골절이 있다.[331] 엉덩허리근 관련 장애의 발생률은 대부분 알려지지 않았다.[271] 그러나 이러한 문제가 발생할 위험이 높은 특정 그룹이 확인되었고, 여기에는 댄서,[332] 달리기 선수, 미식축구 선수, 축구선수[333,334]가 포함된다. 독자들은 SHS와 관련된 엉덩허리근 장애의 진단 및 치료에 관한 구체적인 세부 사항을 보기 위해 SHS에 대한 이전 섹션을 다시 보고 오는 것이 좋다. 이 장이 엉덩허리근 복합체 질환의 기계적인 원인에 대해 초점을 맞췄지만, 이 질환은 류마티스 관절염 환자와 THA 및 엉덩관절 관절경 수술을 받은 환자에게서 많이 발생하는 것으로 나타났다.[331,335,336]

손상의 메커니즘

엉덩허리근 건병증 및 점액낭염은 종종 중복되는 수많은 메커니즘에 의해 발생할 수 있다. 급성 또는 반복적인 과사용 메커니즘이 가능하다.[135] 대부분의 경우, 시상면에서의 엉덩관절 과사용 및 반복적인 움직임이 증상의 발생과 관련이 있다. 이러한 반복적인 움직임의 기계적인 결과는 과도한 마찰을 일으켜 궁극적으로 엉덩허리근 복합체를 구성하는 구조물을 자극시킨다. 엉덩허리근 건병증 및 점액낭염의 발생과 관련된 스포츠에는 축구, 발레, 오르막 달리기, 허들 경기, 점프 등이 있다.[135] 앞서 언급했듯이 엉덩허리근 점액낭염은 류마티스 관절염에서 발생하는 활액막의 염증성 양상으로도 관찰될 수 있다.[335]

임상 검사

엉덩허리근의 손상은 자세한 과거력과 유연성 및 근력 검사를 통해 확인할 수 있다. 허리근 관련 질환의 발생과 관련된 활동으로의 참여를 확인한 것이 기록되어야한다. 해당 구조의 깊이와 겹쳐진 위치 때문에, 임상가들의 촉진 검사는 제한적일 수 있다. 넙다리삼각 부위를 깊이 누르면 통증이 발생할 수 있다. Thomas test는 엉덩허리근 복합체의 타이트함을 확인하기 위해 사용할 수 있다. Thomas test에 대한 자세한 정보는 2장을 검토하면 된다. 넙다리곧은근 및 TFL과 같은 기타 엉덩관절 굽힘근의 유연성과 근력은 환자의 증상에서 이러한 구조가 손상됐을 가능성을 판단하기 위해 측정해야한다. 엉덩관절의 전반적이고 구체적인 근력도 평가해야한다. 엉덩관절 부위의 임상 검사에 대한 자세한 내용은 2장을 검토하면 된다. 가쪽돌림이 포함된 엉덩관절 굽힘 저항 검사는 엉덩허리근 복합체를 더 강조할 수 있다 (하지를 가쪽으로 돌리면서 저항을 주는 하지 직거상 검사).[337] 허리골반 영향력의 정적 및 동적 측정 요소가 자세의 안정화에 잠재적인 역할을 할 수 있으므로, Tyler와 동료들은[271] 임상가들에게 이를 사용하는 것을 고려하라고 권장했다.

치료

엉덩허리근 복합체와 관련된 통증의 원인과 구체적인 특성은 잘 이해되지 않았기 때문에, 이 질환들의 치료 또한 잘 정의되어 있지 않다.[330] 엉덩허리근 복합체에 질환이 있는 대부분의 환자는 보존적인 치료에 잘 반응한다. 엉덩허리근 관련 질환에 대한 여러 보존적인 치료 방법들을 비교한 최소한의 근거가 있다. 중재는 임상 검사 및 활동 수정 중에 발견된 장애로 인해 크게 좌우된다. Johnston과 동료들은[338] 엉덩허리근 증후군으로 진단받은 9명의 환자 (평균 나이 35.6세, 여성 8명, 남성 1명)를 치료하기 위해 엉덩관절 돌림근을 강화하는 운동과 스트레칭을 강조한 가정 프로그램을 사용했다. 이 환자들은 통증 수준이 크게 감소했으며 환자의 77%는 이전 수준의 기능을 회복했다. Ingber[339]는 엉덩허리근의 통증 유발점을 다루는 건침 기법을 사용한 치료 시, 엉덩허리근 장애와 요통이 있는 환자 6명의 통증이 상당히 감소하고, 엉덩관절 및 척추의 폄이 향상되며, 정상적인 활동으로 복귀했다고 보고했다. Tyler와 동료들은[271] 엉덩허리근 증후군이 있는 환자를 치료하기 위해 다양한 자세에서 수행하는 점진적 엉덩관절 근력 강화 활동 (엉덩관절 굽힘근 강조)과 함께 코어 안정화를 기초로 사용할 것을 권장했다.

넙다리곧은근 손상

넙다리곧은근은 근위부 이는곳이 2개다. 곧은갈래 (straight head)는 아래앞엉덩뼈가시에서 시작하고, 접힌갈래 (reflected head)는 관절주머니의 위부분에서 시작한다. 근육을 엉덩관절과 무릎관절을 가로질러 넙다리네갈래근의 일부로서 무릎뼈바닥에 닿는다. 2관절 근육이므로 엉덩관절과 무릎관절의 영향을 받기 쉽다. 넙다리곧은근의 손상 범위는 경미한 좌상에서 완전한 파열 또는 견열골절에 이르기까지 다양하다.

또한 근위부는 뼈가 성숙되지 않은 사람에게 골단염이 발생할 수 있는 잠재적인 부위이다.

손상의 메커니즘

근위부 넙다리곧은근 파열 또는 견열골절을 비교적 드물다.[340] 손상은 일반적으로 외상 발병과 관련이 있다. 곧은갈래는 견열골절이 가장 많이 발생하는 위치다.[341] 발차기와 점프 메커니즘이 일반적으로 보고된다. 근위부 넙다리곧은근이 견열골절되어 완전히 파열된 전문 축구선수 4명을 대상으로 한 사례 연구에서 Ueblacker와 동료들은[342] 모든 피험자들이 우세한 영향을 받는 다리로 발차기를 하는 동안 손상이 발생했다고 언급했다. 즉각적인 통증과 터지는 느낌도 종종 보고된다. 근위부에서 만져지는 압통, 시각적 변형, 종창, 변색도 종종 관찰된다.

넙다리곧은근의 좌상은 근육의 중간 또는 끝 부분에서 흔히 발생한다. 근위부 좌상이 발생한다면 일반적으로 견열골절에서 설명한 것과 같은 메커니즘으로 발생하지만 손상은 더 적다. Hughes와 동료들은[343] 근위부 근건 접합부에서 발생한 물질내 손상이 있는 일련의 10명의 선수들을 설명했다. 이 환자들에게서 가장 흔한 손상 메커니즘은 발차기나 전력 질주 활동이었다.

임상 검사

넙다리곧은근 손상은 관찰, 촉진, ROM, 유연성 및 근력 검사를 통해 확인할 수 있다. 임상가는 급성인 경우 환자의 취약성과 근위부 힘줄의 견열골절 가능성에 따라 신체 검사가 제한될 수 있음을 인지해야한다. 완전한 견열골절 또는 파열이 의심되면 손상의 심각도를 확인하기 위해 의뢰 또는 영상 검사를 고려해야한다. 심한 종창이나 붓기가 있다면 더 급성이고 더 심한 손상과 관련이 있을 수 있다.

촉진 검사는 손상의 심각도와 특정 위치를 확인하는 데 도움이 될 수 있다. 아래앞엉덩뼈가시의 근위부를 만져봐야 한다. 근건 접합부 및 근복도 만져봐야 한다. 근육내 물질에서 만졌을 때 아픈 덩어리가 발견될 수 있다.[343] 다른 손상을 배제시키기 위해 만져봐야 하는 근위부 근건 구조물에는 TFL, 넙다리빗근, 두덩근, 긴모음근, 기타 넙다리네갈래근이 포함된다.

아급성 또는 만성의 경우, 유연성 검사로 부족한 유연성뿐만 아니라 증상의 원인을 알 수 있다. Modified Thomas test나 Ely test를 사용해 넙다리곧은근의 유연성을 측정할 수 있다. Modified Thomas test에 대한 자세한 정보는 2장을 검토하면 된다. Ely test는 환자가 엎드린 자세에서 수행된다. 검사자는 발뒤꿈치가 엉덩이에 닿을 때까지 환자의 무릎을 수동으로 구부린다. 환자의 뒤꿈치가 엉덩이에 닿지 않거나 허리가 동시에 구부러지거나 골반이 테이블에서 떨어지면, 넙다리곧은근의 타이트함이 양성인 것으로 간주된다. Peeler와 Anderson[344]은 건강한 사람 (18~54세) 54명을 대상으로 Ely test의 평정자내 및 평정자간 신뢰도를 결정하는 연구를 실시했다. 이들은 평정자내 (kappa=0.52) 및 평정자간 (kappa=0.46) 신뢰도에 대해서 중간 수준의 일치도만을 발견했다.

근력 검사로 남아 있는 근력 약화를 확인하고 손상의 위치를 확인할 수 있다. 파열 또는 견열골절이 의심되는 경우 공식적인 근력 검사를 미뤄야 한다. 하지 직거상 검사를 수행하는 환자의 능력은 중력에 대해 엉덩이를 들어 올리는 능력을 파악하는 데 유용할 수 있다. 공식적인 근육 검사는 넙다리곧은근의 긴장도를 최대화하기 위해 상대적인 엉덩관절 폄 및 무릎관절 굽힘 자세를 사용해야 한다. 환자가 엎드린 자세에서 무릎을 90° 구부리고 무릎관절 폄 근력 검사를 하면 이러한 목표를 달성할 수 있다.

치료

넙다리곧은근의 근위부 견열골절은 보통 수술을 하지 않는다.[345] Gamradt와 동료들은[345] NFL 선수 11명의 넙다리곧은근 견열골절 비수술적 치료에 대해 설명했다. 이 연구진들은 모든 피험자들이 6~12주 내에 경기로 복귀했고 평균 69.2일이 걸렸음을 발견했다. 수술적 치료를 시행하면 대부분의 운동선수들이 5~10개월 내에 이전 활동 수준으로 복귀할 수 있다.[340] Ueblacker와 동료들은[342] 완전한 견열골절 후 근위부 넙다리곧은근의 교정술 (봉합 나사 고정)을 받은 4명의 전문 축구선수의 사례 연구를 보고했다. 이 연구진들은 모든 피험자가 수술 전 16주까지 손상 전 경기 수준으로 돌아갔다고 보고했다. 넙다리곧은근의 근위부 견열골절 손상의 비수술적 및 수술적 치료에 대한 사례 연구에서 보고된 성공으로도 이러한 손상의 환자를 치료하는 데에 있어 최상의 치료 기준에 대한 합의가 이루어지지 않았다.

넙다리곧은근 좌상의 보존적인 치료는 하지의 다른 근육들의 좌상 치료와 비슷하다. 넙다리곧은근 좌상의 급성 단계에서는 엉덩허리근 좌상을 치료하기 위해 설명했던 중재법을 적용할 수 있다. 초기의 목표는 증상을 감소시키고, 염증을 조절하며, 조절된 가동성으로 초기 치유를 촉진시키는 것이다. 넙다리곧은근 좌상이 있는 환자를 아급성 단계와 완전한 기능 회복 단계로 진행할 때 몇 가지 구조와 관련된 우려가 있다. 스트레칭과 근력 강화 중재는 엉덩관절 및 무릎관절을 지나는 근육들을 고려해야 한다. 초기에는 각 관절에서의 움직임을 각각 강조하여 치료할 수 있다. 환자가 견딜 수 있다면 엉덩관절 폄과 무릎관절 굽힘이 동시에 필요한 자세로 활동을 진행해야 한다.

대퇴근막장근 손상

TFL의 건병증은 사타구니 앞쪽 통증의 잠재적인 원인으로 확인되었다.[346] 중간볼기근 같은 주요 안정화 근육의 저활동 또는 억제가 TFL의 과활동을 일으켜 통증을 발생시킬 수 있다고 제안되어왔다.[347] 증상이 있는 TFL 질환은 다른 근본적인 병리학적 과정을 나타낼 수도 있다. Sutter와 동료들은[348] 엉덩관절 벌림근 통증으로 MRI 검사를 받은 35명의 환자를 검사했다. 이 연구자들은 건강한 사람과 비교했을 때 엉덩관절 벌림근의 파열이 있는 환자 (16명)에게서 TFL의 뚜렷한 비대가 있음을 발견했다. TFL 질환은 종종 ITB 증후군의 일부로 포함된다.

손상의 메커니즘

달리기는 TFL 손상 및 하지의 기타 과사용 질환의 발생에서 흔히 보고되는 메커니즘이다.[263] 엉덩관절 벌림근, 굽힘근, 모음근의 약화가 달리기 선수의 하지 과사용 손상과 관련되어 왔다.[349] 이 손상이 발생하면 TFL은 보조 안정화 근육이 아닌 관상면의 안정화에서 중요한 역할을 한다. TFL과 ITB 간의 해부학적 관계 때문에 손상과 관련된 메커니즘이 종종 겹친다.

임상 검사

촉진은 TFL 손상을 확인하고 증상의 예민함을 결정하는데 유용할 수 있다. 임상가는 위앞엉덩뼈가시, 앞엉덩뼈능선에 붙는 근위부 이는곳과 섬유성 ITB의 근위부에 붙는 닿는곳을 평가해야 한다. 또한 넙다리빗근, 중간볼기근, 돌기의 점액낭 같은 근위부 구조물들을 촉진해 다른 조직의 손상을 배제해야 한다. 상대적인 (손상되지 않은 쪽과 비교한) TFL 근육의 크기 측정은 유용할 수 있다. Bass와 Connell[346]은 사타구니 앞쪽 통증이 있는 운동선수 그룹 (12명)에서 TFL이 정상 크기의 2.5배 까지 커졌음을 발견했다.

TFL-ITB 복합체의 유연성도 검사해야 한다. 타이트함을 검사하기 위한 임상 검사에는 Ober test와 modified Thomas test가 포함된다. Ober test와 modified Thomas test에 대한 자세한 내용은 자세한 내용은 2장을 검토하면 된다.

잠재적으로 TFL에서 비롯된 통증이 있는 환자를 평가할 때는 모든 엉덩관절 및 골반 근육의 근력을 검사해야 한다. 특히 중간볼기근의 근력에 주의를 기울여야 한다. MMT는 통증을 재현하는데도 사용될 수 있어서 수축성 조직의 손상을 확인할 수 있다. 엉덩관절 근육의 MMT에 대한 자세한 정보는 2장을 검토하면 된다.

치료

활동 수정은 TFL 질환의 초기 치료의 일부다. 환자의 증상이 급성일 때는 상대적인 휴식을 취해야 한다. 일반적으로 TFL 손상으로 인해 영향을 받는 달리기 선수의 경우, 환자의 달리기 프로그램 수정은 정당화될 수 있다. Nielsen과 동료들은[263] 2주 동안 달리는 거리를 30% 이상 늘린 초보 달리기 선수는 같은 기간 동안 10% 미만으로 늘린 선수와 비교했을 때 거리와 관련된 손상 위험이 더 큰 것을 발견했다.

TFL 손상의 치료는 주로 임상 검사 중에 확인된 손상을 기반으로 한다. 언급한 바와 같이 TFL 손상은 종종 ITB 증후군의 일부이거나 이와 관련이 있다. ITB-TFL 복합체의 스트레칭을 할 수도 있다. 임상 검사 중에 확인된 다른 유연성 결손은 반복적인 활동 중에 정상적인 기계적 기능을 촉진하기 위해 해결되어야한다.

임상 검사 중에 발견되는 근육 약화도 해결해야한다. 중간볼기근에 관상면의 안정화를 제공한다면 이론적으로 TFL에 누적된 스트레스를 감소시킬 수 있다. TFL 활성화를 최소화하면서 중간볼기근에 선택적으로 근력을 강화시키려는 시도를 해야 한다. Selkowitz와 동료들은[283] 20명의 건강한 피험자를 대상으로 일반적인 재활 운동 동안 볼기근 (큰볼기근의 윗부분과 중간볼기근) 및 TFL의 활동을 파악하기 위해 EMG 데이터를 분석했다. 이 연구진들은 밴드로 저항을 주는 사이드 스테핑, 한쪽 다리로만 하는 브릿지 운동, 네 발 기기 자세에서의 엉덩관절 폄 운동에서 볼기근-TFL의 활성화가 가장 높았음을 발견했다.

연조직 기능 장애를 다루기 위한 수많은 도수 치료 기법이 TFL 관련 장애의 치료에 일화로 권장되었다. 이러한 기법에는 마사지, 통증 유발점 치료, 지압, 건침 기술이 있다. 임상가는 이러한 중재를 사용한 개선을 보고하지만, TFL 손상 환자에게 구체적으로 이러한 치료를 사용한 것에 대해 조사한 문헌은 거의 없다.

요약

엉덩관절 굽힘근 손상은 엉덩관절 앞쪽 및 사타구니 통증의 잠재적 원인이다. 엉덩허리근 건병증 및 점액낭염은 시상면에서의 과사용 또는 반복 활동으로 가장 많이 발생한다. 가장 흔한 넙다리곧은근 손상은 근복의 중간 또는 끝 부분에서의 좌상이며, 근위부 견열골절은 드물다. TFL 손상은 엉덩관절의 앞쪽 및 가쪽 통증으로 가장 흔히 나타나며 엉덩관절의 주요 움직임 근육 및 안정화 근육의 불충분한 사용으로 인해 나타날 수 있다. 근건 단위의 형태나 기능이 심하게 파열되지 않은 엉덩관절 굽힘근 손상 환자의 대부분은 보존적인 치료에 잘 반응한다. 다양한 엉덩관절 굽힘근 질환의 정확한 임상 진단은 숙련된 촉진 및 적절한 근력과 유연성 검사뿐만 아니라 통증의 관절내 원인을 효과적으로 배제하는 것에 달려 있다.

궁둥구멍근 증후군

궁둥구멍근 증후군은 비정상적인 궁둥구멍근에서 궁둥신경이 포착된 질환이다. 허리 통증으로 진단된 환자 중 6~36%가 사실상 궁둥구멍근 증후군이 있는 것으로 추정된다.[350] 궁둥구멍근 증후군은 논란의 여지가 있는 진단으로 간주되며, 엉치뼈의 기능 장애, 허리뼈의 디스크 장애, 허리뼈의 신경근병증, 큰돌기 점액낭염처럼 보일 수 있기 때문에 확인하기가 어려울 수 있다.[350,351]

해부학적 리뷰 및 손상의 메커니즘

궁둥구멍근 (S1~S2)은 2~4번째 엉치뼈 부근의 엉치뼈 앞면에서 시작하여 둥근 힘줄을 통해 큰돌기의 위-안면에 붙는다.[352] 이 근육은 엉덩관절 가쪽돌림, 약한 벌림을 하고 서 있을 때와 걸을 때 자세적 안정성을 제공한다.[350] 대부분의 사람들은 궁둥신경이 궁둥구멍근을 깊게 지나가지만, 인구의 22%는 궁둥신경이 근육을 통과하여 지나가거나 근육을 나누거나 또는 둘 다 해당되며, 이로 인해 궁둥구멍근 증후군에 걸리기 쉬워진다.[350]

2가지 유형의 궁둥구멍근 증후군이 문헌에 기술되어있다. 일차성 궁둥구멍근 증후군은 나눠진 궁둥신경, 나눠진 궁둥구멍근, 불규칙한 신경로에 있는 궁둥신경 같이 해부학적 원인과 관련이 있다. 이 질환은 드물며 더 일반적인 병리학적 질환을 가려내기 위해 포괄적인 감별 진단을 해야 한다.[353] 이차성 궁둥구멍근 증후군은 더 일반적이며 거대외상이나 미세외상으로 인해 발생할 수 있다. 거대외상에는 연조직 손상, 염증, 근경련을 일으키는 엉덩이의 외상성 손상을 일으킬 수 있고 궁둥신경 압박의 원인일 수 있다. 미세외상은 근육의 과사용 (예: 장기적인 걷기나 달리기) 또는 궁둥신경을 압박하는 직접적인 압박에 의해 발생할 수 있다. 또한 궁둥구멍근 증후군은 엉치뼈의 기능 장애와 관련이 있을 수 있다.[350]

환자 프로필

궁둥구멍근 증후군은 40대나 50대에서 가장 흔히 발생하며 남성보다 여성에게 영향을 미친다.[350] 이러한 성별 차이는 여성의 넓은 골반과 엉덩관절의 생체역학을 반영할 수 있다.[354] 궁둥구멍근 증후군은 모든 직종과 활동 수준의 사람에게서 발생할 수 있다.

환자는 엉치뼈 주위에서 허벅지 뒤쪽을 타고 무릎까지 지각 이상이나 방사통을 느낄 수 있고, 15~20분 이상 앉거나 서 있을 때 또는 앉았다 일어날 때나 신발을 묶을 때 통증을 느낄 수 있으며, 한쪽 하지의 근력이 약하고, 걷기 어려우며, 발의 감각이 이상하다고 할 수 있다.[350,355] 통증은 걸을 때 나아질 수 있다. 발생할 수 있는 다른 증상으로는 복부, 골반, 사타구니의 통증 및 장 움직임시의 통증, 여성의 성교통이 있다.[350]

임상 검사

임상 검사에는 포괄적인 과거력 검사 및 궁둥구멍근 증후군과 기타 병리학적 질환을 구별하기 위한 특수 검사가 포함된다. 일반적으로 궁둥구멍근, 엉치엉덩관절, 큰궁둥패임의 만져지는 압통을 통해 알 수 있다. 엉치엉덩관절의 장애 (예: 엉치뼈가 돌아감)가 있어 허리뼈의 보상적인 돌림이 나타나는 환자는 손상된 다리에서 제한적인 안쪽돌림이 나타날 수 있다.[350] 임상 검사의 결과는 다음 섹션에서 논의되는 것처럼 양성일 수 있다.

Lasègue Sign

순서: Lasègue Sign 또는 하지 직거상 검사는 검사자가 수동으로 환자의 무릎관절을 완전히 펴면서 엉덩관절을 굽힌다.
해석: 환자의 증상이 재현되면 양성이다.

이 검사는 허리뼈의 추간판 탈출증에 대한 측정으로 입증되었다.[356] 궁둥구멍근 증후군 평가를 위한 유용성에 대한 연구는 아직 없고, 임상 논평에서만 자세히 설명되었다.[350]

Freiberg Test

순서: 환자는 누운 상태에서 검사자가 수동으로 펴져 있는 엉덩관절을 안쪽돌림시킨다.
해석: 환자의 증상이 재현되면 양성이다.[354]

이 검사의 임상 계측 특성은 검사되지 않았고,
이 검사는 문헌에서만 설명되었다.[350]

FAIR (굽힘, 모음, 안쪽돌림) Test

순서: 환자는 손상된 다리를 위로 놓고 옆으로 누운 다음, 엉덩관절을 60°로 구부리고, 무릎관절을 60~90°로 구부린다. 검사자는 한손으로 엉덩관절을 고정하고, 한손으로는 무릎관절을 아래로 누르면서 안쪽으로 돌리고 모은다.[350] 환자가 엉덩관절과 무릎관절을 구부린 채로 눕거나 앉은 자세에서 할 수도 있다. 그 자세에서 엉덩관절을 안쪽돌림하고, 검사자가 엉덩관절 가쪽돌림, 벌림 방향으로 가하는 저항을 견딘다.[350]
해석: 환자의 증상이 재현되면 양성으로 간주한다.[350]

이 검사는 민감도 0.88, 특이도 0.83로 밝혀졌다.[357]

Beatty Test

순서: 환자는 손상된 다리를 위로 놓고 옆으로 눕는다. 엉덩관절은 구부리고 무릎관절을 바닥에서 약 4인치 들어올린 다음 유지한다.
해석: 환자의 증상이 재현되면 양성으로 간주한다.

이검사는 1994년에 처음 설명되었지만, 도입된 이래로 임상 계측 특성은 조사되지 않았다.[358] 이 검사는 임상 논평에서만 설명되었다.[350,359]

영상 검사 및 테스트

방사선 사진은 궁둥허리근 증후군 진단에 적용하기에는 제한적이다.[350] 일반적으로 EMG와 같은 신경생리학적 검사가 궁둥구멍근에 포착된 궁둥신경을 진단하는 데에 사용된다.[357,360] MRN은 궁둥구멍근 증후군 (특이도 93%, 민감도 64%)을 성공적으로 진단하는데 사용되었다.[361,362] MRI 및 컴퓨터 단층 촬영은 궁둥구멍근의 병리학적 과정을 나타낼 수 있지만, 허리뼈 디스크 또는 척추 질환의 병리를 배제하는 데 자주 사용된다.[350,363,364]

손상 후 관리 및 재활

궁둥구멍근 증후군 치료에서 보통 비수술적 보존 치료가 먼저 시행된다. 만약 보존적인 치료에 반응하지 않는다면 수술을 할 수도 있다. 보존적인 치료에는 치료적 운동, 스트레칭, 모달리티 (예: 초음파, 전기 전류), 도수 치료 (예: 관절가동술 또는 도수 요법), 경구 항염증제, 침, 프롤로테라피, 주사 (국소마취제, 코르티코스테로이드, 보툴리눔독소)로 구성된 다각적 접근법이 포함된다.[350,365,366] Fishman과 동료들은[357] 주사 및 물리치료 또는 수술과 함께 시행한 FAIR 특수 검사가 918명의 환자 (1014개의 다리)의 궁둥구멍근 증후군을 진단하고 치료하는 효과적인 방법이라는 것을 발견했다. 보존적인 치료를 받았던 FAIR 검사가 양성인 피험자 79% (655명 중 514명)는 평균 10.2개월의 추적 관찰 동안 주사 및 물리치료로 50% 이상 개선되었다.[357] 수술을 받았던 FAIR 검사가 양성인 피험자 65% (43명 중 28명)는 평균 16개월의 추적 관찰 동안 50% 이상 (평균 68%의 개선) 개선되었다.[357] Fishman과 동료들은[365] 무작위 통제 시험에서 보툴리눔독소 (보톡스)와 재활을 병행하여 성공적인 결과를 발견했다. 보톡스 주사는 문헌에서 좋은 결과를 보여주는 떠오르고 있는 치료제가 되고 있지만, 궁둥구멍근의 위축 및 퇴행을 일으키고 이는 장기적인 결과를 초래할 수 있다.[367,368] 이러한 두 연구 외에 궁둥구멍근 증후군에 대한 보존적인 재활의 효과를 구체적으로 측정한 다른 대조 연구는 없다. 다른 사례 연구 (4수준)는 비수술적 다각적 프로그램으로 성공적인 결과를 보고했다.[369]

궁둥구멍근 증후군에 대한 비수술적 재활 프로그램의 연구는 적다. 현재 최적의 재활 프로그램에 대한 의견 일치도 이루어지지 않았다. 임상 실습을 위해 이러한 결과를 해석할 때 이를 고려해야한다.

수술적 중재

보존적인 치료를 성공하지 못하면 수술적 중재를 선택할 수 있다. 수술 옵션은 궁둥신경의 압박을 감소시키기 위해 궁둥구멍근의 힘줄을 절제시키고 궁둥신경의 신경박리술을 하는 것이다.[370] 여러 가지 연구들이 이 수술을 통해 환자의 만족도, 증상 재발, 삶의 질에서 성공적인 단기 결과를 보고했다.[357,364,370,371] 현재까지 수술 후 재활 프로그램을 연구한 임상 시험은 없다.

요약

궁둥구멍근 증후군은 허리골반 부위의 일반적인 병리학적 질환과 비슷할 수 있기 때문에 논란의 여지가 있는 진단이다. 임상 검사에 대한 연구 결과는 최고의 임상 시험 및 진단적 영상 검사에 대한 의견 일치가 없으면 결정적이지 않다. 보존적인 치료 및 수술 후 재활에 관한 연구 결과는 드물며 최고의 재활 프로그램에 대한 합의가 이루어지지 않았다. 이러한 질환에 대한 검사와 관리 및 임상 실습을 지도하기 위한 합의를 도출하기 위해 추가 통제 시험이 필요하다.

엉덩관절 및 골반의 포착신경병증

엉덩관절과 골반 통증에 대한 감별 진단은 골반과 하지의 신경을 지배하는 주요 말초 신경의 신경포착 가능성을 고려해야 한다. 이 섹션은 일반적인 4가지 신경, 넙다리신경, 폐쇄신경, 궁둥신경, LCNT의 포착에 대해서 논의할 것이다.

넙다리신경병증

넙다리신경은 L2~L4까지의 뒷부분에서 시작되며 허리신경얼기의 가장 큰 가지다. 이 신경은 큰허리근의 가쪽 면에서 나와서 엉덩근의 신경을 지배하고 샅고랑인대를 깊이 지나 (넙다리동맥 및 정맥의 가쪽) 앞쪽 허벅지까지 가며 4가지 말단 가지에서 끝난다: 속근피신경, 바깥근피신경, 넙다리네갈래근의 깊은 가지, 두렁신경. 넙다리신경은 허리근, 엉덩근, 넙다리네갈래근의 운동 신경을 지배한다.[352,372] 넙다리신경은 배막뒤공간 내에서 또는 샅고랑인대의 아래에서 가장 많이 손상된다. 가장 흔한 원인은 (넙다리신경 병변의 60%) 복강 내, 골반, 부인과, 비뇨기과 수술로 인한 의원성 손상이다.[372-374] 앞 및 앞-가쪽 접근법을 사용한 엉덩관절의 수술은 수술을 하는 동안 엉덩관절의 자세 (예: 굽힘, 벌림, 가쪽돌림 [FABER]) 또는 개창기에 의한 직접적인 신경압박으로 인해 손상이 발생할 수 있다.[372,373] 엉덩근 혈종에 따른 넙다리신경병증은 드물지만 항응고 요법을 받은 환자나 응고 장애가 있는 환자에게 발생할 수 있다. 드문 경우로 젊은 사람들의 (12~24세) 스포츠와 관련된 손상에서 외상성 엉덩근 혈종이 보고되었다.[375] 넙다리신경병증의 감별 진단 동안 이러한 질환들을 고려해야 한다.

넙다리신경병증이 있는 환자들은 한쪽 다리의 엉덩관절 굽힘근 (예: 샅고랑인대 위쪽 병변) 또는 무릎관절 폄근 (예: 샅고랑인대 아래쪽 병변)에 약화가 보이고 이 약화와 관련된 기능 손상도 있다. 무릎반사는 감소되며 엉덩관절을 펼 때 통증이 발생할 수 있다. 진단을 확인하기 위해 종종 전기진단적 검사가 사용된다.[376]

폐쇄신경병증

폐쇄신경은 L2~L4의 신경 뿌리에서 시작되어 큰허리근의 안쪽 면에서 나오고 골반을 통과하며 여기서 곁가지와 말단가지로 나뉜다. 말단분지는 이후 앞가지와 뒷가지로 나뉜다. 앞가지는 안쪽 허벅지로 들어가 두덩정강근, 긴모음근, 큰모음근의 운동 신경을 지배하고 끝 쪽에서 두렁신경과 결합해 무릎관절과 가까운 안쪽 허벅지 피부의 신경을 지배한다. 뒷가지는 바깥폐쇄근, 짧은모음근을 지난다.[352,272] 이 가지는 바깥폐쇄근, 짧은모음근, 엉덩관절의 신경을 지배한다. 곁가지는 엉덩관절, 바깥폐쇄근의 신경을 지배하는 2개의 관절신경이 있다.

폐쇄신경 손상은 드물며 골반 골절 같은 외상이나 THA, 골반 수술, 넙다리동맥 수술 중 엉덩관절 자세로 인한 의원성 손상으로 인해 발생할 수 있다.[372,374] 신경이 모음근굴에 들어갈 때 신경 근막 포착이 발생할 수 있으며 운동 및 스포츠 활동과 관련이 있다.[372]

환자들은 안쪽 허벅지나 사타구니의 통증, 모음근 약화, 허벅지 중간 부위의 감각 상실을 나타낼 수 있다. 또한 엉덩관절 벌림 및 안쪽돌림의 약화로 휘돌림보행 (circumduction gait)을 할 수도 있다. 폐쇄신경병증을 더 확실하게 진단하기 위해 전기진단적 검사가 사용된다.[377]

궁둥신경병증

궁둥신경은 L4~S3의 앞가지에서 형성되어 뒤쪽 하지의 신경을 지배한다.[378] 이 신경은 궁둥구멍근 바로 아래의 큰궁둥구멍을 통과하고 허벅지 뒤쪽을 따라 다리오금까지 내려가 정강신경과 온종아리신경으로 나뉜다.

궁둥신경은 엉덩관절 골절 같은 외상, 엉치엉덩관절의 장애, 엉덩관절의 뒤쪽 아탈구에 의해 골반이나 볼기근 부위에서 손상될 수 있다. 엉덩관절 치환술 후에 의원성 손상 또한 발생할 수 있다. 앞에 설명했던 궁둥구멍근 증후군이라는 질환일 경우, 궁둥구멍근에 의해 이 신경이 포착될 수 있다.

궁둥신경병증이 있는 환자는 엉치뼈에서부터 뒤쪽 다리를 따라 방사통이 있고, 햄스트링 (엉덩관절 폄, 무릎관절 굽힘) 및 종아리신경, 정강신경의 신경 지배를 받는 근육의 약화가 나타난다.[350] 종아리신경 및 정강신경, 뒤넙다리피부신경의 신경 지배를 받는 부위에서 감각 이상이 나타날 수 있다.[372] 아킬레스힘줄반사 및 햄스트링반사가 감소되거나 사라지며, 무릎반사는 영향을 받지 않는다.[372] 약화, 감각 상실, 앉거나 스쿼트 자세시 통증으로 인해 걷는게 어려울 수 있다.[350] 궁둥신경병증을 더 정확히 진단하기 위해 전기진단적 검사가 사용된다.[377]

가쪽넙다리피부신경

LCNT의 포착인 MP에 대한 이전 섹션을 참조하면 된다.

치료

신경 포착의 심각도에 따라 먼저 보존적인 치료를 한 다음 손상 후 3~6개월 사이에 재생되지 않으면 수술적 중재를 시행한다.[374] 일반적으로 보존적인 치료에는 휴식, 모달리티, 도수치료, 근력 강화 운동, 스트레칭, 경구 항염증제, 코르티코스테로이드 주사가 포함된다.[375,377] 보존적인 치료는 환자마다 다르며, 치료에 대한 환자의 반응에 지속적으로 주의를 기울여야한다. 치료가 실패하면 신경박리술이나 절제술과 같은 수술이 시행될 수 있다.[379]

더 일반적인 병리학적 질환이 배제되면, 감별 진단에서 엉덩관절과 골반의 신경 포착을 고려해야한다. 이 섹션에서는 이 부위에서 일반적인 4가지 신경의 포착을 논의했다. 9장에서는 골반 부위의 다른 신경 (즉, 음부신경)의 포착에 대해 설명할 것이다.

사례 연구

엉덩관절 장애에 관한 예시는 사례 연구 3-1, 3-2에
나와 있다.

사례 연구 3-1

근위부 햄스트링 좌상이 있는 환자의 비수술적 치료

환자의 과거력

28세 남성 환자가 허벅지 뒤쪽과 볼기근 부위의 갑작스런 통증으로 외래 치료실에서 물리치료를 받았다. 환자는 물리치료에 직접 올 수 있는 상태로 찾아왔다. 환자는 처음 물리치료 상담을 받기 3일 전에 클럽 수준의 축구 게임 후반전 중 다운필드로 전력 질주를 하면서 갑작스런 통증이 발생했다고 했다. 손상당했을 때, 바로 경기를 중단하고 옆에서 쉬었다. 환자는 3일 동안 쉬고 다친 부위에 얼음을 적용했다. 환자는 엉덩이주름에서부터 허벅지 뒤쪽의 중간 부분까지 약간의 종창과 변색을 주관적으로 느꼈다. 환자는 체중 부하를 하고 걸을 수 있었지만, 보통 30피트 이상 걸으면 불편했다. 상대적으로 단단한 표면에 15분 이상 앉아있으면 통증을 느꼈다. 또한 지난 며칠 동안 처방전이 필요 없는 비스테로이드성 항염증제 (NSAIDs)를 복용하고 있었다. 환자는 NSAIDs와 얼음이 불편함과 종창을 조절하는데 도움이 된다고 생각했다. 환자는 지방 대학의 대학원생이었으며 현재 한 학기를 다니고 있었다. 클럽 축구에 정기적으로 참가하는 것 외에도 일주일에 한 번 요가를 즐겼다고 했다. 5년 전에 경미한 발목 염좌를 제외하고 뚜렷한 병력이 없었다. 초기 물리치료 평가 당시, 환자는 자신의 활동 수준에 따라 통증 범위를 10점 중 2~6점이라고 했다. 평가 시 가장 큰 통증은 상대적으로 높은 계단을 오르고 오래 걸을 때 발생했다.

시스템 리뷰

관찰로 28세, 6피트, 200파운드 남성, 통증이 적은 것을 알 수 있었다. 가만히 서 있을 때에는 골반이 비교적 앞기울임 상태였다. 척추나 하지에 뚜렷한 변위는 없었다. 보행 패턴은 비대칭적으로 입각기에 무릎이 살짝 구부러졌고 손상된 다리에서의 시간이 감소되었다. 서 있을 때 손상된 다리의 무릎을 살짝 구부리고 있었다. 허벅지의 근위부 1/3 지점에서 파랗고 노랗게 변색된 부분이 있었다. 평가 시 뚜렷한 종창은 없었다.

검사 및 측정

환자는 Lower Extremity Function Scale (LEFS)을 했고 40점을 받았다. LEFS는 타당도가 밝혀졌고 하지 질환의 자기 보고 기능 측정 도구이기 때문에 이를 선택했다.[380] 최대 점수는 80점이며, 이는 설명한 어떤 활동이든 어려움이 없다는 것을 의미한다.

다음 신체 검사도 이루어졌다. 무릎과 엉덩관절의 ROM을 측정했다. 환자는 햄스트링 구조물의 과도한 긴장감을 피하는 비교적 구부러진 자세에서 무릎관절과 엉덩관절이 90° 이상 구부러질 때 허벅지 뒤쪽과 볼기근의 통증을 호소했다. 손상의 예민함 때문에 유연성 검사는 미뤄졌다. 환자는 서 있을 때 무릎을 능동적으로 90° 구부릴 수 있었다. 수동적으로 125° 굽힘도 가능했다. 이 동작을 취할 때 통증이 10점 중 5점으로 증가했다. 엎드린 자세에서 엉덩관절을 5° 펼 수 있었고 통증 때문에 제한적이었다. 수동적으로 15° 폄도 가능했다. 이 자세를 할 때 통증이 10점 중 6점으로 증가했다. 환자는 엉덩관절의 모든 동작에서 최소한 3/5 근력을 낼 수 있었다. 환자의 증상 때문에 공식적인 도수 근력 검사는 미뤄졌다. 햄스트링의 근건 접합부인 허벅지 근위부와 궁둥뼈결절의 아랫 부분을 만졌을 때 통증이 있었으며, 10점 중 3점이었다. 앞에서 말했던 골반의 앞기울임 외에는 허리골반 복합체의 뚜렷한 소견이 보이지 않았다.

평가, 진단, 예후

환자의 과거력, 관찰, 신체 검사를 기초로, 환자의 통증 및 기능 장애의 원인이 II 단계 근위부 햄스트링 좌상 때문일 것이라고 결정했다. 이 환자는 좌상 환자들에게서 나타나는 것으로 밝혀진 근력, 유연성, 촉진 결손이 나타났다. 발병의 외상적 형태 또한 근위부 햄스트링의 좌상과 같았다. 환자는 중력에 대항하여 엉덩관절을 펴고 무릎관절을 부분적으로 구부릴 수 있으므로, 햄스트링이 완전히 파열됐다거나 궁둥뼈결절에서 견열골절이 일어났다는 의심은 줄었다. 궁둥뼈결절과 꽤 가까운 손상 위치는 같은 크기의 원위부 햄스트링 상해와 비교했을 때 재활의 기간이 상대적으로 길 것임을 나타낸다.

중재

다양한 접근법이 사용된다. 초기에는 손상 부위의 염증 양을 줄이기 위해 얼음, 압박, 거상이 도움이 된다. 환자가 견딜 수 있을 때 부드러운 수동적 ROM, 능동적 ROM, 엉덩관절의 등척성 운동이 시작된다. 체액의 움직임을 돕고 손상 부위의 흉터 형성을 막기 위해 부드러운 마사지가 시작된다. 환자가 하지를 많이 사용할 때에는 그 날에 사용할 압박 랩 적용에 대해 교육받는다.

무릎관절을 구부린 다양한 자세에서 햄스트링의 부드러운 등척성 운동 ("heel-dig" 운동)을 시행한다. 누운 자세에서 엉덩관절 폄의 등척성 운동도 시행한다. 환자가 할 수 있을 때 엉덩관절 폄 및 무릎관절 굽힘의 능동적인 ROM 운동을 시행한다. 이러한 운동은 처음에 서서 시작했다가 난이도를 올리기 위해 엎드린 자세로 진행한다. 넙다리네갈래근, 엉덩관절 벌림근, 모음근의 부드러운 근력 강화 운동 또한 시행한다.

골반의 앞기울임을 해결하기 위해 허리골반 운동을 시행한다. 환자는 배가로근의 등척성 수축과 누운 자세에서 골반의 뒤기울임 방법을 배운다. 이러한 활동은 이후 서서 같은 운동을 하는 것과 다른 치료적 운동과 결합한 형태로 진행한다. 전반적인 목표는 적절한 골반 조절을 일상 생활 활동에 결합하는 것이다.

앞서 말한 프로그램들은 총 3주 동안 진행했다. 환자는 이 기간 동안 물리치료실에 6번 방문했고, 가정 운동 프로그램을 시행했으며 얼음은 매일 적용했다.

3주 후 재검사

초기 프로그램 3주 후, 재평가를 실시했다. 통증은 10점 중 1~3점이라고 보고했고, 주로 25분 이상 걷거나 단단한 표면에 앉고 나서 통증이 발생한다고 했다. 환자의 LEFS 점수는 68점으로 향상했다. LEFS의 임상적으로 최소 중요한 변화 (MCID)가 9점이기 때문에 이는 유의한 향상으로 간주된다.[380] 환자를 만졌을 때 최소한의 압통이 있었으며, 종창은 없었고 허벅지 뒤쪽의 근위부 1/3에서 아주 약간의 노란색 변색이 있었다. 환자는 불편함이 거의 없이 능동적으로 엉덩관절을 완전히 펴고 (무릎관절을 구부리고 편 자세 모두 가능) 무릎관절을 완전히 구부렸다. 햄스트링 타이트함을 위한 오금 각도 검사를 부드럽게 적용했을 때 끝 범위에서 25° 구부렸고 뻣뻣함이 느껴졌다. 이는 손상된 햄스트링의 유연성이 감소된 상태로 남아 있다는 것을 나타낸다. 도수 근력 검사에서 15°, 90°로 구부렸을 때 햄스트링의 근력이 4/5였다. 엉덩관절 폄근도 4/5였다. 도수 근력 검사 시 약간의 통증이 있었다 (10점 중 1점). 또한 손상된 다리의

계속

사례 연구 3-1

근위부 햄스트링 좌상이 있는 환자의 비수술적 치료

엉덩관절 벌림근은 증상 없이 4/5였다. 환자는 자세 검사 시 더 이상 골반의 앞기울임이 보이지 않았다. 보행 편차나 계단을 오르내릴 때 비대칭도 보이지 않았다.

중재 진행

햄스트링의 점진적인 저항 운동으로 진행한다. 엉덩관절 벌림근을 위해 엎드린 자세와 옆으로 누운 자세에서 하지 직거상 운동을 시작한다. 3주 동안 환자가 견딜 수 있는 만큼 이 운동에 무게를 추가한다. 브릿지 운동도 시행한다. 처음에는 두 다리를 사용했다가 한 다리로 진행한다. 증상이 없는 범위 내에서 한 다리로 하는 루마니안 데드리프트 (RDL)를 추가한다. 한 다리로 하는 RDL은 관상면에서 골반 안정을 유지하고, 균형을 유지하며, 햄스트링이 길어진 자세를 사용할 수 있어야 한다. 균등한 체중 분배와 적절한 방식에 집중하여 스쿼트 운동을 한다. 재활 단계에 처방된 모든 운동을 보충하기 위해 저항 도구의 사용을 교육받는다. 가정 운동 프로그램의 일부로서 사용된 운동에는 햄스트링 컬, 무릎관절 폄, 레그 프레스, 볼기근 프레스 기계가 포함되었다.

재활 기간에 균형 활동도 시행된다. 양 다리에서 한 다리로 진행한다. 또한 과제의 난이도를 높이기 위해 덜 안정적인 표면과 외부 힘을 추가하여 변동을 준다.

햄스트링 조직에 부드러운 스트레칭을 시작할 수 있다. 끈을 사용하여 엉덩관절을 90° 구부리는 동안 하지 직거상 방법과 능동적인 무릎관절 폄 (오금 각도 자세)을 돕는다. 모든 스트레칭은 증상이 나타나는 범위 이하에서 유지하며, 활동의 부작용을 모니터링하라고 교육받는다.

앞서 말한 것 외에도 지구력 활동의 점진적인 진행도 시작한다. 고정식 자전거를 먼저 사용한다. 재활 시작 후 5, 6주째에 일립티컬 머신과 가벼운 조깅 (50%의 힘을 쓰도록 자가 조절)을 각각 시작한다. 재활 단계의 총 기간은 3주이며, 물리치료 시작 후 6주째에 끝난다. 이 기간 동안 치료실을 공식적으로 총 6번 방문했다.

6주 후 재검사

6주간의 물리치료와 독립적인 가정 운동 프로그램이 끝난 후, 공식적으로 재평가했다. 재평가를 할 때 환자는 LEFS에서 80점 중 78점을 받았고, 이 결과는 일상 생활과 전반적인 운동 활동 (스포츠 관련 활동 제외)의 완전한 기능에 가까워졌음을 나타낸다. 도수 근력 검사에서는 햄스트링과 다른 엉덩관절의 근력이 완전하다고 나타났고, 손상되지 않은 쪽과 대칭적이었다. 오금 각도 자세에서는 무릎관절이 10° 구부러졌다. 이 값은 정상적이라고 간주되며 손상되지 않은 쪽과 대칭적이었다. 햄스트링의 어떤 곳에서도 압통이 없었다. 이 시점에서 스포츠 관련 훈련을 시작하는 것이 적절하다고 간주되었다. 다음 단계의 재활이 끝난 후 모든 검사를 완료함에 따라 환자는 신체 활동으로 완전히 돌아갈 수 있었다.

치료 진행 및 스포츠 준비로의 복귀

스포츠 관련 활동에는 플라이오메트릭 운동, 달리기 진행, 중단 (cutting) 및 돌기 (pivoting), 축구에 필요한 부분을 다시 만드는 활동 등이 포함된다. 이 기간 동안 환자는 주 1회 요가로 천천히 돌아왔으며, 모든 활동 시 통증이 10점 중 1점을 넘으면 안 된다는 것을 이해했다. 운동의 속도와 강도는 환자가 견딜 수 있는 만큼 증가했다. 재활의 마지막 단계는 3주 동안 지속됐고, 환자는 물리치료실에 공식적으로 5번 방문했다. 마지막 주에 2번의 축구 연습을 참여했고 팀에서 힘들지 않게 훈련을 시행했다. 환자는 프로그램 진행을 잘 견뎠고, 통증이 10점 중 1점 이상 나오지 않았으며, 종창도 없고 약간의 피로만 있었다. 9주간의 재활 후 적절한 검사를 하여 퇴원할 수 있고 축구로 복귀할 수 있음을 확인받았다.

물리치료 종료

스포츠로 복귀해도 좋다는 확인을 받기 위해 모든 물리치료 재평가, 등속성 근력 평가, 신체 활동 측정을 받았다. 도수 근력 검사나 유연성 검사에서 결손이 없었다. 등속성 검사에서는 햄스트링 근력의 5% 결손이 보였지만 손상된 다리와 손상되지 않은 다리의 넙다리네갈래근 근력과 비교했을 때 차이가 없었다. 햄스트링 근력의 차이점은 용인되었다. 햄스트링과 넙다리네갈래근 근력의 비율은 약 70%였고, 이 또한 적절하다고 간주된다. 검사 결과는 다양한 속도에서 변함없이 나타났다.

신체 활동 측정은 햄스트링과 이에 인접한 하지 근육 구조물들의 통합을 검사하는 다양한 검사로 이루어졌다. 또한 이러한 검사는 임상가가 그러한 활동에 대한 선수의 인지된 준비 상태를 평가하는 데 도움을 줄 수 있다. 환자는 7분 동안 1마일을 뛴다. 또한 양 발로 멀리 뛰기, 한 다리로 껑충 뛰기, 수직 점프의 거리 측정도 시행한다. 모든 검사에서 손상되지 않은 쪽과 비교했을 때 90% 이상을 수행했다. 환자의 마지막 LEFS 점수는 80점 중 80점이었고, 이는 자기 보고 상 완전한 기능 수준을 나타낸다.

설명된 기준을 만족스러운 수준으로 수행한 후, 환자는 공식적인 물리치료에서 퇴원하여 제한 없는 수준으로 축구에 복귀할 수 있었다. 가정 운동 및 체육관 프로그램을 알려주었으며, 심한 증상이 나타나면 물리치료사에게 연락하라고 했다.

사례 연구 3-2

엉덩관절 앞쪽 통증이 있는 취미가 달리기인 여성

과거력 및 메커니즘

취미가 달리기인 (예: 주당 10~20마일) 25세 여성은 신체적 외형이 내배엽-중배엽체형 섞여 있고 (체중 58.96kg, 키 165.1cm, 체질량지수 21.6) 낙상으로 인한 왼쪽 종아리뼈 원위부 불유합 골절의 괴사 조직 제거 및 절제술과 이후 종아리뼈의 좋지 않은 치유 때문에 2008년 9월에 왼쪽 발목에 관절경 수술을 받았다. 수술 이후 물리치료로 좋은 효과를 봤고 달리기와 저항 운동을 포함한 신체 활동에 통증 없이 완전히 복귀했다. 9개월 후 알려진 메커니즘 없이 왼쪽 엉덩관절의 통증이 재발했다. 환자는 엉덩관절 앞쪽 통증, 가끔씩 나타나는 딸깍거리거나 터지는 소리, 엉덩관절 안쪽돌림 시 통증에 대한 진료를 보러 정형외과 의사를 찾았다. 방사선 사진과 자기

사례 연구 3-2

엉덩관절 앞쪽 통증이 있는 취미가 달리기인 여성

공명 관절조영상 (Tesla 3T from Philips) 결과, 연조직 (예: 엉덩관절와순 파열)이나 뼈 이상 (예: 대퇴비구 충돌 증후군 [FAI])은 없었다. 환자는 엉덩관절 굽힘근 좌상으로 진단받았고 환자만의 운동 프로그램을 이어갔다. 3년 동안 환자는 지속적으로 간헐적인 엉덩관절 통증이 있었고, 2012년 2월에 산악용 자전거에서 넘어져서 더 심해졌다. 외상 이후 엉덩관절 앞쪽 통증 때문에 주치의를 찾아갔다. 환자는 왼쪽 엉덩관절의 만성 통증에 대해 급성으로 진단받았고 물리치료로 의뢰되었다.

검사 및 측정

처음 방문했을 때 환자의 기능적 능력을 이해하기 위해 Lower Extremity Function Scale (LEFS)을 했다. 최소 감지 변화값 및 임상적으로 최소 중요한 변화 (MCID)는 9점이다. 환자의 점수는 80점 중 61점이었고 (76%) 일상적인 취미, 여가 또는 스포츠 활동, 스쿼트, 1시간 이상 앉는 데에 가장 큰 어려움을 겪고 있었다.

통증은 11점 숫자 통증 등급 척도를 (0 [통증 없음]~10 [상상할 수 있는 최악의 통증]) 사용하여 환자의 통증 수준에 대한 객관적인 등급을 매겼다. 운동 활동 (예: 요가), 스쿼트, 오래 앉아 있을 때 (1시간 이상), 엉덩관절 돌림 동작 시 10점 중 3점 통증을 보고했다. 약물 치료 시 통증이 10점에서 2점으로 감소했다. 통증의 위치에 대해 물었을 때 엉덩관절 앞쪽에 통증이 있다고 했고, 큰돌기 앞에서 손으로 "C" 모양을 만들어 보여주는 "C 징후"를 나타냈으며, 이는 엉덩관절 통증의 일반적인 징후이다.

자세, 보행, 관절 가동 범위

전반적인 자세 검사는 선 자세에서 시행됐으며, 골반의 앞기울임과 몸통이 약간 오른쪽으로 기울어진 자세가 보였다. 관측 보행 분석에서 입각기 중 발의 가쪽 체중 부하와 왼쪽 엉덩관절의 움직임 (예: 보폭)이 오른쪽에 비해 감소했음이 나타났다. 환자의 엉덩관절, 무릎관절, 발목관절의 능동적 및 수동적인 관절 가동 범위 (ROM)도 측정했다. 환자의 불편함과 불안함 때문에 왼쪽 엉덩관절을 제외하고 양쪽 모두 정상 범위 내였고 대칭적이었다. 엉덩관절의 수동적인 ROM은 다음과 같았다: 굽힘 90°, 안쪽돌림 25° (통증), 가쪽돌림 30°, 벌림 25°, 모음 10°, 폄 0°.

표 3-7 사례 연구 3-2: 근수행능력 검사

검사한 근육 그룹	오른쪽	왼쪽
엉덩관절 굽힘근	5/5	3/5
엉덩관절 폄근	5/5	3+/5
엉덩관절 벌림근	5/5	3+/5
엉덩관절 모음근	5/5	3+/5
엉덩관절 가쪽돌림근	5/5	3+/5
엉덩관절 안쪽돌림근	5/5	3+/5
무릎관절 폄근	5/5	5/5
무릎관절 굽힘근	5/5	4/5
발목관절 발목굽힘근	5/5	4/5
발목관절 발바닥굽힘근	5/5	4/5
발목관절 안쪽번짐근	5/5	4/5
발목관절 가쪽번짐근	5/5	4/5

근수행능력 및 근육 길이

환자의 양쪽 엉덩관절, 무릎관절, 발목관절의 근력은 통증이 없는 ROM 내에서 도수 근력 검사를 이용하여 측정했다 (표 3-7). 왼쪽 엉덩관절과 발목관절의 근력이 오른쪽에 비해 낮았다. 하지의 근육 길이를 검사했다. 환자의 왼쪽 다리는 다음과 같은 검사에서 양성이었다: Ober test, 90/90 햄스트링 테스트, Thomas test, 넙다리곧은근 길이에 대한 Ely test, 환자의 오른쪽 다리는 다음과 같은 검사에서 양성이었다: 엉덩정강근막띠 길이에 대한 Ober test, 햄스트링 길이에 대한 90/90 테스트.

촉진 및 특수 검사

왼쪽 엉덩관절 근육의 촉진은 5점 통증 척도를 사용하여 측정했다 (0~4점) (표 3-8). 왼쪽 엉덩허리근 힘줄, 대퇴근막장근, 엉덩관절 벌림근 및 가쪽돌림근을 촉진했을 때 II 단계 정도의 압통이 있었다. 반대쪽 엉덩관절 측정에서는 특별한 소견이 없었다. 자세적 안정성은 30초 동안 눈을 뜨고 감은 채로 신발을 벗고 하는 한 다리 균형 검사를 사용하여 측정했다.[19] 검사 결과 같은 상황 (눈을 뜨고 감은 상황 모두)에서 오른쪽에 비해 왼쪽 하지의 자세적 안정성이 좋지 않았다. FAI의 유무를 측정하기 위해 굽힘-모음-안쪽돌림검사 (FADIR)도 시행했다. 검사 결과 양성이었고, 환자의 엉덩관절 앞쪽 통증이 바로 재현되었으며, FADIR은 재활 중 비교 검사로 사용되었다.

측정 요약

검사 결과는 다음과 같았다: 좋지 않은 자세 및 보행, 왼쪽 엉덩관절의 ROM 및 근육 길이 감소, 오른쪽에 비해 전반적으로 약한 왼쪽 엉덩관절 및 발목관절의 근육, 엉덩관절의 앞쪽 및 가쪽의 압통, FADIR 검사 시 양성.

재활

환자는 4주 동안 1주일에 2번 재활에 참여했다. 표 3-8은 환자의 재활 프로그램에 대한 설명과 중간 재측정을 보여준다. 환자의 병력을 검토한 결과 재활을 방해할 현재 또는 이전의 의학적 문제는 없었다.

퇴원 및 후속 조치

환자는 일상 생활 활동 (예: 앉기), 무게 훈련, 스포츠 활동 (예: 조깅) 시 통증이 10점 중 0점인 상태로 4주간의 물리치료를 마친 후 퇴원했다. 치료 후 LEFS 점수는 80점 중 80점이었고 100%였다. 왼쪽 엉덩관절은 통증 없이 완전한 범위로 움직였고, 엉덩관절 굽힘근에 약간의 타이트함을 제외하고 근육 길이가 정상이었으며, 근력도 정상이고 (5점 중 5점), 한 다리 활동, 다각적인 활동, 가벼운 트레드밀 조깅 시 신경근 조절이 적절했다. 이는 엉덩관절, 무릎관절, 발목관절에서 약간의 보상적인 움직임이 나타나는 것으로 입증되었다. 1개월 후 추적 관찰에서 환자와 전화로 연락했으며 엉덩관절 통증의 재발 없이 통증이 없는 조깅과 체육관 운동을 한다고 보고했다.

계속

사례 연구 3-2

엉덩관절 앞쪽 통증이 있는 취미가 달리기인 여성 – 계속

표 3-8 사례 연구 3-2: 재활 프로그램

시간	재활 프로그램
1주	중점: 엉덩관절과 골반 근육의 대칭성 회복, 복부 코어 및 왼쪽 발목관절의 근력 강화 근력 강화/균형: 코어 근력 강화 (예: 복부 브레이싱) 및 발목 운동 (예: 저항 밴드), 안정적인 면에서 한 다리로 하는 균형 활동 도수 치료/스트레칭: 엉덩허리근·넙다리곧은근·엉덩정강근막띠 복합체·햄스트링을 강조한 엉덩관절 주변 근육의 연조직 관리, 엉덩관절의 전반적인 견인을 위해 벨트를 사용한 등급별 관절 가동술, 엉덩허리근·넙다리네갈래근·볼기근·엉덩관절 가쪽돌림근·햄스트링·엉덩정강근막띠 복합체에 초점을 맞춘 정적 스트레칭 심혈관계/ROM: 가벼운~중간 정도의 저항을 적용한 고정식 자전거 20분 이상 가정 프로그램: 스트레칭, 코어 근력 강화, 발목 근력 강화, 고정식 자전거
2주	중점: 기본적인 근력 강화 및 기능적 움직임 시작, 코어 근력 강화 운동 진행 근력 강화/균형: 옆으로 누워서 엉덩관절 벌림, clam 운동, 브릿지, 레그 프레스, 코어 근력 강화 및 균형 활동 유지하면서 플랭크 및 단단한 패드 위에서 한 다리로 서 있는 활동을 추가 도수 치료/스트레칭: 엉덩허리근·넙다리곧은근을 강조한 연조직 관리 유지, 등급별 앞뒤 글라이드와 긴 축으로의 견인이 포함된 관절 가동술, 스트레칭 활동 유지하면서 폼롤러를 사용한 자가 근막 이완술 추가 심혈관: 가벼운~중간 정도의 저항을 적용한 고정식 자전거 20분 이상 가정 프로그램: 1주차 활동에 폼롤러와 일립티컬 머신을 사용한 심혈관 훈련 추가
재측정	2주~3주 사이에 공식적인 재측정 시행 ROM: 통증 없이 왼쪽의 안쪽돌림 35° (10° 증가) MMT: 엉덩관절 및 무릎관절의 도수 근력 검사 시, 모든 근육 4/5 특수 검사: 왼쪽 엉덩관절의 FADIR 음성 (통증 없음) 기능: 런지, 한 다리 스쿼트, 다양한 방향으로 발가락 터치할 때 원심성 조절이 힘듦
3주	중점: 근력 강화 운동 지속 및 기능적 움직임 도입 근력 강화/균형: 기본적인 스트레칭·자가 근막 이완·코어 및 하지 근력강화 유지하면서 CKC 기능적 활동 추가, 런지·사이드 스테핑·한 다리 스쿼트를 포함한 CKC 운동, BOSU 트레이너 위에서 균형 활동 진행 심혈관: 가벼운 트레드밀 조깅으로 심혈관 활동 진행 가정 프로그램: 1주, 2주차 활동에 CKC 활동 및 가벼운 트레드밀 조깅 추가
4주	중점: 통증이 없는 달리기 및 체육관 운동으로의 복귀 근력 강화/균형: 다각적인 민첩성 훈련 (예: 사다리 운동)이 포함된 스포츠 관련 활동, 한 다리 스쿼트·사이드 런지가 포함된 TRX 서스펜션 훈련 시스템에서의 움직임, 한 다리로 잡는 균형·공기가 들어 있는 판에서의 양쪽 스쿼트가 포함된 어려워진 균형 활동 도수 치료/스트레칭: 필요한 경우 적절한 연조직 및 관절의 가동성을 유지하기 위해 연조직 및 관절 가동술 유지, 활동 및 스트레칭 전에 역동적인 웜밍업, 신체 활동 후 폼롤러 기법 심혈관: 트레드밀과 실외 트랙에서 점진적인 조깅 가정 프로그램: 2주~4주 활동

BOSU: BOSU 밸런스 트레이너 (BOSU, Ashland, Ohio), CKC: 닫힌 운동 사슬, FADIR: 굽힘-모음-안쪽돌림, MMT: 도수 근력 검사, ROM: 관절 가동 범위, TRX 서스펜션 훈련 시스템: TRX 서스펜션 훈련 시스템 (Fitness Anywhere, LLC, San Francisco, Calif.).

참고문헌

1. Domb BG, Brooks AG, Byrd JW. Clinical examination of the hip joint in athletes. *J Sport Rehabil.* 2009;18 (1):3-23.
2. Allen WC, Cope R. Coxa saltans: the snapping hip revisited. *J Am Acad Orthop Surg.* 1995;3 (5):303-308.
3. Lewis CL. Extra-articular snapping hip: a literature review. *Sports Health.* 2010;2 (3):186-190.
4. Byrd JWT. Snapping hip. *Oper Tech Sports Med.* 2005;13 (1): 46-54.
5. Idjadi J, Meislin R. Symptomatic snapping hip: targeted treatment for maximum pain relief. *Phys Sportsmed.* 2004;32 (1): 25-31.
6. Winston P, Awan R, Cassidy JD, Bleakney RK. Clinical examination and ultrasound of self-reported snapping hip syndrome in elite ballet dancers. *Am J Sports Med.* 2007;35 (1): 118-126.
7. Henning PT. The running athlete: stress fractures, osteitis pubis, and snapping hips. *Sports Health.* 2014;6 (2):122-127.
8. Wettstein M, Jung J, Dienst M. Arthroscopic psoas tenotomy. *Arthroscopy.* 2006;22 (8):907.e901-907.e904.
9. Ilizaliturri VM Jr, Villalobos FE Jr, Chaidez PA, et al. Internal snapping hip syndrome: treatment by endoscopic release of the iliopsoas tendon. *Arthroscopy.* 2005;21 (11): 1375-1380.
10. Konczak CR, Ames R. Relief of internal snapping hip syndrome in a marathon runner after chiropractic treatment. *J Manipulative Physiol Ther.* 2005;28 (1):e1-e7.
11. Gruen GS, Scioscia TN, Lowenstein JE. The surgical treatment of internal snapping hip. *Am J Sports Med.* 2002;30 (4): 607-613.
12. White RA, Hughes MS, Burd T, et al. A new operative approach in the correction of external coxa saltans: the snapping hip. *Am J Sports Med.* 2004;32 (6):1504-1508.
13. Khan M, Adamich J, Simunovic N, et al. Surgical management of internal snapping hip syndrome: a systematic review evaluating open and arthroscopic approaches. *Arthroscopy.* 2013;29 (5): 942-948.
14. Keskula DR, Lott J, Duncan JB. Snapping iliopsoas tendon in a recreational athlete: a case report. *J Athl Train.* 1999;34 (4): 382-385.
15. Shur N, Dandachli W, Findlay I, et al. A pain in the backside: a case report of coxa saltans occurring at the proximal hamstring origin. *Hip Int.* 2014;24 (3):302-305.
16. Rask MR. "Snapping bottom": subluxation of the tendon of the long head of the biceps femoris muscle. *Muscle Nerve.* 1980; 3 (3):250-251.
17. Scillia A, Choo A, Milman E, et al. Snapping of the proximal hamstring origin: a rare cause of coxa saltans—a case report. *J Bone Joint Surg Am.* 2011;93 (21):e1251-e1253.
18. Margo K, Drezner J, Motzkin D. Evaluation and management of hip pain: an algorithmic approach. *J Fam Pract.* 2003;52 (8): 607-617.
19. Larsen E, Johansen J. Snapping hip. *Acta Orthop Scand.* 1986; 57 (2):168-170.
20. Tufo A, Desai GJ, Cox WJ. Psoas syndrome: a frequently missed diagnosis. *J Am Osteopath Assoc.* 2012;112 (8):522-528.
21. Sullivan KM, Silvey DB, Button DC, Behm DG. Roller-massager application to the hamstrings increases sit-and-reach range of motion within five to ten seconds without performance impairments. *Int J Sports Phys Ther.* 2013;8 (3):228-236.
22. Faraj AA, Moulton A, Sirivastava VM. Snapping iliotibial band: report of ten cases and review of the literature. *Acta Orthop Belg.* 2001;67 (1):19-23.
23. Behm DG, Chaouachi A. A review of the acute effects of static and dynamic stretching on performance. *Eur J Appl Physiol.* 2011;111 (11):2633-2651.
24. O'Hora J, Cartwright A, Wade CD, et al. Efficacy of static stretching and proprioceptive neuromuscular facilitation stretch on hamstrings length after a single session. *J Strength Cond Res.* 2011;25 (6):1586-1591.
25. Kallerud H, Gleeson N. Effects of stretching on performances involving stretch-shortening cycles. *Sports Med.* 2013;43 (8): 733-750.
26. Ilizaliturri VM Jr, Camacho-Galindo J. Endoscopic treatment of snapping hips, iliotibial band, and iliopsoas tendon. *Sports Med Arthrosc.* 2010;18 (2):120-127.
27. Nam KW, Yoo JJ, Koo KH, et al. A modified Z-plasty technique for severe tightness of the gluteus maximus. *Scand J Med Sci Sports.* 2011;21 (1):85-89.
28. Provencher MT, Hofmeister EP, Muldoon MP. The surgical treatment of external coxa saltans (the snapping hip) by Z-plasty of the iliotibial band. *Am J Sports Med.* 2004;32 (2):470-476.
29. Polesello GC, Queiroz MC, Domb BG, et al. Surgical technique: endoscopic gluteus maximus tendon release for external snapping hip syndrome. *Clin Orthop Relat Res.* 2013;471 (8):2471-2476.
30. Zini R, Munegato D, De Benedetto M, et al. Endoscopic iliotibial band release in snapping hip. *Hip Int.* 2013;23 (2): 225-232.
31. Ivins GK. Meralgia paresthetica, the elusive diagnosis: clinical experience with 14 adult patients. *Ann Surg.* 2000;232 (2): 281-286.
32. Cheatham SW, Kolber MJ, Salamh PA. Meralgia paresthetica: a review of the literature. *Int J Sports Phys Ther.* 2013;8 (6): 883-893.
33. van Slobbe AM, Bohnen AM, Bernsen RM, et al. Incidence rates and determinants in meralgia paresthetica in general practice. *J Neurol.* 2004;251 (3):294-297.
34. Parisi TJ, Mandrekar J, Dyck PJ, Klein CJ. Meralgia paresthetica: relation to obesity, advanced age, and diabetes mellitus. *Neurology.* 2011;77 (16):1538-1542.
35. Harney D, Patijn J. Meralgia paresthetica: diagnosis and management strategies. *Pain Med.* 2007;8 (8):669-677.
36. Martinez-Salio A, Moreno-Ramos T, Diaz-Sanchez M, et al. Meralgia paraesthetica: a report on a series of 140 cases. *Rev Neurol.* 2009;49 (8):405-408. [in Spanish].
37. Standring S. *Gray's Anatomy: The Anatomical Basis of Clinical Practice.* 40th ed. London: Churchill Livingstone; 2008.
38. Kho KH, Blijham PJ, Zwarts MJ. Meralgia paresthetica after strenuous exercise. *Muscle Nerve.* 2005;31 (6):761-763.
39. Macgregor J, Moncur JA. Meralgia paraesthetica: a sports lesion in girl gymnasts. *Br J Sports Med.* 1977;11 (1):16-19.
40. Szewczyk J, Hoffmann M, Kabelis J. Meralgia paraesthetica in a body-builder. *Sportverletz Sportschaden.* 1994;8 (1):43-45. [in German].
41. Ulkar B, Yildiz Y, Kunduracioglu B. Meralgia paresthetica: a long-standing performance-limiting cause of anterior thigh pain in a soccer player. *Am J Sports Med.* 2003;31 (5):787-789.
42. Otoshi K, Itoh Y, Tsujino A, Kikuchi S. Case report: meralgia paresthetica in a baseball pitcher. *Clin Orthop Relat Res.* 2008;466 (9):2268-2270.
43. Reference deleted in review.

44. Uzel M, Akkin SM, Tanyeli E, Koebke J. Relationships of the lateral femoral cutaneous nerve to bony landmarks. *Clin Orthop Relat Res*. 2011;469 (9):2605-2611.
45. Majkrzak A, Johnston J, Kacey D, Zeller J. Variability of the lateral femoral cutaneous nerve: an anatomic basis for planning safe surgical approaches. *Clin Anat*. 2010;23 (3):304-311.
46. Ropars M, Morandi X, Huten D, et al. Anatomical study of the lateral femoral cutaneous nerve with special reference to minimally invasive anterior approach for total hip replacement. *Surg Radiol Anat*. 2009;31 (3):199-204.
47. Sunderland S. Anatomical features of nerve trunks in relation to nerve injury and nerve repair. *Clin Neurosurg*. 1970;17:38-62.
48. Grossman MG, Ducey SA, Nadler SS, Levy AS. Meralgia paresthetica: diagnosis and treatment. *J Am Acad Orthop Surg*. 2001;9 (5):336-344.
49. Williams PH, Trzil KP. Management of meralgia paresthetica. *J Neurosurg*. 1991;74 (1):76-80.
50. Tagliafico A, Serafini G, Lacelli F, et al. Ultrasound-guided treatment of meralgia paresthetica (lateral femoral cutaneous neuropathy): technical description and results of treatment in 20 consecutive patients. *J Ultrasound Med*. 2011;30 (10):1341-1346.
51. Seror P, Seror R. Meralgia paresthetica: clinical and electrophysiological diagnosis in 120 cases. *Muscle Nerve*. 2006;33 (5):650-654.
52. Beresford HR. Meralgia paresthetica after seat-belt trauma. *J Trauma*. 1971;11 (7):629-630.
53. Blake SM, Treble NJ. Meralgia paraesthetica: an addition to 'seatbelt syndrome'. *Ann R Coll Surg Engl*. 2004;86 (6):W6-W7.
54. Fargo MV, Konitzer LN. Meralgia paresthetica due to body armor wear in U.S. soldiers serving in Iraq: a case report and review of the literature. *Mil Med*. 2007;172 (6):663-665.
55. Goel A. Meralgia paresthetica secondary to limb length discrepancy: case report. *Arch Phys Med Rehabil*. 1999;80 (3):348-349.
56. Haim A, Pritsch T, Ben-Galim P, Dekel S. Meralgia paresthetica: a retrospective analysis of 79 patients evaluated and treated according to a standard algorithm. *Acta Orthop*. 2006;77 (3):482-486.
57. Jiang GX, Xu WD, Wang AH. Spinal stenosis with meralgia paraesthetica. *J Bone Joint Surg Br*. 1988;70 (2):272-273.
58. Korkmaz N, Ozcakar L. Meralgia paresthetica in a policeman: the belt or the gun. *Plast Reconstr Surg*. 2004;114 (4):1012-1013.
59. Mondelli M, Rossi S, Romano C. Body mass index in meralgia paresthetica: a case-control study. *Acta Neurol Scand*. 2007; 116 (2):118-123.
60. Moscona AR, Sekel R. Post-traumatic meralgia paresthetica: an unusual presentation. *J Trauma*. 1978;18 (4):288.
61. Park JW, Kim DH, Hwang M, Bun HR. Meralgia paresthetica caused by hip-huggers in a patient with aberrant course of the lateral femoral cutaneous nerve. *Muscle Nerve*. 2007;35 (5):678-680.
62. Sax TW, Rosenbaum RB. Neuromuscular disorders in pregnancy. *Muscle Nerve*. 2006;34 (5):559-571.
63. Yi TI, Yoon TH, Kim JS, et al. Femoral neuropathy and meralgia paresthetica secondary to an iliacus hematoma. *Ann Rehabil Med*. 2012;36 (2):273-277.
64. Goulding K, Beaule PE, Kim PR, Fazekas A. Incidence of lateral femoral cutaneous nerve neurapraxia after anterior approach hip arthroplasty. *Clin Orthop Relat Res*. 2010;468 (9):2397-2404.
65. Bhargava T, Goytia RN, Jones LC, Hungerford MW. Lateral femoral cutaneous nerve impairment after direct anterior approach for total hip arthroplasty. *Orthopedics*. 2010;33 (7):472.
66. Gupta A, Muzumdar D, Ramani PS. Meralgia paraesthetica following lumbar spine surgery: a study in 110 consecutive surgically treated cases. *Neurol India*. 2004;52 (1):64-66.
67. Mirovsky Y, Neuwirth M. Injuries to the lateral femoral cutaneous nerve during spine surgery. *Spine (Phila Pa 1976)*. 2000; 25 (10):1266-1269.
68. Cho KT, Lee HJ. Prone position-related meralgia paresthetica after lumbar spinal surgery: a case report and review of the literature. *J Korean Neurosurg Soc*. 2008;44 (6):392-395.
69. Yang SH, Wu CC, Chen PQ. Postoperative meralgia paresthetica after posterior spine surgery: incidence, risk factors, and clinical outcomes. *Spine (Phila Pa 1976)*. 2005;30 (18):e547-e550.
70. Knight RQ, Schwaegler P, Hanscom D, Roh J. Direct lateral lumbar interbody fusion for degenerative conditions: early complication profile. *J Spinal Disord Tech*. 2009;22 (1):34-37.
71. Yamamoto T, Nagira K, Kurosaka M. Meralgia paresthetica occurring 40 years after iliac bone graft harvesting: case report. *Neurosurgery*. 2001;49 (6):1455-1457.
72. Kavanagh D, Connolly S, Fleming F, et al. Meralgia paraesthetica following open appendicectomy. *Ir Med J*. 2005;98 (6):183-185.
73. Polidori L, Magarelli M, Tramutoli R. Meralgia paresthetica as a complication of laparoscopic appendectomy. *Surg Endosc*. 2003;17 (5):832.
74. Paul F, Zipp F. Bilateral meralgia paresthetica after cesarian section with epidural analgesia. *J Peripher Nerv Syst*. 2006; 11 (1):98-99.
75. Peters G, Larner AJ. Meralgia paresthetica following gynecologic and obstetric surgery. *Int J Gynaecol Obstet*. 2006; 95 (1):42-43.
76. Nouraei SA, Anand B, Spink G, O'Neill KS. A novel approach to the diagnosis and management of meralgia paresthetica. *Neurosurgery*. 2007;60 (4):696-700, discussion 700.
77. Parmar MS. Hiphuggers' tingly thighs. *CMAJ*. 2003;168 (1):16.
78. El Miedany Y, Ashour S, Youssef S, et al. Clinical diagnosis of carpal tunnel syndrome: old tests-new concepts. *Joint Bone Spine*. 2008;75 (4):451-457.
79. MacDermid JC, Doherty T. Clinical and electrodiagnostic testing of carpal tunnel syndrome: a narrative review. *J Orthop Sports Phys Ther*. 2004;34 (10):565-588.
80. Butler D. *The Neurodynamic Techniques: A Definitive Guide From the Noigroup Team*. Adelaide City West, South Australia: Noigroup Publications; 2005.
81. Butler DS, Matheson JE, Boyaci A. *The Sensitive Nervous System*. Adelaide City West, South Australia: Noigroup Publications; 2000.
82. Erbay H. Meralgia paresthetica in differential diagnosis of low-back pain. *Clin J Pain*. 2002;18 (2):132-135.
83. Hirabayashi H, Takahashi J, Hashidate H, et al. Characteristics of L3 nerve root radiculopathy. *Surg Neurol*. 2009;72 (1):36-40, discussion 40.
84. Tokuhashi Y, Matsuzaki H, Uematsu Y, Oda H. Symptoms of thoracolumbar junction disc herniation. *Spine (Phila Pa 1976)*. 2001;26 (22):e512-e518.
85. Trummer M, Flaschka G, Unger F, Eustacchio S. Lumbar disc herniation mimicking meralgia paresthetica: case report. *Surg Neurol*. 2000;54 (1):80-81.

86. Seror P. Somatosensory evoked potentials for the electrodiagnosis of meralgia paresthetica. *Muscle Nerve*. 2004;29 (2):309-312.
87. Seror P. Lateral femoral cutaneous nerve conduction v somatosensory evoked potentials for electrodiagnosis of meralgia paresthetica. *Am J Phys Med Rehabil*. 1999;78 (4):313-316.
88. el-Tantawi GA. Reliability of sensory nerve-conduction and somatosensory evoked potentials for diagnosis of meralgia paraesthetica. *Clin Neurophysiol*. 2009;120 (7):1346-1351.
89. Chhabra A, Andreisek G, Soldatos T, et al. MR neurography: past, present, and future. *AJR Am J Roentgenol*. 2011;197 (3):583-591.
90. Chhabra A, Del Grande F, Soldatos T, et al. Meralgia paresthetica: 3-Tesla magnetic resonance neurography. *Skeletal Radiol*. 2013;52 (6):803-808.
91. Khalil N, Nicotra A, Rakowicz W. Treatment for meralgia paraesthetica. *Cochrane Database Syst Rev*. 2008; (3):CD004159.
92. Khalil N, Nicotra A, Rakowicz W. Treatment for meralgia paraesthetica. *Cochrane Database Syst Rev*. 2012; (12):CD004159.
93. Kadel RE, Godbey WD, Davis BP. Conservative and chiropractic treatment of meralgia paresthetica: review and case report. *J Manipulative Physiol Ther*. 1982;5 (2):73-78.
94. Kalichman L, Vered E, Volchek L. Relieving symptoms of meralgia paresthetica using Kinesio taping: a pilot study. *Arch Phys Med Rehabil*. 2010;91 (7):1137-1139.
95. Kose O, Ozyurek S. Meralgia paresthetica due to fracture of anterior superior iliac spine in an adolescent. *CJEM*. 2009; 11 (6):514.
96. Kotler D. Meralgia paresthetica: case report in policewoman. *JAAPA*. 2000;13 (10):39-42, 47.
97. Skaggs CD, Winchester BA, Vianin M, Prather H. A manual therapy and exercise approach to meralgia paresthetica in pregnancy: a case report. *J Chiropr Med*. 2006;5 (3):92-96.
98. Houle S. Chiropractic management of chronic idiopathic meralgia paresthetica: a case study. *J Chiropr Med*. 2012;11 (1):36-41.
99. Terrett AG. Meralgia paresthetica: a complication of chiropractic therapy. *J Aust Chiropr Assoc*. 1984;14:29-30.
100. Cao H, Han M, Li X, et al. Clinical research evidence of cupping therapy in China: a systematic literature review. *BMC Complement Altern Med*. 2010;10:70.
101. Cao H, Li X, Liu J. An updated review of the efficacy of cupping therapy. *PLoS One*. 2012;7 (2):e31793.
102. Aigner N, Aigner G, Fialka C, Fritz A. Therapy of meralgia paresthetica with acupuncture: two case reports. *Schmerz*. 1997;11 (2):113-115. [in German].
103. Wang X-Z, Zhu D-X. Treatment of 43 cases of lateral femoral cutaneous neuritis with pricking and cupping therapy. *J Acupunct Tuina Sci*. 2009;7 (6):366-367.
104. Yang XY, Shi GX, Li QQ, et al. Characterization of deqi sensation and acupuncture effect. *Evid Based Complement Alternat Med*. 2013;2013:319734.
105. Moffet HH. How might acupuncture work? A systematic review of physiologic rationales from clinical trials. *BMC Complement Altern Med*. 2006;6:25.
106. Philip CN, Candido KD, Joseph NJ, Crystal GJ. Successful treatment of meralgia paresthetica with pulsed radiofrequency of the lateral femoral cutaneous nerve. *Pain Physician*. 2009; 12 (5):881-885.
107. Fowler IM, Tucker AA, Mendez RJ. Treatment of meralgia paresthetica with ultrasound-guided pulsed radiofrequency ablation of the lateral femoral cutaneous nerve. *Pain Pract*. 2012;12 (5):394-398.
108. Choi HJ, Choi SK, Kim TS, Lim YJ. Pulsed radiofrequency neuromodulation treatment on the lateral femoral cutaneous nerve for the treatment of meralgia paresthetica. *J Korean Neurosurg Soc*. 2011;50 (2):151-153.
109. Hurdle MF, Weingarten TN, Crisostomo RA, et al. Ultrasound-guided blockade of the lateral femoral cutaneous nerve: technical description and review of 10 cases. *Arch Phys Med Rehabil*. 2007;88 (10):1362-1364.
110. Tumber PS, Bhatia A, Chan VW. Ultrasound-guided lateral femoral cutaneous nerve block for meralgia paresthetica. *Anesth Analg*. 2008;106 (3):1021-1022.
111. de Ruiter GC, Wurzer JA, Kloet A. Decision making in the surgical treatment of meralgia paresthetica: neurolysis versus neurectomy. *Acta Neurochir (Wien)*. 2012;154 (10):1765-1772.
112. Ducic I, Dellon AL, Taylor NS. Decompression of the lateral femoral cutaneous nerve in the treatment of meralgia paresthetica. *J Reconstr Microsurg*. 2006;22 (2):113-118.
113. Siu TL, Chandran KN. Neurolysis for meralgia paresthetica: an operative series of 45 cases. *Surg Neurol*. 2005;63 (1):19-23, discussion 23.
114. Son BC, Kim DR, Kim IS, et al. Neurolysis for meralgia paresthetica. *J Korean Neurosurg Soc*. 2012;51 (6):363-366.
115. Emamhadi M. Surgery for meralgia paresthetica: neurolysis versus nerve resection. *Turk Neurosurg*. 2012;22 (6):758-762.
116. Tyler TF, Silvers HJ, Gerhardt MB, Nicholas SJ. Groin injuries in sports medicine. *Sports Health*. 2010;2 (3):231-236.
117. Iles JD. Adductor injury: a common cause of groin pain often misdiagnosed as hernia. *Can Fam Physician*. 1968;14 (11):58-66.
118. Holmich P. Long-standing groin pain in sportspeople falls into three primary patterns, a "clinical entity" approach: a prospective study of 207 patients. *Br J Sports Med*. 2007;41 (4):247-252, discussion 252.
119. Karlsson J, Sward L, Kalebo P, Thomee R. Chronic groin injuries in athletes: recommendations for treatment and rehabilitation. *Sports Med*. 1994;17 (2):141-148.
120. Garvey JF, Hazard H. Sports hernia or groin disruption injury? Chronic athletic groin pain: a retrospective study of 100 patients with long-term follow-up. *Hernia*. 2013;18 (6):815-823.
121. Sansone M, Ahlden M, Jonasson P, et al. Can hip impingement be mistaken for tendon pain in the groin? A long-term follow-up of tenotomy for groin pain in athletes. *Knee Surg Sports Traumatol Arthrosc*. 2014;22 (4):786-792.
122. Narvani AA, Tsiridis E, Kendall S, et al. A preliminary report on prevalence of acetabular labrum tears in sports patients with groin pain. *Knee Surg Sports Traumatol Arthrosc*. 2003;11 (6):403-408.
123. Bradshaw C, McCrory P, Bell S, Brukner P. Obturator nerve entrapment: a cause of groin pain in athletes. *Am J Sports Med*. 1997;25 (3):402-408.
124. Holmich P, Uhrskou P, Ulnits L, et al. Effectiveness of active physical training as treatment for long-standing adductor-related groin pain in athletes: randomised trial. *Lancet*. 1999; 353 (9151):439-443.
125. Takizawa M, Suzuki D, Ito H, et al. Why adductor magnus muscle is large: the function based on muscle morphology in cadavers. *Scand J Med Sci Sports*. 2012;24 (1):197-203.
126. Thorborg K, Serner A, Petersen J, et al. Hip adduction and abduction strength profiles in elite soccer players: implications

for clinical evaluation of hip adductor muscle recovery after injury. *Am J Sports Med.* 2011;39 (1):121-126.
127. Caudill P, Nyland J, Smith C, et al. Sports hernias: a systematic literature review. *Br J Sports Med.* 2008;42 (12):954-964.
128. Norton-Old KJ, Schache AG, Barker PJ, et al. Anatomical and mechanical relationship between the proximal attachment of adductor longus and the distal rectus sheath. *Clin Anat.* 2013;26 (4):522-530.
129. Strauss EJ, Campbell K, Bosco JA. Analysis of the cross-sectional area of the adductor longus tendon: a descriptive anatomic study. *Am J Sports Med.* 2007;35 (6):996-999.
130. Davis JA, Stringer MD, Woodley SJ. New insights into the proximal tendons of adductor longus, adductor brevis and gracilis. *Br J Sports Med.* 2012;46 (12):871-876.
131. Charnock BL, Lewis CL, Garrett WE Jr, Queen RM. Adductor longus mechanics during the maximal effort soccer kick. *Sports Biomech.* 2009;8 (3):223-234.
132. Chang R, Turcotte R, Pearsall D. Hip adductor muscle function in forward skating. *Sports Biomech.* 2009;8 (3):212-222.
133. Crow JF, Pearce AJ, Veale JP, et al. Hip adductor muscle strength is reduced preceding and during the onset of groin pain in elite junior Australian football players. *J Sci Med Sport.* 2010;13 (2):202-204.
134. Tyler TF, Nicholas SJ, Campbell RJ, McHugh MP. The association of hip strength and flexibility with the incidence of adductor muscle strains in professional ice hockey players. *Am J Sports Med.* 2001;29 (2):124-128.
135. Morelli V, Smith V. Groin injuries in athletes. *Am Fam Physician.* 2001;64 (8):1405-1414.
136. Renstrom P, Peterson L. Groin injuries in athletes. *Br J Sports Med.* 1980;14 (1):30-36.
137. Nicholas SJ, Tyler TF. Adductor muscle strains in sport. *Sports Med.* 2002;32 (5):339-344.
138. Holmich P, Thorborg K, Dehlendorff C, et al. Incidence and clinical presentation of groin injuries in sub-elite male soccer. *Br J Sports Med.* 2014;48 (16):1245-1250.
139. Hagglund M, Walden M, Ekstrand J. Risk factors for lower extremity muscle injury in professional soccer: the UEFA Injury Study. *Am J Sports Med.* 2013;41 (2):327-335.
140. Emery CA, Meeuwisse WH, Powell JW. Groin and abdominal strain injuries in the National Hockey League. *Clin J Sport Med.* 1999;9 (3):151-156.
141. Maffey L, Emery C. What are the risk factors for groin strain injury in sport? A systematic review of the literature. *Sports Med.* 2007;37 (10):881-894.
142. Grote K, Lincoln TL, Gamble JG. Hip adductor injury in competitive swimmers. *Am J Sports Med.* 2004;32 (1):104-108.
143. Franic M, Ivkovic A, Rudic R. Injuries in water polo. *Croat Med J.* 2007;48 (3):281-288.
144. Orchard J, James T, Alcott E, et al. Injuries in Australian cricket at first class level 1995/1996 to 2000/2001. *Br J Sports Med.* 2002;36 (4):270-274, discussion 275.
145. O'Connor D. Groin injuries in professional rugby league players: a prospective study. *J Sports Sci.* 2004;22 (7):629-636.
146. Swan KG Jr, Wolcott M. The athletic hernia: a systematic review. *Clin Orthop Relat Res.* 2007;455:78-87.
147. Sedaghati P, Alizadeh MH, Shirzad E, Ardjmand A. Review of sport-induced groin injuries. *Trauma Mon.* 2013;18 (3): 107-112.
148. Emery CA, Meeuwisse WH. Risk factors for groin injuries in hockey. *Med Sci Sports Exerc.* 2001;33 (9):1423-1433.
149. Hureibi KA, McLatchie GR. Groin pain in athletes. *Scott Med J.* 2010;55 (2):8-11.
150. Holmich P, Larsen K, Krogsgaard K, Gluud C. Exercise program for prevention of groin pain in football players: a cluster-randomized trial. *Scand J Med Sci Sports.* 2010;20 (6): 814-821.
151. Verrall GM, Slavotinek JP, Barnes PG, et al. Hip joint range of motion restriction precedes athletic chronic groin injury. *J Sci Med Sport.* 2007;10 (6):463-466.
152. Ibrahim A, Murrell GA, Knapman P. Adductor strain and hip range of movement in male professional soccer players. *J Orthop Surg (Hong Kong).* 2007;15 (1):46-49.
153. Morrissey D, Graham J, Screen H, et al. Coronal plane hip muscle activation in football code athletes with chronic adductor groin strain injury during standing hip flexion. *Man Ther.* 2012;17 (2):145-149.
154. Bradley PS, Portas MD. The relationship between preseason range of motion and muscle strain injury in elite soccer players. *J Strength Cond Res.* 2007;21 (4):1155-1159.
155. Mens J, Inklaar H, Koes BW, Stam HJ. A new view on adduction-related groin pain. *Clin J Sport Med.* 2006;16 (1):15-19.
156. Hrysomallis C. Hip adductors' strength, flexibility, and injury risk. *J Strength Cond Res.* 2009;23 (5):1514-1517.
157. Macintyre J, Johson C, Schroeder EL. Groin pain in athletes. *Curr Sports Med Rep.* 2006;5 (6):293-299.
158. Rassner L. Lumbar plexus nerve entrapment syndromes as a cause of groin pain in athletes. *Curr Sports Med Rep.* 2011;10 (2):115-120.
159. Paajanen H. "Sports hernia" and osteitis pubis in an athlete. *Duodecim.* 2009;125 (3):261-266. [in Finnish].
160. Quah C, Cottam A, Hutchinson J. Surgical management of a completely avulsed adductor longus muscle in a professional equestrian rider. *Case Rep Orthop.* 2014;2014:828314.
161. Dimitrakopoulou A, Schilders EM, Talbot JC, Bismil Q. Acute avulsion of the fibrocartilage origin of the adductor longus in professional soccer players: a report of two cases. *Clin J Sport Med.* 2008;18 (2):167-169.
162. Banks DB, MacLennan I, Banks AJ. Adductor longus ruptures in elite sportsmen—pitfalls of surgical repair: a report of two cases. *BMJ Case Rep.* 2013; (Jun 24):2013.
163. Thorborg K, Petersen J, Nielsen MB, Holmich P. Clinical recovery of two hip adductor longus ruptures: a case-report of a soccer player. *BMC Res Notes.* 2013;6:205.
164. Dimitrakopoulou A, Schilders E, Bismil Q, et al. An unusual case of enthesophyte formation following an adductor longus rupture in a high-level athlete. *Knee Surg Sports Traumatol Arthrosc.* 2010;18 (5):691-693.
165. Rizio L 3rd, Salvo JP, Schurhoff MR, Uribe JW. Adductor longus rupture in professional football players: acute repair with suture anchors: a report of two cases. *Am J Sports Med.* 2004; 32 (1):243-245.
166. Schlegel TF, Bushnell BD, Godfrey J, Boublik M. Success of nonoperative management of adductor longus tendon ruptures in National Football League athletes. *Am J Sports Med.* 2009; 37 (7):1394-1399.
167. Aerts BR, Plaisier PW, Jakma TS. Adductor longus tendon rupture mistaken for incarcerated inguinal hernia. *Injury.* 2014;45 (3):639-641.
168. Robertson BA, Barker PJ, Fahrer M, Schache AG. The anatomy of the pubic region revisited: implications for the pathogenesis and clinical management of chronic groin pain in athletes. *Sports Med.* 2009;39 (3):225-234.

169. Delahunt E, McEntee BL, Kennelly C, et al. Intrarater reliability of the adductor squeeze test in Gaelic games athletes. *J Athl Train*. 2011;46 (3):241-245.
170. Nevin F, Delahunt E. Adductor squeeze test values and hip joint range of motion in Gaelic football athletes with longstanding groin pain. *J Sci Med Sport*. 2014;17 (2):155-159.
171. Delahunt E, Kennelly C, McEntee BL, et al. The thigh adductor squeeze test: 45 degrees of hip flexion as the optimal test position for eliciting adductor muscle activity and maximum pressure values. *Man Ther*. 2011;16 (5):476-480.
172. Lovell GA, Blanch PD, Barnes CJ. EMG of the hip adductor muscles in six clinical examination tests. *Phys Ther Sport*. 2012;13 (3):134-140.
173. Verrall GM, Slavotinek JP, Barnes PG, Fon GT. Description of pain provocation tests used for the diagnosis of sports-related chronic groin pain: relationship of tests to defined clinical (pain and tenderness) and MRI (pubic bone marrow oedema) criteria. *Scand J Med Sci Sports*. 2005;15 (1):36-42.
174. Malliaras P, Hogan A, Nawrocki A, et al. Hip flexibility and strength measures: reliability and association with athletic groin pain. *Br J Sports Med*. 2009;43 (10):739-744.
175. Branci S, Thorborg K, Nielsen MB. Holmich P. Radiological findings in symphyseal and adductor-related groin pain in athletes: a critical review of the literature. *Br J Sports Med*. 2013;47 (10):611-619.
176. Sofka CM, Marx R, Adler RS. Utility of sonography for the diagnosis of adductor avulsion injury ("thigh splints"). *J Ultrasound Med*. 2006;25 (7):913-916.
177. Bradley M, Morgan J, Pentlow B, Roe A. The positive predictive value of diagnostic ultrasound for occult herniae. *Ann R Coll Surg Engl*. 2006;88 (2):165-167.
178. Grant T, Neuschler E, Hartz W 3rd. Groin pain in women: use of sonography to detect occult hernias. *J Ultrasound Med*. 2011;30 (12):1701-1707.
179. Robinson A, Light D, Kasim A, Nice C. A systematic review and meta-analysis of the role of radiology in the diagnosis of occult inguinal hernia. *Surg Endosc*. 2013;27 (1):11-18.
180. Branci S, Thorborg K, Bech BH, et al. MRI findings in soccer players with long-standing adductor-related groin pain and asymptomatic controls. *Br J Sports Med*. 2015;49 (10):681-691.
181. Zoga AC, Kavanagh EC, Omar IM, et al. Athletic pubalgia and the "sports hernia": MR imaging findings. *Radiology*. 2008;247 (3):797-807.
182. Branci S, Thorborg K, Bech BH, et al. The Copenhagen Standardised MRI protocol to assess the pubic symphysis and adductor regions of athletes: outline and intratester and intertester reliability. *Br J Sports Med*. 2015;49 (10):692-699.
183. Robinson P, Barron DA, Parsons W, et al. Adductor-related groin pain in athletes: correlation of MR imaging with clinical findings. *Skeletal Radiol*. 2004;33 (8):451-457.
184. Schilders E, Talbot JC, Robinson P, et al. Adductor-related groin pain in recreational athletes: role of the adductor enthesis, magnetic resonance imaging, and entheseal pubic cleft injections. *J Bone Joint Surg Am*. 2009;91 (10):2455-2460.
185. Silvis ML, Mosher TJ, Smetana BS, et al. High prevalence of pelvic and hip magnetic resonance imaging findings in asymptomatic collegiate and professional hockey players. *Am J Sports Med*. 2011;39 (4):715-721.
186. Gallo RA, Silvis ML, Smetana B, et al. Asymptomatic hip/groin pathology identified on magnetic resonance imaging of professional hockey players: outcomes and playing status at 4 years' follow-up. *Arthroscopy*. 2014;30 (10):1222-1228.
187. Robinson P, Grainger AJ, Hensor EM, et al. Do MRI and ultrasound of the anterior pelvis correlate with, or predict, young football players' clinical findings? A 4-year prospective study of elite academy soccer players. *Br J Sports Med*. 2015;49 (3):176-182.
188. Mei-Dan O, Lopez V, Carmont MR, et al. Adductor tenotomy as a treatment for groin pain in professional soccer players. *Orthopedics*. 2013;36 (9):e1189-e1197.
189. Machotka Z, Kumar S, Perraton LG. A systematic review of the literature on the effectiveness of exercise therapy for groin pain in athletes. *Sports Med Arthrosc Rehabil Ther Technol*. 2009;1 (1):5.
190. Jansen JA, Mens JM, Backx FJ, et al. Treatment of longstanding groin pain in athletes: a systematic review. *Scand J Med Sci Sports*. 2008;18 (3):263-274.
191. Almeida MO, Silva BN, Andriolo RB, et al. Conservative interventions for treating exercise-related musculotendinous, ligamentous and osseous groin pain. *Cochrane Database Syst Rev*. 2013;(6):CD009565.
192. Delmore RJ, Laudner KG, Torry MR. Adductor longus activation during common hip exercises. *J Sport Rehabil*. 2014;23 (2):79-87.
193. Jensen J, Holmich P, Bandholm T, et al. Eccentric strengthening effect of hip-adductor training with elastic bands in soccer players: a randomised controlled trial. *Br J Sports Med*. 2014;48 (4):332-338.
194. Cheatham SW, Hanney WJ, Kolber MJ, Salamh PA. Adductor-related groin pain in the athlete. *Phys Ther Rev*. 2014;19 (5):328-337.
195. Serner A, Jakobsen MD, Andersen LL, et al. EMG evaluation of hip adduction exercises for soccer players: implications for exercise selection in prevention and treatment of groin injuries. *Br J Sports Med*. 2014;48 (14):1108-1114.
196. Weir A, Veger SA, Van de Sande HB, et al. A manual therapy technique for chronic adductor-related groin pain in athletes: a case series. *Scand J Med Sci Sports*. 2009;19 (5):616-620.
197. Yuill EA, Pajaczkowski JA, Howitt SD. Conservative care of sports hernias within soccer players: a case series. *J Bodyw Mov Ther*. 2012;16 (4):540-548.
198. Verrall GM, Slavotinek JP, Fon GT, Barnes PG. Outcome of conservative management of athletic chronic groin injury diagnosed as pubic bone stress injury. *Am J Sports Med*. 2007;35 (3):467-474.
199. Chaudhari AM, Jamison ST, McNally MP, et al. Hip adductor activations during run-to-cut manoeuvres in compression shorts: implications for return to sport after groin injury. *J Sports Sci*. 2014;32 (14):1333-1340.
200. Miyamoto N, Kawakami Y. Effect of pressure intensity of compression short-tight on fatigue of thigh muscles. *Med Sci Sports Exerc*. 2014;46 (11):2168-2174.
201. Lovell DI, Mason DG, Delphinus EM, McLellan CP. Do compression garments enhance the active recovery process after high-intensity running? *J Strength Cond Res*. 2011;25 (12):3264-3268.
202. Sear JA, Hoare TK, Scanlan AT, et al. The effects of whole-body compression garments on prolonged high-intensity intermittent exercise. *J Strength Cond Res*. 2010;24 (7):1901-1910.
203. Michael JS, Dogramaci SN, Steel KA, Graham KS. What is the effect of compression garments on a balance task in female athletes? *Gait Posture*. 2014;39 (2):804-809.

204. Holmich P, Nyvold P, Larsen K. Continued significant effect of physical training as treatment for overuse injury: 8- to 12-year outcome of a randomized clinical trial. *Am J Sports Med.* 2011;39 (11):2447-2451.
205. Weir A, Jansen JA, van de Port IG, et al. Manual or exercise therapy for long-standing adductor-related groin pain: a randomised controlled clinical trial. *Man Ther.* 2011;16 (2):148-154.
206. Weir A, Jansen J, van Keulen J, et al. Short and mid-term results of a comprehensive treatment program for longstanding adductor-related groin pain in athletes: a case series. *Phys Ther Sport.* 2010;11 (3):99-103.
207. Bizzini M, Junge A, Dvorak J. Implementation of the FIFA 11+ football warm up program: how to approach and convince the Football associations to invest in prevention. *Br J Sports Med.* 2013;47 (12):803-806.
208. Soligard T, Nilstad A, Steffen K, et al. Compliance with a comprehensive warm-up programme to prevent injuries in youth football. *Br J Sports Med.* 2010;44 (11):787-793.
209. Steffen K, Emery CA, Romiti M, et al. High adherence to a neuromuscular injury prevention programme (FIFA 11+) improves functional balance and reduces injury risk in Canadian youth female football players: a cluster randomised trial. *Br J Sports Med.* 2013;47 (12):794-802.
210. Grooms DR, Palmer T, Onate JA, et al. Soccer-specific warm-up and lower extremity injury rates in collegiate male soccer players. *J Athl Train.* 2013;48 (6):782-789.
211. Owoeye OB, Akinbo SR, Tella BA, Olawale OA. Efficacy of the FIFA 11+ warm-up programme in male youth football: a cluster randomised controlled trial. *J Sports Sci Med.* 2014;13 (2): 321-328.
212. van Beijsterveldt AM, van de Port IG, Krist MR, et al. Effectiveness of an injury prevention programme for adult male amateur soccer players: a cluster-randomised controlled trial. *Br J Sports Med.* 2012;46 (16):1114-1118.
213. Krist MR, van Beijsterveldt AM, Backx FJ, de Wit GA. Preventive exercises reduced injury-related costs among adult male amateur soccer players: a cluster-randomised trial. *J Physiother.* 2013;59 (1):15-23.
214. Steffen K, Bakka HM, Myklebust G, Bahr R. Performance aspects of an injury prevention program: a ten-week intervention in adolescent female football players. *Scand J Med Sci Sports.* 2008;18 (5):596-604.
215. Tyler TF, Nicholas SJ, Campbell RJ, et al. The effectiveness of a preseason exercise program to prevent adductor muscle strains in professional ice hockey players. *Am J Sports Med.* 2002; 30 (5):680-683.
216. Messaoudi N, Jans C, Pauli S, et al. Surgical management of sportsman's hernia in professional soccer players. *Orthopedics.* 2012;35 (9):e1371-e1375.
217. Robertson IJ, Curran C, McCaffrey N, et al. Adductor tenotomy in the management of groin pain in athletes. *Int J Sports Med.* 2011;32 (1):45-48.
218. Gill TJ, Carroll KM, Makani A, et al. Surgical technique for treatment of recalcitrant adductor longus tendinopathy. *Arthrosc Tech.* 2014;3 (2):e293-e297.
219. Reference deleted in review.
220. Atkinson HD, Johal P, Falworth MS, et al. Adductor tenotomy: its role in the management of sports-related chronic groin pain. *Arch Orthop Trauma Surg.* 2010;130 (8):965-970.
221. Akermark C, Johansson C. Tenotomy of the adductor longus tendon in the treatment of chronic groin pain in athletes. *Am J Sports Med.* 1992;20 (6):640-643.
222. Jans C, Messaoudi N, Pauli S, et al. Results of surgical treatment of athletes with sportsman's hernia. *Acta Orthop Belg.* 2012;78 (1):35-40.
223. Schilders E, Dimitrakopoulou A, Cooke M, et al. Effectiveness of a selective partial adductor release for chronic adductor-related groin pain in professional athletes. *Am J Sports Med.* 2013;41 (3):603-607.
224. Maffulli N, Loppini M, Longo UG, Denaro V. Bilateral mini-invasive adductor tenotomy for the management of chronic unilateral adductor longus tendinopathy in athletes. *Am J Sports Med.* 2012;40 (8):1880-1886.
225. Hopp SJ, Culemann U, Kelm J, et al. Osteitis pubis and adductor tendinopathy in athletes: a novel arthroscopic pubic symphysis curettage and adductor reattachment. *Arch Orthop Trauma Surg.* 2013;133 (7):1003-1009.
226. Radic R, Annear P. Use of pubic symphysis curettage for treatment-resistant osteitis pubis in athletes. *Am J Sports Med.* 2008;36 (1):122-128.
227. Paajanen H, Heikkinen J, Hermunen H, Airo I. Successful treatment of osteitis pubis by using totally extraperitoneal endoscopic technique. *Int J Sports Med.* 2005;26 (4):303-306.
228. Williams PR, Thomas DP, Downes EM. Osteitis pubis and instability of the pubic symphysis: when nonoperative measures fail. *Am J Sports Med.* 2000;28 (3):350-355.
229. Hechtman KS, Zvijac JE, Popkin CA, et al. A minimally disruptive surgical technique for the treatment of osteitis pubis in athletes. *Sports Health.* 2010;2 (3):211-215.
230. Rossidis G, Perry A, Abbas H, et al. Laparoscopic hernia repair with adductor tenotomy for athletic pubalgia: an established procedure for an obscure entity. *Surg Endosc.* 2015;29 (2): 381-386.
231. Hiti CJ, Stevens KJ, Jamati MK, et al. Athletic osteitis pubis. *Sports Med.* 2011;41 (5):361-376.
232. Mandelbaum B, Mora SA. Osteitis pubis. *Oper Tech Sports Med.* 2005;13 (1):62-67.
233. Choi H, McCartney M, Best TM. Treatment of osteitis pubis and osteomyelitis of the pubic symphysis in athletes: a systematic review. *Br J Sports Med.* 2011;45 (1):57-64.
234. Rodriguez C, Miguel A, Lima H, Heinrichs K. Osteitis pubis syndrome in the professional soccer athlete: a case report. *J Athl Train.* 2001;36 (4):437-440.
235. Jarosz BS. Individualized multi-modal management of osteitis pubis in an Australian Rules footballer. *J Chiropr Med.* 2011; 10 (2):105-110.
236. Beatty T. Osteitis pubis in athletes. *Curr Sports Med Rep.* 2012;11 (2):96-98.
237. Khan W, Zoga AC, Meyers WC. Magnetic resonance imaging of athletic pubalgia and the sports hernia: current understanding and practice. *Magn Reson Imaging Clin N Am.* 2013;21 (1): 97-110.
238. Cunningham PM, Brennan D, O'Connell M, et al. Patterns of bone and soft-tissue injury at the symphysis pubis in soccer players: observations at MRI. *AJR Am J Roentgenol.* 2007; 188 (3):W291-W296.
239. Larson CM, Sikka RS, Sardelli MC, et al. Increasing alpha angle is predictive of athletic-related "hip" and "groin" pain in collegiate National Football League prospects. *Arthroscopy.* 2013;29 (3):405-410.
240. Birmingham PM, Kelly BT, Jacobs R, et al. The effect of dynamic femoroacetabular impingement on pubic symphysis motion: a cadaveric study. *Am J Sports Med.* 2012;40 (5):1113-1118.

241. Sudarshan A. Physical therapy management of osteitis pubis in a 10-year-old cricket fast bowler. *Physiother Theory Pract.* 2013;29 (6):476-486.
242. Pham DV, Scott KG. Presentation of osteitis and osteomyelitis pubis as acute abdominal pain. *Perm J.* 2007;11 (2):65-68.
243. Holmich P, Holmich LR, Bjerg AM. Clinical examination of athletes with groin pain: an intraobserver and interobserver reliability study. *Br J Sports Med.* 2004;38 (4):446-451.
244. Drew MK, Osmotherly PG, Chiarelli PE. Imaging and clinical tests for the diagnosis of long-standing groin pain in athletes: a systematic review. *Phys Ther Sport.* 2014;15 (2): 124-129.
245. Kunduracioglu B, Yilmaz C, Yorubulut M, Kudas S. Magnetic resonance findings of osteitis pubis. *J Magn Reson Imaging.* 2007;25 (3):535-539.
246. Besjakov J, von Scheele C, Ekberg O, et al. Grading scale of radiographic findings in the pubic bone and symphysis in athletes. *Acta Radiol.* 2003;44 (1):79-83.
247. Lovell G, Galloway H, Hopkins W, Harvey A. Osteitis pubis and assessment of bone marrow edema at the pubic symphysis with MRI in an elite junior male soccer squad. *Clin J Sport Med.* 2006;16 (2):117-122.
248. Brennan D, O'Connell MJ, Ryan M, et al. Secondary cleft sign as a marker of injury in athletes with groin pain: MR image appearance and interpretation. *Radiology.* 2005;235 (1): 162-167.
249. Balconi G. US in pubalgia. *J Ultrasound.* 2011;14 (3):157-166.
250. Jardi J, Rodas G, Pedret C, et al. Osteitis pubis: can early return to elite competition be contemplated? *Transl Med UniSa.* 2014;10:52-58.
251. Vijayakumar P, Nagarajan M, Ramli A. Multimodal physiotherapeutic management for stage-IV osteitis pubis in a 15-year old soccer athlete: a case report. *J Back Musculoskelet Rehabil.* 2012;25 (4):225-230.
252. Grace JN, Sim FH, Shives TC, Coventry MB. Wedge resection of the symphysis pubis for the treatment of osteitis pubis. *J Bone Joint Surg Am.* 1989;71 (3):358-364.
253. Grumet RC, Frank RM, Slabaugh MA, et al. Lateral hip pain in an athletic population: differential diagnosis and treatment options. *Sports Health.* 2010;2 (3):191-196.
254. Strauss EJ, Nho SJ, Kelly BT. Greater trochanteric pain syndrome. *Sports Med Arthrosc.* 2010;18 (2):113-119.
255. Williams BS, Cohen SP. Greater trochanteric pain syndrome: a review of anatomy, diagnosis and treatment. *Anesth Analg.* 2009;108 (5):1662-1670.
256. Martin RL, Kelly BT, Leunig M. Reliability of clinical diagnosis in intraarticular hip diseases. *Knee Surg Sports Traumatol Arthrosc.* 2010;18:685-690.
257. Lauder TD. Musculoskeletal disorders that frequently mimic radiculopathy. *Phys Med Rehabil Clin N Am.* 2002;13 (3): 469-485.
258. Martin RL, Enseki KR, Draovitch P, et al. Acetabular labral tears of the hip: examination and diagnostic challenges. *J Orthop Sports Phys Ther.* 2006;36 (7):503-515.
259. Paluska SA. An overview of hip injuries in running. *Sports Med.* 2005;35 (11):991-1014.
260. Bird P, Oakley S, Shnier R, Kirkham B. Prospective evaluation of magnetic resonance imaging and physical examination findings in patients with greater trochanteric pain syndrome. *Arthritis Rheum.* 2001;44 (9):2138-2145.
261. Segal NA, Felson DT, Torner JC, et al. Greater trochanteric pain syndrome: epidemiology and associated factors. *Arch Phys Med Rehabil.* 2007;88 (8):988-992.
262. Ho GW, Howard TM. Greater trochanteric pain syndrome: more than bursitis and iliotibial tract friction. *Curr Sports Med Rep.* 2012;11 (5):232-238.
263. Nielsen RØ, Parner ET, Nohr EA, et al. Excessive progression in weekly running distance and risk of running-related injuries: an association which varies according to type of injury. *J Orthop Sports Phys Ther.* 2014;44 (10):739-747.
264. Klauser AS, Martinoli C, Tagliafico A, et al. Greater trochanteric pain syndrome. *Semin Musculoskelet Radiol.* 2013;17 (1): 43-48.
265. Lustenberger DP, Ng VY, Best TM, Ellis TJ. Efficacy of treatment of trochanteric bursitis: a systematic review. *Clin J Sport Med.* 2011;21 (5):447-453.
266. Lonne JH, Van Kleunen JP. Spontaneous rupture of the gluteus medius and minimus tendons. *Am J Orthop.* 2002;31 (10): 579-581.
267. LaBan MM, Weir SK, Taylor RS. "Bald trochanter" spontaneous rupture of the conjoined tendons of the gluteus medius and minimus presenting as a trochanteric bursitis. *Am J Phys Med Rehabil.* 2004;83 (10):806-809.
268. Aepli-Schneider N, Treumann T, Müller U, Schmid L. Degenerative rupture of the hip abductors: missed diagnosis with therapy-resistant trochanteric pain of the hips and positive Trendelenburg sign in elderly patients. *Z Rheumatol.* 2012;71 (1):68-74. [in German].
269. Lachiewicz PF. Abductor tendon tears of the hip: evaluation and management. *J Am Acad Orthop Surg.* 2011;19 (7):385-391.
270. Stanton MC, Maloney MD, Dehaven KE, Giordano BD. Acute traumatic tear of gluteus medius and minimus tendons in a patient without antecedent peritrochanteric hip pain. *Geriatr Orthop Surg Rehabil.* 2012;3 (2):84-88.
271. Tyler TF, Fukunaga T, Gellert J. Rehabilitation of soft tissue injuries of the hip and pelvis. *Int J Sports Phys Ther.* 2014; 9 (6):785-797.
272. Martin RL, Sekiya JK. The interrater reliability of 4 clinical tests used to assess individuals with musculoskeletal hip pain. *J Orthop Sports Phys Ther.* 2008;38 (2):71-77.
273. Reiman MP, Goode AP, Hegedus EJ, et al. Diagnostic accuracy of clinical tests of the hip: a systematic review with meta-analysis. *Br J Sports Med.* 2013;47 (14):893-902.
274. Lequesne M, Mathieu P, Vuillemin-Bodaghi V, et al. Gluteal tendinopathy in refractory greater trochanter pain syndrome: diagnostic value of two clinical tests. *Arthritis Rheum.* 2008;59 (2):241-246.
275. Reese NB, Bandy WD. Use of an inclinometer to measure flexibility of the iliotibial band using the Ober test and the modified Ober test: differences in magnitude and reliability of measurements. *J Orthop Sports Phys Ther.* 2003;33 (6): 326-330.
276. Westacott DJ, Minns JI, Foguet P. The diagnostic accuracy of magnetic resonance imaging and ultrasonography in gluteal tendon tears: a systematic review. *Hip Int.* 2011;21 (6): 637-645.
277. Chowdhury R, Naaseri S, Lee J, Rajeswaran G. Imaging and management of greater trochanteric pain syndrome. *Postgrad Med J.* 2014;90 (1068):576-581.

278. Tibor LM, Sekiya JK. Differential diagnosis of pain around the hip joint. *Arthroscopy*. 2008;24 (12):1407-1421.
279. Klauser AS, Martinoli C, Tagliafico A, et al. Greater trochanteric pain syndrome. *Semin Musculoskelet Radiol*. 2013;17 (1):43-48.
280. Bewyer DC, Bewyer KJ. Rationale for treatment of hip abductor pain syndrome. *Iowa Orthop J*. 2003;23:57-60.
281. Brinks A, van Rijn RM, Willemsen SP, et al. Corticosteroid injections for greater trochanteric pain syndrome: a randomized controlled trial in primary care. *Ann Fam Med*. 2011;9 (3):225-234.
282. Sayegh F, Potoupnis M, Kapetanos G. Greater trochanter bursitis pain syndrome in females with chronic low back pain and sciatica. *Acta Orthop Belg*. 2004;70 (5):423-428.
283. Selkowitz DM, Beneck GJ, Powers CM. Which exercises target the gluteal muscles while minimizing activation of the tensor fascia lata? Electromyographic assessment using fine-wire electrodes. *J Orthop Sports Phys Ther*. 2013;43 (2):56-64.
284. Bolgla LA, Uhl TL. Electromyographic analysis of hip rehabilitation exercises in a group of healthy subjects. *J Orthop Sports Phys Ther*. 2005;35 (8):487-494.
285. Ebert JR, Bucher TA, Ball SV, Janes GC. A review of surgical repair methods and patient outcomes for gluteal tendon tears. *Hip Int*. 2015;25 (1):15-23.
286. Domb BG, Botser I, Giordano BD. Outcomes of endoscopic gluteus medius repair with minimum 2-year follow-up. *Am J Sports Med*. 2013;41 (5):988-997.
287. McCormick F, Alpaugh K, Nwachukwu BU, et al. Endoscopic repair of full-thickness abductor tendon tears: surgical technique and outcome at minimum of 1-year follow-up. *Arthroscopy*. 2013;29 (12):1941-1947.
288. Van Hofwegen C, Baker CL, Savory CG, Baker CL. Arthroscopic bursectomy for recalcitrant trochanteric bursitis after hip arthroplasty. *J Surg Orthop Adv*. 2013;22 (2):143-147.
289. Verrall GM, Esterman A, Hewett TE. Analysis of the three most prevalent injuries in Australian football demonstrates a season to season association between groin/hip/osteitis pubis injuries with ACL knee injuries. *Asian J Sports Med*. 2014;5 (3):e23072.
290. DeWitt J, Vidale T. Recurrent hamstring injury: consideration following operative and non-operative management. *Int J Sports Phys Ther*. 2014;9 (6):798-812.
291. Verrall GM, Slavotinek J, Barnes P. Diagnostic and prognostic value of clinical findings in 83 athletes with posterior thigh injury: comparison of clinical findings with magnetic resonance imaging documentation of hamstring muscle strain. *Am J Sports Med*. 2003;31 (6):969.
292. Prior M, Guerin M, Grimmer K. An evidence-based approach to hamstring strain injury: a systematic review of the literature. *Sports Health*. 2009;1 (2):154-164.
293. Petersen J, Hölmich P. Evidence based prevention of hamstring injuries in sport. *Br J Sports Med*. 2005;39 (6):319-323.
294. Schmitt B, Tyler T, McHugh M. Hamstring injury rehabilitation and prevention of reinjury using lengthened state eccentric training: a new concept. *Int J Sports Phys Ther*. 2011;7 (3):333-341.
295. Heiderscheit BC, Sherry MA, Silder A, et al. Hamstring strain injuries: recommendations for diagnosis, rehabilitation, and injury prevention. *J Orthop Sports Phys Ther*. 2010;40 (2):67-81.
296. Brooks JH, Fuller CW, Kemp SP, Reddin DB. Incidence, risk, and prevention of hamstring muscle injuries in professional rugby union. *Am J Sports Med*. 2006;34 (8):1297-1306.
297. Feeley BT, Kennelly S, Barnes RP, et al. Epidemiology of national football league training camp injuries from 1998-2007. *Am J Sports Med*. 2008;36 (8):1597-1603.
298. Askling CM, Tengvar M, Saartok T, Thorstensson A. Proximal hamstring strains of stretching type in different sports: injury situations, clinical and magnetic resonance imaging characteristics, and return to sport. *Am J Sports Med*. 2008;36 (9): 1799-1804.
299. Askling C, Saartok T, Thorstensson A. Type of acute hamstring strain affects flexibility, strength, and time to return to pre-injury level. *Br J Sports Med*. 2006;40 (1):40-44.
300. Connell DA, Schneider-Kolsky ME, Hoving JL, et al. Longitudinal study comparing sonographic and MRI assessments of acute and healing hamstring injuries. *AJR Am J Roentgenol*. 2004;183 (4):975-984.
301. Pedersen IK, Thillemann T, Storm JO. Complete proximal hamstring tendon rupture can be misinterpreted as muscle rupture. *Ugeskr Laeger*. 2012;174 (18):1232-1233. [in Danish].
302. Engebretsen AH, Myklebust G, Holme I, et al. Intrinsic risk factors for hamstring injuries among male soccer players: a prospective cohort study. *Am J Sports Med*. 2010;38 (6): 1147-1153.
303. Fousekis K, Tsepis E, Poulmedis P, et al. Intrinsic risk factors of non-contact quadriceps and hamstring strains in soccer: a prospective study of 100 professional players. *Br J Sports Med*. 2011;45 (9):709-714.
304. Sugiura Y, Saito T, Sakuraba K, et al. Strength deficits identified with concentric action of the hip extensors and eccentric action of the hamstrings predispose to hamstring injury in elite sprinters. *J Orthop Sports Phys Ther*. 2008;38 (8):457-464.
305. Lorenz D, Reiman M. The role and implementation of eccentric training in athletic rehabilitation: tendinopathy, hamstring strains, and ACL reconstruction. *Int J Sports Phys Ther*. 2011; 6 (1):27-44.
306. Small K, McNaughton LR, Greig M, et al. Soccer fatigue sprinting and hamstring injury risk. *Int J Sports Med*. 2009; 30 (8):573-578.
307. Sherry MA, Best TM. A comparison of 2 rehabilitation programs in the treatment of acute hamstring strains. *J Orthop Sports Phys Ther*. 2004;34 (3):116-125.
308. Cibulka MT, Rose SJ, Delitto A, Sinacore DR. Hamstring muscle strain treated by mobilizing the sacroiliac joint. *Phys Ther*. 1986;66 (8):1220-1223.
309. Worrell TW. Factors associated with hamstring injuries: an approach to treatment and preventative measures. *Sports Med*. 1994;17 (5):338-345.
310. Clanton TO, Coupe KJ. Hamstring strains in athletes: diagnosis and treatment. *J Am Acad Orthop Surg*. 1998;6 (4):237-248.
311. Kendall FP, McCreary EK, Provance PG. *Muscles: Testing and Function*. Baltimore: Williams & Wilkins; 1993.
312. Cohen S, Bradley J. Acute proximal hamstring rupture. *J Am Acad Orthop Surg*. 2007;15 (6):350-355.
313. Kelly BT, Williams RJ, Philippon MJ. Hip arthroscopy: current indications, treatment options, and management issues. *Am J Sports Med*. 2003;31 (6):1020-1037.
314. Hitora T, Kawaguchi Y, Mori M, et al. Ischiogluteal bursitis: a report of three cases with MR findings. *Rheumatol Int*. 2008; 29 (4):455-458.
315. Nicholas SJ, Tyler TF. Adductor muscle strains in sport. *Sports Med*. 2002;32 (5):339-344.
316. Kilcoyne KG, Dickens JF, Keblish D, et al. Outcome of grade I and II hamstring injuries in intercollegiate athletes: a novel rehabilitation protocol. *Sports Health*. 2011;3 (6):528-533.

317. Heiser T, Weber J, Sullivan G. Prophylaxis and management of hamstring muscle injuries in intercollegiate football players. *Am J Sports Med.* 1984;12 (5):368-370.
318. Brukner P, Nealon A, Morgan C, et al. Recurrent hamstring muscle injury: applying the limited evidence in the professional football setting with a seven-point programme. *Br J Sports Med.* 2014;48 (11):929-938.
319. Goode AP, Reiman MP, Harris L, et al. Eccentric training for prevention of hamstring injuries may depend on intervention compliance: a systematic review and meta-analysis. *Br J Sports Med.* 2015;49 (6):349-356.
320. Askling C, Karlsson J, Thorstensson A. Hamstring injury occurrence in elite soccer players after preseason strength training with eccentric overload. *Scand J Med Sci Sports.* 2003;13 (4):244-250.
321. Fredericson M, Moore W, Guille M, Beaulieu C. High hamstring tendinopathy in runners: meeting the challenges of diagnosis, treatment, and rehabilitation. *Phys Sportsmed.* 2005;33 (5):32-43.
322. Klingele KE, Sallay PI. Surgical repair of complete proximal hamstring tendon rupture. *Am J Sports Med.* 2002;30 (5):742-747.
323. Domb BG, Linder D, Sharp KG, et al. Endoscopic repair of proximal hamstring avulsion. *Arthrosc Tech.* 2013;2 (1): e35-e39.
324. Lefevre N, Bohu Y, Klouche S, Herman S. Surgical technique for repair of acute proximal hamstring tears. *Orthop Traumatol Surg Res.* 2013;99 (2):235-240.
325. Sallay PI, Friedman RI, Coogan PG, Garrett WE. Hamstring muscle injuries among water skiers: functional outcome and prevention. *Am J Sports Med.* 1996;24:130-136.
326. Browning KH. Hip and pelvis injuries in runners. *Phys Sportsmed.* 2001;29 (1):23-24.
327. DeAngelis NA, Busconi BD. Assessment and differential diagnosis of the painful hip. *Clin Orthop Relat Res.* 2003;406:11-18.
328. Anderson K, Strickland SM, Warren R. Hip and groin injuries in athletes. *Am J Sports Med.* 2001;29 (4):521-533.
329. Adkins SB, Figler RA. Hip pain in athletes. *Am Fam Physician.* 2000;61 (7):2109-2118.
330. Johnston CA, Wiley JP, Lindsay DM, Wiseman DA. Iliopsoas bursitis and tendinitis: a review. *Sports Med.* 1998;25 (4): 271-284.
331. Blankenaker DG, Tuite MJ. Iliopsoas musculotendinous unit. *Semin Musculoskelet Radiol.* 2008;12 (1):13-27.
332. Winston P, Awan R, Cassidy JD, Bleakney RK. Clinical examination and ultrasound of self-reported snapping hip syndrome in elite ballet dancers. *Am J Sports Med.* 2007;35 (1): 118-126.
333. Wahl CJ, Warren RF, Adler RS, et al. Internal coxa saltans (snapping hip) as a result of overtraining: a report of 3 cases in professional athletes with a review of causes and the role of ultrasound in early diagnosis and management. *Am J Sports Med.* 2004;32 (5):1302-1309.
334. Brunot S, Dubeau S, Laumonier H. Acute inguinal pain associated with iliopectineal bursitis in four professional soccer players. *Diagn Interv Imaging.* 2013;94 (1):91-94.
335. Generini S, Matucci-Cerinic M. Iliopsoas bursitis in rheumatoid arthritis. *Clin Exp Rheumatol.* 1993;11 (5):549-551.
336. Philippon MJ, Decker MJ, Giphart JE, et al. Rehabilitation exercise progression for the gluteus medius muscle with consideration for iliopsoas tendinitis: an in vivo electromyography study. *Am J Sports Med.* 2011;39 (8):1777-1785.
337. Labile C, Swanson D, Garofolo G, Rose DJ. Iliopsoas syndrome in dancers. *Orthop J Sports Med.* 2013;1 (3):1-6.
338. Johnston CA, Lindsay DM, Wiley JP. Treatment of iliopsoas syndrome with a hip rotation strengthening program: a retrospective case series. *J Orthop Sports Phys Ther.* 1999;29 (4):218-224.
339. Ingber RS. Iliopsoas myofascial dysfunction: a treatable cause of "failed" low back syndrome. *Arch Phys Med Rehabil.* 1989;70 (5):382-386.
340. Irmola T, Heikkilä JT, Orava S, Sarimo J. Total proximal tendon avulsion of the rectus femoris muscle. *Scand J Med Sci Sports.* 2007;17 (4):378-382.
341. Bordalo-Rodrigues M, Rosenberg ZS. MR imaging of the proximal rectus femoris musculotendinous unit. *Magn Reson Imaging Clin N Am.* 2005;13:717-725.
342. Ueblacker P, Müller-Wohlfahrt HW, Hinterwimmer S, et al. Suture anchor repair of proximal rectus femoris avulsions in elite football players. *Knee Surg Sports Traumatol Arthrosc.* 2015;23 (9):2590-2594.
343. Hughes C, Hasselman CT, Best TM, et al. Incomplete, intrasubstance strain injuries of the rectus femoris muscle. *Am J Sports Med.* 1995;23 (4):500-506.
344. Peeler J, Anderson JE. Reliability of the Ely's test for assessing rectus femoris muscle flexibility and joint range of motion. *J Orthop Res.* 2008;26 (6):793-799.
345. Gamradt SC, Brophy RH, Barnes R, et al. Nonoperative treatment for proximal avulsion of the rectus femoris in professional American football. *Am J Sports Med.* 2009;37 (7):1370-1374.
346. Bass CJ, Connell DA. Sonographic findings of tensor fascia lata tendinopathy: another cause of anterior groin pain. *Skeletal Radiol.* 2002;31 (3):143-148.
347. Sahrmann SA. *Diagnosis and Treatment of Movement Impairment Syndromes.* St. Louis: Mosby; 2002.
348. Sutter R, Kalberer F, Binkert CA, et al. Abductor tendon tears are associated with hypertrophy of the tensor fasciae latae muscle. *Skeletal Radiol.* 2013;42 (5):627-633.
349. Niemuth PE, Johnson RJ, Myers MJ, Thieman TJ. Hip muscle weakness and overuse injuries in recreational runners. *Clin J Sport Med.* 2005;15 (1):14-21.
350. Boyajian-O'Neill LA, McClain RL, Coleman MK, Thomas PP. Diagnosis and management of piriformis syndrome: an osteopathic approach. *J Am Osteopath Assoc.* 2008;108 (11):657-664.
351. Cass SP. Piriformis syndrome: a cause of nondiscogenic sciatica. *Curr Sports Med Rep.* 2015;14 (1):41-44.
352. Moore KL, Dalley AF, Agur AMR. *Clinically Oriented Anatomy.* 7th ed. Baltimore: Lippincott Williams & Wilkins; 2014.
353. Windisch G, Braun EM, Anderhuber F. Piriformis muscle: clinical anatomy and consideration of the piriformis syndrome. *Surg Radiol Anat.* 2007;29 (1):37-45.
354. Pace JB, Nagle D. Piriform syndrome. *West J Med.* 1976;124: 435-439.
355. Papadopoulos EC, Khan SN. Piriformis syndrome and low back pain: a new classification and review of the literature. *Orthop Clin North Am.* 2004;35 (1):65-71.
356. Deville WL, van der Windt DA, Dzaferagic A, et al. The test of Lasegue: systematic review of the accuracy in diagnosing herniated discs. *Spine (Phila Pa 1976).* 2000;25 (9):1140-1147.
357. Fishman LM, Dombi GW, Michaelsen C, et al. Piriformis syndrome: diagnosis, treatment, and outcome—a 10-year study. *Arch Phys Med Rehabil.* 2002;83 (3):295-301.
358. Beatty RA. The piriformis muscle syndrome: a simple diagnostic maneuver. *Neurosurgery.* 1994;34 (3):512-514.
359. Kirschner JS, Foye PM, Cole JL. Piriformis syndrome, diagnosis and treatment. *Muscle Nerve.* 2009;40 (1):10-18.

360. Chang CW, Shieh SF, Li CM, et al. Measurement of motor nerve conduction velocity of the sciatic nerve in patients with piriformis syndrome: a magnetic stimulation study. *Arch Phys Med Rehabil.* 2006;87 (10):1371-1375.
361. Filler AG, Haynes J, Jordan SE, et al. Sciatica of nondisc origin and piriformis syndrome: diagnosis by magnetic resonance neurography and interventional magnetic resonance imaging with outcome study of resulting treatment. *J Neurosurg Spine.* 2005; 2 (2):99-115.
362. Lewis AM, Layzer R, Engstrom JW, et al. Magnetic resonance neurography in extraspinal sciatica. *Arch Neurol.* 2006;63 (10): 1469-1472.
363. Hochman MG, Zilberfarb JL. Nerves in a pinch: imaging of nerve compression syndromes. *Radiol Clin North Am.* 2004; 42 (1):221-245.
364. Pecina HI, Boric I, Smoljanovic T, et al. Surgical evaluation of magnetic resonance imaging findings in piriformis muscle syndrome. *Skeletal Radiol.* 2008;37 (11):1019-1023.
365. Fishman LM, Anderson C, Rosner B. Botox and physical therapy in the treatment of piriformis syndrome. *Am J Phys Med Rehabil.* 2002;81 (12):936-942.
366. Masala S, Crusco S, Meschini A, et al. Piriformis syndrome: long-term follow-up in patients treated with percutaneous injection of anesthetic and corticosteroid under CT guidance. *Cardiovasc Intervent Radiol.* 2012;35 (2):375-382.
367. Yoon SJ, Ho J, Kang HY, et al. Low-dose botulinum toxin type A for the treatment of refractory piriformis syndrome. *Pharmacotherapy.* 2007;27 (5):657-665.
368. Al-Al-Shaikh M, Michel F, Parratte B, et al. An MRI evaluation of changes in piriformis muscle morphology induced by botulinum toxin injections in the treatment of piriformis syndrome. *Diagn Interv Imaging.* 2015;96 (1):37-43.
369. Tonley JC, Yun SM, Kochevar RJ, et al. Treatment of an individual with piriformis syndrome focusing on hip muscle strengthening and movement reeducation: a case report. *J Orthop Sports Phys Ther.* 2010;40 (2):103-111.
370. Benson ER, Schutzer SF. Posttraumatic piriformis syndrome: diagnosis and results of operative treatment. *J Bone Joint Surg Am.* 1999;81 (7):941-949.
371. Aboulfetouh I, Saleh A. Neurolysis for secondary sciatic nerve entrapment: evaluation of surgical feasibility and functional outcome. *Acta Neurochir (Wien).* 2014;156 (10):1979-1986.
372. Craig A. Entrapment neuropathies of the lower extremity. *PM R.* 2013;5 (5 suppl):S31-S40.
373. Moore AE, Stringer MD. Iatrogenic femoral nerve injury: a systematic review. *Surg Radiol Anat.* 2011;33 (8):649-658.
374. Antoniadis G, Kretschmer T, Pedro MT, et al. Iatrogenic nerve injuries: prevalence, diagnosis and treatment. *Dtsch Arztebl Int.* 2014;111 (16):273-279.
375. Murray IR, Perks FJ, Beggs I, Moran M. Femoral nerve palsy secondary to traumatic iliacus haematoma: a young athlete's injury. *BMJ Case Rep.* 2010; (Oct 22):2010.
376. Roy PC. Electrodiagnostic evaluation of lower extremity neurogenic problems. *Foot Ankle Clin.* 2011;16 (2):225-242.
377. Tipton JS. Obturator neuropathy. *Curr Rev Musculoskelet Med.* 2008;1 (3–4):234-237.
378. Smoll NR. Variations of the piriformis and sciatic nerve with clinical consequence: a review. *Clin Anat.* 2010;23 (1):8-17.
379. Bradshaw C, McCrory P. Obturator nerve entrapment. *Clin J Sport Med.* 1997;7 (3):217-219.
380. Binkley JM, Stratford PW, Lott SA, Riddle DL. The Lower Extremity Functional Scale (LEFS): scale development, measurement properties, and clinical application. North American Orthopaedic Rehabilitation Research Network. *Phys Ther.* 1999;79 (4):371-383.

4

대퇴비구 충돌 증후군 및 절구테두리 파열

Femoral Acetabular Impingement and Labral Tears

KEELAN ENSEKI AND DAVE KOHLRIESER

개 요

엉덩관절의 관절경 수술 후 일반적인 재활 합병증

절구테두리 파열 및 대퇴비구 충돌 증후군 환자의 기능 및 활동 진행 고려사항 (비수술 및 수술 후)

절구테두리 파열 및 대퇴비구 충돌 증후군 환자의 환자 보고 결과 측정

Hip Outcome Score

Thirty-Three-Item International Hip Outcome Tool

Copenhagen Hip and Groin Outcome Score

요약

사례 연구

절구테두리의 손상 및 엉덩관절의 비관절성 통증의 기타 원인에 대한 정형외과적 문헌에서의 관심은 점차 증가하고 있다. 절구테두리 손상 환자에게 가능한 치료 옵션을 논의할 때, 비교적 젊고 활동적인 사람들이 상당한 주목을 받았다. 엉덩관절의 기능에 대한 이해가 향상되고 진단 기술 및 수술이 진보하면서 임상가들의 관심 또한 증가했다.[1] 절구테두리 파열은 대퇴비구 충돌 증후군 (FAI) 및 관절 과운동성 같은 관절의 기타 질환과 관련이 있다. 절구테두리 병변이 문헌에 기술되어있지만, 손상에 대한 자료를 자세히 보고하는 것은 최근의 일이다. 여러 인구에서의 절구테두리 파열에 대한 실제 유병률은 알려지지 않았고 아마도 실제보다 적게 보고되었다. 기계적인 엉덩관절 통증이 있는 환자들에서의 절구테두리 파열 유병률은 88%로 높게 추정된다.[2] Groh와 Herrera[3]는 절구테두리 파열 리뷰에서 사타구니 통증이 있는 환자들에서의 유병률을 22~55%로 추정했다. 이 장은 FAI 이후 절구테두리 파열이 발생한 환자를 특히 강조할 것이다. 병리역학적 요인, 일반적인 환자 관련 특성, 일반적인 소견들을 설명할 것이다. 수술 후 재활에 대한 고려사항과 함께 보존적인 치료 및 수술적인 치료를 논의할 것이다.

전반적인 정보 및 해부학적 개요

절구테두리

절구 테두리는 섬유연골성 구조로서 안정성을 제공하고 관절면에 가해지는 부하를 분배하는 데에 최적화되어있다.[4] 이는 절구의 오목한 부분이며, 손상되지 않은 상태에서 관절주머니 기능을 하여 관절을 감싸는 효과를 준다. 절구테두리는 엉덩관절에서 힘이 느껴질 때 연골의 경화율 (기질에서 체액 분출)을 낮춰서 연골 보존에 보호적인 역할을 한다고도 제안되었다.[4,5] 조절된 경화율은 절구의 관절면에 가해지는 국소적인 스트레스의 양을 줄이므로 연골 병변의 발생 가능성을 잠재적으로 감소시킨다. 절구테두리 파열은 엉덩관절 통증의 잠재적인 원인으로 확인되었다. 최근에 이 구조의 병변이 엉덩관절의 골관절염 발생의 전구체 역할을 하는 것으로 제안되었다.[6] 이전에는 절구테두리 파열이 엉덩관절의 OA 발생을 포함한 변화의 초기 징후라고 제안되었었다.[7] 절구테두리 파열이 발생하는 것은 국소적인 연골이 손상되어 결국 전체적인 엉덩관절 OA 발생으로 진행될 수 있음을 시사한다. 엉덩관절과 골반 복합체에 대한 포괄적인 해부학 및 신체역학적 지식은 임상가들이 엉덩관절 절구테두리 파열과 관련된 병리역학적 과정을 이해할 수 있게 도울 것이다.

병리생리학

절구테두리 파열의 형태학적 특징은 문헌에 기술되어있다. Lage와 동료들[8]은 4가지 범주의 파열에 대해 설명했다 (그림 4-1): Radial flap, Radial fibrillated, Longitudinal peripheral, Abnormally mobile (부분 분리). Radial flap, Radial fibrillated 모두 끝이 절구에서 분리되고, Radial fibrillated는 분리된 가장자리가 날카로워 보인다. Longitudinal peripheral 파열은 절구테두리가 절구와 만나는 곳의 파열을 포함한다. Abnormally mobile 파열은 절구에서 분리되서 불안정한 구조를 만드는 것이다. Radial flap이 절구테두리 손상에서 가장 흔히 볼 수 있는 형태다.[8] 가장 많이 파열되는 절구테두리의 부위는 앞-위쪽이다. 다음과 같은 이유 때문이다. 위쪽은 체중 부하 시 가장 많은 힘을 받고, 앞쪽은 더 얇으며 관절에 가해지는 힘의 영향을 더 많이 받는다.[1,3] 캠 충돌 (뒤에서 설명함)의 넙다리뼈 특징 또한 절구테두리의 앞-위쪽, 연골성 병변과 관련이

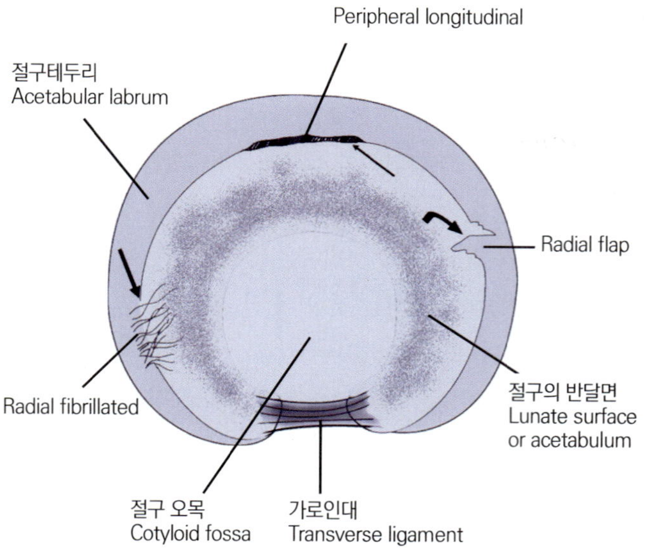

• 그림 4-1 절구테두리 파열의 분류. Radial flap, Radial fibrillated, Longitudinal peripheral, Abnormally mobile. (Adapted from Lage LA, Patel JV, Villar RN. The acetabular labral tear: an arthroscopic classifi cation. *Arthroscopy.* 1996;12:269–272.)

있다.[9] 절구테두리의 형태학적 특성과 예후 간의 정확한 관계가 입증되지는 않았지만, 환자가 이 손상을 위한 관절경 수술을 받을 때 수술 종류 (절제술 또는 봉합)의 선택에 영향을 줄 수 있다.[10]

절구테두리 파열에서 확인된 주요 위험 요인은 엉덩관절 기능에 영향을 미치는 해부학적 변형과 신체 활동의 유형이다. 증상이 나타나는 절구테두리 파열과 나이의 연관성에 대해서는 논쟁의 여지가 있다. 나이가 들어감에 따라 절구테두리 파열의 발생이 증가하는 반면, 통증의 주원인을 파악하려고 할 때 엉덩관절 OA의 증가된 발생률 또한 고려해야 한다. 전반적인 관절 과운동성을 초래하는 몇몇 결합조직 장애 또한 절구테두리 병변의 위험이 높다.

환자 프로필

손상 발생의 본질 상, 증상의 주원인으로 절구테두리 파열을 정확하게 파악하는 것은 오래 걸린다. 환자가 다른 진단을 받으면 이 질환은 보통 간과된다. 엉덩관절의 비관절성 통증이 있는 환자들의 감별 진단 목록은 광범위하며 근골격계 및 비근골격계 질환이 모두 포함된다. 임상가들은 환자의 과거력을 신중하게 고려하여 증상의 주원인으로서 절구테두리 파열의 가능성을 정확하게 결정해야한다.

앞에서 언급했듯이, 증상이 있는 절구테두리 파열 환자들은 대부분 비교적 젊고 활동적이다. 그럼에도 불구하고 증상이 있는 절구테두리 파열의 진단을 위해 보고된 나이 범위는 8~75세다.[3] 엉덩관절의 절구테두리 파열은 엉덩관절 통증을 호소하는 많은 운동선수들과 관련이 있다.[11] 절구테두리 파열과 관련된 운동에는 달리기, 발레, 골프, 아이스하키, 축구 등이 있다.[12]

이러한 활동에 참여하는 사람들은 종종 자신의 엉덩관절을 할 수 있는 관절 가동 범위 (ROM)의 극한까지 움직인다. 비정상적인 뼈의 형태가 있는 경우, 끝 범위에서의 자세가 반복적으로 필요한 스포츠 활동은 관절내 통증 및 증상을 유발할 수 있지만 연골 및 관절테두리 손상의 위험 또한 증가시킬 수 있다.[13] 이러한 이유로 임상가는 임상 평가 시 환자의 활동 유형과 증상과의 상관관계에 대해 신중하게 조사해야한다. 임상가가 절구테두리 손상으로 의심되는 환자에게 적용할 수 있는 모든 잠재적인 진단을 고려하기 위해서는 엉덩관절 및 골반 복합체에 대한 포괄적인 검사를 시행해야 한다. 독자들은 2장의 엉덩관절 검사에 대한 논의를 다시 보고 오는 것이 좋다. 진단적 영상 검사는 임상 검사의 결과를 확인하는 데 도움이 된다. 캠 충돌에 관한 후반 섹션에서는 절구테두리 파열 및 관련된 뼈의 이상을 진단하는 영상 검사의 사용을 논의할 것이다.

손상의 메커니즘

외상성 손상이 발생할 수 있지만, 더 일반적으로는 해부학적 이상으로 인해 시간이 지남에 따라 절구테두리에 기계적 과부하가 가해지는 경향이 있다. 엉덩관절에 가해지는 기계적 부하를 증가시키는 특정 활동에 참여하는 환자의 경우, 뼈의 형태가 비정상적일 때 손상이 발생하는 경향이 증가할 수 있다. 중노동이나 운동 활동 (위에서 언급한)은 이러한 유형의 힘을 만들 수 있다. 이러한 활동은 보통 반복적이다. 문헌에서 가장 일반적으로 설명되는 해부학적 메커니즘은 FAI이다.[14,15]

대퇴비구 충돌 증후군

FAI는 엉덩관절의 비정상적인 형태학적 변형으로 인해 넙다리뼈의 근위부와 절구의 테두리 사이에서 조기 접촉이 발생할 때 발생한다. FAI와 관련된 해부학적 변형에는 넙다리뼈와 절구의 비정상이 포함된다. FAI는 엉덩관절의 특정 움직임으로 발생하는 경향이 있다. 이러한 움직임에는 일반적으로 굽힘, 안쪽돌림, 모음이 포함된다. FAI는 상대적으로 활동적인 젊은 사람들에게 특별한 관심사다.[12] FAI는 절구테두리 파열을 유발할 수 있고 일부 환자들에게는 이후 연골 손상까지 유발할 수 있다.[16] FAI의 구체적인 병인은 잘 알려져 있지 않지만, FAI와 관련된 뼈의 비정상에 대한 분류는 문헌에 잘 설명되어있다. FAI 메커니즘의 가장 일반적인 설명은 캠 (넙다리뼈머리 및 목), 핀서 (절구), 혼합 (캠과 핀서) 충돌의 변형이 있다. 그림 4-2는 FAI의 관찰된 변형을 보여준다. 병리해부학적 특징, 일반적인 영상 소견, FAI와 관련된 병리학적 특징의 구별을 여기서 논의할 것이다.

캠 충돌

캠 충돌은 넙다리뼈머리와 목의 접합부에 있는 과도한 뼈의 결과다. 이러한 비정상에 반응하는 과정은 잘 이해되지 않는다. 연구진들은 캠 변형이 대퇴골두 골단 분리증 같이 뼈의 발달을 잠재적으로 방해하는 과정이나 사건으로 인해 발생할 수 있다고 제안했다.[17] 어떤 사람이 끝 범위의 ROM이 필요한 반복적인 활동에 참여할 때 (특히, 굽힘, 안쪽돌림, 모음), 넙다리뼈는 절구 테두리 및 테두리 조직과 조기 접촉을 한다.[11] 이러한 ROM이 필요한 스포츠 관련 활동의 예시는 축구의 킥이다. 이러한 힘에 반복적으로 노출되면 절구테두리는 절구와 이어주는 뼈의 경계면에서 떨어지게 되고 결국 파열된다. 시간이 지남에 따라 절구테두리 파열은 넙다리뼈의 관절면이나 절구에 있는 연골 손상으로 진행될 수 있다. 캠 변형은 일반적으로 엉덩관절 앞-위쪽의 절구테두리 및 연골 손상과 관련이 있다.[9] 현재 청년~중년 남성에게서 캠 FAI가 많이 발생한다는 근거가 있다.[18,19] 연구진들은 젊은 사람들이 영향을 많이 끼치는 활동에 참여하는 것이 이 인구에서의 캠 변형 발생에 기여할 수 있다고 제안했다.[13]

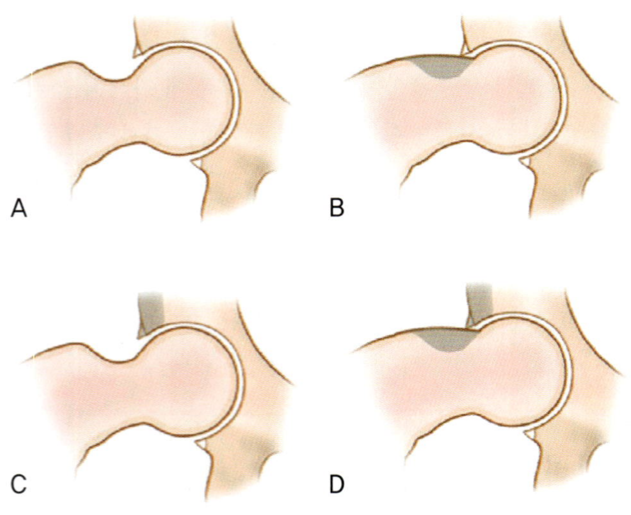

• 그림 4-2 대퇴비구 충돌 증후군의 메커니즘.
A, 정상. B, 캠 유형. C, 핀서 유형. D, 혼합된 유형. (Modified from Lavigne M, Parvizi J, Beck M, et al. Anterior femoroacetabular impingement: part I. Techniques of joint preserving surgery. *Clin Orthop Relat Res*. 2004;418:61–66.)

일반 방사선 촬영은 일반적으로 환자의 증상을 나타낼 수 있는 해부학적 요인으로서 FAI를 확인하려고 할 때 사용된다. 또한 퇴행성 관절 변화를 확인할 수도 있는데, 이는 FAI 또는 절구테두리 파열 환자의 감별진단이나 예후 인자일 수 있다.[20] 방사선 사진은 임상가들이 특정 충돌 메커니즘 (캠, 핀서, 혼합)을 결정하고 정상 값에서 얼마나 변형됐는지를 파악할 수 있게 돕는다. 캠 충돌은 일반 방사선 사진에서의 특수 소견으로 확인될 수 있다. 이러한 소견은 넙다리뼈의 직경이 증가했거나 넙다리뼈 머리-목 접합부에 과도한 뼈가 형성되어 머리-목의 오프셋이 감소함을 나타낸다.[21] 알파 각은 넙다리뼈 머리-목의 오프셋을 측정하고 넙다리뼈머리의 구형을 검사하기에 유용하다. 알파 각은 앞-뒤 (AP), cross-table lateral, modified Dunn 영상 (AP에서 약 20° 벌림 방향)으로 검사하여 측정할 수 있다.[20,22]

알파 각은 넙다리뼈머리의 주변 경계선 주위에 원을 만들어 측정한다. 기준 선은 넙다리뼈머리의 중앙에서 넙다리뼈 목까지 그린다. 두 번째 선은 넙다리뼈머리에서 뼈가 원형 경계선의 바깥에 있는 위치까지 그린다. 두 선 사이에 형성된 각을 알파 각이라고 한다. 보고된 정상 알파 각 값은 다양한데, 상한이 50~60°다.[22,23] Barton과 동료들[24]은 Dunn 영상을 사용할 때 캠 FAI를 식별하는 데에 있어서 91%의 민감도와 88%의 특이도를 가진다고 결정했다. 그림 4-3은 캠 충돌과 관련된 알파 각 값을 보여준다. 기술적인 측정은 아니지만 AP 방사선 촬영에서의 캠 충돌의 모습은 종종 "권총 손잡이형 변형"으로 확인된다. 비구형인 머리는 넙다리뼈목과 결합되어 권총의 손잡이 모양을 나타낸다.

현재 절구테두리 파열 및 연골 손상을 확인하는 데 사용되는 가장 일반적인 영상 기법은 자기 공명 관절 조영술 (MRA)이다.[25] 엉덩관절의 FAI가 확인되면 임상가들은 절구테두리 파열이 이차적으로 발생했는지 여부를 확인할 수 있다. MRA

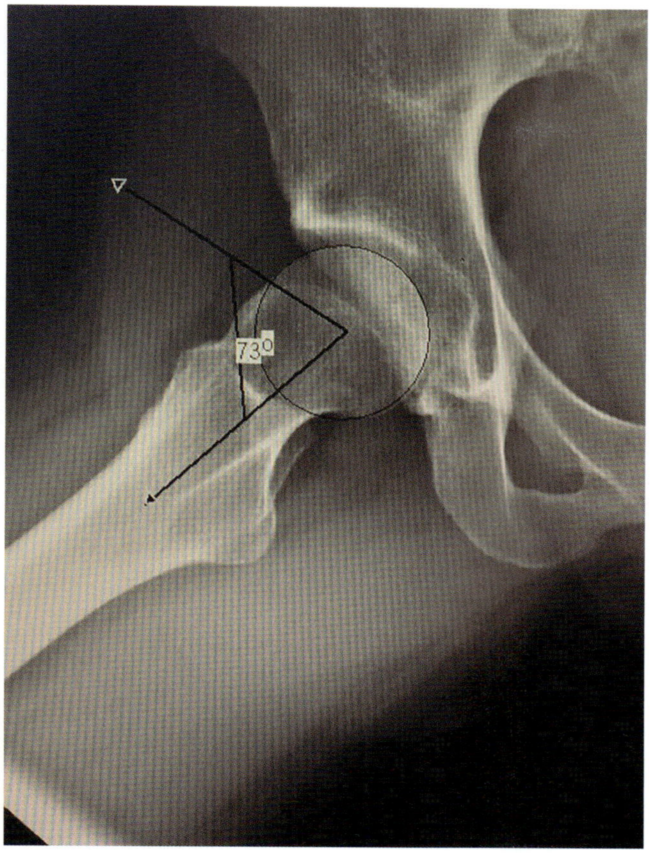

• **그림 4-3 알파 각.** 기준 선은 넙다리뼈머리의 중앙에서 넙다리뼈목까지 그린다. 두 번째 선은 넙다리뼈머리에서 뼈가 원형 경계선의 바깥에 있는 위치까지 그린다. 두 선 사이에 형성된 각을 알파 각이라고 한다. 알파 각 73°는 캠 충돌과 관련이 있다.

영상은 절구테두리 파열을 확인하는 기법 중 하나다. 영상 검사를 수행하기 전에 관절에 주사로 가돌리늄 기반 조영제를 넣는다. 이 접근법은 표준 자기 공명 영상 (MRI)과 비교할 때 관절 안을 더 잘 보고 관절면을 보다 자세히 보기 위해 제안되었다. Enseki와 동료들[12]은 절구테두리 파열을 확인하는 데에 있어 MRA의 민감도와 특이도를 조사한 여러 연구를 검토했다. 이 연구는 최적 표준으로서 관절경 시각화와 비교하여 71~100%의 민감도와[26-29] 44~100%의 특이도를[27,29] 보고했다. FAI 또는 절구테두리 파열이 의심되는 환자를 검사하는 데 일상적으로 적용되지는 않지만, 다른 영상 검사 또한 엉덩관절 통증에서 다른 병리학적 질환의 영향을 파악하는 데 유용할 수 있다. 추가 영상 검사에는 MRI, 컴퓨터 단층 촬영 (CT), 진단용 초음파, 뼈 스캔 등이 있다. CT 기술은 관절 구조물에 대한 추가 정보를 주는 엉덩관절의 3차원적인 영상을 만드는 능력이 있다.[12] 이 기법은 수술하는 의사가 가능한 모든 충돌 원인의 크기 및 위치를 볼 수 있게 하기 때문에 복잡한 경우에 대한 수술 전 계획에서 유용할 수 있다고 입증되었다. 이 기법은 절구테두리에 관한 정보를 제공하지 않는다. 3차원 CT 영상을 포함시킴으로써 수술하는 의사는 각 위치에서 제거할 뼈의 양을 보다 명확하게 정의할 수 있다. 이는 관절경 기법 중에 결정하기 더 어렵다. 관절경 수술법을 사용하면 수술 중 뼈의 윤곽을 보는 것이 제한적이거나 간헐적이다. CT 영상 시 높은 수준의 방사선 노출은 일반적으로 복잡한 경우에 적용을 제한한다.[30]

핀서 충돌

핀서 충돌은 넙다리뼈머리를 절구가 과도하게 덮은 것이 특징인 무명골의 비정상이다. 핀서 충돌을 일으킬 수 있는 증가된 절구 돌출부의 여러 변형이 설명되었다. 과하게 깊은 절구오목이 있으면 전반적으로 과도하게 덮는 상태가 된다 (coxa profunda). Coxa profunda는 핀서 FAI와의 관계에 대한 실재나 힘에 대한 결정적인 동의 없이 핀서 FAI의 근본적인 메커니즘으로 논의되었다. 넙다리뼈머리를 전반적으로 과도하게 덮는 다른 질환에는 골반내 돌출비구 (acetabular protrusio, protrusio acetabuli, acetabular protrusion)가 있다. 골반내 돌출비구는 넙다리뼈머리가 절구의 벽에서 안쪽으로 변위되어 뼈의 중앙선에서 비정상적으로 위치할 때 발생한다. Coxa profunda 및 골반내 돌출비구와 비교하면, 뒤경사된 절구가 넙다리뼈머리의 국소적인 앞부분을 과도하게 덮을 수 있다. Coxa profunda, acetabular protrusion, 절구의 뒤경사 (acetabular retroversion)는 서로 조합되어 발생할 수 있다. 핀서 충돌과 관련된 뼈의 특징은 여성 환자에서 더 흔한 것으로 보고되었다.[33] 캠 FAI와 연골 손상의 관계와 비교할 때, 핀서 FAI와 연골 손상과의 관계는 확고하게 확립되지 않았다.[34]

일반 방사선 검사는 핀서 FAI와 관련된 뼈의 이상을 확인하는 데 유용하다. 전반적으로 절구를 과도하게 덮은 상태를 알아보기 위해 사용되는 측정에는 lateral center edge angle (LCEA)과 Tönnis angle (절구 지수로 보고됨)이 있다. LCEA와 Tönnis 각도는 엉덩관절을 20° 안쪽돌림한 자세에서 골반의 AP 방사선 사진을 측정한다.[20] LCEA와 Tönnis angle은 관절구의 특징과 넙다리뼈머리가 덮는 양을 검사하는데 일상적으로 사용되는 방사선 촬영의 지표다.[20] LCEA는 절구가 넙다리뼈 머리를 덮는 양을 측정한다. 이 각도는 AP 방사선 사진에서 넙다리뼈머리의 중앙에서 수직인 선을 그리고 넙다리뼈머리의 중앙에서 절구의 가장자리까지 두 번째 선을 그려 측정된다 (그림 4-4).[20] 정상적인 LCEA 값은 참고치에 따라 다르지만 일반적으로 25~40° 사이이다. 40° 이상인 값은 과도한 것으로 간주되어 coxa profunda와 관련된다. Kutty와 동료들은[35] FAI로 인해 수술을 받은 55명의 환자를 대상으로 한 연구에서 절구의 과도한 덮음과 핀서 FAI을 알아보기 위해 40° 역치 값을 사용했을 때, 81%의 민감도와 100%의 특이도를 발견했다. 절구로 덮여지지 않은 넙다리뼈머리의 비율을 Tönnis angle이라고 한다.[36] 이 측정은 관상면에서의 관절구를 측정하는 데 사용된다.[20] 정상적인 Tönnis angle은 0~10° 사이이다. Tönnis angle이 0° 미만이면 핀서 FAI와 관련된다. Tönnis angle을 FAI 진단에 사용할 때의 신뢰성을 평가한 문헌은 거의 없다.

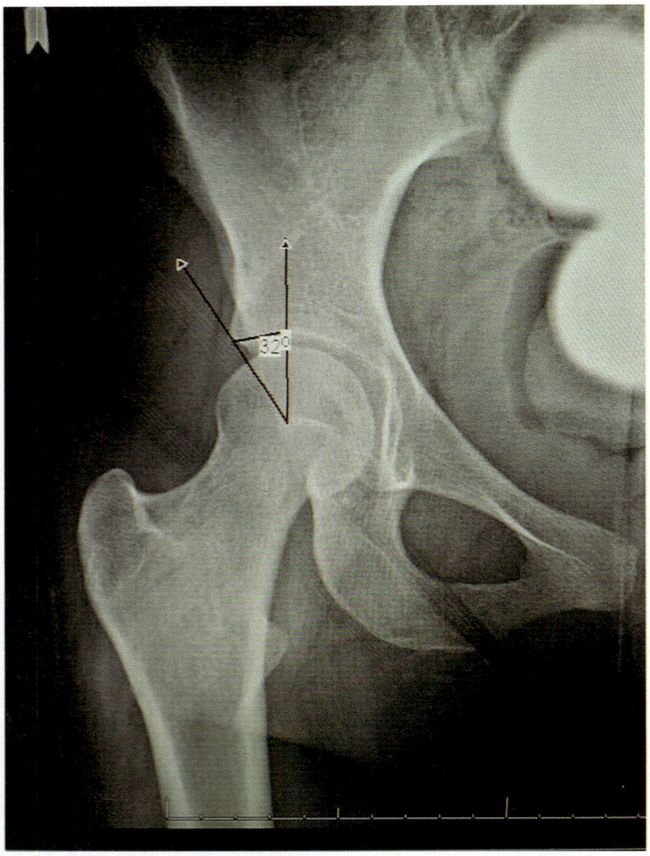

• **그림 4-4** Lateral Center Edge Angle (LCEA). 앞-뒤 영상에서 넙다리뼈머리의 중앙에서 수직인 선을 그리고 넙다리뼈머리의 중앙에서 절구의 가장자리까지 두 번째 선을 그려 측정된다. LCEA 33°는 정상으로 간주된다.

절구의 뒤경사와 관련된 국소적인 앞-뒤 과도한 덮음은 일반 방사선 사진에서 크로스오버 징후의 존재로 확인할 수 있다.[38] 크로스오버 징후는 AP 방사선 사진을 사용하여 측정된다. 앞벽과 뒤벽의 위치가 평가된다. 절구가 정상적으로 위치한다면, 앞벽에 의해 형성된 선은 뒤벽에 의해 형성된 선의 중간에 남아있게 된다. 절구가 뒤경사 위치에 있을 때, 앞벽과 뒤벽을 나타내는 선이 교차하여 "X" 패턴을 형성한다. 그림 4-5는 정상적인 절구의 위치와 크로스오버 징후를 보이는 뒤경사를 나타낸다. 핀서 FAI 진단에 있어서 크로스오버 징후의 타당도와 신뢰도는 문헌에서 승인되지 않았다. 시체에서 43개의 골반 샘플을 연구한 Jamali와 동료들[39]은 크로스오버 징후로 핀서 FAI를 결정하는 데에 있어서 96%의 민감도와 95%의 특이도를 발견했다. 대조적으로 Zaltz와 동료들[40]은 일반 방사선 사진으로 크로스오버 징후를 확인한 38명 중 19명의 피험자들을 CT 스캐닝으로 검사했을 때 절구가 과도하게 덮지 않았다는 점을 발견했다.

캠 FAI의 경우와 마찬가지로 때로는 MRI, CT, 진단용 초음파, 뼈 스캔과 같은 다른 방식이 사용될 수 있다. 이러한 방식을 적용하는 것은 캠 FAI와 같은 논리를 따른다. 이러한 영상 검사 방법은 비전형적인 정보가 필요할 때나 곤란한 상황에 대한 수술 전 계획을 할 때 예약된다.

혼합된 형태

FAI는 일반적으로 캠이나 핀서 변형으로 발생한다고 설명되

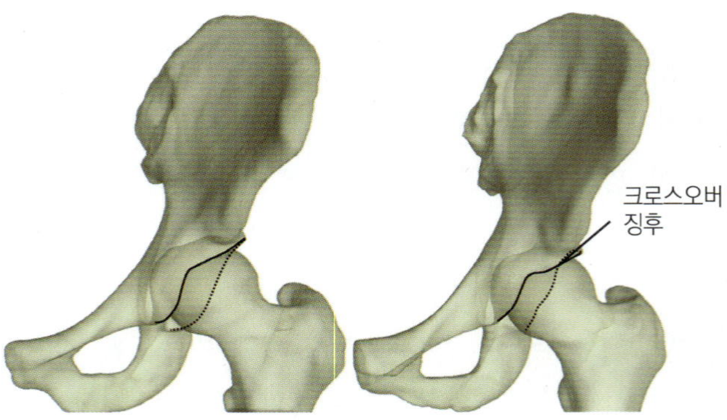

• **그림 4-5 크로스오버 징후로 보이는 뒤경사된 위치 (오른쪽)와 비교했을 때 절구의 정상 위치 (왼쪽).** (From Henak CR, Carruth ED, Anderson AE, et al. Finite element predictions of cartilage contact mechanics in hips with retroverted acetabula. Osteoarthritis Cartilage. 2013;21(10):1522–1529.)

지만 FAI로 진단된 대부분의 환자는 2가지 형태가 결합되어 있다. 이를 혼합된 핀서 및 캠 충돌이라고 한다.[41] Beck과 동료들[9]은 FAI 환자의 86%가 2가지 충돌 형태의 조합을 보였고, 단지 14%만이 단순한 캠 또는 핀서 충돌을 보였다고 보고했다. 특정 방사선 사진의 측정과 혼합된 형태의 FAI의 신뢰도를 조사한 문헌은 적다.

임상가들은 증상이 있는 FAI가 해부학적 변형과 환자별 활동 패턴의 산물임을 기억하는 것이 중요하다. 특정한 면에서의 중요한 ROM이 필요한 활동에 참여하지 않거나 반복적인 활동에 참여하지 않는 FAI 특성을 지닌 환자는 증상이 나타나지 않을 수 있다.[42] FAI의 방사선학적 근거가 진단 및 치료에 유용한 도구지만, 엉덩관절 통증의 다른 원인도 고려해야하고, 구조화되고 철저한 환자의 임상 평가 과정을 통해 적절히 포함하고 제거해야 한다. 표 4-1은 FAI와 관련된 방사선 소견을 요약한 것이다.

관절의 과운동성 및 불안정성

엉덩관절의 과운동성은 근골격계 통증의 위험 요인으로서, 특히 더 높은 기계적 힘에 노출되는 경향이 있는 부위 (앞쪽의 관절주머니 및 관절테두리)에서 더욱 그렇다.[43] 전반적인 관절주머니의 과도한 느슨함과 국소적인 과운동성은 절구테두리 파열의 발생과 관련이 있다.[43,44] 엘러스-단로스 (Ehlers-Danlos) 질환, 다운증후군, 마르팡 (Marfan) 증후군 같은 결합조직 질환과 관련된 전반적인 인대의 과도한 느슨함 또한 절구테두리 파열의 발생에 중요한 위험 인자로 설명되어왔다.[45] Beighton 점수는 환자의 전반적인 과도한 느슨함을 확인하는 방법으로 설명되었다 (2장 참고).

엉덩관절의 국소적인 과운동성은 앞쪽 관절주머니의 과도한 느슨함으로 가장 많이 나타난다. 이는 엉덩관절을 가쪽돌림이나 폄의 끝 범위에 위치시키는 반복적이고 강한 활동과 관련이 있어서, 이 부위의 관절주머니 조직의 결합성을 손상시킬 뿐만 아니라 엉덩넙다리인대를 약하게 한다.[12] 과도한 움직임을 제한하는 엉덩넙다리인대의 능력이 손상되면, 관절테두리가 증가된 스트레스에 노출되어 구조적으로 파열되거나 손상을 입을 위험이 증가한다.[46] 엉덩관절과 골반의 반복적이고 강한 돌림이 필요한 활동에 참여하는 댄서나 체조 선수 같은 운동선수들은 국소적인 앞쪽 느슨함이 발생되는 것으로 나타났다.[43,47] 이 주제는 8장에서 자세히 설명될 것이다.

엉덩관절에서 발생하는 여러 뼈의 이상이 불안정성이나 과운동성에 영향을 줄 수 있다. 절구가 넙다리뼈머리를 불충분하게 덮는다거나 과도한 절구의 경사는 엉덩관절의 안정성에 잠재적으로 영향을 미치는 것으로 설명되어왔다. 관절의 과운동성에 따른 엉덩관절 통증이 있는 환자의 증상에 대한 뼈의 해부학의 원인을 파악하기 위해 다양한 영상검사가 사용된다.

일반 필름 방사선 사진은 감별 진단을 돕고 관절의 불안정성과 관련된 뼈의 병리학적인 해부학 특징을 확인하기 위해 엉덩관절 통증이 있는 환자의 평가 과정에서 초기에 시행된다. 이전에 설명했던 LCEA 및 Tönnis angle 측정은 넙다리뼈머리를 불충분하게 덮는 것을 (엉덩관절의 이형성증과 관련됨) 확인하는 데에 유용하다. LCEA 측정값이 25° 미만인 엉덩관절은 이형성증으로 간주된다.[26] Tönnis angle이 10° 이상인 엉덩관절은 구조적 불안정성의 위험이 있는 것으로 간주된다.[26,36] 엉덩관절의 국소적인 과운동성이 있는 환자는 뼈의 이상과 관련이 없을 수 있어서 일반 방사선 영상의 소견은 정상일 수 있다.

표 4-1 FAI와 관련된 방사선 소견

FAI 변형:	권총 손잡이형 변형	알파 각	Lateral Center Edge Angle	크로스오버 징후
캠	나타남	>50~60°	정상	정상
핀서	정상	정상	>40° (coxa profunda)	나타남 (절구의 뒤경사)
혼합된 유형	나타남	나타남	변할 수 있음	변할 수 있음

FAI, 대퇴비구 충돌 증후군

엉덩관절의 연골성 병변

FAI나 과운동성 및 절구테두리 파열과 관련된 연골 손상의 정도와 특이 패턴은 임상적으로 중요하고, 이러한 질환이 있는 환자의 예후를 고려할 때 특히 그렇다. Beck과 동료들[9]은 특정 해부학적 변형이 절구테두리의 손상 및 연골의 퇴행 패턴에 영향을 미치는지 결정하기 위해 302개의 엉덩관절의 연구했다. 연구진들은 캠 및 핀서 충돌 질환을 비교할 때 연골의 마모 패턴에서 뚜렷한 차이점을 주목했다. 이들은 찢어지는 방식으로 인해 절구테두리에서 연골이 분리되어 발생한 국소적인 앞-위쪽의 연골 손상과 캠 충돌이 관련이 있음을 발견했다. 대조적으로, 핀서 충돌은 절구 주위의 더 많은 주변 연골 손상과 관련이 있다. 이 연구진들은 핀서 충돌 시 절구테두리가 넙다리뼈목과 절구의 가장자리 사이에서 뭉개지고, 이로 인해 관절테두리의 골화를 일으킨다고 결론지었다. 단독적인 캠 또는 핀서 FAI는 일반적으로 관찰되지 않았다. 가장 일반적인 양상은 두 유형의 혼합이다. 이러한 절구테두리의 변형 병변은 다양한 연골 손상 패턴을 초래한다고 제안되었다.

요약

절구테두리는 정상적인 엉덩관절의 기능에서 중요한 역할을 한다. 절구테두리의 손상은 통증 및 기능 장애와 관련이 있다. 다양한 요인이 테두리의 손상을 일으킬 수 있다. 뼈 해부학의 변형은 FAI나 관절의 불안정성을 일으킬 수 있다. 절구테두리의 파열은 연골 손상과 관련이 있다. 캠 및 핀서 FAI는 뚜렷한 연골 병변 패턴을 만든다. 절구테두리 파열 및 관련된 질환을 확인하는 것은 어려운 과정이다. 성공적인 진단은 엉덩관절 해부학에 대한 이해, 구조적인 임상 검사에 달려있고, 영상 검사를 사용하면 도움이 될 수 있다.

관련된 질환의 감별 진단

비관절성 엉덩관절 및 사타구니 통증이 의심되는 환자의 임상 평가는 겹치는 증상을 발생시키는 다양한 감별 진단 때문에 어렵다.[45,48] 일반적인 임상의 우선순위는 엉덩관절 통증의 다양한 원인 간에 (근골격 및 비근골격) 구별을 하는 것이고, 임상가들은 재활의 잠재력을 최대화하기위해 특정 중재 고려사항이 필요한 여러 관절내 질환이 같이 발생하는 것을 고려해야한다. 문헌에서 조사한 몇몇 질환들은 유사한 증상이 나타나거나 절구테두리 파열 환자의 양상을 복잡하게 한다. 엉덩관절 주변에서 발생한 질환은 이 부위의 통증이나 다른 증상을 나타낼 수 있다. 허리의 신경근병증, 골반바닥의 기능장애, 말초신경 포착을 고려해야 하고 국소적인 엉덩관절의 손상과 다른 의심되는 증상이 있는 환자들을 평가하는 과정에서 배제시켜야 한다. 독자들은 2장을 다시 보고 오는 것이 좋다.

FAI와 스포츠 탈장과의 연관성은 문헌에서 설명되어 있다. 스포츠 탈장은 FAI 환자들에게서 흔히 발생하는 것으로 보이는 과사용 증후군이다. 이러한 환자들이 겪는 통증 및 증상의 원인이 되는 특정한 해부학 구조에 대해 논쟁이 남아 있다. 그러나 일반적으로 스포츠 탈장은 앞쪽 두덩뼈에 붙어있는 근육이나 근막 부착점의 손상으로 인해 서혜부의 배벽이나 뒤벽이 약해진 것이라고 받아들여진다.[49] Hammoud와 동료들[50]은 후향적 사례 연구로 FAI 및 스포츠 탈장과 관련이 있는 프로 운동선수 38명을 조사했다. 이 연구진들은 FAI를 해결하기 위해 관절경을 받은 운동선수 중 32%가 과거에 스포츠 탈장을 해결하기 위한 수술을 받은 것을 발견했다. 또한 환자의 39%가 FAI만을 해결하기 위한 수술로 스포츠 탈장이 완화되었다고 보고했다.

FAI는 엉덩관절 및 골반의 ROM 감소와 관련이 있다.[51,52] FAI와 관련된 제한된 ROM은 반복적인 신체 활동 중 이러한 구조물들이 받는 부담의 증가로 인해 발생하는 엉덩관절의 연조직 손상에 기여할 수 있다.[50] 연구진들은 엉덩관절의 ROM 감소로 인해 운동선수가 스포츠 관련 움직임 중 보상적인 골반 동작이나 몸통의 과다폄을 일으켜 부상을 당하기 쉬어진다는 점을 제안했다.[53,54] Birmingham과 동료들[55]은 시체의 엉덩관절에서 두덩결합의 움직임에 대한 시뮬레이션된 캠 FAI의 영향을 조사했다. 두덩결합에서 가로면의 ROM을 측정했다. 연구진들은 캠 CAI 그룹의 두덩결합에서 안쪽돌림의 유의한 증가를 주목했다. 스포츠 탈장의 임상 진단은 배제의 과정이다. 독자들은 5장을 보고 돌아오는 것이 좋다.

현재 떠오르고 있는 문헌은 관절내 수술 후 결과가 좋지 않은 환자와 관련된 엉덩관절 충돌의 관절외 원인을 확인했다. 충돌의 관절외 원인의 유형에는 중앙 엉덩허리근 충돌, 척추아래 충돌, 궁둥넙다리 충돌이 포함될 수 있다. 중앙 엉덩허리근 충돌은 엉덩관절 앞쪽 통증의 원인이며 절구테두리 파열과 연관이 있다. 이러한 충돌의 원인은 뚜렷한 패턴이 있는 앞쪽 절구 테두리의 손상을 야기시키며 절구테두리의 앞-위쪽까지 (예: 1~2시 방향) 퍼지진 않는다. 이 손상은 앞쪽 절구테두리의 2~3시 방향에 있는 엉덩허리근 힘줄의 바로 근처에서 발생하고, 보통 MRA로 확인되며 힘줄 유리술로 치료된다.[55a] 충돌은 2가지 메커니즘 중 하나에 의해 발생할 수 있다고 가정된다: (1) 엉덩관절의 관절주머니-관절테두리 복합체의 유착에 흉터가 남은 엉덩허리근 힘줄에 의한 반복적인 견인 손상 또는 (2) 엉덩관절 폄 시 충돌을 야기하는 타이트하거나 염증이 있는 엉덩허리근의 힘줄.[56] 척추아래 충돌은 엉덩관절 굽힘 시 원위부 넙다리뼈목과 비정상으로 닿는 툭 튀어나온 아래앞엉덩뼈가시 (AIIS)에 의해 발생한다.[57] 이는 엉덩관절 폄과 동시에 반복적인 무릎관절 굽힘을 하는 동안 넙다리곧은근의 과도한 근육 활동으로 인해 발생할 수 있고, AIIS의 견열골절 손상을 일으킨다. 이러한 반복적인 견인 손상은 뛰는 스포츠, 빠르고 큰 에너지로 킥을 차는 축구 같은 스포츠에서 흔하다.[57] 치유가 되면 AIIS에 커진 뼈 돌출부가 생겨서 엉덩관절 굽힘 시 넙다리뼈목과 비정상적으로 닿는다.[56] 척추아래 충돌은 캠 FAI와 관련이 있고 수술로 교정될 수 있다.[56] 궁둥넙다리 충돌은 궁둥뼈결절과 작은돌기 사이의 공간이 좁아지는 것이 특징이고, 이로 인해 넙다리네모근의 반복적인 끼임이 발생한다.[57-57b] 이 충돌은 주로 선천성이라고 보고되었지만 엉덩관절 골절이나 OA에서 볼 수 있는 엉덩관절의 위-안쪽으로의 이동으로 인해 생길 수도 있다.[56] 비전형적인 엉덩관절 충돌의 다른 형태에는 큰돌기/골반 충돌, 비정상적인 넙다리뼈의 전념 (antetorsion), 골반 및 절구의 비정상적인 기울임, 과한 엉덩관절 동작이 있다.[56-57]

허리뼈나 엉치뼈 부위에서 시작되는 근통 증상은 FAI 환자와 절구테두리 파열 환자의 평가 및 치료를 더 어렵게 할 수 있다. 허리신경근의 아랫부분 또는 엉치신경근에서의 연관통은 일반적으로 엉덩이 부위나 허벅지 뒤쪽의 증상을 일으킨다. 다행히도 연관 패턴은 엉덩이와 허벅지 뒤쪽의 원위부까지 퍼져 임상가가 근통 증상을 인식할 수 있게 한다. 허리신경근의 위쪽은 허벅지 앞쪽과 사타구니의 통증을 일으킬 수 있고 임상 검사 시 적절한 신경학적 선별 검사를 통해 측정해야 한다.[58] 신경근 패턴에 대한 완전한 논의는 10장에서 볼 수 있다. 외음부 신경병증은 일반적으로 압박에 의해 발생하고 사타구니 통증과 감각이상으로 나타날 수 있다.[58] 음부신경 차단은 엉덩관절의 관절경을 받은 환자에게서 보고되었다.[58a] 수술 이후 음부신경차단은 일반적으로 일시적인 현상이다.[10] 폐쇄신경 포착은 운동성 사타구니 통증과 모음근 약화를 발생시킬 수도 있다. 또한 운동선수에게 중요한 모음근 발달과 관련이 있다. Bradshaw와 동료들[58b]은 폐쇄신경의 근막 포착으로 인해 운동 시 허벅지 안쪽의 통증이 유발되는 32명의 운동선수 사례를 설명한 사례 연구를 시행했다. 일반적으로 가쪽넙다리피부신경 손상 (지각이상성 대퇴신경통)은 기계적인 엉덩관절 질환과 구별하기 어렵지 않다. 관련된 감각 증상이 있고 (허벅지 앞쪽 및 가쪽), 운동은 변화가 없다. 전방 접근법을 활용한 엉덩관절 관절경 또는 관절지환술의 수술 과정은 이러한 질환의 발생에 기여할 수 있다. Cheatham과 동료들[59]은 문헌 검토에서 의원성 지각이상성 대퇴신경통의 잠재적인 원인으로 엉덩관절, 척추, 골반을 포함한 기타 정형외과적 수술을 논의했다. 비기계적인 징후나 증상 또는 애매한 임상 검사 결과를 보이는 환자들을 평가할 때 신경학적 영향을 고려해야 한다. 이 근거는 보존적인 치료 및 수술 후 환경 모두에 사용되어야 한다.

임상 검사

엉덩관절 부위에서 발생하는 증상의 주요 원인으로 절구테두리 파열과 이와 관련된 증상을 보여주기 위해 임상 검사에 대한 세부적이고 체계적인 접근법이 반드시 필요하다. 이 접근법에 대한 포괄적인 설명은 2장을 참조하면 된다. 이 섹션에서 설명된 바와 같이, 절구테두리 파열과 FAI 환자의 임상 평가를 위한 접근법을 설명한 개요는 상자 4-1에 포함되어 있다.

인구통계학 및 환자 인터뷰

기본적인 인구통계학 정보는 환자가 절구테두리 파열 및 FAI의 일반적인 연령 범위에 해당하는지 여부를 판단하는 데 도움이 된다. 앞서 언급했듯이, 이러한 질환은 일반적으로 젊은 인구에서 발생한다. 상대적으로 나이가 많은 사람의 경우, 엉덩관절의 OA가 더 1차 진단이 될 수 있다. 점차적인 엉덩관절 통증이 있는 50세 이상의 환자는 엉덩관절의 OA일 가능성이 더 높다.[60]

• 상자 4-1 절구테두리 파열과 이와 관련된 질환이 의심되는 환자를 위한 임상 검사 접근법

과거력 (자가 보고 설문지 및 인터뷰)

- 인구 통계학적 정보: 나이, 성별, 사는 환경 등
- 발병 시기
  - 외상성
  - 점진적
- 증상 설명 또는 주 호소
  - 통증
  - 뻣뻣함
  - 지각 이상
  - 타는 듯한 느낌 찌릿한 느낌
  - 잠기는 느낌 또는 걸리는 느낌
  - 약화
  - 불안정한 느낌 (주관적)
- 증상 위치
- 앞쪽 또는 사타구니*
- 허벅지 안쪽 또는 모음근 부위
  - 허벅지 가쪽 또는 큰돌기 부위
  - 엉덩이 또는 볼기근 부위
- 기능적 제한
  - 일상 생활 활동
  - 직업 또는 스포츠 관련
- 이전의 부상
  - 엉덩관절 또는 하지의 다른 관절들
    - 이전 부상의 특성 및 증상 설명
    - 이전의 치료 및 효과
  - 이전의 허리 부상
  - 이전의 수술
- 아동 질환
  - 레그-칼베-페르테스병
  - 대퇴골두 골단 분리증
  - 선천성 이형성증
- 기타 심각한 과거 병력

신체 검사: 관찰 및 시진

- 정적 관찰
  - 하지 정렬
    - 무릎 (외반, 내반, 무릎뼈의 위치), 발의 자세
    - 허리뼈 (전만 증가 또는 감소)
    - 다리 길이 차이 지표
    - 골반의 랜드마크: ASIS, PSIS, 엉덩뼈능선 촉진
    - 근위축
- 보행 관찰

선택적 조직 장력 검사

- 관절 가동 범위 검사
  - 능동적
  - 수동적
  - 저항 적용
    - 엉덩관절과 골반의 전반적인 근육
    - 특정 근육

해부학적 랜드마크 촉진

- 앞쪽: ASIS, 넙다리삼각 및 그 내부
- 가쪽: 큰돌기, 점액낭 및 엉덩정강근막띠 근위부, 중간볼기근의 근복
- 뒤쪽: PSIS, 궁둥뼈결절, 궁둥신경

유연성

- Thomas test/modified Thomas test
- Ober test
- 햄스트링 길이
- 모음근 그룹

임상 검사

- FABER 테스트
- 충돌 테스트 (FADIR)
- Log roll test (앞쪽의 느슨함)
- Resisted straight leg raise test
- Scour test
- Craig test (넙다리뼈의 앞경사)

부가 동작 및 관절 가동성 검사

- 관절 견인 측정

다리 길이 차이 측정

- 체중 부하
- 비체중 부하

ASIS: 아래앞엉덩뼈가시, FABER: 굽힘 벌림 가쪽돌림, FADIR: 굽힘 모음 안쪽돌림, PSIS: 아래뒤엉덩뼈가시.
* "C-징후"가 있는가?

외상성 손상이 절구테두리 파열의 원인일 수 있지만, 대부분의 발병은 점진적이며 관련이 있는 근본적인 질병 (FAI 또는 과운동성)으로 인한 파열이다.[12] 손상이 외상성일 때, 이는 보통 갑작스럽게 꼬거나 도는 메커니즘과 관련이 있다.[45] 과다굽힘 또는 심한 스쿼트 자세 또한 절구테두리 손상과 관련이 있다.[61] 끝 범위까지의 폄, 굽힘, 안쪽돌림은 엉덩관절에 수동적인 안정적 역할을 하는 근육에 충돌이나 과한 스트레스를 잠재적으로 발생시키는데 이러한 움직임을 반복적으로 해야 하는 활동에 참여하는 사람은 절구테두리가 파열할 위험이 더 높을 수 있다. 절구테두리 파열의 발생과 관련이 있는

특정 스포츠 활동에는 골프, 축구, 아이스하키, 달리기, 춤이 있다.[62,63]

절구테두리 파열이 엉덩관절 통증의 주요 원인인지를 결정할 때 증상에 대한 환자의 설명이 도움이 될 수 있다. 통증은 가장 흔한 증상이며 날카롭거나 쑤시다고 표현될 수 있다.[37] 주로 아픈 부위는 일반적으로 사타구니 부위이지만, 통증은 허벅지의 가쪽 부위에서도 발생할 수 있다.[46,64] 환자가 큰돌기 위에서 손을 컵 모양으로 만들고 깊은 통증이 있다고 하는 것은 "C 징후" 라고 보고되며 (그림 4-6), 이는 잠재적으로 관절 내 통증이 있음을 나타낸다.[65] 대퇴근막장근 건염, 근위부 엉덩정강근막띠 (ITB)의 통증, 큰돌기 점액낭염에서 종종 나타나는 만져서 알 수 있는 얕은 통증과 혼동되어서는 안 된다. 절구테두리 파열 시 딸깍 소리, 톡 하는 소리, 끼임 같은 기계적인 증상이 보일 수 있다.[29,66] 그러나 발음성 엉덩허리근 힘줄이나 ITB 같은 관절외 질환 또한 소리가 나는 증상을 유발할 수 있다 (3장 참조).

비전형적인 부위에서 발생하거나 통증과 다른 특성으로 묘사된 증상은 임상가에게 다른 또는 심각한 동시 질환을 고려하라는 신호를 준다. 뻣뻣함 중 특히 아침에 발생하는 뻣뻣함은 보통 엉덩관절 OA와 관련이 있다.[60] 지각 이상, 타는 듯한 느낌, 방사통이 있다면 이는 말초신경 손상이나 허리엉치 복합체의 손상 (예: 지각이상성 대퇴신경통)을 나타낼 수 있다. 또한 통증은 골반 중 힘줄이 닿는곳 (위앞엉덩뼈가시, 위뒤엉덩뼈가시, 궁둥뼈결절)에서 발생할 수도 있다. 볼기근 부위의 통증은 허리뼈나 엉치뼈의 손상을 나타낼 수 있다. 무릎이나 허리골반 부위와 같이 인접한 부위의 통증은 이러한 부위가 근본적인 손상 메커니즘의 일부 원인 또는 결과일 수 있으니 주의해야 한다.[68]

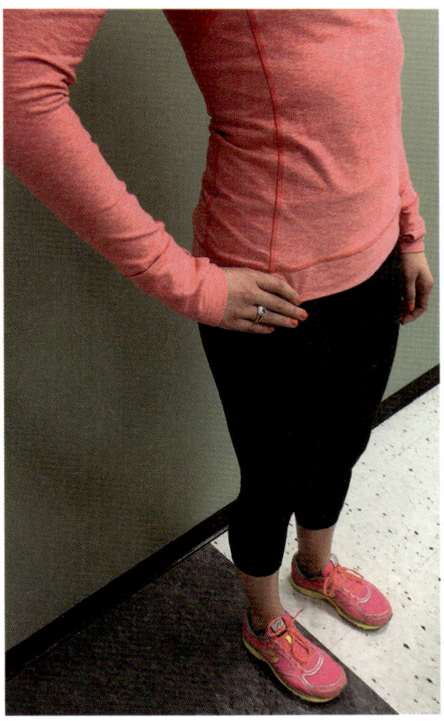

• 그림 4-6 엉덩관절의 C 징후. 허벅지의 앞-가쪽 주위에서 손을 컵 모양으로 만든다.

신체 검사

절구테두리의 손상 및 관련된 엉덩관절 질환에서 시작된 것으로 예상되는 증상이 있는 환자를 평가할 때에는 체계적인 근골격계 검사의 기본 원칙을 따라야 한다.[45] 하지의 정렬, 자세, 보행, 능동적 (AROM) 및 수동적 (PROM) 관절 가동 범위, 유연성, 근력, 관절의 가동성 측정은 임상가가 엉덩관절 부근의 다양한 구조들이 손상에 끼치는 영향을 결정하는 데에 도움을 준다.

자세 측정

정적 및 자세 관찰은 FAI 환자의 증상을 볼 수 있다. 무릎의 과한 외반슬은 체중 부하 활동 시 엉덩관절을 과하게 모음, 안쪽돌림 방향으로 움직이게 할 수 있다. 이 동작은 FAI 환자의 증상을 나타나게 할 수 있다.[69] Austin과 동료들[69]은 FAI 환자의 증상을 줄이기 위한 효과적인 방법으로 엉덩관절의 과한 모음, 안쪽돌림을 조절하는 것을 설명했다. 시상면에서 골반의 자세 및 관련된 허리뼈의 자세를 주목해야 한다. 특히 골반의 과한 앞기울임과 동시에 증가하는 허리뼈의 전만이 중요하다. Ross와 동료들[70]은 골반의 동적인 앞기울임이 엉덩관절의 굽힘, 안쪽돌림을 통해 FAI를 조기에 발생시킨다는 점을 발견했다. 이러한 자세가 보인다면 근본적인 원인과 치료가 가능한지 여부를 결정하기 위한 추가 조사를 해야 한다.

보행 관찰

특정 보행 패턴이 FAI 또는 절구테두리 파열과 관련이 있지는 않지만, 기능에 대한 손상의 영향을 결정하기 위해 보행 검사가 사용될 수 있다.[20] 보행 편차가 보이는 경우 관련이 있는 손상을 파악하기 위해 추가 검사를 시행해야 한다. Lewis

와 Sahrmann[71]은 걸을 때 엉덩관절 앞쪽의 통증이 있는 환자들이 굽은등 자세 (위 몸통이 뒤로 가고 골반이 앞으로 감)로 걷는 경향이 있고 더 정상적인 자세로 교정하면 증상이 나아진다는 점을 관찰했다. 이 연구진들은 3가지 변동 자세 (정상, 굽은등, 앞으로 구부러진 자세)로 걷는 15명의 건강한 사람들을 조사했다. 정상적인 자세로 걷는 사람들에 비해 굽은등 자세로 걷는 사람들에게서 더 높은 엉덩관절 폄 각도, 엉덩관절 굽힘근의 모멘트, 엉덩관절 굽힘의 각충격량이 나타났다.[71] 입각기에서 골반이 과하게 모음 또는 안쪽돌림으로 떨어지는 경향이 인식되어야 한다. 앞에서 언급했듯이, 이러한 움직임 패턴은 증상이 있는 FAI와 관련이 있다.[69] 증상이 있는 FAI 환자에게서 모음, 폄, 안쪽돌림의 최고 각도가 감소된 것으로 보고되었다.[72] 임상가는 벌림근이 부족한 패턴, 비대칭적인 보폭, 사지가 나아갈 때 발의 과도한 안쪽돌림 또는 가쪽돌림 같이 비정상적인 보행을 주목해야 한다.[73] 불충분하거나 아픈 엉덩관절의 동작을 보상하기 위한 허리골반 복합체의 비정상적이거나 과도한 움직임의 발생 또한 주목해야 한다.

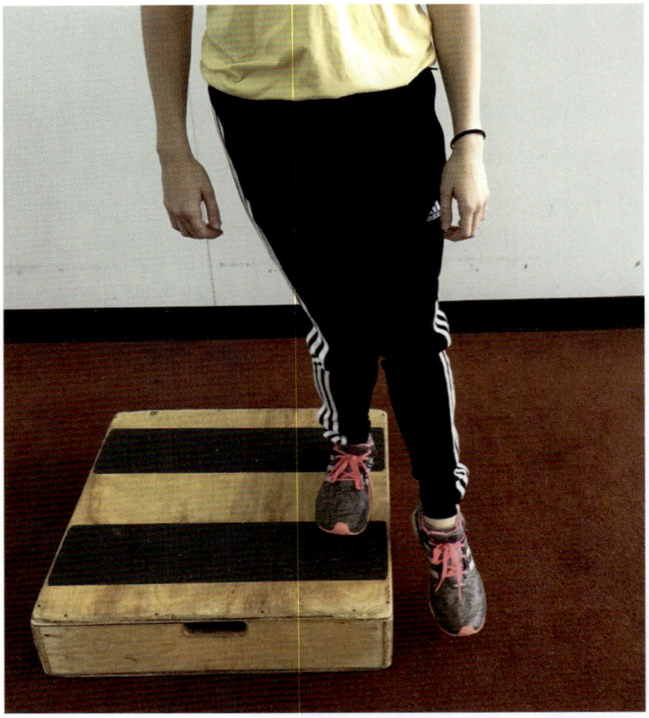

• **그림 4-7 "계단 내려오기" 동작 중 외반 붕괴를 보인다 (엉덩관절의 과도한 모음, 안쪽돌림).** 이는 엉덩관절 벌림근과 가쪽돌림근의 약화를 나타낸다.

기능 검사

임상가는 보행 외에도 기본적인 기능적 움직임을 수행하는 동안 환자를 관찰하고 통증이나 보상적인 움직임 패턴이 있는지를 측정해야한다. 증상에 영향을 줄 수 있는 증상이 나타나는 부위의 근처 및 먼 부위의 부위별 손상을 확인하기 위해 전신의 기능적 움직임 측정을 사용하는 것이 좋다.[74] 이러한 도구 중 하나의 예시는 선택적 기능적 움직임 측정 (Selective Functional Movement Assessment)이다. 공식적인 기능적 움직임 측정 도구의 사용 여부와 상관없이, 보행, 앉았다 일어나기 또는 스쿼트, 계단 내려가기 같은 움직임을 측정하여 중요한 정보를 얻을 수 있다. 이러한 기본적인 움직임 패턴은 최소한의 장비로 모든 임상 환경에서 측정할 수 있으며, 기본적인 정형외과적 검사에 추가 정보를 줄 수 있다. 앉았다 일어나기 및 스쿼트는 하루 종일 반복되는 기본적 일상 생활 활동 (ADL)이다. 일반적인 앉았다 일어나기에는 약 105°의 엉덩관절 굽힘이 필요하기 때문에, 이러한 움직임 패턴은 통증 유발이나 편차를 확인하기 위해 측정되어야한다.[75] 그림 4-7은 엉덩관절 벌림근과 가쪽돌림근의 약화로 인해 "계단 내려가기" 동안 하지에서 외반 붕괴가 나타나는 것을 보여준다.

관절 가동 범위 검사

PROM, AROM, 근력 감소를 구별하기 위해 선택적 조직 장력 검사를 사용해야한다. PROM을 측정할 때 불충분한 근육 길이, 관절주머니의 제한, 뼈의 차단이나 이상으로 발생되는 제한을 파악하기 위해 끝 느낌의 특성을 검사해야 한다. 안쪽돌림의 현저한 감소 (< 15°), 특히 비교적 나이가 많은 사람들의 감소는 엉덩관절에 퇴행성 변화가 있음을 나타낼 수 있다.[76] AROM 값이 PROM 값보다 현저히 낮으면 근력 감소를 의심해야 한다. 선택적 조직 장력 검사의 결과는 특히 치료를 유도하는 데 유용할 수 있다.

근력 측정

절구테두리 파열이나 이와 관련된 엉덩관절의 질환에 의한 증상이 있는 환자의 표준 검사에 모든 면에서의 근력 측정이 포함되어야 한다. 모든 면에서 측정해야 하지만, 임상가는 비관정성 통증이 있는 환자에게서 특정 패턴의 약화가 설명되어왔다는 점을 주목해야 한다.[77,78] Harris-Hayes와 동료들[77]은 만성 엉덩관절 통증이 있는 젊은 성인 (18~40세) 35명의 엉덩관절 근력을 증상이 없는 같은 나이대의 대조군 35명과 비교했다. 대조군은 성별, 5년 이내의 나이, 체질량지수, 손상된 쪽이 같았다. 시험 그룹의 진단에는 캠 FAI, 핀서 FAI, 구조적인 불안정, 방사선 소견 상 뚜렷한 뼈 이상이 없는 엉덩관절 통증이 포함되었다. 연구진들은 대조군과 비교했을 때 만성 엉덩관절 통증이 있는 환자들에게서 엉덩관절 벌림근 및 가쪽돌림근 약화가 보임을 발견했다. 또한 만성 엉덩관절 통증이 있는 그룹의 손상되지 않은 엉덩관절 또한 약화되는 경향이 있음을 확인했다. Casartelli와 동료들[79]은 증상이 있는 FAI 환자 (15명)가 건강한 대조군 (15명)과 비교했을 때 엉덩관절 굽힘근의 최고 토크가 적다는 점을 발견했다. 이러한 결과는 등척성 및 등속성 상황에서 모두 같았다. 그러나 근전도 (EMG) 데이터를 분석했을 때, 연구진들은 엉덩관절 굽힘근 그룹의 피로도가 대조군과 비교했을 때 더 뚜렷하지 않다는 점을 발견했다. FAI 환자의 엉덩관절 모음근의 약화 또한 기술되었다.[78]

절구테두리 파열로 의심되는 환자의 평가 과정에는 허리골반 근력 또한 고려되어야 한다. 기능적 해부학 및 병리학적인 과정에 많은 차이가 있지만, 어깨관절 복합체에 병리학적인 질환이 있을 것이라고 의심되는 환자를 평가할 때 자주 사용되는 근위부 안정화 개념을 유추할 수 있다. 어깨뼈 복합체와 마찬가지로 허리골반 복합체는 말초 관절을 사용하기 위해 단단한 기반을 제공하는 적절한 안정화 역할을 유지해야 한다. 하복부 근육은 골반의 동적인 앞기울임을 조절하는 역할이기 때문에 특히 중요하다. 앞서 언급했듯이, 골반의 동적인 앞기울임은 굽힘 및 안쪽돌림 동작에서 일찍 발생하는 FAI와 상관관계가 있다.[70] 허리골반의 불충분한 조절은 허리골반 불안정과 엉치엉덩관절 장애에 영향을 미칠 수 있고, 일반적으로 FAI 및 절구테두리 파열과 함께 관찰된다.

근육 길이 측정

절구테두리 파열이 있는 환자의 증상을 증가시키는 비정상적인 움직임 패턴에 영향을 미칠 수 있는 근육 길이 손상을 확인하기 위해 엉덩관절 및 골반 근육의 유연성 검사를 시행해야 한다. 엉덩관절의 관절내 기능 장애가 의심되는 환자를 평가할 때 고려해야 할 감별 진단에는 엉덩관절과 골반의 근건 구조의 손상이 포함된다.[12,45] 엉덩허리근 복합체가 특히 중요하다. 과도한 엉덩허리근의 마찰 및 엉덩허리근의 충돌로 인한 절구테두리의 손상이 문헌에 기술되어있다.[80] 안쪽 발음성 고관절은 넙다리뼈머리의 앞쪽이나 관절주머니를 지나는 엉덩허리근 힘줄이 툭 끊어지면서 발생할 수 있다.[81] 엉덩허리근 복합체 및 ITB 복합체의 유연성을 평가하기 위해 Thomas 검사를 사용할 수 있다.[20] 엉덩관절 가쪽의 통증은 종종 큰돌기 점액낭염이나 근위부 ITB의 염증과 관련이 있다. ITB 복합체의 유연성을 평가하기 위해 Ober 검사가 사용될 수 있다.[20]

관절 가동성 검사

관절 가동성 검사는 절구테두리 파열 환자에게 관절주머니의 가동성 감소가 있는지 파악하는 데에 유용할 수 있다. 이는 특히 FAI와 관련된 증상이 있는 환자에게 유용하다. 언급했듯이 FAI는 결국 엉덩관절의 OA를 일으키는 퇴행성 과정의 일부일 수 있다.[6,82] 관절 가동술의 효과는 엉덩관절 OA 환자에게 보고되어 왔다.[83] 부가 동작 검사 시 관절 가동성의 감소나 통증 완화가 있다면, 관절 가동술 기법을 사용하는 적응증으로 간주된다. 엉덩관절에서 발생하는 변하기 쉽지만 비교적 작은 병진 운동 때문에,[84] 관절 가동성은 긴 축의 견인을 통해 측정되는 것이 가장 좋을 수 있다. 현재의 임상 실습 지침이 엉덩관절의 비관절성 통증이 있는 환자에게 잠재적인 중재 방법으로 도수치료를 권장하는 것을 고려해 볼 때, 관절 가동성 검사는 임상가들의 검사 방법론 중 일부로 간주해야 한다.[12]

임상 검사

특정 임상 검사는 절구테두리 파열이나 이 파열과 관련된 근본적인 질환을 진단하는 데 유용하다고 설명되어 왔다. 임상가들은 어떤 임상 검사가 엉덩관절의 비관절성 통증이 있는 환자의 근거를 뒷받침하는지 이해해야 한다. 환자가 젊고, 갑자기 멈추거나 또는 스포츠에 참여하고, 다음의 검사에서 양성 소견이 있다면, 임상가들은 절구테두리 파열이나 관절내 질환이 있음을 의심해야 한다.[45]

굽힘 벌림 가쪽돌림 검사

굽힘 벌림 가쪽돌림 (FABER) 또는 Patrick 검사는 수동적인 움직임과 관련하여 엉덩관절의 과민성을 나타내기 위한 것이다 (그림 4-8). 또한 이 검사는 엉덩관절 가동성의 일반적인 지표 역할을 할 수 있다. FABER 검사는 다양한 부위 (앞쪽, 가쪽, 뒤쪽)에서 통증을 유발할 수 있으며, 엉치엉덩관절 부위에서 증상을 유발할 때 엉치엉덩관절 같이 엉덩관절 이외의 구조물을 증상적으로 연관시킬 수 있다.

순서

환자는 눕는다. 검사하는 다리의 발꿈치를 반대쪽 무릎 위에 놓고, 엉덩관절을 굽힘, 벌림, 가쪽돌림을 만든다. 골반은 반대쪽 위앞엉덩뼈가시에서 고정한다. 환자에게 이 자세로 인해 증상이 유발되는지 가리키라고 한다. 일반적인 가동성은 검사하는 다리의 가쪽 무릎에서 치료 테이블까지의 거리를 측정함으로써 추측할 수 있다. 환자가 견딜 수 있다면 무릎의 안쪽 면을 치료 테이블 쪽으로 누른다. 이러한 압력으로 관절에서 수동적인 안정화 역할을 하는 구조물들이 끝 범위에서 부하를 받았을 때 증상이 유발될 수 있다.

해석

환자의 주요 증상과 유사한 통증 (사타구니, 엉덩관절 가쪽, 엉덩이)은 양성으로 간주되지만, 이 검사로 통증이 어디서 발생되는지를 식별하는 것은 어렵다. 이 검사 중에 발생하는 증상의 위치는 엉덩관절 손상 (일반적으로 사타구니 통증)과 엉치엉덩관절 장애 (보통, 엉덩이 통증)를 구별할 때 고려해야 한다.[65] 손상된 다리와 손상되지 않은 다리 간의 일반적인 엉덩관절 가동성의 차이 또한 주목해야 한다.

FABER 검사의 진단 정확도를 조사한 연구는 질환의 특이도, 연구 방법, 전반적인 연구의 질과 관련해 일치하지 않는다.[20,85] FABER 검사는 관절내 질환을 확인하기 위해 사용되었을 때 민감도 범위 57~100%, 특이도 범위 25~100%로 보고되었다.[85,86] Martin과 Sekiya[87]는 0.73의 양성우도비 (95% 신뢰구간 [CI]: 0.41, 0.77)와 2.2의 음성우도비 (95% CI: 0.8, 6)를 보고했다.

굽힘 모음 안쪽돌림 검사

굽힘 모음 안쪽돌림 (FADIR) 검사는 엉덩관절에서 발생하는 증상이 있는 앞쪽 충돌을 확인하기 위한 것이다 (그림 4-9). 환자는 엉덩관절 앞쪽 충돌과 관련된 자세를 취하고, 증상이 재현되는지 모니터링한다. FAI 이후 절구테두리가 파열된 환자는 이 검사 시 종종 통증을 보고한다.

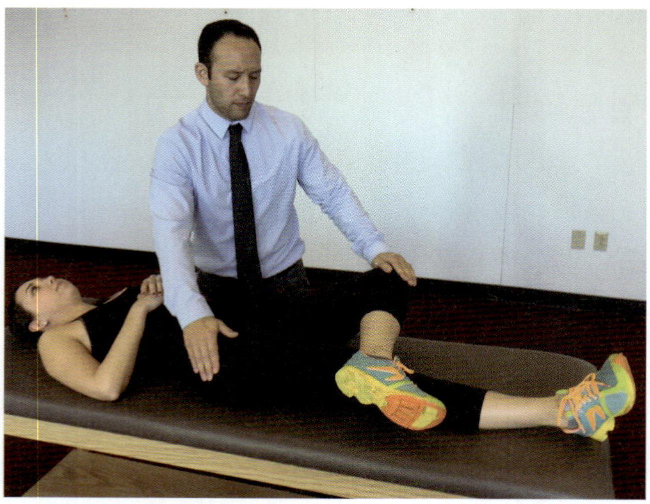

• 그림 4-8 환자는 굽힘, 벌림, 가쪽돌림 (FABER) 검사 자세를 취한다. 사타구니 통증은 잠재적인 엉덩관절 질환과 관련이 있다.

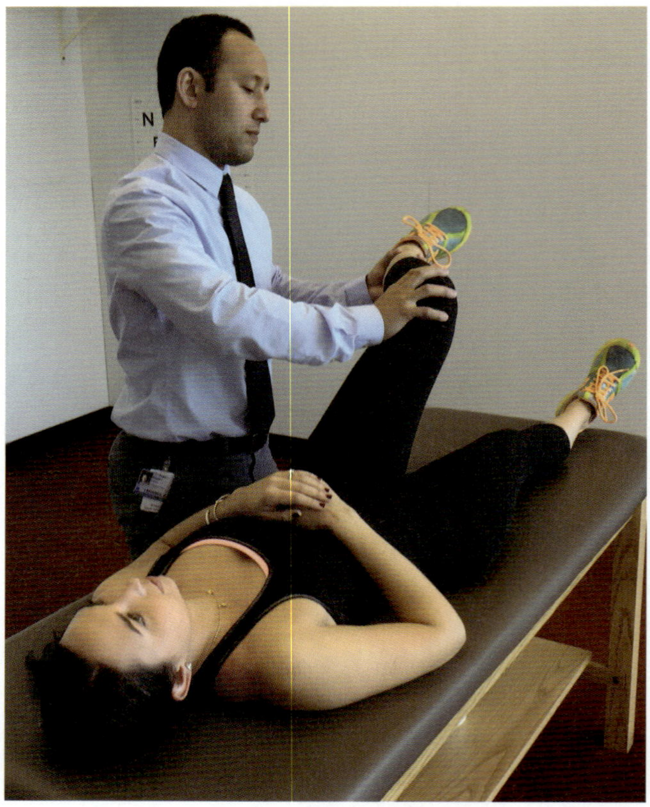

• 그림 4-9 환자는 굽힘, 모음, 안쪽돌림 (FADIR) 검사 자세를 취한다. 사타구니 통증은 증상이 있는 대퇴비구 충돌 증후군과 관련이 있다.

순서

환자는 눕는다. 증상이 있는 엉덩관절과 무릎관절을 수동적으로 90° 구부린다. 그 다음 엉덩관절을 끝 범위까지 수동적으로 안쪽돌림 시키고 가로 방향으로 다리를 모은다. 검사를 하는 동안 환자에게 증상이 유발되는지 주목하라고 한다.

해석

환자의 주요 증상을 재현하는 통증 (일반적으로 사타구니 부위)은 양성으로 간주된다. 임상가들은 사타구니 이외의 부위에서 발생하는 통증을 해석할 때 주의해야 한다. 연조직 (근육, 힘줄, 점액낭)을 가로지르는 장력이나 압력이 엉덩관절 주변의 다른 부위의 통증을 유발할 수 있다.

절구테두리 파열이나 증상이 있는 관절내 질환을 확인하기 위해 시행될 때, FADIR 검사는 민감도 범위 75~100%, 특이도 범위 10~100%로 보고되었다.[11,87,88] Reiman과 동료들[88]의 체계적 문헌 고찰에서 0.44~2.2의 음성우도비와 0.86~2.4의 양성우도비를 보고했다.

Internal Rotation Over Pressure 검사

Internal Rotation Over Pressure 검사 (IROP) 검사는 증상이 있는 엉덩관절 질환을 확인하기 위한 것이다 (그림 4-10). 환자는 엉덩관절 앞쪽 충돌과 관련된 자세를 취한 다음, 넙다리에 앞쪽-뒤쪽의 압력을 가하고, 증상이 재현되는지 모니터링한다. 절구테두리 파열 및 기타 관절내 질환이 있는 환자는 이 검사 시 종종 통증을 보고한다.

순서

환자는 눕는다. 검사하는 엉덩관절과 무릎관절을 수동적으로 90° 구부린다. 그 다음 엉덩관절을 끝 범위까지 수동적으로 안쪽돌림 시킨다. 넙다리뼈의 축을 통해 뒤쪽으로의 압력을 가한다. 검사를 하는 동안 환자에게 증상이 유발되는지 주목하라고 한다.

해석

환자의 주요 증상을 재현하는 통증 (일반적으로 사타구니 부위)은 양성으로 간주된다.[86] 임상가들은 사타구니 이외의 부위에서 발생하는 통증을 해석할 때 주의해야 한다. 연조직 (근육, 힘줄, 점액낭)을 가로지르는 장력이나 압력이 엉덩관절 주변의 다른 부위의 통증을 유발할 수 있다.

적은 문헌에서 IROP 검사를 조사했다. Maslowski와 동료들[86]은 민감도와 특이도가 각각 0.91 (95% CI: 0.68, 0.99), 0.18 (95% CI: 0.05, 0.40)임을 발견했다. 또한 이 연구진들은 0.17의 음성우도비 (95% CI: 0.04, 0.40)와 0.88의 양성우도비 (95% CI: 0.67, 0.98)를 계산했다.[86]

Log Roll 검사

Log Roll 검사는 엉덩관절의 앞쪽 관절주머니-인대의 과한 느슨함을 확인하기 위한 것이다 (그림 4-11).[12] 또한 이 검사는

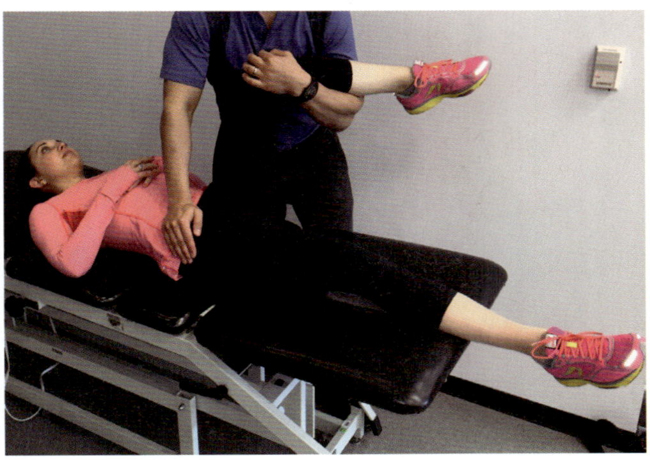

• **그림 4-10** Internal Rotation and Over Pressure (IROP) Test. 환자는 90°로 구부리고 안쪽돌림을 끝 범위까지 한다. 넙다리뼈에 뒤쪽 방향으로 힘을 가한다. 통증이 발생한다면 (주로 사타구니) 관절내 엉덩관절 질환을 나타낸다.

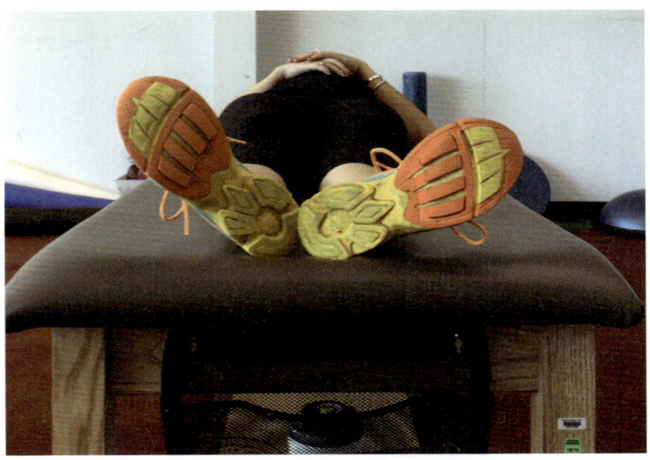

• **그림 4-11** Log Roll Test **양성 결과.** 엉덩관절을 수동적으로 안쪽돌림–가쪽돌림 시킨 후, 왼쪽 발이 가쪽으로 돌아간다. 이는 왼쪽 엉덩관절의 앞쪽 느슨함을 나타낼 수 있다.

관절 질환의 증상을 측정하는 방법으로도 설명되었다.[65]

순서

환자는 눕는다. 검사자는 환자의 허벅지를 잡고 엉덩관절을 수동적으로 안쪽돌림-가쪽돌림 시킨다. 몇 번 시행한 후, 엉덩관절을 안정된 자세로 놓는다. 손상된 다리와 손상되지 않은 다리의 안정된 자세를 비교한다.

해석

손상된 엉덩관절에서 가쪽돌림이 뚜렷하게 증가되었다면 앞쪽 관절주머니-인대의 과한 느슨함을 양성으로 간주한다. 또한 동작으로 유발되는 사타구니 또는 허벅지 앞-가쪽의 통증은 이와 관련된 엉덩관절의 관절내 질환을 나타낼 수 있다. Log roll 검사에 관한 진단적 타당도는 보고되지 않았다.[89]

Resisted Straight Leg Raise 검사

Resisted straight leg raise 검사는 앞쪽 관절주머니 또는 절구테두리의 잠재적 과민성을 확인하기 위한 것이다 (그림 4-12).[20] 엉덩허리근의 등척성 수축이 이러한 구조물을 가로질러 힘줄을 통해 장력이 가해지는 것으로 생각되어진다.

순서

환자는 눕는다. 검사하는 엉덩관절을 능동적으로 약 30° 구부린다 (무릎은 편 채로). 검사자가 폄 방향으로 힘을 가할 때 환자에게는 이 자세를 유지하라고 한다. 환자에게 이 검사로 인해 사타구니 통증이 유발된다면 이에 주목하라고 한다.

해석

환자의 엉덩관절에 폄 방향으로 힘을 가할 때 사타구니 통증이 재현된다면, 이는 엉덩관절 앞쪽의 관절주머니나 절구테두리 또는 엉덩허리근 복합체의 과민성을 나타낼 수 있다.[86] Maslowski와 동료들[86]은 0.59의 민감도 (95% CI: 0.34, 0.82), 0.32의 특이도 (95% CI: 0.14, 0.55)를 발견했다. 이들은 1.28의 음성우도비와 0.87의 양성우도비도 계산했다.

Posterior Rim Impingement 검사

Posterior rim impingement 검사는 넙다리뼈목의 뒤-가쪽면과 뒤쪽 관절테두리의 일치를 임상적으로 측정하기 위해 사용된다 (그림 4-13).[75]

순서

이 검사는 환자가 검사 테이블의 끝에 누워서 다리를 자유롭게 매달리게 하여 수행된다. 환자에게 양 무릎을 가슴 쪽으로 당기라고 한다. 환자는 이렇게 구부러진 자세에서 검사하지 않는 다리를 잡고 있는 동안, 임상가는 환자의 반대쪽 다리를 펴서 테이블 아래로 내린다. 이 자세에서 증상을 재현하기 위해 엉덩관절을 벌림, 가쪽돌림시킨다.[75]

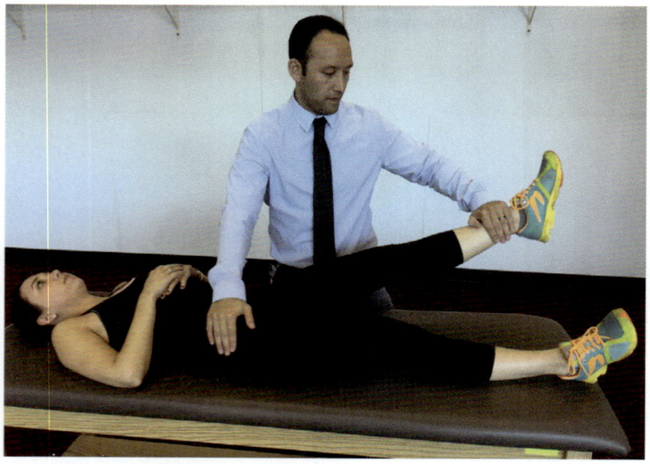

• **그림 4-12** Resisted Straight Leg Raise Test. 환자는 하지 직거상 자세에서 저항을 이겨낸다. 사타구니 통증이 발생하는 것은 엉덩관절의 앞쪽 관절주머니나 절구테두리 또는 엉덩허리근 복합체의 과민성을 나타낼 수 있다.

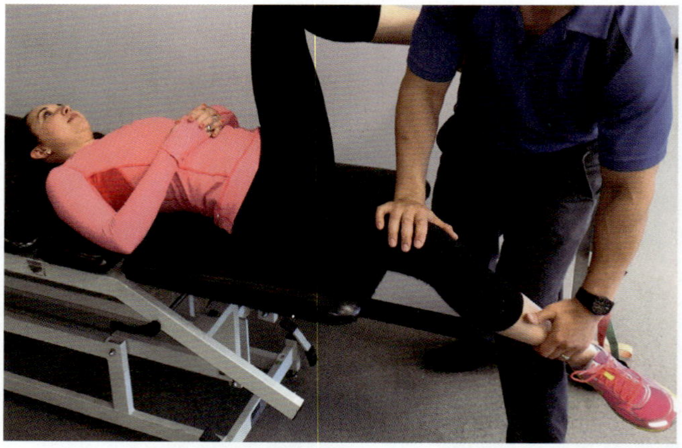

• **그림 4-13** Posterior Rim Impingement Test. 다리를 자유롭게 매달리게 한 채로 눕는다. 환자에게 양 무릎을 가슴 쪽으로 당기고, 검사하지 않는 다리를 잡고 있으라고 한다. 임상가는 환자의 검사하는 다리를 펴서 테이블 아래로 내린 다음, 엉덩관절을 수동적으로 벌림, 가쪽돌림시킨다. 뒤쪽의 증상이 발생하면 이는 엉덩관절의 뒤쪽 충돌을 나타낼 수 있다.

해석

다리를 이렇게 움직일 때 환자의 엉덩관절 뒤쪽의 통증이 재현된다면, 넙다리뼈머리 및 목의 뒤쪽 면 사이와 뒤쪽 절구테두리의 뒤쪽 충돌이 있음을 나타낼 수 있다. 이 자세에서 앞쪽 통증이 재현된다면, 이는 엉덩관절의 불안정성을 나타낼 수 있다는 점도 보고되었다.[1,75] 이 검사의 임상계측적 특성을 평가하는 데이터는 부족하다.

임상 검사 모음

제한적이지만 증가하는 연구들은 엉덩관절에 비관절성 통증이 있는 환자들에 대한 임상 검사의 사용을 조사했다. 더 최근의 연구들은 FAI 환자들의 임상 검사 사용과 환자 집단에 초점을 맞췄다. Martin과 Sekiya[87]는 평균 42세 (범위 18~76세, SD 15.4세)인 환자들에게서 FABER 검사, FADIR 검사, Log roll 검사, 큰돌기 촉진의 평정자간 신뢰도를 검사하는 연구를 수행했다. 이 연구진들은 4가지 검사 모두에서 중간 정도~상당한 일치도를 발견했다. FABER 검사, Log roll 검사에서 허용될 수 있는 신뢰도 (카파 상관계수 > 0.40으로 정의된 대로 중등도 이상)를 발견했고, 큰돌기 촉진시 압통이 있었다. FABER 검사의 95% CI인 카파 상관계수는 0.63 이었고 (95% CI: 0.43~0.83), FADIR 검사는 0.58 이었으며 (95% CI: 0.29~0.87), Log roll 검사는 0.61 이었고 (95% CI: 0.41~0.81), 큰돌기 촉진 시 압통은 0.66 이었다 (95% CI: 0.48~0.84). 4가지 검사 모두 편의 지수 값이 낮았다 (0.06~0.08). 높은 편의 지수 값은 카파 상관계수를 부풀릴 수 있다. 그러나 FAI의 높은 유병률 지수 (0.76) 때문에 FADIR 검사는 신뢰할만한 것으로 간주되지 않았다. 높은 유병률 지수는 우연한 일치로 인해 시험 결과가 양성일 가능성이 높아지는 것과 관련이 있다.

Maslowski와 동료들[86]은 관절내 엉덩관절 질환의 진단 시 검사의 타당도를 파악하기 위해 진단용 관절내 주사 전후에 통증 유발 방법을 조사했다. 주사 후 통증이 80% 이상 감소하면, 증상은 엉덩관절 내에서 발생하는 것으로 간주된다. 이들은 FABER 검사의 민감도가 0.82 (95% CI: 0.57~0.96)이고, IROP의 민감도 0.91 (95% CI: 0.68~0.99)로서 가장 민감한 검사라는 것을 발견했다. IROP 검사는 FADIR 검사와 유사하게 수행되며 뒤쪽으로의 압력이 추가된다. 가장 높은 특이도를 보이는 검사는 없었고 (예: 대부분 거짓-양성 결과가 있었음), Resisted straight leg raise 검사가 0.32 (95% CI: 0.14~0.55)로 가장 높은 값을 보였다. 양성우도비가 가장 높은 검사는 IROP와 FABER 검사였으며, 각각 0.47 (95% CI: 0.29~0.64), 0.46 (95% CI: 0.28~0.65) 이었다. IROP는 0.71로서 가장 높은 음성우도비를 나타냈다 (95% CI: 0.25~0.98). 이러한 검사들은 병리학적 과정이 나타날 때 이를 확인할 수 있는 능력이 있는 것으로 보이지만, 높은 거짓-양성 비율과 관련이 있는 경향도 있다. 그러므로 완전한 검사가 임상적으로 제일 유용하며, 특수 검사는 이를 확인하는 수단으로 생각되어진다. 이 연구의 결과는 특정 질환을 확인하는 것과는 대조적으로, 선별 검사 목적으로 이 검사를 사용하는 것을 정당화한다.

진단용 주사

진단 목적인 국소 마취제 또는 스테로이드 화합물로 구성된 영상 유도 주사를 사용하는 것은 절구테두리 파열이나 FAI 같은 질환이 의심될 때 일반적으로 시행된다.[20] 이 과정에서 치료 효과도 생길 수 있다. 환자에게 통증을 평가하고 증상을 유발하는 활동을 기록하라고 한다. 엉덩관절에 주사를 한 후, 환자에게 통증을 다시 평가하고 이전에 증상이 일어난다고 기록했던 활동을 하라고 한다. 주사 후 증상이 감소하면 환자의 증상이 관절내에서 비롯된 것임을 확인할 수 있다. 관절내 손상에서 일반적으로 관찰되는 패턴은 통증의 감소이며, 증상의 최종적인 회복이 뒤따른다. 엉덩관절이 증상의 원인인 경우 국소 마취제로 인한 통증 완화 기간은 보통 3~4시간이다.[90,91] Kivlan과 동료들[91]은 공존하는 관절외 질환은 연골 손상이 있을 때 주사로 인한 통증 완화 반응에 영향을 미치지 않는다는 것을 발견했다. 이 연구진들은 엉덩관절에 관절경 검사를 받은 72명의 연속적인 피험자들을 검토하고 충돌 유형, 절구테두리 질환의 심각도, 연골 질환의 유형을 세분화하여 3번의 공분산분석을 수행했다. 연구 결과, 충돌의 유형이나 절구테두리 질환의 심각도에서는 주사로 인한 증상 완화 비율에 유의한 주요 효과가 없음을 나타냈다. 연골 질환의 유형은 주사로 인한 증상 완화 비율에 유의한 주요 효과가 있음을 발견했다 ($P < 0.05$). 또한 연골 질환이 없는 환자와 비교했을 때, 절구에 중등도의 연골 질환이 있는 환자와 절구 박리가 있는 환자의 경우 더 많이 완화되었다.[91]

대퇴비구 충돌 증후군의 초기 중재 및 증상 예방

환자가 FAI와 일치하는 해부학적 특징 (방사선학적 또는 임상적 근거)을 가지고 있음에도 불구하고 ADL이나 다른 신체 활동시 증상이 없는 경우는 드문 경우로, 증상의 진행을 막기 위한 조치가 취해질 수 있다. 증상이 있는 FAI의 경우와 마찬가지로, 증상이 없는 FAI 환자의 활동 수정에 대한 조언과 교육이 필요하다. 제공되는 교육은 특정한 기능적 요구, 확인된 장애, 환자의 병리학적 특성을 해결하기 위해 맞춰져야 한다.[12] 환자는 궁극적으로 통증이나 기타 관련 증상을 유발할 수 있는 충돌 위치에 엉덩관절을 위치시키는 활동을 피해야 한다. 특히 끝 범위까지의 굽힘, 안쪽돌림, 모음이 필요한 움직임은 FAI 환자가 피하거나 변형해서 절구테두리에 가해질 수 있는 잠재적인 기계적 힘을 피해야 한다.[12,92] FAI 환자는 심한 스쿼트 운동을 피하도록 교육받는다. Lamontagne와 동료들[51]은 정상인 피험자와 비교했을 때 캠 FAI 환자가 스쿼트 시 최대로 앉은 깊이가 크게 감소한 것을 발견했다.

알려진 FAI의 해부학적 특징이 있는 환자의 경우 앉기, 앉았다 일어나기, 보행, 자는 자세, 계단 오르내리기 같은 기본적인 ADL 측정을 수행해야한다. 이러한 자세와 활동은 환자가 통증이나 증상이 발생할 경향을 나타내지 않고 이러한 과제를 수행할 수 있는지 결정하기 위해 평가되어야한다.[12] 이러한 과제 중에 사용되는 정렬 또는 움직임 패턴이 통증이나 증상에 영향을 줄 가능성이 있는 경우, 활동 수정에 대한 지침을 예방 접근법의 일부로서 제공해야한다.[93]

ADL 외에도 업무와 관련된 활동이나 피트니스 및 운동 활동을 평가하고, 아플 수 있고 엉덩관절에 가해지는 전단력을 증가시킬 수 있는 움직임을 제한하기 위해 필요한 만큼 수정해야 한다. 인체 공학적 측정 및 환자의 작업 환경의 수정 (예: 엉덩관절이 90° 미만으로 구부러지지 않도록 의자의 높이를 올림)은 FAI가 있는 경우 관절의 자극과 통증 발생 가능성을 줄여줄 수 있다. 이러한 환자들을 위한 피트니스 관련 활동 수정의 비교 가능한 예시는 고정된 사이클에서 과도한 엉덩관절 굽힘을 제한하기 위해 좌석의 높이를 올리는 것이다.[12] 이러한 환자들에게는 끝 범위까지의 엉덩관절 자세를 반복적이거나 세게 해야 하는 스포츠 관련 동작을 피하거나 적절히 수정할 것이 권장된다.

증상이 있는 대퇴비구 충돌 증후군의 비수술적 관리를 위한 재활 고려사항

증상이 있는 FAI의 초기 관리에는 보존적인 관리 기간이 포함되어야한다. 수술적 중재를 고려하기 전에 약 8~12주까지 보존적인 치료를 시도한다. 보존적인 관리에는 보통 물리치료와 항염증제가 포함되며, 영상-유도 관절내 주사가 포함될 수도 있다.[12,94]

환자 교육

예방 관리와 마찬가지로 교육은 증상이 있는 FAI 치료에 중요한 역할을 한다. FAI 질환과 관련된 과도한 기계적 힘으로 인한 염증과 통증을 줄이기 위해 보존적인 관리는 처음에 환자의 교육과 활동 수정을 중요하게 여겨야 한다. 골반의 과도한 기울임과 골반에 비해 몸이 뒤에 있는 것 (굽은등 자세)을 피하라는 환자 교육은 절구테두리 및 기타 관절의 앞쪽 구조물에 가해지는 힘을 최소화하는 데에 도움이 될 수 있다.[71,93] 환자는 엉덩관절의 깊은 굽힘이나 안쪽돌림을 과하거나 반복적으로 하는 움직임을 피해야 한다.[12] 활동적인 환자들은 이러한 수정 사항을 지키기 위해 자신들의 운동 프로그램을 수정해야 할 수도 있다. 환자의 사무실 의자 높이를 수정하는 것 같은 인체 공학적 권장 사항도 유용할 수 있다.

급성 증상 치료

급성기의 물리치료 목표는 통증을 완화시키고 관절의 ROM과 가동성을 점진적으로 회복시키는 것이다. 환자들은 증상을 악화시키는 활동, 특히 끝 범위까지의 반복적인 움직임을 피하고 비스테로이드성 항염증제를 먹는 것이 좋다 (권장되거나 적절하게 처방된 대로).[20] 이 기간 동안의 중재는 낮은 강도의 관절 가동술, PROM으로 이루어진다. ROM을 향상시키기 위해, 고정된 사이클을 엉덩관절의 아픈 굽힘을 피하기에 충분한 높이로 좌석을 설정하고 낮은 강도로 시작하는 것이 좋다.[20] 초기 재활 기간 동안 엉덩관절 굽힘의 양을 충분히 제한하기 위해 가능하다면 리컴번트 자전거 (누워 타는 자전거)보다 서서 타는 고정식 자전거를 권장한다. 저항 수준은 환자가 견딜 수 있는 만큼 점진적으로 진행될 수 있다. 이론적으로 통증 완화를 위한 냉 요법 또는 전기 자극은 손상 관리의 초기 단계에서 약간의 효과를 볼 수 있다.

손상에 기초한 중재

염증과 통증의 급성 증상이 감소되면 통증이 유발되지 않는 유연성 및 근력 강화 운동으로 진행해야 한다. 이 시점의 재활의 목표는 하지나 허리골반 부위의 근육의 불균형이나 비대칭을 교정하는 것이다.[95] 확인된 임상적 손상을 다루는 개별화된 재활 프로그램을 개발하기 위해 철저한 평가를 완료해야한다.

근육 유연성 운동

스트레칭 운동은 근육 길이 검사와 ROM의 끝 느낌 측정을 완료한 후에만 주의해서 실시해야한다. 스트레칭 운동은 일반적으로 궁둥구멍근, 엉덩허리근, 넙다리네갈래근, ITB에 시행한다.[20] 환자는 과도한 강도로 스트레칭을 하거나 관절내 통증을 발생시키는 ROM까지 가지 않도록 교육받아야 한다.

엉덩관절 근육의 근력 강화

임상 검사에서 나온 바와 같이 근력 강화 운동은 손상된 하지의 근력 감소와 불균형을 다루기 위해 권장되어야 한다. 임상가는 환자의 움직임 전략을 측정하고 비정상적인 움직임 패턴에 영향을 미칠 수 있는 무릎이나 발목 같이 엉덩관절과 먼 부위나 관절의 약화를 위해 추가 근력 강화 운동을 포함시켜야 한다. 반대쪽 다리의 근력 감소도 측정해야 한다. 초기에는 FAI에서 발생하는 것과 같은 관절의 통증이나 다른 증상이 나타나지 않는 엉덩관절의 중간 ROM 자세에서 점진적인 저항 운동을 시행해야 한다. 근력 강화 운동은 환자가 견딜 수 있을 때 진행해야 하고 모든 면에서의 움직임을 강조해야 한다. 근력 강화 프로그램은 특히 엉덩관절 벌림근, 가쪽돌림근,[77] 코어 근육[20]을 중점적으로 해야 한다. 이 근육들은 골반의 높이를 같게 유지하고 한 다리로 서 있을 때 하지의 외반 붕괴를 방지하는 데 중요한 역할을 한다.[69,96] 또한 큰볼기근의 상부 섬유가 엉덩관절의 벌림을 도와준다고 보고되었으므로 큰볼기근의 운동도 포함되어야 한다. 따라서 이 근육의 약화는 하지의 과한 모음에 영향을 끼칠 수 있다.[69] 그림 4-14는 관상면에서 엉덩관절 벌림근으로 안정을 유지하면서 체중을 부하하고 저항을 견디는 가쪽돌림 (고정된 하지에서 움직이는 골반)을 보여준다.

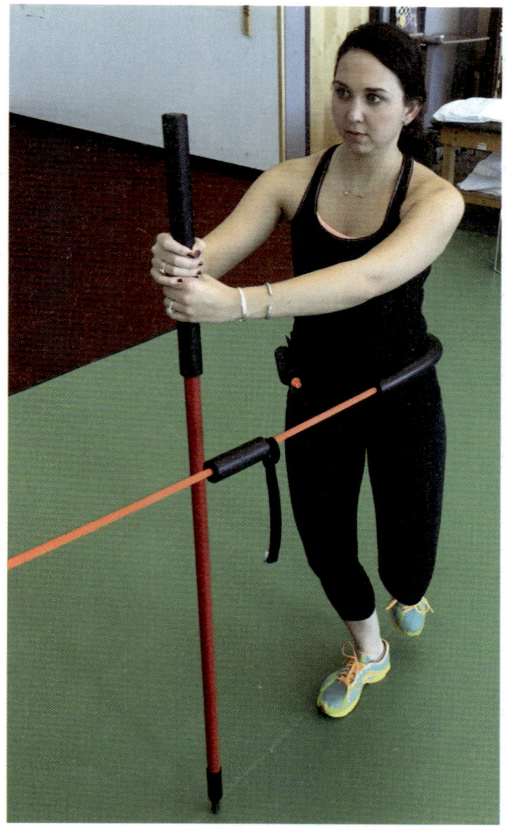

• **그림 4-14 체중을 부하하는 엉덩관절 가쪽돌림.** 환자는 벌림근으로 관상면에서의 골반의 안정성을 유지하면서 자신의 가쪽돌림근을 사용하여 고정된 넙다리뼈에서 골반을 움직인다.

허리골반 안정화

증상이 있는 FAI 환자의 보존적인 관리에서 표준적인 요소로 코어 근육 및 허리골반 안정화 운동을 고려해야 한다. 기능적인 움직임 동안 골반의 과한 앞기울임을 일으킬 수 있는 시상면에서의 허리골반 조절 감소는 엉덩관절에서의 충돌 자세를 조장하여 염증과 지속적인 통증을 유발할 수 있다.[70] 코어 근육 재훈련 및 안정화 운동은 환자의 근력 및 신경근 조절 수준에 적절한 강도로 시작되어야 한다. 운동은 점차 어려운 운동으로 진행되어야 하고 각 과제마다 올바르게 완료되어야 한다. 이러한 운동은 누운 자세에서 비체중부하로 시작하고 더 기능적인 서 있는 자세로 진행해야 한다. 안정화 운동은 환자가 더 기능적인 서 있는 자세를 하기 전에 네 발 기기 자세, 무릎을 한쪽만 꿇는 자세 같이 중간 자세에서 수행하는 것이 좋다. 이 자세들은 환자가 서 있는 자세나 운동 관련 자세를 하기 위해 사용하는 보상 전략이나 비대칭을 임상가가 더 쉽게 알 수 있게 한다.[54] 앞서 언급했듯이, 큰볼기근은 하지의 모음을 제한함으로써 골반과 하지의 동적인 조절에 영향을 끼친다. 이러한 근육 그룹들에 적절한 근력을 발달시키는 것은 이들이 시상면에서 엉덩관절이나 몸통의 자세를 조절하고 하지에서 몸통으로 힘을 전달하는 역할을 하기 때문에 중요하다.[97]

신경근 조절 운동

앞서 언급한 근육 그룹에 적절한 근력을 발달시키는 것 외에도, FAI의 보존적인 관리에 신경근 재교육 전략이 유용할 수 있다. 앞에서 언급했듯이 엉덩관절 벌림근이나 가쪽돌림근의 약화는 손상된 다리의 비정상적인 움직임 패턴 및 과도한 동작을 유발할 수 있다. 골반의 동적 조절 감소와 관상면 및 횡단면에서 이와 관련된 과도한 동작은 FAI로 진단받은 환자의 통증 증상과 관련된 요인으로 알려져있다.[69]

관절 가동술

관절 가동술을 포함한 도수 치료는 증상이 있는 FAI 환자에게 효과를 줄 수 있다. 끝 범위 ROM에서 관절낭 느낌과 함께 엉덩관절의 통증 및 PROM 감소가 있는 경우 관절 가동술을 적용한다.[12] 초기에는 통증 조절을 위해 중간 ROM 범위에서 관절 견인을 강조한 낮은 강도의 가동술을 적용한다 (그림 4-15). 뼈에 닿는 끝 느낌이 없는 경우 동작의 끝 범위에 가까운 더 높은 강도로 진행한다. FAI 환자에게 끝 범위의 굽힘이나 안쪽돌림 자세로 관절 가동술을 시행하는 경우 주의해야 한다. 이전에 논의된 바와 같이, 일부 FAI 환자는 엉덩관절

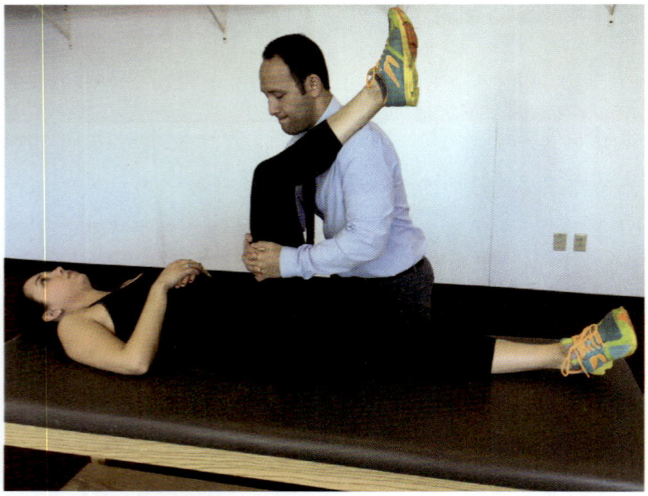

• **그림 4-15** 엉덩관절 90° 굽힘에서 수행하는 엉덩관절의 가쪽 견인.

OA가 발생할 수 있다.[82] 현재의 임상 치료 지침은 FAI와 엉덩관절 OA 환자에게 도수 치료의 사용을 권장한다.[12,60]

대퇴비구 충돌 증후군 및 절구테두리 파열의 수술적 옵션

엉덩관절에 비관절성 통증이 있는 더 젊고 활동적인 환자를 위한 수술 옵션의 발전은 정형외과 및 스포츠 의학 분야에서 급성장하고 있다. 엉덩관절 기능에 대한 이해 향상, 더 좋은 진단 방법, 덜 침습적인 수술 방법으로 엉덩관절 질환을 치료하는 수술을 한 환자의 수가 빠르게 증가했다.[1,10,48,98] 절구테두리 손상 및 이와 관련된 질환은 수술로 치료할 수 있다. 이러한 질환에는 절구테두리 파열, FAI, 관절의 국소적인 느슨함, 연골의 국소적인 병변, 원형 인대 파열, 유리체 제거가 있다.[1,20] 관절경은 엉덩관절의 비관절성 통증을 치료하기 위해 사용되는 가장 일반적인 수술 방법이다. Montgomery와 동료들[99]은 미국에서 엉덩관절의 관절경 수술이 365% 증가했다고 보고했다. 이는 발생률이 2004년 1만 명 당 1.2건에서 2009년 1만 명 당 5.58 건으로 증가했음을 나타낸다. 2006~2010년 사이에 최근 인증 시험을 통과한 외과 의사들에 의해 수행된 수술이 600% 증가한 것이 보고되었다.[98] 대부분의 수술은 20~39세 사이의 환자에게 시행되었으며, 남녀 간에 차이는 관찰되지 않았다.[99] 초기 엉덩관절 관절경의 초점은 가장 일반적으로 시행되는 수술인 괴사 조직 제거와 함께 절구테두리 병변을 다루는 것이었다. 그러나 질환에 대한 이해가 향상되고 수술 방법이 개발되면서 수술은 절구테두리 손상의 근본적인 원인으로 FAI나 과절의 과한 느슨함을 치료하는 것을 포함하기 위해 서서히 발전되었다. 일상적으로 사용되지는 않지만, 개방 및 소절개 수술이 설명되고 있고 FAI에 성공적으로 사용된다.[16,100]

절구테두리 파열 및 이와 관련된 질환을 치료하기 위한 엉덩관절 관절경의 효능을 뒷받침하는 근거는 비교적 적지만 성장하고 있다. 가장 최근의 연구는 증상이 있는 FAI를 다루기 위한 수술에 초점을 두는 경향이 있다. Kemp와 동료들[101]은 엉덩관절 관절경 후 결과를 조사하는 체계적 문헌 고찰을 실시했다. 이 연구진들은 수술 후 10년까지 유의한 통증 완화 및 기능 향상에 대한 보고를 발견했지만, 이는 제한된 추적 관찰 기간으로 인해 FAI를 치료하기 위해 골성형술 (과도한

뼈 제거)을 특별히 받은 환자에게서는 최대 28개월까지만 확인될 수 있었다. Larson과 Giveans[102]는 FAI를 치료하기 위해 관절경을 받은 환자의 75%에서 최소 1년간의 추적 관찰 시 결과 측정에서 유의한 개선이 있었다고 보고했다. 나이는 엉덩관절 관절경 후 환자와 관련된 결과에 영향을 미치는 요인으로 확인되었다. Wilkin과 동료들[103]은 45세 이상이며 엉덩관절의 관절경을 받은 41명의 환자를 대상으로 연구했다. 이 연구진들은 절구테두리 파열의 괴사 조직 제거를 위해 관절경을 받은 후 45세 이상인 환자들에게서 유의한 임상적 개선이 나타나지 않았고 재수술 (엉덩관절 전치환술로의 전환 및 표면 수술 포함) 비율이 높음을 발견했다. 종종 나이와 함께 엉덩관절 내의 관절염의 변화 또한 엉덩관절 관절경 후 부정적인 결과와 관련이 있다.[104] Philippon과 동료들[105]은 2 mm 이하의 수술 전 관절 공간은 엉덩관절 관절경을 시행한 환자의 추가적인 전체 관절경 수술을 받을 확률을 유의하게 증가시켰다. Ayeni와 동료들[106]은 FAI 환자의 절구테두리 파열에 대한 관절경 관리를 조사한 체계적 문헌 고찰을 실시했다. 이 연구진들은 괴사 조직 제거술을 받은 환자에 비해 절구테두리 봉합술을 받은 환자에게서 더 나은 임상적 결과가 보고되었다는 사실을 발견했다.

엉덩관절 관절경 수술의 일반적으로 명시된 목표는 엉덩관절의 OA 진행 및 이와 관련된 전체 관절경 수술로의 진행을 감속시키는 것이다. Bedi와 동료들[6]은 FAI가 있는 운동선수의 연골 악화 및 염증과 관련된 순환하는 생체 마커의 증가를 보고했다. Beck과 동료들[9]은 FAI가 있다면 연골 손상의 위험이 증가한다는 것을 확인했다. 그러나 근본적인 과학 연구 및 앞서 언급했던 엉덩관절 관절경 후의 긍정적인 결과를 뒷받침하는 근거를 뛰어넘어, 엉덩관절의 관절경 수술이 엉덩관절 OA의 진행 속도를 감소시킨다는 이론을 뒷받침하는 결정적인 근거는 없다.

수술 후보군 확인

엉덩관절 관절경의 이상적인 수술 후보군을 확인하는 것은 엉덩관절 부위의 비관절성 통증이 있는 환자를 평가하는 것만큼 어렵다. 수술의 효과를 확실시하기 위해 증상의 주요 원인을 인지하는 것이 중요하다. 수술의 후보군을 결정하는 지침이 서로 다르지만, 일반적인 기준은 환자의 병력 및 주관적인 보고, 임상 검사의 적절한 소견, 중요한 영상 결과, 보존적인 치료의 실패를 조합한다. 나열된 기준들은 이 장의 앞부분에서 논의되었다. 진단용 주사는 환자의 증상이 관절내인지 확인하기 위해 종종 사용된다. 환자가 엉덩관절의 관절내 질환의 진단 기준에 충족되고 보존적인 치료에 실패했다면, 이상적인 수술 후보군으로 간주될 수 있다.

엉덩관절의 관절경 수술

Burman[107]은 1931년 진단 목적으로 엉덩관절 관절경을 처음으로 기술했다. Suzuki와 동료들[108]은 1986년에 절구테두리 파열을 기술했다. 가장 초기에 설명되고 가장 일반적으로 시행된 엉덩관절 관절경 수술은 파열된 절구테두리에 대한 절제술이었다.[1,10] 이러한 목적을 위한 공식적인 관절경 접근법은 1988년 Glick[109]과 (가쪽 접근법) 1994년 Byrd[110]에 (똑바로 누운 자세) 의해 기술되었다. 수술 발달의 초기에 절구테두리 파열만 절제하는 것은 비교적 흔했다.[10,48] 절구테두리 파열에 관련된 병인과 근본적인 질환에 대한 이해가 나아짐에 따라, 수술은 이러한 질환 (가장 일반적으로 FAI)을 치료하기 위해 구체적으로 지시된 방법을 포함하도록 서서히 발전되었다.

현재 엉덩관절 관절경은 환자가 똑바로 눕거나 옆으로 누운 자세에서 시행된다.[10,109,110] 엉덩관절은 관절내 공간에 적절하게 접근할 수 있도록 견인력을 받는다. 대부분의 수술을 시행하기 위해서는 8~10 mm의 견인이 필요하다.[10] 여기에는 일반적으로 25~50파운드의 힘이 필요하다. 견인력이 부적절하다면 도구가 관절의 공간에 있을 때 의인성 연골 손상을 당할 수 있다. 과도한 견인은 엉덩관절 근위부 및 회음부 주위의 신경혈관 구조물에 손상 (보통 일시적임)을 일으킬 수 있다.[10,111] 특수화된 유연한 스코프 도구가 3개의 입구 (앞쪽, 앞-가쪽, 뒤-가쪽)를 통해 관절에 접근하기 위해 사용된다.[10,112] 종종 구조물을 더 잘 보이게 하기 위해 관절주머니 절개술이 사용된다.

관절주머니 절개술을 시행할 때 관절주머니의 봉합에 대한 의견 일치가 이루어지지 않았지만, Frank와 동료들[113]은 FAI를 치료하는 64건의 연속적인 관절경 사례를 검토했다. 관절주머니 절개술 이후 부분 또는 완전한 봉합술을 받은 환자들은 관절경 수술의 한 부분으로 시행되었다. 이 연구진들은 완전한 관절주머니 봉합술을 받은 환자들이 Hip Outcome Score

(HOS) 중 스포츠 관련 하위 척도에서 유의하게 더 좋은 점수가 나타났음을 보고했고, 재수술 발생 (부분 봉합술 그룹의 4건의 재수술과 비교) 또한 없었음을 발견했다.[113]

절구테두리 절제술 및 봉합술

일반적으로 절제술은 절구테두리의 퇴행성 또는 원섬유성 파열에 가장 많이 시행되었다.[1] 이 수술은 무릎의 부분적인 반월절제술과 비교할 수 있으며, 이 수술을 통해 잠재적으로 관절 기능에 영향을 미치는 불안정한 조직을 제거하고 괴사 조직을 제거하여 안정적인 기반으로 되돌려 놓는다. 조직을 회복시킬 수 있을 때에는, 절구테두리 절제술보다 조직 보존을 극대화하고 관절의 기능을 최적화하는 절구테두리 봉합술이 더 좋다.[114]

절구테두리 병변의 봉합술을 포함한 수술은 최근에 더 대중적으로 시행되고 있다. 급성, 종주, 말초 파열은 봉합술을 통해 가장 많이 교정된다.[115] 봉합술의 구체적인 방법은 손상의 특성에 따라 다르다. 절구테두리가 절구의 벽에서 떨어진 경우, 떨어진 부분을 뼈에 다시 고정시키기 위해 생체 흡수형 앵커가 사용될 수 있다. 중간물질 파열은 생체 흡수형 봉합을 사용해 치료한다.[112] Ayeni와 동료들[106]은 FAI를 치료하기 위해 관절경을 받은 490명의 환자에 대한 6개의 연구 결과를 체계적 으로 고찰했다. 이 연구진들은 특히 봉할술을 받은 환자와 수술 중 절제술을 받은 환자를 비교했다. 연구 결과, 조직 제거를 받은 환자와 비교했을 때 절구테두리 봉합술을 받은 환자의 부위별 결과 도구 (Modified Harris Hip, Non-arthritic Hip, HOS, and Merle d' Aubigne scores)에서 유의하게 더 좋은 기능을 보고했음을 발견했다. Domb과 동료들[116]은 절구테두리 재건술과 절제술을 받은 환자의 결과를 비교했다. 2년 이상의 추적 관찰 결과, 연구진들은 절구테두리가 회복할 수 없게 파열된 환자의 경우, 절제술 그룹 (22명)보다 재건술 그룹 (11명)의 Non-arthritic Hip Score, HOS ADL 하위 척도점수가 더 좋았음을 발견했다.[116]

대퇴비구 충돌 증후군을 치료하는 수술

증상이 있는 FAI를 치료하는 관절경 수술은 인기가 급속히 증가하고 있다. 앞에서 언급했듯이, FAI를 치료하는 개방 및 소절개 수술은 비교적 성공적으로 수행된다. Matsuda와 동료들[117]은 FAI를 치료하는 개방, 소절개, 관절경 중재를 비교했을 때 다 같은 임상 결과를 보고했다. 그러나 관절경 중재는 심각한 합병증 발생이 적다는 것과 관련이 있다. 넙다리뼈 골성형술은 캠 FAI를 치료하기 위해 시행된다. 이 수술은 넙다리뼈머리-목 접합부의 과한 뼈를 제거하고 넙다리뼈머리를 이상적인 구 모양으로 다시 만든다.[118] 핀서 FAI의 경우, 절구테두리 트리밍 (trimming)이나 관골구 성형술을 시행한다. 절구테두리는 정상적인 구조와 유사하게 하고 충분하지만 과하지 않은 넙다리뼈머리의 덮개를 제공해주기 위해 절제된다.[119] 넙다리뼈 골성형술과 절구테두리 트리밍의 목적은 시간이 지남에 따라 FAI로 야기될 수 있는 관절의 손상을 피하기 위해 관절의 충분한 ROM을 제공해주는 것이다.

FAI 관리를 위한 또 다른 수술은 개방성 엉덩관절 탈구를 통해 시행된다. 이 수술은 넙다리뼈머리와 절구가 완전히 보인다.[120] 이 수술은 큰돌기 골절술과 앞쪽 관절주머니 절개술을 포함한다. 관절주머니 절개술을 시행한 후, 넙다리뼈머리는 앞쪽으로 탈구되어있을 수 있고, 이를 통해 넙다리뼈머리와 절구를 360도로 볼 수 있게 된다.[120,121] 충돌 위치를 확인한 다음, 넙다리뼈머리와 목 또는 관절테두리의 과한 뼈를 제거한다. 연골 손상이나 절구테두리 질환 같은 관절내 질환이 확인되고 치료할 수도 있다.[120,121] 개방형 탈구 수술은 관절을 잘 볼 수 있고 현재 존재하는 모든 병리학적 과정을 치료할 수 있다. 그러나 관절경 수술과 비교했을 때, 연조직의 더 큰 외상, 많은 출혈, 골절술로 인한 회복시간 증가, 원형 인대의 파열 등 몇 가지 단점이 있는 큰 수술이다.[120] 최소 침습적인 관절경 수술은 길게 입원하지 않아도 되고 빠른 재활을 할 수 있고 회복이 빠르다.[120]

관절주머니 변형술

엉덩관절이 과하게 느슨하고 관절주머니가 과하게 여유 있는 환자들은 관절주머니 구조의 긴장감을 회복시키기 위해 관절주머니의 변형술을 할 수 있다. 열 변형 및 관절주머니 중첩술 같은 수술은 주로 사례 연구로 이루어진 문헌에서 제한적인 관심이 있어 왔다.[43] 생체 흡수형 봉합을 사용한 엉덩넙다리인대의 중첩술은 엉덩관절의 국소적인 앞쪽 불안정을 치료하는 데에 사용되어 왔다.[1] 열 변형이나 중첩술에 영향을 받은 관절주머니-인대 조직을 보호하기 위해 재활을 하는 동안 주의를 해야 한다. 앞쪽 불안정을 치료하기 위한 일반적인 예시인 엉덩넙다리인대 중첩술에서 회복의 초기 단계인 4주 동안에는 가쪽돌림이 제한될 것이다.[10] 비록 관절경 수술이 엉덩관절 이형성증의 치료에 아무런 역할을 하지 않는다는 일반적인 견해가 있지만, 몇몇 연구진들은 경계성 이형성증 환자에게 제한적으로 사용하는 것에 대해 논쟁해왔다.[122] 엉덩관절의 심각한 이형성증에 대한 수술 옵션에는 절구주변 골절술 (periacetabular osteotomy, PAO) 같은 더 침습적인 수술이 있다.

미세골절술

미세골절술은 엉덩관절의 관절경 수술 동안 국소적인 연골 병변을 치료하기 위해 사용될 수 있다. McCarthy와 동료들[7]은 절구테두리 파열 또는 절구테두리가 닳아진 환자들의 73% 이상이 연골 손상이 있다는 것을 알아냈다. 관절경을 통한 미세골절술은 넙다리뼈머리와 절구의 중간 크기의 전층 관절 병변에 효과적이라고 제안되었다.[1] 수술용 송곳은 연골하골에 미세한 골절을 만들어 골수를 가져오고 관절면의 혈액 공급을 향상시키는 데에 사용된다.[10] 시간이 지남에 따라 방출된 물질은 혈병을 형성하여 결국 섬유연골이 된다. 섬유연골은 관절면을 따라 있는 유리연골 같이 타고난 구조적인 탄력이 없다. 따라서 미세골절술 후에 조직의 내구성에 대한 우려가 있다. Philippon과 동료들[124]은 1차 관절경 수술 중 절구에 미세골절술을 받고 관절경 재수술을 받은 9명의 환자를 조사했다. 재수술 중 연구진들은 연골이 손상된 부위의 내구성 비율을 직접 측정했고, 9명 중 8명의 환자가 절구의 연골 손상만 95~100% 치료했다는 점을 발견했다.

McDonald와 동료들[125]은 미세골절술을 받거나 받지 않고 엉덩관절의 관절경 수술을 받은 남성 엘리트 운동선수들이 경기로 복귀하는 비율과 수준을 조사했다. 이 연구진들은 미세골절 (39명)과 비미세골절 (81명, 양쪽인 경우도 포함면 총 94명) 그룹 간에 통계학적으로 유의한 차이가 없음을 발견했다. 비미세골절의 84%와 비교했을 때, 미세골절 그룹의 운동선수 중 77%가 추적 관찰 시 평균 3년 이후 경기에 복귀했다. 미세골절술에 대한 추가 연구를 시행하면 엉덩관절의 국소적인 연골 병변 환자에게 더 일상적으로 사용될 수 있을 것이다.

힘줄 유리술

보존적인 치료로 효과를 보지 못한 재발성 관절외 발음성 고관절 (coxa saltans)이나 만성 힘줄 염증이 있는 환자들은 힘줄의 관절경 유리술과 연장술을 받을 수 있다. 가장 많이 자르는 구조물은 엉덩허리근 힘줄과 ITB이며, 이중 엉덩허리근 유리술이 더 일반적으로 시행된다.[1] 관절경 유리술은 대개 절구테두리 질환을 치료하기 위한 수술과 함께 시행된다. 그러나 이러한 수술들은 단독적으로도 시행될 수 있다. Cascio와 동료들[80]은 엉덩허리근의 충돌로 인한 절구테두리 손상을 설명했다. 또한 절구테두리 봉합술과 함께 시행하는 허리근의 관절경 유리술의 방법에 대해 설명했다. 환자가 보고한 결과에서 유의한 향상이 있었다. 일반적으로 엉덩허리근의 단독적인 관절경 수술에서 긍정적인 결과가 보고되었다.[126] 가쪽 발음성 고관절을 위한 ITB의 관절경 유리술은 효과적인 것으로 보고되었고, 같은 질환을 위해 설명된 개방형 수술의 결과와 같았다.[127]

엉덩관절의 관절경 수술과 관련된 합병증

엉덩관절의 관절경 수술은 비교적 안전한 수술로 설명되었으며 합병증 발생률은 전 세계적으로 1.3~1.6% 사이로 보고되었다. 발생률은 낮지만 합병증이 보고되긴 한다. 무릎의 관절경 수술 같이 기타 정형외과적 수술과 마찬가지로, 심부정맥혈전증, 감염, 신경혈관계 손상, 과다출혈 같은 합병증이 모두 발생할 수 있다.[112,128] 엉덩관절의 관절경 수술 시 특정한 합병증에 대한 보고가 있다. 이러한 합병증에는 수술의 견인 관련 신경혈관계 구조 손상, 체액 유출, 무혈성 괴사, 연골 손상 또는 상해, 근본적인 뼈 질환의 과하거나 부적절한 절개, 이소성 골화증 발생, 관절내 유착 형성 등이 있지만 이에 국한되지는 않는다.[128,129] 관절경 수술의 이러한 합병증 중 견인 관련 손상이 가장 흔하게 보고된다. 일반적으로 이 손상은 음부신경이나 궁둥신경의 신경차단 (신경 전달의 감소)이 일어나며 수술 중 하지에 얼마만큼의 견인이 가해졌는지와 관련이 있다고 여겨진다.[128] 보고된 대부분의 사례에서 엉덩관절 관절경 수술 이후의 신경차단은 시간이 지나면서 해결되어 더 이상의 중재가 필요하지 않다.[130] 매우 드물지만 FAI를 치료하기 위한 관절경 수술 후 넙다리뼈목의 골절 및 관절주머니의 과

한 느슨함을 치료하기 위한 관절경 후 엉덩관절의 앞쪽 탈구가 보고되기도 한다.[131,132]

수술을 한 후 환자의 수술 후 관리에 관련된 임상가들는 잠재적인 합병증 및 이러한 문제를 겪고 있는 환자의 임상 양상을 숙지해야한다. 움직임과 관련하여 과하거나 조절할 수 없는 통증이 있는지, 절개 부위에 피가 많이 나거나 염증이 있는 것처럼 보이지는 않는지, 장기의 기능에 변화가 있는지, 정신 상태에 설명할 수 없는 변화가 있는지를 주의 깊게 봐야 한다. 임상가들이 비정상적인 임상 양상이나 수술 후 비전형적인 진행을 인식하고 이러한 소견을 즉시 수술 팀에 전달하는 것이 중요하다. 심각한 상태를 피하거나 최소화하고 재활의 진행이 늦어지지 않게 해주기 위해 적절한 의사소통이나 의뢰가 중요하다.[48]

엉덩관절의 관절경 수술 이후의 재활

관절경에서와 마찬가지로, 이러한 수술의 수술 후 재활 프로토콜은 개발되고 있다.[48] 문헌에서 수술 후 관리에 대해 많은 설명이 되었음에도 불구하고, 현재의 프로그램을 뒷받침하는 근거는 비교적 약하다.[133,134] Cheatham과 동료들[133]은 엉덩관절의 관절경 수술 후 재활에 대한 현재의 근거를 평가하기 위해 체계적 문헌 고찰을 실시했다. 이 연구진들은 최고 수준의 설명적인 사례 보고를 발견했고 수술 후 재활의 다른 접근법을 비교한 연구는 없었다. 프로그램 구조와 재활 단계의 수는 저자에 따라 다르지만, 기존 프로토콜의 기본 원칙에 중복되는 것은 상당하다. 다음 섹션에서는 엉덩관절의 관절경 수술을 받은 환자의 수술 후 관리에 대한 재활을 발표된 권장사항을 기반으로 설명할 것이고 조직 치유의 특성 및 환자의 요구 변화를 고려할 것이다. 적용이 가능한 경우 객관적인 기준이 강조된다. 상자 4-2는 엉덩관절의 관절경 수술 후 재활 프로그램의 일반적인 4단계를 설명한다. 마지막으로 임상적 이정표에 근거한 수술 후 재활 프로토콜의 개발 필요성이 논의될 것이다. 임상 환경에서 임상가는 종종 여러 문제를 해결하기 위해 수술을 받은 환자를 만난다. 이러한 경우, 재활은 받았던 각각의 수술에 대해 가장 보존적인 접근법을 기반으로 해야 한다. 예를 들어, 골성형술과 관절주머니 변형술을 같이 받은 환자는 절구테두리 파열로 인해 괴사 조직 제거만 받은 환자와 비교했을 때 체중 부하와 ROM 증가에서 더 보존적인 재활 지침을 따라야 할 것이다.

수술 후 즉각적인 관리

수술 후 즉각적인 재활의 목표는 재활의 후반 단계가 개발될 확고한 토대를 마련하는 것이다. 이 단계는 약 2주간 지속된다. 과도한 염증을 조절하고 치유 환경을 최적화하려고 한다. 관절경을 받은 엉덩관절에 대한 모달리티의 효과의 구체적인 근거는 없지만, 냉치료와 기타 물리치료 기구들은 이론적인 추론을 기반으로 사용될 수 있다. 수술의 영향을 받은 다양한 구조물들은 약해져있는 기간 동안 치유할 수 있도록 보호되어야 한다. 임상가들은 손상된 조직의 전형적인 치유 특성과 시간대를 고려해야 하고 이에 따라 재활 활동을 계획해야 한다.

환자 교육

임상가는 수술 후 목표, 주의사항, 환자의 활동 진행 지침을 검토해야한다. 적절한 자세와 관절의 위치 조정에 대한 환자 교육을 제공한다. 많은 수술 후 프로토콜에서는 환자들이 엉덩관절의 굽힘근이나 앞쪽 관절주머니가 타이트해지는 것을 예방하기 위해 엎드려있는 자세에서 미리 정해진 시간을 보낸다고 한다. 환자들은 수술 후 합병증을 나타낼 수 있는 예기치 못한 상황 변화를 모니터링 해야 한다고 교육받는다.

수술 후 보조기

수술 후 다양한 기간 동안 과도한 ROM을 제한하기 위해 보조기가 처방될 수 있다 (그림 4-16).[10] 보조기는 수술 의사의 재량에 따라 결정되고 수술에 따라 다를 수 있다. 그러나 가장 일반적으로 허용되는 ROM은 시상면에서 0~80°의 굽힘이다. 벌림은 되지 않고 횡단면에서의 동작에는 영향을 미치지 않는다. 환자가 자는 동안 엉덩관절의 과한 가쪽돌림을 제한하기 위해 움직이지 않는 시스템이 사용될 수도 있다.[10,20,135]

체중 부하 보호

치유 조직을 보호하고 염증을 제한하기 위해, 회복 초기 단계에서 부분적인 체중 부하를 하는 기간에 양쪽 목발을 사용하는 것이 일반적으로 권장된다. 체중 부하를 보호하는 기간은 시행된 수술에 따라 다를 수 있고 이는 더 자세히 설명될 것이다. 권장된 기간이 지나더라도 환자가 보조 도구를 사용하지 않고 정상적인 보행 패턴을 보일 수 있을 때까지 목발을

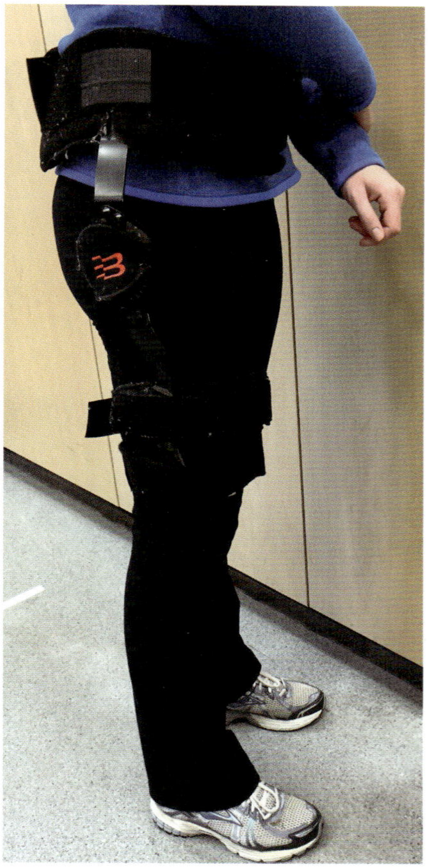

• 그림 4-16 수술 후 엉덩관절 보조기.

지속적으로 사용하는 것이 권장된다.[48,136] 보상 패턴을 사용해 전체 체중 부하 보행으로 진행하는 것은 과한 관절내 또는 관절외 자극이나 염증으로 인해 회복에 차질이 생길 수 있다.[48]

초기 관절 가동 범위

수동적인 부드러운 휘돌림 적용을 포함한 초기의 보호된 ROM은 관절의 과한 뻣뻣함과 관절내 유착 발생을 피하기 위해 강조된다.[129] 관절내 유착은 수술 후 재활 과정에서 직면하는 합병증으로 인식되고 있으며 재수술의 요인으로 지적되어 왔다.[129,137,138] 시상면에서의 관절 ROM 회복을 강조하기 위해 재활 초기에 고정식 자전거가 사용된다.[10] 하지에 심한 통증 없이 적절한 동작을 사용해 자전거를 움직일 수 있게 고정식 자전거의 좌석을 충분한 높이로 조정하는 것을 주의해야 한다. 일반적으로 고정식 자전거에서 페달을 밟는 동안 엉덩관절을 90° 이상 구부려지지 않게 제한하는 것이 좋다.

치료적 운동

초기 재활의 또 다른 목표는 엉덩관절과 골반 근육의 신경근 조절을 복구시키는 것이다. 하지의 부드러운 AROM이나 등척성 근력 강화 운동을 강조한 비체중부하 운동이 일반적으로 처방된다. 엉덩관절의 관절경 수술 후 초기에 처방되는 운동의 예시에는 발목의 AROM 운동, 골반의 기울임 동작, 등척성 근력 운동 (넙다리네갈래근, 햄스트링, 볼기근)이 있다. 엉덩관절 굽힘근의 수축을 포함한 운동은 엉덩허리근의 힘줄과 점액낭의 스트레스를 피하기 위해 늦게 시행된다.[48]

특정 수술의 수술 후 우려사항

관절테두리 절제술

절구테두리 파열을 치료하기 위한 관절경 수술의 재활 지침은 시행된 수술의 침습성과 손상된 위치에 따라 다르며, 각 환자의 양상과 관련된 근본적인 질환을 치료하기 위해 다른 수술을 시행했는 지에 따라서도 다르다 (표 4-2).[10,20,48,136] 절구테두리 파열의 절제술만 시행한 후의 재활 접근법은 비교적 제한이 없다. 관절 및 관련된 연조직의 염증을 적절한 수준으로 유지에 최적의 치유 환경을 마련해주는 것이 주요 관심사다. 환자들은 일반적으로 즉시 부분적인 체중 부하를 할 수 있고 2주 내에 전체 체중 부하를 할 수 있다.[10] 초기 ROM을 권장하며 전체 동작으로의 진행은 환자가 견딜 수 있는 정도에 달려 있다. 근력 활동의 진행은 주로 환자가 견딜 수 있는 정도와 ROM이나 체중 부하의 제한에 의해 제한된다. 절구테두리 절제술을 받은 환자의 수술 후 지침이 다소 빠른 회복을 할 수 있게 하지만, 임상가들은 지나치게 급진적인 접근법의 징후를 인식해야 한다.[20,48,136] 지속적이거나 증가하는 통증, 기능의 퇴행, 기계적인 증상의 증가가 나타난다면 재평가하고 치료 계획을 수정해야 한다.

관절테두리 봉합술

절제술과 비교하여 봉합술의 침습적인 특성은 일반적으로 더 제한적인 수술 후 지침이 필요하다. ROM이 제한될 수 있으며 위치, 크기, 수술 방법에 따라 다를 수 있다. 봉합술을 한 부위에 과한 스트레스를 주지 않게 한다. 절제술과 비교하여 체중 부하 주의사항이 더 제한적이다. 일반적으로 수술 후

• 상자 4-2 엉덩관절의 관절경 수술 후 재활 프로토콜의 일반적인 4단계

1단계: 수술 후 즉각적인 재활 단계의 프로그램 (1~2주)

목표

- 수술 후 통증, 염증, 종창 감소
- 연조직 회복 보호
- 수술 후 뻣뻣함 및 유착 방지
- 기본적인 근육 활성화 패턴 회복
- 보조 도구를 사용한 보행 패턴 정상화

주의사항

- 손상된 하지의 과한 체중 부하 피하기
- 누워서 하는 하지 직거상 운동 피하기
- 재활 중 증상 유발 제한시키기
- 얼음과 항염증제 적용 강조

관절 가동 범위 (증상 유발을 피한다)

- 휴식 자세에서 휘돌림, 참을 수 있을 때마다 굽힘의 양 증가
- 휴식 자세에서 누워서 IR 및 ER의 수동적인 ROM
- IR을 강조하면서 누워서 몸 전체를 통나무처럼 구르기
- 엎드려서 IR 및 ER의 수동적인 ROM으로 진행
- 고정식 자전거 (안장을 높인 상태에서 반 바퀴~한 바퀴, 저항 없음)

유연성

- 반대쪽 무릎을 가슴에 놓음
- 엎드리는 자세 (참을 수 있을 때마다 시간을 늘림)
- 엎드려서 무릎관절 굽힘

부종 조절 및 근육 활성화

- 볼기근 및 넙다리네갈래근의 등척성 운동 (누워서→엎드려서)
- 발목 펌프
- 넙다리네갈래근의 짧은 각도 운동 (short arc quad)
- 배가로근의 수축
- 엎드려서 끝 범위까지의 무릎관절 폄
- 엉덩관절 굽힘을 제외한 모든 면에서 통증이 없는 등척성 근력 강화 운동

다음 단계로의 진행 기준

- 휴식 시 통증이 적거나 없음 (<3/10)
- 중립이고 통증이 없는 엉덩관절 폄 ROM
- 볼기근, 넙다리네갈래근, 배가로근의 적절한 활성화
- 엎드리는 자세에서 통증이 증가하지 않음

2단계: 수술 후 초기 재활 단계의 프로그램 (2~4주)

목표

- 수술 후 통증 및 염증 감소
- 보행 및 ADL에 필요한 통증이 없는 ROM 회복
- 보행 및 ADL을 위한 근력 및 근지구력 향상

주의사항

- 관절주머니 봉합을 한 경우, ER을 20°까지 제한함
- 관절낭 절제술을 한 경우, ER과 폄을 제한함
- 절구테두리 봉합술을 한 경우, 과다폄과 20° 이상의 ER 피하기
- 보행을 위한 보조 도구를 조기에 떼지 말기

관절 가동 범위

- 휘돌림 ROM 지속
- 고정식 자전거 지속
- 엎드리는 자세의 시간을 늘림
- 통증이 없는 굽힘 ROM으로 진행하기 위해 네 발기기 자세에서 엉덩이를 발 뒤꿈치에 붙이고 앉는 자세 (quadruped heel sits)를 취함

유연성

- 엎드려서 넙다리네갈래근 스트레칭
- 엎드려서 prop 자세
- 3~4주째에 런지 자세에서의 엉덩관절 굽힘근 스트레칭으로 진행

근육 활성화 및 근력 강화

- 3주째에 통증이 없는 등척성 엉덩관절 굽힘 시작
- 엉덩관절 관절 굽힘을 제외한 모든 면에서 통증이 없는 등장성 근력 강화 운동
- 권장하는 중재 방법들:
  - 베개 위에 엎드려서 엉덩관절 폄 (과다폄은 피함)
  - 누워서 능동적인 엉덩관절 벌림으로 보조를 받아 진행
  - 브릿지
  - 무릎관절 폄
  - 서서 TKE
  - 부분적으로 부하를 받는 능동적인 ER
  - 서서 IR을 하면서 엉덩관절 벌림
  - 양쪽 레그 프레스 (엉덩관절 굽힘 90° 미만, 제한적인 저항)
  - 높은 의자에서 앉았다 일어나기 및 미니 스쿼트
  - 한쪽 다리로 서는 균형

다음 단계로의 진행 기준

- 운동 시 반응성 통증이 없음, 운동 후 지속적인 통증이 없음
- 환자가 재활 및 일상 생활 시 통증이 10점 중 3점 미만이라고 말함
- 엉덩관절 앞쪽의 통증이 없음
- 흔들림이나 통증 없이 한쪽 다리로 10초간 서 있음
- 흔들림 없이, 보조 도구를 사용하지 않고 걸을 수 있음 (환자가 보조 도구 없이 통증이 없는 지역 사회 내 보행을 한다고 말해야 함)

3단계: 수술 후 중간 재활 단계의 프로그램 (5~12주)

목표

- 적절한 유연성과 완전한 수동적 및 능동적 ROM 유지
- 수단적 ADL로의 진행을 위한 적절한 근력, 신경근 조절, 지구력 회복
- 관절내 또는 관절외 자극이 없는 활동 수준으로의 진행
- 스포츠 관련 움직임으로 진행할 수 있는 ROM 및 유연성 향상

주의사항

- 증상이 유발되면 중재의 진행을 바꾸거나 늦춰야 함

관절 가동 범위 및 유연성

- 이전 단계에서의 ROM 지속
- 고정식 자전거의 시간 및 저항 진행
- 능동적이고 통증이 없는 FABER ROM
- 마지막 단계에서 모든 면에서의 끝 범위 스트레칭으로 진행 (증상이 유발되는 동작은 피함)

유연성

- 표준적인 하지의 유연성 및 스트레칭 프로그램 시작

근력 강화

- 이전의 볼기근 및 넙다리네갈래근 근력 강화 운동 지속

계속

• 상자 4-2 엉덩관절의 관절경 수술 후 재활 프로토콜의 일반적인 4단계 - 계속

- 운동 시 통증이 없다면 진행함
- 권장하는 중재 방법들:
  - 양쪽 레그 프레스에서 한쪽 레그 프레스로 진행
  - 허리골반 안정화를 강조하면서 계단 오르내리기
  - 사이드 플랭크 및 엎드려서 플랭크
  - 보상 작용 없이 옆으로 누워서 엉덩관절 벌림
  - 브릿지 진행
  - 한 다리로 서서 가쪽돌림
  - 밴드 저항을 주며 사이드 스테핑
  - 한 다리로 서서 데드 리프트
  - 한 다리로 서서 미니 스쿼트
  - 한 다리로 서는 균형 및 고유 수용성 감각 운동으로 진행

컨디셔닝

- 다양한 면에서의 운동을 포함하여 진행되는 코어 근육 강화 운동
- 일립티컬, 계단 스테퍼, 자전거에 저항을 주며 심혈관 컨디셔닝

다음 단계로의 진행 기준

- 손상되지 않은 하지와 대칭적이고 통증이 없는 엉덩관절 ROM
- 환자가 선호하는 속도로 흔들림 없이 10분 동안 걸을 수 있음
- 골반 또는 하지 조절의 실패 없이 짧은 계단을 반복적으로 옆으로, 앞으로 내려갈 수 있음
- 비정상적인 근육 패턴 또는 보상작용 없이 엎드려서 0~20°의 엉덩관절 폄을 올바르게 반복적으로 30회 할 수 있음
- 손상되지 않은 쪽으로만 서 있으면서 통증이나 끼임 없이 엉덩관절 폄에서부터 엉덩관절 90° 굽힘 동작을 능동적으로 20회 할 수 있음

4단계: 수술 후 후기 재활 단계의 프로그램 (13~24주)

목표

- 부상 전 수준으로 안전하게 스포츠 또는 직업 활동으로 복귀할 수 있음
- 스포츠에 필요한 근력, 근지구력, 힘으로 진행함

주의사항

- 너무 빨리 진행하거나 스포츠로 복귀하지 않게 주의함
- 증상이 유발되면 진행을 늦추거나 바꿔야 함

관절 가동 범위 및 유연성

- 모든 면에서 스포츠 관련 끝 범위 스트레칭 (증상이 유발되는 동작은 피함)

근력 강화 운동

- 다양한 면에서 스포츠 관련 체중 부하 운동
- 권장하는 중재 방법들:
  - 런지 자세에서 케이블을 잡아당기고 미는 동작 (split stance cable chops 및 lifts)
  - 다양한 방향으로의 런지
- 스포츠에 적절하다면 하지의 플라이오메트릭 운동
- 운동 예시:
  - 양 발로 깡충 뛰기
  - 한 발로 깡충 뛰기
  - 상자에서 점프로 오르내리기

컨디셔닝

- 조깅으로의 복귀 시작
- 민첩성 훈련 시작
- 중재 예시:
  - 땅에 놓인 사다리 모양에서의 훈련 (ladder drills)
  - 앞으로, 뒤로 왕복 달리기 운동 (shuttle run)
  - 옆으로의 셔플 (lateral shuffle) 및 옆으로 왕복 달리기 운동

스포츠로의 복귀 기준 예시

- Hip Outcome Score의 스포츠 하위 척도 78점 이하
- 운동역학적인 붕괴나 자신감 감소 또는 증상 없이 모든 스포츠 관련 활동을 수행할 수 있음
- 한 발로 껑충 뛰는 검사 시 양쪽 다리의 대칭 지수가 90% 초과
- Vail Hip Sport Test 점수 20점 중 20점

ADLs: 일상 생활 활동, ER: 가쪽돌림, FABER: 굽힘 벌림 가쪽돌림, IR: 안쪽돌림, ROM: 관절 가동 범위, TKE: 끝 범위에서 무릎관절 폄

4주까지 부분적인 체중 부하 (보통 30파운드, 발을 평평하게)가 권장된다.[134] 봉합술을 절구테두리의 앞-위쪽 (체중 부하)에 했을 때 특히 더 주의해야 한다. 근력 강화 운동은 ROM과 체중 부하 상태가 좋아졌을 때 진행해야 한다.

대퇴비구 충돌 증후군을 다루는 수술 (골성형술 또는 절구성형술)

넙다리뼈 골성형술이나 절구성형술이나 절구테두리 트리밍은 캠 및 핀서 FAI와 관련된 과한 뼈를 제거하기 위해 시행될 수 있다. 이러한 수술에 대한 초기 우려는 남아있는 뼈, 특히 캠 FAI를 치료하기 위한 골성형술 이후 넙다리뼈목의 완전성을 보호하는 것이다.[75] 장기간의 부분적인 체중 부하 (보통 30파운드, 발을 평평하게)는 일반적으로 4~6주 동안 처방된다.[20,135] 드물지만 캠 FAI를 치료하기 위한 엉덩관절의 관절경 골성형술 이후 넙다리뼈의 피로골절이 설명되기도 한다.[131] ROM 주의사항은 FAI 수술에 따라 다르지만, 보통 절구테두리 절제술 및 봉합술의 권장사항과 매우 유사하다.[135] 수술 중 상당한 관절낭절제술이 시행되었다면 특정한 ROM 주의사항이 있을 수 있다. 이러한 경우 일반적으로 가쪽돌림, 폄이 제한적이며 구체적인 양에 관한 의견 일치는 문헌에 나와 있지 않다. 끝 범위까지의 굽힘, 안쪽돌림, 수평 모음은 수술 중 노출된 뼈가 가까워질 수 있으므로 주의해야한다. 가까워진다

표 4-2 엉덩관절의 특정 관절경 수술 후 재활 시 우려사항

수술	체중 부하	관절 가동 범위	근력
관절테두리 절제술	최대 2주 동안 PWB	견딜 수 있는 만큼	체중 부하와 ROM 주의 사항에 달려 있음
관절테두리 봉합술	2~4주 PWB	변할 수 있음	체중 부하와 ROM 주의 사항에 달려 있음
골성형술	4~6주 PWB	견딜 수 있는 만큼, 충돌 자세를 만들면 안 됨	체중 부하와 ROM 주의 사항에 달려 있음
미세골절술	4~8주 PWB * 때로는 NWB	변할 수 있음	체중 부하와 ROM 주의 사항에 달려 있음
관절주머니 변형술	변할 수 있음	앞쪽 변형 시 ER, 폄 제한 뒤쪽 변형 시 IR, 굽힘 제한	체중 부하와 ROM 주의 사항에 달려 있음
힘줄 유리술	최대 2주 동안 PWB	견딜 수 있는 만큼	엉덩허리근 유리술: 4주 동안 누워서 하지 직거상 유지 ITB: 3~4주 동안 옆으로 누워서 하지 직거상 유지

ER: 가쪽돌림, IR: 안쪽돌림, ITB: 엉덩정강근막띠, NWB: 비체중 부하, PWB: 부분적인 체중 부하 (보통 30파운드, 발을 평평하게), ROM: 관절 가동 범위
* 2가지 이상의 수술이 시행된 경우, 수행된 각 수술의 가장 보존적인 지침을 선택해야 한다.

면 사타구니 통증이나 "끼인" 느낌을 일으킬 수 있다. 재활의 초기에는 넙다리뼈목에 심한 스트레스를 주는 근력 운동은 조심스럽게 접근해야 한다. 임상가들은 환자의 반응을 주의 깊게 모니터링 하면서 저항을 주는 한 다리 운동과 점프 운동으로 진행해야 한다.

관절주머니 변형술

엉덩관절 관절주머니의 과한 느슨함을 치료하기 위한 관절주머니 중첩술 및 열 변형은 문헌에 설명되어 있다.[1,43] 이러한 수술을 받은 환자들이 수술 후 주로 걱정하는 것은 엉덩관절의 관절주머니-인대 구조물에 새로 생기는 장력을 보존하고 보호하는 것이다. 이러한 목표를 이루기 위해 수술 후 장기적인 ROM 제한이 필요하다. 특정 제한의 고정된 관절주머니의 영역에 따라 다르다. 가장 일반적으로 시행되는 수술은 앞쪽 관절주머니나 엉덩넙다리인대의 약화를 다룬다. 앞쪽 고정술은 가쪽돌림, 폄을 장기적으로 제한해야 한다.[10,20,48,139] 드문 뒤쪽 관절주머니 고정술은 굽힘과 안쪽돌림을 제한한다.[10,20,48,139] 각 수술에 대한 특정 ROM 제한은 문헌마다 다르다.[20] 엉덩관절의 관절경 수술에 대한 ROM 제한은 일반적으로 4주 이상 지속된다.[10,20]

미세골절술

연골의 국소적인 병변을 치료하기 위한 미세골절이 시행되면, 임상가는 노출된 관절면에서 발생하는 전단력을 최소화하여 보호를 제공해줘야 한다. 엉덩관절의 미세골절술에 사용되는 재활의 주의사항은 무릎관절에 미세골절술을 받은 환자에게 사용된 지침에서 수정되었다.[10] 체중 부하 주의사항은 섬유연골 형성을 위한 최적의 환경을 제공해주기 위해 수정되었다. 환자들은 일반적으로 4~8주 동안 부분적인 체중부하를 한다.[134,139] 드문 경우 체중 부하를 하지 않을 수도 있다. 그러나 엉덩관절의 비체중부하는 엉덩관절 앞쪽의 힘 증가 및 엉덩관절 굽힘근의 과다활동 등 원하지 않는 영향을 발생시킬 수 있다.[93,136] 임상가들은 이러한 환자들에게 관절 가동술을 고려할 때 추가적인 주의를 기울여야 한다. 신체 검사 결과 저운동성이 보였다면, 견인에 기초한 기법은 관절주머니에 안전한 가동술이다. 관절 견인 기법은 관절면에 수직으로 적용된 힘에 의한 전단력을 최소화시킨다. 방향 별 가동술은 관절면에 원치 않는 전단력을 가할 수 있다.

힘줄 유리술

엉덩허리근 ITB 조직에 대한 관절경 힘줄 유리술은 근력 활동을 시작할 때 특정한 고려사항이 필요하다. 재활 프로그램

동안 이러한 구조물에 가해지는 너무 이르거나 과도한 스트레스는 염증을 길어지게 하거나 증가시킬 수 있다. 엉덩관절 굽힘근의 건병증은 재활 과정 동안 위험을 증가시키는 질환으로 인식된다.[48,135,136] 이러한 구조물의 과도한 염증 가능성을 줄이기 위해, 엉덩관절 굽힘근 (누워서 하지 직거상)과 ITB (옆으로 누워서 하지 거상)에 과도한 부하가 가해지는 활동은 조직 유리술이 시행된 후 약 4주 동안 시행하지 않는다.[10,135] 또한 이 부위의 연조직 가동술을 시행할 때 주의해야 한다.

엉덩관절의 관절경 수술 후 일반적인 재활 합병증

합병증의 위험이나 회복 지연을 줄이기 위해서는 개별적이고 구조화된 재활 프로그램을 개발하고 따르는 것이 중요하다. 재활 활동에 직접적으로 영향을 주거나 재활의 결과인 수술 후 여러 합병증이 설명되었다. 시행된 수술과 상관없이, 관절내 유착은 엉덩관절의 관절경 수술 후 통증 및 실패의 원인으로 보고되었다.[129,137,138] 관절내 유착 발생을 시키는 것으로 언급된 위험 인자에는 30세 이하의 나이,[50] 이하의 modified Harris Hip Score, 미세골절술을 시행하지 않은 것, 관절의 수동적인 휘돌림이 없는 수술 후 재활 프로그램이 있다.[129] 이러한 위험 요인을 인식함으로써 임상가는 유착 발생 위험이 높은 환자를 식별하고 관절 휘돌림 운동을 포함한 조기 ROM을 강조한 재활 프로그램을 할 수 있다.[48]

수술에 내재된 합병증을 제외하고는 적절한 재활 프로그램을 통해 회복 중 많은 문제를 예방할 수 있다. 재활 중 합병증은 운동의 강도나 양을 너무 빨리 진행하는 급진적인 접근법으로 인해 자주 발생하며, 이로 인해 엉덩관절의 관절외 또는 관절내 구조물에 부하가 많이 가해져 염증과 통증이 증가한다.[48] 회복 과정에서 이러한 많은 문제들은 재활 프로토콜의 단계와 단계 사이의 과도기에 일어난다.[75,136] 이 과도기에는 관절의 부하 (체중 부하 증가) 또는 근육에 대한 부담 증가 (운동의 양과 강도 증가)가 포함된다. 엉덩관절 굽힘근의 건병증, 점액낭염, 관절의 삼출물, 근육의 불균형, 허리 통증, 엉치엉덩관절 통증은 일반적인 재활이 합병증이다.[135,136]

수술 후 합병증 발생 위험이 높은 과도기이기 때문에 환자가 수술 후 목발을 뗄 때 주의를 기울여야한다. 환자는 편차 없이 보행할 수 있을 때까지 적절한 보조 장치를 계속 사용해야한다. 잘못된 보행 패턴으로 보행을 계속 하면 관절내 또는 관절외 자극이 유발될 수 있다. 엉덩관절의 삼출물을 볼기근의 억제에 영향을 미친다.[140] 예기치 못한 통증의 증가와 볼기근의 근력 감소를 인식하고 예방하기 위해, 임상가는 수술 후 경과 시간으로만 프로토콜을 진행하는 것이 아니라, 객관적인 척도 (근력, ROM, 보행의 질)를 사용해야 한다.

매우 활동적인, 특히 조직적인 스포츠에 참여하는 환자들은 가능한 빨리 스포츠나 활동으로 돌아가고 싶어하는 열망 때문에 관절에 과부하가 걸리기 쉽다.[75] 이러한 열망은 임상가와 환자가 회복 및 재활 단계를 너무 빨리 진행하게 한다. 환자가 진행됨에 따라 임상가는 환자의 능력에 따른 진행 결정의 기초를 둬야 한다. 임상가는 현재의 적절한 ROM, 동적 조절, 고유수용성 감각 수준에서 모든 중재를 완료할 수 있는 환자의 능력을 기반으로 진행을 결정해야 한다.[48,135]

절구테두리 파열 및 대퇴비구 충돌 증후군 환자의 기능 및 활동 진행 고려사항 (비수술 및 수술 후)

절구테두리 파열 및 FAI 같이 이와 관련된 질환의 치료에 대한 특수 재활 프로토콜을 조사한 연구가 부족하여 이 환자들의 기능적 진행 및 스포츠로의 복귀 문제를 평가하는 근거는 매우 적다. 이러한 환자들은 일반적으로 활동적이고 종종 운동선수이기 때문에 재활의 이러한 면은 특히 중요하다. 임상가들은 높은 수준의 신체 활동으로 복귀할 준비가 되어 있는지를 측정해봐야 하고 이러한 환자의 충족시키는 치료 전략을 제공해야한다.

보다 격렬한 활동에 참여할 수 있는 적절한 신경근 조절을 발달시키는 데에 중점을 둬야 한다. 활동적인 환자가 운동을 하는 동안 무작위적인 방향과 가변적인 크기로 발생하는 외부의 힘을 받을 때 요구되는 엉덩관절 및 골반 복합체 안정화 준비를 하는 데에 동적인 안정화 및 동요 훈련이 도움이 될 수 있다 (그림 4-17).[12] 여기까지 언급된 모든 환자들에 적용할 수 있지만, 안정화 활동은 특히 과운동성 환자에게 유용할 수 있다. 정적인 균형 활동은 표면을 변화시키고 여러 과제를 수행하는 쪽으로 진행한다 (상 · 하지 사용). 환자가 특정 스포츠에 참여하는 경우, 이러한 활동은 해당 스포츠에서 요구하는 쪽으로 진행해야한다. 임상가들은 환자의 활동 수준을 향

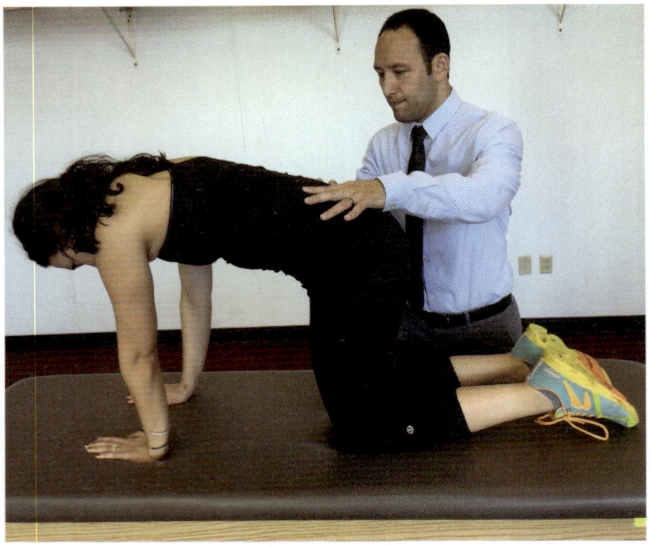

• 그림 4-17 동요 훈련. 환자는 네 발 자세를 취한 다음, 치료사가 무작위적인 방향과 다양한 크기로 힘을 가할 때 골반의 안정성을 유지하기 위해 이 자세를 유지해야 한다.

• 상자 4-3 스포츠로의 복귀 검사 예시

- 역동적인 워밍업을 10~20분 간 시행 (고정식 자전거, 일립티컬, 트레드밀에서의 조깅, 유연성 및 스트레칭 운동)
- 각 운동/검사를 25%, 50%, 75%, 100% 노력으로 시행
- 각 운동이나 검사를 2~3번 측정
- 포함되는 운동 및 검사:
  1. 최대한 한 다리로 서서 스쿼트 10번 반복
  2. 발을 넓게 벌린 상태에서 멀리 뛰기 3번, 마지막은 한 발로 착지
  3. 한 발로 대각선으로 교차하며 점프
  4. 한 발로 앞으로 점프
  5. 한 발로 가쪽으로 점프
  6. 한 발로 안쪽으로 점프
  7. 한 발로 돌면서 점프
  8. 한 발로 수직으로 점프
  9. 한 발로 세단뛰기
  10. 한 발로 껑충 뛰면서 시간을 정해놓고 10m 가기
  11. 하지의 100야드 기능 검사 (전력 질주 했다가 되돌아가기, 셔플, 카리오카 (다리를 교차하며 옆으로 셔플), 전력 질주, 권장 시간: 남성 18~22초, 여성 20~24초)
  12. 100야드 프로 민첩성 훈련

상시키기 전에 환자가 현재의 재활 과제를 올바르게 수행할 수 있는 능력이 있어야 함을 기억해야한다. 환자가 필요한 전제 조건을 달성하기 전에 부적절하게 진행하면 원치 않는 보상 전략이 발생하고 관절에 과도한 부하가 가해질 수 있다.[136]

절구테두리 파열 및 FAI 환자의 기능 검사 및 경기로의 회복 기준은 문헌에 조금 설명되어있다. 엉덩관절의 비관절성 통증 환자 중 수술을 받지 않은 환자를 위한 기능 검사 프로토콜의 구체적인 설명이 없다. 현재 임상가들은 활동적인 기타 하지 손상 환자에게 검증된 기능 검사 및 측정을 병행하여 질환에 맞는 몇 가지 검증된 검사를 사용해야 한다. Tranovich와 동료들[20]은 앞십자인대 재건술 후 재활 프로그램에서 변형되어 엉덩관절의 관절경 수술을 받은 환자들의 경기로의 복귀 기준을 설명했다. 진행 기준에는 근력, 민첩성, 달리기, 플라이오메트릭 활동 등 모든 운동을 견딜 수 있는 것이 포함된다. 이러한 활동을 100%의 힘으로 견딜 수 있고 수술 담당 의사에게 확인을 받는 다면, 환자는 특정 경기로의 복귀 검사를 통과해야 한다 (상자 4-3). 경기로의 복귀 검사는 스쿼트, 점프, 착지하기, 돌기, 갑자기 멈추기, 다각적인 움직임 등 다양한 동작이 포함된 12가지의 기능 과제나 검사로 이루어져 있다. 대부분의 과제는 수술하지 않은 다리와 비교하여 수술한 다리의 수행 능력을 기준으로 등급을 나눈다 (시간이나 거리). 환자는 수술한 다리로 90% 이상 (수술하지 않은 다리와 비교)의 점수를 받아야지 검사를 통과할 수 있다. 2가지의 기능 검사는 시간을 잰다. 검사를 통과하는 데 필요한 역치 값을 결정하기 위해 특정 기준이 주어진다.

또 다른 스포츠로의 복귀 검사는 Vail Hip Sport 검사다. 이 객관적인 검사는 임상가가 4가지 스포츠 코드 저항 다중면 운동의 수행능력을 토대로 20점 (최적) 내에서 점수를 부여한다. 4가지 운동에는 3분 동안 한 발로 스쿼트하기, 100초 동안 라테랄 바운딩 (lateral bounding), 100초 동안 대각선으로 바운딩 (diagonal bounding), 2분 동안 계단을 오르며 앞쪽으로 런지하기가 있다. 현재 이 검사는 신뢰성이 없는 것으로 나타났다. 하지만 이 검사는 다중면 과제를 하는 동안 임상가가 근력, 근지구력, 동적인 조절을 측정할 수 있는 조절된 방법이기 때문에 임상적으로 가치가 있는 것으로 보고되었다.[75]

임상가는 절구테두리 파열 및 FAI 환자의 경기로의 복귀와 기능 진행을 개선하는 데에 지속적으로 초점을 맞추기 때문에, 이러한 프로토콜에 포함될 검사는 검증되어야한다. 신체 수행능력 측정 이외에도, 경기로의 복귀 또는 기능 진행 기준을 포함할 수 있는 검증된 환자 보고 결과 (patient-reported outcome, PRO) 측정에 대한 역치값 점수를 결정할 필요가 있다.

절구테두리 파열 및 대퇴비구 충돌 증후군 환자의 환자 보고 결과 측정

엉덩관절의 병리학적인 질환과 이와 관련된 치료 옵션에 대한 인식이 개선됨에 따라 이러한 손상을 입은 환자들의 요구와 특성을 파악할 결과 측정도 필요했다. 최근까지 엉덩관절 손상을 입은 환자를 위한 대부분의 PRO 도구는 엉덩관절 OA나 골절 또는 이와 관련된 수술 (엉덩관절 전치환술 또는 관혈적 정복 및 내부 고정)을 받은 환자의 특성을 반영하여 고안되었다.[12,48] 일부 PRO는 수술 후 및 수술을 하지 않은 엉덩관절의 비관절성 통증이 있는 환자의 사용을 위해 개발되었다.[141,142] 이 섹션에서는 이러한 PRO의 선택에 대해 설명할 것이다. 현재 증상이 있는 FAI 환자에게 사용하기에 더 우수한 단일 PRO는 없는 것으로 간주된다.[143]

Hip Outcome Score

HOS는 엉덩관절의 비관절성 통증이 있는 환자의 수행능력을 측정하기 위해 고안된 36개 (ADL 항목 17개, 스포츠 항목 9개) 항목이 있는 PRO다.[144] 항목들은 0~4점으로 점수를 매긴다. 0점은 "할 수 없음"을 나타내고, 4점은 "어려움이 없음"을 나타낸다. 총 점수는 각 하위 척도 (ADL 및 스포츠)마다 계산하고 이를 가능한 총 점수 (모든 질문에 답했다면 ADL 60점, 스포츠 36점)로 나눈 다음 백분율 점수로 나타내기 위해 100을 곱한다. 점수가 높을수록 보고된 기능의 수준이 높음을 나타낸다. HOS는 엉덩관절의 관절경을 받은 환자를 대상으로 측정했을 때 높은 검사-재검사 신뢰도, 구성타당도, 내용신뢰도를 나타냈다.[144] HOS의 임상적으로 최소 중요한 변화 (minimal clinically important difference, MCID)는 ADL 항목에서는 9점이고 스포츠 항목에서는 6점이다.[144] HOS는 엉덩관절 관절경 후 7개월 째인 환자에게 우수한 반응성을 보였다.[144]

Thirty-Three-Item International Hip Outcome Tool

33-item International Hip Outcome Tool (IHOT-33)은 엉덩관절 통증이 있는 400명 이상 (16~60세)의 환자를 검사하는 다센터, 다학문적인 노력의 일환으로 개발되었다.[145] IHOT-33 PRO는 다음과 같은 여러 영역을 다룬다: 증상 및 기능적 제한, 스포츠 및 레크리에이션 신체 활동, 직업 관련 문제, 사회적 · 정서적 · 생활 방식에 대한 우려. 이 항목들은 시각적 아날로그 척도 (0~100)를 사용하여 평가되며, 각 항목에서 가능한 최고 점수는 100이다. IHOT-33의 안면타당도 및 내용타당도는 엉덩관절의 비관절성 통증이 있는 환자를 통해 확립되었다. 엉덩관절의 관절경 후 MCID는 6점으로 보고되었다. 검사-재검사 신뢰도는 중간~좋음으로 보고되었다 (급내 상관계수 0.78).[145]

Copenhagen Hip and Groin Outcome Score

Copenhagen Hip and Groin Outcome Score (HAGOS)는 엉덩관절 통증이 있는 청년~중년, 신체적으로 활동적인 환자의 특성을 측정하기 위한 목적으로 개발되었다.[146] HAGOS는 통증, 기타 증상, 일상 생활에서의 신체 기능, 스포츠 및 여가에서의 기능, 신체 활동 참여, 엉덩관절 관련 삶의 질과 같은 6가지 하위 척도를 포함한다. 각 질문에는 5가지 옵션이 있으며 지난주를 고려하여 0~4점으로 점수를 매긴다. 각 카테고리의 점수는 최적 점수 100점 (증상 없음)으로 표준화한다. HAGOS는 모든 하위척도에서 검사-재검사 신뢰도가 높았으며, 급내 상관계수 값은 0.82~0.91이다. HAGOS의 구성타당도와 반응성이 확인되었다.[147] 5.2점 이상의 변화는 어떤 하위척도에서든지 감지할 수 있는 것으로 간주된다.[143]

요약

엉덩관절의 절구테두리 파열은 정형외과 및 스포츠 의학계에서 논쟁의 대상이 되고 있다. 엉덩관절의 비관절성 통증의 진단 및 치료에 사용할 수 있는 옵션은 2000년 이래 상당한 비율로 확대되었다. FAI는 절구테두리 파열의 발생에서 가장 많이 연구되고 논쟁된 병인학적 메커니즘이다. 그러나 임상가들은 엉덩관절의 비관절성 통증이 있는 환자를 평가할 때 고려해야 하는 다양한 감별 진단, 특히 관절주머니의 불안정성을 알아야 한다. 비교적 초기에 FAI의 진행과 결과를 이해하는 과정에서 임상가들은 이 환자들에 대한 표준화된 치료 권장 사항을 수립하는 것과 관련하여 여전히 학습 곡선에 있을 수 있다. FAI나 기타 근본적인 질환 후 절구테두리가 파열된 환자들은 효과적으로 측정하고 치료하기 위해, 임상가들은 검사에서 체계적인 접근법을 사용하고, 관련된 손상 메커니즘의 병리역학적인 과정을 이해하며, 가능한 최선의 근거에 기반한 중재 기법을 사용해야한다.

사례 연구

절구 충돌 및 절구테두리 파열에 관한 예시는 사례 연구 4-1과 4-2에 나와 있다.

사례 연구 4-1

증상이 있는 대퇴비구 충돌 증후군의 비수술적 치료

환자 과거력

31세 남성이 오른쪽 사타구니 통증으로 외래 물리치료를 방문했다. 환자는 물리치료에 직접 올 수 있는 상태여서 스스로 찾아왔다. 도로 사이클에 대한 참여가 증가하면서 이와 관련된 4주 동안의 사타구니 통증에 주목했다. 경사가 심한 시골에서 주기적으로 1주일에 4번, 25마일 이상 사이클을 탄다. 이 통증은 언덕을 내려갈 때 몸을 낮추고 엉덩관절이 깊게 구부러지는 자세 (에어로 자세)를 취할 때, 격렬한 운동 후 몇 시간동안 사무실 책상에서 앉아있을 때 제일 심했다. 통증의 수준은 사이클을 탈 때는 10점 중 5점, 책상에 앉아있을 때는 10점 중 4점이었다. 가끔씩 나는 염발음은 무작위로 나타났고 때로는 잔여 사타구니 통증과 관련이 있었다. 환자에게 증상이 나타나면 일반적으로 하루 중 남은 시간 동안 통증이 지속됐다. 보행 및 일상 생활 활동은 2시간 이상 앉아 있기 및 깊게 스쿼트 하기를 제외하고 최소한의 영향을 미쳤다. 격렬하게 사이클을 타고 난 뒤 아침에 일어날 때 경미한 뻣뻣함을 느꼈다. 평가 시 먹는 약물은 없었다.

환자는 3년 전에 L2~L3에 허리유합술을 받았다고 했다. 수술 후 모든 물리치료에 참여하여 모든 ADL 및 운동 활동으로 복귀했다. 이를 제외하면 뚜렷한 병력은 없었다.

1년에 약 5개월간 사이클에 참여한 것 이외에, 비교적 앉아있는 생활을 했다. 컴퓨터 분석가로 일했으며 다른 규칙적인 운동은 하지 않았다. 아내와 2명의 어린 아이들과 2층 집에서 산다.

시스템 리뷰

관찰로 31살, 6.1피트, 225파운드 (중배엽체형)라는 것을 알았다. 가만히 서 있을 때 골반이 비교적 앞기울임 되어있었다. 척추나 하지에 다른 편차는 눈에 띄지 않았다. 환자의 보행 패턴은 대칭적이었고, 속도 또한 정상 범주 내였다.

검사 및 측정

Hip Outcome Score (HOS)로 현재 엉덩관절 통증과 관련된 환자의 기능적 제한을 측정했다. HOS는 시행하기 쉽고, 자료들에 의해 뒷받침되는 근거가 있고, 스포츠 하위 척도가 있기 때문에 선택되었다. 환자의 ADL 하위 척도는 79%, 스포츠 하위 척도는 61%였다 (100% 최적).

환자는 직접 치료실에 올 수 있고 허리뼈가 손상됐던 병력이 있었기 때문에, lower-quarter screening 검사를 시행했다. 근육분절, 피부분절, 반사 측정을 했다. 또한 허리뼈의 능동적 관절 가동 범위 (ROM), 골반의 랜드마크 위치 측정, 엉치엉덩관절의 잠재적인 손상을 평가하는 검사를 시행했다. 모든 검사들의 결과는 음성이었다.

다음으로 엉덩관절에 대한 특정 신체 검사를 했다. 수동적 ROM은 양쪽 모두 대칭적이고 정상 범위였다. 양쪽 모두 폄 끝 범위와 엉덩관절을 90° 구부린 상태에서 안쪽돌림 끝 범위에서 증가되는 사타구니 통증과 뻣뻣함을 느꼈다고 말했다. 통증이 있는 오른쪽 엉덩관절 벌림근과 가쪽돌림근이 5점 중 4점으로 약화가 있었다. 또한 테이블에서 엉덩관절을 90° 구부린 상태에서 다리를 아래로 내리면서 골반의 뒤기울임을 유지하기 어려워했다 (아랫배 근력을 위한 다리 내리기 검사). 사타구니 통증 (10점 중 2점)은 벌림근의 도수 근력 검사 시 나타났다. 유연성 검사에서는 왼쪽의 햄스트링, 궁둥구멍근, 엉덩허리근이 타이트했다. 굽힘 벌림 가쪽돌림 (FABER) 검사는 음성이었다. 사타구니 통증 (10점 중 4점)은 아픈 쪽에 굽힘 모음 안쪽돌림 (FADIR) 검사를 할 때 증가했다. 또한 왼쪽 엉덩관절의 긴 축으로의 견인 시 원래의 통증이 감소되었고 (10점 중 0점), 긴 축으로의 견인으로 측정했을 때 아프지 않은 쪽과 비교하면 관절 가동성이 감소되었다.

평가, 진단, 예후

환자의 과거력, 관찰, 신체 검사를 토대로 환자의 통증 및 기능 장애가 대퇴비구 충돌 증후군 (FAI) 때문일 가능성이 높았다. 환자는 해당 질환의 환자들에게서 발생하는 것으로 알려진 근력, 유연성, 관절 가동성의 감소가 나타났다. 또한 사이클 활동은 반복적인 엉덩관절 굽힘이 일어나고 증상이 나타나는 FAI와 관련이 있는 메커니즘으로 이루어져 있다.

중재

환자의 손상을 해결하기 위한 중재 계획이 시작되었다. 또한 잠재적인 퇴행성 변화의 진행을 최소화하는 방법이 권장되었다. 허리근과 궁둥구멍근의 유연성 감소 및 신체 검사 중 관찰된 햄스트링의 타이트함을 해결하기 위해 도수 및 자가 스트레칭 활동이 사용되었다. 엉덩관절 주위 관절주머니의 가동성 감소를 해결하기 위해 엉덩관절의 긴 축 및 가쪽으로의 견인을 각 세션마다 시행했다. 점진적인 근력 활동이 처방되었고, 견딜 수 있을 때 비체중 부하에서 체중 부하 운동으로 진행했다. 관절을 충돌시키지 않는 범위 내에서 근력 강화 운동을 시행했다. 근력 강화 운동 중 충돌을 피하기 위해 환자에게 90°가 넘는 굽힘을 피하고 구부러진 자세에서 중립을 넘는 안쪽돌림을 피하라고 했다. 허리골반 조절을 향상시키는 활동도 처방되었다.

관절 자극을 감소시키고 관절의 완전성을 보존하기 위해 활동 수정 및 환자 교육을 제공했다. 환자는 통증이나 끼임을 없애기 위해 안장을 높여서 타고 1주일에 3번만 타는 것에 동의했다. 또한 직장에서 의자의 높이를 올리고 등을 뒤로 기댔다. 환자는 3주 동안 치료를 받았고 총 6번 방문했다.

3주 후, 환자의 근력과 근육 유연성은 대칭적이었다. 관절 손상에 대한 모든 검사 결과는 여전히 사타구니 통증이 발생하는 FADIR 검사를 제외하고

사례 연구 4-1

증상이 있는 대퇴비구 충돌 증후군의 비수술적 치료 - 계속

음성이었다. 수동적인 ROM이 정상이지만 여전히 엉덩관절 폄의 끝 범위에서 뻣뻣함이 있었다. 긴 축으로의 견인 시 여전히 가동성이 감소되었다. 환자는 현재 사이클을 1주일에 3번 탄다. 사이클의 횟수나 거리를 늘리면 여전히 사타구니 통증이 있었다. 엉덩관절 굽힘 100°에서의 관절 견인을 포함하도록 도수 치료를 수정했다. 환자는 2주 동안 가정 프로그램을 수행했고 권장된 활동 수정을 따랐으며, 이후 공식적인 물리치료 예약을 잡았다. 3주 재평가 후에 환자가 전문적으로 자전거 피팅을 할 수 있도록 상담을 준비하는 것이 좋다. 이는 자전거 피팅 평가에 대해 많은 교육을 받은 물리치료사가 수행한다. 평가 후에 환자의 싸이클은 타고 있을 때 전체적인 엉덩관절 굽힘의 양을 감소시키도록 조정되었다.

재검사

환자는 2주 동안 혼자 가정 프로그램과 수정된 활동 (조정된 자전거 타기 포함)을 수행한 후 공식적인 재평가를 위해 진료소에 보고했다. 이 때 환자는 사이클을 탈 때 통증이 없었고, ADL 시 통증이 없었으며, 매우 낮은 의자나 소파에 오래 앉아 있을 때 약간 쑤셨다. 신체 검사에서 ROM, 근력, 유연성, 관절 가동성의 감소는 없었다. FADIR 검사에서는 세게 누를 때 여전히 통증이 있었다. 환자는 추가적인 HOS 설문지를 작성했다. ADL 하위 척도는 95%였고, 스포츠 하위 척도는 88%였다. 두 점수 모두 처음 측정보다 뚜렷한 향상을 나타냈다.

퇴원

공식적인 재평가 후, 환자는 퇴원했다. 환자는 약간의 통증만 보였고 HOS 결과 도구에서 뚜렷한 향상을 보였다. 환자는 최적의 근력과 유연성을 유지하기 위해 가정 프로그램을 혼자 계속 수행했다. FAI 증상을 최소화시키기 위해 환자의 사이클 활동을 수정하는 것을 제안했다. 가능한 사이클을 연속적으로 타는 것을 피하고, 기본적으로 격일로 하는 것을 제안했다. 1주일에 하루는 심혈관 훈련을 할 수 있도록 시상면에서 엉덩관절을 단독적이고 덜 반복적이게 움직이는 수영을 포함시켰다.

환자는 임상 양상을 확인하려는 목적으로 엉덩관절을 평가하기 위해 정형외과 의사와의 상담을 결정했다. 엉덩관절과 골반의 일반 방사선 사진도 받아 갔다. 캠 유형의 FAI (넙다리뼈머리-목 접합부의 과한 뼈)가 확인되었다. 또한 관절의 앞-윗부분에 경미한 퇴행성 변화가 있었다. 이 당시에 환자가 최소한의 증상을 보고했기 때문에 더 이상의 중재는 권장되지 않았다.

사례 연구 4-2

엉덩관절 관절경으로 절구테두리 봉합술 및 골성형술을 한 후의 재활

환자 과거력

20세 남성 환자가 4일 전 엉덩관절 관절경 수술을 받은 후 통증과 쑤시는 느낌을 호소하며 외래 물리치료에 방문했다. 환자는 수술 전 3개월 동안 사타구니와 엉덩관절에 점점 악화되는 통증을 호소했다. 환자는 손상에 특별한 원인이 없다고 했지만, 취미로 하는 농구 게임을 한 뒤 처음으로 경미한 사타구니 통증을 느꼈다. 통증과 불편함은 스포츠 참여를 제한하는 것으로 시작되어 결국 증상의 악화 없이는 수업을 듣지 못하거나 기본적 일상 생활 활동을 할 수 없는 지경에 이르렀다. 환자는 하지 사용에 대한 자신감이 줄어들고 계단을 오르내릴 때 가끔씩 딱 걸리는 느낌이 든다고 했다. 비스테로이드성 항염증제를 사용했으며, 단기간 증상 완화로만 사용되었다. ADL 시 지속되는 3주 동안의 통증 이후, 주치의와 상담을 했으며, 의사는 일반 방사선 사진을 처방하고 자기 공명 관절조영술을 받게 하고 전문가와 상담을 하게끔 했다.

환자는 관절의 앞-위쪽 부분에 절구테두리의 파열이 있는 캠 유형의 형태로 인해 대퇴비구 충돌 증후군으로 진단받았다. 수술을 받기 전에 4~6주간의 보존적인 관리를 하기 위해 물리치료를 받았다.

수술 전 물리 치료

이 사례 연구의 초점은 수술 후 재활 과정을 설명하는 것이다. 수술 전 물리치료의 구체적인 내용은 자세히 설명하지 않는다. 수술 전 물리치료는 관절내 자극과 통증을 줄이기 위해 환자의 교육과 활동 수정을 강조한다. ADL과 여가 활동은 끝 범위까지의 자세 및 환자의 통증과 증상을 발생시키는 자세를 피하게끔 수정된다. 기능적 ROM을 최적화하기 위해 능동적인 저강도 및 수동적인 관절 가동 범위 (ROM) 운동을 포함한다. 관절내 자극과 통증을 제한시키기 위한 기능적 활동 중 동적 조절과 근지구력을 향상시키기 위해 통증을 유발하지 않는 자세에서의 볼기근과 코어 근육의 근력강화 운동을 포함한다. 4주 후 사타구니 통증이 지속되어 환자의 이전 활동 수준으로 진행하는 것이 제한되었다. 환자는 수술적 중재를 진행하기로 선택했다.

수술 후 물리치료

이 환자에게 사용된 수술 후 프로토콜은 상자 4-2에 나와 있다. 환자는 관절경 수술 후 4일 째에 1명의 간병인과 함께 왔다. 환자는 말로 하는 11점 통증 척도에서 자신의 통증을 10점 중 5점이라고 했다. Hip Outcome Score (HOS)의 ADL 하위 척도는 22점이었다. 환자는 보행 시 양쪽 목발을 올바르게 사용하는 모습과 오른쪽에 체중 부하를 하는 모습을 보여줬다. 치료사의 질문에 환자는 얼음 모달리티를 자주 사용하고 있고, 수술 센터에서 준 볼기근 세팅, 넙다리네갈래근 세팅, 발등굽힘 및 발바닥굽힘의 능동적인 ROM 운동으로 구성된 초기 가정 운동 프로그램을 준수하고 있다고 했다. 환자의 절개 부위는 깨끗하고 건조했으며, 과한 홍반이나 배액은 없었다. 말단부의 감각과 맥박은 정상이었고 반대쪽 하지와 대칭적이었다. 초기의 양쪽 엉덩관절 ROM은 누워서 측정했다. 왼쪽 엉덩관절의 측정값은 굽힘 65°, 폄 -5° (반대쪽에 비해 5° 적음), 벌림 25°, 가쪽돌림 20°, 안쪽돌림 15°였다. 오른쪽 엉덩관절의 측정값은 굽힘 110°, 벌림 35°, 폄 중립, 가쪽돌림 35°, 안쪽돌림 30°였다. 왼쪽 엉덩관절의 근력 검사는 환자의 수술 후 상태 때문에 미뤄졌다.

첫 번째 치료는 수술 후 프로토콜, 활동 수정, 통증이 없는 ROM,

계속

사례 연구 4-2

엉덩관절 관절경으로 절구테두리 봉합술 및 골성형술을 한 후의 재활 – 계속

신경근 재교육, 활성화 운동과 관련된 환자 교육에 중점을 뒀다. 휘돌림(circumduction) ROM 운동은 수술 후 유착 위험을 감소시키고 관절의 ROM을 향상시키기 위해 엉덩관절을 휴식 자세에 두고 시행한다. 환자의 간병인은 초기 가정 운동 프로그램의 일환으로 지속적인 수행의 중요성과 기법에 대해 교육을 받는다. 통증이 없는 수동적인 ROM은 안쪽돌림, 가쪽돌림, 벌림 방향으로 수행한다. 절구테두리 봉합술의 주의사항 때문에 가쪽돌림의 ROM은 20°를 넘지 않도록 한다. 그 다음 환자는 볼기근 세팅, 배가로근 활성화, 넙다리네갈래근 세팅, 짧은 무릎관절 폄 운동을 교육받는다. 엉덩관절 벌림근과 모음근을 목표로 하는 통증이 없는 등척성 운동도 포함된다. 엉덩관절의 중립 자세를 강조하고 앞쪽 연조직의 타이트함을 방지하기 위해 환자는 몇 분 동안 엎드린 자세로 있는다. 반응성 통증이나 표면 조직의 붓기를 제한시키거나 감소시키기 위해 치료가 끝난 후 엉덩관절에 얼음을 적용한다.

1주일에 1번 물리치료를 방문하는 것으로 치료 계획을 세웠다. 이는 운동을 독립적으로 하는 환자의 능력과 가정에서 수동적인 ROM과 휘돌림 ROM을 해주는 간병인의 능력 때문에 수술 후 초기 기간에 충분하다고 판단되었다. 수술 후 초기 재활의 목표는 수술 후 염증과 통증을 감소시키고, 환자의 보행 패턴을 정상화시켜주는 ROM을 향상시키며, 볼기근의 근력과 근지구력을 향상시켜서, 보조 도구 없이 보행을 할 수 있는 것이다.

두 번째, 세 번째 물리치료에서는 ROM을 향상시키고 보행 패턴을 정상화하기에 충분한 근력을 발달시키기 위한 중재가 진행되었다. 통증이 없는 자가 유도 ROM을 촉진시키기 위해 안장 높이를 올리고 직립 자세로 타는 고정식 자전거를 최소 저항으로 사용했다. 수동적인 안쪽돌림 및 가쪽돌림 ROM을 엉덩관절 폄의 중립을 강조하며 엎드린 자세에서 수행했다. 중립이 넘는 엉덩관절 폄과 20°가 넘는 가쪽돌림을 제한하기 위해 주의를 기울였다. 네 발 기기 자세에서 앞뒤로 흔드는 운동을 하여 엉덩관절 굽힘 ROM을 수행했다. 앞쪽 연조직의 타이트함을 줄이기 위해 엎드려서 무릎을 구부리는 것과 엎드려서 하는 무릎관절 폄의 끝 범위 운동을 교육받았다. 근력 강화 운동은 등척성 운동에서 능동적 ROM 또는 등장성 근력 운동으로 진행했다. 이 시기에 추가된 운동에는 과다폄을 방지하기 위해 엎드려서 베개를 놓고 하는 엉덩관절 폄, 브릿지 운동, 스툴을 사용하여 부분적인 체중 부하를 하는 엉덩관절 가쪽돌림이 있다. 가정 운동 프로그램은 운동들을 올바르게 수행하면 물리치료 방문 기간 동안 완료한 모든 근력 강화 운동들을 포함하도록 업데이트되었다.

다음 물리치료에서 환자는 목발 없이 걸을 때 엉덩이가 계속 떨어졌다. 환자는 근력이 향상될 때까지 목발을 계속 사용하도록 교육받았다. 이 시기에는 중립이 넘는 폄과 20°가 넘는 가쪽돌림을 포함하여 ROM 및 유연성 운동을 진행했다. 런지 또는 thomas test 자세에서 수행되는 스트레칭을 포함하여 앞쪽 연조직 또는 엉덩관절 굽힘근 스트레칭을 진행했다. 통증이 없는 수동적 및 능동적 ROM 운동은 처음에 굽힘, 벌림, 가쪽돌림 자세에서 시작했다. 근력 강화 운동은 통증이 없는 중간 범위의 자세에서 볼기근과 하지의 근력 강화를 계속 강조했다. 완전한 체중 부하를 하는 한쪽의 근력 강화 운동은 환자가 아직 지역 사회 내에서 통증이 없는 보행을 할 수 없기 때문에 프로그램에 포함되지 않았다. 근력과 골반의 동적 조절의 진행을 모니터링하기 위해 이 시기의 물리치료 횟수를 1주일에 1번에서 1주일에 2번으로 늘렸다.

다음 방문에서 환자는 수술한지 5주 뒤였고, 보조 도구 없이 걸을 수 있었으며 보행 편차가 나타나지 않았다. 이 시기에는 지역 사회 내에서의 보행을 위해 목발을 떼도록 지시했다. 중간 단계의 재활의 목표는 ROM과 근력을 증가시켜서 환자를 ADL로 복귀할 수 있게 하고, 하지 및 허리골반 부위에서 나타나는 근육의 불균형을 해결하는 것이다. 유연성 및 스트레칭 프로그램은 엉덩허리근, 넙다리네갈래근, 모음근 그룹을 강조하여 개발되었다. 전반적인 하지의 근력 강화 운동은 환자가 견딜 수 있을 때 진행되었다. 볼기근의 근력 강화 운동은 적절한 기술을 사용하고 보상 전략을 사용하지 않는 환자의 능력을 토대로 진행되었다. 이 단계의 볼기근 근력 강화 운동의 예시에는 한 다리로 브릿지 운동, 한 다리로 계단 오르내리기 운동, 밴드로 저항을 주는 사이드 스테핑이 포함된다. 환자는 가정 운동 프로그램을 받았으며, 여기에는 환자의 레크리에이션 센터에서 하지의 전반적인 근력 강화 운동을 강조하면서 운동 기구를 사용하는 것이 포함된다. 환자는 사타구니나 엉덩관절의 통증을 만드는 자세는 모두 피하라는 교육을 받았다. 또한 처음에는 반복을 많이 하는 것에서부터 시작하여, 특정 운동의 움직임 패턴이 편해지면, 8~12번 사이에 피로가 느껴지는 수준으로 무게를 증가시키라고 교육받았다.

12주와 총 17번의 물리치료 방문 후, 달리기로의 복귀 프로그램을 시작하는 것을 포함한 다음 단계의 재활 프로그램으로 진행할 수 있었다. 이 단계에서의 진행 기준은 ADL 시 말로 표현하는 통증이 10점 중 0점, HOS의 ADL 하위 척도 점수가 89% 이상, 10분 동안의 연속적인 보행에서 통증이나 보상 작용이 없음, 외반 자세로의 운동역학적인 무너짐 없이 한 다리로 계단을 앞으로, 옆으로 내려갈 수 있음이 포함된다. 환자의 ROM 측정값은 굽힘 115°, 폄 15°, 벌림 35°, 안쪽돌림 35°, 가쪽돌림 35°였다. 저강도 활동 시 통증이 10점 중 0점이었고 HOS의 ADL 하위 척도가 91%였다. 환자는 한 다리로의 반복적인 미니 스쿼트를 할 수 있고 허리골반의 조절이나 하지의 외반 무너짐 없이 옆으로, 앞으로 계단 내려가기를 할 수 있었다. 이 때의 재활 프로그램은 여가 및 스포츠 활동에서 필요한 동작과 유사한 움직임 패턴을 사용하는 점진적인 근력 강화 운동을 포함하도록 수정되었다. 공식적인 물리치료의 횟수는 10~14일마다 한번으로 줄어들었다.

스포츠로의 복귀 진행

수술 후 16주째에 환자는 약간의 통증이 있는 채로 달리기로의 복귀로 진행했고 20분 동안의 연속적인 조깅을 견딜 수 있었다. 재활 프로그램은 전력 질주, 갑자기 멈추는 동작, 축을 중심으로 도는 동작 등 고강도의 스포츠 관련 움직임을 포함하여 진행했다. 이러한 활동을 포함하기 전에 환자는 다양한 방향으로의 계단 내려가기 과제 및 저강도 플라이오메트릭 운동에서 허리골반 및 하지를 적절하게 조절했다. 이러한 운동들은 환자의 힘 중 50~75% 수준에서 시작했다가 몇 주 동안 100% 강도로 진행했다. 환자가 미리 결정된 갑자기 멈추는 동작, 축을 중심으로 도는 동작을 시작하면서, 민첩성 및 구두 명령에 따라 방향 전환 운동을 포함시켰다. 또한 환자가 선택한 스포츠와 관련된 개인별 기술 개발 훈련뿐만 아니라 팀과 함께 특정 컨디셔닝 활동을 시작하도록 권장했다. 이 경우 훈련에는 공을 다루는 훈련, 짧은 거리의 점프, 레이업 슛이 포함된다.

23번째 물리치료에서는 (수술 후 25주) 환자가 민첩성 및 스포츠 관련 활동 시 통증을 호소하지 않았다. 스포츠로의 복귀 준비를 결정하기 위해, 잠재적인 부상이나 재부상에 대한 신체의 손상 또는 위험 요인을 객관적으로 알 수 있는 다양한 검사를 했다. HOS의 ADL 하위 척도는 97%였고 스포츠

사례 연구 4-2

엉덩관절 관절경으로 절구테두리 봉합술 및 골성형술을 한 후의 재활 - 계속

하위 척도는 76%였다. 한 다리로 깡충 뛰는 검사에는 한 번 뛰는 거리, 3번 뛰는 거리, 대각선으로 세 번 뛰는 거리, 6m를 깡충 뛰기로 가는 시간을 포함했다. 환자는 모든 깡충 뛰기 검사에서 다리의 대칭 지수가 90% 이상이었다.

퇴원

검사 결과를 의뢰한 의사에게 전달하고, 환자에게 이전의 스포츠 활동으로 점차 복귀하라고 권장했다. 환자는 짧은 시간동안 하프 코트에서 경기하는 것으로 시작하여 경기의 시간과 강도를 점차 증가시키라고 교육받았다. 환자의 컨디션이 충분하고 우려 없이 하프 코트 경기를 버틸 수 있다면, 짧은 시간동안 전체 코트에서의 경기로 진행할 수 있다. 환자에게 경기 후 아프다면 24시간 동안 쉬고 통증이 완화될 때까지 경기로 복귀하지 말라고 권장했다. 통증이 5~7일 이상 지속된다면 의사나 물리치료사에게 오라고 했다. 환자는 스포츠로의 복귀를 진행하는 동안 어떠한 방해도 받지 않았으며 추가 물리치료 관리가 필요하지 않았다.

참고문헌

1. Kelly BT, Williams RJ 3rd, Philippon MJ. Hip arthroscopy: current indications, treatment options, and management issues. *Am J Sports Med.* 2003;31 (6):1020-1037.
2. Fitzgerald RH Jr. Acetabular labrum tears: diagnosis and treatment. *Clin Orthop Relat Res.* 1995;311:60-68.
3. Groh MM, Herrera J. A comprehensive review of hip labral tears. *Curr Rev Musculoskelet Med.* 2009;2 (2):105-117.
4. Ferguson SJ, Bryant JT, Ganz R, Ito K. An in vitro investigation of the acetabular labral seal in hip joint mechanics. *J Biomech.* 2003;36 (2):171-178.
5. Ferguson SJ, Bryant JT, Ganz R, Ito K. The influence of the acetabular labrum on hip joint cartilage consolidation: a poroelastic finite element model. *J Biomech.* 2000;33 (8):953-960.
6. Bedi A, Lynch EB, Sibilsky Enselman ER, et al. Elevation in circulating biomarkers of cartilage damage and inflammation in athletes with femoroacetabular impingement. *Am J Sports Med.* 2013;41 (11):2585-2590.
7. McCarthy JC, Noble PC, Schuck MR, et al. The Otto E. Aufranc Award: the role of labral lesions to development of early degenerative hip disease. *Clin Orthop Relat Res.* 2001;393:25-37.
8. Lage LA, Patel JV, Villar RN. The acetabular labral tear: an arthroscopic classification. *Arthroscopy.* 1996;12 (3):269-272.
9. Beck M, Kalhor M, Leunig M, Ganz R. Hip morphology influences the pattern of damage to the acetabular cartilage: femoroacetabular impingement as a cause of early osteoarthritis of the hip. *J Bone Joint Surg Br.* 2005;87 (7):1012-1018.
10. Enseki KR, Martin RL, Draovitch P, et al. The hip joint: arthroscopic procedures and postoperative rehabilitation. *J Orthop Sports Phys Ther.* 2006;36 (7):516-525.
11. Narvani AA, Tsiridis E, Kendall S, et al. A preliminary report on prevalence of acetabular labrum tears in sports patients with groin pain. *Arthroscopy.* 2003;11 (6):403-408.
12. Enseki KR, Harris-Hayes M, White DM, et al. Nonarthritic hip joint pain. *J Orthop Sports Phys Ther.* 2014;44 (6):A1-A32.
13. Agricola R, Bessems JH, Ginai AZ, et al. The development of cam-type deformity in adolescent and young male soccer players. *Am J Sports Med.* 2012;40 (5):1099-1106.
14. Peelle MW, Della Rocca GJ, Maloney WJ, et al. Acetabular and femoral radiographic abnormalities associated with labral tears. *Clin Orthop Relat Res.* 2005;441:327-333.
15. Wenger DE, Kendell KR, Miner MR, Trousdale RT. Acetabular labral tears rarely occur in the absence of bony abnormalities. *Clin Orthop Relat Res.* 2004;426:145-150.
16. Parvizi J, Leunig M, Ganz R. Femoroacetabular impingement. *J Am Acad Orthop Surg.* 2007;15 (9):561-570.
17. Leunig M, Casillas MM, Hamlet M, et al. Slipped capital femoral epiphysis: early mechanical damage to the acetabular cartilage by a prominent femoral metaphysis. *Acta Orthop Scand.* 2000;71 (4):370-375.
18. Hack K, Di Primio G, Rakhra K, Beaule PE. Prevalence of cam-type femoroacetabular impingement morphology in asymptomatic volunteers. *J Bone Joint Surg Am.* 2010;92 (14):2436-2444.
19. Gosvig KK, Jacobsen S, Sonne-Holm S, Gebuhr P. The prevalence of cam-type deformity of the hip joint: a survey of 4151 subjects of the Copenhagen Osteoarthritis Study. *Acta Radiol.* 2008;49 (4):436-441.
20. Tranovich MJ, Salzler MJ, Enseki KR, Wright VJ. A review of femoroacetabular impingement and hip arthroscopy in the athlete. *Phys Sportsmed.* 2014;42 (1):75-87.
21. Notzli HP, Wyss TF, Stoecklin CH, et al. The contour of the femoral head-neck junction as a predictor for the risk of anterior impingement. *J Bone Joint Surg Br.* 2002;84-B (4):556-560.
22. Tannast M, Siebenrock KA, Anderson SE. Femoroacetabular impingement: radiographic diagnosis—what the radiologist should know. *AJR Am J Roentgenol.* 2007;188 (6):1540-1552.
23. Pollard TC, Villar RN, Norton MR, et al. Femoroacetabular impingement and classification of the cam deformity: the reference interval in normal hips. *Acta Orthop.* 2010;81 (1): 134-141.
24. Barton C, Salineros MJ, Rakhra KS, Beaulé PE. Validity of the alpha angle measurement on plain radiographs in the evaluation of cam-type femoroacetabular impingement. *Clin Orthop Relat Res.* 2011;469 (2):464-469.
25. Zaragoza E, Lattanzio PJ, Beaule PE. Magnetic resonance imaging with gadolinium arthrography to assess acetabular cartilage delamination. *Hip Int.* 2009;19 (1):18-23.

26. Burnett RS, Rocca GJD, Prather H, et al. Clinical presentation of patients with tears of the acetabular labrum. *J Bone Joint Surg Am*. 2006;88 (7):1448-1457.
27. Czerny C, Hofmann S, Neuhold A, et al. Lesions of the acetabular labrum: accuracy of MR imaging and MR arthrography in detection and staging. *Radiology*. 1996;200 (1):225-230.
28. Freedman BA, Potter BK, Dinauer PA, et al. Prognostic value of magnetic resonance arthrography for Czerny stage II and III acetabular labral tears. *Arthroscopy*. 2006;22 (7):742-747.
29. Keeney JA, Peelle MW, Jackson J, et al. Magnetic resonance arthrography versus arthroscopy in the evaluation of articular hip pathology. *Clin Orthop Relat Res*. 2004;429:163-169.
30. Tannast M, Kubiak-Langer M, Langlotz F, et al. Noninvasive three-dimensional assessment of femoroacetabular impingement. *J Orthop Res*. 2007;25 (1):122-131.
31. Nepple JJ, Lehmann CL, Ross JR, Schoenecker PL. JC. C. Coxa profunda is not a useful radiographic parameter for diagnosing pincer-type femoroacetabular impingement. *J Bone Joint Surg Am*. 2013;95 (5):412-423.
32. Anderson LA, Kapron AL, Aoki SK, Peters CL. Coxa profunda: is the deep acetabulum overcovered? *Clin Orthop Relat Res*. 2012;470 (12):3375-3382.
33. Gosvig KK, Jacobsen S, Sonne-Holm S, et al. Prevalence of malformations of the hip joint and their relationship to sex, groin pain, and risk of osteoarthritis: a population-based survey. *J Bone Joint Surg Am*. 2010;92 (5):1162-1169.
34. Anderson LA, Peters C, Park BB, et al. Acetabular cartilage delamination in femoroacetabular impingement: risk factors and magnetic resonance imaging diagnosis. *J Bone Joint Surg Am*. 2009;91 (2):305-313.
35. Kutty S, Schneider P, Faris P, et al. Reliability and predictability of the centre-edge angle in the assessment of pincer femoroacetabular impingement. *Int Orthop*. 2012;36 (3):505-510.
36. Tonnis D. *Congenital dysplasia and Dislocation of the Hip in Children and Adults*. Berlin, Germany: Springer; 1987.
37. Clohisy JC, Knaus ER, Hunt DM, et al. Clinical presentation of patients with symptomatic anterior hip impingement. *Clin Orthop Relat Res*. 2009;467 (3):638-644.
38. Bellaiche L, Lequesne M, Gedouin JE, et al. Imaging data in a prospective series of adult hip pain in under-50 year-olds. *Orthop Traumatol Surg Res*. 2010;96 (8 suppl):S44-S52.
39. Jamali AA, Mladenov K, Meyer DC, et al. Anteroposterior pelvic radiographs to assess acetabular retroversion: high validity of the "cross-over-sign. *J Orthop Res*. 2007;25 (6):758-765.
40. Zaltz I, Kelly BT, Hetsroni I, Bedi A. The crossover sign overestimates acetabular retroversion. *Clin Orthop Relat Res*. 2013; 471 (8):2463-2470.
41. Hong SJ, Shon WY, Lee CY, et al. Imaging findings of femoroacetabular impingement syndrome: focusing on mixed-type impingement. *Clin Imaging*. 2010;34 (2):116-120.
42. Register B, Pennock AT, Ho CP, et al. Prevalence of abnormal hip findings in asymptomatic participants: a prospective, blinded study. *Am J Sports Med*. 2012;40 (12):2720-2724.
43. Philippon MJ. The role of arthroscopic thermal capsulorrhaphy in the hip. *Clin Sports Med*. 2001;4:817-829.
44. Boykin RE, Anz AW, Bushnell BD, et al. Hip instability. *J Am Acad Orthop Surg*. 2011;19 (6):340-349.
45. Martin RL, Enseki KR, Draovitch P, et al. Acetabular labral tears of the hip: examination and diagnostic challenges. *J Orthop Sports Phys Ther*. 2006;36 (7):503-515.
46. Philippon MJ, Maxwell RB, Johnston TL, et al. Clinical presentation of femoroacetabular impingement. *Knee Surg Sports Traumatol Arthrosc*. 2007;15 (8):1041-1047.
47. Epstein DM, Rose DJ, Philippon MJ. Arthroscopic management of recurrent low-energy anterior hip dislocation in a dancer: a case report and review of literature. *Am J Sports Med*. 2010;38 (6):1250-1254.
48. Enseki K, Kohlrieser D. Rehabilitation following hip arthroscopy: an evolving process. *Int J Sports Phys Ther*. 2014;9 (6):765-773.
49. Kachingwe A, Grech S. Proposed algorithm for the management of athletes with athletic pubalgia: a coordination of the core and extremities of athletes. *N Am J Sports Phys Ther*. 2009;4 (2):70-82.
50. Hammoud S, Bedi A, Magennis E, et al. High incidence of athletic pubalgia symptoms in professional athletes with symptomatic femoroacetabular impingement. *Arthroscopy*. 2012;28 (10):1388-1395.
51. Lamontagne M, Kennedy MJ, Beaulé PE. The effect of cam FAI on hip and pelvic motion during maximum squat. *Clin Orthop Relat Res*. 2009;467 (3):645-650.
52. Brisson N, Lamontagne M, Kennedy MJ, Beaulé PE. The effects of cam femoroacetabular impingement corrective surgery on lower-extremity gait biomechanics. *Gait Posture*. 2013;37: 258-263.
53. Verrall G, Slavotinek J, Barnes P, et al. Spriggins AJ. Hip joint range of motion restriction precedes athletic chronic groin injury. *J Sci Med Sport*. 2007;10 (6):463-466.
54. Becker LC, Kohlrieser DA. Conservative management of sports hernia in a professional golfer: a case report. *Int J Sports Phys Ther*. 2014;9 (6):851-860.
55. Birmingham PM, Kelly BT, Jacobs R, et al. The effect of dynamic femoroacetabular impingement on pubic symphysis motion: a cadaveric study. *Am J Sports Med*. 2012;40 (5): 1113-1118.
55a. Domb BG, Shindle MK, McArthur B, et al. Iliopsoas impingement: a newly identified cause of labral pathology in the hip. *HSS J*. 2011;7 (2):145-150.
56. Sutter R, Pfirrmann CWA. Atypical hip impingement. *AJR Am J Roentgenol*. 2013;201 (3):W437-W442.
57. de Sa D, Cargnelli S, Catapano M, et al. Femoroacetabular impingement in skeletally immature patients: a systematic review examining indications, outcomes, and complications of open and arthroscopic treatment. *Arthroscopy*. 2015;31 (2):373-384.
57a. Lee S, Kim I, Lee SM, Lee J. Ischiofemoral impingement syndrome. *Ann Rehabil Med*. 2013;37 (1):143-146.
57b. Stafford GH, Villar RN. Ischiofemoral impingement. *J Bone Joint Surg Br*. 2011;93 (10):1300-1302.
58. Anderson K, Strickland SM, Warren RF. Hip and groin injuries in athletes. *Am J Sports Med*. 2001;29 (4):521-533.
58a. Papavasiliou AV, Bardakos NV. Complications of arthroscopic surgery of the hip. *Bone Joint Res*. 2012;1 (7):131-144.
58b. Bradshaw C, McCrory P, Bell S, Brukner P. Obturator nerve entrapment: a cause of groin pain in athletes. *Am J Sports Med*. 1997;25 (3):402-408.
59. Cheatham SW, Kolber MJ, Salamh PA. Meralgia paresthetica: a review of the literature. *Int J Sports Phys Ther*. 2013;8 (6): 883-893.
60. Cibulka MT, White DM, Woehrle J, et al. Hip pain and mobility deficits—hip osteoarthritis: clinical practice guidelines linked to the international classification of functioning, disability, and health from the orthopaedic section of the American Physical Therapy Association. *J Orthop Sports Phys Ther*. 2009;39 (4):A1-A25.

61. Mason JB. Acetabular labral tears in the athlete. *Clin Sports Med.* 2001;4:779-790.
62. Guanche CA, Sikka RS. Acetabular labral tears with underlying chondromalacia: a possible association with high-level running. *Arthroscopy.* 2005;21 (5):580-585.
63. Stull JD, Philippon MJ, LaPrade RF. "At-risk" positioning and hip biomechanics of the Peewee ice hockey sprint start. *Am J Sports Med.* 2011;39 (suppl):29S-35S.
64. Martin RL, Kelly BT, Leunig M, et al. Reliability of clinical diagnosis in intraarticular hip diseases. *Knee Surg Sports Traumatol Arthrosc.* 2010;18 (5):685-690.
65. Domb BG, Brooks AG, Byrd JW. Clinical examination of the hip joint in athletes. *J Sport Rehabil.* 2009;18 (1):3-23.
66. McCarthy JC, Busconi B. The role of hip arthroscopy in the diagnosis and treatment of hip disease. *Orthopedics.* 1995;18 (8): 753-756.
67. Lewis CL. Extra-articular snapping hip: a literature review. *Sports Health.* 2010;2 (3):186-190.
68. Sueki DG, Cleland JA, Wainner RS. A regional interdependence model of musculoskeletal dysfunction: research, mechanisms, and clinical implications. *J Man Manip Ther.* 2013;21 (2): 90-102.
69. Austin AB, Souza RB, Meyer JL, Powers CM. Identification of abnormal hip motion associated with acetabular labral pathology. *J Orthop Sports Phys Ther.* 2008;38 (9):558-565.
70. Ross JR, Nepple JJ, Philippon MJ, et al. Effect of changes in pelvic tilt on range of motion to impingement and radiographic parameters of acetabular morphological characteristics. *Am J Sports Med.* 2014;42 (10):2402-2409.
71. Lewis CL, Sahrmann SA. Effect of posture on hip angles and moments during gait. *Man Ther.* 2015;20 (1):176-182.
72. Hunt MA, Guenther JR, Gilbart MK. Kinematic and kinetic differences during walking in patients with and without symptomatic femoroacetabular impingement. *Clin Biomech (Bristol, Avon).* 2013;28 (5):519-523.
73. Poultsides LA, Bedi A, Kelly BT. An algorithmic approach to mechanical hip pain. *HSS J.* 2012;8 (3):213-224.
74. Wainner RS, Whitman JM, Cleland JA, Flynn TW. Regional interdependence: a musculoskeletal examination model whose time has come. *J Orthop Sports Phys Ther.* 2007;37 (11):658-660.
75. Wahoff M, Dischiavi S, Hodge J, Pharez JD. Rehabilitation after labral repair and femoroacetabular decompression: criteria-based progression through the return to sport phase. *Int J Sports Phys Ther.* 2014;9 (6):813-826.
76. Altman R, Alarcon G, Appelrouth D, et al. The American College of Rheumatology criteria for the classification and reporting of osteoarthritis of the hip. *Arthritis Rheum.* 1991; 34 (5):505-514.
77. Harris-Hayes M, Mueller MJ, Sahrmann SA, et al. Persons with chronic hip joint pain exhibit reduced muscle strength. *J Orthop Sports Phys Ther.* 2014;44 (11):890-898.
78. Casartelli NC, Maffiuletti NA, Item-Glatthorn JF, et al. Hip muscle weakness in patients with symptomatic femoroacetabular impingement. *Osteoarthritis Cartilage.*2011;19 (7): 816-821.
79. Casartelli NC, Leunig M, Item-Glatthorn JF, et al. Hip flexor muscle fatigue in patients with symptomatic femoroacetabular impingement. *Int Orthop.* 2012;36 (5):967-973.
80. Cascio BM, King D, Yen YM. Psoas impingement causing labrum tear: a series from three tertiary hip arthroscopy centers. *J la State Med Soc.* 2013;165 (2):88-93.
81. Allen WC, Cope R. Coxa saltans: the snapping hip revisited. *J Am Acad Orthop Surg.* 1995;3 (5):303-308.
82. Sierra RJ, Trousdale RT, Ganz R, Leunig M. Hip disease in the young, active patient: evaluation and nonarthroplasty surgical options. *J Am Acad Orthop Surg.* 2008;16 (12):689-703.
83. Hoeksma HL, Dekker J, Ronday HK, et al. Comparison of manual therapy and exercise therapy in osteoarthritis of the hip: a randomized clinical trial. *Arthritis Rheum.* 2004;51 (5): 722-729.
84. Harding L, Barbe M, Shepard K, et al. Posterior-anterior glide of the femoral head in the acetabulum: a cadaver study. *J Orthop Sports Phys Ther.* 2003;33 (3):118-125.
85. Tijssen M, van Cingel R, Willemsen L, de Visser E. Diagnostics of femoroacetabular impingement and labral pathology of the hip: a systematic review of the accuracy and validity of physical tests. *Arthroscopy.* 2012;28 (6):860-871.
86. Maslowski E, Sullivan W, Forster HJ, et al. The diagnostic validity of hip provocation maneuvers to detect intra-articular hip pathology. *PM R.* 2010;2 (3):174-181.
87. Martin R, Sekiya J. The interrater reliability of 4 clinical tests used to assess individuals with musculoskeletal hip pain. *J Orthop Sports Phys Ther.* 2008;38 (2):71-77.
88. Reiman MP, Goode AP, Cook CE, et al. Diagnostic accuracy of clinical tests for the diagnosis of hip femoroacetabular impingement/labral tear: a systematic review with meta-analysis. *Br J Sports Med.* 2015;49 (12):811.
89. Reiman MP, Thorborg K. Clincal examination and physical assessment of hip joint–related pain in athletes. *Int J Sports Phys Ther.* 2014;9 (6):737-755.
90. Byrd JW, Jones KS. Diagnostic accuracy of clinical assessment, magnetic resonance imaging, magnetic resonance arthrography, and intra-articular injection in hip arthroscopy patients. *Am J Sports Med.* 2004;32 (7):1668-1674.
91. Kivlan BR, Martin RL, Sekiya JK. Response to diagnostic injection in patients with femoroacetabular impingement, labral tears, chondral lesions, and extra-articular pathology. *Arthroscopy.* 2011;27 (5):619-627.
92. Safran MR, Giordano G, Lindsey DP, et al. Strains across the acetabular labrum during hip motion: a cadaveric model. *Am J Sports Med.* 2011;39 (suppl):92S-102S.
93. Lewis CL, Sahrmann SA. Acetabular labral tears. *Phys Ther.* 2006;86 (1):110-121.
94. Smith J, Hurdle MF. Accuracy of sonographically guided intraarticular injections in the native adult hip. *J Ultrasound Med.* 2009;28:329-335.
95. Yazbek PM, Ovanessian V, Martin RL, Fukuda TY. Nonsurgical treatment of acetabular labrum tears: a case series. *J Orthop Sports Phys Ther.* 2011;41 (5):346-353.
96. Leetun DT, Ireland ML, Willson JD, et al. Core stability measures as risk factors for lower extremity injury in athletes. *Med Sci Sports Exerc.* 2004;36 (6):926-934.
97. Willson JD, Dougherty CP, Ireland ML, Davis IM. Core stability and its relationship to lower extremity function and injury. *J Am Acad Orthop Surg.* 2005;13 (5):316-325.
98. Bozic KJ, Chan V, Valone FH 3rd, et al. Trends in hip arthroscopy utilization in the United States. *J Arthroplasty.* 2013;28 (8 suppl):140-143.
99. Montgomery SR, Ngo SS, Hobson T, et al. Trends and demographics in hip arthroscopy in the United States. *Arthroscopy.* 2013;29 (4):661-665.

100. Cohen SB, Huang R, Ciccotti MG, et al. Treatment of femoroacetabular impingement in athletes using a mini-direct anterior approach. *Am J Sports Med.* 2012;40 (7):1620-1627.
101. Kemp JL, Collins NJ, Makdissi M, et al. Hip arthroscopy for intra-articular pathology: a systematic review of outcomes with and without femoral osteoplasty. *Br J Sports Med.* 2012;46 (9): 632-643.
102. Larson CM, Giveans MR. Arthroscopic management of femoroacetabular impingement: early outcomes measures. *Arthroscopy.* 2008;24 (5):540-546.
103. Wilkin G, March G, Beaule PE. Arthroscopic acetabular labral debridement in patients forty-five years of age or older has minimal benefit for pain and function. *J Bone Joint Surg Am.* 2014;96 (2):113-118.
104. McCormick F, Nwachukwu BU, Alpaugh K, Martin SD. Predictors of hip arthroscopy outcomes for labral tears at minimum 2-year follow-up: the influence of age and arthritis. *Arthroscopy.* 2012;28 (10):1359-1364.
105. Philippon MJ, Briggs KK, Carlisle JC, Patterson DC. Joint space predicts THA after hip arthroscopy in patients 50 years and older. *Clin Orthop Relat Res.* 2013;471 (8):2492-2496.
106. Ayeni OR, Adamich J, Farrokhyar F, et al. Surgical management of labral tears during femoroacetabular impingement surgery: a systematic review. *Knee Surg Sports Traumatol Arthrosc.* 2014;22 (4):756-762.
107. Burman M. Arthroscopy or the direct visualization of joints. *J Bone Joint Surg.* 1931;4:669-695.
108. Suzuki S, Awaya G, Okada Y, et al. Arthroscopic diagnosis of ruptured acetabular labrum. *Acta Orthop Scand.* 1986;57 (6): 513-515.
109. Glick JM. Hip arthroscopy using the lateral approach. *Instr Course Lect.* 1988;37:223-231.
110. Byrd JW. Hip arthroscopy utilizing the supine position. *Arthroscopy.* 1994;10 (3):275-280.
111. Clarke MT, Arora A, Villar RN. Hip arthroscopy: complications in 1054 cases. *Clin Orthop Relat Res.* 2003;406:84-88.
112. Kelly BT, Weiland DE, Schenker ML, Philippon MJ. Arthroscopic labral repair in the hip: Surgical technique and review of the literature. *Arthroscopy.* 2005;21:1496-1504.
113. Frank RM, Lee S, Bush-Joseph CA, et al. Improved outcomes after hip arthroscopic surgery in patients undergoing T-capsulotomy with complete repair versus partial repair for femoroacetabular impingement: a comparative matched-pair analysis. *Am J Sports Med.* 2014;42 (11):2634-2642.
114. Pennock AT, Philippon MJ, Briggs KK. Acetabular labral preservation: surgical techniques, indications, and early outcomes. *Oper Tech Orthop.* 2010;20 (4):217-222.
115. Garrison JC, Osler MT, Singleton SB. Rehabilitation after arthroscopy of an acetabular labral tear. *N Am J Sports Phys Ther.* 2007;2 (4):241-250.
116. Domb BG, El Bitar YF, Stake CE, et al. Arthroscopic labral reconstruction is superior to segmental resection for irreparable labral tears in the hip: a matched-pair controlled study with minimum 2-year follow-up. *Am J Sports Med.* 2014;42 (1): 122-130.
117. Matsuda DK, Carlisle JC, Arthurs SC, et al. Comparative systematic review of the open dislocation, mini-open, and arthroscopic surgeries for femoroacetabular impingement. *Arthroscopy.* 2011;27 (2):252-269.
118. Ejnisman L, Philippon MJ. Lertwanich P. Femoroacetabular impingement: the femoral side. *Clin Sports Med.* 2011;30 (2): 369-377.
119. Colvin AC, Koehler SM, Bird J. Can the change in center-edge angle during pincer trimming be reliably predicted? *Clin Orthop Relat Res.* 2011;469 (4):1071-1074.
120. Domb BG, Stake CE, Botser B, Jackson TJ. Surgical dislocation of the hip versus arthroscopic treatment of femoroacetabular impingement: a prospective matched-pair study with average 2-year follow-up. *Arthroscopy.* 2013;29 (9):1506-1513.
121. Ganz R, Gill TJ, Gautier E, et al. Surgical dislocation of the adult hip a technique with full access to the femoral head and acetabulum without the risk of avascular necrosis. *J Bone Joint Surg Br.* 2001;83 (8):1119-1124.
122. Domb BG, Stake CE, Lindner D, et al. Arthroscopic capsular plication and labral preservation in borderline hip dysplasia: two-year clinical outcomes of a surgical approach to a challenging problem. *Am J Sports Med.* 2013;41 (11):2591-2598.
123. Hartig-Andreasen C, Soballe K, Troelsen A. The role of the acetabular labrum in hip dysplasia: a literature overview. *Acta Orthop.* 2013;84 (1):60-64.
124. Philippon MJ, Schenker ML, Briggs KK, Maxwell RB. Can microfracture produce repair tissue in acetabular chondral defects? *Arthroscopy.* 2008;24 (1):46-50.
125. McDonald JE, Herzog MM, Philippon MJ. Return to play after hip arthroscopy with microfracture in elite athletes. *Arthroscopy.* 2013;29 (2):330-335.
126. Ilizaliturri VM Jr, Buganza-Tepole M, Olivos-Meza A, et al. Central compartment release versus lesser trochanter release of the iliopsoas tendon for the treatment of internal snapping hip: a comparative study. *Arthroscopy.* 2014;30 (7):790-795.
127. Ilizaliturri VM, Martinez-Escalante FA, Chaidez PA, Camacho-Galindo J. Endoscopic iliotibial band release for external snapping hip syndrome. *Arthroscopy.* 2006;22 (5):505-510.
128. Mather R III, Reddy A, Nho S. Complications of hip arthroscopy. In: *Operative Hip Arthroscopy.* New York, NY: Springer; 2013:403-409.
129. Willimon S, Briggs K, Philippon MJ. Intra-articular adhesions following hip arthroscopy: a risk factor analysis. *Knee Surg Sports Traumatol Arthrosc.* 2014;22 (4):822-825.
130. Beck M, Leunig M, Parvizi J. Anterior femoroacetabular impingement: part II. Midterm results of surgical treatment. *Clin Orthop Relat Res.* 2004;418:67-73.
131. Ayeni OR, Bedi A, Lorich DG, Kelly BT. Femoral neck fracture after arthroscopic management of femoroacetabular impingement: a case report. *J Bone Joint Surg Am.* 2011;93 (9):e47.
132. Ranawat AS, McClincy M, Sekiya JK. Anterior dislocation of the hip after arthroscopy in a patient with capsular laxity of the hip: a case report. *J Bone Joint Surg Am.* 2009;91 (1):192-197.
133. Cheatham SW, Enseki KR, Kolber MJ. Post-operative rehabilitation after hip arthroscopy: a search for the evidence. *J Sport Rehabil.* 2014;[Epub ahead of print].
134. Spencer-Gardner L, Eischen JJ, Levy BA, et al. A comprehensive five-phase rehabilitation programme after hip arthroscopy for femoroacetabular impingement. *Knee Surg Sports Traumatol Arthrosc.* 2014;22 (4):848-859.
135. Enseki KR, Martin R, Kelly BT. Rehabilitation after arthroscopic decompression for femoroacetabular impingement. *Clin Sports Med.* 2010;29 (2):247-255, viii.
136. Malloy P, Malloy M. Draovitch P. Guidelines and pitfalls for the rehabilitation following hip arthroscopy. *Curr Rev Musculoskelet Med.* 2013;6 (3):235-241.

137. Aprato A, Jayasekera N, Villar RN. Revision hip arthroscopic surgery: outcome at three years. *Knee Surg Sports Traumatol Arthrosc*. 2014;22 (4):932-937.
138. Bogunovic L, Gottlieb M, Pashos G, et al. Why do hip arthroscopy procedures fail? *Clin Orthop Relat Res*. 2013;471 (8): 2523-2529.
139. Edelstein J, Ranawat A, Enseki KR, et al. Post-operative guidelines following hip arthroscopy. *Curr Rev Musculoskelet Med*. 2012;5 (1):15-23.
140. Freeman S, Mascia A, McGill S. Arthrogenic neuromusculature inhibition: a foundational investigation of existence in the hip joint. *Clin Biomech (Bristol, Avon)*. 2013;28 (2):171-177.
141. Hinman RS, Dobson F, Takla A, et al. Which is the most useful patient-reported outcome in femoroacetabular impingement? Test-retest reliability of six questionnaires. *Br J Sports Med*. 2014;48 (6):458-463.
142. Kivlan BR, Martin R. Outcome instruments for the hip: a guide to implementation. *Orthop Phys Ther Practice*. 2013;25 (3): 162-169.
143. Harris-Hayes M, McDonough CM, Leunig M, et al. Clinical outcomes assessment in clinical trials to assess treatment of femoroacetabular impingement: use of patient-reported outcome measures. *J Am Acad Orthop Surg*. 2013;21 (suppl 1): S39-S46.
144. Martin RL, Philippon MJ. Evidence of reliability and responsiveness for the hip outcome score. *Arthroscopy*. 2008;24 (6):676-682.
145. Mohtadi NG, Griffin DR, Pedersen ME, et al. Multicenter Arthroscopy of the Hip Outcomes Research Network. The development and validation of a self-administered quality-of-life outcome measure for young, active patients with symptomatic hip disease: the International Hip Outcome Tool (iHOT-33). *Arthroscopy*. 2012;28 (5):595-605.
146. Thorborg K, Hölmich P, Christensen R, et al. The Copenhagen Hip and Groin Outcome Score (HAGOS): development and validation according to the COSMIN checklist. *Br J Sports Med*. 2011;45 (6):478-491.
147. Thorborg K, Roos EM, Bartels EM, et al. Validity, reliability and responsiveness of patient-reported outcome questionnaires when assessing hip and groin disability: a systematic review. *Br J Sports Med*. 2010;44 (16):1186-1196.

5

복부 및 사타구니 통증의 근골격계 원인: 스포츠 탈장, 탈장, 복부 좌상

Musculoskeletal Sources of Abdominal and Groin Pain: Athletic Pubalgia, Hernias, and Abdominal Strains

AIMIE F. KACHINGWE

개 요

연구진들은 5~18%의 운동선수들이 담당 의사에게 활동 제한적인 사타구니 또는 아랫배 통증을 호소한다고 추정했다.[1-3] 사타구니 통증은 특히 축구, 미식축구, 농구, 육상 경기, 테니스, 하키 등 빠른 속도로 반복적인 발차기, 꼬기, 돌기를 하는 스포츠에서 흔하게 발생한다.[3-10] 사타구니 통증이 많이 발생함에도 불구하고, 정확한 문헌이 없으며 종종 운동선수들의 사타구니 통증에 대한 병인, 양상, 진단, 치료에 대한 모순된 정보가 있다.[10] 사타구니 통증에 대한 진단은 혼란시키는 증상과 감별 진단을 어렵게 만드는 수반되는 상해로 인해 복잡하다.[1,4-6,11-13] 이 장에서는 아랫배나 사타구니 통증을 야기시키는 가장 일반적인 기능 장애 중 3가지에 초점을 맞출 것이다: 복부 좌상, 사타구니 탈장, 스포츠 탈장.

복부 좌상

복부 좌상은 배곧은근, 배속빗근, 배바깥빗근, 배가로근을 포함할 수 있다. "측면 좌상 (Side strains)" 은 빗근 중 대부분 배속빗근을 나타내지만, 배바깥빗근 좌상도 문서화되어있다.[14] 근육 좌상은 2개의 관절이 지나는 근육 (예: 햄스트링), II형 섬유가 많은 근육, 수의적인 원심성 활동 중에 활성화되는 근육에서 발생한다고 알려져있다.[15] 비관절이며 여러 판으로 이루어진 배곧은근 같은 근육들은 보통 테니스에서의 서브, 크리켓에서 공을 굴리는 것, 배구에서의 스파이크, 테니스에서의 스매싱, 공을 치는 것, 야구에서의 투구 같이 매우 구체적이고 수의적인 스포츠 활동을 하는 동안 원심성 수축을 할 때 손상되는 것으로 밝혀졌다.[15]

복부 근육의 해부학

배벽은 4가지의 주요 근육으로 이루어진다: 배곧은근, 배속빗근, 배바깥빗근, 배가로근. 배곧은근은 수직적인 방향의 2가지 요소로 이루어지며, 각 근육의 힘줄의 이는곳이 다르다. 더 큰 가쪽 머리는 두덩뼈능선의 위쪽 면에서 시작하고, 안쪽 머리는 두덩결합의 앞쪽에서 시작한다 (그림 5-1). 배곧은근의 안쪽 머리는 반대쪽 배곧은근의 섬유 및 두덩결합의 앞쪽을 감싸는 인대와 섞인다.[16] 배곧은근은 5, 6, 7번째 갈비뼈의

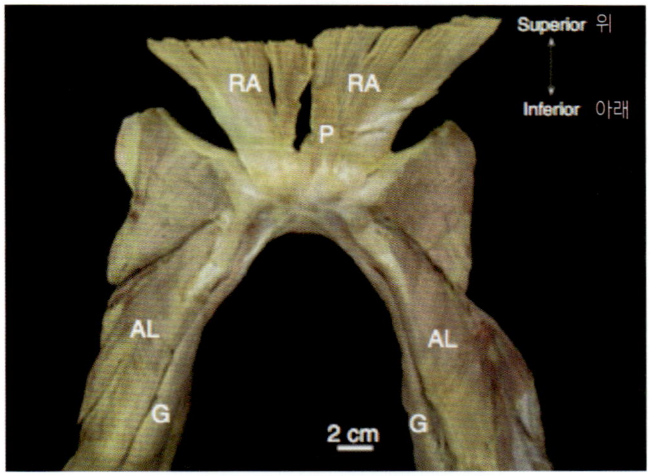

• **그림 5-1** 배곧은근 (RA) 힘줄의 이는곳을 보여주는 두덩결합의 앞쪽 방사선 사진–두덩뼈능선의 위쪽 면에서 시작되는 가쪽 머리가 더 크고 앞쪽 두덩결합에서 시작되는 안쪽 머리가 더 작다. 앞쪽 두덩결합을 강화하기 위해 안쪽 머리가 반대쪽과 어떻게 결합되는지를 주목한다. 배세모근 (P) 또한 두덩뼈 앞쪽과 두덩뼈인대 앞쪽에서 시작한다. AL: 긴모음근, G: 두덩정강근. (From Becker I, Woodley SJ, Stringer MD. The adult human pubic symphysis: a systematic review. J Anat. 2010;217: 475–487.)

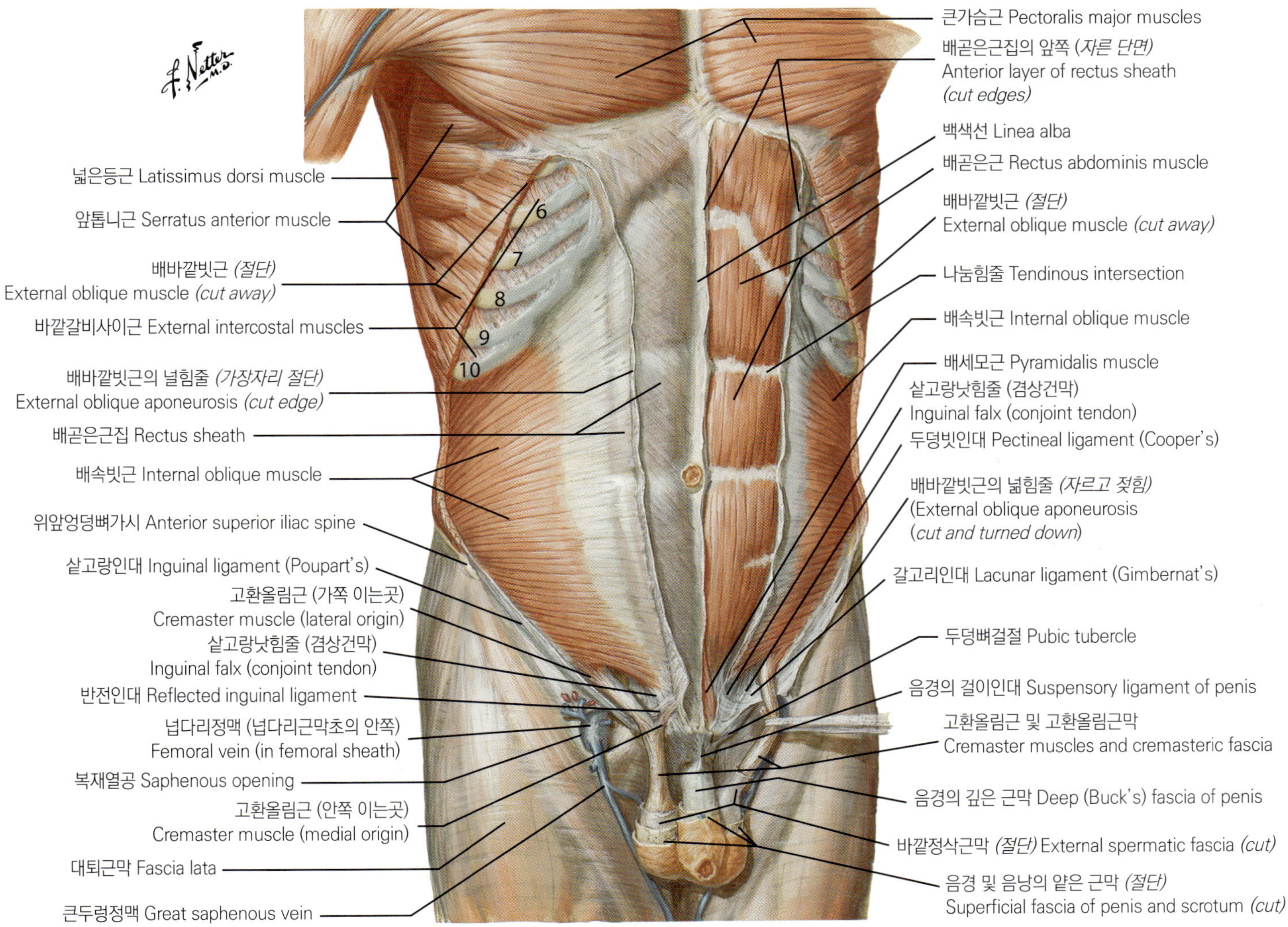

• **그림 5-2 배곧은근.** 배세모근은 배곧은근 앞쪽에 있는 작은 삼각형 모양의 근육이며 같은 배곧은근집에 싸여 있다. 이 근육이 위로 가면서 크기가 어떻게 감소하는 지 주목한다. 결국 배꼽과 두덩뼈 사이의 중간인 백선에서 결합된다. 고환올림근은 샅고랑인대에서 시작한다. 이 근육의 섬유는 배속빗근과 이어지며 가끔은 배가로근과 이어진다. (Netter illustrations from www.netterimages.com. © Elsevier Inc. All rights reserved.)

연골 및 칼돌기의 위에 닿는다 (그림 5-2). 이 2근육은 백선에 의해 나뉘어지며 나눔힘줄이라고 불리는 3가지의 가로 섬유성 밴드에 의해 강해진다. 이 힘줄은 가로 방향이며 배곧은근집의 앞쪽과 섞여 근육이 "식스 팩" 모양처럼 보이게 한다.[16-20]

배곧은근은 배속빗근, 배바깥빗근, 배가로근의 널힘줄에 의해 형성되는 배곧은근집으로 싸여있다. 배곧은근집의 뒤쪽은 반원형 선 (linea semicircularis) 또는 활꼴선 (arcuate line)이 있는 배꼽과 두덩결합 사이의 중간지점에서 끝난다 (그림 5-3). 활꼴선의 윗부분, 배속빗근의 널힘줄은 배곧은근의 가쪽 가장자리에서 2개의 판으로 나뉜다. 하나는 배곧은근의 앞쪽을 지나 배바깥빗근의 널힘줄과 섞여서 배곧은근집의 앞쪽을 형성하는 것, 다른 하나는 배곧은근의 뒤쪽을 지나 배가로근의 널힘줄과 섞여서 (샅고랑낫힘줄 또는 겸상건막이라고 알려짐) 배곧은근집의 뒤쪽을 형성하는 것이다 (그림 5-4, A).[17] 활꼴선의 아래쪽, 이 3가지 근육의 널힘줄은 모두 배곧은근의 앞쪽을 지나고 (그림 5-4, B), 따라서 배곧은근의 뒷면은 배가로근의 근막에 의해서만 배막과 분리된다.[17] 앞쪽 배벽의 안쪽 면을 그린 Netter[20]의 그림에서 배가로근의 근막을 어떻게, 어디서 잘랐고, 배곧은근의 뒷면이 활꼴선의 아래쪽에 직접적으로 노출되는 것을 보여준다 (그림 5-5). 배곧은근의 아랫면을 보면 배곧은근집의 앞쪽과 뒤쪽은 백선에서 다시 합쳐진다.[17]

배바깥빗근 (obliquus externus abdominis muscle, external oblique)은 복부 근육에서 가장 크고 가장 표면에 있는 근육이다. 이 근육은 복부의 앞-가쪽에 있으며, 널힘줄은 배벽의 앞쪽에 있다 (그림 5-6).[17] 이 근육은 5~12번째 갈비뼈의 바깥면과 아래 가장자리에 있는 8개의 두터운 가락돌기에서 시작하며, 앞톱니근과 넓은등근과 가깝다. 아래 갈비뼈들의 섬유는 거의 수직 방향으로 아래쪽을 지나서 엉덩뼈능선의 바깥 가장자리의 앞쪽 반절에 닿는 반면, 중간 및 위쪽의 섬유들은 아래쪽, 안쪽을 향하여 널힘줄이 된다.[17] 배바깥빗근의 널힘줄은 반대쪽의 널힘줄과 섞여서, 앞쪽 복부의 전체를 덮는다. 배바깥빗근의 섬유들은 위쪽으로는 큰가슴근과 연결된다. 중간 섬유들은 반대쪽 배바깥빗근과 섞여서 백선을 형성한다. 아래쪽 섬유들은 두덩뼈결절과 치골근선에 붙는다 (그림 5-7).[17]

배바깥빗근이 양쪽에서 활성화되면 몸통 굽힘 및 골반 뒤기울임을 한다 (그림 5-8). 한쪽만 활성화되거나 한쪽이

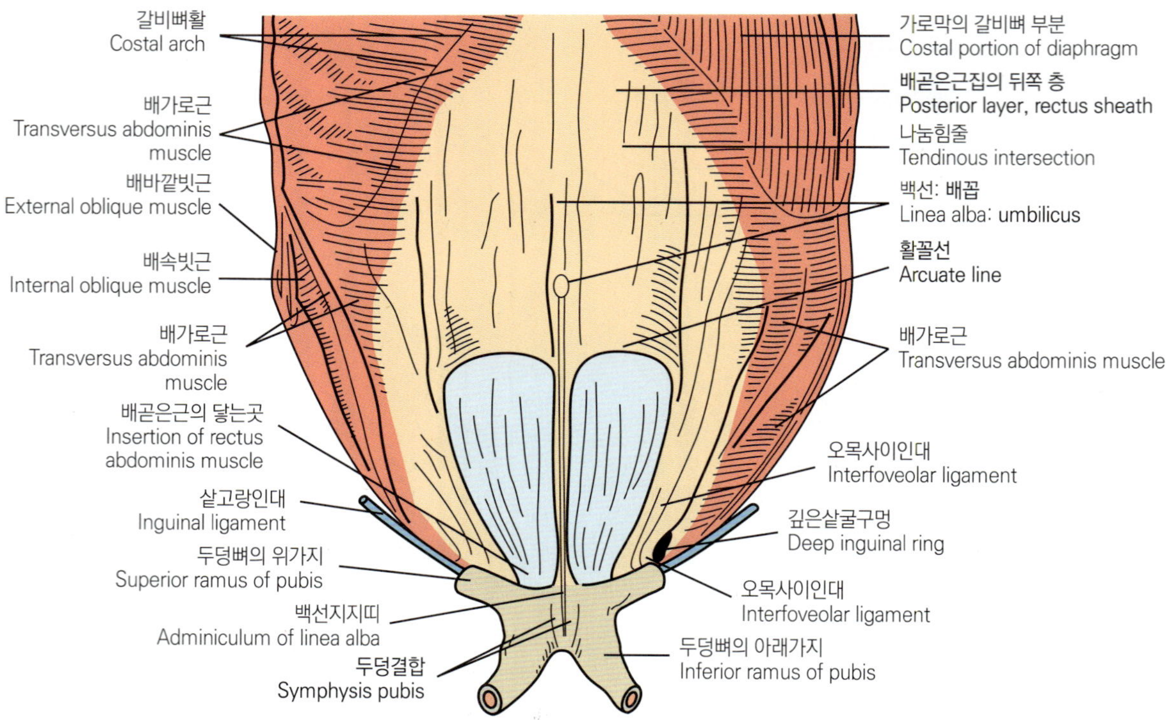

• **그림 5-3** 앞쪽 배벽의 안쪽 면을 통해 배곧은근집의 뒤쪽 면을 잘 볼 수 있다. 뒤쪽 배곧은근집이 배꼽과 두덩결합 사이인 활꼴선에서 끝나는 것을 주목한다. (Redrawn from Clemente CD. *Anatomy: A Regional Atlas of the Human Body.* 3rd ed. Baltimore: Urban & Schwarzenberg; 1987.)

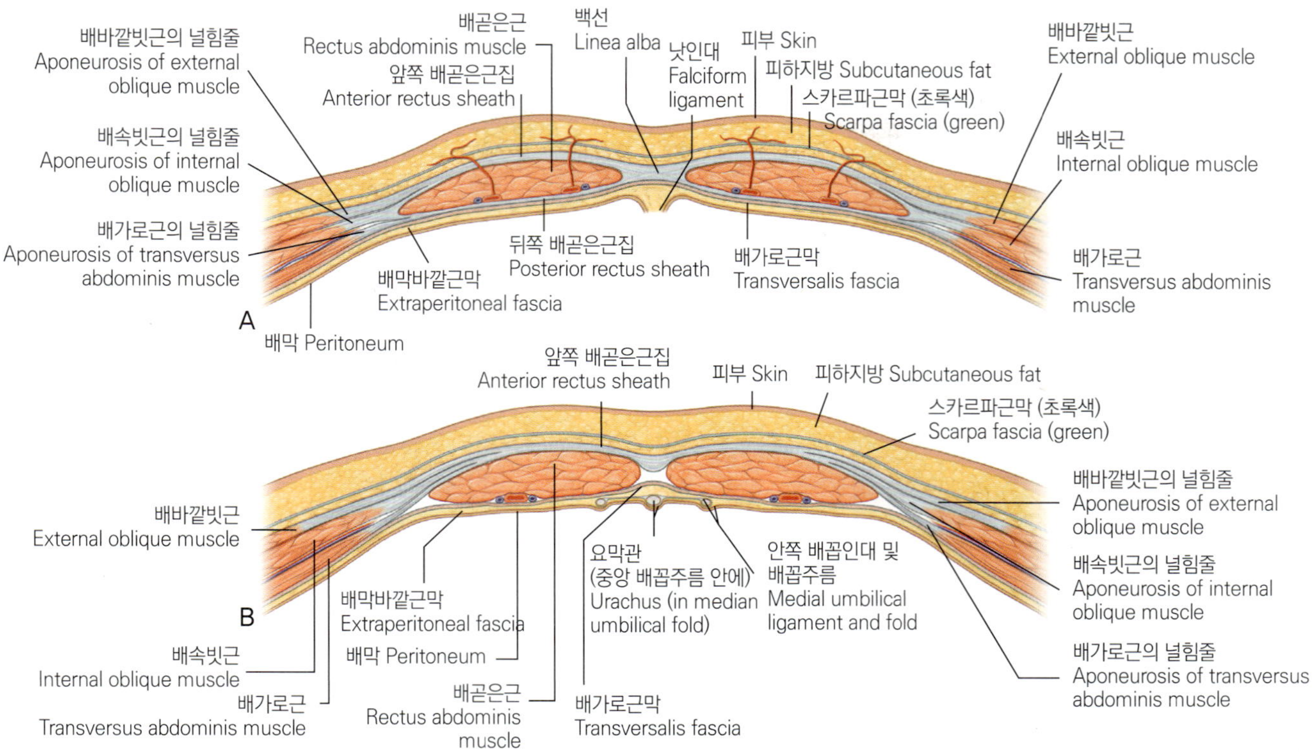

• **그림 5-4** A: 활꼴선의 윗부분, 배속빗근의 널힘줄은 갈라져서 앞부분은 배바깥빗근의 널힘줄과 만나 배곧은근집의 앞쪽 층을 이루는 반면, 뒷부분은 배가로근의 널힘줄과 만나 배곧은근집의 뒤쪽 층을 이룬다. 배곧은근집의 앞쪽 층과 뒤쪽 층은 안쪽에 있는 백선에서 결합된다. B: 활꼴선의 아랫부분, 배속빗근의 널힘줄이 갈라지지 않았지만 배곧은근집의 앞쪽과 이어져 배바깥빗근 및 배가로근의 널힘줄과 만나 배곧은근집의 앞쪽 층이 된다. 따라서 배곧은근의 뒤쪽 벽은 배가로근의 근막에 직접적으로 닿아 있다. (From Song DH, Neligan PC. *Plastic Surgery.* Vol 4: *Trunk and Lower Extremity.* 3rd ed. London: Saunders; 2013.)

다른 쪽보다 뻣뻣할 경우, 몸통 가쪽굽힘 및 반대쪽 돌림을 한다.[21-26]

샅고랑 (포파르) 인대는 배바깥빗근 널힘줄의 일부분으로서 위앞엉덩뼈가시 (ASIS)와 두덩뼈결절 사이에 뻗어 있고, 안쪽으로 향하는 두꺼운 밴드다 (그림 5-9).[17] 갈고리 (김베르나트) 인대는 (그림 5-9 참고) 배바깥빗근 널힘줄의 원위부 부분이며 두덩뼈결절에서 시작되어 치골근선까지 붙는다. 갈고리인대는 약 1.25 cm이며 여성보다 남성이 더 크고 똑바로 선 자세에서 거의 수평 방향을 향한다. 갈고리인대는 두덩뼈결절에 붙는 곳이 꼭짓점이고, 치골근선에 붙는 곳이 뒤쪽 가장자리이며, 샅고랑인대에 붙는 곳이 앞쪽 가장자리인 삼각형 모양이다. 갈고리인대는 넙다리관구멍 (femoral ring, 이 장의 뒷부분에서 설명함)의 안쪽 경계면을 형성한다.[17]

두덩빗 (쿠퍼) 인대는 갈고리인대에서 나온 또 다른 섬유의 확장으로서 (그림 5-9 참고), 갈고리인대의 바닥 부분에서 가쪽으로 뻗어서 치골근선을 따라 붙어 있다. 두덩빗인대는 두덩근의 근막뿐만 아니라 백선을 강해지게 하는 데 도움이 된다.[17]

치골근선에 붙는 부분에서부터 배바깥빗근의 널힘줄의 몇몇 섬유들은 피하샅굴구멍의 안쪽 다리 (crus)의 위쪽, 안쪽, 뒤쪽을 지나며, 접힌샅고랑인대 (reflected inguinal ligament)라고 불리는 얇은 삼각형 모양의 섬유성 밴드 (세모 근막)를 형성한다 (그림 5-7 참고).[17] 접힌샅고랑인대는 갈고리인대, 피하샅굴구멍의 안-아래쪽 다리와 섞여서 피하샅굴구멍을 강해지게 한다. 또한 접힌샅고랑인대는 반대쪽 접힌샅고랑인대와 섞여 백선의 원위부를 강해지게 하며,[17] 이 장의 뒷부분에서 설명할 것이다.

배속빗근 (obliquus internus abdominis muscle, internal oblique)은 배바깥빗근보다 깊이 있으며 두 번째 복부 층을 형성한다 (그림 5-10). 이 근육의 섬유들은 샅고랑인대의 가쪽 1/2, 엉덩뼈능선의 안쪽 가장자리의 1/3, 허리엉치근막의 뒤쪽 판에서 시작한다.[17] 가장 뒤쪽에서 시작하는 배속빗근의

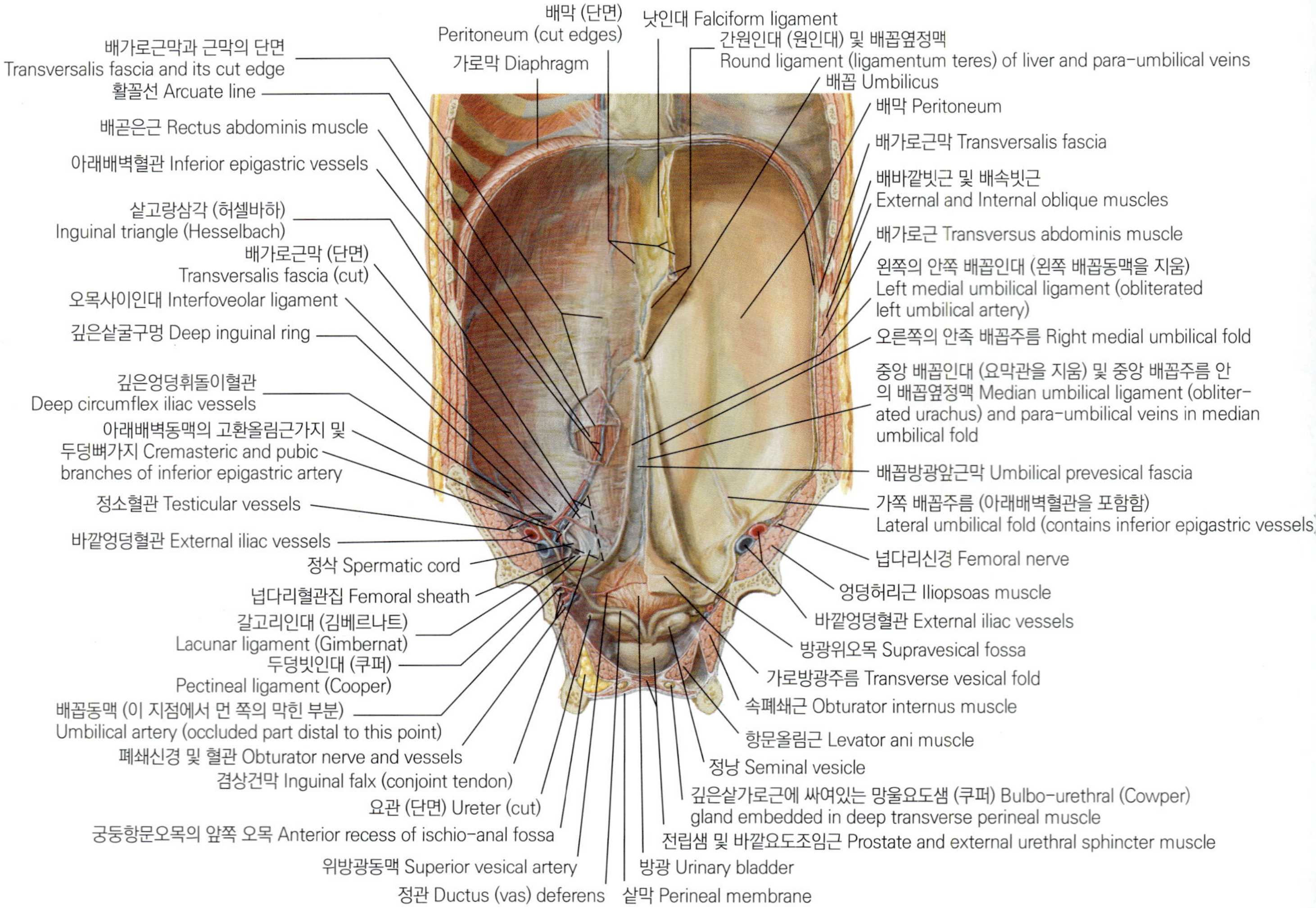

• 그림 5-5 앞쪽 배벽의 안쪽 면은 배가로근막의 단면을 보여주며, 활꼴선을 보여준다. 활꼴선의 윗부분은 배곧은근집의 뒤쪽이다. 활꼴선의 아랫부분은 배곧은근이 배가로근막과 직접적으로 닿아 있다. 깊은샅굴구멍을 위한 배가로근막의 구멍을 주목한다. 이는 아래배벽혈관이 안쪽에서 감싼다. 깊은샅굴구멍의 안쪽에 위치한 헤셀바하삼각은 아래배벽혈관이 가쪽에서 감싸고, 배곧은근의 가쪽 가장자리가 안쪽에서 감싸며, 샅고랑인대가 아래쪽에서 감싼다. (Netter illustrations from www.netterimages.com. © Elsevier Inc. All rights reserved.)

일부분은 거의 수직 방향, 위쪽으로 지나서 10, 11, 12번째 갈비뼈의 연골에 붙어 속갈비사이근과 이어진다. 엉덩뼈능선의 중간 1/3에서 시작하는 배속빗근의 섬유는 위쪽, 안쪽 방향으로 사선으로 이어져 있다. 이들은 널힘줄까지 이어져 배곧은근의 가쪽 가장자리에서 앞판, 뒤판으로 나뉘어서 배곧은근을 감싼다. 엉덩뼈능선 앞쪽 1/3에서 시작하는 배속빗근의 섬유는 가로 방향으로 이어져 힘줄이 되고 배곧은근의 앞을 지나 백선에 닿는다.[17] 샅고랑인대에서 시작하는 배속빗근의 섬유는 아래쪽, 안쪽으로 구부러지는데, 남성의 경우 정삭을 지나고 여성의 경우 자궁원삭을 지난다. 이러한 섬유들은 힘줄이 되고 배가로근과 합쳐져 서혜부의 겸상건막이 되며, 피하샅굴구멍의 바로 아래에 있는 갈고리인대 뒤의 치골근선의 안쪽 면과 두덩뼈능선에 닿는다 (그림 5-11, 5-12).

배속빗근이 양쪽으로 활성화되면 몸통 굽힘 및 골반 뒤기울임을 한다 (그림 5-13). 하지만 한쪽만 활성화되거나 한쪽이 다른 쪽보다 뻣뻣할 경우, 몸통 가쪽굽힘 및 같은쪽 돌림을 한다.[21-26]

배속빗근과 배바깥빗근은 몸통의 효율적인 축돌림근이며, 배바깥빗근은 반대쪽 돌림근이고 배속빗근은 같은쪽 돌림근이다. 한쪽 방향으로 능동적인 축 돌림이 일어나는 동안 반대쪽의 배바깥빗근은 같은쪽 배속빗근과 협동 작용을 하여 백선에 붙는 근육들의 중간선을 통해 대각선의 힘을 형성한다.[21,25,27-29]

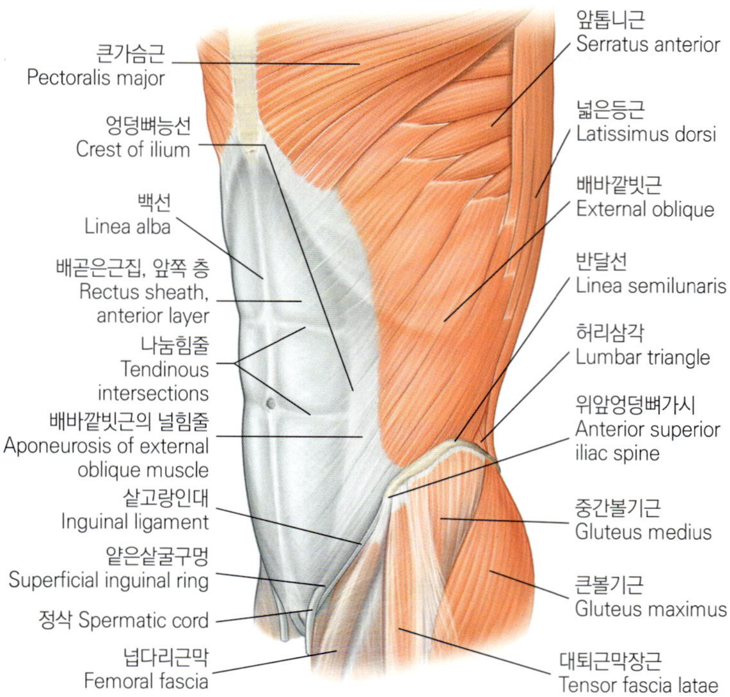

• **그림 5-6 배바깥빗근.** (From Standring S, ed. *Gray's Anatomy: The Anatomical Basis of Clinical Practice.* 41st ed. London: Churchill Livingstone; 2016.)

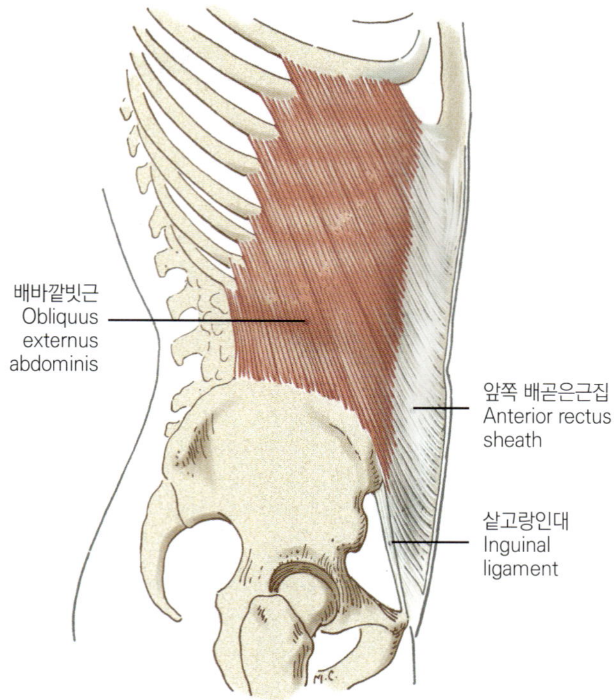

• **그림 5-8 배바깥빗근의 부착점.** 양쪽에서 활성화되면 몸통 굽힘 및 골반 뒤기울임을 한다. 한쪽만 활성화되거나 한쪽이 다른 쪽보다 뻣뻣할 경우, 몸통 가쪽굽힘 및 반대쪽 돌림을 한다. (Modified from Luttgens K, Hamilton N: *Kinesiology: Scientifi c Basis of Human Motion.* 9th ed. Madison, Wis.: Brown and Benchmark; 1997.)

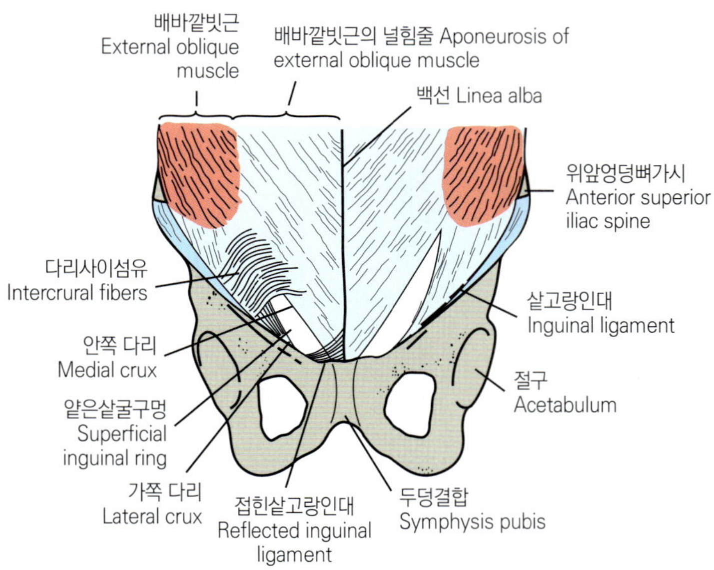

• **그림 5-7** 배바깥빗근 널힘줄의 아래 섬유는 두덩뼈결절과 두덩뼈빗에 붙는다. 배바깥빗근의 일부 섬유는 안쪽 다리의 뒤쪽을 지나 접힌샅고랑인대를 형성한다. 얕은샅굴구멍은 배바깥빗근 널힘줄의 원위부에 있는 갈라진 틈 같은 구멍이다. (Redrawn from Clemente CD. *Anatomy: A Regional Atlas of the Human Body.* 3rd ed. Baltimore: Urban & Schwarzenberg; 1987.)

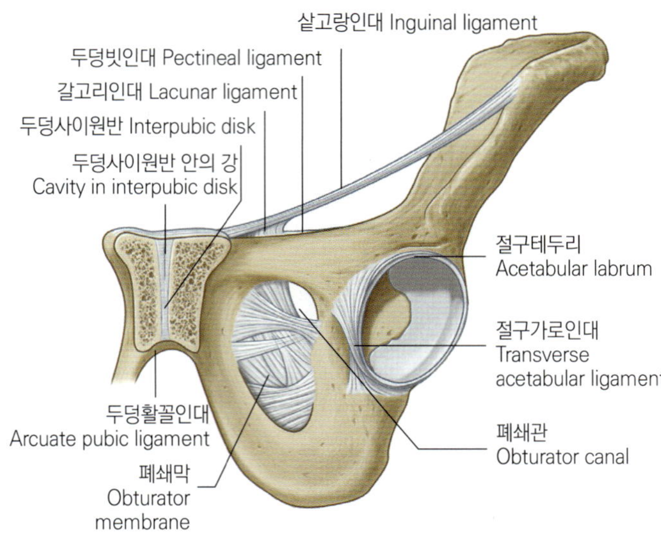

• **그림 5-9** 샅고랑인대는 안으로 접힌 배바깥빗근 널힘줄의 일부분이며, 위앞엉덩뼈가시와 두덩뼈결절 사이까지 뻗어 있다. 갈고리인대는 배바깥빗근 널힘줄의 원위부 일부분이다. 이 인대는 삼각형이며 꼭짓점이 두덩뼈결절에 붙어 있고, 뒤쪽 가장자리는 두덩뼈빗에 붙어 있으며, 앞쪽 가장자리는 샅고랑인대에 붙어 있다. 두덩빗 (쿠퍼) 인대는 갈고리인대의 바닥에서부터 가쪽으로 뻗어나가며 두덩뼈빗을 따라 붙는다. (From Standring S, ed. *Gray's Anatomy: The Anatomical Basis of Clinical Practice.* 41st ed. London: Churchill Livingstone; 2016.)

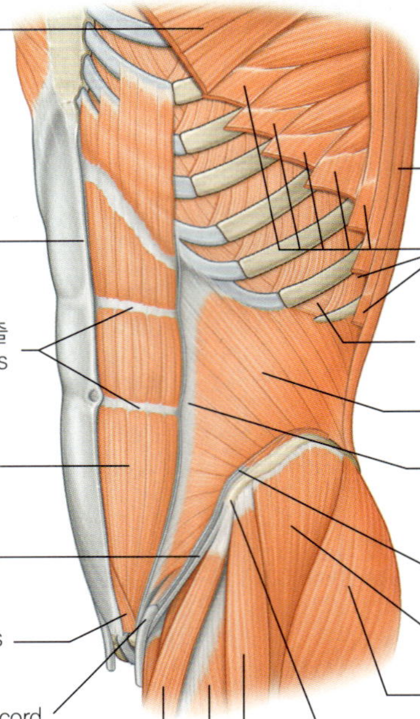

• **그림 5-10 배속빗근.** (From Standring S, ed. *Gray's Anatomy: The Anatomical Basis of Clinical Practice.* 41st ed. London: Churchill Livingstone; 2016.)

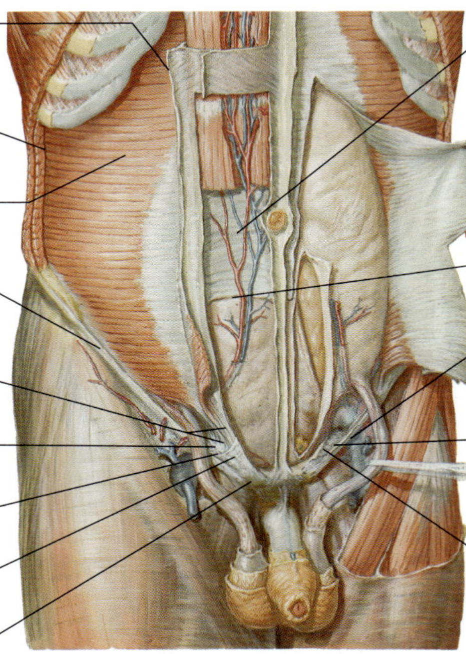

• **그림 5-11** 샅고랑인대에서 시작하는 배속빗근의 섬유는 배가로근과 만나 겸상건막을 형성한다. 이는 두덩뼈능선과 갈고리인대의 뒤쪽인 안쪽 두덩뼈빗에 붙는다. (Netter illustrations from www.netterimages.com. © Elsevier Inc. All rights reserved.)

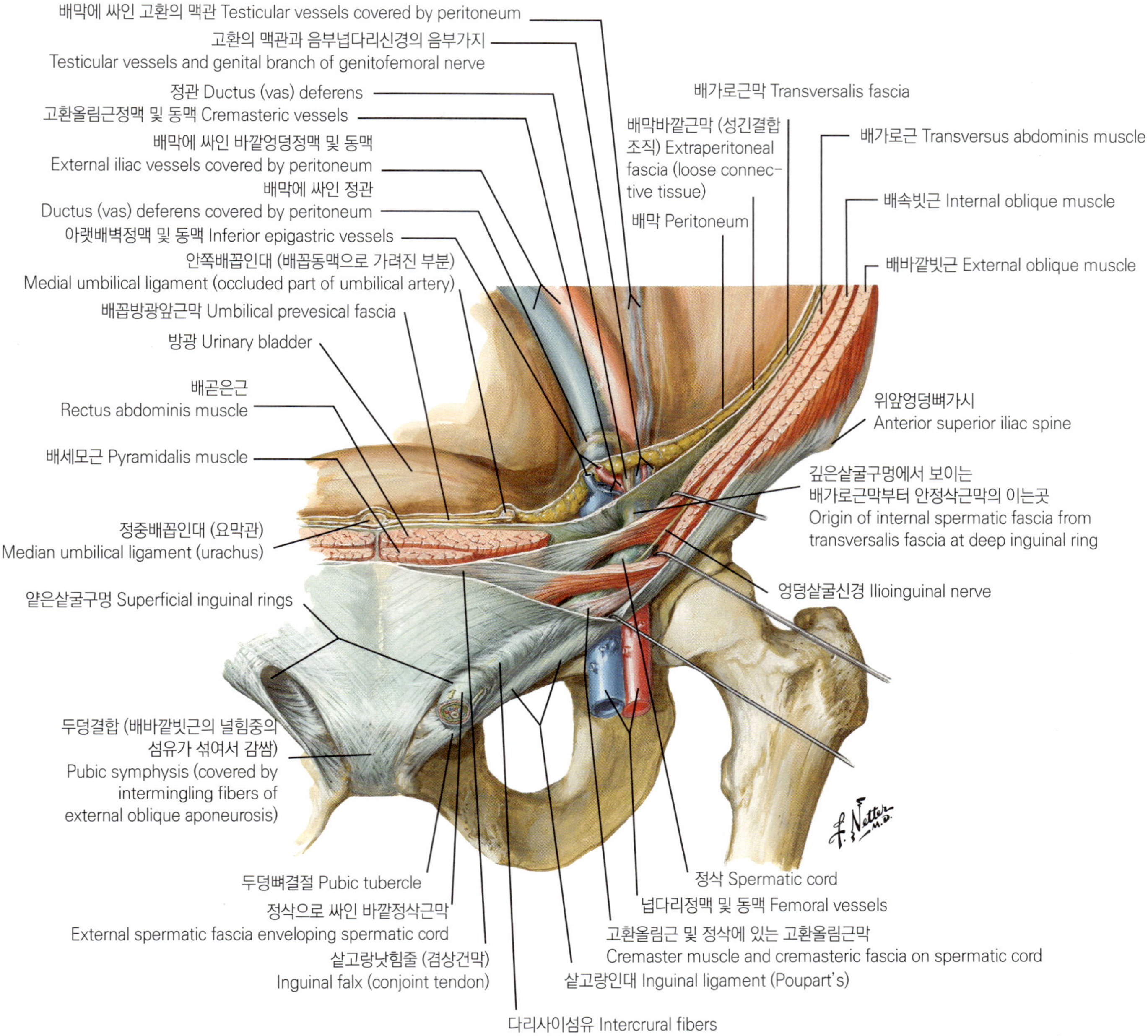

• **그림 5-12** 배가로근의 널힘줄은 배속빗근의 널힘줄과 만나 겸상건막을 형성한다. 깊은샅굴구멍을 주목한다. 안쪽 정삭근막과 정삭으로 싸여진 배가로근막의 이어진 부분을 주목한다. (Netter illustrations from www.netterimages.com. © Elsevier Inc. All rights reserved.)

복부 층의 가장 깊은 근육인 배가로근은 섬유들이 거의 가로 방향이기 때문에 이 이름으로 불린다 (그림 5-14). 이 근육은 샅고랑인대의 가쪽 1/3, 엉덩뼈 능선의 안쪽 가장자리의 앞쪽 3/4, 6~12번째 갈비뼈 연골의 안쪽 면, 가로막의 섬유, 등허리근막에서 시작한다. 아래쪽 섬유는 아래쪽, 안쪽으로 구부러져 배속빗근과 만나 겸상건막을 이루고, 두덩뼈능선 및 치골근선에 닿는다 (그림 5-11, 5-12 참고). 배가로근의 나머지 부분은 백선에 닿고, 위쪽 3/4부분은 배곧은근의 뒤쪽을 지나 배속빗근 널힘줄의 뒷판과 섞이고, 아래쪽 1/4부분은 배곧은근의 앞쪽을 지난다.[17]

배가로근의 가로 방향은 복부를 압박하고, 등허리근막에 붙는 구조물들을 통해 분절사이의 허리뼈 동작을 제한하는 허리골반 부위에 안정화를 주기에 이상적이다.[22,30,31] 여러 연구에서는 달리는 동안 발이 닿기 전인 하지의 근육 수축 전, 상지가 올라가거나 던지는 동작을 하기 전에 배가로근이 밀리초 먼저 수축하는 것을 발견했다.[32] 가는 선을 사용한 여러 근전도 (EMG) 연구에서 축 돌림 중 배가로근의 양쪽 활성화를 발견했으므로, 이 근육은 갈비뼈, 백선, 등허리근막을 안정화시킴으로써 힘 발생기 보다 빗근을 위한 안정화 근육의 기능을 하는 것으로 나타났다.[25,33,34]

복부에는 몇 가지 다른 근육들도 있다. 배세모근은 배곧은근의 앞쪽, 복부의 아래쪽에 위치한 작은 삼각형 모양의 근육이며, 배곧은근집으로 싸여있다 (그림 5-2). 이는 두덩뼈의 앞쪽, 두덩뼈인대의 앞쪽에서 시작하며 (그림 5-1 참고), 위쪽으로 지나면서 크기가 감소하여 배꼽과 두덩뼈 사이인 백선 중앙에 닿는다 (그림 5-2 참고). 배세모근은 백선에 긴장감을 주는 기능을 한다.[17]

고환올림근은 샅고랑인대의 중간에서 시작된 근육 다발로 이루어진 얇은 근육이며, 이 근육의 섬유들은 배속빗근 및 때로는 배가로근과 이어진다 (그림 5-2 참고).[17] 이 근육은 정삭의 가쪽 면을 지나고 피하샅굴구멍을 통해 내려가서 정삭과 고환을 덮는 고환올림근 근막을 형성하는 일련의 고리를 형성한다 (그림 5-15). 그런 다음 섬유들은 정삭의 안쪽 면을 따라 올라가서 두덩뼈결절 및 두덩뼈능선, 배곧은근집의 앞쪽에 닿는다.[17]

발병률

운동선수들은 복부 상해가 매우 흔하게 발생한다고 주장하지만, 발병률을 뒷받침하는 역학 조사 연구는 거의 없다.[19,22,35] 복부 상해는 주로 축구뿐만 아니라 야구, 테니스, 핸드볼, 크리켓을 비롯한 던지는 스포츠, 라켓 스포츠에 대한 사례 연구를 통해 문서화되었다.[14,18,19,36-39]

메이저리그의 장애 목록에 대한 19년의 후향적 연구[35]에 의하면 복부 근육 좌상이 전체 야구 상해의 5%를 차지했으며, 특히 이 중 92%가 배속빗근이나 배바깥빗근 또는 갈비사이근 좌상으로 분류되었고, 1%는 배곧은근 좌상, 7%는 전반적인 "복부 근육 좌상"으로 분류되었다. 또한 복부 좌상의 44%는 투수에게서 발생했고, 56%는 포지션 플레이어에게서 발생했으며, 20년 동안 복부 좌상이 더 많이 발생하는 경향이 있음에도 불구하고 지난 10년 간 상해율은 꽤 일정하게 유지되었다.[35] 영국 프로 축구 팀의 전향적 연구에 의하면[40] 몸통 상해가 모든 상해의 7%를 차지했으며, 유소년 축구 선수의 연구에서는 복부 상해가 모든 상해 중 1%를 차지했음을 발견했다.[41]

복부 좌상의 양상

측면 좌상이라고도 불리는 배속빗근의 좌상은 일반적으로 9~12번째 갈비뼈 중 하나 이상에서 앞-가쪽 아래쪽 가장자리를 따라 갑자기 날카로운 앞-가쪽 통증과 함께 나타나며, 깊은 들숨 시 발생할 수 있는 수동적인 스트레칭 시 또는 근육을 수축할 때 통증 및 국소적인 압통이 발생한다.[36,37,39] 통증은 일반적으로 던지기, 흔들기, 뒤틀기를 하고 나서나 하는 동안에 나타나며, 이로 인해 경기를 강제로 그만두기도 한다.[14,36,37,39,42,43] 상해 부위와 통증은 대개 우세 팔의 반대쪽이며,[18,19,35,36] 반대쪽을 굽힘이나 중립 자세에서 시작했을 때 아픈 쪽으로 저항을 가하는 가쪽 굽힘을 하면 통증이 나타난다.[36] 프로 축구 선수의 배바깥빗근 좌상은 한 사례만이 기록되었으며, 이 상해는 앞서 말한 배속빗근 좌상과 매우 유사한 방식으로 나타난다.[14]

배속빗근의 좌상은 보통 11번째 갈비뼈에 닿는 앞-가쪽 섬유들이 손상된다.[36,39,44,45] 이 근섬유들은 주로 몸통의 가쪽 굽힘을 담당하며, 던지기 중 늦게 구부릴 때 및 초기 가속 단계, 그리고 비우세 팔이 과하게 펴진 상태에서 뒤로 힘을 받아 우세 팔이 마무리 동작을 하며 공을 놓을 때에 파열이 된다

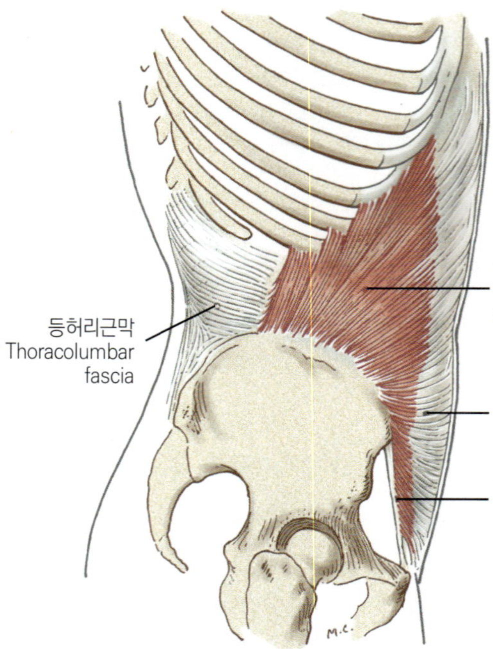

• 그림 5-13 배속빗근의 부착점. 양쪽으로 활성화되면 몸통 굽힘 및 골반 뒤기울임을 한다. 하지만 한쪽만 활성화되거나 한쪽이 다른 쪽보다 뻣뻣할 경우, 몸통 가쪽굽힘 및 같은쪽 돌림을 한다. (Modified from Luttgens K, Hamilton N. *Kinesiology: Scientifi c Basis of Human Motion.* 9th ed. Madison, Wis.: Brown and Benchmark; 1997.)

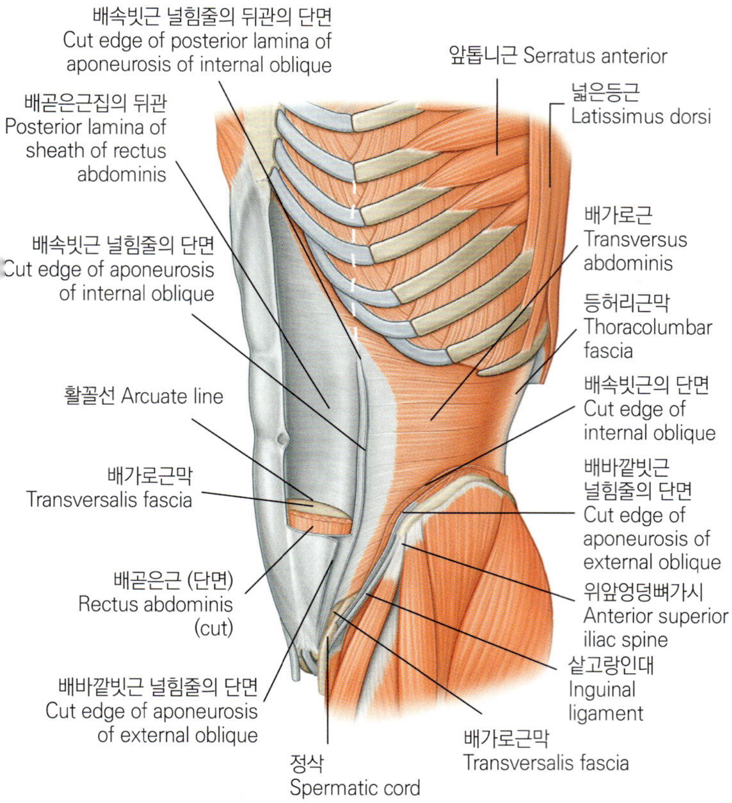

• **그림 5-14 배가로근.** (From Standring S, ed. *Gray's Anatomy: The Anatomical Basis of Clinical Practice.* 41st ed. London: Churchill Livingstone; 2016.)

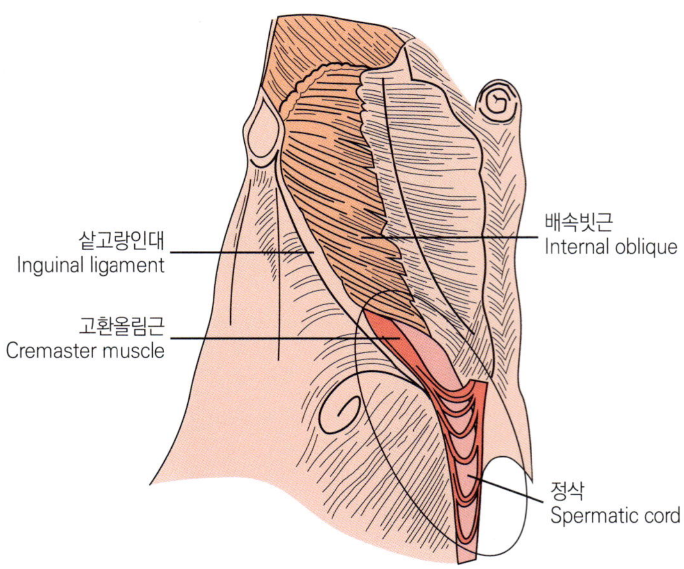

• **그림 5-15** 고환올림근은 정삭의 가쪽을 지나고 얕은샅굴구멍을 통해 내려온다. 이는 정삭과 고환을 덮는 일련의 고리를 형성한다. (Redrawn from Gray H. *Anatomy of the Human Body.* Philadelphia: Lea & Febiger, 1918; Bartleby.com , 2000. www.bartleby.com/107/ . [October 28, 2015].)

고 생각되어진다.[37] EMG 연구에 따르면 반대쪽 빗근들과 배가로근의 근육 활성화는 던지기, 공 놓기, 마무리 동작 중에 75~100% 증가한다.[46]

배곧은근의 좌상은 일반적으로 배꼽 아래의 앞쪽 배벽 통증과 함께 나타난다.[18,19,22] 배꼽의 원위부에 압통 및 근방호(muscle guarding)와 함께 부종도 나타날 수 있다. 수동적인 몸통 굽힘은 급성 통증을 완화시키거나 감소시키는 반면에, 저항을 주는 능동적인 몸통 또는 엉덩관절의 굽힘이나 수동적인 몸통 폄은 증상을 악화시킨다.[22,47] 등척성 복부 수축으로 지속되거나 증가되는 복부 통증을 Carnett sign이라 부르며, 복부 근육의 질환과 복부 내 질환을 구별하기 위한 감별 진단에서 사용된다.[48] Thomson과 Francis[48]은 급성 복부 통증으로 입원한 응급 환자 24명 중 23명에서 Carnett sign의 양성 반응이 정상적인 개복술 소견과 같으므로, 복부 내 질환을 배제한다고 보고했다. 직접적인 외상으로 인한 배벽 상해는 근육 혈종을 일으킬 수 있으며 구역과 구토를 동반한 복통을 호소할 수 있다. 배곧은근집의 혈종은 보통 배꼽주위가 푸르스름하게 변하며, Cullen sign이라고 알려져 있고, 상해 후 약 72시간 후에 나타난다.[22,47]

영상 검사

복부 좌상은 임상 징후와 증상 양상으로 진단할 수 있지만, 상해의 정확한 위치, 상태, 심각도를 파악하는 데 영상 검사가 도움이 된다.[39] 자기 공명 영상 (MRI)의 사용 증가로 인해 복부 좌상의 문서화가 이루어졌으며, 특히 프로 선수들에게서 이루어졌다.[18,35] MRI는 상해의 해부학적 위치를 정확히 알아내는 데 사용될 수 있고, 골연골 손상 같은 기타 병변을 배제시키는 데 사용될 수 있다.[37]

진단용 초음파 검사는 일반적으로 MRI보다 쉽게 접근할 수 있고 저렴하며, 복부 좌상을 감지하는 데에 민감하고 가치 있는 도구다.[18,39,45] 배곧은근집의 혈종을 진단하기 위해 초음파를 사용한 사례 연구 보고서에서 100~30%의 민감도를 발견했다.[49] 거짓음성 결과가 0~70%로 다양하게 변하는 것은 검사가 시행자의 전문 지식에 달려 있음을 의미한다. 초음파 결과 양성인 경우, 배꼽 아래 10~28 mm에 정상적으로 초음파를 생성하는 근섬유 패턴의 파괴 또는 근원섬유의 파괴, 부종, 혈종이 있는 것이 특징이다.[18,19,45]

병인

배벽 상해는 직접적인 외상이나,[22,47] 던지기, 스파이크, 서브 같이 몸통을 갑자기 움직이는 동안 발생할 수 있고, 골프나 라켓 스포츠 같이 몸통을 반복적으로 돌리는 움직임에 의해서도 발생할 수 있다.[22] 상해의 가장 일반적인 메커니즘은 힘을 만들어내기 위해 몸통 돌림이 중요한 스포츠 활동이다. 복부 근육은 던지기나 라켓 스포츠를 할 때 하지에서 상지로 힘을 전달하기 위해 꼭 필요하며, 몸통을 감속시키기 위해 원심성 작용을 한다.[35,37,45,46,50-53] 프로 야구 선수에 대한 EMG 분석에 따르면, 공을 치고 던지는 활동에서 몸통을 안정화시킬 뿐만 아니라 축 토크를 발생시키기 위해 복부 근육이 필요하다고 한다.[46,53] 이렇게 힘이 많이 들면서 수의적인 움직임에는 근육의 구심성 활성화와 원심성 활성화의 복잡한 균형이 필요하다. 그러므로 근육의 힘 또는 길이의 비대칭은 다른 근육들에 상당한 영향을 미칠 수 있으며, 상해로 인해 근육의 원심성 수축이 종종 과도해지고 균형이 깨지기도 한다. 연구진들은 근육 좌상 후 근육이 더 약해지므로 정상적인 근육 보다 추가 상해의 위험이 증가한다고 제안했다.[15] 복부 좌상의 재발이 흔히 발생한다는 근거가 있다.[36]

치료

복부 좌상의 치료는 상해의 양상에 따라 단계별로 나눌 수 있다. 급성 염증기 (일반적으로 상해 후 72시간)의 재활에는 휴식, 얼음, 전기치료, 항염증제가 포함된다.[19,36] 또한 압박 지지 장치 또는 테이핑으로 증상을 완화시킬 수 있다 (그림 5-16). 운동선수들은 증상에 따라 진행하며, 활동 시 호소하는 통증이 없는 경우 특별한 주의를 기울인다. 약 4일 후, 운동선수들은 근육 활동 시 통증이 없다면 복부에 부드러운 등척성 수축을 시작할 수 있고, 전기치료 및 얼음 같은 모달리티를 계속 진행한다. 부종이나 염증 징후가 없다면, 연조직 마사지를 특히 상처 부위를 둘러싼 부위에 적용할 수 있다.

능동적인 수축 및 일상적인 활동에서 더 이상 통증이 나타나지 않는다면 환자는 근력과 근육 길이의 불균형 교정을 중점에 두고 부드러운 구심성 근력 강화 운동, 가벼운 스트레칭, 컨디셔닝을 시작할 수 있다. 운동은 환자가 견딜 수 있는 만큼의 스포츠 관련 활동으로 복귀하는 것을 중점에 두고 구심성 운동, 코어 근력 강화, 플라이오메트릭 운동을 포함하도

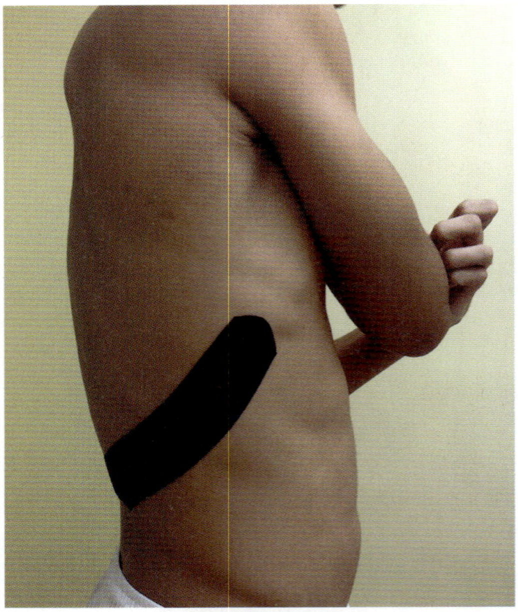

• **그림 5-16** 배속빗근 좌상 때문에 제11갈비뼈에 붙이는 키네시오테이핑 기법. 환자는 근육을 늘리기 위해 통증이 없는 자세인 반대쪽 가쪽굽힘, 약간의 반대쪽 돌림, 폄 자세를 취한다. 근육의 통증을 억제시키기 위해 테이프를 약 제10갈비뼈에 있는 닿는곳의 근위부에서 시작한다. 벗기고 붙이는 기법을 적용하고, 테이프에 내재된 장력을 유지하면서 아래쪽과 살짝 뒤쪽으로 붙이며, 등허리근막까지 붙인다.

록 점진적으로 진행한다.[19,36] 현재 보고된 스포츠로 복귀하는 시간은 크리켓에서 투수의 경우 1~70일,[36] 엘리트 테니스 선수의 경우 4~6주,[18,37] 프로 야구 투수의 경우 27~33일이다.[39]

프로 스포츠에서는 운동선수가 종종 상해 입은 부위에 초음파 유도하 코르티코스테로이드 주사를 맞는다.[36,39] Stevens와 동료들[39]은 코르티코스테로이드 주사로 인해 프로 야구 투수들이 평균 21일만에 완전한 속도로 복귀할 수 있었고, 일반적인 회복 시간이 6~10주에 비해[44] 평균 30.7일만에 복귀 가능한 상태로 돌아올 수 있었으며 장기 추적 관찰 시 재상해가 없었다고 보고했다. 근육 상해 치료를 위한 코르티코스테로이드 주사는 불완전한 치유, 파열, 감염 위험에 대한 우려 때문에 논쟁의 여지가 있다.[39] 그러나 쥐를 대상으로 한 연구에서 급성으로 좌상을 입은 근육에 투여된 1회의 덱사메타손은 부작용 없이 수축력 회복을 촉진시켰다.[54] 심각한 햄스트링 상해를 입은 프로 축구 선수에 대한 코르티코스테로이드 주사의 후향적 연구에서 부작용이 없고, 경기로의 복귀 전 시간이 감소되었으며, 경기 및 연습을 놓치는 시간이 줄었음을 발견했다.[55] 또한 프로 스포츠에서 점점 더 보편화되고 있는 것은 조직 치유를 자극시키고 향상시키는 것으로 생각되어지는

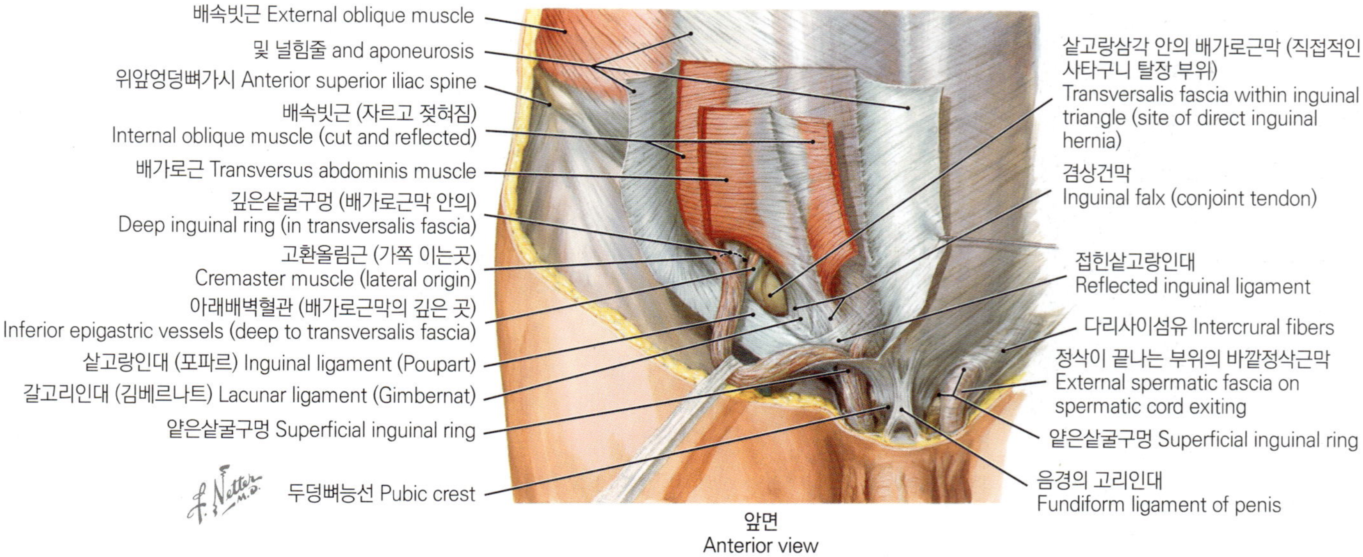

• **그림 5-17** 샅굴은 앞쪽으로는 배바깥빗근의 널힘줄이, 뒤쪽으로는 배가로근막이 싸고 있으며, 안쪽은 겸상건막과 접힌샅고랑인대로 강해진다. 샅굴바닥은 샅고랑인대와 갈고리인대로 형성되며, 지붕은 배속빗근과 배가로근의 활 모양의 섬유로 형성된다. 깊은샅굴구멍은 샅굴의 근위부 끝에 있다. (Netter illustrations from www.netterimages.com. © Elsevier Inc. All rights reserved.)

성장 인자에 대한 자가혈치료술 (platelet-rich plasma, PRP) 주사다.[56,57] 일화적인 근거와 인기 증가에도 불구하고 PRP 주사가 치유를 촉진한다는 근거는 부족하다.[14,58] 운동선수들은 스포츠에 필요한 기술을 적절한 강도로 수행할 수 있을 때까지 스포츠로의 참여가 제한된다.[22]

배벽 탈장

샅굴의 해부학

샅굴은 약 4 cm의 비스듬한 관으로서 샅고랑인대와 평행하고 이 인대보다 약간 위에 있다 (그림 5-17). 샅굴 전체에서 앞쪽으로는 배바깥빗근의 널힘줄에 의해 경계지어지고, 가쪽 1/3은 배속빗근이 관여한다. 배가로근의 근막은 샅굴의 뒷벽을 형성하고, 겸상건막과 접힌샅고랑인대에 의해 안쪽이 강해진다. 바닥은 샅고랑인대와 갈고리인대의 윗면에 의해 형성되고, 지붕은 배속빗근과 배가로근의 아치형 섬유에 의해 형성된다. 샅굴의 옆쪽은 다리사이섬유 (안쪽 다리 및 가쪽 다리)에 의해 강해진다 (그림 5-18).[17]

샅굴에는 2개의 구멍이 있다: 얕은 (바깥)샅굴구멍과 깊은 (속)샅굴구멍. 얕은 (바깥)구멍은 두덩뼈능선 바로 위와 가쪽에 있고 배바깥빗근 널힘줄의 원위부에 있는 슬릿 같은 구멍이다 (그림 5-7 참고). 이 구멍은 약간 삼각형이며, 약 2.5 cm다. 아래로는 두덩뼈능선, 양 옆으로는 안쪽 다리 및 가쪽 다리라고 불리는 배바깥빗근의 가장자리, 위로는 구부러진 일련의 다리사이섬유에 의해 경계지어진다. 아래쪽의 강한 다리 (crus)는 구멍의 바닥을 형성하고 두덩뼈결절에 닿고 정삭이나 자궁원삭을 받치고 있는 샅고랑인대의 아랫 부분을 이룬다. 위쪽의 다리는 두덩결합의 앞쪽에 붙어서 반대쪽의 위쪽 다리와 연결된다.[17]

샅굴의 근위부 끝에는 복부샅굴구멍이라고도 불리는 깊은 (속)샅굴구멍이있다 (그림 5-17). 이 구멍은 ASIS와 두덩결합 사이의 중간에 있으며 샅고랑인대보다 약 1.25 cm 위에 있다 (그림 5-12 참고). 위쪽과 가쪽으로는 배가로근, 아래쪽과 안쪽으로는 아래배벽혈관 (inferior epigastric vessel)에 의해 경계지어진다.[17] 깊은샅굴구멍은 남성의 경우 정삭과 엉덩샅굴신경, 여성의 경우 자궁원삭과 엉덩샅굴신경이 지나기 위해 배가로근의 근막에 있는 구멍이다.[59,60] 앞쪽 배벽의 안쪽 면을 그린 Netter[20]의 그림에서 배가로근의 근막에 있는 구멍을 볼 수 있다 (그림 5-5 참고). 깊은샅굴구멍은 여성보다 남성이 더 크고, 남성의 경우 근막의 구멍이 얇은 막으로 이어져서, 안쪽 정삭근막이라고 불리며 정삭과 고환을 감싼다 (그림 5-12 참고).[17]

배벽의 또 다른 중요한 해부학적 영역은 허셀바하삼각 (Hesselbach triangle)으로 알려진 샅고랑삼각이다 (그림 5-5

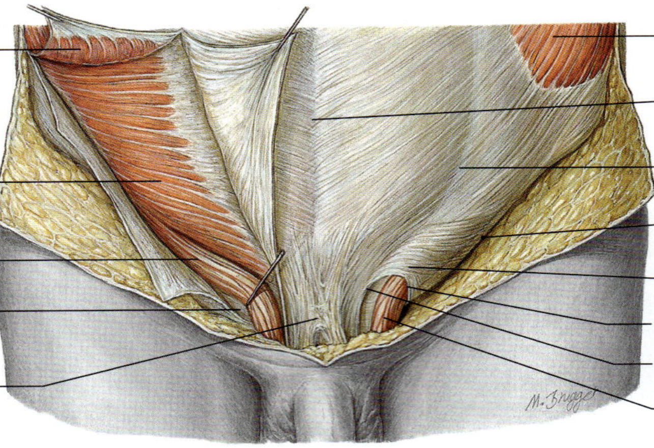

• **그림 5-18** 다리사이섬유는 안쪽 및 가쪽 다리와 배바깥빗근 널힘줄 사이에 뻗어 있으므로, 샅굴을 강하게 하는데 도움을 준다. (From Putz R, Pabst R, eds. *Sobotta Atlas of Human Anatomy.* 14th ed. Munich: Urban & Fischer, an imprint of Elsevier GmbH; 2006.)

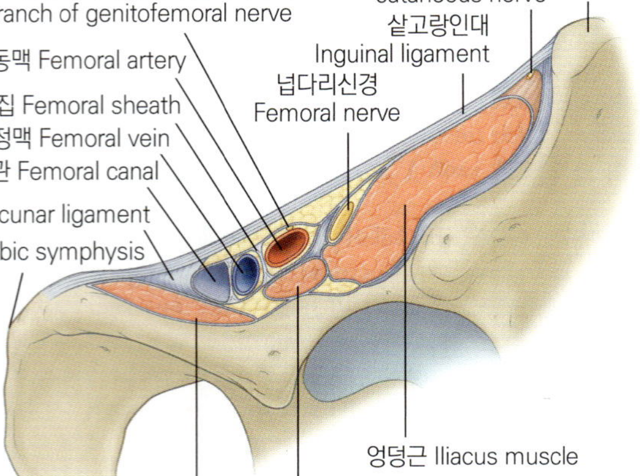

• **그림 5-19** 넙다리동맥과 정맥은 넙다리혈관의 섬유성 집 안에 함께 싸여있다. ASIS: 위앞엉덩뼈가시. (From Standring S, ed. Gray's *Anatomy: The Anatomical Basis of Clinical Practice.* 40th ed. London: Churchill Livingstone; 2008.)

참고). 허셀바하삼각은 가쪽과 위쪽으로는 아래배벽혈관, 안쪽으로는 배곧은근의 가쪽 가장자리, 아래쪽으로는 샅고랑인대에 의해 경계지어지며, 깊은샅굴구멍의 안쪽에 있다.[17]

넙다리동맥은 샅고랑인대의 아래, ASIS와 두덩결합 사이의 중앙에 있다 (그림 5-19) 넙다리동맥의 처음 4 cm는 배가로근 근막의 아래와 샅고랑인대의 뒤에서 이어져있는 섬유성 넙다리혈관집 (femoral sheath) 내에서 넙다리정맥과 함께 싸여있다 (그림 5-19 참고). 넙다리혈관은 앞에서는 이들의 집에 의해 둘러싸이고, 뒤에서는 엉덩근 근막에 의해 둘러싸인다. 넙다리혈관집은 짧은 터널 같은 모양을 하고 있어서 점점 좁아지며 샅고랑인대 아래 약 5 cm에서 결합되고, 앞에서는 깊은 다리아치 (deep crural arch)라고 불리는 섬유성 밴드에 의해 강해진다 (그림 5-20). 넙다리혈관집은 수직으로 구분되어져 넙다리동맥은 가쪽으로, 넙다리정맥은 중앙으로 감싸는 반면에, 안쪽 구획은 넙다리관이라고 불린다. 원뿔 모양의 넙다리관은 약 1.25 cm이며, 앞쪽은 샅고랑인대, 뒤쪽은 두덩근, 안쪽은 갈고리인대, 가쪽은 넙다리정맥의 섬유성 초에 의해 경계지어진다.[17]

복부 탈장의 유형과 발병률

배벽 탈장의 진단은 인구의 1.7%와 45세 이상 인구의 4%에서 이루어진다.[61] 사타구니 탈장은 모든 배벽 탈장의 75%를 차지하는 반면, 나머지 25%는 배꼽, 상복부, 절개성, 넙다리 탈장 등 사타구니 외의 부위이다.[61,62]

사타구니 탈장의 정확한 발병률과 유병률은 잘 알려져 있지 않지만 사타구니 탈장의 발병률은 남성의 경우 27%, 여성의 경우 3%다.[63-66] 사타구니 탈장은 직접적 및 간접적, 두 가지 유형이 있다. 두 유형 모두 샅굴을 통해 나오고 얕은샅굴구멍을 통해 나오거나 이 근처에서 나오지만, 샅굴로 들어가는 지점이 다르다.[60,66] 들어가는 지점에서 직접적인 탈장은 허셀바하삼각 내에서 그리고 배벽혈관의 안쪽에서 나오지만, 간접적인 탈장은 깊은샅굴구멍을 통해서, 배벽혈관의 가쪽에서 나온다 (그림 5-21).[17,60,63] 남성의 경우 사타구니 탈장의

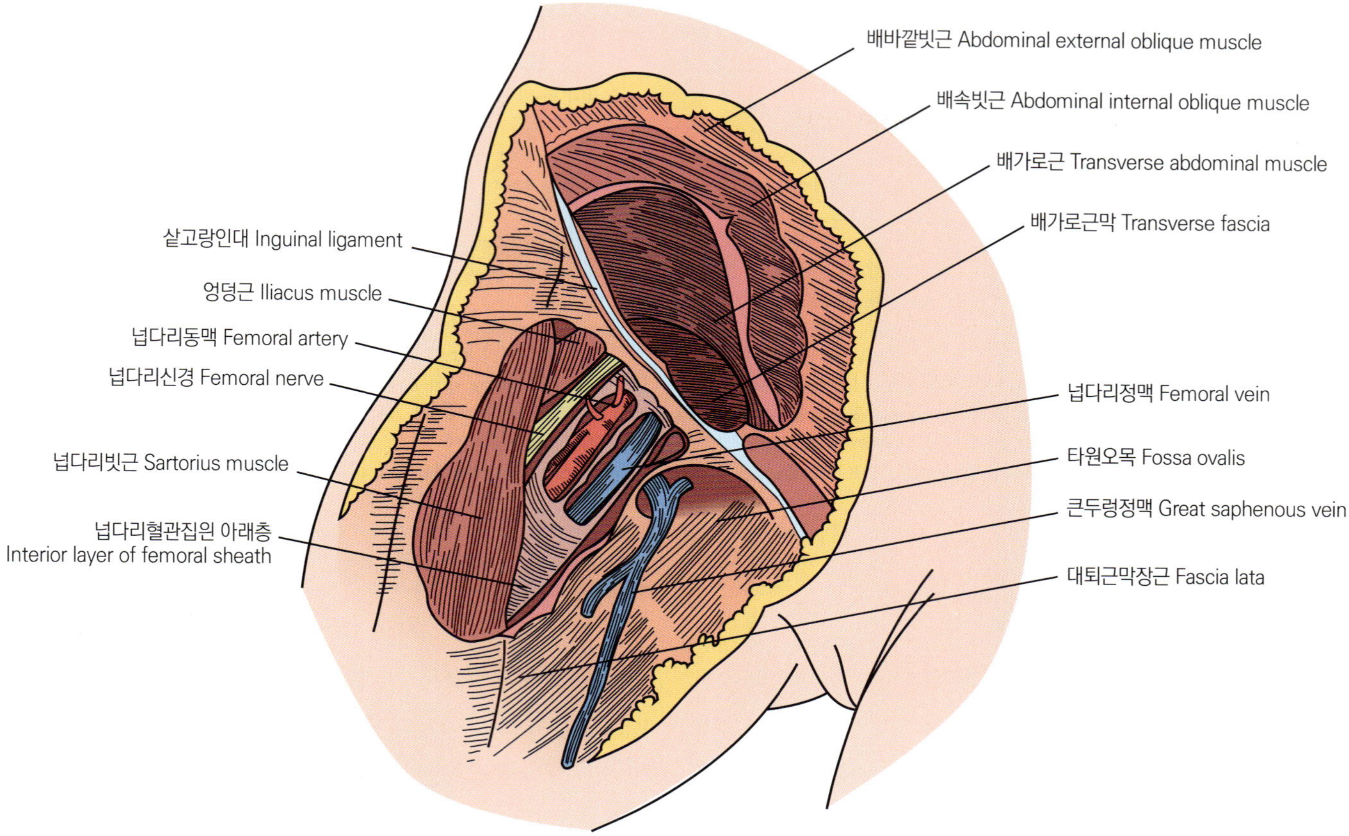

• **그림 5-20** 넙다리혈관집은 짧은 터널 같은 모양이며 샅굴인대의 5 cm 아래에서 결합된다. 이 "터널"은 수직으로 구분되어져 넙다리동맥은 가쪽에, 넙다리정맥은 중앙에, 넙다리관은 안쪽에 있다. (Redrawn from Gray H. *Anatomy of the Human Body.* Philadelphia: Lea & Febiger, 1918; Bartleby.com, 2000.www.bartleby.com/107/. [October 28, 2015].)

50%가 간접적이고, 40%가 직접적이다. 여성의 경우 사타구니 탈장의 70%가 간접적이고, 10%가 직접적이며, 20%가 넙다리 탈장이다.[64,66,67]

간접적인 사타구니 탈장은 배막 내 장기들을 담고 있는 낭이 깊은샅굴구멍을 통해 나올 때 발생한다. 간접적인 사타구니 탈장은 초상돌기가 배아 때부터 닫히지 않았기 때문에 발생하는 선천성 탈장으로도 알려져 있다. 이러한 유형의 탈장은 매우 흔하고 일반적으로 어린 환자들이 진단받는다. 이러한 탈장이 나타나는 25세 미만의 환자들 대부분은 간접적인 탈장이 있다.[63]

소년 및 남성들은 고환 및 혈관이 태어나기 전부터 샅굴을 통해 지나므로 소녀 및 여성들보다 간접적인 사타구니 탈장이 발생할 확률이 더 높다. 그러므로 깊은샅굴구멍이 완전히 닫히지 않고 구멍이 더 클 확률이 높다.[63] 간접적인 탈장의 발병률은 가까운 가족력이 있는 사람들에게서 증가한다.[63,66,68-70] 간접적인 사타구니 탈장은 보통 선천성이지만, 운동 시 들어 올리거나 잡아당기는 격한 활동 또는 만성 기침 · 만성 변비 · 과체중 · 임신 같이 어떤 부위의 압력을 증가시키는 의학적 질환으로 인해 복강내압이 증가되어 발생하기도 한다.[63,66,70-72] 흡연 또한 위험 요인이다.[66,73,74] 남성 환자의 경우 간접적인 탈장은 항상 속정삭근막에 의해 덮여 있으므로, 만약 사타구니 탈장이 남성의 음낭 내에 위치해 있다면, 간접적인 탈장이다.[17]

간접적인 사타구니 탈장에서 튀어나온 복강주머니는 운동 및 긴장했을 때 꼬여서 통증을 유발할 수 있다. 복강주머니가 꼬이고 탈장의 혈액 공급이 손상되면, 탈장은 "감돈탈장 (incarcerated)" 또는 "꼬인탈장 (strangulated)"이 된다.[60,63] 이 탈장의 발병률은 정의에 따라 연간 0.3~3%로 추정된다.[66,75-78] 꼬인탈장은 비교적 작은 구멍 때문에 직접적인 탈장보다 간접적인 탈장에서 10배 더 자주 발생한다.[66,79-81] 감돈탈장 또는 꼬인탈장은 장폐색으로 이어져, 잠재적인 허혈, 괴저, 심지어 사망까지 초래할 수 있으므로 응급 수술을 해야 한다. 이러한

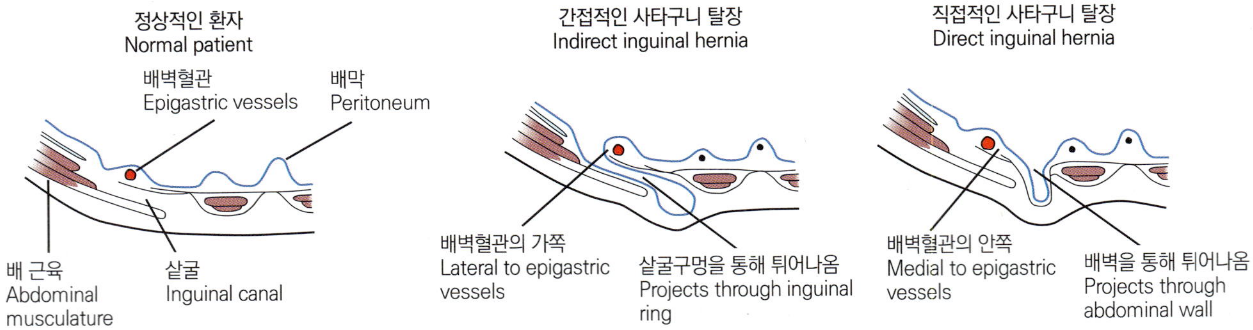

• **그림 5-21 샅굴의 부위별 해부학.** 두 가지 유형의 탈장 모두 얕은샅굴구멍에서 끝나지만, 시작하는 부위가 다르다. 간접적인 사타구니 탈장은 깊은샅굴구멍을 통해, 배벽혈관의 가쪽으로 튀어나오고 타원형처럼 부으며 끝난다. 직접적인 사타구니 탈장은 허셀바하삼각 내에서, 배벽혈관의 안쪽으로 튀어나오고 더 대칭적인 원형처럼 부어올라 직접적으로 앞으로 튀어나온다. (Redrawn from O'Rahilly R, Müller F, Carpenter S, et al: *Basic Human Anatomy: A Regional Study of Human Structure* [online version/Dartmouth Geisel Medical School, Hanover, NY]. Copyright © O'Rahilly 2008.)

탈장의 응급 수술 치료는 사타구니 탈장의 선택적 수술 치료 (< 0.5%)보다 사망률이 높다 (> 5%).[82,83]

직접적인 사타구니 탈장은 허셀바하삼각 내에서 배가로근의 근막이 약해지거나 파열되서 배막뒤 지방이 배가로근의 근막을 통해 나올 때 발생한다. 이러한 파열은 들어 올리거나 잡아당기는 것 같은 격한 활동 또는 스포츠를 할 때 복강내압이 증가하여 발생할 수 있다. 따라서 직접적인 사타구니 탈장은 후천성이며 40~50세 중년층에서 흔히 발생한다.[60,63,66]

넙다리 탈장은 배가로근 근막의 약화로 인해 배막이 샅고랑인대의 뒤쪽 및 아래쪽에서 넙다리혈관집 또는 넙다리관으로 튀어나올 때 발생한다.[62] 넙다리 탈장은 극히 드물며, 모든 탈장의 3%만을 차지하고 주로 여성에게서 나타난다.[66,67] 넙다리 탈장은 여성의 모든 사타구니 탈장의 1/5~1/3을 차지하지만, 남성의 경우 2%만을 차지하며,[67,84] 넙다리 탈장이 있는 남성의 50%는 여성의 3%에 비해 직접적인 탈장을 동반한다.85 넙다리 탈장은 임신 및 출산과의 연관 때문에 남성보다 여성에게서 더 흔한 것으로 추측된다.[86] 또한 넙다리 탈장 수술을 받았던 여성의 전향적 시체 연구[87]에 따르면 두덩뼈결절과 넙다리정맥의 안쪽 가장자리 사이 및 샅고랑인대와 쿠퍼 인대 사이의 거리가 이러한 수술을 받지 않은 사람에 비해 수술을 받은 사람이 더 컸다. 이러한 결과는 여성의 더 넓은 뼈 구조가 근막을 늘려서 결국 근막이 약화되고 넙다리 탈장이 될 수도 있다는 것을 뒷받침한다. 탈장은 감돈탈장 또는 꼬인탈장이 발생하기 전까지 보통 증상이 없기 때문에 넙다리 탈장으로 진단하는 것은 어렵다.[62] 넙다리 탈장의 전형적인 양상은 "아픈" 복통, 장폐색의 징후,[84] 두덩뼈결절의 가-아래쪽, 샅고랑인대 아래쪽에서 만져지는 작고 제자리로 돌아가지 않는 불룩한 것이다.[67,88] 임상 징후와 증상을 사용하여 진단하는 것이 어렵다는 걸 감안할 때 초음파, MRI, 컴퓨터 단층 촬영 (CT)을 포함한 영상 검사가 종종 필요하다. 모든 영상 기술은 넙다리 탈장을 진단하는 데에 있어 정확도가 높지만,[62] 높은 정확도 (최대 100%의 민감도와 특이도),[89] 넓은 가용성, 저렴한 비용, 적은 방사선 노출 때문에 초음파가 가장 일반적으로 사용된다.[62]

넙다리 탈장은 좁은 구멍 때문에 감돈탈장 또는 꼬인탈장이 될 가능성이 높고, 사망 위험이 10배이기 때문에, 즉각적인 수술을 권장한다.[62,67,88,90] 수술은 일반적으로 두덩빗 (쿠퍼) 인대를 사용하여 강해질 수 있는 비흡수성 봉합선으로 마감 처리한다.[84] 넙다리 탈장의 수술 이후 재발률은 2%에 불과하다.[85] 수술 후의 활동 복귀는 2~3주 동안 해당 부위의 긴장 제한, 증상 발생을 피하는 활동으로의 점진적인 복귀 등 사타구니 탈장 이후와 비슷하다 (이후에 논의할 것임).[62,91]

배꼽 탈장은 탯줄의 관에 의해 자연적으로 약해진 부위의 배꼽 주위에서 나타난다.[17] 이 탈장은 출생 직후 유아에게서 종종 나타나며, 95%는 3~4세까지 자발적으로 호전된다.[92] 배꼽 탈장은 과체중이나 기침 또는 임신으로 인한 과도한 압력에 대한 반응으로 성인에게서도 나타날 수 있으며,[62,93] 운동선수들이 세게 들어 올리는 것 같은 활동을 할 때 복압이 증가하여 나타날 수 있다.[94] 배꼽 탈장은 일반적으로 증상이 없으며, 성인의 배꼽에 아프지 않고 만져지는 불룩한 것이 나타난다.[95] 이 탈장이 감돈탈장이 되진 않지만, 성인의 배꼽 탈장과 유아기에 해결되지 않은 탈장은 악화와 감돈탈장이 될 가능

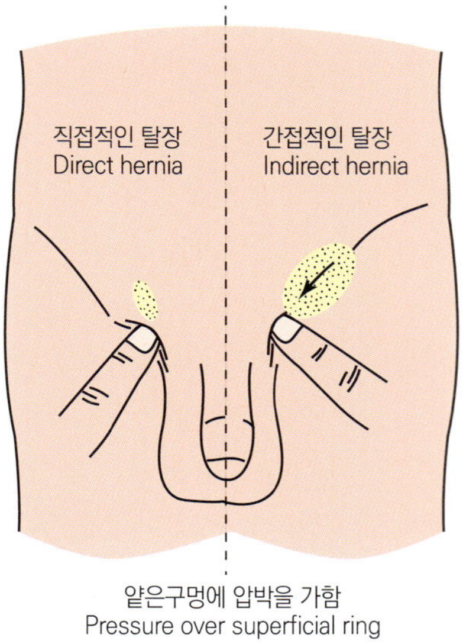

• 그림 5-22 음낭 위에서 간접적 및 직접적인 사타구니 탈장을 만지는 부위.

성을 막기 위해 보통 수술 치료를 한다. 배꼽 탈장은 수술 치료를 했을 때 성공률이 높다. 치료에는 결함 봉합 및 봉합선 배치, 메쉬 삽입이 포함된다.[96] 수술 후 지침은 넙다리 탈장, 사타구니 탈장과 유사하며, 이후에 논의될 것이다.

사타구니 탈장의 양상

신체 검사를 통한 사타구니 탈장 진단의 민감도는 75~92%고, 특이도는 93%이기 때문에 사타구니 탈장은 임상 검사로 충분히 진단할 수 있다.[97,98] 간접적 및 직접적인 사타구니 탈장은 음낭의 위쪽 또는 내부에서 사타구니의 복압 증가 시 불룩한 것이 만져진다 (그림 5-22). 이는 검사 중 환자가 서 있을 때 검사자가 샅굴을 촉진하면서 환자에게 기침을 하라고 하면 생긴다. 환원탈장이라서 서 있거나 긴장할 때와 같이 간헐적으로 나타난다면, 손으로 최소한의 압력을 이용하거나 환자가 누워있을 때 복강으로 다시 밀어 넣을 수 있지만, 비환원탈장은 어떤 압력으로도 계속 복강 밖에 남아 있다.[60,63] 직접적인 탈장은 직접 앞으로 튀어 나와 있어 대칭적이고 종창이 원형인 것처럼 보이지만, 간접적인 탈장은 비스듬하게 보여서 타원형 종창 처럼 보인다. 그러나 해부학적 랜드마크를 사용해 이 둘을 임상적으로 구별하는 것은 신뢰할 수 없고 두 가지 탈장의 치료법은 동일하므로 넙다리 탈장을 배제하는 데만 필요하다.[79-81]

사타구니 탈장으로 인한 통증이 있다면, 일반적으로 사타구니나 음낭 부위에서의 깊고 아픈 통증으로 묘사된다.[63] 그러나 수술을 받기로 한 환자의 약 1/3은 통증이 없고 일상 활동에 제한이 거의 없다.[60,77] 사타구니 탈장 수술을 받은 323명의 환자를 대상으로 한 연구에서 수술 전에 휴식 시 27%는 통증이 없고, 54%는 "경미한 통증 (1~100점 척도 중 10점 미만)" 이 있고, 1.5%는 심각한 통증 (100점 중 50점 초과)이 있다고 했으며, 움직일 때 16%는 통증이 없고, 42%는 경미한 통증이 있고, 10%는 심각한 통증이 있다고 했다. 또한 통증 강도와 탈장의 위치 간에는 연관성이 관찰되지 않았다.[99]

영상 검사

환자가 애매하거나 막연한 통증이 있거나 검사 중 만져지지 않는 간헐적인 종창이 있다면, 진단 검사가 권장된다.[66] 초음파 검사는 신체 검사에서 유용하고 비침습적인 부가 검사다. 사타구니 탈장에 대한 진단에서 외과적인 검사와 비교했을 때 초음파 검사의 81~100%의 특이도와 33~100%의 민감도는 이 검사 방법의 정확도가 검사자의 경험에 달려 있음을 나타낸다.[97,100-103] MRI의 민감도는 95%고 특이도는 96%며 염증, 종양, 기타 근건 기능 장애를 진단하는 데도 유용하다.[66,104] CT 스캔의 민감도는 83%고 특이도는 67~83%임에도 불구하고 사타구니 탈장을 진단하기에는 제한적이다.[66] 탈장 영상 (herniography)는 조영장치하 조영제 주사를 사용해 배막강에 주입하는 방사선 진단 기법이다.[105,106] 이 기법은 사타구니 탈장을 감지하는 데에 있어 신뢰도가 매우 높고,[104-107] 민감도가 100%, 특이도가 98~100%로 보고되었다.[107] 탈장을 진단할 때 환자가 가만히 누워있는 동안 발살바 조작 (닫힌 성문에 대한 강제 날숨)을 수행하기 어려워하기 때문에 이 기법이 MRI보다 좋다고 나타났다.[104] 그러나 정확도가 거의 동일한 덜 침습적인 기법을 사용할 수 있다는 점을 감안할 때, 합병증의 발병률이 1%로 보고되었지만,[106,108] 우발성 장 천자 (accidental bowel puncture)를 포함한 잠재적인 합병증 때문에 미국에서는 제한적으로 사용된다.

모든 것을 고려했을 때, 일반적인 진단 검사 과정은 먼저 초음파 검사를 수행하는 것이다. 검사 결과가 음성이면 발살바 조작을 하는 MRI를 시행하고, MRI 결과가 음성이면 탈장 영상을 시행하면 된다.[66]

치료

작은 증상이 있는 직접적 및 간접적인 사타구니 탈장은 초기에는 일반적으로 증상이 더 심해지는지를 측정하기 위해 "주의 깊게 지켜보는 치료"를 한다.[66] 역사적으로 가장 사타구니 탈장으로 진단된 질환이 수술되었다는 것을 감안할 때, 치료하지 않은 사타구니 탈장의 자연 경과는 거의 기록되지 않았다.[66] 연구에 따르면 작은 증상이 있어 수술을 받은 사타구니 탈장 환자와 주의 깊게 지켜보는 치료를 받은 환자를 비교했을 때 결과는 비슷했다.[75,109] 이러한 결과는 작은 증상이 있는 사타구니 탈장 환자를 주의 깊게 지켜보는 것이 좋은 치료 방법이며, 탈장으로 인해 더 아파지거나 통증이 정상적인 활동을 방해할 때 수술을 제안한다는 점을 뒷받침한다.[75,109] 치료의 첫 단계인 주의 깊게 지켜보는 것에 대한 이론적인 근거는 수술 후 잠재적인 통증 증후군이나 사타구니 탈장 수술 후 다소 일반적으로 나타나는 사타구니 통증 (inguinodynia, 수술 후 3개월 이상 지속되는 통증이나 불편함)을 피하는 것이다. 연구에 따르면 탈장 수술을 받은 3~6%의 환자들이 수술 1년 후 심각한 통증을 호소하고, 30%는 경미한 통증을 호소한다.[82,110,111] 따라서 연구진들은 중등도~심각한 통증이 있는 환자들은 수술을 받는 반면, 통증이 없는 환자들은 수술로 인해 통증이 더 악화될 수 있으므로 주의 깊게 지켜봐야 한다고 제안했다.[99]

근거 기반 가이드라인에 따르면, 30세 이상, 증상이 있는 사타구니 탈장 환자들은 모두 증상을 감소시키고 감돈탈장 또는 꼬인탈장 같은 합병증을 예방하기 위해 수술을 받아야 한다.[66] 사타구니 탈장 수술은 미국에서 가장 많이 수행되는 수술 중 하나로서, 연간 약 60만 건이 수행된다.[112,113] 수술은 복강경/내시경이나 절개술로 시행될 수 있다. 문헌 고찰에 따르면 개방 봉합술에 비해 복강경 수술이 더 오래 걸리지만 수술 후 심각한 통증이 덜 하고, 합병증이 적으며, 정상적인 활동으로의 복귀가 빠르다.[114,115] 수술에는 다음과 같은 수술들이 포함된다. 탈장절개술: 탈장 낭을 봉합하지 않고 제거함, 탈장봉합술: 강하게 하지 않고 봉합함, 탈장성형술: 환자 자신의 조직 (자가)을 이용하거나 메쉬 같은 비균질 물질을 사용해 강화시키는 것과 탈장절개술을 합친 것.[116] 사용되는 수술은 의사의 선호도와 탈장 양상에 따라 선택된다. 메쉬는 일반적으로 합성 비흡수성 폴리프로필렌 플랫 메쉬다.[66] 메쉬 봉합을 사용한 복강경 탈장성형술은 메쉬를 사용하지 않은 기법보다 재발률이 낮고 만성 사타구니 통증의 발병률 또한 감소시킨다.[117-119] 개방 또는 내시경 메쉬 봉합은 두 수술 모두 결과가 비슷하기 때문에 수술하는 의사가 이 수술을 해봤다면 한쪽 사타구니 탈장에 권장된다.[118,120] 내시경 기법은 기술적으로 더 까다로워서 수술하는 의사의 경험에 더 좌우된다.[91,121]

Lichtenstein 기법은 개방 메쉬 기법 중 가장 좋은 평가를 받고 가장 많이 사용되는 기술이다. 이는 낮은 사망률과 관련이 있고, 국소 마취를 사용하는 수술과 같은 날 수행될 수 있으며, 장기간 연구에서 재발율이 낮았다 (≤4%).[122,123] 내시경 메쉬 기법은 개방 메쉬 기법보다 수술 시간이 더 길지만, 상처 감염과 혈종 형성의 발병률이 낮고 회복 시간이 빠르므로 정상 활동으로의 복귀가 빠르고 개방 메쉬 기법 보다 만성 사타구니 통증의 발병률이 낮다.[117,124] 내시경 메쉬 수술은 여성 사타구니 탈장 환자에게 사용되는데, 왜냐하면 이들은 개방 수술에 따른 탈장 재발률이 높고,[125,126] 넙다리 탈장을 동반할 위험이 높기 때문이다. 그러므로 내시경 메쉬 수술을 사용해 사타구니 탈장과 넙다리 탈장을 동시에 치료해야 한다고 제안한다.[66]

메쉬가 아닌 수술을 선택했다면 Shouldice 기법 (Bassini 수술의 최신 버전)이 가장 효과적인 것으로 밝혀졌다.[127] Shouldice 기법은 용해되지 않는 연속적인 모노필라멘트 봉합선을 이용해 몇 겹으로 샅굴의 뒷벽과 샅굴구멍을 봉합한다. 이는 메쉬가 아닌 다른 기법들에 비해 (33%) 꽤 좋은 결과를 보였으며 재발률이 낮았다 (15%).[128]

수술 후 고려사항 및 재활

사타구니 탈장 수술은 사용되는 기법에 관계없이 당일에 하는 수술로서 쉽게 시행될 수 있다.[66] 메쉬가 없는 앞쪽 개방 접근법의 일반적인 수술 후 회복은 6주다.[129] 연구에 따르면, 메쉬가 아닌 전통적인 개방 수술을 받은 이후보다 개방 메쉬 수술 후에 평균적으로 4일 더 빨리 회복됐고, 개방 메쉬 기법 이후보다 내시경 메쉬 수술 이후에 평균적으로 7일 더 빨리 회복했다.[117-120,124,130-135]

사타구니 탈장 수술 이후, 역사적으로 환자들은 증상이 괜찮아졌을 때 활동을 재개하지만 2~3주 동안 무거운 걸 들어 올리는 것은 피한다.[66] 이를 제한하는 것은 주로 전문가의 의견과 신체적 긴장은 복강내압을 증가시켜 사타구니 탈장을 일으켜서 재상해를 일으킨다는 낮은 수준의 근거에 기초한다.[66,136,137] 이러한 견해는 구체적인 수치 없이 2~3주 동안 "무거운 걸 들어올리는 것"을 피하라는 애매한 지침을 세웠다.[66,136,137] 현재의 연구는 상처 치유를 위해 활동을 감소하고 보호하는 초기 3주 이후에는 제한 없이 모든 직장 및 여가 생활을 재개한 그룹, 활동을 재개했지만 추가 2~3주 동안 긴장을 감소시킨 그룹, 3개월 동안 활동하지 않은 그룹 간에 탈장 재발에서의 차이점이 보이지 않았다고 제안한다.[138-140] 따라서 활동 시 복강내압의 증가와 탈장의 재발 사이의 관계에 대한 근거는 없다.[136,137] 개방 또는 복강경 수술을 통한 사타구니 탈장의 메쉬 재건은 상처 봉합 직후에 무거운 걸 들어 올리는 것을 포함한 모든 신체 활동이 위험하지 않은 완전한 부하를 가할 수 있다.[136] 따라서 무거운 걸 들어 올리는 것을 포함한 모든 신체 활동은 수술에 위험하게 하지 않는다. 탈장절개술 이후 활동 재개에서의 유일한 제한 요인은 재발 위험이 아니라 통증이다.[82,136,141-143] 복강경 탈장 수술은 수술 후 통증이 적기 때문에,[120,144,145] 직장 및 일상 활동으로 빨리 복귀하기 쉽다.[66,145] 따라서 현재의 근거는 진통제를 투여한다면 피부 상처가 나은 직후, 신체적 부담과 관계없이 환자의 규칙적인 활동으로 돌아갈 수 있음을 시사한다.[136] 대부분의 사타구니 탈장은 수술로 치료하기 때문에 보존적인 재활을 다룬 가이드라인은 적거나 거의 없다.

스포츠 탈장

사타구니 통증으로 나타나는 또 다른 기능 장애는 "스포츠 탈장"이다. 스포츠 탈장은 아랫배, 두덩뼈, 사타구니에 심한 통증을 동반하는 임상적으로 인지할 수 있는 탈장 없이 뒤쪽 서혜부 벽의 약화 또는 앞쪽 두덩뼈에 붙는 구조물들에 대한 근육과 근막의 상해로 정의된다.[3,7,10,146,147] 실제적으로 만져지는 탈장이 없다면, 이러한 상해를 나타낼 때 sports hernia 보다 athletic pubalgia가 더 적절할 수 있다.[3,6-8,10,13,146-152] 모든 것을 고려했을 때, 스포츠 탈장의 원인은 특정 상해라기보다 증후군에 더 가깝다.[150,152]

해부학

아랫배와 사타구니 부위의 해부학은 매우 복잡하다. 사타구니 탈장 섹션에서 설명한 것처럼, 두덩뼈 부위는 많은 근육, 널힘줄, 근막이 붙어 있다. 수의적인 원심성 수축 또는 반복적인 스트레스 같이 이러한 구조물에 대한 좋지 않은 스트레스는 두덩뼈 원위부에 붙는 구조물에 악영향을 끼칠 수 있다.

배곧은근은 두덩뼈에서 2개의 직접적인 힘줄이 시작된다: 두덩뼈능선에서 가쪽으로, 두덩결합 앞쪽에서 안쪽으로 (그림 5-1 참고). 안쪽 머리에서 나오는 섬유들은 반대쪽 안쪽 머리에서 나오는 섬유 및 앞쪽 두덩결합 인대와 섞여서 두덩뼈 앞쪽과 백선 원위부를 강하게 해준다. 배곧은근의 앞쪽과 앞쪽 배곧은근집 또한 배세모근으로 인해 강해져서, 백선을 안정화시키고 이에 장력을 준다.[17]

앞쪽 배곧은근집에는 배바깥빗근 및 배속빗근, 배가로근 널힘줄의 섬유들이 있다 (그림 5-12 참고). 또한 배속빗근의 섬유들은 배가로근과 합쳐져 결상건막이 되어 갈고리인대 뒤 치골근선의 안쪽과 두덩뼈능선에 붙는다.[17]

배바깥빗근 아랫면의 섬유들은 두덩뼈결절과 치골근선에 직접적으로 붙는다. 여기에는 다양한 널힘줄과 근막들도 붙는다: 샅고랑인대는 두덩뼈결절의 원위부에 붙고, 갈고리인대는 두덩뼈결절에서 접혀져 치골근선과 연결되며, 두덩빗인대 (pectineal ligament)는 치골근선에 붙어 두덩근막과 두덩뼈 앞쪽을 강하게 해준다 (그림 5-2 참고). 또한 접힌 샅고랑인대는 백선의 원위부를 강하게 해준다.[17]

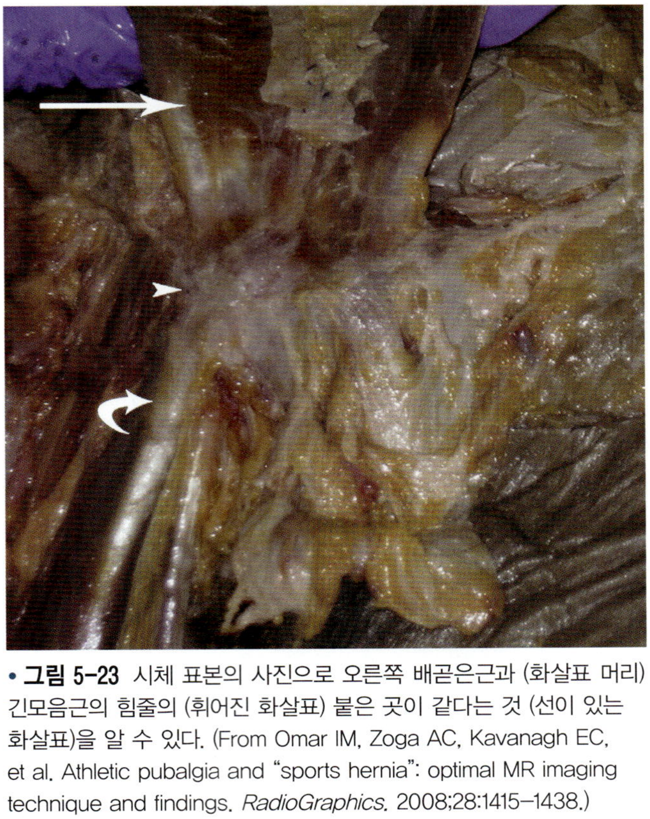

• **그림 5-23** 시체 표본의 사진으로 오른쪽 배곧은근과 (화살표 머리) 긴모음근의 힘줄의 (휘어진 화살표) 붙은 곳이 같다는 것 (선이 있는 화살표)을 알 수 있다. (From Omar IM, Zoga AC, Kavanagh EC, et al. Athletic pubalgia and "sports hernia": optimal MR imaging technique and findings. *RadioGraphics*. 2008;28:1415–1438.)

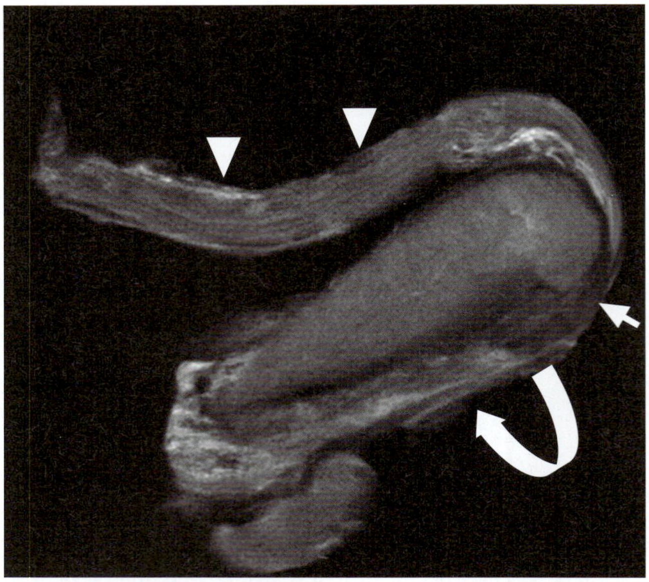

• **그림 5-24** 시상면의 중간 강조 자기 공명 영상에서 배곧은근과 (화살표 머리) 긴모음근 (휘어진 화살표) 사이의 널힘줄이 같다는 걸 (선이 있는 화살표) 알 수 있다. 널힘줄은 두덩뼈몸통의 앞-아랫면, 두덩결합의 중간 선에서 1~2 cm를 따라 뻗어 있는 어두운 섬유 밴드처럼 보인다. (From Omar IM, Zoga AC, Kavanagh EC, et al. Athletic pubalgia and "sports hernia": optimal MR imaging technique and findings. *RadioGraphics.* 2008;28:1415–1438.)

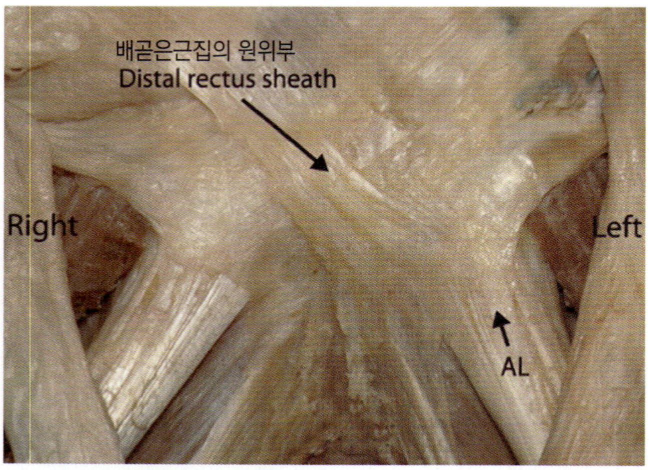

• **그림 5-25** 시체 표본의 사진으로 왼쪽의 얇은 곳을 지나는 오른쪽 앞쪽 배곧은근집이 주로 뻗어 있는 것을 볼 수 있다. 양쪽에서 반대쪽 긴모음근 (AL) 사이에 연속된 섬유가 분명히 보인다. (From Norton-Old KJ, Schache AG, Barker PJ, et al. Anatomical and mechanical relationship between the proximal attachment of the adductor longus and the distal rectus sheath. *Clin Anat.* 2013; 26:522–530.)

배곧은근과 긴모음근은 두덩뼈의 앞-아래면, 두덩결합 중간 선에서 1~2 cm쯤에 같이 붙어 있다.[153,154] 그림 5-23의 시체 표본의 사진을 보면 오른쪽 배곧은근과 긴모음근의 힘줄의 붙은 곳이 같다는 걸 알 수 있다. 시상면에서의 MRI 스캔 (그림 5-24)에서도 배곧은근과 긴모음근의 널힘줄을 볼 수 있으며, 널힘줄은 두덩뼈몸통의 앞-아랫면, 두덩결합의 중간 선에서 1~2 cm를 따라 뻗어 있는 어두운 섬유 밴드처럼 보인다.[154] 또한 원위부 앞쪽 배곧은근집의 널힘줄과 반대쪽 긴모음근 사이에 연속된 섬유가 보인다 (그림 5-25).[154] 따라서 배곧은근이나 긴모음근에 가해지는 비정상적인 힘은 다른 근육들에 직접적인 영향을 미칠 수 있다. 긴모음근 질환에 대한 자세한 정보는 3장을 참고하면 된다.

발병률

스포츠 탈장은 더 광범위하게 진단되는 질환이 되고 있으며 주로 운동선수들에게 영향을 미친다. 이 질환으로 진단을 받고 치료를 받은 유명한 운동선수에 대한 언론의 보도는 질환에 대한 인식을 높였다. 이러한 운동선수들은 다음과 같다: 프로 미식축구 리그의 멤버인 Donovan McNabb · Tom Brady · Adrian Peterson, 프로 아이스하키 리그의 멤버인 Clayton Stoner · Rick Rypien · Brad Larsen, 메이저리그의 선수인 Torii Hunter · Chris Duncan, 프로 축구의 Benjamin Benditson, 대학 농구 선수 J.T. Thompson, Jodie Meeks.[10,155-157] 스포츠 탈장이 더 많이 발생되고 있는지 아니면 이러한 진단이 단순히 오래된 진단을 위한 새로운 용어인지에 대한 의문이 남아있다.[1,5,146,158,159] 언론에서 보고된 이 질환의 증가하는 발병률은 부분적으로는 경기장에 대한 인식과 관심이 높아졌기 때문인 것으로 설명될 수 있다.[155]

스포츠 탈장은 난이도가 높은 레크리에이션 활동, 고등학교, 프로 운동선수들에게서 나타난다. 달리기, 발차기, 갑자기 멈추는 동작, 세게 도는 동작, 방향을 바꾸는 동작을 포함하는 운동에서 뿐만 아니라 미식축구나 하키의 라인맨 같이 저항을 견디며 세게 미는 운동선수에게서 가장 많이 발생한다.[160] 미국 스포츠 중 스포츠 탈장의 발병률이 가장 높은 제일 일반적인 스포츠는 축구, 아이스하키, 미식축구를 포함하지만, 럭비, 크리켓, 무술, 농구, 야구, 테니스, 수영, 장거리 달리기 등에서도 이러한 질환이 보고되었다.[7,146,155,160-164]

스포츠 탈장은 남성 운동선수의 발병률이 가장 높은 것으로 보고되었다.* 일부 연구진들은 여성 운동선수의 낮은 발병률이 남성 운동선수에 비해 고강도 스포츠에 비교적 적게 참여하기 때문이라고 추측했지만,[7] 이는 같은 스포츠에서 높은

* 참고문헌: 3, 5, 9, 146, 147, 155, 159, 165, 166.

수준으로 훈련하고 경기를 하는 많은 여성 운동선수들에 의해 신빙성이 떨어진 가설이다. 여성 운동선수의 낮은 발병률에 대한 더 그럴듯한 설명은 남성과 여성의 골반의 해부학적 차이를 고려해야한다.[7,154,167-169] 여성의 골반은 배곧은근의 원위부가 붙는 곳, 두덩결합 앞-아래쪽을 따라 중앙 선을 지나 양쪽에서 나오는 널힘줄의 섬유들이 닿는 곳이 더 크고 더 튼튼한 것으로 관찰되었으며, 이는 대부분의 남성 환자들에게서 볼 수 없는 해부학적 소견이다.[154] 또한 여성 골반의 모양은 근육의 정렬 및 수축에 따라 변하고, 이는 결국 발차기 같은 스포츠 활동 중 엉덩관절과 골반의 동적인 신경근 조절에 영향을 미칠 수 있다.[170] 마지막으로 여성의 골반은 더 넓고 두덩밑각이 더 커서 두덩뼈로 오는 힘을 무명골의 나머지 부분이나 하지로 전달하는 것을 도울 수 있다.[154,171] 여성 골반의 이러한 해부학적 및 생체역학적인 차이점은 근육의 힘을 더 효과적으로 분산할 수 있게 하고 두덩뼈 부위를 안정화시키는 데에 도움을 주므로, 여성의 골반은 스포츠 탈장 같은 반복적인 스트레스 상해에서 보호될 수 있다.[7,154,168,169]

스포츠 탈장의 양상

신체 검사는 다음과 같은 세부적인 주관적인 과거력으로 시작한다: 현재 상해의 배경이 되는 정보, 과거 병력, 증상의 유형 · 특성 · 위치 · 기간, 완화되는 요인과 악화되는 요인, 이전의 에피소드, 스포츠 및 일상 활동에 대한 설명, 처방이 필요 없는 약과 처방이 필요한 약물의 사용, 전신 질환을 연상시키는 어떠한 증상.[172] 스포츠 탈장 환자는 힘을 주거나 발차기, 전력 질주, 사이드 스테핑, 갑자기 멈추는 동작, 누워있다 앉기 같은 스포츠 관련 동작을 할 때 사타구니나 아랫배에 "깊은" 통증을 호소한다.[†] 쉴 때 생기는 경미한 통증도 이 진단에서 받아들여지지만, 힘을 줄 때 생기는 통증이 특징이다.[12,150,173,175] 환자들은 전형적인 사타구니 좌상보다 통증이 "더 깊고", "더 심하며", "더 근위부 쪽에서 발생한다" 고 보고한다.[‡]

증상은 일반적으로 운동 시작 후 약 5분 후에 나타나고, 증상이 나타나면 운동선수는 경기가 끝날 때까지 통증을 견디며 경기를 하지만 대개 100%의 능력을 보여주지 못 한다.[174] 대개 6~24시간의 휴식 후에 증상이 완화되며 활동이나 스포츠를 다시 시작하면 증상이 다시 발생한다.[§] 경기가 끝난 후 운동선수는 아래 사타구니에서 불편함과 "욱신거림" 을 호소하고, 아침에 "뻣뻣함" 을 느끼며 이는 1~2일 간의 휴식 시 완화되고, 스포츠 활동 시에만 다시 증가한다.[169,174]

증상은 일반적으로 한쪽에 나타나지만, 일부 환자들은 한쪽에서 시작해 양쪽으로 진행되는 양쪽 통증이나 증상을 보고한다.[‖] 스포츠 탈장의 증상은 서서히 발생하지만, 대부분의 환자는 사타구니 증상이 이미 나타난 후에 과거의 특정 외상 사건을 회상할 수 있다.[¶] 약 20~40%의 환자가 재채기와 기침 시 통증을 호소한다.[#] 이 증상은 회음부, 허벅지 안쪽, 음낭으로 퍼질 수 있고, 남성 환자의 약 10~30%가 고환의 통증을 호소한다.[**]

신체 검사는 자세 측정, 기능 평가, 등허리 및 엉덩관절의 능동적 ROM 측정,[179] 엉덩관절 및 허리뼈의 관절 부가 동작 검사,[180] 골반에 붙는 근육들의 도수 근력 검사 및 근육 길이 검사, 신경학적 평가, 근육 및 뼈 구조물의 촉진, 엉치엉덩관절 · 엉덩관절 · 허리뼈에 적용 가능한 특수 검사로 이루어진다. 임상가들이 객관적인 징후 및 증상을 적절하게 치료하기 위해 철저한 신체 검사를 꼭 실시해야 한다.

굽힘-벌림-가쪽돌림 (FABER) 및 굽힘-모음-안쪽돌림 (FADIR) 검사, hip scouring 검사에서 결과가 음성이라면 엉덩관절 질환은 배제될 수 있다 (검사 수행에 관한 설명은 2장 참고). 허리엉치질환 또한 배제되어야 한다 (허리엉치 감별 진단에 관한 설명은 11장 참고). 엉치엉덩관절 (SIJ)의 기능장애가 주요 원인이 아닐지라도, 특히 환자에게 골반의 불안정성이 원래 있었다면 염증 과정과 관련이 있을 수 있다. 따라서 임상가는 골반의 압박 및 견인 검사를 포함해야 한다. 이러한 검사는 SIJ의 기능장애를 진단하는 데에 있어 신뢰도와 진단적 타당도가 꽤 좋은 것으로 나타났다.[181-184] Laslett 검사 모음[182]에서 4가지의 SIJ 특수 검사 (thigh thrust, ASIS distraction, ASIS compression, sacral thrust) 중 2가지에서 양성 결과가 나오는 것은 민감도 88, 특이도 78, 양성우도비 4.00, 음성우도비 0.16이므로, 이 검사들의 사용을 강력하게 뒷받침 해준다. 골반의 정적인 위치를 측정하기 위해 뼈

† 참고문헌: 6, 7, 10, 12, 13, 146, 147, 155, 156, 161-163, 166, 169, 173, 174.
‡ 참고문헌: 6, 7, 146, 148, 166, 169, 174, 176.
§ 참고문헌: 3, 7, 10, 12, 146, 148, 156, and 166.
‖ 참고문헌: 3, 7, 8, 143-148, 156, 166, 169, 174.
¶ 참고문헌: 6, 10, 12, 146, 156, 166, 174.
# 참고문헌: 6, 8, 13, 146, 148, 149, 155, 156.
** 참고문헌: 2, 7, 8, 13, 146, 148, 156, 166, 169, 174, 177, 178.

랜드마크를 촉진할 수 있지만, 이러한 도수 측정은 평정자간 및 평정자내 신뢰도가 낮은 것으로 밝혀졌다.[184,185]

근육 길이와 근력의 손상은 골반 정렬에 악영향을 미쳐서 골반 근육을 약화시킬 수 있다. 근육 길이 검사에는 엉덩관절 굽힘근의 길이에 대한 Thomas 검사, 엉덩정강근막띠 및 대퇴근막장근 길이에 대한 Ober 검사, 햄스트링의 길이에 대한 하지직거상 검사가 포함된다. 골반 및 엉덩관절의 근력 검사에는 엉덩허리근, 햄스트링, 넙다리네갈래근, 큰볼기근, 중간볼기근이 포함된다. 엉덩관절의 능동적 ROM과 부가 동작의 측정 또한 매우 중요하다.

스포츠 탈장의 진단을 확인하는 데 도움이 될 수 있는 가장 중요한 근육 저항 검사 2가지는 엉덩관절 모음에 대한 저항 검사와 복부 컬업 (윗몸일으키기)이다.[174] 엉덩관절 모음에 대한 저항 검사 중 긴모음근의 힘줄을 따라 발생하는 연관통은 스포츠 탈장 시 흔하게 발생하며, 35%의 환자가 이러한 통증을 호소한다.[7,146,148,173,186,187] 모음근과 관련된 사타구니 통증에 대한 일반적인 검사는 모음근 조이기 검사다.[188,189] Delahunt와 동료들[188]은 엉덩관절을 45°로 구부렸을 때 모음근의 EMG 활성화가 가장 높은 것을 발견한 반면, Lovell과 동료들[190]은 0~45°로 구부렸을 때 유사한 EMG와 힘 값을 발견했다. 이러한 결과들은 두 검사 모두 엉덩관절을 구부린 자세에서 시행했음을 시사한다. Verrall과 동료들[191]은 MRI에 비해 이 검사의 민감도가 55%, 특이도가 95%, 양성예측도가 93%, 음성예측도가 34%라는 점을 발견했다. 이 검사에 대한 자세한 설명은 3장을 참고하면 된다.

다음으로 검사자는 2가지 자세에서 윗몸일으키기를 해야 한다. 먼저 환자의 다리를 구부려서 시행하고, 그 다음 두덩뼈가지 근처에서 증상이 발생하는지 살펴보기 위해 환자의 다리를 펴서 시행한다 (배곧은근이 늘어남).

신체 검사는 복부, 사타구니 부위, 고환, 두덩결합, SIJ, 허리뼈를 만져보고 결론지어야 한다. 두덩뼈 위-가쪽에서의 압통은 스포츠 탈장에서 흔히 보이는 소견이다.[††] 환자가 발살바조작을 하는 동안 검사자는 사타구니 바닥의 가쪽 2~3 cm와 두덩뼈결절의 약간 위쪽을 만져봐야 한다.[6,10,155,156,173] 스포츠 탈장 환자의 경우, 가볍게 누르는 것 또한 한쪽의 불편함을 일으키거나, 검사자가 근막이 타이트해지는 것을 느끼지 못하고, 이러한 결과는 파열이나 샅굴구멍의 확장을 나타낸다.[3,148,155,156] 또한 이 단계에서 검사자가 만져지는 탈장이 없다는 것을 확신하는 것이 중요하다.

[††] 참고문헌: 8, 146, 147, 155, 158, 166, 173, 187, 192.

• 상자 5-1 스포츠 탈장의 5가지 특징적인 징후 및 증상

1. 깊은 사타구니나 아랫배의 통증
2. 특정 스포츠 활동으로 (예: 발차기, 전력질주, 갑자기 멈추는 동작) 악화되고 쉴 때 일시적으로 완화되는 통증
3. 배곧은근의 닿는곳이나 가쪽 가장자리 또는 겹상건막과 배곧은근이 맞닿는 부위와 가까운 두덩뼈결절의 위가쪽에서 2~3 cm인 두덩뼈의 위가쪽에서 만져지는 압통
4. 엉덩관절 벌림에 저항을 줄 때 통증
5. 윗몸일으키기에 저항을 줄 때 통증

스포츠 탈장이 있는 6명에 대학 운동선수에 대한 후향적 연구에서 Kachingwe와 Grech[174]는 5가지 특징적인 징후와 증상을 알아냈다 (상자 5-1). 스포츠 탈장의 진단은 환자의 주관적인 과거력 및 신체 검사에 크게 의존한다. 스포츠 탈장의 감별 진단은 만져지는 사타구니 탈장이 없다는 것과 같이 다른 병리학적 질환을 배제시키고, 5가지 특징적인 징후와 증상이 있다는 것을 확인함으로써 배제된다.[3,10,146,156,174] 운동선수의 사타구니 통증의 정확한 원인을 파악하는 것은 감별 진단의 가능성이 다양함, 다른 사타구니 질환들끼리 겹치는 증상이 많음, 한 환자에게 여러 기능 장애가 있을 수 있는 점 때문에 알기 어렵다.[166]

감별 진단

스포츠 탈장의 진단을 고려할 때 다양한 진단들을 배제해야 한다. 비뇨 생식기 질환은 배제해야한다. 여성 운동선수들에게서 스포츠 탈장을 암시하는 징후와 증상이 나타날 수 있지만, 외과적 검사 및 진단 검사는 보통 자궁내막증과 난소낭종을 비롯한 부인과 원인을 발견한다.[3,7,146,147] 따라서 여성 환자가 주기적이고 생리를 동반한 아랫배 통증을 호소한다면, 자궁내막증을 배제해야한다 (9장 참고). 스포츠 탈장으로 확진받은 환자들은 비뇨생식기 질환도 앓고 있을 수 있다. 수술치료를 받은 스포츠 탈장 환자 12명의 수술전 진단에 대한 연구에 따르면 50%는 정삭의 림프종이나 사타구니 바닥의 비특이성 약화 (42%)였던 반면, 8%만이 배곧은근의 닿는곳의 파열이었다.[146] 외과적 검사에 대한 연구에서도 일부 환자들

에게 뒷벽의 결함과 함께 직접적이거나 간접적인 경미한 사타구니 탈장이 있다고 보고했다.[7,152,159,166,193-195]

남성 환자의 경우, 음낭 위쪽의 통증을 호소한다면 엉덩샅굴신경의 염증이나 포착 때문일 수 있다.[169,196] 엉덩샅굴신경은 L1의 윗가지에서 시작되어 배바깥빗근과 배속빗근 사이를 지나고, 샅굴을 통해 이어져서 남성의 경우 음낭의 피부, 여성의 경우 대음순·치구의 피부, 허벅지 안쪽 부분에 가까운 피부의 신경을 지배한다. 또한 이 신경은 배속빗근과 배가로근에도 분포되어 있다 (그림 5-26).[17] 엉덩샅굴신경은 직접적인 탈장이나 수술로 손상되어 배속빗근이나 배가로근을 약화시키고 결국 겹상건막을 약화시킬 수 있다.[169,196] 포착되어 사타구니 통증을 일으킬 수 있는 다른 말초신경에는 폐쇄신경, 넙다리신경, 엉덩아랫배신경, 음부신경, 음부넙다리신경, 가쪽넙다리피부신경이 있다.[12,154,197] 골반의 신경해부학에 대한 자세한 설명은 1장을 참고하면 된다. 철저한 신경학적 검사를 통해 사타구니 통증이 SIJ, 궁둥신경, 허리신경근 중 어디에서 퍼진 건지 또는 말초신경 포착이 있는 지에 대해 알아낼 수 있다.[154]

스포츠 탈장을 진단할 때, 절구테두리 파열, 대퇴비구 충돌증후군, 골관절염, 발음성 고관절, 점액낭염, 엉덩허리근 힘줄염, 무혈성 괴사, 엉덩정강근막띠 증후군 등 사타구니 통증에 대한 다양한 엉덩관절 관련 원인을 배제해야 한다.[154] 엉덩관절 질환의 진단 및 치료에 대한 개요는 2장을 참고하면 된다.

사타구니 통증은 모음근 건병증, 엉덩허리근 건병증, 두덩뼈염, 배곧은근 및 긴모음근의 널힘줄 손상 등 두덩결합에서 많은 원인이 있다.[154,155,169,176,186,198] 만성 사타구니 통증이 있는 운동선수 100 중 19%에게서 두덩뼈염이나 두덩결합의 스트레스성 상해가 발견된다.[169,198] 이들의 원인은 두덩결합에 가해지는 불균형적인 장력 스트레스로 인해 만성적이고 반복적인 전단력 또는 견인력이 생겨 두덩뼈를 불안정하게 하고 결국 염증 반응을 일으키기 때문이라고 여겨진다.[169,198] 방사선 사진으로 연골하 경화증, 두덩결합 불규칙성, 뼈의 재흡수를 볼 수 있고,[154,169] MRI 스캔으로 골수의 부종 및 뼈의 미란을 볼 수 있다.[199,200] 증상은 보통 서서히 발생하고, 두덩뼈 위쪽·모음근의 이는곳·아랫배를 나타낼 수 있는 부위인 두덩뼈 위쪽을 중심으로 통증이 있다.[4,198] 발차기, 달리기, 점프, 비틀기를 할 때 통증이 나타나며, 두덩결합이나 두덩뼈결절을 만질 때 압통이 있다.[4,176,198] 두덩뼈염의 치료에는 휴식, 고강도 체중부하 활동 및 모음근의 저항 운동을 포함한 활동 수정, 외부 지지를 사용한 안정화, 근육의 길이-근력 불균형

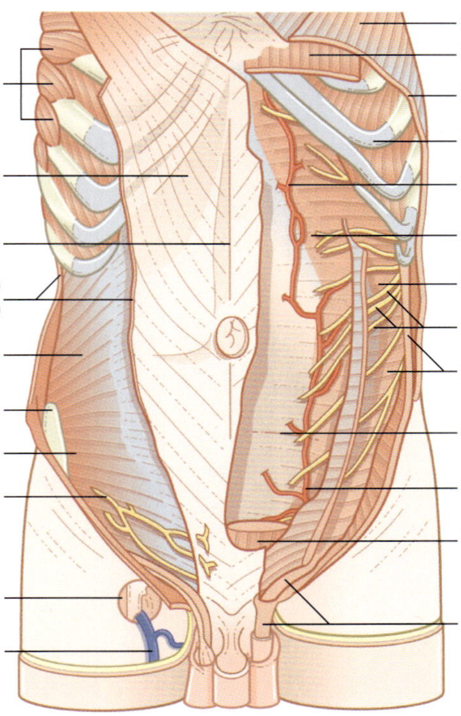

• 그림 5-26 엉덩샅굴신경. 샅굴 부위에서 L1의 엉덩샅굴신경 가지는 얕은샅굴구멍의 얕은 부분이 된다. 이는 사타구니 탈장이나 수술로 인해 손상되거나 압박될 수 있다. (From Wei F, Mardini S. *Flaps and Reconstructive Surgery*. London: Saunders; 2009.)

치료 등이 포함된다.[4,198] 뼈는 코르티코스테로이드에 잘 반응하지 않기 때문에 비스테로이드성 항염증제 및 코르티코스테로이드 주사에 잘 반응하는 두덩뼈염은 근골막 상해가 통증의 원인일 수 있다는 점을 나타낸다.[169] 두덩뼈염은 치유하는 데 최대 12개월이 걸릴 수 있고, 특히 원래 불안정이 있었다면 더욱 그렇다.[176,201-203]

엉덩허리근의 건병증은 저항을 주거나 능동적인 엉덩관절 굽힘, 수동적인 엉덩관절 폄을 할 때 통증이 나타날 수 있고, 넙다리삼각 안에 있는 넙다리동맥의 가쪽을 만졌을 때 압통이 있을 수 있다.[176] MRI는 이 진단을 확진하는 데에 있어 민감도와 특이도가 높아 정확하다.[204] 치료에는 휴식, 비스테로이드성 항염증제, 엉덩관절 굽힘근을 사용하지 않는 부드러운 복부 브레이싱 운동, 근육의 길이-근력 불균형 치료 등이 포함된다. 엉덩허리근의 특정 근력 강화나 스트레칭은 통증이 해결될 때까지 시작하지 않아야 하고, 적용을 해도 된다고 할 때만 시작되어야 한다.[154,176]

긴모음근의 건병증은 두덩뼈에 있는 힘줄의 닿는곳이나 겹상건막과 두덩뼈 널힘줄판에 힘줄이 모아지는 부분에서 나타난다.[169] 긴모음근의 건병증은 일반적으로 스포츠 탈장, 서혜겸건 건병증, 배곧은근 건병증, 두덩뼈염 등 다른 진단과 함께 발견된다. 단독적인 긴모음근 건병증은 만성 사타구니 통증이 있는 운동선수의 3%에 불과하다.[169] 긴모음근 건병증은 허벅지의 근위부에서 통증이 나타나고 긴모음근 힘줄의 근위부를 만졌을 때 압통이 나타나며, 저항을 주는 엉덩관절 모음, 수동적인 벌림, 때로는 엉덩관절 폄을 할 때 통증이 재현된다.[154,176] 긴모음근 널힘줄의 좌상은 MRI로 확인할 수 있다.[154] 긴모음근 건병증의 치료에는 휴식, 항염증제, 부드러운 허리골반 안정화 운동, 근육의 길이-근력 불균형 치료 등이 포함된다. 보존 치료로 효과를 보지 못 했다면, 모음근 절제술을 시행할 수 있다. 모음근 건병증의 진단과 치료에 대한 개요는 3장을 참고하면 된다.

스포츠 탈장을 진단하는데 혼란을 주는 것은 환자에게 보통 수반되는 상해가 있고, 이러한 부산들이 매우 유사한 주관적인 느낌들과 객관적인 결과를 나타낸다는 점이다. 만성 사타구니 통증이 있는 운동선수의 27~95%는 공존하는 기능 장애가 다양하다고 보고했다.[††] 모음근 좌상인지 스포츠 탈장인지 구별하기 어렵게 만드는 양상이 나타나는 두덩뼈염이 그 예시이며, 이는 스포츠 탈장 환자 중 19%에게서 공존하는 것으로 밝혀졌다.[§§] 전형적인 스포츠 탈장 메쉬 기법으로 치료받은 두덩뼈염 환자들은 MRI 상으로는 두덩뼈염이 남아 있었지만 경기로 돌아올 수 있었다.[12,148] 여러 연구에서 스포츠 탈장 환자에게 긴모음근 건병증이 수반된다는 점을 발견했다.[‖‖] 종종 사타구니 통증이 있는 운동선수에게 스포츠 탈장, 긴모음근 건병증, 두덩뼈염이 모두 나타난다는 점도 수술을 통해 드러났다.[169,207]

진단 검사

스포츠 탈장을 진단할 때 방사선 사진, 초음파, MRI, CT 스캔, 뼈 스캔을 포함한 진단적 영상 검사의 역할이 논의되고 있다.[155] 현재 스포츠 탈장을 진단할 때 실시간 초음파를 이용한 사타구니 부위의 동적인 측정을 시행하고 있다.[173,187] 초음파의 정확도는 검사에 따라 다르지만, 숙련된 검사자라면 초음파 검사를 통해 방사선에 대한 노출 없이 비침습적인 방법으로 겸상건막의 기능 장애를 감지할 수 있다.[173] 진단용 초음파는 사타구니 뒷벽의 결함을 알아내기 위해 사용되는데, 사타구니 부위의 안쪽 면 위에 프로브를 놓고, 윗몸일으키기를 반절만 올라오라고 하는 것 같이 "긴장"을 주라고 하면서 시행된다.[173] 정상적인 샅굴 내에서 부하가 가해지면 샅굴이 닫히는 것과 달리 복부가 불룩해지거나 사타구니 뒷벽의 단면적이 증가한다면 검사 결과는 양성이다.[158,186,208] 운동선수의 16~20%에게서 샅굴 뒤쪽에서 증상이 없는 불룩한 것이 발견되었기 때문에 진단을 하려면 초음파 상 이러한 소견에서 압통 등 증상과 관련이 있어야 한다.[187,209] 진단용 초음파가 관련 비용과 위험성이 적고 민감도가 꽤 높지만 특이도는 낮다.[¶¶]

연구에 따르면 MRI는 스포츠 탈장을 진단하는 데에 있어서 민감도가 약 10%이고,[147,156,165,212]이는 이 질환을 진단하기에는 제한적이라는 점을 시사한다. MRI는 근육 손상을 감지하는 데 유용하다.[##] Zoga와 동료들[200]은 MRI와 수술을 비교한 후향적 연구에서 배곧은근 질환의 경우 민감도 68%, 특이도 100%를 보고했고, 모음근 질환의 경우 민감도 86%, 특이도 100%를 보고했다. 더 최근의 연구들에 따르면 MRI는 검사

†† 참고문헌: 4, 8, 159, 169, 178, 205, 206.

§§ 참고문헌: 5, 9, 10, 13, 148, 165, 166, 207.

‖‖ 참고문헌: 157, 162, 165, 169, 173, 186, 198, 206.

¶¶ 참고문헌: 10, 147, 150, 166, 186, 187, 210, and 211.

참고문헌: 3, 8, 13, 147, 150, 155, 156, 166, 169, 173, 193, 200, 212.

자가 영상을 분석하는 지식이 있다면 스포츠 탈장과 관련된 얕은샅굴구멍과 겹상건막의 고강도 신호를 감지하는 데에 유용할 수 있다.[10,165,198,200,208] Omar와 동료들[154]은 배곧은근의 가쪽 면, 두덩뼈의 근위부에 닿는 긴모음근의 부착면 또는 긴모음근의 이는곳을 따라 상해의 일반적인 수술 소견이 있음을 보고했다. 연구에 따르면 스포츠 탈장 환자 중 소수만이 MRI에서 배곧은근의 파열이 나타난다.[7,12,146,148,165] 두덩뼈염, 염증, 배벽의 근막 층 약화, 작은 골반의 견열골절을 포함한 비특이성 MRI 소견들이 이러한 환자들에게 대표적이다.[7,9,12,165] Omar와 동료들은 표준화된 MRI 프로토콜을 개발하여 스포츠 탈장을 정확하게 진단하는 도구로서 영상 기법의 역할을 향상시켰다. 일반 방사선 사진은 두덩뼈의 비대칭, 다리 길이의 차이, 두덩뼈염, 엉덩관절 질환, 골절, 견열골절을 감지할 수 있다.[155,156,169,173,198]

의학적으로 침습적인 기타 검사에는 복강경 검사와 탈장영상이 있다. 탈장영상은 스포츠 탈장 진단에 가치가 있을 수 있지만, 부적절한 침습과 논란이 있어서 미국에서는 최소한 적게 사용된다.[6,10,150,165,194,213] 복강이나 골반강을 통한 작은 절개 및 국소 마취를 포함하는 복강 또는 골반강의 내시경 검사인 복강경 검사를 사용하여 스포츠 탈장을 진단하고 수술할 수 있다.[10,147,176,193] 이 시술은 스포츠 탈장을 성공적으로 진단했다고 보고되었으며 진단의 가치 외에도 내시경을 사용하여 뒷벽 결함을 치료한다고도 보고되었다.[147]

병인

스포츠 탈장의 병인에 관한 다양한 생각들이 있다. 첫 번째 가설은 이 질환이 근육의 손상 또는 두덩뼈의 앞-위쪽 및 두덩결합에 붙는 어떤 근육 · 널힘줄 · 근막의 이는곳의 손상이라는 것이다.[152,214]

스포츠 탈장에 대한 또 다른 가설은 샅굴의 뒷벽 위에 있는 배가로근 근막의 약화이며, 이는 직접적인 사타구니 탈장과 매우 유사하지만 배가로근 근막을 통한 배막의 돌출이 없는 상태다. 외과적 소견에서는 대부분의 환자가 겹상건막이나 배가로근 근막의 상해가 있고 이로 인해 사타구니 뒷벽이 약해지거나[***] 이러한 구조물 중 여러 부위에 결함이 있다고 보고한다 (그림 5-27).[†††]

스포츠 탈장 환자에 대한 여러 외과적 연구에서는 앞서 언급했던 두덩뼈 앞쪽에 붙는 구조물들의 근육 및 근막 상해와 사타구니 뒤쪽 바닥의 약화가 많이 발생한다고 보고했다.[7,195,216] 샅굴의 뒷벽은 허셀바하삼각의 안쪽 면에서 불룩해질 수 있는 배가로근 근막에 의해 덮여있거나, 배곧은근 또는 겹상건막 또는 이 둘 사이의 접점에서 파열이 발생할 수 있다.[158,217] 이렇게 국소적으로 "불룩해지면" 음부넙다리신경의 음부가지를 압박할 수 있지만,[92] 불룩한 것은 만져지지 않는다. 사타구니 바닥의 뒷벽이 한 번의 격렬한 동작 중에 파열

*** 참고문헌: 3, 7, 148, 166, 187, 193, 215.
††† 참고문헌: 7, 8, 10, 148, 152, 156, 165, 166.

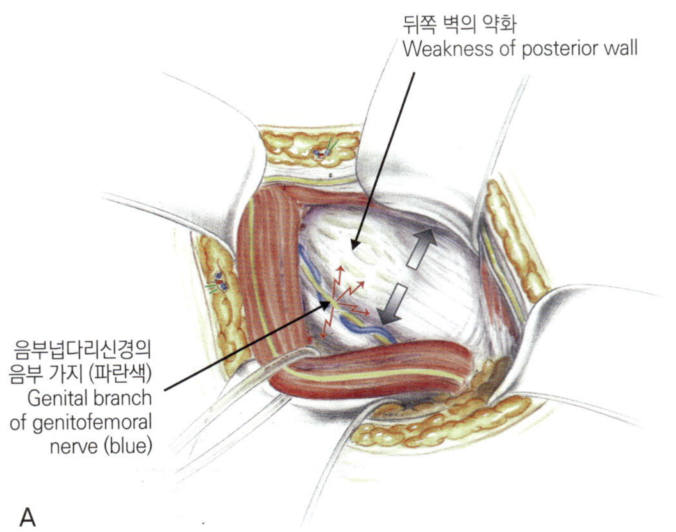

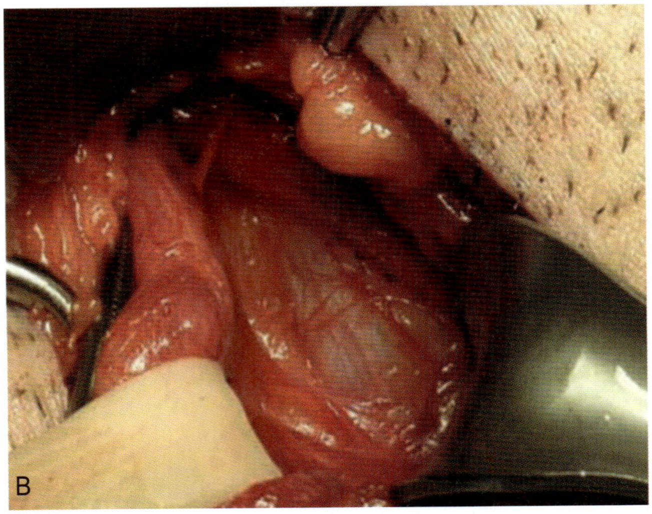

• **그림 5-27** 음부넙다리신경 중 음부 가지를 압박시키는 뒤쪽 벽의 국소적인 부풀어 오름을 보여주는 (A) 수술 중 그림 및 (B) 사진. (A and B, Copyright Dr. U. Muschaweck. B, From Minnich JM, Hanks JB, Muschaweck U, et al. Diagnosis and treatment highlighting a minimal repair surgical technique. Am J Sports Med. 2011;39:1341–1349.)

되더라도 이는 반복적인 스트레스로 인해 약해져 있었을 것이고, 조직을 완전히 파괴하지 않았기 때문에 진정한 "탈장"으로 간주되지 않는 작은 불룩한 것이 생겼을 것이다. 따라서 현재의 근거들은 스포츠 탈장에 대해 (1) 두덩뼈 앞쪽에 붙는 근육 및 근막의 심한 파열이나 여러 번의 미세파열, (2) 얕은샅굴구멍의 안쪽 가장자리의 파열에 가까운 곳과 관련된 탈장 같은 증상, (3) 얕은샅굴구멍을 통해 퍼져 샅굴의 뒷벽을 약화시키는 병변 또는 근막의 병변을 다 합친 병인을 뒷받침한다.[154,158] 보고된 통증의 원인은 샅굴 뒤쪽의 불룩한 것이기보다 겹상건막의 질환이다.[173]

두덩뼈 앞쪽에 붙는 근육이나 근막들은 두덩결합에 가해지는 만성 전단력에 의해 반복적인 미세외상을 받기 쉬우며, 특히 반복적인 엉덩관절 모음이나 벌림, 엉덩관절 굽힘이나 폄에 취약하다.[7,148,156,165,218] 이러한 동작을 할 때 두덩결합은 배곧은근과 긴모음근의 이는곳 모두의 회전점으로 기능을 하여, 잠재적으로 근육이 "줄다리기"를 하게 되어, 결국 허리골반관절과 넙다리절구관절 사이로 힘이 전달된다.[218] 과한 허리나 엉덩관절의 과다폄은 두덩결합의 스트레스를 증가시키고 두덩결합에 붙는 근막에 점진적으로 미세스트레스를 유발한다.[7,9,149,150]

배곧은근과 긴모음근은 같이 만나서 널힘줄이라고 불리는 일반적인 해부학적 단위를 형성하며, 공동 널힘줄의 붙는 곳이 두덩뼈몸통의 앞-아랫면, 두덩결합의 중간 선에서 1~2 cm로서 같다 (그림 5-24 참고).[154,198] 공동 널힘줄을 고려할 때, 배곧은근과 긴모음근은 엉덩관절 폄과 돌림 시 상대적으로 길항근이다. 왜냐하면 배곧은근은 두덩뼈부위를 올리는 반면, 긴모음근은 두덩뼈에 앞-아래쪽의 힘과 벡터를 가하기 때문이다.[154] 한 힘줄의 상해는 정상적인 생체 역학을 방해하고, 두덩뼈에 가해지는 전단력에 영향을 끼침으로써 반대쪽 힘줄에 상해를 입힐 수 있다.[198,200,206] 배곧은근과 긴모음근 힘줄의 공동 널힘줄은 두덩결합의 앞면을 따라 위치해 있기 때문에, 엉덩관절의 폄 같은 움직임은 결국 힘줄의 견열골절과 널힘줄의 파열을 일으킬 수 있다.[154]

Norton-Old와 동료들[153]은 시체 연구에서 긴모음근이 반대쪽 배곧은근집의 원위부, 두덩결합, 엉덩샅고랑인대, 앞쪽 관절주머니, 반대쪽 긴모음근의 힘줄과 연결되어 있다는 점을 발견했다. 또한 연구진들은 스트레인 게이지를 사용하여 긴모음근의 힘줄 중 하나에 가해지는 시뮬레이션된 기계적 부하가 다양하지만 중요하고, 같은쪽 및 반대쪽 배곧은근집에서 측정되는 스트레인에 영향을 미친다는 점을 발견했다. 시체 해부 연구에 따르면 배곧은근 힘줄의 파열은 골반의 정렬과 모음근의 해부학에 영향을 미칠 수 있다.[7,12] 배곧은근 힘줄이 절단되거나 강한 모음근에 비해 약해진다면, 골반을 앞기울임되어 모음근 부분에 직접적으로 가해지는 압력이 증가하여 아래두덩뼈가지의 위쪽 가장자리에 있는 튀어나온 뼈가 약해지기 쉽다.[7,12]

아래 다리의 부정렬, 복부 및 허리의 불안정성으로 인한 골반의 과도한 앞기울임, 좋지 않은 자세, 근육의 근력이나 길이의 불균형으로 인해 골반 앞쪽의 비정상적인 기계적 부하 및 힘의 약화가 심해질 수 있다.[‡‡‡] 예를 들어, 엉덩관절 굽힘근이 짧아지거나 상대적으로 뻣뻣하고, 엉덩관절 앞쪽 관절주머니의 가동성이 제한적이며, 수동적인 엉덩관절 폄이 제한적인 사람은 능동적인 엉덩관절 폄의 범위가 적어서 보상작용으로 허리뼈를 과도하게 펼 수 있기 때문에 골반 앞쪽의 힘의 약화를 증가시킨다. 스포츠 탈장이 있는 많은 운동선수들은 마지막 동작을 마칠 때 생체역학적인 회전점이 앞쪽 골반이나 두덩결합인 과다폄 상해를 설명한다.[7,149] 이러한 근육 힘의 불균형은 시간이 지남에 따라 두덩결합뿐만 아니라 힘줄과 근막에 만성적인 손상을 초래한다.[206] 이는 보통 사타구니 통증의 원인이 하나의 상해보다 2가지 이상의 질환이 공존하여 생기는 이유에 대해 설명한다.[13] 두덩뼈의 외상이 반복적으로 발생하는 경향은 두덩뼈의 부족한 혈액 공급으로 인해 증가할 수 있다.[2] 두덩결합은 연골하골을 통해 혈액 공급은 받는데,[219] 연골하골의 손상은 신체 다른 곳의 연골 변성과 관련이 있다.[220]

반복적인 한쪽 다리의 과한 점프, 좌우로의 동작, 발차기 같은 특정 스포츠 동작들은 근육 길이와 근력에 심각한 차이를 일으켜, 골반 불균형과 두덩결합 좌상을 초래할 수 있다.[146,166,193,212]

치료

단 하나의 전향적, 무작위 임상 시험에서만 스포츠 탈장이 있는 운동선수의 치료에서 보존 치료와 수술의 결과를 비교했다.[221] Ekstrand과 Ringborg[221]는 탈장영상이나 신경 차단으로

‡‡‡ 참고문헌: 8, 10, 13, 149, 150, 155, 165, 198.

확진받은 스포츠 탈장이 있는 축구선수 66명을 다음과 같은 4그룹으로 나눴다. 대조군, 비스테로이드성 항염증제와 물리치료 그룹, 개인 신체 훈련 그룹, 개방 수술 그룹. 6개월간의 추적조사에서 수술 그룹만이 증상 및 스포츠로의 회복 능력에서 통계학적으로 유의한 향상을 보였고, 이 결과는 이 질환을 치료하는 데에 있어서 보존 치료는 수술만큼 효과적이지 않다는 것을 나타낸다.[221] 수술의 결과와 비교했을 때 보존적인 재활의 효과에 대한 근거가 제한적이기 때문에, 스포츠 탈장의 보존 치료에 대해서는 논란의 여지가 있다. 이 질환을 치료하기 위한 물리치료 재활의 효과를 뒷받침하는 근거는 거의 없으며, 초기 연구들은 여러 개가 섞인 결과를 보고한다.[1,8,13,174,222]

대부분의 의사들은 스포츠 탈장이 의심되고 신체 검사에서 음성 결과가 나온 운동선수의 치료에 있어 물리치료 재활을 첫 번째로 해야 한다는 점에 동의한다. 논쟁의 여지가 있는 부분은 "재활"의 시간이며 이에 대한 답은 상해의 특성, 운동선수에게 예상되는 수행능력의 수준, 상해 전 경기 수준으로 되돌아올 것으로 예상되는 시간에 따라 다르다.[174] 알려진 순서도에서는 스포츠 탈장이 있는 운동선수에게 재활 또는 수술 과정을 결정하기 위해 의사 결정 과정을 제안한다(그림 5-28). 운동선수가 스포츠 탈장의 5가지 특징적인 징후 및 증상이 있고 활동 중에 아랫배에서 "찢어지는" 소리를 듣거나 느낌이 들었다면, 외과적인 검사를 고려해야 하고 경기 시즌이 아니고 4개월 내에 복귀한다는 예상을 하지 않는다면

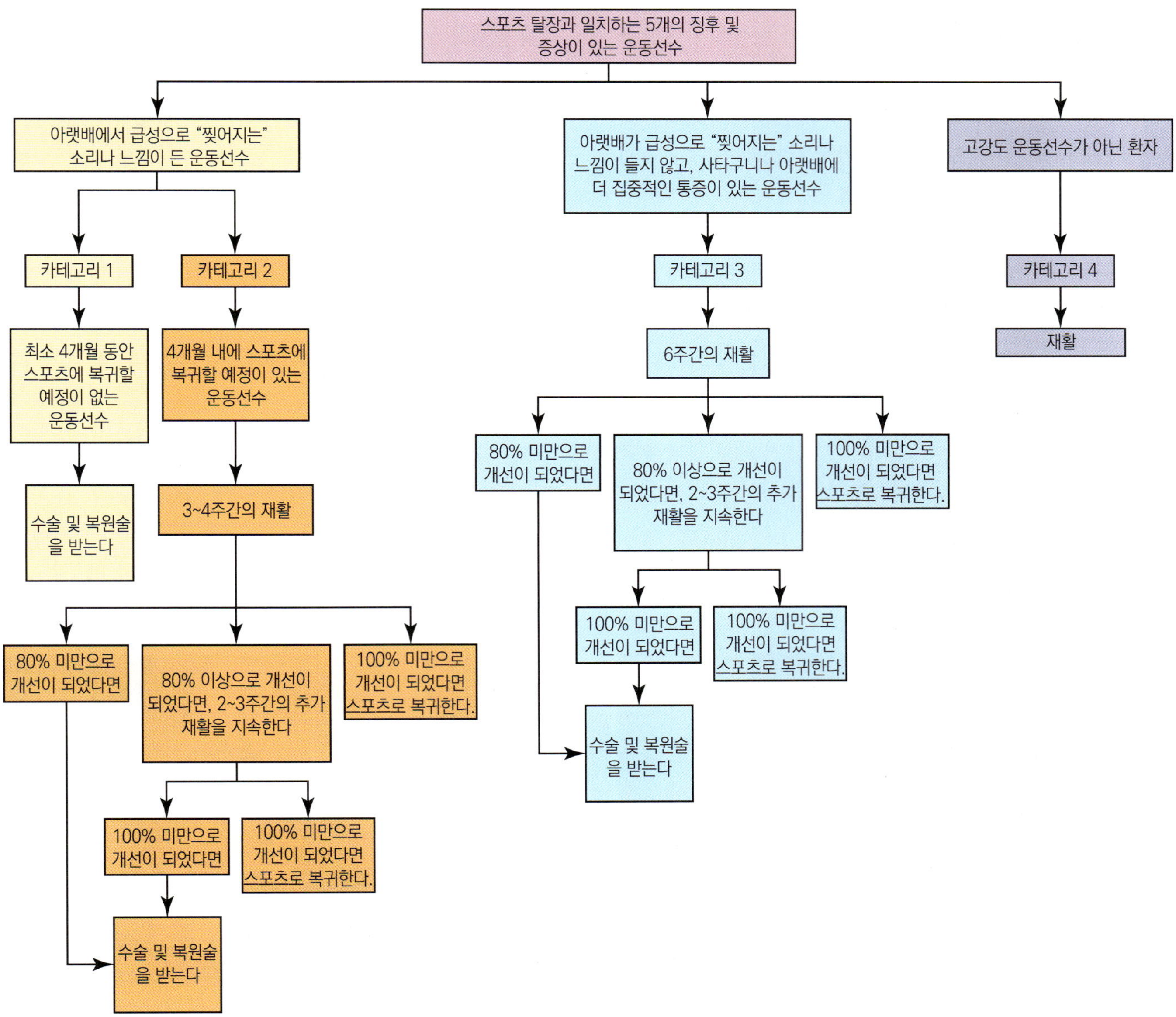

• **그림 5-28 스포츠 탈장으로 의심되는 운동선수의 관리를 위해 제안된 알고리즘.**
(From Kachingwe AF, Grech S. Proposed algorithm for the management of athletes with athletic pubalgia (sports *hernia*). *J Orthop Sports Phys Ther.* 2008;38:768–781.)

이후 수술을 고려해야 한다. 운동선수가 4개월 내에 복귀해야 하는 일정이라면, 3~4주간 재활하는 것이 좋고 재활이 끝날 때쯤 요구했던 시간 내에 스포츠로 돌아갈 수 있을 정도로 증상이 호전되었다면 재활을 계속한다. 운동선수가 찢어지는 소리를 듣지 않았거나 느낌이 없었다면 재활을 더 길게 하는 것이 좋다 (6주). 스포츠 탈장의 특징적인 징후 및 증상이 있는 운동선수는 최종 진단 여부와 상관없이 공통적이고 객관적인 결과들을 치료하기 위해 비슷한 재활을 받고, 재활 또는 수술 과정은 재활의 결과에 따른다. 환자의 동기 부여, 통증을 참는 수준, 기능 수준, 스포츠에서 요구하는 사항, 환자가 스포츠에서 맡은 역할에서 요구하는 사항, 환자의 경기 시즌과 관련된 상해의 타이밍과 같은 많은 요인들로 인해 결과가 가변적일 수 있으므로 순서도는[174] 재활을 지도하는 견본 역할을 한다.

스포츠 탈장의 보존적인 치료 과정에 대해 알려진 지침은 거의 없다. 물리치료는 상해 초반에 영향을 끼쳤던 짧아진 근육을 늘리고 약해진 근육을 강화시켜서 허리골반의 안정성과 골반 비대칭의 회복을 강조해야 한다.[146]

연조직 가동술은 큰볼기근, 중간볼기근, 대퇴근만장근 및 엉덩정강근막띠, 넓은등근, 척주세움근, 허리네모근 등 골반의 뻣뻣한 뒤쪽, 위쪽, 가쪽의 근육들에 초점을 맞출 수 있다. 허리뼈와 골반의 중요한 근막의 제한을 치료하기 위해 근막 기법을 통합시킬 수 있다. 앞쪽 복부 근육, 모음근이 닿는곳, 사타구니 근육들에 가하는 자극은 다치기 쉬운 조직을 손상시킬 수 있으므로 물리치료사는 이 부위에 대한 근막 기법을 피해야 한다.

골반이나 엉덩관절의 저운동성을 치료하기 위해 관절 가동술을 사용할 수 있다. 골반 가동술에는 앞쪽 돌림이 잘못되어 이후 뒤쪽 돌림의 저운동성이 나타나는 환자에게 적용하는 뒤쪽 엉덩뼈 돌림 가동술이 포함될 수 있거나, 뒤쪽 돌림이 잘못되어 이후 앞쪽 돌림의 저운동성이 나타나는 환자에게 적용하는 앞쪽 엉덩뼈 돌림 가동술이 포함될 수 있다. 무명골이 비대칭적인 환자의 경우, 골반의 앞쪽 돌림과 뒤쪽 돌림을 한 뒤 고속, 저강도 V SIJ 갭핑 기법 (grade V SIJ gapping technique)을 한다 (그림 5-29). 이 기법은 SIJ의 기능 장애와 관련된 통증 감소에 효과적이라고 나타났다.[223,224]

엉덩관절 가동술에는 엉덩관절의 수동적인 부가 동작의 저운동성으로 인한 능동적인 ROM의 감소를 치료하는 앞쪽 또는 뒤쪽으로의 글라이드 (glide)가 포함된다 (그림 5-30). 허리뼈 분절의 모든 저운동성은 중앙 또는 한쪽의 뒤쪽-앞쪽 가동술로 치료할 수 있다. 신경근 재교육 및 스트레칭 기법은 근육 길이/근력 손상을 유지하는 데 도움을 줄 수 있다. 엉덩관절 근육의 수동적인 스트레칭은 짧아지거나 뻣뻣해진 근육을 치료하기 위해 시행될 수 있다.[174]

운동을 하는 것은 스포츠 탈장의 진단에 영향을 미쳤을 모든 근력 손상을 해결하기 때문에 재활의 필수 요소다. 엉덩허리근, 넙다리네모근, 햄스트링, 엉덩관절의 안쪽 및 가쪽돌림근, 모음근들이 짧아지거나 뻣뻣해졌다면 재활에는 이 근육들의 동적인 스트레칭이 포함되어야 한다. 상해 후 초기 6주 동안 근력 강화 운동은 허리골반 안정화에 초점을 맞춰야 한다. 연구에 따르면 배가로근, 배속빗근, 배바깥빗근, 배곧은근은 상지의 움직임이 시작되기 전에 척추의 뻣뻣함을 촉진시키기 위해 활성화된다.[225-227] 허리뼈 안정화 근육의 운동 조절을 촉진시키는 것이 운동선수, 특히 팔의 수의적인 움직임

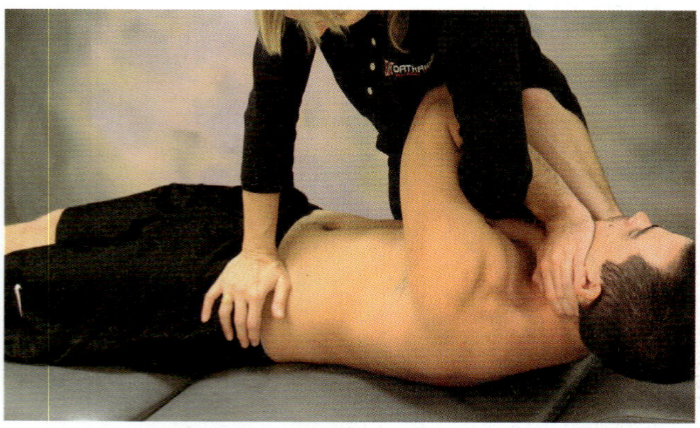

• **그림 5-29** 골반의 비대칭이나 엉치엉덩관절 (SIJ) 관련 통증을 치료하기 위한 고속, 저강도 SIJ 엉덩뼈 갭핑 기법.

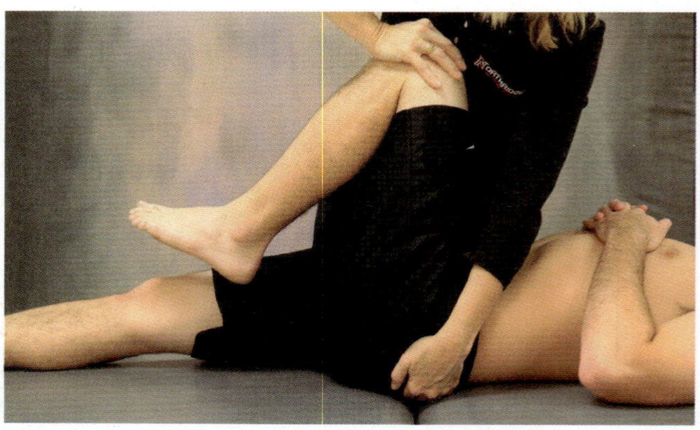

• **그림 5-30** 오른쪽 엉덩관절의 저운동성을 치료하기 위한 뒤쪽으로의 글라이드 가동술.

을 요하는 운동선수들에게 가장 중요하다고 생각될 수 있다. 운동선수가 통증 없이 척추를 중립 자세로 유지하면서 기본적인 허리골반 안정화 운동을 수행할 수 있다면, 지시된 대로 특정 골반 근육의 근력 강화 운동으로 진행할 수 있다.

Sahrmann 프로그램[228]과 Watkins-Randall 몸통 안정화 프로그램[229] 등 다양한 허리골반 안정화 프로그램은 안정화를 시작하기에 아주 좋은 발판 역할을 한다. 운동선수들은 등척성 운동으로 시작하고, 프로그램의 한 단계에서 통증 없이 적절한 기술을 수행하면 난이도가 증가한 다른 단계로 진행한다.

증상 발생 또는 수술 후 3~6주 후 및 특정한 허리뼈 등척성 안정화를 능숙하게 한다면, 환자는 스포츠 관련 재활 운동을 시작할 수 있다. 체중 부하 자세에서 근육의 원심성 수축을 강조하는 다양한 면에서의 관절 동작은 스포츠 관련 운동의 기초다. 운동은 스포츠에서 일어나는 동작과 매우 유사하므로, 환자의 스포츠에서 요구하는 사항과 환자가 말한 기능의 수준에 따라 달라질 수 있다.

스포츠 관련 운동의 선택은 환자의 스포츠에서 요구하는 사항 및 그 스포츠에서 맡은 역할에서 요구하는 사항과 관련된 기능에 대한 완전한 이해를 기반으로 교육된 방식에서 결정되어야 한다. 병리학적인 특징, 치유의 단계, 환자의 현재 기능 상태에 대해서도 고려해야 한다. 성공적인 기능의 한계점을 파악하고 이 한계 내에서 환자가 재활을 하게 하려면 일정하고 일관된 평가가 필요하다. 기능 회복 수준, 적절한 기술의 사용, 통증 완화 수준에 따라 진행되어야한다. 경기로의 복귀 준비를 보다 쉽게 할 수 있기 때문에 스포츠에서 요구하는 사항과 같은 방식으로 평가하고 재활하는 것이 중요하다.

의사들은 전력 질주 및 갑자기 멈추는 동작 같은 스포츠 관련 활동 시 통증이 없고 증상 없이 양쪽 하지 직거상을 한 채로 엉덩관절 모음에 저항을 주는 동작과 윗몸일으키기를 완벽히 할 수 있다면 운동선수에게 경기에 복귀해도 좋다고 한다.[169] 한 사례 연구에서[174] 운동선수들은 80~100%의 기능 수준을 보여줄 수 있다면 경기에 완전히 참여할 수 있었다. 이 운동선수들은 평균 7.2세션 (범위 3~15)에 참여했고, 수술을 받은 환자들은 평균 6.7세션, 그렇지 않은 환자들은 평균 7.7 세션에 참여했다.[174]

수술적 중재

스포츠 탈장의 치료에서 보존적인 치료의 효과를 보지 못 했다면, 이 다음 단계는 수술적 중재다.[6,149,187] 일부 임상가들은 수술은 최후의 수단이어야 한다고 생각하지만, 일부 임상가들은 이 상해는 환자가 스포츠 활동으로 돌아가자마자 증상이 다시 나타나므로 수술이 이 질환을 치료할 수 있는 유일한 방법이라고 생각한다.[3,156] 또한 두덩뼈의 근육이 "찢어져서" 급성으로 발병했거나 장기간의 재활이 어려운 대학 운동선수나 프로 운동선수인 경우 즉각적으로 수술을 선택할 수도 있다.[4,12,174]

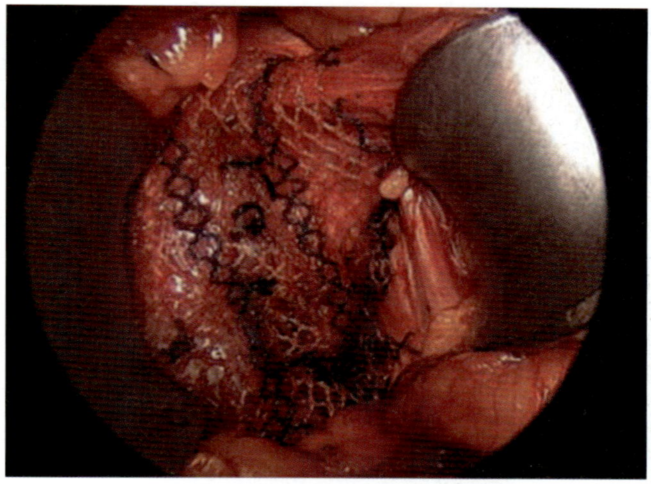

• **그림 5-31** 손상된 샅굴의 뒤쪽 바닥을 메쉬ll로 복구시키는 개방형 수술을 보여주는 수술 중 사진.

스포츠 탈장의 전통적인 수술법에는 배곧은근의 아래쪽 가장자리, 겸상건막, 배가로근의 근막을 두덩뼈와 샅고랑인대에 다시 붙이고, 이와 동시에 샅굴의 뒷벽을 보통 폴리프로필렌 메쉬로 강화시키는 개방형 수술이 포함된다 (그림 5-31).[6,7,149,150,156] 환자가 수술 전 긴모음근에 손상이 있는 경우, 수술 담당 의사는 일반적으로 아주 작게 늘어나는 동시 모음근 힘줄절단술을 시행할 수 있다.[§§§]

뒤쪽 배벽의 잠재적인 모든 탈장 결함을 감싸고 강화하기 위해 폴리프로필렌 메쉬를 배막 전에 삽입하는 복강경 수술이 점점 일반적으로 행해진다.[6,10,146-148,166] 폴리프로필렌 메쉬는 어떤 접착제나 꿰매는 걸로 고정된다. 내시경 수술의 장점은 수술 후 통증이 적고, 절개 부위가 작으며, 회복 속도가 빠르고, 수술 전 진단용 복강경을 할 수 있다는 것이다.[3,10,147,166,176]

[§§§] 참고문헌: 4, 6, 7, 146, 149, 152, 156, 166, 215, 230.

수술 후 고려사항 및 재활

복강경 수술을 이용한 초기 연구 결과에 따르면 높은 성공률로 상해 전 경기 수준으로 비교적 빠른 시간 내에 돌아간다.[6,12,146-148,177] 스포츠 탈장의 수술 방법과 관계없이, 수술 담당 의사들은 결과가 아주 좋고 이전의 활동 수준으로 빠르게 돌아간다고 보고했다.[3,166] Diaco와 동료들[148] 및 Meyers와 동료들[7]은 수술 후 3개월 이내에 88~97%의 운동선수가 상해 전 경기 수준으로 돌아갔고, Ahumada와 동료들[146]은 100% 선수들이 4개월 이내에 이 수준으로 돌아갔으며, Kumar와 동료들[231] 및 van Veen과 동료들[166]은 88~93%의 선수들이 수술 후 6개월 이내에 이 수준으로 돌아갔다고 보고했다. 운동선수가 아닌 사람들에 대한 수술 결과는 드물다. 수술 전 운동 시 발생하는 통증과 모음근 증상이 없고 근로자들의 보상 청구에 대한 혼란스러운 문제 때문이라고 제안되었다.[7,156]

수술 치료를 결정했다면 수술 후의 일반적인 목표는 운동선수가 6~8주 이내에 경기로 복귀하는 것이다.[146,166] 만약 운동선수가 만성적인 질환이 있거나 스포츠 탈장의 외의 여러 상해가 있다면, 경기 복귀 전 최대 6개월의 재활이 필요할 수 있다.[146] 수술 직후 환자는 3~4주 동안 휴식을 취해야 하고, 특히 무거운 물건을 들어 올리거나 갑자기 움직이는 것을 피하면서,[146] 재활을 시작하기 전에 절개 부위를 낫게 한다. 물리치료는 수술 후 1~4주 후에 시작된다.[146]

사례 연구

오른쪽 사타구니와 아랫배 통증에 대한 예시가 사례 연구 5-1에 나와 있다.

사례 연구 5-1

오른쪽 사타구니와 아랫배 통증

환자는 21세의 대학 농구선수로서 2주간 서서히 발생한 오른쪽 사타구니와 아랫배의 통증으로 의사에게 오른쪽 엉덩관절 굽힘근과 모음근의 좌상을 진단받았다. 환자는 지난 2주 동안 통증의 강도가 증가했으며 가끔 고환으로 방사통이 발생했다고 했다. 시각적 아날로그 척도를 사용한 통증 검사에서 농구와 관련된 활동을 할 때의 통증이 10점 중 7~8점이었고 "깊고 쑤시는" 통증이라고 설명했다. 쉴 때는 통증이 없었다. 또한 왼쪽 사타구니와 아랫배 통증은 10점 중 2점이었는데, 이는 오른쪽 사타구니에 통증이 나타나고 난 이후에만 나타난다. 환자는 1년 전에 농구를 하다가 왼쪽 사타구니가 "당긴" 적이 있다고 했다. 시즌 동안 이러한 상태를 방치시켰지만 여름에 쉬고 나니 해결되었다. 악화 요인으로 말하자면, 환자는 통증 때문에 농구 연습을 할 수 없었으며 뛸 때 10점 중 8점이었고 누워 있다 길게 앉는 자세로 바꿀 때는 10점 중 7점이었다. 휴식과 아이스 적용은 완화 요인이다. 환자는 하루에 2번 500 mg의 비스테로이드성 항염증제를 복용하며, 이 약으로 증상이 다소 완화되었다. 1년 전 왼쪽 사타구니 부상을 제외하고는 뚜렷한 과거 병력이 없었다. 오른손으로 공을 던졌으며 주로 왼쪽 다리로 점프를 했다. 진단 검사: 방사선 사진 상 음성. Oswestry Disability Questionnaire: 20%.

객관적인 검사 및 측정, 물리치료사의 진단, 물리치료 중재

관찰 및 대칭성	오른쪽보다 왼쪽의 엉덩뼈능선과 PSIS가 더 높았고, ASIS가 더 낮았다 허리뼈 주변의 근육이 비대했다		
능동적인 관절 가동 범위	**엉덩관절**	**오른쪽 (도)**	**왼쪽 (도)**
	굽힘	110	112
	폄	8	5
	가쪽돌림		
	앉았을 때	28	**15**
	엎드렸을 때	30	**10**
	안쪽돌림		
	앉았을 때	**19**	29
	엎드렸을 때	**22**	30
	벌림	40	**25 (양쪽 아랫배에서 통증 발생)**
	모음	30	40

사례 연구 5-1

오른쪽 사타구니와 아랫배 통증 - 계속

도수 근력 검사		오른쪽	왼쪽
	엉덩허리근	3+ (엉덩관절 앞쪽과 오른쪽 배에서 통증 발생)	3+ (왼쪽 배에서 통증 발생, 골반을 뒤기울임한 상태에서는 더 강했지만 (4-) 여전히 통증이 있었음)
	큰볼기근	4	4- (왼쪽 배에서 통증이 발생했고 엉덩관절을 더 구부린 상태에서 검사하면 통증이 감소됨)
	중간볼기근 뒤쪽	4-	3+
	햄스트링	4+	4
	모음근	3+ (오른쪽 배에서 통증 발생)	3+ (왼쪽 배에서 통증 발생)
	엉덩관절 가쪽돌림근	4	3+
	엉덩관절 안쪽돌림근	3+ (엉덩관절 앞쪽과 배에서 약간의 통증 발생)	4

촉진했을 때의 통증	엉덩허리근 힘줄의 중간 정도의 압통, 오른쪽 > 왼쪽 **배곧은근 원위부의 두덩뼈 닿는곳에서 중간 정도의 압통, 오른쪽 > 왼쪽** 긴모음근의 힘줄에서는 압통이 없었음
근육 길이	Thomas 검사 시 양성, 엉덩허리근의 단축 및 뻣뻣함, 왼쪽 > 오른쪽 (그림 5-32). 햄스트링 90/90, SLR 시 양성, 햄스트링의 뻣뻣함, 오른쪽 > 왼쪽 Ober 검사 시 양성, ITB와 TFL의 단축 및 뻣뻣함, 왼쪽 > 오른쪽
특수 검사	왼쪽에 Gillet standing march test: 양성 왼쪽에 앞으로 구부리는 검사: 양성 ASIS 압박 및 견인 검사: 음성 양쪽 Craig 검사 (안쪽돌림 12°): 양성 **누워서 저항을 주는 엉덩관절 벌림 시 통증**: 0° 벌림 (사타구니에 10점 중 3점의 통증, 왼쪽 > 오른쪽), 45° 벌림 (양쪽 아랫배에 10점 중 3점의 통증) **저항을 주는 윗몸 일으키기 시 통증**
수동적인 부가 동작	오른쪽 엉덩관절의 뒤쪽 글라이드 시 6등급 중 2등급인 저운동성 (그림 5-31 참고) 왼쪽 엉덩뼈의 뒤쪽 돌림 시 6등급 중 2등급인 저운동성
물리치료사의 진단	스포츠 탈장과 일치하는 징후와 증상이 있는 배곧은근의 만성 배곧은근 좌상의 급성 상태 (오른쪽 > 왼쪽), 오른쪽 엉덩허리근의 건병증 왼쪽 골반의 앞기울임 　왼쪽 엉덩관절의 엉덩허리근, TFL, ITB가 배바깥빗근에 비해 너무 짧고 뻣뻣함 　배바깥빗근, 배속빗근, 배가로근이 충분히 뻣뻣하지 않음 　오른쪽보다 왼쪽의 중간볼기근 뒤쪽이 너무 길고 약함 　엉덩뼈의 뒤쪽 돌림 저운동성으로 인해 왼쪽 엉덩뼈의 앞쪽 돌림에 자세적 결함이 있음 엉덩관절의 전방 활주 증후군과 함께 오른쪽 골반의 뒤기울임 　오른쪽 가쪽돌림근이 너무 짧고 뻣뻣함 　오른쪽 엉덩관절의 뒤쪽 글라이드의 저운동성 　왼쪽보다 오른쪽 햄스트링이 짧음 　큰볼기근보다 햄스트링을 주로 씀

계속

사례 연구 5-1

오른쪽 사타구니와 아랫배 통증 – 계속

PT 중재 및 결과	6세션의 재활 (3주 동안 1주일에 2번) PT는 두덩뼈를 지나는 근육들의 불균형을 교정하기 위한 운동 치료로 구성함 약한 근육들의 근력 강화 (그림 5-33, 5-34) 짧아진 근육들을 늘림 (연조직 가동술, 스트레칭) 허리엉치 안정화 운동 저운동성을 교정하기 위한 관절 가동술 모달리티 가정 운동 프로그램과 활동 수정에 대한 교육 환자는 치료 도중 최소한의 "통증"으로 농구에 복귀했다. 1달 동안 100%로 운동했지만, 게임을 그만두게 할 정도의 증상이 다시 생겼고 복귀할 수 없었다. 6주 후에 양쪽에 메쉬를 놓는 내시경 수술을 받았다. 수술 후 6주간 2세션의 PT를 받았고, 증상 없이 스포츠 관련 활동에 완전히 복귀할 수 있었기 때문에 치료를 종료했다.

ASIS: 위앞엉덩뼈가시, ITB: 엉덩정강근막띠, PT: 물리치료, PSIS: 위뒤엉덩뼈가시, SLR: 하지직거상, TFL: 대퇴근막장근.
2등급은 (0~6까지의 척도) 가동술과 스트레칭으로 치료할 수 있는 약간의 움직임 제한을 나타낸다.

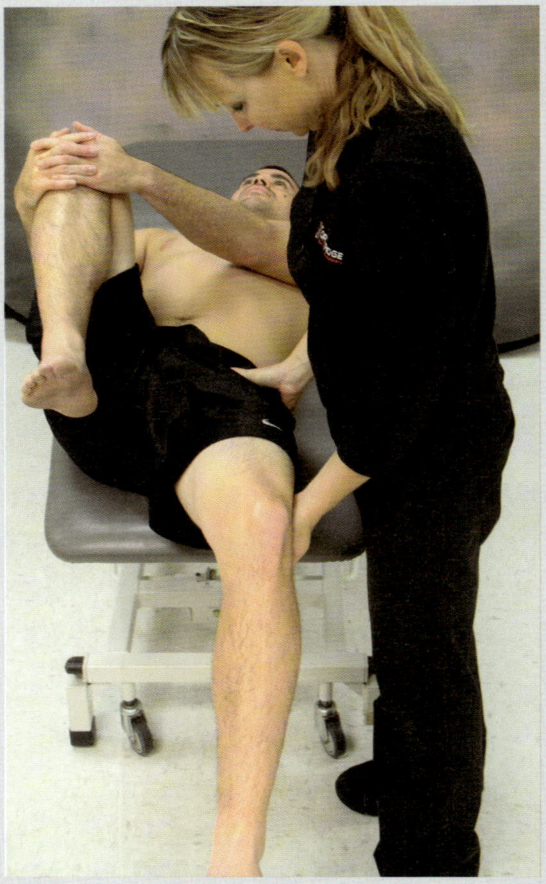

• **그림 5-32** Thomas test는 엉덩허리근, 대퇴근막장근 (TFL), 엉덩정강근막띠, 넙다리곧은근의 근육 길이나 뻣뻣함을 측정한다. 이 사진에서는 치료사가 근육 길이를 측정하기 위해 위앞엉덩뼈가시를 고정하고 있다. TFL, ITB, 엉덩허리근, 넙다리곧은근은 엉덩관절이 굽힘, 벌림되어있을 때 짧아질 수 있다.

사례 연구 5-1

오른쪽 사타구니와 아랫배 통증 - 계속

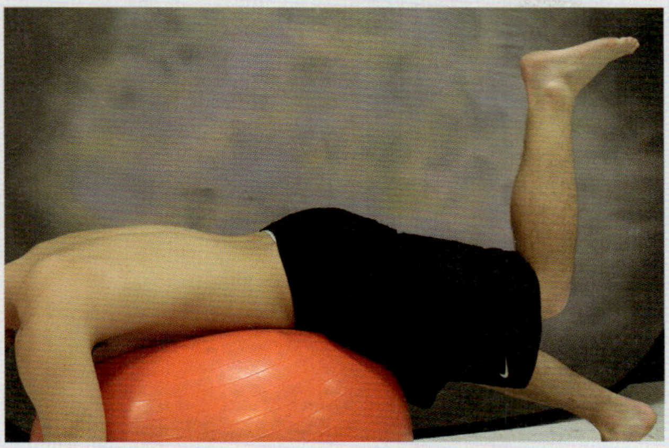

• **그림 5-33** Swiss ball 위에 엎드린 자세로 엉덩관절을 펴서 시행하는 엉덩관절 폄근 강화 운동.

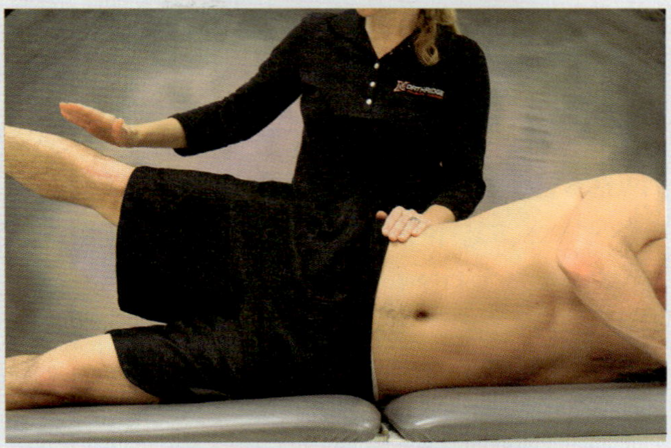

• **그림 5-34** 옆으로 누운 자세에서 엉덩관절을 벌려 시행하는 중간볼기근 강화 운동. 환자에게 엉덩관절에 약간의 폄과 가쪽돌림을 유지하라는 신호를 줘서 초점이 대퇴근막장근과 엉덩정강근막띠에 집중되는 것을 피해야 한다.

참고문헌

1. Syme G, Wilson J, Mackenzie K, Macleod D. Groin pain in athletes. *Lancet*. 1999;353:1444.
2. Holmich P. Adductor-related groin pain in athletes. *Sports Med Arthrosc Rev*. 1997;5:285-291.
3. Moeller JL. Sportsman's hernia. *Curr Sports Med Rep*. 2007;6:111-114.
4. Anderson K, Strickland SM, Warren R. Hip and groin injuries in athletes. *Am J Sports Med*. 2001;29:521-533.
5. Holmich P. Long-standing groin pain in sportspeople falls into three primary patterns, a "clinical entity" approach: a prospective study of 207 patients. *Br J Sports Med*. 2007;41:247-252, discussion 252.
6. Lynch SA, Renstrom PA. Groin injuries in sport: treatment strategies. *Sports Med*. 1999;28:137-144.
7. Meyers WC, Foley DP, Garrett WE, et al. Management of severe lower abdominal or inguinal pain in high-performance athletes. *Am J Sports Med*. 2000;28:2-8.
8. LeBlanc KE, LeBlanc KA. Groin pain in athletes. *Hernia*. 2003;7:68-71.
9. Daigeler A, Belyaev O, Pennekamp WH. MRI findings do not correlate with outcome in athletes with chronic groin pain. *J Sports Sci*. 2007;6:71-76.
10. Swan KG, Wolcott M. The athletic hernia: a systematic review. *Clin Orthop Relat Res*. 2006;455:78-87.
11. Holmich P, Holmich JR, Bjerg AM. Clinical examination of athletes with groin pain: an intraobserver and interobserver reliability study. *Br J Sports Med*. 2004;38:446-451.
12. Meyers WC, Lanfranco A, Castellanos A. Surgical management of chronic lower abdominal and groin pain in high-performance athletes. *Curr Sports Med Rep*. 2002;1:301-305.
13. Morelli V, Smith V. Groin injuries in athletes. *Am Fam Physician*. 2001;64:1405-1414.
14. Dauty M, Menu P, Dubois C. Uncommon external abdominal oblique muscle strain in a professional soccer player: a case report. *BMC Res Notes*. 2014;7:684-687.
15. Garrett WE. Muscle strain injuries. *Am J Sports Med*. 1996;24:2-8.
16. Sinnatamby CS, ed. *Last's Anatomy*. 10th ed. Edinburgh: Churchill Livingstone; 1999.
17. Gray H. *Anatomy of the Human Body*. 20th ed. Philadelphia: Lea & Febiger; 1918.
18. Connell D, Ali K, Javid M, et al. Sonography and MRI of rectus abdomens muscle strain in elite tennis players. *AJR Am J Roentgenol*. 2006;187:1457-1461.
19. Balius R, Pedret C, Pacheco L, et al. Rectus abdominis muscle injuries in elite handball players: management and rehabilitation. *J Sports Med*. 2011;2:69-73.
20. Netter FH. *Atlas of Human Anatomy*. 5th ed. Philadelphia: Saunders; 2010.
21. Andersson EA, Grundstrom H, Thorstensson A. Diverging intramuscular activity patterns in back and abdominal muscles during trunk rotation. *Spine (Phila Pa 1976)*. 2002;27:E152-E160.
22. Johnson R. Abdominal wall injuries: rectus abdominis strains, oblique strains, rectus sheath hematoma. *Curr Sports Med Rep*. 2006;5:99-103.
23. Kumar S, Narayan Y, Zedka M. An electromyographic study of unresisted trunk rotation with normal velocity among healthy subjects. *Spine (Phila Pa 1976)*. 1996;21:1500-1512.
24. McGill SM. Electromyographic activity of the abdominal and low back musculature during the generation of isometric and dynamic axial trunk torque: implications for lumbar mechanics. *J Orthop Res*. 1991;9:91-103.

25. Neumann DA. *Kinesiology of the Musculoskeletal System: Foundations for Rehabilitation*. 2nd ed. St. Louis: Mosby; 2010.
26. Ng J, Parnianpour M, Richardson CA, Kippers V. Functional roles of abdominal and back muscles during isometric axial rotation of the trunk. *J Orthop Res*. 2001;19:463-471.
27. Arjmand N, Shirzai-Adl A, Parnianpour M. Trunk biomechanics during maximum isometric axial torque exertions in upright standing. *Clin Biomech (Bristol, Avon)*. 2008;23:969-978.
28. Hoek van Dijke GA, Snijders CJ, Stoeckart R, Stam HJ. A biomechanical model on muscle forces in the transfer of spinal load to the pelvis and legs. *J Biomech*. 1999;32:927-933.
29. Urquhart DM, Hodges PW, Story IH. Postural activity of the abdominal muscles varies between regions of these muscles and between body positions. *Gait Posture*. 2005;22:295-301.
30. Barker PJ, Briggs CA, Bogeski G. Tensile transmission across lumbar fasciae in unembalmed cadavers: effects of tension to various muscular attachments. *Spine (Phila Pa 1976)*. 2004;29:129-138.
31. Tesh KM, Dunn JS, Evans JH. The abdominal muscles and vertebral stability. *Spine (Phila Pa 1976)*. 1987;12:501-508.
32. Hodges PW, Richardson CA. Altered trunk muscle recruitment in people with low back pain with upper limb movement at different speeds. *Arch Phys Med Rehabil*. 1999;80:1005-1012.
33. Cresswell AG, Grundstrom H, Thorstensson A. Observations on intraabdominal pressure and patterns of abdominal intramuscular activity in man. *Acta Physiol Scand*. 1992;144:409-418.
34. Urquhart DM, Hodges PW. Differential activity of regions of transversus abdominis during trunk rotation. *Eur Spine J*. 2005;14:393-400.
35. Conte SA, Thompson MM, Marks MA, Dines JS. Abdominal muscle strains in professional baseball. *Am J Sports Med*. 2012;40:650-656.
36. Humphries D, Jamison M. Clinical and magnetic resonance imaging features of cricket bowler's side strain. *Br J Sports Med*. 2004;38:E21.
37. Maquirriain J, Ghisi JP. Uncommon abdominal muscle injury in a tennis player: internal oblique strain. *Br J Sports Med*. 2006;40:462-463.
38. Maquirriain J, Ghisi JP, Mazzucco J. Abdominal muscles strain injuries in the tennis player: treatment and prevention. *Med Sci Tennis*. 2002;3:14-15.
39. Stevens KJ, Crain JM, Akizuki KH, Beaulieu CF. Imaging and ultrasound-guided steroid injection of internal oblique muscle strains in baseball pitchers. *Am J Sports Med*. 2010;38:581-585.
40. Hawkins RD, Fuller CW. A prospective epidemiological study of injuries in four English professional football clubs. *Br J Sports Med*. 1999;33:196-203.
41. Price RJ, Hawkins RD, Hulse MA, Hodson A. The Football Association medical research programme: an audit of injuries in academy youth football. *Br J Sports Med*. 2004;38:466-471.
42. Lehman RC. Thoracoabdominal musculoskeletal injuries in racquet sports. *Clin Sports Med*. 1988;7:267-276.
43. O'Neal ML, McCown K, Poulis GC. Complex strain injury involving an intercostal hematoma in a professional baseball player. *Clin J Sport Med*. 2008;18:372-373.
44. Connell DA, Jhamb A, James T. Side strains: a tear of internal oblique musculature. *AJR Am J Roentgenol*. 2003;181:1511-1517.
45. Obaid H, Nealon A, Connell D. Sonographic appearance of side strain injury. *AJR Am J Roentgenol*. 2008;191:264-267.
46. Watkins RG, Dennis S, Dillin WH. Dynamic EMG analysis of torque transfer in professional baseball pitchers. *Spine (Phila Pa 1976)*. 1989;14:404-408.
47. Chang CJ, Graves DW. Athletic injuries of the thorax and abdomen. In: Mellion M, Walsh WM, Madden C, eds. *Team Physician's Handbook*. 3rd ed. Philadelphia: Hanley and Belfus; 2002:441-459.
48. Thomson H, Francis D. Abdominal-wall tenderness: a useful sign in the acute abdomen. *Lancet*. 1977;2:1053-1054.
49. Thia EWH, Low JJH, Wee HY. Rectus sheath haematoma mimicking an ovarian mass. *Int J Gynaecol Obstet*. 2003;2:1.
50. Bartlett RM. The biomechanics of the discus throw: a review. *J Sports Sci*. 1992;10:467-510.
51. Chow JW, Shim JH, Lim YT. Lower trunk muscle activity during the tennis serve. *J Sci Med Sport*. 2003;6:512-518.
52. Pink M, Perry J, Jobe FW. Electromyographic analysis of the trunk in golfers. *Am J Sports Med*. 1993;21:385-388.
53. Shaffer B, Jobe FW, Pink M, Perry J. Baseball batting. An electromyographic study. *Clin Orthop Relat Res*. 1993;292:285-293.
54. Hakim M, Hage W, Lovering RM, et al. Dexamethasone and recovery of contractile tension after a muscle injury. *Clin Orthop Relat Res*. 2005;439:235-242.
55. Levine WN, Bergfeld JA, Tessendorf W, Moorman CT. Intramuscular corticosteroid injection for hamstring injuries: a 13-year experience in the National Football League. *Am J Sports Med*. 2000;28:297-300.
56. Mishra A, Pavelko T. Treatment of chronic elbow tendinosis with buffered platelet-rich plasma. *Am J Sports Med*. 2006;34:1774-1778.
57. Sanchez M, Anitua E, Orive G, et al. Platelet-rich therapies in the treatment of orthopaedic sport injuries. *Sports Med*. 2009;39:345-354.
58. Nguyen RT, Borg-Stein J, McInnis K. Application of platelet-rich plasma in musculoskeletal and sports medicine: an evidence-based approach. *PM R*. 2011;3:226-250.
59. Friemert B, Faoual J, Holldobler G, et al. A prospective randomized study on inguinal hernia repair according to the Shouldice technique: benefits of local anesthesia. *Chirurg*. 2000;71:52-57. [in German].
60. Jenkins JT, O'Dwyer PJ. Inguinal hernias. *BMJ*. 2008;336:269-272.
61. Kingsnorth A, LeBlanc K. Hernias: inguinal and incisional. *Lancet*. 2003;362:1561-1571.
62. Cabry RJ, Thorell E, Heck K, et al. Understanding noninguinal abdominal hernias in the athlete. *Curr Sports Med Rep*. 2014;13:86-93.
63. Purkayastha S, Chow A, Athanasiou T, et al. Inguinal hernia. *BMJ Clin Evid*. 2008;7:1-146.
64. Primatesta P, Goldacre MJ. Inguinal hernia repair: incidence of elective and emergency surgery, readmission and mortality. *Int J Epidemiol*. 1996;25:835-839.
65. Rutkow IM. Epidemiologic, economic, and sociologic aspects of hernia surgery in the United States in the 1990s. *Surg Clin North Am*. 1998;78:941-951.
66. Simons MP, Aufenacker T, May-Nielsen M, et al. European Hernia Society guidelines on the treatment of inguinal hernia in adult patients. *Hernia*. 2009;13:343-403.
67. Kark AE, Kurzer M. Groin hernias in women. *Hernia*. 2008;12:267-270.
68. Klinge U, Zheng H, Si ZY, et al. Altered collagen synthesis in fascia transversals of patients with inguinal hernia. *Hernia*. 1999;4:181-187.
69. Lau H, Fang C, Yuen WK, Patil NG. Risk factors for inguinal hernia in adult males: a case-control study. *Surgery*. 2007;141:262-266.

70. Liem MS, van der Graaf Y, Zwart RC, et al. Risk factors for inguinal hernia in women: a case-control study. The Coala trial group. *Am J Epidomiol.* 1997;146:721-726.
71. Carbonell JF, Sanchez JL, Peris RT, et al. Risk factors associated with inguinal hernias: a case control study. *Eur J Surg.* 1993; 159:481-486.
72. Flich J, Alfonso JL, Delgado F, et al. Inguinal hernia and certain risk factors. *Eur J Epidemiol.* 1992;8:277-282.
73. Pleumeekers HJ, De Gruijl A, Hofman A, et al. Prevalence of aortic aneurysm in men with a history of inguinal hernia repair. *Br J Surg.* 1999;86:1155-1158.
74. Sorensen LT, Friis E, Jorgensen T, et al. Smoking is a risk factor for recurrence of groin hernia. *World J Surg.* 2002;26: 397-400.
75. Fitzgibbons RJ, Giobbie-Hurder A, Gibbs JO, et al. Watchful waiting vs repair of inguinal hernia in minimally symptomatic men. *JAMA.* 2006;295:285-292.
76. Gallegos NC, Dawson J, Jarvis M, Hobsley M. Risk of strangulation in groin hernias. *Br J Surg.* 1991;78:1171-1173.
77. Hair A, Duffy K, McLean J, et al. What effect does the duration of an inguinal hernia have on patient symptoms? *J Am Coll Surg.* 2001;193:125-129.
78. Rai S, Chandra SS, Smile SR. A study of the risk of strangulation and obstruction in groin hernias. *Aust N Z J Surg.* 1998; 68:650-654.
79. Kark A, Kurzer M, Waters KJ. Accuracy of clinical diagnosis of direct and indirect inguinal hernia. *Br J Surg.* 1994;81:1081-1082.
80. McIntosh A, Hutchinson A, Roberts A, Withers H. Evidence-based management of groin hernia in primary care: a systematic review. *Fam Pract.* 2000;17:442-447.
81. Ralphs DN, Brain AJ, Grundy DJ, Hobsley M. How accurately can direct and indirect inguinal hernias be distinguished? *Br Med J.* 1980;280:1039-1040.
82. Bay-Nielsen M, Kehlet H, Strand L, et al. Quality assessment of 26,304 herniorrhaphies in Denmark: a prospective nationwide study. *Lancet.* 2001;358:1124-1128.
83. Nilsson H, Stylianidis G, Haaparnaki M, et al. Mortality after groin hernia surgery. *Ann Surg.* 2007;245:656-660.
84. Deveney KE. Hernias and other lesions of the abdominal wall. In: Doherty GM, ed. *Current Surgical Diagnosis and Treatment.* New York: McGraw-Hill; 2010.
85. Malangoni MA, Rosen MJ. Hernias. In: Townsend CM, Beauchamp RD, Evers BM, Mattox KL, eds. *Sabiston Textbook of Surgery.* 19th ed. Philadelphia: Saunders; 2012.
86. Temiz A, Akcora B, Temiz M, Canbolant E. A rare and frequently unrecognized pathology in children: femoral hernia. *Hernia.* 2008;12:553-556.
87. Kovachev LS. The femoral hernia: some necessary additions. *Int J Clin Med.* 2014;5:752-765.
88. Whalen HR, Kidd GA, O'Dwyer PJ. Femoral hernias. *BMJ.* 2011;343.
89. Snyder CL. Current management of umbilical abnormalities and related anomalies. *Semin Pediatr Surg.* 2007;16:41-49.
90. Dahlstrand U, Wollert S, Nordin P, et al. Emergency femoral hernia repair. *Ann Surg.* 2009;249:672-676.
91. Buhck H, Untied M, Bechstein WO. Evidence-based assessment of the period of physical inactivity required after inguinal herniotomy. *Langenbecks Arch Surg.* 2012;397:1209-1214.
92. Muschaweck U. Umbilical and epigastric hernia repair. *Surg Clin North Am.* 2003;83:1207-1221.
93. Jackson OJ, Moglen LH. Umbilical hernia: a retrospective study. *Calif Med.* 1970;113:8-11.
94. Dickerman RD, Smith A, Stevens QE. Umbilical and bilateral inguinal hernias in a veteran powerlifter: is it a pressure overload syndrome? *Clin J Sport Med.* 2004;14:95-96.
95. Salameh JR. Primary and unusual abdominal wall hernias. *Surg Clin North Am.* 2008;88:45-60.
96. LeBlanc KA. Incisional, epigastric and umbilical hernias. In: Cameron JL, Cameron AM, eds. *Current Surgical Therapy.* 10th ed. Philadelphia: Saunders; 2011:497-501.
97. Kraft BM, Kolb H, Kuckuk B, et al. Diagnosis and classification of inguinal hernias. *Surg Endosc.* 2003;17:2021-2024.
98. van den Berg JC, de Valois JC, Go PM, Rosenbusch G. Radiological anatomy of the groin region. *Eur Radiol.* 2000;10: 661-670.
99. Page B, Paterson C, Young D, O'Dwyer PJ. Pain from primary inguinal hernia and the effect of repair on pain. *Br J Surg.* 2002;89:1315-1318.
100. Alam A, Nice C, Uberoi R. The accuracy of ultrasound in the diagnosis of clinically occult groin hernias in adults. *Eur Radiol.* 2005;15:2457-2461.
101. Bradley M, Morgan D, Pentlow B, Roe A. The groin hernia: an ultrasound diagnosis? *Ann R Coll Surg Engl.* 2003;85:178-180.
102. Lilly MC, Arregui ME. Ultrasound of the inguinal floor for evaluation of hernias. *Surg Endosc.* 2002;16:659-662.
103. Robinson P, Hensor E, Lansdown MJ, et al. Inguinofemoral hernia: accuracy of sonography in patients with indeterminate clinical features. *AJR Am J Roentgenol.* 2006;187:1168-1178.
104. Leander P, Ekberg O, Sjoberg S, Kesek P. MR imaging following herniography in patients with unclear groin pain. *Eur Radiol.* 2000;10:1691-1696.
105. Garner JP, Patel S, Glaves J, Ravi K. Is herniography useful? *Hernia.* 2006;10:66-69.
106. Heise CP, Sproat IA, Starling JR. Peritoneography (herniography) for detecting occult inguinal hernia in patients with inguinodynia. *Ann Surg.* 2002;235:140-144.
107. Calder F, Evans R, Neilson D, Hurley P. Value of herniography in the management of occult hernia and chronic groin pain in adults. *Br J Surg.* 2000;87:824-825.
108. Toms AP, Dixon AK, Murphy JM. Illustrated review of new imaging techniques in the diagnosis of abdominal wall hernias. *Br J Surg.* 1999;86:1243-1249.
109. O'Dwyer PJ, Chung L. Watchful waiting was as safe as surgical repair for minimally symptomatic inguinal hernias. *Evid Based Med.* 2006;11:73.
110. Callesen T, Bech K, Kehlet H. Prospective study of chronic pain after groin hernia repair. *Br J Surg.* 1999;86:1528-1531.
111. MRC Laparoscopic Groin Hernia Trial Group. Laparoscopic versus open repair of groin hernia: a randomized comparison. *Lancet.* 1999;354:185-190.
112. Holzheimer RG. First results of Lichtenstein hernia repair with Ultrapro-mesh as cost saving procedure: quality control combined with a modified quality of life questionnaire (SF-36) in a series of ambulatory operated patients. *Eur J Med Res.* 2004; 9:323-327.
113. Holzheimer RG. Inguinal hernia: classification, diagnosis and treatment: classic, traumatic and sportman's hernia. *Eur J Med Res.* 2005;10:121-134.
114. EU Hernia Trialist Collaboration. Laparoscopic compared with open methods of groin hernia repair: systematic review of randomized controlled trials. *Br J Surg.* 2000;37:860-867.

115. Memon MA, Cooper NJ, Memon B, et al. Meta-analysis of randomized clinical trials comparing open and laparoscopic inguinal hernia repair. *Br J Surg*. 2003;90:1479-1482.
116. *Stedman's Medical Dictionary*. 28th ed. Baltimore: Lippincott Williams & Wilkins; 2005.
117. Bittner R, Sauerland S, Schmedt CG. Comparison of endoscopic techniques vs Shouldice and other open non mesh techniques for inguinal hernia repair: a meta-analysis of randomized controlled trials. *Surg Endosc*. 2005;19:605-615.
118. McCormack K, Wake B, Perez J, et al. Laparoscopic surgery for inguinal hernia repair: systematic review of effectiveness and economic evaluation. *Health Technol Assess*. 2005;9:1-203, iii-iv.
119. Scott NW, McCormack K, Graham P, et al. Open mesh versus non-mesh for repair of femoral and inguinal hernia. *Cochrane Database Syst Rev*. 2002; (4):CD002197.
120. Schmedt CG, Sauerland S, Bittner R. Comparison of endoscopic procedures vs Lichtenstein and other open mesh techniques for inguinal hernia repair: a meta-analysis of randomized controlled trials. *Surg Endosc*. 2005;19:188-199.
121. Reuben B, Neumayer L. Surgical management of inguinal hernia. *Adv Surg*. 2006;40:299-317.
122. Amid PK, Shulman AG, Lichtenstein IL. Open "tension-free" repair of inguinal hernias: the Lichtenstein technique. *Eur J Surg*. 1996;162:447-453.
123. Lichtenstein IL, Shulman AG, Amid PK, Montllor MM. The tension-free hernioplasty. *Am J Surg*. 1989;157:188-193.
124. McCormack K, Scott NW, Go PM, et al. Laparoscopic techniques versus open techniques for inguinal hernia repair. *Cochrane Database Syst Rev*. 2003; (1):CD001785.
125. Bay-Nielsen M, Kehlet H. Inguinal herniorrhapy in women. *Hernia*. 2006;10:30-33.
126. Koch A, Edwards A, Haapaniemi S, et al. Prospective evaluation of 6895 groin hernia repairs in women. *Br J Surg*. 2005; 92:1553-1558.
127. Simons MP, Kleijnen J, van Geldere D, et al. Role of the Shouldice technique in inguinal hernia repair: a systematic review of controlled trials and a meta-analysis. *Br J Surg*. 1996;83: 734-738.
128. Beets GL, Oosterhuis KJ, Go PM, et al. Long-term followup (12-15 years) of a randomized controlled trial comparing Bassini-Stetten, Shouldice, and high ligation with narrowing of the internal ring for primary inguinal hernia repair. *J Am Coll Surg*. 1997;185:352-357.
129. Salcedo-Wasicek MC, Thirlby RC. Postoperative core after inguinal herniorrhapy: a case-controlled comparison of patients receiving workers' compensation vs patients with commercial insurance. *Arch Surg*. 1995;130:29-32.
130. Bringman S, Ramel S, Heikkinen TJ, et al. Tension-free inguinal hernia repair: TEP versus mesh-plug versus Lichtenstein. A prospective randomized controlled trial. *Ann Surg*. 2003;237: 142-147.
131. Chung RS, Rowland DY. Meta-analyses of randomized controlled trials of laparoscopic vs conventional inguinal hernia repairs. *Surg Endosc*. 1999;13:689-694.
132. Grant AM. Laparoscopic versus open groin hernia repair: meta-analysis of randomized trials based on individual patient data. *Hernia*. 2002;6:2-10.
133. Heikkinen TJ, Haukipuro K, Huikko A. A cost and outcome comparison between laparoscopic and Lichtenstein hernia operations in a day-case unit: a randomized prospective study. *Surg Endosc*. 1998;12:1199-1203.
134. Kuhry E, van Veen RN, Langeveld HR, et al. Open or endoscopic total extraperitoneal inguinal hernia repair? A systematic review. *Surg Endosc*. 2007;21:161-166.
135. Lau H, Patil NG, Yuen WK. Day-case endoscopic totally extra peritoneal inguinal hernioplasty versus open Lichtenstein hernioplasty for unilateral primary inguinal hernia in males: a randomized trial. *Surg Endosc*. 2006;20:76-81.
136. Buhck H, Untied M, Bechstein WO. Evidence-based assessment of the period of physical inactivity required after inguinal herniotomy. *Langenbecks Arch Surg*. 2012;397:1209-1214.
137. Hendry PO, Paterson-Brown S, de Beaux A. Work related aspects of inguinal hernia: a literature review. *Surgeon*. 2008;6:361-365.
138. Bourke JB, Taylor M. The clinical and economic effects of early return to work after elective inguinal hernia repair. *Br J Surg*. 1978;65:728-731.
139. Bourke JB, Lear PA, Taylor M. Effect of early return to work after elective repair of inguinal hernia: clinical and financial consequences at one year and three years. *Lancet*. 1981;2:623-625.
140. Taylor EW, Dewar EP. Early return to work after repair of a unilateral inguinal hernia. *Br J Surg*. 1983;70:599-600.
141. Callesen T, Bech K, Nielsen R, et al. Pain after groin hernia repair. *Br J Surg*. 1998;85:1412-1414.
142. Callesen T. Inguinal hernia repair: anaesthesia, pain and convalescence. *Dan Med Bull*. 2003;50:203-218.
143. Gillion JF, Fagniez PL. Chronic pain and cutaneous sensory changes after inguinal hernia repair: comparison between open and laparoscopic techniques. *Hernia*. 1999;3:75-80.
144. Aasvang EK, Gmaehle E, Hansen JB, et al. Predictive risk factors for persistent postherniotomy pain. *Anesthesiology*. 2010;112: 957-969.
145. Bittner R, Arregui ME, Bisgaard T, et al. Guidelines for laparoscopic (TAPP) and endoscopic (TEP) treatment of inguinal hernia. *Surg Endosc*. 2011;25:2773-2843.
146. Ahumada LA, Ashruf S, Espinosa-de-los-Monteros A. Athletic pubalgia: definition and surgical treatment. *Ann Plast Surg*. 2005;55:393-396.
147. Kluin J, den Hoed PT, van Linschoten R, et al. Endoscopic evaluation and treatment of groin pain in the athlete. *Am J Sports Med*. 2004;32:944-949.
148. Diaco JF, Diaco DS, Lockhart L. Sports hernia. *Oper Tech Sports Med*. 2005;13:68-70.
149. Larson CM, Lohnes JH. Surgical management of athletic pubalgia. *Oper Tech Sports Med*. 2002;10:228-232.
150. Nelson EN, Kassarjian A, Palmer WE. MR imaging of sports-related groin pain. *Magn Reson Imaging Clin N Am*. 2005;13: 727-742.
151. Seidenberg PH, Childress MA. Managing hip tendon and nerve injuries in athletes: an understanding of both the hip and neighboring areas helps the diagnosis. *J Musculo Med*. 2005;22: 337-343.
152. Taylor DC, Meyers WC, Moylan JA, et al. Abdominal musculature abnormalities as a cause of groin pain in athletes. *Am J Sports Med*. 1991;19:239-242.
153. Norton-Old KJ, Schache AG, Barker PJ, et al. Anatomical and mechanical relationship between the proximal attachment of adductor longus and the distal rectus sheath. *Clin Anat*. 2013;26:522-530.
154. Omar IM, Zoga AC, Kavanagh EC, et al. Athletic pubalgia and "sports hernia": optimal MR imaging technique and findings. *Radiographics*. 2008;28:1415-1438.
155. Caudill P, Nyland J, Smith C, et al. Sports hernias: a systematic literature review. *Br J Sports Med*. 2008;42:954-964.

156. Joesting DR. Diagnosis and treatment of sportsman's hernia. *Curr Sports Med Rep*. 2002;1:121-124.
157. Meyers WC, Yoo E, Devon ON, et al. Understanding "sports hernia" (athletic pubalgia): the anatomic and pathophysiologic basis for abdominal and groin pain in athletes. *Oper Tech Sports Med*. 2012;20:33-45.
158. Litwin DE, Sneider EB, McEnaney PM. Athletic pubalgia (sports hernia). *Clin Sports Med*. 2011;30:417-434.
159. Lovell G. The diagnosis of chronic groin pain in athletes: a review of 189 cases. *Aust J Sci Med Sport*. 1995;27:76-79.
160. Brown RA, Mascia A, Kinnear DG, et al. An 18-year review of sports groin injuries in the elite hockey player: clinical presentation, new diagnostic imaging, treatment, and results. *Clin J Sport Med*. 2008;18:221-226.
161. O'Connor D. Groin injuries in professional rugby players: a prospective study. *J Sports Sci*. 2004;22:629-636.
162. Orchard J, James T, Alcott E, et al. Injuries in Australian cricket at first class level 1995/1996 to 2000/2001. *Br J Sports Med*. 2002;36:270-274.
163. Robertson BA, Barker PJ, Fahrer M, Schache AG. The anatomy of the pubic region revisited: implications for the pathogenesis and clinical management of chronic groin pain in athletes. *Sports Med*. 2009;39:225-234.
164. Werner J, Hagglund M, Walden M, Ekstrand J. U.E.F.A. injury report: a prospective report of hip and groin injuries in professional football over seven consecutive seasons. *Br J Sports Med*. 2009;43:1036-1040.
165. Albers SL, Spritzer CE, Garrett WE, Meyers WC. MR findings in athletes with pubalgia. *Skeletal Radiol*. 2001;30:270-277.
166. van Veen RN, de Baat P, Heijboer MP. Successful endoscopic treatment of chronic groin pain in athletes. *Surg Endosc*. 2007;21:189-193.
167. Diesen DL, Pappas TN. Sports hernias. *Adv Surg*. 2007;41:177-187.
168. Garvey JF. Sports hernia: controversies and skepticism. *Aspetar Sports Med*. 2012;1:67-69.
169. Garvey JF, Hazard H. Sports hernia or groin disruption injury? Chronic athletic groin pain: a retrospective study of 100 patients with long-term follow-up. *Hernia*. 2014;18:815-823.
170. Brophy RH, Backus S, Kraszewski AP, et al. Difference between sexes in lower extremity alignment and muscle activation during soccer kick. *J Bone Joint Surg Am*. 2010;92:2050-2058.
171. Sanborn CF, Jankowski CM. Physiological considerations for women in sports. *Clin Sports Med*. 1994;13:315-327.
172. Boissonnault WG. *Primary Care for the Physical Therapist: Examination and Triage*. 2nd ed. St. Louis: Saunders; 2010.
173. Garvey JF, Read JW, Turner A. Sportsman hernia: what can we do? *Hernia*. 2010;14:17-25.
174. Kachingwe AF, Grech S. Proposed algorithm for the management of athletes with athletic pubalgia (sports hernia): a case series. *J Orthop Sports Phys Ther*. 2008;38:768-781.
175. Biedert RM, Warnke K, Meyer S. Symphysis syndrome in athletes: surgical treatment for chronic lower abdominal, groin and adductor pain in athletes. *Clin J Sport Med*. 2003;13:278-284.
176. Nam A, Brody F. Management and therapy for sports hernia. *J Am Coll Surg*. 2008;206:154-164.
177. Hackney RG. The sports hernia: a cause of chronic groin pain. *Br J Sports Med*. 1993;27:58-62.
178. Morelli V, Espinosa L. Groin injuries and groin pain in athletes. Part 2. *Prim Care Clin Office Pract*. 2005;32:185-200.
179. Norkin CC, White DJ. *Measurement of Joint Motion: A Guide to Goniometry*. 4th ed. Philadelphia: F.A. Davis; 2009.
180. Gonnella C, Paris SV, Kutner M. Reliability in evaluating passive intervertebral motion. *Phys Ther*. 1982;62:436-444.
181. Freburger JK, Riddle DL. Using published evidence to guide the examination of the sacroiliac joint region. *Phys Ther*. 2001;81:1135-1143.
182. Laslett M, Aprill CN, McDonald B, Young SB. Diagnosis of sacroiliac joint pain: validity of individual provocation tests and composites of tests. *Man Ther*. 2005;10:207-218.
183. Laslett M, Williams M. The reliability of selected pain provocation tests for sacroiliac joint pathology. *Spine (Phila Pa 1976)*. 1994;19:1243-1249.
184. Potter NA, Rothstein JM. Intertester reliability for selected clinical tests of the sacroiliac joint. *Phys Ther*. 1985;11:1661-1675.
185. O'Haire C, Gibbons P. Inter-examiner and intra-examiner agreement for assessing sacroiliac anatomical landmarks using palpation and observation: a pilot study. *Man Ther*. 2000;5:13-20.
186. Drew MK, Osmotherly PG, Chiarelli PE. Imaging and clinical tests for the diagnosis of long-standing groin pain in athletes: a systematic review. *Phys Ther Sport*. 2014;15:124-129.
187. Orchard JW, Read JW, Neophyton J, Garlick D. Groin pain associated with ultrasound finding of inguinal canal posterior wall deficiency in Australian rules footballers. *Br J Sport Med*. 1998;32:134-139.
188. Delahunt E, McEntee BL, Kennelly C, et al. Intrarater reliability of the adductor squeeze test in gaelic games athletes. *J Athl Train*. 2011;46:241-245.
189. Nevin F, Delahunt E. Adductor squeeze test values and hip joint range of motion in Gaelic football athletes with long-standing groin pain. *Med Sci Sports Sci*. 2014;17:155-159.
190. Lovell GA, Blanch PD, Barnes CJ. EMG of the hip adductor muscles in six clinical examination tests. *Phys Ther Sport*. 2012;13:134-140.
191. Verrall GM, Slavotinek JP, Barnes PG, Fon GT. Description of pain provocation tests used for the diagnosis of sports-related chronic groin pain: relationship of tests to defined clinical (pain and tenderness) and MRI (pubic bone marrow edema) criteria. *Scand J Med Sci Sports*. 2005;15:36-42.
192. Larson CM. Sports hernia/athletic pubalgia: evaluation and management. *Sports Health*. 2014;6:139-144.
193. Edelman DS, Selesnick H. "Sports" hernia: treatment with biologic mesh. *Surg Endosc*. 2006;20:971-973.
194. Kesek P, Ekberg O, Westlin N. Herniographic findings in athletes with unclear groin pain. *Acta Radiol*. 2002;43:603-608.
195. Polglase AL, Frydman GM, Framer KC. Inguinal surgery for debilitating chronic groin pain in athletes. *Med J Aust*. 1991;155:674-677.
196. Gilmore J. Groin pain in the soccer athlete: fact, fiction and treatment. *Clin Sports Med*. 1998;17:787-793.
197. Akita K, Niga S, Yamato Y, et al. Anatomic basis of chronic groin pain with special reference to sports hernia. *Surg Radiol Anat*. 1999;21:1-5.
198. McSweeney SE, Naraghi A, Salonen D, et al. Hip and groin pain in the professional athlete. *Can Assoc Radiol J*. 2012;63:87-99.
199. Kavanagh EC, Koulouris G, Ford S. MR imaging of groin pain in the athlete. *Sermin Musculoskelet Radiol*. 2006;10:197-207.
200. Zoga AC, Kavanagh EC, Omar IM, et al. Athletic pubalgia and the "sports hernia": MR imaging findings. *Radiology*. 2008;247:797-807.
201. Haider NR, Syed RA, Dermady D. Osteitis pubis: an important pain generator in women with lower pelvis or abdominal pain: a case report and literature review. *Pain Physician*. 2005;8:145-147.

202. Holt MA, Keen JS, Graf BK, Helwig DC. Treatment of osteitis pubis in athletes: results of corticosteroid injections. *Am J Sports Med.* 1995;23:601-605.
203. O'Connell MJ, Powell T, McCaffrey NM, et al. Symphyseal cleft injection in the diagnosis and treatment of osteitis pubis in athletes. *AJR Am J Roentgenol.* 2002;179:955-959.
204. Shin AY, Morin WD, Gorman JD. The superiority of magnetic resonance imaging in differentiating the cause of hip pain in endurance athletes. *Am J Sports Med.* 1996;24:168-176.
205. Ekberg O, Persson NH, Abrahamsson PA, et al. Longstanding groin pain in athletes and multidisciplinary approach. *Sports Med.* 1988;6:56-61.
206. Robinson P, Barron DA, Parsons W, et al. Adductor-related groin pain in athletes: correlation of MR imaging with clinical findings. *Skeletal Radiol.* 2004;33:451-457.
207. Mens J, Inklaar H, Koes BW. A new view on adduction-related groin pain. *Clin J Sport Med.* 2006;16:15-19.
208. Koulouris G. Imaging review of groin pain in elite athletes: an anatomic approach to imaging findings. *AJR Am J Roentgenol.* 2008;191:962-972.
209. Gullmo A. Herniography: the diagnosis of hernia in the groin and incompetence of the pouch of Douglas and pelvic floor. *Acta Radiol Suppl.* 1980;361:1-76.
210. Fon LJ, Spence RA. Sportsman's hernia. *Br J Surg.* 2000;87:545-552.
211. Hagan I. Sonography reveals causes of acute or chronic groin pain: real-time patient contact allows practitioners to localize discomfort, characterize pathology, and perform essential maneuvers. *Diagn Imaging.* 2007;29:33-39.
212. Lacroix VJ, Kinnear DG, Mulder DS. Lower abdominal pain syndrome in National Hockey League players: a report of 11 cases. *Clin J Sport Med.* 1998;8:5-9.
213. Smedberg SG, Broome AE, Gulimo A, Roos H. Herniography in athletes with groin pain. *Am J Surg.* 1985;149:378-382.
214. Gilmore O. Gilmore's groin: ten years experience of groin disruption—a previously unsolved problem in sportsmen. *Sports Med Soft Tissue Trauma.* 1991;3:12-14.
215. Malycha P, Lovell G. Inguinal surgery in athletes with chronic groin pain: "sportsman's" hernia. *Aust NZ J Surg.* 1992;62:123-125.
216. Muschaweck U, Berger LM. Sportsmen's groin–diagnostic approach and treatment with the minimal repair technique: a single-center uncontrolled clinical review. *Sports Health.* 2010;2:216-221.
217. Minnich JM, Hanks JB, Muschaweck U, et al. Diagnosis and treatment highlighting a minimal repair surgical technique. *Am J Sports Med.* 2011;39 (6):1341-1349.
218. Meyers WC, Greenleaf R, Saad A. Anatomic basis for evaluation of abdominal and groin pain in athletes. *Oper Tech Sports Med.* 2005;13:55-61.
219. da Rocha RC, Chopard RP. Nutrition pathways to the pubic symphysis pubis. *J Anat.* 2004;204:209-215.
220. Goldring MB, Goldring SR. Articular cartilage and subchondral bone in the pathogenesis of osteoarthritis. *Ann NY Acad Sci.* 2010;119:230-237.
221. Ekstrand J, Ringborg S. Surgery versus conservative treatment in soccer players with chronic groin pain: a prospective randomized study in soccer players. *Eur J Sports Traum Relat Res.* 2001;23:141-145.
222. Unverzagt CA, Schuemann T, Mathisen J. Differential diagnosis of a sports hernia in a high-school athlete. *J Orthop Sports Phys Ther.* 2008;38:63-70.
223. Cibulka MT. The treatment of the sacroiliac joint component to low back pain: a case report. *Phys Ther.* 1992;72:917-922.
224. Cibulka MT, Delitto A. A comparison of two different methods to treat hip pain in runners. *J Orthop Sports Phys Ther.* 1993;17:172-176.
225. Hides JA, Jull GA, Richardson CA. Long-term effects of specific stabilizing exercises for first-episode low back pain. *Spine (Phila Pa 1976).* 2001;26:E243-E248.
226. Hodges PW, Richardson CA. Contraction of the abdominal muscles associated with movement of the lower limb. *Phys Ther.* 1997;77:132-142, discussion 142-144.
227. Hodges PW, Richardson CA. Delayed postural contraction of transversus abdominis in low back pain associated with movement of the lower limb. *J Spinal Disord.* 1998;11:46-56.
228. Sahrmann SA. *Diagnosis and Treatment of Movement Impairment Syndromes.* St. Louis: Mosby; 2002.
229. Watkins RG. Spinal exercise program. In: Watkins RG, ed. *The Spine in Sports.* St. Louis: Mosby; 1996:283-301.
230. Preskitt JT. Sports hernia: the experience of Baylor University Medical Center at Dallas. *Proc (Bayl Univ Med Cent).* 2011;24:89-91.
231. Kumar A, Doran J, Batt ME, et al. Results of inguinal canal repair in athletes with sports hernia. *J R Coll Surg Edinb.* 2002;47:561-565.

6

엉덩관절 골관절염

Hip Osteoarthrosis

MOREY J. KOLBER

개요

엉덩관절의 통증은 특정 기간에 인구의 15%까지 영향을 미칠 수 있으며 여성, 좌식 생활을 하는 사람들, 노인들에게서 발병률이 높다는 근거가 있다.[1-3] 엉덩관절의 근골격계 통증의 근본적인 원인은 소아 연조직 손상에서 퇴행성 후유증에 이르기까지 다원적이다. 엉덩관절 통증의 병인과 관련된 다양한 진단 중 퇴행성 관절 질환은 경제적으로 가장 큰 결과를 가져왔으며 전반적인 장애 부담의 가장 큰 원인 중 하나다.[4] 퇴행성 엉덩관절 질환의 임상적 인지 및 관리에는 위험 요인, 병리생리학, 감별 진단, 중재 방법들에 대한 이해가 필요하다. 따라서 이 장에서는 임상 및 영상 진단을 뒷받침하는 근거뿐만 아니라 역학적인 위험 요인 및 병리생리학에 대한 개요를 제공할 것이다. 보존적 및 수술적 중재 전략 모두 근거를 기반한 치료의 맥락에서 논의될 것이다.

배경

골관절염

골관절염 (osteoarthritis, OA, 정확히는 osteoarthrosis)은 전 세계적으로 가장 흔한 관절 질환이다.[5] 미국에서만 2천 7백만 명이 넘는 사람들이 이 질환의 영향을 받으며,[6,7] 진정한 발병률은 과소보고된 것으로 추측된다. OA는 기능적 손상과 장애가 동시에 일어나는 이질적인 징후와 증상이 나타나며 조직병리학 및 방사선 소견으로 구성된다. 이 질환은 염증, 이전의 외상, 사이토카인 불균형, 비정상적인 생체역학이 원인이 되는 역할을 할 수 있는 근거와 함께 관절 연골 및 연골하골의 손상 또는 생체역학적인 붕괴에서 비롯되는 퇴행성 질환으로 간주된다.[8-11] 체중 부하를 하는 윤활관절이 주로 OA의 영향을 받는다. 그러나 엄지의 손목손허리관절 (carpometacarpal joint), 어깨의 봉우리빗장관절 (acromioclavicular joint) 같은 기타 관절들은 이러한 특정 관절과 일반적으로 관련이 없다.

OA 질환은 역사적으로 1차적과 2차적 변종으로 분류되었는데,[12-14] 이 분류는 다소 애매하다. 1차적 OA는 나이 및 특발성 (예: 알려지지 않은) 병인과 관련이 있는 부정확한 유형이다. 2차적 OA는 이전의 수술, 외상, 비정상적인 생체역학적 부하 패턴과 같은 특정 선행 요인으로 인해 발생하는 것이 특징이다. 예를 들어, 외상이나 이형성증의 결과로 젊은 환자에게 발생하는 관절의 퇴행성 변화는 2차적 OA로 분류된다.

엉덩관절 골관절염

Coxarthrosis라고도 알려진 엉덩관절의 퇴행성 OA는 노인들의 엉덩관절 통증의 일반적인 원인 중 하나다. 국제 질병분류 9차 개정판 (International Classification of Diseases, ICD-9)의 엉덩관절 OA 진단 코드는 다음과 같다. 1차적 국소 부위의 OA: 715.15, 2차적 국소 부위의 OA: 715.25, 1차적인지 2차적인지 명시되지 않은 국소 부위의 OA: 715.35, 전체적인지 국소적인지 명시되지 않은 OA: 715.95. ICD-9 코드에서 알 수 있는 제한된 정보와 오래된 용어를 감안할 때 ICD-10 (10차 개정판) 시스템으로 바꾸면 최신 기술과 더 많이 통합될 수 있다. 엉덩관절 OA에 대한 ICD-10 코드 샘플은 표 6-1에 나와 있다.[12]

병리생리학

대퇴비구관절 (femoroacetabular joint, 이하 엉덩관절이라고 함)은 관절연골, 연골하골, 윤활막, 관절주머니로 이루어진 윤활 절구 관절이다 (엉덩관절의 연골 해부학에 대한 자세한 리뷰는 1장 참고). 간단히 말해, 관절 표면은 관절 연골을 포함하는데, 이는 프로테오글리칸, 글리코사미노글리칸, 콜라겐을 포함하는 매트릭스로 둘러싸인 연골세포로 주로 이루어진 무혈관 구조다.[15] 관절 연골은 부하를 재분배하고 관절의 마찰을 줄임으로써 밑에 있는 연골하골을 보호한다. 건강한 관절 연골 (그림 6-1, A)은 합성과 분해 사이 균형이 존재하는 상태하에 유지된다. 히알루론산염의 일부분으로 구성된 윤활액은

표 6-1 국제 질병 분류 10차 개정판–엉덩관절 골관절염 코드

코드	진단
M16.1	1차적 골관절염, 한쪽
M16.0	1차적 골관절염, 양쪽
M16.2	이형성증에 의한 골관절염, 양쪽
M16.3	이형성 골관절염, 양쪽
M16.4	외상 후 골관절염, 양쪽
M16.5	외상 후 골관절염, 한쪽
M16.7	2차적 골관절염, 달리 분류되지 않은

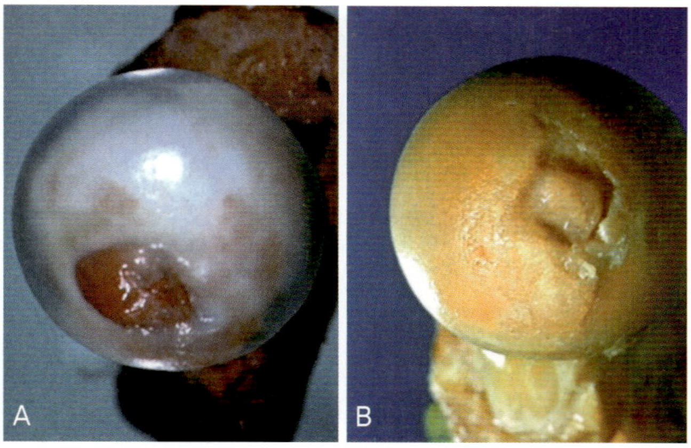

• **그림 6-1** A: 건강한 넙다리뼈머리의 관절 연골, B: 퇴행성 관절 연골이 있는 넙다리뼈머리. (From Vardaxis N. *A Textbook of Pathology.* 2nd ed. Melbourne, Australia: Mosby Australia; 2010.)

관절에 영양분을 공급하고, 부하를 흡수하고 마찰을 줄이는 데 필요한 점도를 제공한다. 연골 영역, 매트릭스, 구조에 대한 설명은 1장을 참조하면 된다.

병리학적인 측면에서 엉덩관절 OA는 주로 관절 연골, 연골하골, 윤활액, 관절주머니에 영향을 미친다.[8,9,13,16] 그림 6-2는 OA와 관련된 연골 형태학의 예상되는 변화와 세계 퇴행성 골관절염 학회 (Osteoarthritis Research Society International)에 의해 성립된 이에 해당하는 조직학적 등급을 보여준다. 관련 염증 및 근본적인 원인과는 별개로, 본질적으로 이 질환은 복잡한 일련의 사건들의 결과이다.

OA에서 관찰되는 가장 초기의 변화는 글리코사미노글리칸이 고갈되는 것인데, 이는 보다 투과성이며 비대성인 매트릭스를 유도한다.[15] 이러한 초기 단계에서, 프로테오글리칸 합성 (예: 수분 함량 증가)의 증가로 (비정상적이지만) 연골이 붓고, 이는 손상된 관절 연골을 회복시키기 위한 연골 세포의 첫 시도일 수 있다. 이 단계는 종종 관절 연골의 비대성 회복이 특징이다. 회복이 비대성으로 이루어지더라도, 이러한 변화는 압박적인 빽빽함과 투과성 변화를 감소시킨다.[17] 이 단계에서의 변화는 방사선으로 알기 어렵다.[15] 수년에 걸쳐 증상이 눈에 띄지 않게 질환이 진행되면서, 합성된 프로테오글리칸의 양이 급격히 감소하고 연골의 탄성 또한 감소한다. 비록 콜라겐 함량이 초기 단계에서 유지되지만, 조직은 위험스럽고 탄성과 힘이 감소한다.[17] 또한 감소된 힘과 탄성으로 인해, 연골은 관절 구조의 하중을 흡수하는 능력과 온전한 관절 구조를 손상시키는 미세한 틈 (균열)이 생긴다. 시간이 지남에 따라 연골감소증 (chondropenia)이라고 하는 연골의 점진적인 소실이 발생한다. 이 단계에서의 변화는 방사선으로 확인할 수 있다. 연골감소증으로 인해 관절 간격이 감소되는

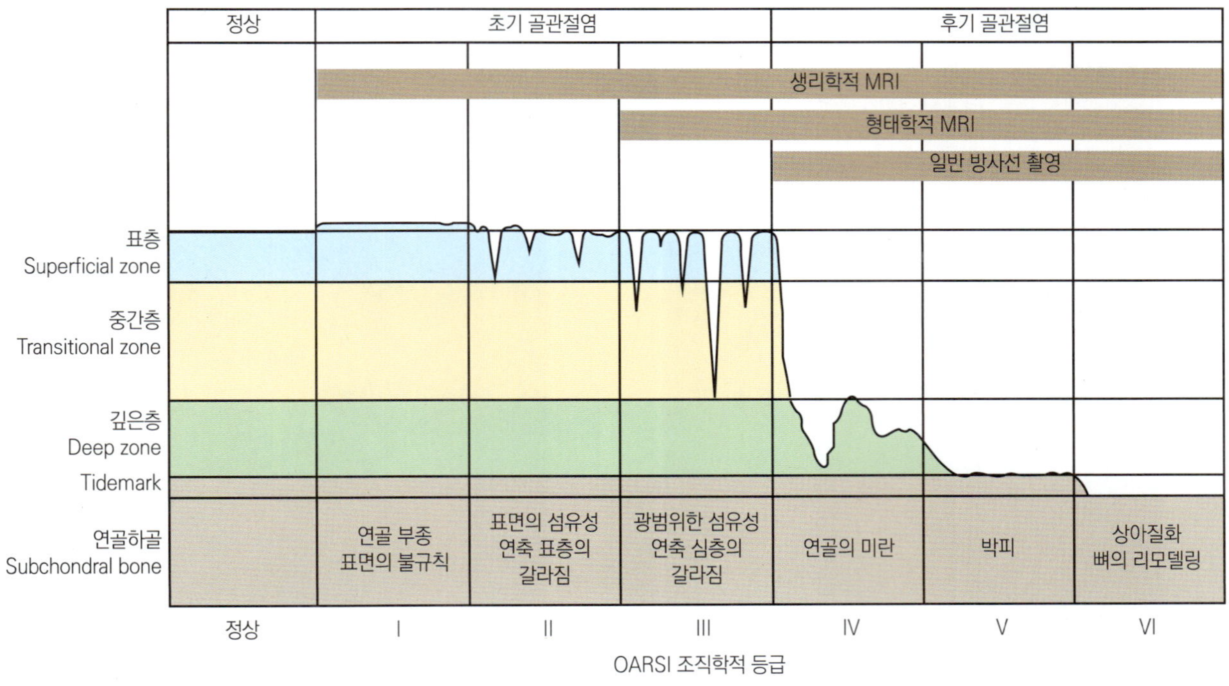

• **그림 6-2** 골관절염이 진행될 때 발생하는 연골 형태의 변화를 나타낸 다이어그램. 세계 퇴행성 골관절염 학회 (OARSI)의 등급을 보여준다. (From Palmer AJ, Brown CP, McNally EG, et al. Non-invasive imaging of cartilage in early osteoarthritis. *Bone Joint J.* 2013;95-B:738-746.)

데 보통 위쪽 관절 간격 같이 부하를 많이 받는 곳이다 (그림 6-3). OA에서 볼 수 있는 이러한 변화 (부하를 많이 받는 곳의 관절 간격 감소)는 똑같은 관절 간격의 손상이 나타나는 류마티스 관절염 (RA) 같은 전신성 염증 관절염과는 대조된다. 연골 및 관절 간격의 소실로 인한 관절의 미란 (erosion)은 연골하골이 노출되고 불규칙해질 때까지 발생한다 (그림 6-1, B 참고). 이 단계에서 박피 (denudation)가 발생한다. 이러한 미란은 연골하골에 가해지는 생체역학적인 스트레스를 증가시키며, 이는 상아질화 (eburnation)로 알려진 과정으로 반응한다.[15] 상아질화는 노출된 연골하골이 경화 과정을 거치고 단단해져서 방사선 상에 상아와 같은 모양을 나타내는 상태다. 외상을 입은 연골하골은 종종 활액막 침입 (intrusion)과 낭성 퇴행을 겪는다. 연골하 낭종은 직경이 2 cm 이하일 수는 있지만 적고, 절구 및 넙다리뼈머리에서 볼 수 있다 (그림 6-4). 또한 관절 가장자리를 따라 스트레스를 많이 받는 곳에서 연골하 골수의 혈관 신생, 결합조직의 골 화생 (osseous metaplasia), 연골의 골화는 골증식증 (osteophytosis)이라고 불리는 과정에서 불규칙한 새로운 뼈의 파생을 유도한다 (그림 6-5). 이러한 골증식체의 분열이 유리체로 인해 생길 수도 있다. 게다가 퇴행이 진행됨에 따라 넙다리뼈머리는 정상적인

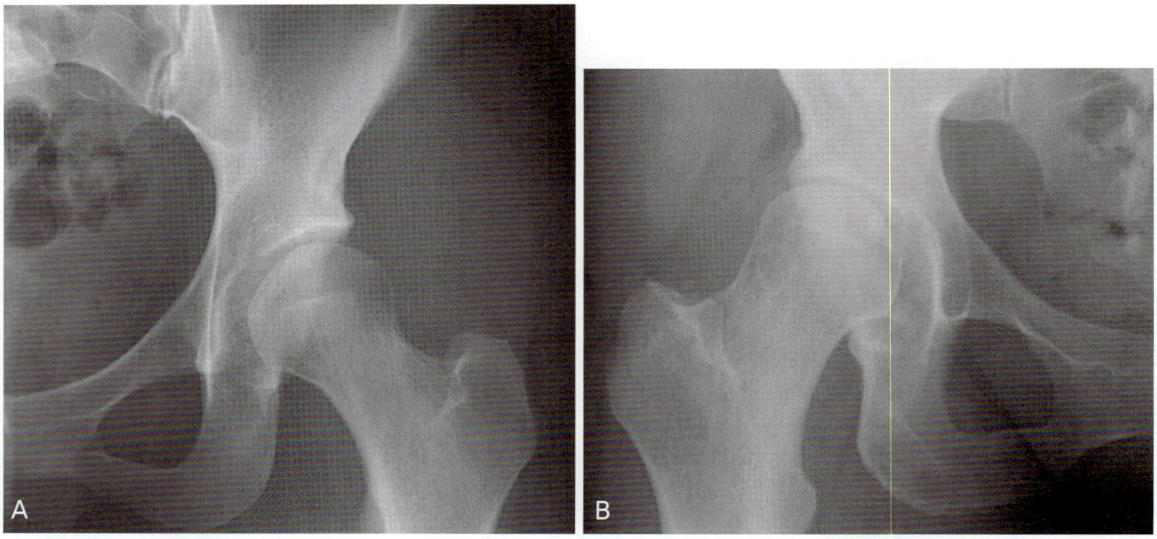

• **그림 6-3** A: 정상적인 앞뒤 영상. B: 감소된 위쪽 관절 간격. (From Clohisy JC, Carlisle JC, Beaulé PE, et al. A systematic approach to the plain radiographic evaluation of the young adult hip. *J Bone Joint Surg Am.* 2008;90[suppl 4]:47–66.)

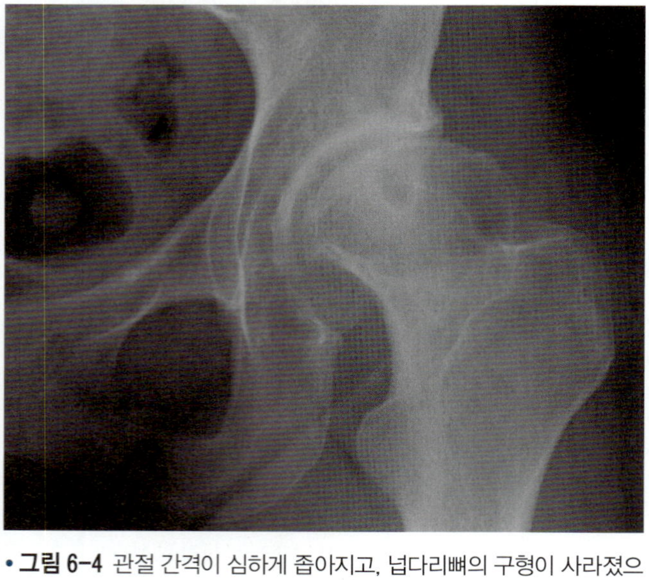

• **그림 6-4** 관절 간격이 심하게 좁아지고, 넙다리뼈의 구형이 사라졌으며, 넙다리뼈머리와 절구에 낭종이 있는 앞뒤 영상. (From Clohisy JC, Carlisle JC, Beaulé PE, et al. A systematic approach to the plain radiographic evaluation of the young adult hip. *J Bone Joint Surg Am.* 2008;90[suppl 4]:47–66.)

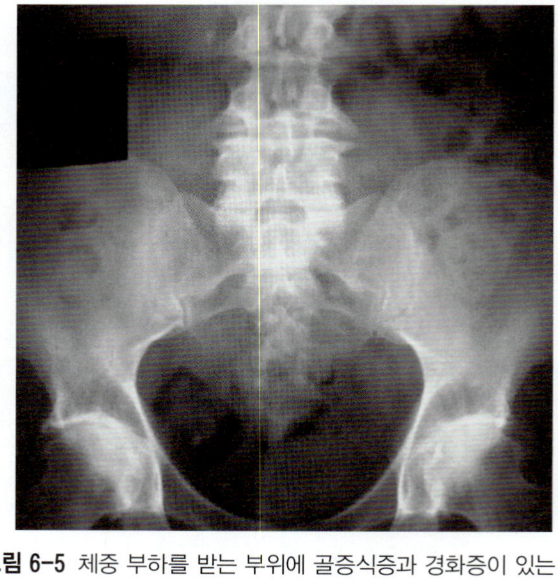

• **그림 6-5** 체중 부하를 받는 부위에 골증식증과 경화증이 있는 엉덩관절 골관절염의 양쪽 앞뒤 영상. (From Swain J, Bush KW. *Diagnostic Imaging for Physical Therapists.* Philadelphia: Saunders; 2009.)

구 형태 (예: 모양)가 사라질 수도 있다. 퇴행성 후유증의 어떤 시점에서 병리학적인 변화는 관절을 둘러싼 연조직 구조의 적응성 단축 및 통증으로 이어질 수 있다. 관절주머니, 인대, 근육과 같은 연조직의 단축은 관절의 기능을 영원히 상실시키고 엉덩관절 OA와 관련된 사망률에 중요한 역할을 하는 장애를 일으킨다.[12,18,19]

OA의 통증은 다원적이며 여러 메커니즘이 합쳐져서 발생하는 것으로 추측된다.[8] 특히 연골하골의 혼잡한 혈관은 윤활액을 활성화시킬 수 있는 윤활막의 퇴행성 변화와 골내압을 증가시킨다. 또한 골증식증은 관련된 골막 상승으로 인해 통증을 유발할 수 있다. 게다가 부종으로 인한 관절 삼출물은 이미 짧아진 관절주머니를 늘릴 수 있고 통각의 원인이 될 수 있다. 다른 질환과 마찬가지로 OA의 통증은 근처 조직 (예: 점액낭 또는 인대)의 손상이나 근육 경련, 중추 감작, 심리적인 요인 같이 공존하는 문제에 의해 화학적으로 유발될 수 있다. 손상의 관점에서 볼 때, 관절의 수축은 관절의 통증, 운동성 감소, 뻣뻣함을 초래한다. 종합적으로 앞서 언급했던 퇴행성 변화 및 관련된 손상들이 엉덩관절 OA와 관련된 장애 부담의 주요 역할을 한다.

역학

유병률 및 인구통계학적 위험 요인

미국의 2천 7백만 명 이상이[6,7] 2005년에 임상적으로 OA를 진단받았다고 보고되었다. 2030년까지의 발병률은 6천 7백만 명을 넘을 것으로 예상된다.[20] 국제적으로 OA는 가장 흔한 관절 질환이며 미국에서와 같이 보고된 OA 유병률은 질환을 어떻게 정의할 것인지 뿐만 아니라 치료를 원하는 사람들에 의해 영향을 받는다. 유병률 연구는 포함 기준으로 주로 방사선 사진 상의 질환에 초점을 맞춘다. 왜냐하면 임상 양상보다 정의하기 쉽기 때문이다. 방사선 소견만으로 65세 이상의 80~90%는 OA가 있다.[20-22] OA의 유병률과 발병률은 일반적으로 남성보다 여성에서 높다.[23,24] 엉덩관절은 OA의 영향을 받는 신체의 큰 관절 중 두 번째 관절이며, 유병률이 가장 높은 곳은 무릎관절이다.[4,25] 상자 6-1은 엉덩관절 OA와 관련된 유병률 및 인구통계학적 위험 요인의 개요를 보여준다.

엉덩관절과 관련하여, 근거에 따르면 증상이 있는 OA의 평생 유병률은 약 25%다.[4] 따라서 4명 중 1명은 이 질환의 영향을 받을 것이다.[6] 엉덩관절 OA는 인종적인 측면에서 일관되게 보고된 차이가 없는 것으로 보인다.[26] 앞에서 언급했듯이 성별의 차이는 있다. 남성보다 여성에게 증상이 있는 엉덩관절 OA가 발생할 가능성이 크다.[6,23] 이러한 차이는 50세 이후에 더 분명해진다.[23] 게다가 엉덩관절 OA를 위한 전치환술을 받는 비율은 남성의 경우 약 7%고 여성의 경우 약 12%라는 근거가 있다.[27] 현재의 인구 수준의 간접 비용과 직접 비용에 대한 추정치가 없기 때문에 엉덩관절 OA의 경제적 부담을 파악하기가 어렵다. OA에 기인하는 총 경제적 부담에 대한 보고는 없지만, 여러 보고들에 따르면 2009년 미국에서 엉덩관절 치환술을 위한 입원에 소요되는 직접 비용은 약 137억 달러였다.[28] 엉덩관절 OA와 무릎관절 OA를 합치면 전반적인 장애의 원인 11위를 차지하고 장애로 조절된 수명 (좋지 않은 건강, 장애, 이른 죽음으로 인해 줄어든 연도를 수로 표시함) 38위를 차지한다.[4]

• 상자 6-1 엉덩관절 OA: 병인 및 인구통계학적 위험 요인

대략 4명 중 1명이 증상이 있는 엉덩관절 OA의 영향을 받는다.
나이가 들어감에 따라 엉덩관절의 통증은 OA 발생으로 인한 것이라고 보고되었다.
엉덩관절은 OA의 영향을 받는 신체의 큰 관절 중 2번째다.
엉덩관절과 무릎관절의 OA가 같이 있는 것은 전반적인 장애에 영향을 미치는 11번째 원인이다.
남성보다 여성이 50대 이후에 영향을 받을 가능성이 크다.
평생 동안의 엉덩관절 치환술의 위험은 남성의 경우 7%, 여성의 경우 12%다.
OA: 골관절염.

인지할 수 있는 위험 요인이 있는 2차적 엉덩관절 OA와 달리, 1차적 (특발성) OA의 원인은 알기 어려울 수 있다. 위험 요인, 특히 수정할 수 있는 요인은 새로운 발병률 감소, 예방, 질환의 진행 속도 감소에 특히 중요하다. 나이가 들수록 엉덩관절 OA의 발병률이 높아지며, 50세에 발병률이 뚜렷하게 증가하다가 80세에 멈추거나 감소한다.[23,29] 또한 엉덩관절 OA와 관련된 통증에 대한 보고는 연령이 증가함에 따라 증가하는데,[26] 이는 질환의 진행 뿐만 아니라 계속되는 손상 및 기능저하가 원인일 수 있다는 점과 관련이 있다. 나이는 OA와 관련이 있지만, 나이만으로는 결정적인 위험 요인이 아니며 수정할 수 있는 위험 요인도 아니다. 몇 가지 유전자가 OA와 직접적으로 연관이 있어, 유전학적 연관성을 갖게 된다. 뼈의 형태형성 단백질의 유전자와 날개 없는 신호화 연속 단계는 OA의 병인에 관련이 있다. 또한 유전적 요인은 선천적인 관절 부정렬을 유발할 수 있는 특정한 유전성 발달 장애 및 골격계 이상에서도 중요하다. 관절 연골이나 지지 구조와 관련된 외상이나 수술은 퇴행성 과정을 자극하거나 가속화시킬 수 있는 비정상적인 생체 역학과 사이토카인 불균형을 일으킬 수 있다. 직접적인 외상과는 달리, 직업 또는 생활 방식 요인은 미세 외상 같은 영향을 미쳐 엉덩관절을 퇴행성 변화에 노출시킬 수 있다.

이전의 부상과 관련된 위험

과도한 힘이 연골 세포의 이화 작용을 촉진시키고 연골성 기질을 더 파괴시키므로 이전에 손상된 관절 (관절 내)에 가해지는 부적절한 하중으로 인해 그 부위가 퇴행되기 쉽다. 이전의 엉덩관절 부상은 오즈비 5.0으로 OA에 분명한 위험 요인이다.[30,31] 본질적으로 이전에 부상이나 외상이 없는 사람과 비교했을 때 이전에 엉덩관절 부상을 입은 환자는 OA가 발생할 확률이 5배 더 높다. 대부분의 경우, 이전의 부상으로 인해 관절면이 변화되고 비정상적인 부하 환경을 만드는 생체역학적인 손상이 생긴다.

수정할 수 있는 위험 요인

신체 활동과 관련하여 근거에서는 OA와의 다양한 연관성을 제시한다. 좌식 활동과 비교했을 때 걷기 및 자전거 타기와 같은 여가 시간의 신체 활동은 엉덩관절 치환술의 위험이 낮았다.[32] 전반적으로 여가 스포츠에 참여하는 것은 OA 위험이 적다.[32] 그러나 50세 이전에 경쟁하는 스포츠나 엘리트 스포츠 활동에서의 과한 노출은 엉덩관절 OA의 더 높은 위험도와 관련이 있다.[33] 여가 참여와는 달리, 미식 축구, 육상 경기, 라켓 스포츠와 같이 격렬한 스포츠는 엉덩관절 OA의 위험도를 증가시키는 것으로 나타났다.[33,34] 선수들 사이의 위험도는 오즈비 1.6~2.5로 엘리트 수준에 참여하는 선수들에게서 더 분명히 나타난다.[34]

취미로 하는 달리기와 같은 활동은 체중 감소와의 연관 때문에 부분적으로 보호 효과가 있을 수 있다. 대부분의 연구에서 달리기를 하는 사람들의 OA 위험이 증가한 것을 확인하지 못했다. 그러나 달리기 속도 및 거리와 관련된 여러 근거가 있다.[35-37] 어떤 근거에 따르면 특히 속도, 거리, 이전의 부상과 관련하여 달리기를 하는 사람들의 엉덩관절 OA의 위험이 증가한다. 반면에 큰 코호트 연구에서는 대조되는 결과를 보고했다 (예: 달리기는 엉덩관절 OA의 위험 요인이 아님). 실제로 한 연구에 따르면 매일 1시간에 1.8 MET (metabolic equivalent, 대사당량) 미만으로 운동한 사람에 비해 높은 에너지를 소모하며 뛴 사람들의 위험도가 낮았다. 1 MET를 조용히 앉을 때 드는 에너지 비용이라는 것을 인지하면, 앞서 언급한 매일 1시간에 1.8 미만의 MET는 몸 상태가 좋지 않고 다른 위험 요인이 있는 사람의 MET로 해석할 수 있다. 그럼에도 불구하고 동일한 연구에서는 달리기 대신 걷는 것이 OA 위험을 감소시키지 않는다고 했다.[37] 연구진들은 달리기가 특히 엉덩관절 OA의 위험 인자로 알려진 체중 증가를 감소시키기 때문에 보호 효과가 있다고 가정했다. 하지의 체질량지수 (BMI)와 달리기의 관련성을 고려할 때, 여가 참여가 엉덩관절 OA에 대한 위험도를 증가시키지 않으며 실제로는 위험도를 감소시킬 수 있다.

무거운 물건 들어올리기, 쪼그려 앉기, 계단 오르기, 오래 서있기를 포함하는 직업 상 활동은 엉덩관절 OA와 관련이 있다.[31,38] 특히 무겁거나 가벼운 업무량은 엉덩관절 OA를 일으킬 가능성이 3배 높다.[39] 빈번하거나 강제적인 계단 오르기는 오즈비 12.5로 보고된다.[40] 게다가 횡단 조사에 따르면, 들어올리기, 구부리기, 진동 도구에 노출된 사람들은 엉덩관절 OA의 위험이 증가한다.[41] 들어 올리는 짐이 최소 10 kg (22파운드) 이상이어야 하고, 10년 이상 동안 일을 해야지 엉덩관절 OA와 관련이 있다는 근거가 있다.[38] 건강한 사람들의 운동에 대한 근거 기반 권장사항에서 쭈그리고 앉기나 계단 오르기보다 취미로 뛰는 것을 선호해야 한다는 것은 논리적인 것처럼 보인다. 게다가 직장에서의 위험은 인식될 수 있지만 직업의 선택은 그 자체가 위험 요인일 수 있다.

수많은 연구에서 BMI와 비만이 엉덩관절 OA의 위험 요인으로 밝혀졌으며, 오즈비는 1.6~15.4다.[31,42] 비만 (BMI≥30 kg/m^2)은 1157명의 호주인 표본의 높은 엉덩관절 OA 유병률과 관련이 있으며, 보정된 오즈비는 2.18이다.[42] 앞서 언급한 연구에서 엉덩관절 OA가 있는 환자들 중 비만은 심한 통증, 뻣뻣함 증가, 기능 감소, 삶의 질 감소와 연관이 있었다. 더 최근의 메타 분석에서는 BMI가 5단위로 증가 (예: 32에서 37 kg/m^2)하면 엉덩관절 OA의 위험도가 11% 증가한다고 보고했다.[43] 기계적인 영향 외에도 비만은 OA의 염증성 위험 요인일 수도 있는데, 그 이유는 관절의 염증을 촉진시킬 수 있는 아디포카인 (adipokine)의 수치 증가와 연관되어 있기 때문이다. 비만과 엉덩관절 치환술의 위험도 간의 관계를 뒷받침하는 근거가 있다. 엉덩관절 치환술을 받은 568명의 여성을 대상으로 한 연구에서, BMI가 35 kg/m^2 이상인 사람들은 기준 인구와 비교했을 때 상대적인 위험도가 2.6이었다.[44] 연관성이 있다는 것은 분명하지만, OA 환자는 기준 인구보다 좌식 생활을 더 많이 하기 때문에 BMI가 증가하고 위험이 지속된다.

구조 형태학

과도한 힘이 연골 세포의 이화 작용을 촉진시키고 연골성 기질을 더 파괴시키므로 발달적으로 이형성된 관절에 가해지는 부적절한 하중으로 인해 그 부위가 퇴행되기 쉽다. 이형성증, 선천성 엉덩관절 탈구, 레그-칼베-페르테스 (Legg-Calvé-Perthes)병, 대퇴골두 골단 분리증과 같은 발달 장애가 OA와 연관이 있다.[45] 7장에서 앞서 언급한 발달 장애에 대해 자세히 설명할 것이다.

형태학에 관해서는, 대퇴비구 충돌 증후군 및 다리 길이의 차이가 엉덩관절 OA와 연관이 있거나 위험도를 증가시킬 수 있다고 제안되어 왔다.[46] 연구진들은 연관성이 약하고 (보정된 오즈비 1.20) 방사선학적 진행과의 유의한 연관이 없지만, 다리 길이가 다른 환자들이 엉덩관절 OA에 걸릴 확률이 더 높다고 보고했다.[47,48] 손상된 쪽과 관련해서, OA는 반대쪽 다리가 짧기보다 긴 경우가 더 많다 (예: 오른쪽 엉덩관절 OA는 왼쪽 다리가 더 긴 경우가 많다).[48] 다리 길이 차이의 관련성을 고려할 때, 구조적인 길이 변화와 반대로 엉덩관절 OA 자체가 다리 길이의 차이를 유발할 수 있고, 단순히 관절 간격이 좁아지거나 절구 돌출 (예: 넙다리뼈머리의 안쪽 돌출이 절구 쪽으로)로 인해 다리가 짧아졌을 수도 있음을 알아야 한다. 방사선학적 변화와는 별개로 다리 길이가 다른 환자들은 다리 길이가 같은 환자들보다 엉덩관절에 통증, 쑤심, 뻣뻣함이 생길 가능성이 더 크다. 다리 길이가 다른 환자들의 방사선학적 엉덩관절 OA의 유병률과 증상이 더 높은 것으로 보이지만, 연관성은 약하다. 또한 다리 길이가 다른 것으로 방사선학적 또는 증상의 진행을 예측할 수 없다.

대퇴비구 충돌 증후군은 초기 엉덩관절 OA 및 관절치환술의 확정된 위험 요인이다.[50-55] 절구 (비구)에서 넙다리뼈머리나 넙다리뼈목이 충돌하는 메커니즘은 다음과 같다: 캠 변형 (넙다리뼈머리가 구형이 아님), 핀서 변형 (기본적으로 절구를 과하게 덮음), 캠-핀서 변형의 혼합. 캡 유형의 형태학은 젊은 환자들에게서 더 많이 발생하며 절구의 연골에 박리 손상 (예: 연골이 뼈에서 깎인)을 일으키는 것으로 생각된다. 핀서 변형은 절구테두리의 충돌을 일으켜, 절구테두리의 파열, 변성, 골화를 일으킨다. 근거에 따르면 엉덩관절의 관절성형술을 받은 환자들에게서 충돌과 일치하는 방사선학적 이상이 많이 나타났다. 그러나 초기의 수술적 중재 (후반부의 수술적 치료 참고)는 좋은 결과와 연관이 있다.[51,53,54] 특히 한 연구에서는 수술 교정을 받은 환자의 80%가 OA 악화를 감속시킬 수 있어서 관절치환술까지 진행하지 않았다. 비록 전반적으로 결과가 좋지만 이러한 결과는 엉덩관절 OA와 충돌을 동시에 앓고 있는 환자의 퇴행 정도에 따라 다르다.[56] 4장에서 대퇴비구 충돌 증후군과 절구테두리에 대해 자세히 나와 있다.

위험 요인의 요약

수많은 위험 요인이 엉덩관절 OA 관련되어 있다 (상자 6-1, 표 6-2, 상자 6-2 참고). 위험 요인에는 나이, 성별, 비만, 외상, 유전, 직업적인 위험, 감염, 선천적 요인, 초기 수술이 포함되지만 이에 국한되지 않는다. 수정할 수 있는 위험 인자를 초기에 아는 것은 질병 진행 및 관련 증상의 감속을 목표로 하

표 6-2 엉덩관절 골관절염과 관련된 위험 요인

수정할 수 있는 위험 요인	구조적 또는 선천적 위험 요인
강제적인 직업 상의 구부리기 및 쭈그려 앉기	엉덩관절 이형성증
계단 오르기나 진동 도구 사용을 자주 함	레그-칼베-페르테스병
무거운 물건 들어 올리기나 서 있기를 오래 함	대퇴골두 골단 분리증
엘리트 수준의 고강도 스포츠 참여	연골 결함
비만 또는 체질량지수가 30이상으로 높음	대퇴비구 충돌 증후군

• 상자 6-2 여가 및 스포츠 참여: 엉덩관절 골관절염의 위험 관련

미식 축구, 육상 경기, 라켓 스포츠 같은 스포츠는 위험을 증가시킬 수 있다.
계단 오르기를 자주 하면 위험을 증가시킬 수 있다.
취미로 하는 달리기는 위험을 증가시키지 않는다.
달리기 대신 걷는 것은 위험을 증가시키지 않는다.
레저용 사이클 또는 걷는 것은 위험을 증가시키지 않는다.

는 예방 프로그램의 기초가 될 수 있다. 최소한 습관적인 신체적 컨디셔닝,[57] 비만 예방을 위한 노력, 직업 상 위험의 수정은 통증과 신체 기능에 긍정적인 영향을 미칠 수 있다. 나이 및 이형성증과 같은 발달 장애는 수정할 수 있는 위험 요인이 아니지만, 적절한 수준의 신체 활동을 유지하면서 비정상적인 부하를 피함으로써 생체역학적인 환경을 개선하면 OA 발생 위험을 줄일 수 있다. 또한 초기 외상이나 수술에서의 위험 연관성을 고려할 때, 생체역학적인 이상을 완화하기 위해 미래의 연구에서는 원래의 관절 해부학을 재현하는 수술과 외상 후 재활을 지도하는 것이 적절할 것으로 보인다.

임상 양상

방사선학적 소견을 시각적으로 참조할 수 있긴 하지만 엉덩관절 OA의 진단은 신체 검사 만으로 확실하게 이루어질 수 있다. 엉덩관절 OA 환자들은 특징적인 과거력이 있고 (상자 6-3), 방사선적인 근거와 함께 결정적인 진단을 내려 주는 임상 검사 결과가 있다. 진단적 영상 검사가 없어도 진단 과정을 돕는 근거에 기반한 임상 지침이 있다.

과거력 및 인구통계학

증상이 있는 엉덩관절 OA 환자는 일반적으로 50세 이상이지만, 연령만으로는 정확한 진단 기준이 될 수 없다.[58] 대부분의 경우 발병은 점진적이고, 진행은 특징적으로 느리며 나이가 들수록 활동이 현저하게 감소되며 진행된다. 엉덩관절 OA가 있는 환자들은 일반적으로 OA가 있는 쪽의 사타구니 (종종 깊은 통증으로 설명됨), 가쪽 큰돌기, 엉덩이 부위의 통증을 호소한다.[59-62] 통증의 위치는 질환의 단계 또는 관절주위의 변화에 따라 다르지만, 특히 사타구니 통증은 엉덩관절 OA를 확인할 수 있는 진단적 유틸리티로서 민감도 0.84, 특이도 0.70이다.[60] 따라서 이러한 결과를 엉덩관절 OA가 있는 환자들 중 약 16% 만이 사타구니 통증을 호소하지 않는다고 해석할 수 있다.[60] 엉덩관절 OA로 인한 통증 패턴은 체성통이며, 이 통증은 앞쪽 허벅지와 무릎까지 퍼질 수 있고 때로는 무릎 아래까지 퍼질 수 있다 (표 6-3).[59,60] 연구진들은 넙다리신경의 넙다리가지, 폐쇄가지, 두렁가지에서 잠재적으로 나온 방사 패턴이라고 가정했다.[60,63] 엉덩관절 OA 환자가 무릎 아래에서도 통증을 호소할 수 있다는 근거가 있지만, 이는 유사한

표 6-3 엉덩관절 골관절염을 위한 통증 패턴의 진단적 유틸리티

통증 위치	민감도 (%)	특이도 (%)
사타구니	84.3	70.3
엉덩이	76.4	61.1
허벅지 앞쪽	58.8	25.9
허벅지 뒤쪽	43.7	59.9
무릎 앞쪽	68.6	48.1
무릎 뒤쪽	50.9	44.4
아래다리 앞쪽 (정강이)	47.0	35.2
아래다리 뒤쪽 (종아리)	29.4	40.7

From Khan AM, McLoughlin E, Giannakas K, et al. Hip osteoarthritis: where is the pain? *Ann R Coll Surg Engl.* 2004;86:119-121.

• 상자 6-3 엉덩관절 골관절염 환자가 흔히 호소하는 증상

점진적인 발병
사타구니, 엉덩이, 엉덩관절 가쪽에서 나타나는 체성통
쪼그려 앉을 때, 오래 서있을 때, 옆으로 잘 때, 계단을 오를 때 나타나는 통증
60분 이상 지속되는 아침의 뻣뻣함
소리가 남

통증이 있다고 알려진 다른 질환 (예: 허리뼈의 퇴행 또는 추간판성 질환)이 공존할 수 있다는 것이 논리적으로 보이므로 감별 진단에 포함되어야 한다. 예를 들어, 엉덩관절 통증이 있는 환자의 정강이 (아래다리의 앞쪽) 또는 종아리 통증의 엉덩관절 OA 진단을 위한 특이도는 각각 0.35, 0.41이다.[60] 이러한 정보에 기초하여, 약 60%의 사례에서 아래다리에 통증 (예: 정강이나 종아리)이 있다면, 반드시 엉덩관절 OA를 나타내는 것은 아니라고 추측할 수 있다. 근통 패턴이 있거나 통증이 무릎 아래로 퍼진다면, 허리 질환을 동시에 앓고 있거나 다른 진단을 고려해야 한다 (10장의 엉덩관절 통증의 감별 진단 참고).

쭈그리고 앉기, 걷기, 무거운 물건 들기 (추가적인 부하와 들어 올리는 메커니즘 때문에), 계단 오르기와 같은 체중 부하 활동 시 증상이 악화되고 기능적 제한이 있다. 수면 방해 또한 엉덩관절 OA 환자들 사이에서 종종 보고된다.[64] 한 연구에서는 엉덩관절 OA 환자 중 88%가 수면 방해를 겪었다고 보고했으며, 주요 원인은 통증 때문이었다.[64] 다리를 올리고 누워서 자는 자세를 선호했으며, 옆으로 누워서 자는 자세

는 증상을 악화시켰다. 통증이 있을 때 염발음 (crepitus)이라고 불리는 소리가 날 수도 있다. 시간이 지남에 따라 염발음은 관절의 미란과 윤활액의 점성 변화를 나타내는 쇳소리로 변한다. 오래 쉰 뒤 나타나는 뻣뻣함과 1시간 미만 지속되는 아침의 뻣뻣함도 보고될 수 있다. 초기 단계에서는 진통제와 열치료 같은 열 모달리티로 완화된다.

환자들은 비가 올 것 같은 날씨 상태가 증상에 영향을 끼친다고 보고할 수 있다. 이러한 주장은 기압과 상대 습도의 변화나 변동에 따라 통증이 증가한다는 작은 연구 결과에 의해 뒷받침된다.[65,66] 이 주장에 대한 하나의 일반적인 이론은 기압이다. 기본적으로 비가 오기 전에 기압이 떨어지고, 기압이 감소되면 관절이 붓는다. 이러한 생리적인 변화는 비행기에 오래 앉아 있을 때 하지 (발과 발목)가 붓는 상태에서 볼 수 있다. 비행기 내부는 기압이 일정하게 유지되지만, 해수면과의 압력 차이는 남아 있다. 대부분의 사람들은 책상에서 비슷한 시간 동안 앉아 있어도 비행기에서 볼 수 있는 붓기가 생기지 않을 것이라는 것에 동의한다. 반대로 기압이 증가하면 붓기는 감소한다. 통증의 변화에 대한 작지만 또 다른 그럴듯한 메커니즘은 기압에 의한 붓기가 엉덩관절의 안정성에 반비례하게 영향을 미칠 가능성에 있다.[67] 기압과 상대 습도가 통증을 증가시키는 것으로 나타났지만, 이러한 변화의 과학적 근거는 모호하며 통증의 증가는 임상적으로 유의하지 않은 1% 정도로 낮다.[66] 날씨가 나쁘면 앉아서 활동하는 경향 같은 다른 요인들이 이러한 증상의 원인이 될 수 있다.

신체 검사

신체 검사에서는 보행의 이상, 엉덩관절 가동성 감소, 특징적인 약화를 확인한다. 보통 통증, 가동성 감소, 약화 등의 복합적인 영향으로 인해 보행의 이상이 발생한다. 이러한 손상은 여러 보행 편차 중 입각기 및 유각기 감소, 속도 감소, 엉덩관절 움직임 감소에서 나타난다.[68,69] 또한 하지에 OA가 있는 환자들은 낙상의 위험이 높다는 근거가 있기 때문에 낙상 위험에 대한 측정도 필요할 수 있다.[70]

가동성 및 근수행능력

연구진들은 엉덩관절 OA 환자들이 특징적인 가동성 감소를 나타낸다고 제안했는데, 안쪽돌림 (IR)의 범위가 가장 제한적이고 그 다음으로는 굽힘, 벌림이 제한적이며, 이를 관절낭 패턴 (capsular pattern)이라고 한다. IR이 가장 제한적이고 아프다는 것을 뒷받침하기 위해 엉덩관절의 관절낭 패턴을 연구하는 연구가 생겼다. 그러나 이러한 연구들은 OA 환자를 정의하는 가동성의 비례적인 감소를 뒷받침하지 못했다.[71-74] 연구에 따르면, 방사선학적으로 확진된 엉덩관절 OA 환자에게 가동성 감소가 나타나고, 퇴행의 심각도에 따라 움직임의 범위가 감소할 뿐만 아니라 움직임이 제한적인 면의 개수도 다르다.[74] 중등도~심각한 OA 환자들의 엉덩관절 IR 가동성 감소의 특이도는 0.42~0.54이고, 민감도는 0.86~1.0이다.[75] 또한 한 연구에서는 엉덩관절 OA 환자 그룹과 증상이 없는 그룹 간에 수동적인 관절 가동 범위를 비교했다.[19] 이 연구에서 OA 그룹의 가동성이 유의하게 낮았으며, IR은 평균 16°가 차이나고, 굽힘은 18°, 폄은 10°, 가쪽돌림은 21°가 차이났다.[19]

엉덩관절 OA는 종종 근육의 근수행능력, 크기, 구성 요소의 변화와 관련이 있다. 연구들마다 다르지만, 엉덩관절 OA 환자의 대부분이 엉덩관절 굽힘근, 벌림근, 가쪽돌림근, 모음근의 약화와 II유형 근육의 선택적인 위축이 발생할 것이라는 점은 분명하다.[76,77] 또한 근거에 따르면 엉덩관절 OA 환자들은 OA가 없는 건강한 성인에 비해 무릎관절 폄근 (넙다리네갈래근)·굽힘근, 엉덩관절 굽힘근·폄근·모음근·벌림근에 위축과 약화가 있을 수 있다.[76,78,79] 엉덩관절의 관절 가동범위와 근수행능력 측정은 정형외과적 표준 측정 도구지만, 정형외과 의사와 카이로프랙틱 의사 간의 가중측정 값이 (평정자간 일치도의 범위) 각각 0.52~0.65 (0은 우연, 1은 완전한 일치)이므로 이러한 측정을 재현할 때에는 단점이 있을 수 있음을 인지해야 한다.[80] 물리치료사에 대한 급내 상관계수 (Intraclass correlation coefficient, ICC) 값은 0.54~0.88로 보고되었고 중간~좋은 재현성을 의미한다. 다양한 임상 전문가들의 소견 범위와 불일치 가능성을 고려할 때, 이러한 검사 과정을 표준화하려는 노력이 권장된다. 또한 가동성 감소 및 운동 능력 약화는 활동의 감소 또는 불편함 때문일 수 있고 퇴행성 변화를 직접적으로 반영하는 것은 아니다.

기능 평가

기능적 활동 평가는 엉덩관절 검사의 도구적 요소다. 세계 퇴행성 골관절염 학회는 다양한 특성의 일치와 전반적인 활동 주제를 기반으로 엉덩관절 OA 환자를 평가할 때 측정할 단독적인 기능 척도로서 일어나 걸어가기 검사 (timed up-and-go), 30초 동안 의자에 앉았다 일어나기 검사 (30-second chair stand), 4×10 m를 빠른 속도로 걷기 (4×10 m fast-paced walk), 6분 걷기 검사 (the 6-minute walk test)를 권장한다.81 일어나 걸어가기 검사는 임상에서 흔히 쓰이고, 최소한의 공간과 시간이 필요하며, 걷기, 돌기, 앉았다 일어나기 등 다양한 활동을 측정한다. 반면에 6분 걷기 검사는 시간을 고려할 때 실행 가능성의 문제가 있을 수 있다. 근거에 따르면 엉덩관절 OA 환자들은 OA가 없는 건강한 사람에 비해 일어나 걸어가기 검사에서 34% 느렸고, 6분 걷기 검사에서는 28% 덜 걸었다.[76] 추가적인 결과 도구를 사용하여 엉덩관절 OA 환자의 통증, 기능, 장애의 여러 측면을 평가할 수 있다. Western Ontario and McMaster Universities Osteoarthritis Index (WOMAC), 하지 기능 척도 (Lower Extremity Functional Scale, LEFS), Harris Hip Score (HHS) 같은 도구는 엉덩관절 OA 환자에게 타당하다고 검증되었으며, 이를 통해 환자가 인지한 기능 제한뿐만 아니라 다른 속성들 또한 알 수 있다. WOMAC은 엉덩관절이나 무릎관절 OA에게 사용할 수 있는 24개 항목의 자기 기입식 지수이며 통증, 뻣뻣함, 장애를 포함하는 3가지 측면을 측정한다. WOMAC은 100가지가 넘는 언어로 제공되며, 엉덩관절 OA 환자의 ICC 값은 0.77~0.94 사이로서 검사-재검사 신뢰도가 좋은 것으로 밝혀졌다.[82,83] LEFS는 하지의 기능을 측정하는 20개 항목의 영역별 도구이며 지역 사회에 거주하는 엉덩관절 OA 환자의 ICC 값은 0.92로 보고되었다.[83] HHS는 주로 수술 후 환자를 위해 개발되었다. 따라서 엉덩관절성형술 같은 수술 후에 사용된다. HHS는 자기 기입식 섹션과 다리 길이 차이 및 고정된 자세 변형 같은 구조적 이상과 관절 가동 범위에 대한 섹션이 있다. HHS의 관리에 대한 부담은 WOMAC과 LEFS 보다 크다. 하지만 HHS는 관절 가동 범위나 자세 결함 같은 임상가가 측정하는 손상을 평가한다는 장점이 있다.

특수 검사

엉덩관절 통증의 감별 진단을 돕기 위해 개별적인 임상 검사가 설명되었다. 그러나 OA에 대한 이러한 검사의 질환 관련 타당도를 뒷받침하는 근거가 부족하다 (2장의 검사 요약 참고. 굽힘-벌림-가쪽돌림 (FABER) 및 scour 검사는 관절내 질환을 확인하기 위해 가장 많이 사용하는 2가지 검사다.[73,84] 따라서 OA가 의심될 때 보조 임상 검사로 유용할 수 있다. Patrick 검사로도 알려진 FABER 검사는 손상된 다리의 가쪽 복사뼈를 반대쪽 무릎이나 아래다리에 놓고, 검사자가 수동적으로 환자의 다리를 바닥 쪽으로 내린다 (그림 6-6). 적은 그룹으로 이루어진 엉덩관절 OA 환자에게 적용한 이 검사는 방사선 소견과 비교했을 때 민감도가 0.57이고 특이도가 0.71 이었다.[73] 앞서 언급한 연구의 연구진들은 수직 축에서 60° 미만인 각도를 기준으로 측정 가능한 가동성의 손상과 통증이 생겼다면 검사 결과를 양성이라고 정의했다.

Scour 검사는 일반적으로 손상된 엉덩관절을 축 방향으로 부하를 가하면서 90도 굽힘, 모음, IR (반대쪽 어깨 쪽으로) 시키고, 굽힘을 약간 증가시키고 축 방향의 부하를 유지하면서 벌림, 가쪽돌림시킨다 (그림 6-7). 이 검사를 약간 변형시킨 형태도 있다. 하지만 일반적인 원칙은 엉덩관절을 원 운동 같은 방식으로 움직이는 동안 부하를 가하는 것이다. 엉덩관절의 가쪽이나 사타구니의 통증이 나타난다면 검사 결과가 양성이다. 염발음이나 쉿소리가 있다면 주의해야하는데, 이는 엉덩관절 OA의 퇴행성 특징을 알려줄 수 있기 때문이다. 이 검사의 민감도와 특이도는 방사선 소견과 비교했을 때 각각 0.62, 0.75로 보고되었다.[73]

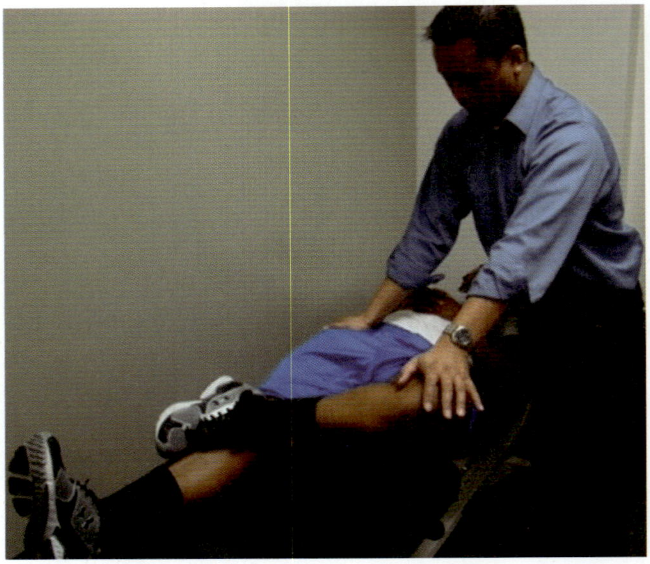

• **그림 6-6 굽힘-벌림-가쪽돌림 (FABER)-Patrick test.** 손상된 다리를 벌림, 가쪽돌림 한 뒤, 발목의 가쪽을 반대쪽 앞쪽 다리 위에 놓는다. 그 다음 검사자가 수동적으로 환자의 다리를 바닥 쪽으로 내린다. 손상된 다리에서 통증이 나타나거나 손상되지 않은 쪽보다 가동성이 감소되거나 다리가 내려간 각도가 수직 축을 기준으로 60° 미만이면 양성 반응이다.

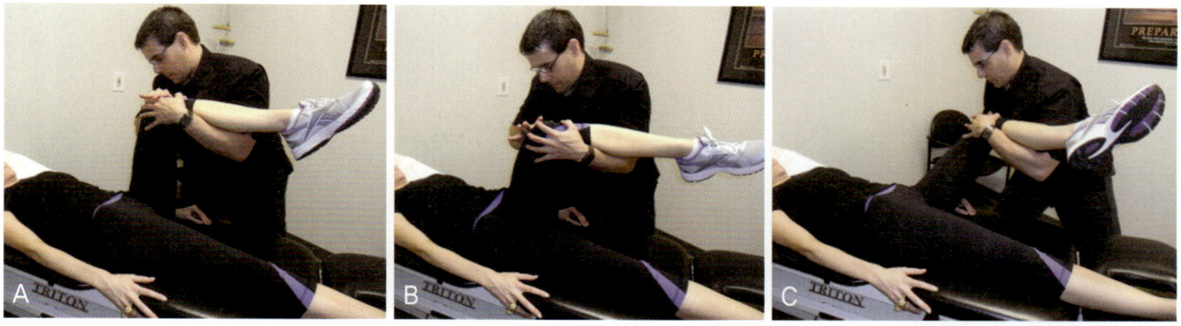

• **그림 6-7** Scour test. A: 시작 자세는 축 방향으로 부하를 가하면서 엉덩관절을 90° 구부린다. B: 축 방향으로의 부하를 유지하면서 모음, 안쪽돌림 (반대쪽 어깨 쪽으로) 시킨다. C: 축 방향으로의 부하를 유지하면서 안쪽돌림, 모음 자세에서 벌림, 가쪽돌림 쪽으로 원 모양의 호를 그리며 엉덩관절을 움직인다. 엉덩관절의 가쪽이나 사타구니에서 통증이 있다면 양성 반응이다.

진단적 영상 검사

엉덩관절 OA의 진단은 일반적으로 신체 검사와 방사선학적 양상 모두를 기반으로 한다. 방사선 사진은 다른 영상 검사들에 비해 시간과 비용 면에서 가장 경제적인 영상 검사이며, 1차 연구의 역할을 한다. 표준 방사선 사진에는 앞-뒤 (AP) 영상 (그림 6-3~6-5 참고), FABER 검사와 가장 닮아 개구리 영상이라고 불리는 가쪽 영상뿐만 아니라, 다양한 전문적인 각도에서 찍은 영상들이 있다 (방사선 사진 및 해석을 위한 부록 C 참고). 대부분의 경우 방사선학적 소견은 엉덩관절 중 부하를 받기 쉬운 부분에서 볼 수 있으며 중등도~심한 관절염 변화에 민감하다. 질환 식별의 정확도를 향상시키고 구조적인 변화를 감지하기 위해 다양한 사진들이 사용되지만, 표준 AP 사진에서 상당한 진단적 유용성을 제공한다.[29,58,85] 일부 방사선사들은 관절 간격이 좁아진 것을 강조하기 위해 체중이 부하된 자세에서 찍는 것을 선호하지만, 체중 부하된 사진의 가치는 확진된 OA 환자의 질환 진행을 모니터링하는 데에 있다고 의견 일치가 되었으므로,[29] 진단을 위한 엄격한 필요 사항은 아니다. 방사선 소견에서 양쪽이 1차적 OA인 경우는 흔한 반면에, 한쪽인 경우에는 이전에 외상이 있거나 이형성증이 있는 사람으로 국한적일 수 있다. OA를 암시하는 방사선학적 소견에는 관절 간격 좁아짐 및 경화, 골증식증, 낭종 형성, 뼈의 비정상적인 윤곽, 절구 돌출이 있다 (그림 6-3~6-5 참고).[58,85] 관절 간격이 좁아진 것 하나로도 엉덩관절 OA를 충분히 예측할 수 있다는 근거가 있다.[86]

Croft 등급 척도는 일반적으로 체중이 부하된 자세의 AP 영상에서 최소한의 관절 간격을 확인하기 위해 사용되며,[86] 넙다리뼈머리에서 가장 가까운 지점에서부터 절구 능선(acetabular ridge)까지의 측정치를 사용한다. 누워있을 때나 서 있을 때 위쪽의 정상적인 관절 간격은 보통 2.5 mm 이상이고,[86,87] 이를 Croft 기준에 따라 0등급으로 간주하며, 0.5 mm 이상의 변화는 관절 간격이 병리학적으로 감소된 것을 나타낸다. 심각한 OA의 경우 (Croft 2등급), 관절 간격이 1.5 mm 이하로 감소된다.[86]

Kellgren-Lawrence 등급 척도는 엉덩관절 OA와 관련된 퇴행성 변화를 분류하기 위해 사용되고 신뢰할 수 있는 방사선학적 기준이며 (표 6-4), 이 척도의 신뢰도와 예측타당도는 최소한의 관절 간격만을 측정하는 것보다 크다.[85,86] 이 척도는 5등급으로 이루어져 있고 관절 간격의 좁아짐, 경화, 낭종,

표 6-4 엉덩관절 OA를 위한 Kellgren-Lawrence 등급 척도

등급	방사선학적 지표
0 (없음)	정상: 관절 간격이 좁아지지 않고, 골극이나 경화증이 없음
1 (의심스러움)	안쪽 관절 간격이 미묘하게 좁아져 있고 넙다리뼈머리 주위에 골극이 있을 수 있음
2 (최소)	확실히 관절 간격이 좁아지고 골극 및 경미한 경화증이 있음
3 (중간)	관절 관격이 좁아진 것이 뚜렷하며, 약간의 골극, 경화증, 낭종 형성, 넙다리뼈머리와 절구의 변형이 있음
4 (심각함)	관절 간격이 거의 없으며 경화증과 낭종이 있고, 넙다리뼈머리와 절구에 뚜렷한 변형이 있으며, 큰 골극이 있음

From Kellgren J, Lawrence J. Radiological assessment of osteoarthrosis. *Ann Rheum Dis.* 1957;16:494-502.

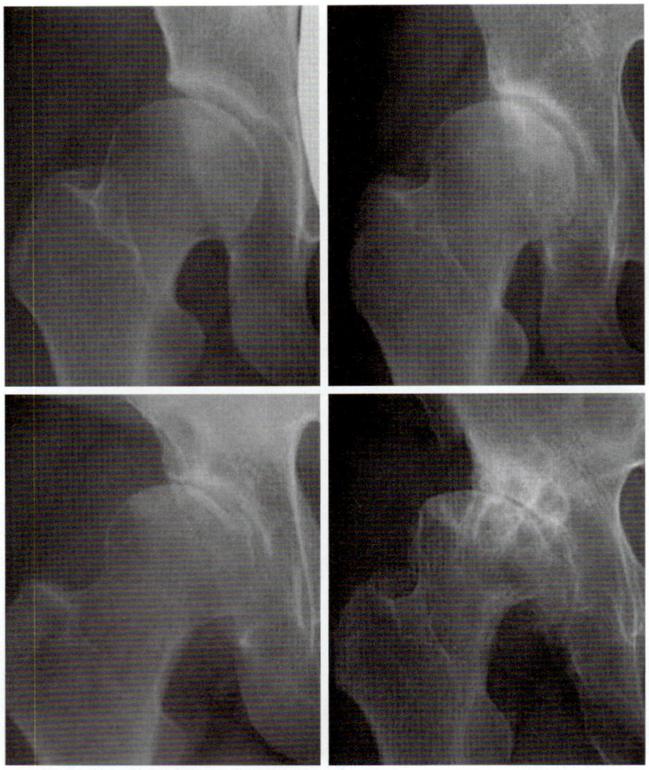

• **그림 6-8** 엉덩관절 OA를 위한 Kellgren-Lawrence 등급 척도의 1~4등급. 0~1등급: 아무것도 없거나 OA를 의심할만한 징후가 없음 (윗줄 왼쪽), 2등급: 관절 간격이 경미하게 좁아져 있고 경화증이 있는 경미한 OA (윗줄 오른쪽), 3등급: 관절 간격이 뚜렷하게 좁아져 있고 경화증이 있음 (아랫줄 왼쪽), 4등급: 관절 간격이 전체적으로 없으며 경화증과 낭종이 있고, 넙다리뼈와 절구의 변형이 뚜렷하며 (구형이 아님), 골증식증이 있음 (아랫줄 오른쪽). (From Fugii M, Nakashima Y, Noguchi Y, et al. Effect of intra-articular lesions on the outcome of periacetabular osteotomy in patients with symptomatic hip dysplasia. *J Bone Joint Surg Br.* 2011;93:1449-1456.)

골증식증, 넙다리뼈머리의 윤곽 (구형)을 평가한다 (그림 6-8). Kellgren-Lawrence 등급이 2등급 이상인 경우 다른 방사선 분류 시스템이나 엉덩관절 OA에 대한 개별적인 기준보다 미래의 관절치환술을 더 정확하게 예측할 수 있다.[87]

초기 엉덩관절 OA의 경우, 보통 방사선학적으로 구조적 변화를 파악하기 어려우며 증상이 확실한 경우 보다 향상된 영상 검사를 적용할 수 있다. 그림 6-2는 다양한 퇴행 단계에서 OA 검사에 사용되는 염상 검사들의 개요를 보여준다. 자기공명 영상 (Magnetic resonance imaging, MRI)은 무 혈성 괴사, 골수염, 신생물, 방사선학적으로 숨은골절을 진단하는 데 선호되는 방식이다. 엉덩관절 OA와 관련하여 MRI는 방사선 사진에서 확인된 것과 유사한 결과를 감지할 수 있으며 연조직 변화를 묘사할 수 있고, 특히 관절 연골 (특히, 시상면에서) 및 관절 주위 연조직을 보다 결정적으로 볼 수 있게 해준다.[88] 게다가 방사선 사진은 MRI와 비교했을 때 연골하 낭종을 확인하는 데에 있어서 비교적 민감도가 낮다 (0.44).[89] 예방 중재를 할 수 있는 초기 단계에서 OA가 감지되었다면, MRI를 선택한 것처럼 보일 것이다. 임상적 관점에서 엉덩관절 OA를 진단하기 위해 MRI 같이 더 좋은 영상 검사가 필수 요소는 아니며, 이는 보통 감별 진단 및 수술할 수 있는 장애를 식별하기 위해 사용된다.

컴퓨터 단층 촬영 (computed tomography) 및 진단용 초음파는 방사선 사진과 MRI에서 보인 것 이외의 다른 역할을 한다. 초음파는 관절 연골의 변화를 모니터링하는 데 사용할 수는 있지만, 엉덩관절 OA 진단을 확립하는 역할을 하지는 못한다. 또한 초음파는 엉덩관절의 유도하 주사 및 흡인에서 그 역할을 할 수 있다. 신티그래피 (scintigraphy, 뼈 스캔)은 연골하골의 리모델링된 부분 및 윤활막염 부위에 주입된 방사선핵종의 증가된 국소화를 확인하기 위해 사용된다.[29] 신티그래피는 골전이, 전신성 질환, 골수염과 OA를 구분하는 데에 도움을 줄수 있지만, 엉덩관절 OA 확인에 있어서 일반적인 역할은 아니다. 엉덩관절에서 관절액을 흡인하는 관절천자 (arthrocentesis)는 감별 진단에서 사용되며 관절 통증의 다른 원인과 OA를 구분하는 데에 도움을 준다.

엉덩관절의 마취 주사는 주사 후 통증이 완화된다면 이는 관절내 질환이라는 전제에 기초한 진단 도구로 사용될 수 있다. 엉덩관절 마취 주사의 진단적 유용성과 관련하여, 메타분석에서는 수많은 사례 연구 디자인의 결과를 평가하고 각각 0.97과 0.91의 민감도와 특이도를 보고했다.[90] 사례 연구 디자인의 명백한 안면타당도와 진단 정확도에도 불구하고, 엉덩관절 OA를 확인하기 위한 엉덩관절 마취 주사의 타당도를 뒷받침하는 고품질의 연구가 부족하다.[90]

감별 진단

엉덩관절 통증의 원인은 다원적이며, 진단은 환자의 인구 통계 및 위험 요인뿐만 아니라 과거력, 신체 검사, 진단적 영상 검사에서 얻은 여러 정보에 의해 크게 좌우된다. 염증성 관절성피진 (arthritide), 대사성 질환, 신생물, 골괴사증 뿐만 아니라 근접한 척추 및 엉치엉덩관절과 같은 여러 가지 엉덩관절의 질환은 엉덩관절 통증의 병인과 관련이 있을 수 있다 (엉덩관절 통증의 감별 진단에 대한 개요는 10장 참고). 임상가들은 과거력, 신체 검사, 영상 검사 결과가 현재 OA 진단 기준과 일치하지 않을 때 엉덩관절 OA 이외의 질환을 고려해야한다. 또한 환자가 엉덩관절 OA에 효과적이라고 여겨지는 중재에 따르지 않고 영상 검사 결과가 제한적일 경우, 대체 진단을 고려해야 한다. 더 나은 영상 검사, 관절 천자 (예: 관절 흡인), 실험실 검사는 유용한 부가적인 검사이며 감별 진단을 위한 중요한 정보를 제공한다. 염증성 관절성피진, 대사성 질환, 관절내 질환 (예: 대퇴비구 충돌 증후군), 전이성 암은 엉덩관절 통증에 영향을 미칠 수 있으며 퇴행성 소견이 있는 경우 OA처럼 보일 수 있다. 감별 진단을 고려할 때 임상가는 이러한 질환을 OA와 구별하는 명확한 특징을 알아야한다.

RA는 아침의 뻣뻣함이 일반적으로 짧은 OA와 달리 1시간 이상 지속되는 것이 특징이다. 또한 엉덩관절 OA는 골증식증이 없고 뼈 미란이 특징인 RA와 달리 골증식증이 특징이다. RA의 또 다른 특징은 여러 관절이 손상되고 전신적 질환이라는 점이다. 손과 손목의 손허리손가락 (MCP) 관절은 RA가 있다면 대칭적으로 손상된다. 이러한 양상은 OA와는 대조적인데, OA는 한쪽에만 나타날 수 있으며 손목과 MCP 관절이 손상되는 경우는 드물다. 명확한 실험실 값이 엉덩관절 OA와 명확하게 관련이 있지는 않지만, RA는 증가된 적혈구 침강 속도 (erythrocyte sedimentation rate, ESR), C 반응성 단백시험 (C-reactive protein, CRP), 항 CCP (cyclic citrullinated peptide) 항체 검사, 양성 혈청 류마티스 인자를 특징으로 한다. 척추 손상이 더 많은 척추관절병증 (spondyloarthropathies)은 말초 관절에 영향을 미칠 수 있고 엉덩관절 통증의 원인이 될 수 있다. 수면 방해, 활동 시 증상 감소, 인구통계학 (더 어린 나이) 같은 역사적인 변수들로 척추관절병증관 OA를 구분한다. 또한 양성 사람백혈구항원 B27 (human leukocyte antigen, HLA-B27)과 함께 ESR과 CRP 증가 같은 실험실 검사가 있을 수 있으며, 이들 모두는 OA 진단에서 영향을 미치지 않을 것이다. 통풍이나 거짓 통풍 (pseudogout) 같은 대사성 질환은 엉덩관절 통증에 영향을 미칠 수 있고 주기적인 급성 통증, 요산 수치 상승이 특징이다. 또한 통풍의 방사선 검사에서는 방사선 비투과성인 관절의 통풍 결절의 모습을 볼 수 있다.

엉덩관절의 전이성 암 또는 원발암 (예: 연골육종)은 엉덩관절이나 골반 통증에 영향을 미칠 수 있다. 고려해야하는 요인에는 뼈로의 전이성 파종으로 알려진 부위 (예: 전립샘)에서의 이전의 암, 자세를 바꿔도 완화되지 않은 야행성 통증이 있다. 신생물은 전형적으로 방사선학적 용해 또는 모세포성 변화로 나타난다. 심한 병변은 불규칙한 가장자리가 특징이고, 관절 간격을 가로지르는 OA와 달리 관절의 한쪽 면이 종종 남아 있다.

무혈성 괴사로 알려진 골괴사증은 엉덩관절 통증이 특징이며, 초기 단계에서는 표준 방사선 사진 상 뚜렷하지 않을 수 있다. 또한 골괴사증은 엉덩관절 OA와 같이 있을 수 있다. 넙다리뼈의 무혈성 괴사와 일치하는 초기 변화는 MRI 같은 높은 단계의 영상 검사에서 나타날 수 있지만, 후기 단계에서는 넙다리뼈머리의 형태학적 변화와 관련하여 방사선학적으로 분명하다. 과거에 코르티코스테로이드를 사용했을 수 있지만, 이는 다른 결과와는 독립적인 약한 진단 변수다. 이전의 넙다리뼈목 골절은 무혈성 괴사의 위험 요인으로 간주될 수 있으며, 이 때문에 종종 수술로 고정하는 대신 관절치환술을 한다.

진단

엉덩관절 OA의 구조적 진단은 보통 영상 검사 결과를 기준으로 하며 방사선 사진을 참조 표준으로 사용한다.[29,86,88] 방사선 사진은 병리학적 특징의 구조적 차원을 제공하지만, 증상이 없는 사람들에게는 비정상적인 결과가 종종 나타난다. 게다가 초기 단계의 OA는 증상이 있는 환자들의 경우 방사선학적으로 알기 어려울 수 있으므로, 신체 검사를 중요하게 생각한다. 진단을 위해 높은 단계의 영상 검사를 사용할 수 있지만 이는 일반적으로 수술이 의심되거나 감별 진단이 필요한 환자들에게 사용된다.[88] 특정한 실험실 값은 보편적으로 받아들일 수 있는 관점에서 일반적으로 OA와 관련된 특정 마커가 없기 때문에 감별 진단만을 위한 유틸리티로 사용된다. 엉덩관절 OA의 최종 진단은 과거력, 신체 검사 뿐만 아니라 영상 검사 결과를 모두 포함하며, 적용할 수 있는 경우 실험실 결과는 감별 진단을 위한 부가 장치로 사용된다.

미국 류마티스학회 (American College of Rheumatology, ACR)은 엉덩관절에 통증이 있는 환자를 OA 진단으로 분류하는 데 사용할 수 있는 여러 검사들을 기초로 기준을 정했다.[58] 특히 과거력, 신체 검사, 실험실 결과, 방사선학적 소견에서의

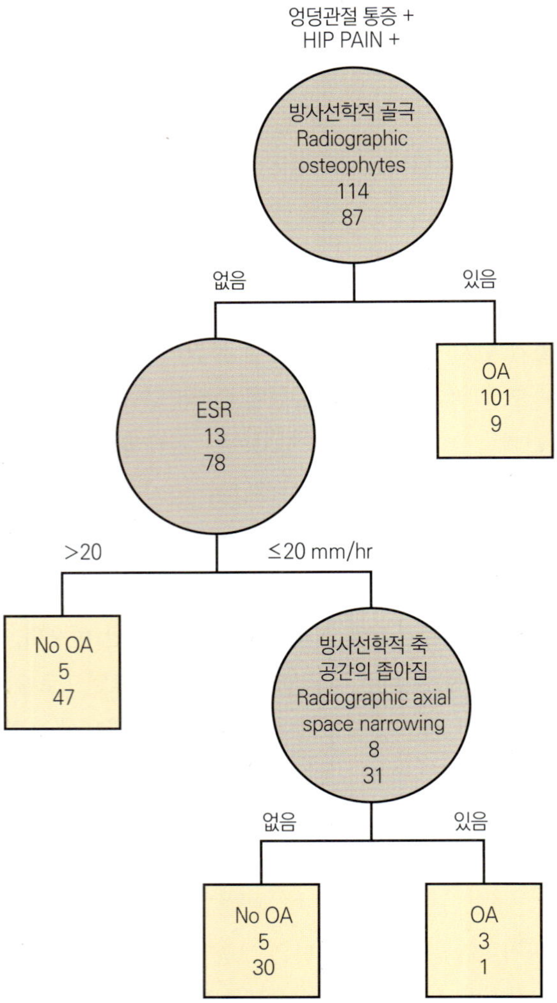

• **그림 6-9** 임상적 기준과 방사선학적 기준을 사용한 미국 류마티스 학회의 기준. 원과 상자의 숫자들은 연구에서의 골관절염 (OA) 환자와 대조군 (아래 숫자)을 나타낸다. ESR: 적혈구 침강 속도. (From Altman R, Alarcón G, Appelrouth D, et al. The American College of Rheumatology criteria for the classifi cation and reporting of osteoarthritis of the hip. *Arthritis Rheum*. 1991;34:505–514.)

기준을 사용하여 임상적 의사 결정을 도울 수 있는 검사들을 개발했다. ACR 기준에 따르면 (그림 6-9), 엉덩관절 통증이 있는 환자들은 다음 3가지 기준 중 2가지가 충족된다면 OA가 있는 것으로 분류된다: ESR 20 mm/시 미만, 넙다리뼈나 절구의 방사선 사진 상 뚜렷한 골극, 관절 간격 감소. 이 기준의 진단적 타당도는 높은 것으로 밝혀졌고, 특이도는 0.91, 민감도는 0.89다. 따라서 앞서 말한 기준이 실제로 엉덩관절 OA가 있는 환자의 약 11%에서 엉덩관절 OA의 진단을 결론짓는 데에 과소평가하거나 실패할 것이라고 주장하는 것이 맞다. 또한 이 기준은 실제로는 다른 질환이 있는 엉덩관절 OA 환자 중 9%를 분류할 것이다. 일부 건강 관리 전문가들을 위한 이 검사들의 잠재적인 제한은 영상 검사나 실험실 값에 의존하는 분류 시스템의 임상적 유용성에 있을 수 있다.

신체 검사와 과거력 검사만을 기초로 한 임상적 기준은 증상이 있는 엉덩관절 OA 환자를 정확하게 식별하는 수단으로 보고되었다.[58,73] ACR에서 제안된 기준 중 하나는 엉덩관절의 ROM 중 15도 미만의 IR과 115도 미만의 굽힘에서 엉덩관절 통증이 있는 것이다. 엉덩관절 통증이 있는 환자를 위해 ACR에서 제안한 또 다른 검사들은 검사 중 통증을 유발하는 15° 이상의 IR, 최대 60분 동안 지속되는 아침의 뻣뻣함, 50세 이상이 포함된다. 앞서 언급한 2가지의 임상 검사들은 (그림 6-10에서 결합) 방사선 소견과 비교했을 때 민감도와 특이도가 각각 0.86, 0.75로 보고되었다. 따라서 14%의 위음성율과 25%의 위양성율을 기대할 수 있다. 하나 이상의 기준 또는 검사들에 충족되는 사람이 더 정확한 엉덩관절 OA로 분류될 수 있다고 추측할 수 있지만, 너무 잘 맞으면 위양성율을 증가시킬 수 있기 때문에 이러한 추측을 평가해야 한다.

ACR 기준 외에도, 72명 참가자의 데이터를 기반으로 한 임상 예측 규칙이 있으며, 이 중 21명은 방사선 사진을 기준으로 Kellgren-Lawrence 등급이 2등급 이상인 엉덩관절 OA가 있다.[73] 이러한 특정 검사들은 엉덩관절 OA에 대한 5가지 임상적 예측 인자를 확인했다: (1) 쭈그리고 앉을 때 악화되는 통증, (2) scour 검사 시 엉덩관절 가쪽이나 앞쪽의 통증, (3) 가쪽 통증을 유발하는 능동적인 엉덩관절 굽힘, (4) 능동적인 엉덩관절 폄 시 통증, (5) 최대 25°의 수동적인 엉덩관절 IR (상자 6-4). 5가지 기준 중 3가지를 충족시키는 환자에 대해 5.2의 양성우도비가 보고되었다. 표 6-5는 다양한 예측 인자를 기반으로 한 추가 진단 기준의 해석을 제공한다. 이 규칙은 임상에서 받아들여지기 위해 유효성 검사와 영향 분석이 필요하다.

예후

엉덩관절 OA 환자의 예후는 여러 변수에 달려 있다. 대부분의 경우, 엉덩관절의 OA는 천천히 진행되며, 많은 환자들이 마지막에 관절치환술을 받는다. 연령, 여성, 최대 2.5 mm의 관절 간격, Kellgren-Lawrence 척도 2등급 이상이 질환의 진행을 예측할 수 있는 가장 강력한 변수라는 근거가 있다.[91,92] 또한 2등급 이상의 Kellgren-Lawrence 등급은 미래의 관절치

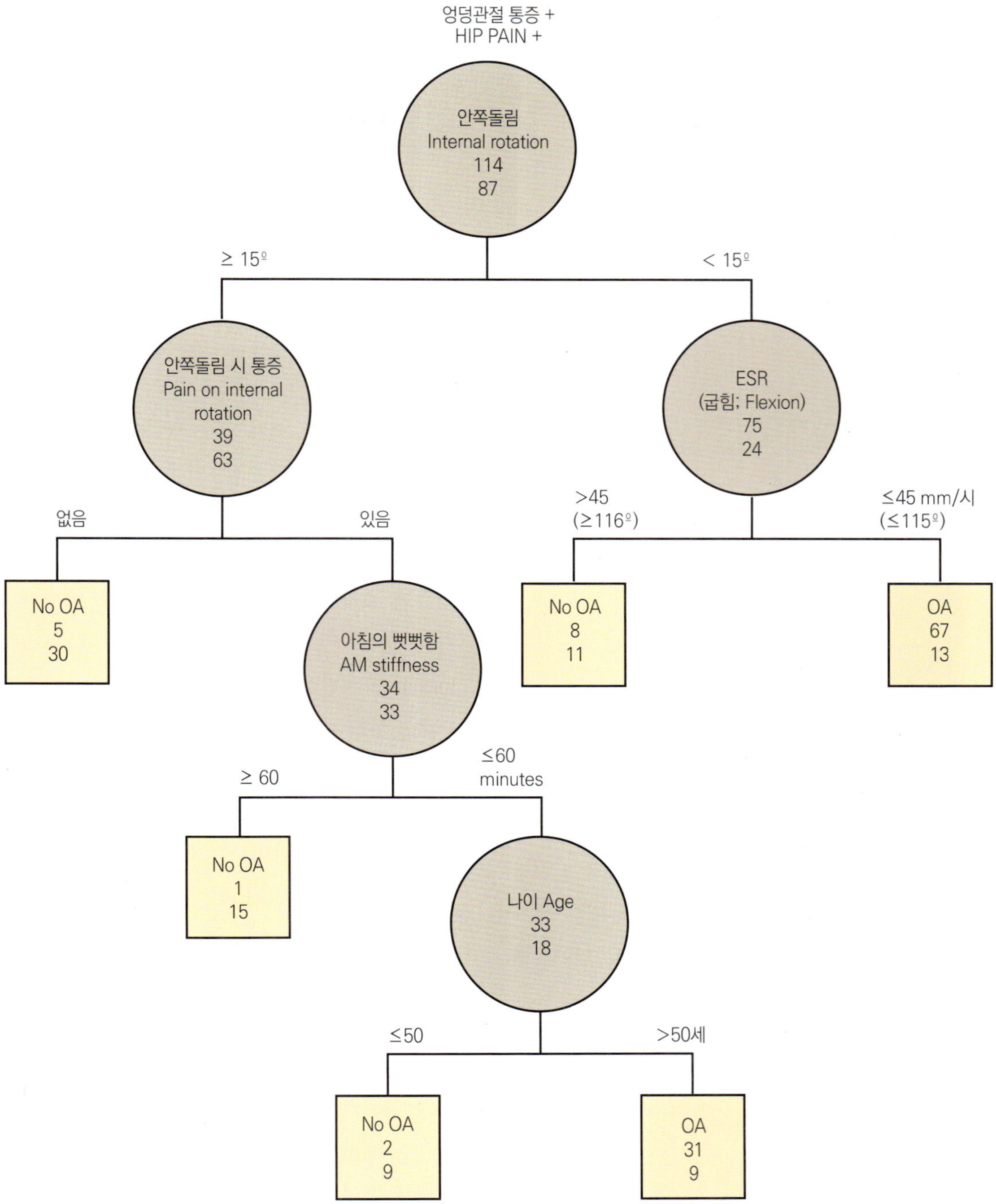

• **그림 6-10** 엉덩관절 골관절염 (OA)을 위한 미국 류마티스학회의 임상적 기준. 엉덩관절의 통증과 안쪽돌림에 대한 지식을 시작으로, 트리형 분류에서는 OA 환자와 OA가 없는 대조군 (아래 숫자)을 나타내는 원과 상자 안의 숫자로 이와 관련된 테스트들을 보여준다. 적혈구 침강 속도가 나와 있지 않다면, 115° 이하의 굽힘으로 대체한다. (From Altman R, Alarcón G, Appelrouth D, et al. The American College of Rheumatology criteria for the classifi cation and reporting of osteoarthritis of the hip. *Arthritis Rheum.* 1991;34:505–514.)

환술에 대한 가장 강력한 방사선 예측 인자로 보고되었다.[87] 근거가 적음에도 불구하고 운동 치료와 교육이 엉덩관절의 관절치환술의 필요성을 미룰 수 있다는 주장이 뒷받침된다.[93,94] 질환 과정을 되돌릴 수 있는 근거 기반의 중재는 현재 없다. 오히려 중재들은 증상 완화와 기능을 가능하게 하는 수술적 중재에 관한 것이다. 관절치환술을 받은 환자들은 일반적으로 예후가 좋다. 그러나 젊은 환자들에게 시행된 관절치환술은 환자의 활동 수준에 따라 시간이 지나면 교정해야 한다.

표 6-5 다양한 예측 인자를 기반으로 한 엉덩관절 골관절염 임상 예측 규칙의 진단적 유용성

규칙 충족	양성우도비	음성우도비	민감도	특이도
5개 중 5개	7.3	0.87	0.14	0.98
5개 중 4개	24.3	0.53	0.48	0.98
5개 중 3개	5.2	0.33	0.71	0.86
5개 중 2개	2.1	0.31	0.81	0.61
5개 중 1개	1.2	0.27	0.95	0.18

• 상자 6-4 엉덩관절 골관절염: 임상 예측 규칙

쪼그려 앉을 때 자가 보고 통증
능동적인 엉덩관절 굽힘 시 엉덩관절 가쪽 통증
모음 동작을 결합한 scour test 시 엉덩관절 가쪽 통증이나 사타구니 통증
능동적인 엉덩관절 폄 시 통증
수동적인 엉덩관절 안쪽돌림이 25° 이하

비수술적 중재

엉덩관절 OA의 관리를 위한 많은 합의에 기반한 지침이 있고, 이 지침들은 공통적으로 결과를 향상시키고 가장 효과적인 근거를 사용했다. 엉덩관절 OA로 임상 진단을 받은 환자는 약물 치료와 비약물 치료를 같이 받고, 보존 치료를 거부하는 환자들에게는 관절치환술이 사용된다.

엉덩관절 OA의 비수술적 관리는 신체 활동을 촉진하는 것이 일반적으로 효과적이라는 것을 기반으로 이러한 신체 활동을 수행하는 환자의 능력이 잘 맞는다면 복합적인 접근이 필요하다.[95] ACR은 심혈관, 신장, 위장 문제 등의 합병증이 없고, 증상이 있는 엉덩관절 OA 환자를 위한 약물 및 비약물 치료에 대한 권장사항을 발표했다 (표 6-6).[95]

약물 치료

가장 권위 있는 지침은 1차 요법으로 아세트아미노펜 (파라세타몰)을 사용한 약리학적 관리를 권장하고, 그 다음으로 합병증을 고려한 비스테로이드성 항염증제 (NSAIDs)와 관절내 코르티코스테로이드 주사를 권장한다. 아세트아미노펜은 OA 관련 증상에 대한 약리학적 치료 옵션으로서, 특히 NSAIDs에 알레르기가 있는 환자에게 유용하다. 아세트아미노펜은 NSAIDs보다 아래 단계이고 OA 관련 엉덩관절 통증 개선을 위한 플라시보보다 위 단계라는 근거가 있다. NSAIDs와 관절내 코르티코스테로이드 주사 모두 엉덩관절 OA의 치료에 효과가 있으며, 특히 갑작스런 재발에 사용될 때 효과적이다.[97] 미국의 뼈 및 관절 계획 (U.S. Bone and Joint Initiative)의 만성 골관절염 관리 계획 (chronic Osteoarthritis Management Initiative)은 이 조직의 권장사항과 지침을 평가한 후 아세트아미노펜을 1차 약물 치료로, 국소 제제와 경구용 NSAIDs를 2차 약물로 추천했다.[98] 엉덩관절 OA에서 NSAIDs가 아세트아미노펜보다 좋지만, 위장 출혈 같은 심각한 위험을 고려해야 하고, 적절한 위장 보호 전략을 사용해야 한다.[99]

관절내 코르티코스테로이드 주사는 엉덩관절 OA의 중재로 추천되었다.[58,98] 코르티코스테로이드 주사는 3개월까지 지속되는 OA 환자의 엉덩관절 통증을 완화시킬 수 있다는 근거가 있다.[100,101] 또한 관절내 코르티코스테로이드는 윤활액 보충요법 (viscosupplementation)과 비교할만한 효과가 있으며, 보행 중 통증을 감소시키는 데 상당한 효과가 있다.[101]

디아세레인 (diacerein)은 OA를 위한 약물로서 천천히 작용하고, 증상을 수정하거나 질환을 수정하는 약물로 사용하기 위해 제안되었다. 디아세레인의 사용에 대한 근거의 수준은 2014년 발표된 리뷰에서 언급한 것처럼 저~중 수준이다. 근거에 따르면 통증 감소에 대한 효과는 적다. 그러나 플라시보와 비교할 때 넙다리뼈의 절구 간격이 좁아지는 것을 늦추는 측면에서 효과가 있음이 확인되었다.[102] 설사는 이 약물의 일반적인 부작용이다.

윤활액 보충요법은 골관절염인 관절에 히알루론산 또는

표 6-6 엉덩관절 골관절염의 관리를 위한 미국 류마티스학회의 2012 지침

지침	약물	비약물
강력 추천	다른 치료를 거부하는 환자들, 관절치환술의 해당자가 아닌 환자들 또는 관철치환술을 받기 꺼려하는 환자들을 위한 마약성 진통제	심혈관 운동, 물 속에서의 운동, 땅에서의 저항 운동 과체중인 사람의 체중 감소 (교육 포함)
조건부 추천	아세트아미노펜 경구용 NSAIDS 트라마돌 관절내 코르티코스테로이드 주사	자가 관리 프로그램 필요한 경우 보행 보조 도구 심리사회적 중재 물리치료사에 의한 감독을 받는 운동과 함께 도수치료를 받는 것 열 모달리티의 사용에 대한 지도
권장하지 않음	국소적 NSAIDS 관절내 히알루론산염 주사 둘록세틴 또는 마약성 진통제	균형 운동 도수치료만 하는 것 태극권
금지	콘드로이틴황산 글루코사민	*

NSAID: 비스테로이드성 항염증제
*미국 류마티스학회는 특정한 비약물 중재를 "금지"하지 않았다.

그 파생물을 관절내에 주사하는 것이다. 이 요법의 치료 목표는 윤활액의 점탄성과 관절 내 히알루론산의 자연적인 보호 기능을 회복시키는 것이다.[103,104] 관절내 윤활액 보충요법에 대한 권장사항은 불충분하거나 약한 근거 때문에 논쟁의 여지가 있다.[98,101,103] 플라시보 조절 시험은 거의 없고 근거는 다양하지만, 통증, 장애, NSAID 사용 감소와 관련하여 엉덩관절 OA 관리를 위한 윤활액 보충요법의 장점은 확인되었다. 그러나 엉덩관절 OA에 대한 이 요법의 실용성을 제한하는 요인은 2014년까지 미국 식품의약국 (Food and Drug Administration, FDA)에서 무릎에 대한 것만 승인되었기 때문에 승인 보류 상태에 있다.

글루코사민과 콘드로이틴은 환자가 독립적으로 사용하거나 이러한 보충제가 손상된 관절의 연골 손실을 약화시키거나 완화시킬 수 있다는 전제 하에 처방전 없이 구입할 수 있는 보충제로 조합되어 사용된다. 관절 연골에서의 프로테오글리칸 합성 증가에 대한 안전성과 잠재성 때문에, 글루코사민과 콘드로이틴은 상당한 인기를 얻었다. 지금까지 연구결과는 여러 결과를 보여주었고, ACR은 엉덩관절 OA에 대한 사용을 권장한다.[95,98,107,108] 메타분석에서는 어느 정도의 효능을 나타냈지만, 이러한 분석은 기존 연구의 잠재적인 문제를 언급한다.[108,109] 콘드로이틴과는 관계없이 글루코사민 제제만 별도로 사용할 경우 플라시보에 비해 엉덩관절 OA 환자의 기능 향상, 통증 감소, 약물 사용 감소, 관절 간격 보존에서 통계적으로 유의한 효과를 나타내지 않는다. 또한 엉덩관절 OA의 진행은 글루코사민의 사용에 영향을 받지 않는다는 근거가 있다. 더 최근의 메타분석에서 콘드로이틴황산이 글루코사민과는 관계없이 별도로 사용되었을 때 엉덩관절 OA에 효과가 없는 것으로 나타났다.[109] 근거가 부족함에도 불구하고 글루코사민과 콘드로이틴 보충제는 많이 사용되고 안전성이 있기 때문에 보편적으로 사용된다.

요약하면 의료 서비스 제공자는 엉덩관절 OA 관리를 위한 복합적인 접근법의 일부로서 일반적으로 약물을 권장한다. 거의 모든 임상 지침이 약물 중재를 권장하지만, 이 중재의 효과 크기는 작거나 중간 정도이며, 대부분의 경우 비약물학적 관리에 비해 독성이 나쁘다. 약물의 선택은 안전성뿐만 아니라 효능을 기초로 해야 한다. 아세트아미노펜 (타이레놀)을 1차 약물로 권장하지만, 이 약물의 효능은 NSAIDs와 코르티코스테로이드 주사보다 낮다. 환자의 과거 병력이 위의 두 약물의 사용을 막지 않으면, NSAIDs가 2차 치료로 권장되고 갑작스런 재발에서는 코르티코스테로이드 주사를 사용한다. 글루코사민과 콘드로이틴에 대한 근거가 적기 때문에 이들의 사용을 권장하지 않는다. 윤활액 보충요법은 효과가 있는 것처럼 보이지만 아직 엉덩관절 OA 환자에 대한 사용이 승인되지는 않았다.

• 상자 6-5 엉덩관절 골관절염의 비약물학적 관리에 대한 권장사항

교육: 강제적인 쪼그려 앉기, 장기간 서 있기, 계단 오르기, 무거운 물건 들어올리기를 제한한다.
교육: 옆으로 자기를 피하고, 충격 흡수가 되는 신발을 신고, 다리를 꼬고 앉는 것을 피한다.
필요한 경우 체중 관리 조언과 의뢰를 받는다.
점진적인 저강도 유산소 운동을 격려하며 증상에 따라 수정한다.
근수행능력과 가동성의 전반적인 손상을 해결하기 위해 전문적인 재활을 적용한다.
스트레칭, 관절 견인, 관절 가동술을 포함하는 전문적인 도수치료 서비스를 적용한다.
필요한 경우 균형 훈련을 받고 보행 도구를 사용한다.

*환자의 프로그램들은 각 환자에 맞춰져야 하며 의료 팀의 영역 내에서 개발되어야 한다.

비약물학적 중재

엉덩관절 OA의 비약물학적 관리는 복합적이며, 환자 교육 및 자기 관리, 운동 중재 및 도수 치료, 체중 감량, 보조 장치 및 재생 의료 등이 있고, 마지막으로 수술까지 포함될 수 있다.[98] 상자 6-5는 이용 가능한 근거에 기초하여 엉덩관절 OA에 대한 비약물학적 관리의 일반적인 권장사항을 보여준다.

교육 및 생활 방식 수정

근거에 기반한 지침에서는 자기 관리 프로그램과 교육이 엉덩관절 OA 환자의 관리에 필수적인 보조 장치라고 권장한다. 자기 관리에는 관절 보호 교육, 활동 수정, 체중 관리, 자기 관리에 영향을 미치는 활동, 심리사회적인 중재가 포함되지만 이에 국한되지는 않는다. 환자 교육 및 자기 관리 프로그램은 통증을 감소시키고, 기능을 증가시키며, 일상적인 약물 사용을 감소시키는 것으로 밝혀졌다.[112-116] 또한 엉덩관절 OA 환자를 위한 환자 교육이 약물 치료보다 통증 완화에 큰 도움이 될 수 있다는 근거가 있다.[116] 권장사항에는 앉았다 일어날 때 더 편할 수 있도록 의자의 적절한 높이와 단단함을 유지하게끔 교육하는 것과 앉을 때 다리를 꼬지 않도록 조언하는 것이 포함될 수 있다.[117] 베개를 사용하여 이동 시 의자의 높이를 올리는 것 또는 옆으로 누워서 잘 때 다리 사이에 베개를 두어 엉덩관절의 모음 자세를 제한시키는 것도 권장해야 한다.[117]

서 있을 때 엉덩관절 OA 환자는 아픈 다리 쪽으로 체중을 부하하지 않는 기법과 적절한 신발 사용을 배워야 한다. 신발에 가해지는 충격을 흡수하기 위해 부드러운 밑창을 권장하고, 필요한 경우 다리 길이의 차이를 교정하기 위해 발꿈치 패드를 권장한다. 다리 길이가 다른 환자들을 위한 깔창은 골반 기울기를 위해 사용될 수 있지만, 이 장치는 OA의 방사선학적 진행을 감소시키지는 않는 것으로 나타났다.[118] 앞서 언급한 연구에서, 깔창을 사용하여 통증을 완화시켰지만, 27명의 표본 크기는 결정적인 결론을 내리기에 부적합하다.[118] 하이힐이나 오래 서 있는 것을 피해야 한다. 장기적이거나 반복적인 쪼그려 앉기와 무릎 꿇기는 엉덩관절 OA와의 관련성과 비정상적인 부하의 생체역학적인 결과를 고려할 때 피하는 것이 옳다. 또한 체중 관리에 대한 조언을 하거나 적절한 식이 전문가를 추천할 수도 있다.

보행 도구

체중 부하 시 통증을 감소시켜주고 기능적 독립성을 향상시켜주기 위해 엉덩관절 OA 환자에게 워커, 지팡이, 목발 같은 보조 도구를 사용할 수 있다.[12] 지팡이는 벌림근의 사용을 감소시키고 아픈 쪽의 절구에 가해지는 압력을 감소시켜주는 수단으로서 반대쪽으로 잡고 사용해야 한다.[119,120] 보조 도구는 환자의 보행 패턴, 통증 수준, 낙상 위험에 대한 철저한 평가를 토대로 처방되어야한다.

도수 치료

도수 치료는 효과적인 것으로 밝혀졌으며, 특히 경미한 엉덩관절 OA 환자의 단기간의 통증 완화 및 엉덩관절 가동성과 기능 향상을 위해 권장된다. 근육 유연성을 증가시키기 위한 스트레칭, 엉덩관절의 견인 또는 신연 같은 특정 도수 치료 및 다양한 관절 가동술이 통증 완화, 기능, 증상 개선, 관절 가동 범위에 효과적이라고 밝혀졌다.[121,122] 근거에 따르면 도수 치료는 운동과 비교했을 때 환자의 만족도를 향상시키지만, 도수 치료는 운동 중재를 추가하지 않거나 도수 치료만 사용되었을 때 장기적인 효과는 없는 것으로 보인다. 본질적으로 도수 치료 중재는 포괄적인 중재 계획의 일부로서 단기적인 효과가 있는 것으로 보인다.

운동 치료

운동 치료는 일반적으로 저강도 유산소 운동, 관절 가동 범위, 근수행능력 운동을 포함한다. 대부분의 프로그램은 복합적이며 수영, 걷기, 사이클 같은 저강도 활동을 비롯하여 점진적인 근력 강화 운동 및 관절 가동 범위 운동을 포함하고, 이들의 목표는 기능 향상 및 통증 감소다. 균형 운동을 제일 우선시하지 않을 수도 있지만, 2012 ACR 권장사항에 따르면 균형 장애가 있는 환자에게 감독 하에 중재를 할 수 있으므로 균형 운동의 유용성을 간과해서는 안된다.

운동 치료는 일반적으로 환자가 할 수 있는 능력에 따라 처방되어야한다. 운동은 비체중 부하 또는 열린 사슬 운동으로 불리는 것부터 시작해 환자가 견딜 수 있을 때 기능적 부하나 체중 부하를 진행시킨다. 근수행능력 운동은 볼기근, 엉덩관절 굽힘근, 넙다리네갈래근이 엉덩관절 OA에 가장 많은 영향을 미치기 때문에 이 근육들에 초점을 맞춰야 한다. 유연성 운동은 전반적인 관절 가동 범위에 초점을 맞춰야 하고, 특히 엉덩허리근, 허리근, 넙다리곧은근, 모음근, 벌림근을 늘려야 한다. 프로그램을 끝내면 시간이 지남에 따라 효과가 떨어질 수 있기 때문에 공식적으로 끝나더라도 계속 해야 한다는 근거가 많다.

땅과 물에서 하는 활동은 엉덩관절 OA 환자에게 효과적이며, 포괄적인 치료 계획의 일부로서 권장된다.[98] 수치료는 엉덩관절 OA 환자의 통증 감소, 가동성 향상, 신체 기능 및 근력 향상, 삶의 질 향상에 있어서 단기적인 효과가 있는 것으로 보인다. 수치료를 프로그램에 포함시키기로 결정하는 것은 환자 개개인의 양상과 온도 조절이 되는 수영장으로의 접근성 및 출석률 같은 요인들을 토대로 해야 한다. 땅에서 하는 치료는 더 큰 기능적 특이도를 갖는 것으로 보인다. 하지만 수치료는 체중 부하 활동을 할 수 없는 환자들을 위해 땅에서 하는 치료를 대신하는 실용적인 대안책이다.

운동 치료 계획을 처방할 때 저강도 유산소 운동 뿐만 아니라 관절 가동 범위, 유연성, 보행, 근수행능력을 향상시키는 운동을 고려해야 한다.[12,95,98] 운동량에 대한 지침이 있으며, 대부분의 임상가들은 효과적인 루틴에 적절한 횟수뿐만 아니라 과부하도 포함되어야 한다는 점에 동의한다. 모든 중재 계획에 특히 중요한 것은 환자 개개인의 손상 및 기능적 제한을 해결해야 한다는 점이다 (예: 훈련의 특수성).

물리치료 및 열 모달리티

열치료 같은 열 모달리티는 엉덩관절 OA 환자에게 효과적일 수 있다.[95] 하지만 치료용 초음파는 권장하지 않는다.[98] 엉덩관절 및 무릎관절 OA에 대한 2011 Dutch 물리치료 지침의에서는[123] 제한적인 근거를 기초로 마사지, 초음파, 전기치료, 전자계, 저출력 레이저 치료는 권장하지 않는다고 한다. 앞서 언급한 지침에서는 경피적 전기신경자극과 열치료도 권장하지 않는다.

재생 의료

재생 의료는 광범위한 근골격계 질환을 위한 보존적인 중재와 수술적인 중재 간의 격차를 해소하는 역할을 하는 신흥 기술이다. 지방 유도 또는 골수 줄기 세포 치료, 자가혈 치료술, 인터류킨-1 길항제 및 전환 성장 인자 같은 사이토카인 또는 항사이토카인 등 다양한 재생 의료가 임상 환경에서 단독으로 또는 같이 사용되지만 이에 국한되지는 않는다. 종합적으로 이러한 재생 요법은 회복 신호를 보내는 성장 인자를 활성화시키는 효과가 있어서 염증 과정을 조절하고 치유 및 재생을 촉진시키는 다양한 과정들을 도와준다는 가정이 지어졌다. 보고에 따르면, 자가혈 치료술은 줄기 세포를 끌어들이고 다양한 질환의 치유를 자극하는 수많은 사이토카인 및 성장 인자의 방출을 자극하는 능력이 있다.

골수 및 지방 세포에서 얻은 줄기 세포 치료는 연골 세포에 항염증 및 보호 효과가 있고 손상되거나 퇴행성인 조직을 치료할 수 있다고 알려져 있다. 줄기 세포 치료는 종종 자가혈 치료술과 같이 시행하는데, 자가혈 치료술이 줄기 세포를 끌어 당겨 필요한 혈관 지원을 더 많이 해주기 때문이다. 사이토카인 치료는 혈관 신생 자극, 세포 수준에서의 염증 과정 감소, 콜라겐 합성 및 복구 지원을 통해 좋고 나쁜 사이토카인의 균형을 맞추는 역할을 한다. OA 환자의 경우 이러한 치료에 대한 전제는 관절 연골의 조직학적 및 생체역학적인 특성을 복원하는 데 기반을 둔 것으로 보인다. 따라서 코스를 변경하거나 퇴행성 연속 단계를 되돌리는 것은 장기적인 목표인 것처럼 보일 수 있지만, 엉덩관절 OA에 적용하는 근거는 제한적이다.

엉덩관절 OA에 대한 이러한 치료들의 효과를 사람에게 평가한 연구들은 제한적이지만, 일련의 근거는 자가혈 치료술 주사의 사용을 뒷받침한다. 조절되지 않은 전향적 연구의 보고에 따르면 자가혈 치료술이 엉덩관절의 퇴행성 OA 환자의 평균 통증 점수와 기능에 있어서 통계학적으로 유의한 단기 및 장기간 개선에 도움이 되었다.[125,126] 불행하게도 생리적으로 정당하다고 보이지만, 재생 치료가 퇴행성 연속 단계를 되돌릴 수 있다는 전제를 뒷받침하는 근거가 부족하다.

비약물학적 중재의 요약

요약하자면 대부분의 엉덩관절 OA 중재에 대한 시험은 약물 치료와 수술을 연구했다.[127] 이 질환을 위한 많은 비약물학적 중재를 뒷받침하는 근거는 부족하다. 이러한 불균형에 비추어 볼 때, 임상가와 연구자들은 모두 좋은 질의 근거가 없는 것과 효과가 없거나 해롭다는 근거가 있는 것의 차이점을 인지해야 한다. 엉덩관절 OA 치료를 위한 대부분의 합의에 기반한 지침은 의료 전문가가 제공하는 수동적 또는 일시적인 치료법과 달리 환자 중심의 중재를 촉진하는 비약물학적 중재에 초점을 맞춘 공통된 견해를 가지고 있다.[112,117] 강력한 근거와 권위 있는 지침들은 자가 관리 프로그램과 교육이 엉덩관절 OA 환자의 관리에서 필수적인 보조 장치라는 점을 뒷받침한다. 또한 신체적으로 견딜 수 있고 장애를 완화하며 기능적 독립성을 증진시키는 활동은 삶의 질을 향상시키고 관절성형술과 같은 보다 힘든 중재를 지연시키는 데 중요한 역할을 한다. 보조 도구 및 균형 훈련은 데이터에 기반한 근거인 외부 출처가 아니라 환자의 신체 상태 및 안전성을 이해하는 의료 서비스 제공자의 경향에 따라 고려되어야한다. 윤활액 보충요법과 비교했을 때 통증 및 기능에서의 자가혈 치료술의 효과는 비슷했지만, 가격 때문에 사용하기 어려울 수 있다. 재생 치료에 대한 향후 연구는 비수술적 대안책으로 제안할 수 있다. 그러나 실제로 이러한 치료가 다른 비수술적 치료보다 좋고, 엉덩관절 OA 환자에게 가정했던 재생 치료 효과를 제공할 수 있는지 여부를 결정하기 위해서는 비교 연구가 필요하다.

수술적 중재

개요

퇴행성 연속 단계를 되돌리거나 약화시키는 역할이 확립되지는 않았지만, OA 환자의 삶의 질을 향상시키기 위한 비수술적 중재의 효과를 뒷받침하는 근거가 많다. 비수술적 중재는 통증을 완화시키고 기능을 향상시키는 수단으로 널리 쓰여지고 있지만, 질환의 진행에 대한 장기간의 예후는 치료 전에 발생한 연골 손상의 양에 의해 큰 영향을 받는다.[128] 퇴행의 정도와 관련 위험 요인에 따라 많은 환자들에게 수술적 중재는 실행 가능한 최종 지점이다. 수술 상담을 위한 의뢰는 삶의 질이 현저히 떨어지고 비수술적 중재를 거부하는 환자들에게 고려된다. 심각한 기능 감소 및 장애가 생기기 전 초기에 수술적 관리를 하는 것은 중재를 지연하는 것보다 수술 후 결과가 더 좋다는 근거가 있다.[129,130] 수술 기술이 발전하고 연구에 대한 이해가 더 커짐에도 불구하고, 엉덩관절 OA에 적용하는 최적의 수술적 관리에 대한 상당한 논쟁이 남아 있다. 수술의 유형은 나이, 활동 수준, 대퇴비구 충돌 증후군 및 불안정성의 유무 같은 내재적인 취약성과 퇴행 단계의 영향을 받는다. 엉덩관절 OA의 수술에는 일반적으로 불안정성과 충돌 같은 병인적 위험 요인을 개선하기 위한 관절보존술 뿐만 아니라 관절치환술이 있다.

관절보존술

관절보존술은 초기 OA 뿐만 아니라 대퇴비구 충돌 증후군이나 이형성증 같은 확실한 위험 요인이 있는 환자의 퇴행성 후유증을 예방하거나 감속시키기 위해 시행된다.[53,55,128,131] 기본적으로 관절보존술의 목적은 엉덩관절의 기계적 환경을 최적화하고 비정상적인 부하를 줄이는 것이다. 일반적으로 수술 옵션에는 엉덩관절 이형성증을 위한 재배열 골절술(reorientation osteotomy), 더 작은 관절 연골 결함을 위한 미세골절, 충돌을 위한 연골성형술 또는 절제술이 있다.[128] 수술 기술의 발전은 관절경과 같이 최소한으로 침습하는 수술을 가능하게 하여 관절 보존에서 핵심적인 역할을 한다. 그러나 대부분의 경우 탈구로 인해 전통적인 개방술이 적용될 수 있다. 관절보존술은 심한 퇴행성 변화가 있는 환자에게는 일반적으로 권장되지 않기 때문에 이 수술의 예상되는 효능은 궁극적으로 OA의 단계에 달려 있다.[25] 결과의 관점에서 대퇴비구 충돌 증후군을 위한 교정술은 관절치환술로의 진행과 OA를 감속시키는 것으로 나타났다.[53,56]

관절치환술

관절치환술은 엉덩관절 OA가 더 진행된 환자들에게 실행 가능한 수술이다.[132] 미국 정형외과 학회에 따르면, 2008년 미국에서 약 23만건의 엉덩관절의 관절치환술이 시행되었으며, 이후 엉덩관절 관절성형술이라고도 불렀다.[133,134] 현대의 인공 임플란트의 효과적인 결과와 생존율 증가로 인해 2030년까지 572,000건으로 증가할 것으로 보고되었다.[135]

수많은 유형의 수술이 문헌에 나와 있으며, 각 접근법은 원래의 관절을 인공 임플란트로 교체하고 삶의 질을 회복시킨다는 공통적인 목표를 가진다.[132] 수술 기술 (전통적이거나 최소 침습적인 방법) 및 임플란트 디자인은 화자의 인구 통계학적 특성 (나이, 활동 수준, 수명) 및 수술하는 의사의 선호도와 훈련 정도를 기초로 결정된다.[132] 실패할 수 있는 위험 요인 및 특정 접근법의 수술 후 결과에 관한 근거는 의사 결정 과정의 일부로서 환자 관련 특성과 일치한다. 현재의 관절성형술은 임플란트 디자인 (인공 보철물의 유형), 부하를 받는 지지면, 고정 방법 (완전접합 또는 비접합), 수술 접근법에 따라 다르다. 수술 후 결과 및 기대치는 임플란트 디자인 및 부하를 받는 지지면과 밀접한 관련이 있지만, 수술 후 관리는 고정 방법 및 수술 접근법에 의해 큰 영향을 받는다.

엉덩관절 치환 임플란트 디자인의 유형

관절성형술을 선택했다면, 임플란트 디자인 옵션에는 일반적으로 전통적인 관절치환술 (반관절성형술 또는 전통적인 엉덩관절 전치환술) 또는 표면 (resurfacing) 관절성형술이 포함된다. 전통적인 엉덩관절 전치환술의 경우 (그림 6-11), 절구와 넙다리뼈머리 모두를 금속, 폴리에틸렌, 세라믹으로 된 고정식 인공 삽입물로 치환한다. 절구는 인공 삽입물의 형태와 유사해질 때까지 구멍을 뚫어 준비한다. 넙다리뼈머리와 목을 절단하고, 넙다리뼈머리가 부착된 줄기를 이식한다. 넙다리뼈머리는 금속 또는 폴리에틸렌 삽입물일 수 있는 지지면 및 인공 절구와 직접적으로 관절을 이룬다.

반관절성형술의 경우 (그림 6-12), 원래의 절구는 남아 있고, 넙다리뼈머리와 목만 인공 삽입물로 치환한다. 넙다리뼈머리와 목이 골절되고 절구는 손상되지 않았을 때 수술을 적용한다. 이 수술은 단극 또는 양극 삽입물을 사용하여 시행될 수 있다. 단극 삽입물은 모노블록 디자인인 반면 넙다리뼈

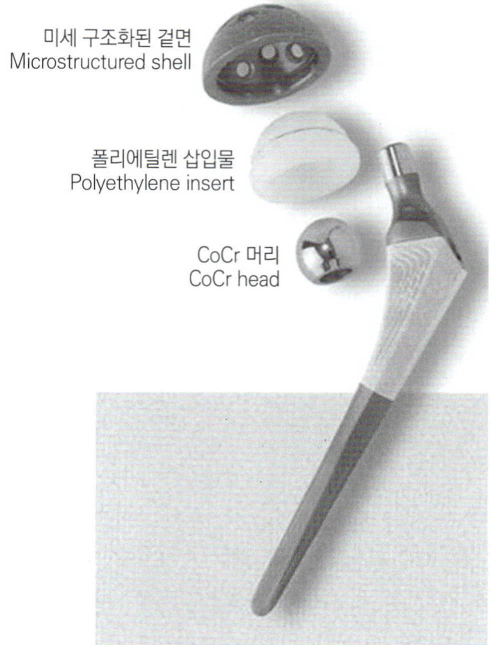

• 그림 6-11 전통적인 엉덩관절 전치환술의 임플란트 구성요소. 금속으로 된 절구에 금속 넙다리뼈 줄기와 폴리에틸렌으로 된 공 모양의 삽입물을 주목한다. (From Capello WN, D'Antonio JA, Feinberg JR, Manley MT: Alternative bearing surfaces: alumina ceramic bearings for total hip arthroplasty. In Pellegrini VD, editor: *Instructional Course Lectures 54*, Rosemont, IL: American Academy of Orthopaedic Surgeons; 2005, pp 171–176.)

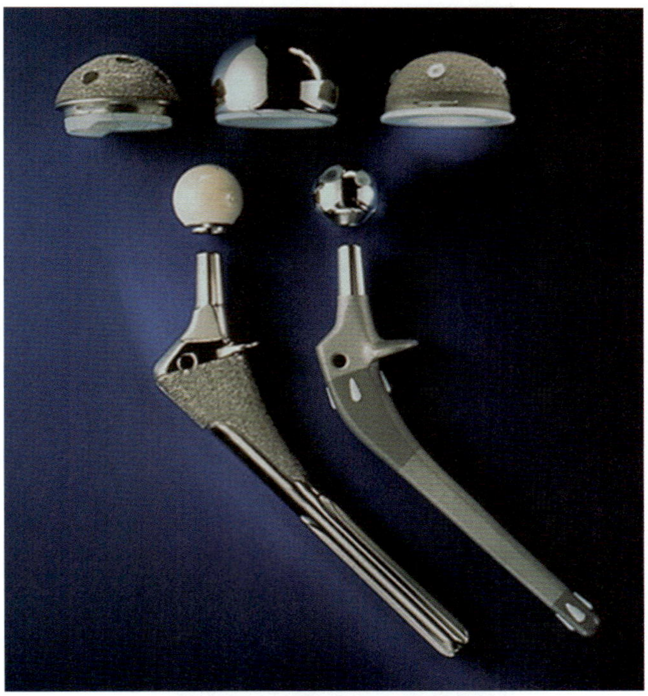

• 그림 6-12 전통적인 양극 반관절성형술의 임플란트 구성 요소. 금속 넙다리뼈 줄기와 세라믹 공 모양으로 된 넙다리뼈머리와 (왼쪽) 금속 공 모양으로 된 넙다리뼈머리가 (오른쪽) 있다. 폴리에틸렌 삽입물이 있는 다공성 절구 컵 (왼쪽), 원래의 절구와 직접적으로 관절을 이루는 양극 넙다리뼈머리 (중앙), 폴리에틸렌 삽입물이 있는 접합식 절구 컵(오른쪽)을 주목한다. (Courtesy Zimmer, Inc., Warsaw, Ind.)

머리는 줄기에 고정되어 있고 원래의 절구와 직접적으로 관절을 이룬다. 단극 삽입물은 조기 마모에 대한 우려와 원래의 절구에 가해지는 스트레스 때문에 거의 사용되지 않는다. 단극 반관절성형술 대신, 대부분의 의사들은 양극 삽입물을 사용한다 (그림 6-13 오른쪽). 양극 반관절성형술은 폴리에틸렌이 있는 금속 컵을 사용하는데 이 컵은 가쪽에선 원래의 절구와 관절을 이루고 안쪽에선 넙다리뼈 줄기에 고정된 작은 넙다리뼈머리 (공 모양)와 관절을 이룬다 (그림 6-12, 중앙 참고). 단극 디자인에 비해 양극 삽입물의 장점은 2개의 관절점이 있다는 건데, 이는 원래의 절구에 가해지는 스트레스와 마모를 감소시킨다고 여겨진다.

상대적으로 덜 일반적이며 교정을 위해 종종 사용되지만, 삼극 관절성형술 삽입물이 있으며 제한적인 절구의 겉면 (shell) 안쪽에 있는 양극 반관절성형술이나 이중으로 움직이는 (관절) 절구 컵이 있는 전통적인 관절치환술로 구성된다 (그림 6-14).[136] 이중으로 움직이는 절구 컵은 2009년 미국에서 FDA의 승인을 얻은 이후로 주 수술 및 교정 수술에서 수술 후 불안정성을 치료할 수 있는 옵션으로 주목을 받았다. 이중으로 움직이는 절구 디자인은 안정적인 환경에서 뛰어난 가동성을 제공하고 해당 디자인을 통해 마모를 줄이는 것으로 생각되어진다.[137] 생체역학적으로 이 임플란트의 디자인은 전형적인 폴리에틸렌-금속 (폴리에틸렌 위에 금속으로 덮인) 부하 지지면이 움직이게 한다. 그러나 넙다리뼈목과 경계면이 만나면 (충돌), 폴리에틸렌 라이너와 절구 겉면 사이의 두 번째 관절이 움직인다.[137]

표면 관절성형술은 뼈를 보존하기 위해 전통적인 관절치환술의 대안책으로 사용된다. 이 수술은 넙다리뼈머리의 관절면을 금속 절구 삽입물과 관절을 이루는 금속 캡 (그림 6-15)으로 치환한다. 줄기가 넙다리뼈몸통을 지나는 전통적인 관절치환술과 달리 넙다리뼈머리에는 일반적으로 넙다리뼈목 아래를 지나는 짧은 줄기가 있다. 전통적인 관절치환술에 비해 표면 관절성형술은 뼈 보존, 가동성 향상, 더 높은 활동 수준 등 여러 장점들이 있다. 더 큰 넙다리뼈머리를 가능하게 하는 금속으로 싸인 금속 디자인 덕분에 가동성이 향상되었다. 표면 관절성형술을 시행한 후, 달리기, 스포츠, 육체 노동과 같은 결과들은 전통적인 관절치환술의 결과를 훨씬 뛰어넘는다.[138] 뛰어난 활동 관련 결과에도 불구하고 등록된 데이터에 따르면 전통적인 관절치환술에 비해 임플란트 실패와 관련된 재수술의 비율이 증가된 것으로 나타났다.[25,139,140]

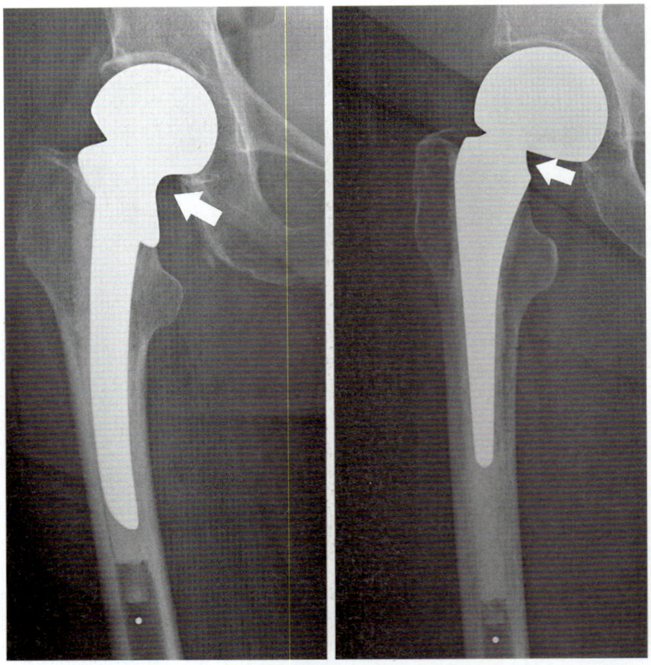

• **그림 6-13** 단극 (오른쪽) 및 양극 (왼쪽) 반관절성형술을 보여주는 앞뒤 방사선사진. 두 사진 모두에서 접합식 넙다리뼈줄기를 볼 수 있다. 양극 디자인에서 넙다리뼈 줄기와 공은 컵의 안쪽에 있고 컵과 직접적으로 관절을 이룬다. 따라서 단극 디자인과 비교했을 때 특이한 위치에서 보일 수 있다 (화살표). (From Pluot E, Davis ET, Revell M, et al. Hip arthroplasty. Part 1. Prosthesis terminology and classifi cation. *Clin Radiol.* 2009;64:967–971.)

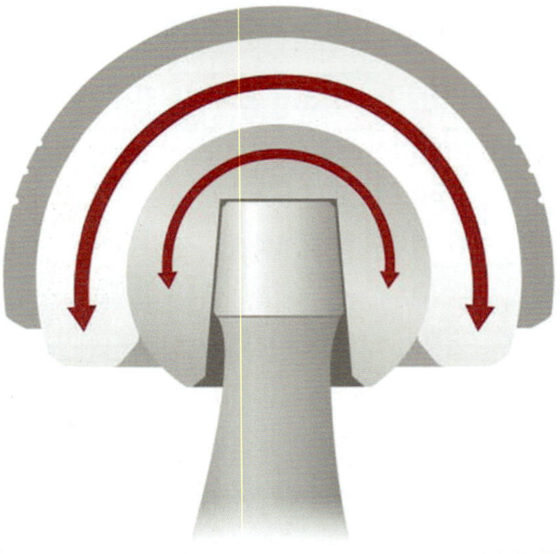

• **그림 6-14** 위의 그림과 같이 이중으로 움직이는 삽입물은 충돌 이전에 움직이는 관절 가동 범위가 더 크다. 이러한 삼극 디자인은 2개의 분리된 관절로 이루어져 있다. 첫 번째 관절은 전통적인 관절이며 넙다리뼈머리와 절구 라이너 사이에서 생기는 반면, 두 번째 관절은 라이너와 겉면 사이에서 생긴다. 두 번째 관절은 넙다리뼈목이 라이너와 닿을 때 가동된다. (From a presentation by Wetzel R, Puri L, Stulberg SD. *Modular Dual Mobility Acetabular Components: An Important Extension of a Proven Approach to Hip Instability.* Joint Reconstruction and Implant Service, Northwestern University Medical School, Chicago, Illinois.)

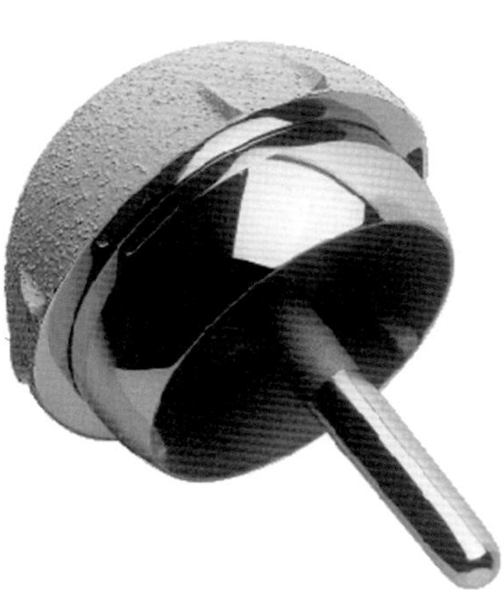

• **그림 6-15 표면 관절성형술의 금속-금속 임플란트 요소.**
(Courtesy Corin Group PLC, Cirencester, United Kingdom.)

부하를 받는 지지면 (부하 지지면)

부하 지지면이라고 불리는 인공 임플란트의 관절면은 일반적으로 금속, 폴리에틸렌, 세라믹으로 만들어진다. 절구의 부하 지지면은 일반적으로 초고분자량 또는 고도로 가교된 폴리에틸렌, 금속, 세라밀 물질로 구성된다. 넙다리뼈머리는 코발트 크롬, 몰리브데넘, 티타늄 합금 같은 금속으로 만들어지고 드문 경우 절구의 구성 요소에 따라 세라믹으로도 만든다.[141] 부하 지지면의 유형은 엉덩관절 임플란트의 수명과 활동적인 생활 방식에 중요한 고려사항인 것으로 보인다.[142] 엉덩관절 전치환술에 사용되는 가장 일반적인 부하 지지면은 뒷면이 금속인 절구 겉면으로서 여기에는 금속 넙다리뼈머리와 관절을 이루는 고도로 가교된 폴리에틸렌 라이너가 있다 (그림 6-11 참고).[142-144] 이 지지면은 대부분의 환자에게 좋은 선택지이며 10년간 생존율이 98%였다.[142] 양극 반관절성형술의 부하 지지면은 폴리에틸렌이 있는 넙다리뼈 컵과 관절을 이루는 금속 공 모양으로 이루어져 있다 (그림 6-12, 중앙 참고). 폴리에틸렌으로 된 부하 지지면은 신뢰도가 높지만, 약할 수 있고, 표면이 마모된다.[145] 금속-금속 (금속 위에 금속으로 덮인) 마모 면은 (그림 6-15, 6-16 참고) 전통적인 폴리에틸렌에서 발생하는 연마되는 마모와 입자 형성을 감소시킴으로써 엉덩관절 임플란트의 생존율을 높이기 위해 개발되었다. 금속-금속 부하 지지면은 넙다리뼈머리를 더 크게 할 수 있어서 가동성을 향상시키고 탈구 위험을 줄일 수 있다는 점에서 관심을 끌었다.[146] 현재의 표면 관절성형술 임플란트 디자인은 수술을 받은 환자들의 활동 수준을 높이기 위해 가동성을 향상시키는 수단으로서 금속-금속 부하 지지면을 포함한다. 금속 부하 지지면의 장점에도 불구하고 세라믹이나 폴리에틸렌으로 된 부하 지지면과 비교했을 때의 단점은 재수술 비율이다.[147] 또한 금속 이온의 존재, 조직에서의 부작용, 골용해에 대한 염려 때문에 금속 부하 지지면의 사용이 선호되지 않는다.[142,146,148] 세라믹 부하 지지면은 금속, 폴리에틸렌, 금속으로 싸인 금속과 비교했을 때 뛰어난 마모 특성이 있기 때문에 사용될 수 있다. 그러나 (세라믹 부품의) 삐걱 거리는 소리와 골절로 인해 인기가 없을 수 있다.[142,144,149]

예상대로 모든 임플란트 디자인과 부하 지지면에는 장점과 단점이 있다. 따라서 위험과 기능적 요구의 균형을 맞추는 개개인의 선택 과정이 각자에게 제일 좋은 결과를 줄 것이다. 인공 삽입물의 디자인과 부하 지지면의 최적의 유형에 관한 연구는 차세대 임플란트와 변화하는 적응증으로 인해 끊임없이 변화하고 있다. 외과 의사의 경우, 환자 개개인의 활동 요구 및 합병증에 대해 신중하게 이해한다면 선택 과정을 도울 수 있는 반면에, 환자는 결과 연구에서의 혼란과는 달리 의사를 선택할 때 편안함이 있어야 한다. 삽입물의 유형 및 부하 지지면과는 별개로 수술 후 관리는 관절치환술 후 결과에 큰 영향을 미칠 수 있다. 또한 임플란트 고정 방식 및 수술 접근법 또한 수술 후 관리에 영향을 미친다.

임플란트 고정 및 접근법

수술 관점에서 볼 때, 임플란트 고정 방법 (완전접합 또는 비접합)과 해부학적 접근법 (위치 및 침습의 수준) 같은 요인들은 수술 후 초기 관리와 관련이 있으며,[132] 어느 정도는 장기 결과와 재수술 비율에 영향을 미칠 수도 있다. 비접합 고정은 약간 큰 인공 삽입물을 준비된 구멍이나 지지면에 끼워 맞춰서 고정한다 (그림 6-16).[141] 비접합 고정술이 사용되면 겉면이 다공성 코팅이 되어있거나 그런 질감인 곳에서 뼈가 자랄 수 있는 인공 삽입물이 선택된다. 어떤 경우에는 압박식 절구와 함께 나사 고정이 사용된다. 완전접합 고정술은 임플란트와 뼈 사이에 접합제를 가압 주입하는 것이다 (그림 6-13 참고). 폴리메틸메타크릴레이트와 기타 물질로 만들어진 접합제는 풀보다 시멘트 같이 작용하여 초기에 고정을 시킨다. 비접합식 절구와 관절을 이루는 접합식 넙다리뼈 임플란트를 사용

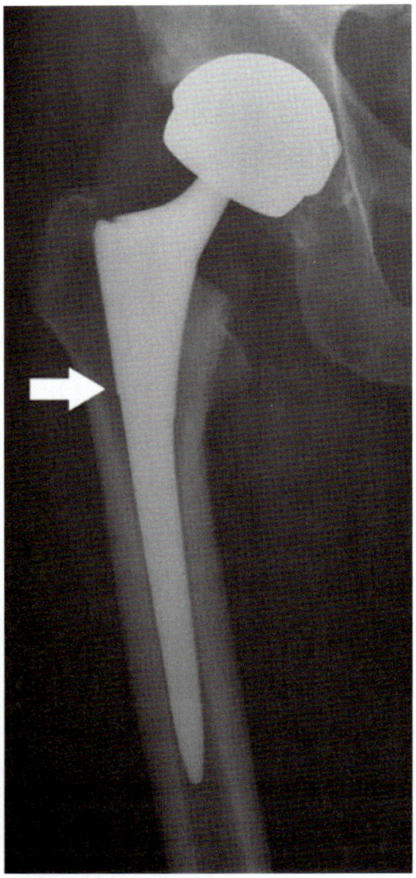

• **그림 6-16 금속-금속 부하 지지면을 사용한 전통적인 엉덩관절 전치환술의 앞뒤 방사선 사진.** 비접합식 넙다리뼈 줄기와 (화살표) 비교적 큰 금속-금속 관절을 주목한다. (From Pluot E, Davis ET, Revell M, et al. Hip arthroplasty. Part 1. Prosthesis terminology and classifi cation. *Clin Radiol.* 2009; 64:967–971.)

한 엉덩관절 치환술을 하이브리드라고 한다. 특히 접합식 임플란트 고정을 한 환자들은 일반적으로 (환자가 가능하다면) 즉시 체중 부하를 할 수 있는 반면, 비접합식 임플란트를 한 환자들은 최대 6주까지 체중 부하를 제한시키는 것이 일반적이다.[150] 비접합식 고정의 장점은 수술의 수명이라서, 비교적 젊은 사람들에게 더 많이 시행된다.[150-152] 또한 고정 방법의 선택은 사용 시 지리적인 패턴의 영향을 받는 것으로 보인다.

수술 후 중재, 잔여 손상, 재수술 위험, 주의사항은 접근법의 유형 (예: 관절에 접근하는 해부학적 위치)에 따라 다르다. 특히 "앞쪽", "앞가쪽", "가쪽", "돌기를 지나는", "뒤쪽-뒤가쪽" 수술법 중 어디에서 시행했는지를 고려해야 한다.[132] 일반적으로 접근법은 중간볼기근과의 근접성을 기준으로 분류되며, 각 접근법은 연조직 외상 및 수술 후 후유증과 관련하여 장단점이 있다. 많은 접근법이 시간이 지남에 따라 덜 침습적으로 발전되었지만, 절개를 더 작게 하고 (일반적으로 10 cm 미만) 연조직 절개를 줄이는 장점을 가진 새로운 최소 침습술 (예: 뒤쪽 미니)이 있다. 게다가 전통적이고 최소 침습적인 접근법들에는 연조직 절개 및 봉합과 관련하여 수많은 외과적 특성이 있으므로, 수술 후 환자들 각각을 개별적으로 볼 필요가 있다.

뒤쪽-뒤가쪽 접근법

2000년 이후 다양한 수술이 시행되어 왔고 부위별로 다양하지만, 뒤쪽-뒤가쪽 (이하 뒤가쪽이라고 부름) 접근법이 가장 일반적이다. 이 접근법은 수술 중 관절이 가장 잘 보이기 때문에 많은 외과 의사들이 선호한다.[153,154] 뒤가쪽 접근법이 가장 일반적이지만, 뒤쪽 미니 및 최소 침습적인 앞쪽 접근법 같이 최소 침습술이 인기를 얻고 있다.[155-158] 선택한 방법과 관계없이 모든 수술은 관절 기능 회복이라는 같은 목표가 있다. 그러나 수술의 차이점들은 고려해야 하는 수술 직후 및 장기적인 주의사항과 직접적인 관련이 있다.[132]

전통적인 뒤가쪽 접근법은 엉덩관절의 뒤쪽과 가쪽에 최대 20 cm까지[159] 벌어질 수 있는 절개를 통해 시행된다 (그림 6-17). 절개가 더 작은 뒤쪽 접근법 (예: 뒤쪽 미니 5~6 cm)과 연조직 절개법이 문헌에 나와 있다.[160] 그러나 좀 더 최근의 메타 분석에서는 수술 후 엉덩관절 기능 및 회복과 관련하여 최소 침습적인 뒤쪽 접근법이 전통적인 접근법보다 우수하지 않다고 결론지었다.[161] 전통적인 수술은 기능과 통증의 긍정적인 결과와 관련이 있지만, 최소 침습적인 앞쪽 접근법 같은 다른 기술과 비교할 때 수술 후 탈구의 비율이 높다는 것이 입증되었다.[154,155,162-164] 뒤가쪽 접근법의 변형이 있지만, 외과의사들은 관절에 접근하기 위해 큰볼기근을 찢거나 부분 절제하고 엉덩관절의 짧은 가쪽돌림근 (궁둥구멍근, 위 및 아래 쌍둥이근, 넙다리네모근, 속폐쇄근)과 관절주머니를[153,154,163] 절제하는 것이 일반적이다.

뒤쪽 미니 접근법은 궁둥구멍근을 그대로 두고 큰볼기근을 찢는 덜 침습적인 방법이다.[160] 일단 관절이 보이면 엉덩관절을 굽힘, IR, 모음시켜 탈구시킨다.[153] 그리고나서 관절을 준비하고, 인공 임플란트를 삽입한다. 접합 방식은 환자의 요구와 의사의 선호도에 따라 결정된다. 비접합식 임플란트는 삽입물이 느슨해질 위험이나 조기 재수술 위험이 없기 때문에 젊고 더 활동적인 환자에게 사용된다.[150,151] 임플란트 삽입 후 연조직을 봉합하여 더 높은 안정성을 제공한다.[153,154,163] 예상대

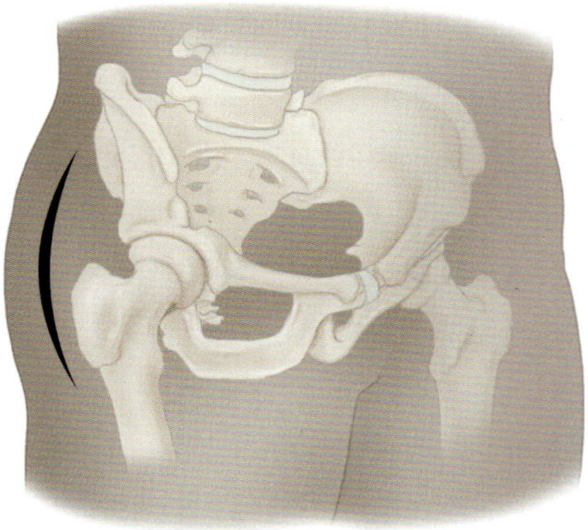

• **그림 6-17** 표준 뒤가쪽 접근법의 절개.
(Redrawn from Biomet, Inc., Warsaw, Ind.)

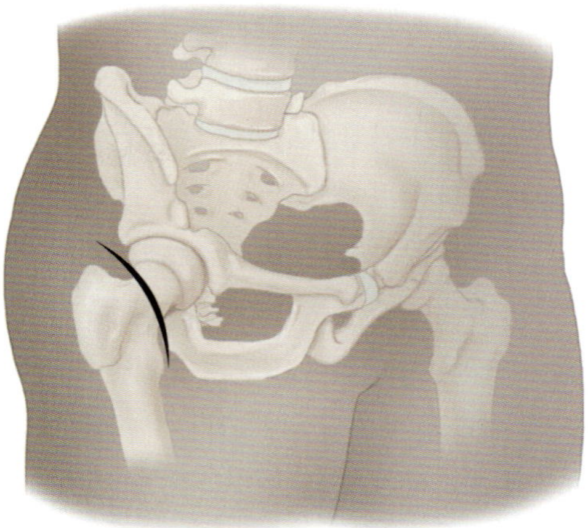

• **그림 6-18** 직접적인 앞쪽 접근법의 절개.
(Redrawn from Biomet, Inc., Warsaw, Ind.)

로 연조직은 치유 시간이 필요하고 충분한 힘으로 치유되기 전까지 엉덩관절을 불안정하게 만들 수 있다.[153,163,165]

수술 후 제한은 다를 수 있지만, 연조직을 치유시키고 탈구 위험을 감소시키기 위해 일반적으로 엉덩관절의 모음, IR, 90도 이상의 굽힘을 제한한다. 또한 봉합된 근육을 보호하는 기간도 짧게나마 있다. 일반적으로 어느 접근법이든지 봉합된 근육을 보호하는 기간에는 최대 6주 동안 (봉합된 근육에 가해지는) 동적인 저항을 피한다. 봉합된 연조직의 기능적 사용 및 최대하 등척성 수축은 일반적으로 권장하지 않는다.

직접적인 앞쪽 접근법

최소 침습적인 앞쪽 접근법은 일반적으로 대퇴근막장근과 넙다리빗근 사이를 작게 절개하여 (10 cm 미만) 시행된다 (그림 6-18).[158,166] 이 수술과 수술을 쉽게 하기 위해 고안된 수술 테이블은 뒤가쪽, 가쪽, 앞가쪽 접근법에 비해 비교적 새로운 것으로, 이 접근법은 덜 침습적이지만 의사에게는 기술적으로 더 까다로운 것으로 보고되었다.[167] 엉덩근육이 손상되지 (잘리거나 절제) 않는 것이 이 수술의 장점이다.[155,158,167] 결과적으로 뒤가쪽 접근법 같이 더 침습적인 수술에 비해 엉덩관절의 불안정 및 약화 발생률이 감소한다고 보고되었다. 수술 방법에는 여러 변형이 있고, 일부 의사들은 수축성 조직의 절개를 포함하는 더 침습적인 앞쪽 접근법을 선호할 수 있다.[157] 수술 방법의 변형 중 하나는 지각이상성 대퇴신경통 (가쪽넙다리피부신경의 손상)을 피하기 위해 절개 부위를 옮기는 것이다. 앞쪽 관절주머니를 봉합시키는 결정은 의사의 선호도에 따라 결정되며 수술 후 활동 (끝 범위의 폄, 가쪽돌림과 폄을 같이 하는 동작)에 영향을 미친다.

앞가쪽 접근법

앞가쪽 접근법은 대퇴근막장근과 중간볼기근 사이의 근육 사이 면을 통해 엉덩관절을 적절하게 노출시킨다.[157] 이수술에는 미니 절개와 전통적인 접근법이 있다. 최소 침습법은 중간볼기근이나 작은볼기근 또는 대퇴근막장근을 거의 또는 전혀 분리하지 않고 8~10 cm 절개하는 반면, 전통적인 접근법은 16~18 cm 절개해야 하고 중간볼기근과 작은볼기근을 분리한다.[157,168,169] 두 접근법 모두 여러 변형이 있다. 벌림근 약화는 전통적인 접근법 이후 볼 수 있는 손상이지만, 수술들을 비교했을 때 4년간의 전향적 추적 관찰에서 비슷한 임상적 및 기능적 효과가 있다는 근거가 있다.[169] 뒤쪽 접근법에 비해 탈구 위험은 비교적 낮다. 하지만 몇몇 의사들은 조직 치유가 되지 않는 처음 6주 동안 끝 범위의 폄, 가쪽돌림과 폄을 같이 하는 동작, 누워서 하는 브릿지 동작을 제한시킬 수 있다. 또한 중간볼기근의 봉합된 섬유들은 치유하기 위해 보호하는 기간이 필요할 수 있다.

가쪽 및 돌기를 지나는 접근법

가쪽 접근법은 다른 접근법들에 비해 탈구 위험이 낮기 때문에 일반적으로 수술 후 탈구 위험이 있는 환자들에게 시행된다 (예: 합병증 또는 느슨함이 과한 환자).[170,171] 또한 이 접근법은 뒤쪽의 연조직 구조를 보존시켜주기 때문에 임플란트 방향과 안정적인 엉덩관절을 위한 최적의 환경을 제공한다고 알려져 있다.[170-172] 이 접근법은 일반적으로 가쪽을 직접 절개하며 관절에 접근하기 위해 엉덩관절 벌림근 (중간볼기근, 작은볼기근)을 찢거나 부분적으로 분리 한다.[157,170,173] 일반적으로 엉덩관절 벌림근은 기능적 힘줄을 절제하거나 때로는 골절술을 통해 큰돌기에서 부분적으로 절제된다.[173] 연조직 분리의 정도는 다양하며, 이러한 정도의 분리는 의사의 권장에 따라 수술 후 기간에 보호되어야 한다. 이 접근법의 고유한 단점은 관절에 접근하기 위해 엉덩관절 벌림근을 분리해야 하는 것이다. 또한 위볼기신경의 손상이 합병증으로 발생할 수도 있다. 기능적인 측면에서는 단기적인 엉덩관절 벌림근의 약화와 수술 후 절뚝거림이 나타날 수도 있다. 하지만 이 접근법의 장점은 수술 후 탈구 발생률이 뚜렷하게 낮다는 점이다.[171] 수술 상황은 수술 후 특정 관리에 영향을 미치지만, 봉합된 근육을 보호하기 위해 엉덩관절 벌림을 보호하는 기간이 짧게나마 시행될 수 있다. 체중 부하는 견딜 수 있을 때 진행되며, 엉덩관절 탈구에 관한 주의사항은 일반적으로 필요하지 않다. 골절술을 사용하여 벌림근을 들어 올렸다면 의사가 결정한 일정에 따라 골 유합을 위한 체중 부하 제한 기간이 필요할 수 있다.

돌기를 지나는 접근법은 보통 합병증이 있는 경우 및 재수술인 경우에 사용되는 제한적인 접근법이다. 돌기의 골절술을 사용하는 이 접근법은 엉덩관절의 앞쪽과 뒤쪽, 완전한 절구를 보기에 좋다.[157,174] 엉덩관절을 잘 볼 수 있는 점은 합병증이 있는 경우 (예: 관절강직증, 절구 돌출, 이형성증) 또는 재수술인 경우에 고정된 넙다리뼈 구성 요소를 쉽게 제거하기 위해 필수적이다.[157] 이 수술은 돌기의 중앙을 절개하며, 일반적으로 큰볼기근의 섬유와 일치한다. 큰볼기근을 찢어서 관절이 보여지면 큰돌기의 골절술을 시행한다. 엉덩관절 벌림근과 가쪽돌림근은 (넙다리네모근 제외) 돌기의 조각에 붙은 채로 남아 있다.[174] 이후 돌기는 철사를 이용해 다시 붙여진다. 이 접근법의 장점은 탈구 발생률이 낮다는 점과 (1.27%) 벌림근과 가쪽돌림근을 보존할 수 있다는 점이다.[171,174] 체중 부하와 능동적인 엉덩관절 벌림은 회복을 보호하고 골 유합을 위해 최소 6주 동안 제한된다. 상대적으로 낮은 탈구 발생률과 가쪽돌림근의 보존을 고려한다면, 일반적으로 움직임에 대한 주의사항은 필요하지 않다.[174]

수술 전 물리치료

수술 전 중재로서 물리치료를 시작하는 것은 수술 후 결과 향상과 짧은 입원 기간에 대한 기대감을 기반으로 한다. 많은 기관에서 수술 전 물리치료가 관절치환술을 받는 환자를 위한 포괄적인 치료의 필수 요소라고 생각한다. 수술 예정 환자의 대부분은 일부 형식적인 재활을 포함하는 보존 치료에 대해 거부감이 있다고 가정할 수 있기 때문에 수술 전 치료를 구성하는 의미가 다를 수 있다. 그럼에도 불구하고 보통 수술 전 재활 치료 (즉, 수술을 위한 약 2개월간의 입원 시 시행)에는 기대치에 대한 환자 교육, 보행 도구에 대한 논의, 주의사항, 수술 후 관리 및 회복 계획, 손상을 완화시키는 공식적인 운동이 포함된다. 많은 시설들과 의사들이 환자 관리에 대한 자기만의 모델이 있지만, 수술 전 물리치료를 몇 차례 방문하는 것은 가정 간호 서비스, 입원 재활, 전문 요양 시설 간호 같은 급성기 이후 서비스를 크게 감소시킨다는 근거가 있다.[175] 흥미롭게도 합병증, 인구 통계학적 특성, 수술 변수를 조정한 후에 비용이 감소되었다는 근거가 밝혀졌다. 게다가 급성기 이후 서비스의 감소에 대한 결과는 물리치료의 양에 따라 좌우되지 않으므로, 수술 전 치료로 그 비용이 옮겨갔다고 예상되지 않는다.[175] 수술 전 관리로 인해 입원 기간이 줄어들었다는 근거가 있다.[176] 게다가 수술 전 물리치료는 대부분의 합병증이 있는 환자들의 경우에도 기능을 향상시킬 수 있다는 근거도 있다.[177] 기능과 손상을 개선시키는 임상적인 흥미로움은 수술 전 변수 (예: 기능 및 근력)와 수술 후 결과 간의 연관성에 있다.[178-180]

수술 전 중재를 미루는 것이 엉덩관절 관절성형술 후 결과에 악영향을 미친다는 것을 확실히 말할 수 있도록 널리 인정된 효과들이 실제로 있는지 밝히기 위해 미래의 연구들이 필요하다. 이용 가능한 근거의 수준에 관계없이, 수술 전 관리는 부작용 면에서 무해한 것으로 보이며, 비용, 입원 기간, 신체 기능에 대한 예비 조사가 있다. 수술을 위해서는 더 강력한 근거가 필요하다.[181,182]

수술 후 중재: 관절치환술

수술 후 초기 기간

접근법에 관계없이 수술 후 재활은 일반적으로 수술 후 첫 24시간 내에 시작된다.[150,183] 첫날에는 일반적으로 수술 후 주의

사항을 따르고 부적절한 생리적 반응을 적절하게 관리하면서 수술한 하지의 발목관절, 무릎관절, 엉덩관절을 운동한다.[132] 표 6-7에는 수술 후 주의사항에 대한 개요가 나와 있다.

대부분의 환자는 심부정맥 혈전증과 잠재적으로는 폐색전증을 촉진시킬 수 있는 정맥 울혈, 응고 장애, 내피 손상을 개선하기 위해 항응고제를 투여받는다.[184] 환자가 항응고제를 복용하는 최적의 기간은 다를 수 있지만, 근거에 따르면 병원 외에서의 예방은 최대 1개월까지 지속될 수 있으며 합병증을 예방하는 수단으로 더 길어질 수도 있다.[185] 항응고 치료는 합병증을 감소시키는 효과가 있는 것으로 알려져 있지만, 건강 관리 제공자들은 잠재적으로 출혈, 감염, 혈소판 감소증의 위험이 있다는 것을 인식해야 한다.[185,186] 운동 중재 및 보행은 (고정 방법을 기초로 결정된 체중 부하 상태에서) 심부정맥 혈전증과 (혈병) 수술 후 부동과 관련된 기타 위험성 (폐색전증, 폐렴, 전신 마취가 오래 지속됨)의 가능성을 감소시키기 위해 권장된다.[132] 근거에 따르면 하루에 다양한 중재를 받는 환자들은 기능적 결과를 더 빨리 달성할 가능성이 높다.[187] 중재를 하루에 2번 하면 기능적 결과를 향상시킬 수 있지만, 이로 인해 입원 기간이 짧아지지는 않는다.[187] 입원 (급성 치료) 재활은 환자가 의학적으로 안정되고 더 낮은 수준의 의학적 관리로 옮겨져서,[132] 궁극적으로 집으로 퇴원하기 전까지 매일 시행된다.

미국의 경우 1차적 엉덩관절 관절성형술 후 입원 기간이 다 다르지만, 평균적으로 2~5일이라고 보고되었다.[188-190] 입원 기간에 영향을 미치는 요인에는 나이, 체중, 혈액 관리, 수술 전 신체 기능, 수술 후 물리치료의 시기, 수술 접근법이 있다.[183,188,191-193] 근거에 따르면 초기에, 가급적 수술 당일이나 24시간 이내에 물리치료를 시작하는 것이 입원 기간을 감소시킨다.[183,194,195] 신체 기능의 관점에서 볼 때, 수술 전 계단을 오르내리기 어려워하고 보행 도구가 필요한 환자들은 더 오래 입원할 가능성이 높았다.[193] 또한 예비 조사에 따르면 수술 전 물리치료는 입원 기간을 줄일 수 있다.[176] 그러나 결정적인 효과를 밝히기 위해서는 추가 조사가 필요하다. 마지막으로 뒤가쪽 또는 뒤쪽 미니 접근법에 비해 앞쪽 접근법을 받은 환자들의 퇴원이 더 빠른 경향이 있다.[188,196]

표 6-7 엉덩관절 전치환술 후의 일반적인 주의사항

제한	고려사항
체중 부하 제한	돌기의 골절술 비접합식 고정
90°가 넘는 엉덩관절 굽힘, 중앙선을 넘는 모음, 안쪽돌림	뒤가쪽 접근법 뒤쪽 미니 접근법
끝 범위의 폄 또는 가쪽돌림과 폄을 같이 하는 동작	직접적인 앞쪽 접근법 앞가쪽 접근법
능동적인 엉덩관절 벌림	돌기의 골절술
수술한 근육의 역동적인 저항 운동	모든 접근법

* 특정 주의사항: 일정은 의사의 선호도, 수술의 특성, 위험 요인을 기준으로 해야 한다.

남아 있는 손상

수술 후 결과는 일반적으로 뒤가쪽 및 앞쪽 접근법에 초점을 맞춘다. 따라서 결과에 관한 논의와 근거의 대부분은 이러한 방법들에 제한되어있다. 손상의 관점에서 볼 때 앞쪽 접근법을 받은 고객들은 재활 초기에 더 높은 기능적 수준으로 진행할 것이라는 근거가 있다. 하지만 공식적인 치료에서의 퇴원 시기, 기능의 차이에 대한 근거는 적다.[167,197] 퇴원할 때와 다음 몇 년 이후라도, 엉덩관절 관절성형술을 받은 환자들은 일반적으로 손상이 있다. 하지만 손상의 정도는 여러 요인에 따라 다르며 이 요인에는 환자의 수술 전 상태, 합병증, 수술의 유형 (더 침습적인 수술은 근육의 더 큰 손상과 관련이 있으므로)이 포함된다.[198-202] 기능과 관련해서 환자들은 수술 후 최대 2년 동안 계단 오르기에 제한이 생기고 보행 속도가 감소되며, 보폭이 감소된다.[203,204] 수술 후 1년까지 32%의 사람만이 보행을 위한 보조 도구를 사용할 것이고, 수술 후 5년째에는 이 사용률이 13%로 감소할 것이다.[201] 앞서 언급한 근거에서 2년까지 지속되는 기능 제한을 지적했지만, 이는 이 연구의 최종 지점이며 이러한 제한은 2년 이상 지속될 수 있다는 점을 알아야 한다.

손상의 관점에서, 엉덩관절 폄과 가쪽돌림의 관절 가동 범위 (ROM) 감소가 여러 연구에서 보고되었다.[197,203,205,206] 이러한 제한은 정상적인 보행 역학 뿐만 아니라, 신발이나 양말을 신고 벗기 위해 반대쪽 무릎에 발을 올리거나 발의 위생 활동 같은 기능적 활동을 수행하는 능력에 영향을 미칠 수 있다. 굽힘 ROM 감소는 일반적인 수술 후 손상으로 확인되었고, 뒤가쪽 접근법을 받은 환자들은 대부분 굽힘이 90° 이상인 활동을 피해야한다. 근육 손상은 엉덩관절 치환술 후 영구적인 문제로 가장 많이 보고되었으며, 더 침습적인 수술은 잠재적으로 더 큰 손상을 일으킬 수 있다.[198] MRI를 사용한 한 연구에서는 뒤가쪽 접근법 후 최대 2년 동안 엉덩허리근, 큰볼기근, 엉덩관절 벌림근 및 모음근의 손상 (위축 또는 방사선학적 밀도 감소)이 있음을 알아냈다.[199] 게다가 엉덩관절 굽힘근, 벌림근, 모음근, 가쪽돌림근의 힘 및 근력의 감소가 퇴원 후에도 보고되었다.[197,200,206,207] 마지막으로 수술한 다리의 자세적 안정성 감소,[208] 심혈관 상태 손상[209] 이 엉덩관절 치환술 후의 영구적인 손상으로 보고되었다. 많은 연구들이 2년까지의 손상을 연구하지만, 걷기 같은 활동의 제한이 이 기간을 넘어서 지속될 수 있다는 근거가 있다.[201] 또한 시간에 따른 기능의 점진적인 감소는 평균적으로 수술 후 약 5년째에 시작되며,[201] 따라서 지속적이고 진행적인 운동 기반 중재가 필요하다는 근거가 있다. 상자 6-6은 엉덩관절 치환술을 받았던 환자들에게 나타나며 공식적인 치료 기간을 지나도 지속되는 일반적인 손상을 보여준다.

수술 후 주의사항

건강 관리 제공자와 환자들은 탈구의 성향을 인식해야하며, 인공 삽입물의 조기 마모에 영향을 미치거나 골 유합 (골절술을 한 경우)을 방해할 수 있는 활동을 제한할 필요가 있다. 수술과 관계없이, 대부분의 환자는 특정 주의사항을 받아야 하며, 접근법에 따라 제한의 특징이 다르다 (표 6-6 참고). 탈구는 엉덩관절 치환술의 일반적인 합병증이며 뒤가쪽 접근법으로 1차적 수술 또는 재수술을 받은 환자의 최대 11%에서 발생한다.[171,210,211] 14개 연구의 누적 보고서에 따르면 연조직이 적절히 봉합되었을 때 1차적 뒤가쪽 접근법 후의 평균 탈구 발생률이 2%였던 반면 최소 봉합한 경우에는 4%였다.[171] 근본적으로 탈구의 위험은 앞쪽, 직접적인 가쪽, 돌기를 지나는 접근법에 비해 뒤가쪽 접근법 이후 6배 더 높다.[163,171,212]

• 상자 6-6 엉덩관절 치환술 후 공식적인 치료 기간을 지나도 지속되는 주요 손상

기능: 계단 오르기, 보행 속도, 보폭, 수술한 다리의 기능적 안정성
심혈관 기능
엉덩관절 굽힘근, 벌림근, 모음근, 가쪽돌림근의 근수행능력 손상
위축: 엉덩허리근, 큰볼기근, 엉덩관절 모음근 및 벌림근
관절 가동 범위: 엉덩관절 폄 및 가쪽돌림

뒤가쪽 접근법은 관절에 접근하기 위해 연조직 (근육, 관절주머니)을 절제하기 때문에, 이러한 탈구 위험의 차이는 이 접근법의 침습적 특징 때문일 가능성이 높다. 모든 절구의 약 50%는 수술 후 3개월 동안 발생하는데,[210,213] 이는 수술 후 활동 주의사항을 따르지 않고 봉합된 연조직의 약화로 인해 불안정이 발생하여 생기는 것으로 생각되어진다.

일반적으로 수술 후 활동 제한은 수술 접근법에 대한 이해에서부터 생리학적으로 시작되며, 일반적으로 의사들 사이에서 공통된 의견이며, 이러한 제한의 기간만 다르다.[132] 구체적으로 말하면 엉덩관절은 수술 (뒤가쪽 접근법) 중 굽힘, IR, 모음을 했을 때 탈구되며 (그림 6-19), 따라서 수술 후 이러한 동작을 시행하면 (같이 또는 단독적으로) 환자는 탈구될 위험이 생긴다.[150,214,215] 게다가 엉덩관절을 90° 이상으로 구부리기 (그림 6-20), 낮은 의자에 앉는 것 같은 자세 취하기, 앉으면서 앞으로 구부리기, 쪼그려 앉기 같은 동작들은 뒤가쪽 접근법 후 탈구의 원인이라고 알려져 있다.[163,215] 수술 후 12주째에 연조직이 치유되고 탈구의 위험이 감소되는 것으로 보인다. 활동 제한 외에도, 체질량지수 증가, 알코올 중독, 이전의 탈구, 골절을 위한 엉덩관절 치환술이 탈구의 또 다른 위험 요인이라는 근거가 있다.[163,202,212]

대부분의 탈구가 첫 3개월 동안 발생하지만, 근거에 따르면 수술 후 5년이 지나서도 발생할 수 있다.[216] 앞서 언급한 근거에 비추어 볼 때, 의사의 선호도에 따라 뒤가쪽 접근법 후 적어도 12주 이상 동안 90° 이상의 엉덩관절 굽힘, 모음, IR을 피하라고 권장한다 (동시에 움직이거나 단독적인 움직임 모두). 또한 같은 기간 동안 엉덩관절을 90° 이상 구부리게 만드는 쪼그려 앉기 및 무릎 꿇기 같은 활동들도 피하라고 한다. 굽힘, 모음, IR의 가동성이 더 큰 환자에게 탈구가 발생할 가능성이 더 크다는 근거가 있으며,[217] 이 결과는 뒤가쪽 접근법 후 권장 기간동안 이러한 동작을 증가시키지 않도록 권장한다.

뒤가쪽 접근법과 달리 최소 침습적인 직접적인 앞쪽 및 앞가쪽 접근법 후에는 탈구의 위험이 상당히 감소된다는 근거가 있다. 실제로 근거에 따르면, 직접적인 앞쪽 접근법 이후에는 일반적으로 수술 후 가동성 제한이 필요하지 않다.[164,218] 특히 앞쪽 접근법 후 주의사항이 없어도 탈구의 위험률이 변하지 않았다는 연구가 있다.[164,218] 직접적인 앞쪽 접근법 후 가동성 제한은 수술의 요인에 따라 다르다. 앞쪽 관절주머니

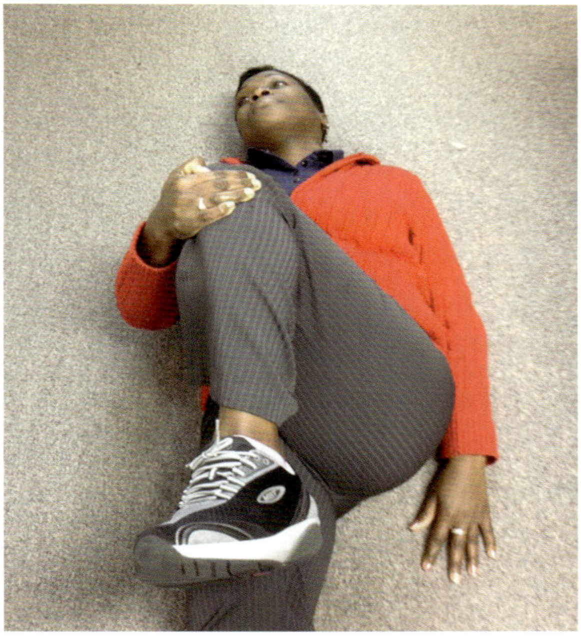

• **그림 6-19** 90°를 넘는 굽힘과 모음, 안쪽돌림을 동시에 하는 자세.

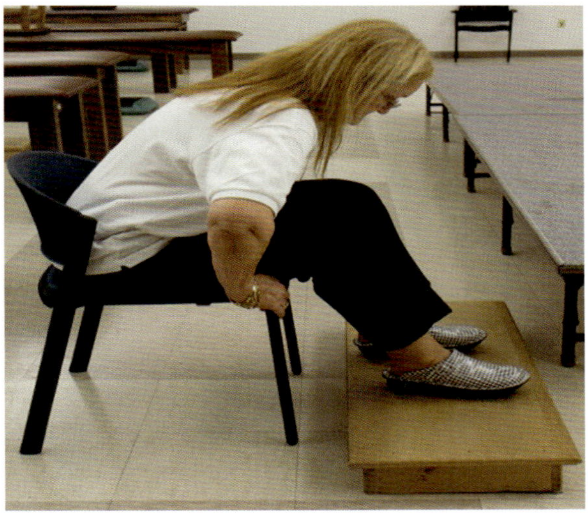

• **그림 6-20** 탈구의 위험이 있는 기능적 자세: 엉덩관절이 90° 넘게 구부러지는 것을 주목한다.

를 봉합한 의사들은 수술 후 초기 치유 단계 동안 엉덩관절의 과한 폄과 가쪽돌림을 제한할 수 있다.

일반적으로 삽입물의 고장 및 마모는 수술 후 시간 경과에 따라 선형 패턴으로 발생하는데, 환자의 10%까지는 10년쯤에 느슨해지고, 14년쯤에는 17%로 증가한다.[201] 마모는 부하 때문이라고 받아들여지므로, 주기의 수 (반복, 활동 수준이라고도 함)와 부하의 크기 (체중)가 마모의 양에 영향을 미친다.[219] 수술 후 건강 관리 전문가는 심혈관 상태를 위해 필요한 활동과 전반적인 체력 수준 간의 균형 및 조기 마모나 삽입물의 고장을 일으킬 수 있는 활동의 양을 알아야 한다.[219] 많은 의사들은 활동 수준과 고장 간의 연관성이 입증되었기 때문에[201] 엉덩관절 관절성형술 후 조기 마모 및 인공 임플란트의 느슨해짐을 예방하기 위해 높은 수준의 활동을 피하라고 한다.[201] 고관절 학회의 대표 멤버들 사이에서 "높은 수준의 활동"을 구성하는 것에 대한 합의가 이루어졌다. 세부적인 권장 활동은 이 장의 운동 프로그램 부분에서 설명되지만, 조깅, 암벽 등반, 고강도 유산소 운동, 축구, 라켓볼 같은 활동들은 피해야 한다.[201]

근력 운동

관절 가동 범위 감소, 통증, 근력 같은 수술 후 손상은 최적의 결과가 생기지 못하게 막는 위험 요인으로 알려져 왔다.[220] 개별 운동 프로그램은 수술 후 초기 및 후기 단계의 손상과 신체 기능을 다루는데 효과적이라는 것이 밝혀졌다.[221] 확실한 근거에 따르면 유산소 기반 및 저항 기반 훈련 모두 이 환자들의 좋은 적응을 촉진한다.[221] 관절치환술 후 유연성 운동의 효과를 뒷받침하는 근거는 현재 부족하지만, 운동 프로그램에 이를 포함하기 위한 이론적인 기초가 있다.[132]

하지의 근육의 저항 운동은 수술 후 정상적인 신체 기능의 회복에 있어서 중요하다.[221] 연구진들은 움직이지 않은 첫 주 동안 근력이 하루에 4%씩 감소한다고 했기 때문에 수술 후 가능한 신속하게 진행성 저항 훈련 프로그램을 시작하는 것이 좋다.[222] 한 연구에서,[223] 초기 단계인 24명의 피험자들을 저강도 저항 치료 그룹과 추가적인 보존 치료 및 고강도 훈련 그룹으로 무작위로 나눴다. 실험군은 레그 프레스와 저항 밴드를 찬 뒤 엉덩관절 벌림 운동을 5번식 4세트 시행했다. 1RM (1번에 들어 올릴 수 있는 최대 무게)의 약 85%를 시행했으며, 근력이 점진적으로 증가할 수 있도록 부하를 점진적으로 증가시켰다. 연구 결과, 저항 치료만 받은 그룹에 비해 추가 보존 치료와 저항 운동을 같이 한 피험자의 하지 근력과 힘 발생 속도가 유의하게 더 높았다. 또한 작업 6개월과 12개월 추적 관찰에서 대조군에 비해 근력 훈련을 받은 그룹의 작업 효율이 유의하게 더 컸다 (각각 29%, 30%).[224] 연조직의 치유 전에 프로그램을 진행했음에도 불구하고 고강도 저항 훈련과 관련된 부작용은 없었다. 이러한 결과는 초기의 점진적인 저항 운동이 노인들의 표준 재활보다 하지의 최대 근력, 근육량, 근육의 기능을 증가시키고 입원 기간을 현저히 감소시켰다고 보고한 다른 연구의 결과와도 일치한다. 저항 운동은 엉덩관절 관절성형술 후 초기 뿐만 아니라 말기에서의 기능적 능력을 향상시키는데도 중요하고 효과적이다. 또한 근거에 따르면 엉덩관절 후 3달 간의 점진적인 저항 훈련 프로그램은 대조군에 비해 근력, 기능적 운동 수행능력, 균형을 유의하게 증가시키고, 낙상과 관련된 행동적 및 감정적 문제를 감소시켰다.[226]

재활의 초기 단계에서 저항 운동은 90°가 넘는 엉덩관절 굽힘을 제한해야 하고, 관절이 받아들일 수 있는 스트레스를 넘지 않게 해야 한다. 이러한 동작들은 잠재적으로 엉덩관절 탈구를 일으키기 때문이다.[223] 탈구에 주의해야하는 환자들은 운동 시 런지, 스쿼트 또는 몸의 중앙선을 넘어 IR이나 모음을 동시에 하는 동작들을 할 때 주의해야 한다. 저항 훈련 프로그램의 일환으로 벌림근 및 가쪽돌림근의 운동을 포함하는 것도 좋다. 엉덩관절 벌림근은 정상적인 보행과 낙상 예방에 있어 필수적이며,[223] 이러한 근육에 직접적인 운동은 수술을 받은 환자들의 정상적인 신체 기능 회복에 도움이 될 수 있다. 가쪽돌림근의 근력 강화 운동은 엉덩관절 안정성 뿐만 아니라 근수행능력에도 중요하다. 근거에 따르면 이러한 근육들은 수술이 성공적으로 끝나고 뒤쪽 또는 뒤가쪽 접근법 수술 시 절개를 했기 때문에 손상됐을 수 있다. 연구진들은 고강도 근력 훈련이 회복의 초기 단계에서 실행할 수 있는 전략이라고 보고했지만, 일부 환자에게는 너무 힘들 수 있다. 또한 일부 환자들은 여전히 항응고제를 복용하고 있으며, 이로 인해 더 격렬한 운동 시 출혈 위험이 증가할 수 있다.[184,185] 위험의 관점에서 초기의 근력 강화 운동은 최대하 등척성 운동에 초점을 맞춰야 하며, 견딜 수 있을 때 통증과 기능에 따라 점진적인 방식으로 진행해야한다. 최대하 등척성 단계 후 더 보존적인 접근법은 1RM의 50%에서 시작하며 6~8주 후에 80%로 점진적으로 증가하며, 이는 엉덩관절 관절성형술을 받은 환자에게 안전하고 효과적이라고 보고되었다.[225]

심폐 운동

관절치환술을 받은 많은 환자들은 호흡기 질환을 일으키는 신체 장애를 겪고 수 년 동안 활동 수준이 감소된다.[227] 따라서 직접적인 심폐 운동은 이러한 환자들의 유산소 능력과 지구력을 회복시키고 삶의 질을 향상시키는 데 효과적이다. 엉덩관절 관절성형술 후 운동과 관련된 심혈관의 변화를 직접적으로 평가한 연구들은 제한적이다. 한 연구에서 관절성형술 후 초기 회복 단계에서 부분적인 체중 지지와 함께 트레드밀 훈련을 받은 환자들에게 유의한 기능적 개선이 보고되었다.[228] 피험자들은 통증, 절뚝거림, 이동을 위한 도구 사용, 최대로 걷는 거리, 일상 활동의 능숙함, 엉덩관절의 ROM 항목으로 구성된 평가 도구인 HHS 설문지로 평가되었다. 10일 후 부분 체중 지지와 함께 트레드밀 훈련을 받으면서 물리치료를 받은 환자들은 그냥 물리치료만 받은 대조군에 비해 13점 이상 더 높았다 (긍정적인 결과). 또한 임상적으로 유의한 개선은 3개월, 12개월 추적 관찰에서도 지속되었다. 게다가 근거에 따르면 폐색전증은 관절치환술 후 사망률의 가장 흔한 원인 중 하나다.[186] 이러한 결과는 의학적으로 훈련을 할 수 있는 준비가 된 환자들만을 위해 격렬한 유산소 운동을 신중하게 마련할 필요가 있다는 점을 강조한다. 한 연구에서는 전통적인 일반 재활을 받은 대조군에 비해 6주간의 팔 자전거 인터벌 훈련 후 최대 산소 섭취량에서 유의한 개선이 나타났음을 입증했다.[229] 또한 훈련을 받은 피험자들은 대조군에 비해 6분 걷기 검사에서 유의하게 더 먼 거리를 걸었다 (각각 405 m, 259 m). 1년 추적 관찰에서 훈련을 받은 그룹은 이러한 효과를 유지했고, WOMAC 점수가 유의하게 더 낮았다 (더 나은 결과라는 지표).[230]

유연성 운동

관절성형술 후 가동성 손상이 지속된다면 기능적 ROM을 회복하는 것이 목표가 될 수 있다. 근거에 따르면 엉덩관절 폄과 가쪽돌림의 가동성 감소가 수술 후 지속될 수 있다.[198,205,206] 또한 관절성형술 후 2달째에 엉덩관절 통증을 호소한 환자들에게서 엉덩허리근, 넙다리곧은근, 모음근, 대퇴근막장근의 구축이 확인되었다.[231] 앞서 언급한 기술 연구에서,[231] 연구진들은 가정 운동 프로그램 및 1주일에 2~5번 치료실을 방문해서 도수 스트레칭을 하는 것으로 구성된 유연성 프로그램으로 이러한 환자들의 92%를 성공적으로 관리했다고 보고했다. 관절치환술 후 노인들의 비무작위 연구에서는 감독이 없는 가정에서의 유연성 및 근력 강화 프로토콜 이후 엉덩관절의 ROM에 개선이 없었다고 보고했다.[232] 이 연구의 가정을 기반으로 한 특성을 고려할 때, 운동 수행능력이 부적절했거나 치료를 잘 따르지 않았기 때문에 이러한 결과가 나왔을 것이라고 가정할 수 있다.

관절치환술 후 유연성 운동을 조사한 연구가 부족하여 근거에 기반한 권장을 하기 어렵다. 손상된 동작을 개선시켜 기능적 움직임을 향상시키기 위한 엉덩관절의 느리고 정적인 스트레칭 운동은 단점이 거의 없는 것으로 보인다.[233] 일반적인 주의사항으로서 뒤가쪽 접근법을 받은 환자들은 굽힘, 모음, IR을 동시에 시행하면 (그림 6-19 참고) 탈구될 위험이 있고 이를 조기에 시행하면 치유되는 조직에 스트레스를 가할 수 있기 때문에 이러한 동작을 통한 스트레칭을 피해야 한다. 또한 직접 앞쪽 또는 앞가쪽 접근법을 받은 환자들은 앞쪽 연조직의 치유를 위한 적절한 시간을 주기 위해 엉덩관절 폄과 가쪽돌림을 동시에 하거나 아픈 동작을 제한하는 것이 좋다. 이전에 언급했듯이 일부 의사들은 직접적인 앞쪽 접근법 후에는 주의사항을 주지 않을 수 있다. 마지막으로 대퇴근막장근을 스트레칭할 때 필요한 중앙선을 넘는 엉덩관절의 모음은 뒤가쪽, 앞가쪽, 직접적인 가쪽, 돌기를 지나는 접근법 후 연조직 치유를 위한 적절한 시간을 주기 위해 초기 치유 단계에서 피해야 한다.

여가 스포츠, 운동, 직장으로의 복귀

관절치환술 수술 후 활동 수준이 증가하면 의심의 여지없이 근력, 힘, 지구력, 심혈관 상태도 향상된다.[132] 이러한 효과가 잘 알려져 있지만, 인공 삽입물의 마모와 느슨해짐이 활동과 직접적으로 관련이 있기 때문에 고강도 활동에 참여하는 것은 위험이 없지는 않다. 수많은 요인들이 삽입물의 고장에 영향을 미칠 수 있지만, 느슨해짐과 마모는 확실히 부하의 크기 및 빈도와 관련이 있다.[219]

운동 처방에 관여하는 건강 관리 전문가들은 체력을 이끌어내는 데 필요한 활동 수준과 조기 마모로 인해 인공 삽입물이 고장날 수 있는 양 사이의 균형을 알아야 한다.[219] 스포츠 및 고강도 활동으로 복귀하기 위한 근거 기반 지침이 적지만, 엉덩관절 학회와 미국 엉덩관절 · 무릎관절 학회 (American Association of Hip and Knee Surgeons)의 2007년 조사에서 전문가들의 합의에 따르면 수술 후 3~6개월 후 운동 활동으로의 복귀가 권장된다.[234] 앞서 언급한 합의의 구체적인 지침에 따르면, 전문가들의 90% 이상이 골프, 수영, 복식 테니스, 하이킹, 로드 사이클, 댄스, 볼링, 저강도 에어로빅, 트레드밀 훈련, 웨이트 머신, 일립티컬 머신, 고정식 자전거는 허용되는 활동이라고 동의했다.[165,219] 조깅, 무술, 단식 테니스, 접촉 스포츠, 중간-고강도 에어로빅, 스노우보드, 라켓볼이나 스쿼시, 야구, 소프트볼 같은 활동은 의사들의 50% 이상이 권장하지 않았다.[165,219] 합의에 기반한 지침이 있지만, 각 환자들은 고강도 스포츠나 운동을 재개하기 전에 각 팀의 전문가들과 상담하는 것이 좋다.

이러한 활동 문제는 직장으로의 복귀 문제와 유사하다. Kuijer와 동료들의 리뷰에 따르면,[235] 수술 후 직장으로 복귀하는 환자의 능력은 경제적 부담을 줄이고 환자의 경제적 상황을 개선시킨다. Tanavalee와 동료들[236]은 뒤쪽 미니 접근법에 비해 작은 앞쪽 및 뒤쪽, 2가지 절개 접근법을 받으면 직장으로 더 빨리 복귀할 수 있었다. 수술 후 제한이 있는 접근법은 직장으로의 복귀를 지연시킬 수 있고, 제한이 클수록 복귀 기간이 길어진다.[132] 또한 초기 퇴원을 위한 퇴원 지침은 직장으로의 복귀에 아무 영향도 미치지 않았다. 긍정적인 측면에서 직장 상태에 대한 추가 고려사항은 신체 노동을 하는 환자들은 인공 삽입물이 느슨해지는 것과 관련된 재수술 발생률이 낮다는 것이다.[237]

수술 후 예후

하나의 요인만으로 예후를 결정할 수는 없지만, 고령, 비만, 여성 환자는 일반적으로 관절치환술 후 기능 상태가 낮으며 퇴원 후 집으로 바로 가기보다 재활 시설로 갈 가능성이 크다.[238] 비만과 우울증은 수술 후 2년과 5년째에 통증이 더 심해지는 것과 관련이 있다. 나이와 성별은 수술 후 심한 통증과 관련이 없다. 여성, 비만, 우울증은 통증을 위한 약물 사용 증가와 관련이 있다.[239] 예측적 관점에서 수술 전 기능은 수술 후 기능의 가장 강력한 예측 인자다.[132,202] 문헌에서는 기능을 더 빠르게 회복할 수 있게 하는 중재로서 수술 전 가동성 및 근력 강화 운동을 뒷받침한다.[180,213,220,227,240] 직접 또는 전화로 하는 수술 전 환자 교육은 입원 기간을 줄이고, 비용을 감소시키며, 수술 후 불안감을 감소시킬 수 있다.[175,176,190] 부위 마취 사용,[241,242] 임상 경로,[243-246] 금연[247]은 합병증 발생률을

• 상자 6-7 엉덩관절 관절성형술 후 탈구 및 재수술과 관련된 위험 요인

더 작은 넙다리뼈머리 사용 (22 mm vs 28 mm)
다른 접근법들에 비해 최소 침습적인 접근법이나 뒤가쪽 접근법
수술 전 넙다리뼈목 골절 진단
넙다리뼈머리의 골괴사증
남성

감소시킬 수 있다. 관절성형술을 받은 많은 환자들은 일하는 나이이며 수술 후 3~7주까지 직장으로 복귀할 수 있고, 수술 후 지침을 모두 따른다면 약 3~6개월 후 운동 활동으로 점차 복귀할 수 있다.[165,219,234,235,236]

환자의 대부분이 수술 후 경과가 좋았음에도 불구하고 합병증이 있으며, 일부 환자들은 수술 후 정상적인 신체 기능을 회복하기 위해 많은 재활이 필요하다.[132] 근력과 가동성 손상은 공식적인 의료 시설에서 퇴원 후에도 지속될 수 있으며, 지나치게 격렬한 활동으로 인해 조기 재수술을 할 수 있다. 보존적인 접근법이 가장 좋으며, 훈련에 대한 각 환자의 반응을 기반으로 시간이 지남에 따라 프로그램의 변수를 점진적으로 진행한다.[132]

현대의 인공 임플란트의 생존율은 일반적으로 좋다. 438,733건의 엉덩관절에 대한 분석에서 분석을 위해 진단, 나이, 성별을 조정했을 때 15년간의 생존율은 84~88%였다.[248] 일반적으로 좋은 결과에도 불구하고 합병증으로 인해 계획되지 않은 재입원과 재수술을 한다. 상자 6-7은 탈구로 인한 관절성형술의 재수술과 관련된 요인을 요약했다.[212] 일반적으로 무균성 느슨해짐 (19.7%), 불안정성 또는 탈구 (22.5%), 감염 (14.8%)이 재수술의 가장 흔한 원인이다.[248,249] 탈구에 대한 수술 접근법의 영향은 종합 데이터로 평가되었는데, 이 데이터에서는 돌기를 지나는 접근법과 직접 가쪽 접근법에서 탈구 위험이 각각 1.27%, 0.55%로 나타났다.[171] 가쪽 및 직접 앞쪽 접근법과 비교할 때, 최소 침습적인 기법과 뒤가쪽 접근법은 탈구로 인한 재수술 위험이 높은 것과 관련이 있다.[171,212] 부하 지지면과 관련하여, 금속 부품 위 금속은 금속 부품 위 폴리에틸렌과 세라믹에 비해 재수술 비율이 높다.[142] 비접합식 또는 접합식 임플란트의 생존률과 관련하여 고정 방법의 결과는 분명하지 않다.[152,248,250,251] 작은 넙다리뼈머리에 비해 큰 넙다리뼈머리를 사용하는 것이 탈구의 위험률 감소와 관련이 있다는 근거는 명확한 것으로 보인다.[212]

요약하자면 관절치환술은 일반적인 수술이며, 젊고 더 활동적인 환자들의 요구를 충족시키는 인공 삽입물의 디자인이 발전하면서 수술 발생률은 앞으로 증가할 것이다.[132] 수술 기법 및 임플란트와는 관계없이, 관절치환술은 환자의 삶의 질을 향상시키기에 효과적이라고 보고되었다.[134,213] 결과 연구에서는 환자의 만족과 통증 감소를 보고했으며, 90%의 환자들이 수술 후 15년 동안 이러한 개선에 만족했다.[201,252,253] 좋은 결과와 임플란트 성능의 일관성으로 인해, 대부분의 의사들은 환자들에게 이전에 수행했던 낮은~중간 강도의 활동으로 3~6개월 후에 복귀할 수 있다고 한다.[201,219] 수술 후 가장 효과적인 관리 전략을 알아내기 위해 향후 연구가 필요하다.

요약

엉덩관절 OA는 많은 사람들에게 영향을 미치며 상당한 경제적 부담을 준다. 이 질환의 병인은 다원적이며, 엉덩관절 이형성증, 비만, 직업 상 위험, 이전의 외상이 이 질환에 미치는 영향을 알아낸 근거가 있다. 진단은 임상적 기준과 영상 기준 모두를 기반으로 하며, 명확한 여러 검사들로 더 확실해진다. 근거 기반 중재 전략은 복합적이고 약물 치료와 비약물 치료를 모두 포함한다 (그림 6-21). 보존 치료의 목표는 발생 위험이 높은 사람의 예방, 퇴행성 연속 단계의 감속, 삶의 질 향상이다. 연구가 우리의 지식과 OA에 대한 이해를 향상시켰지만, 퇴행성 후유증을 되돌리기에 효과적인 비수술적 중재는 현재 밝혀지지 않았다. 질환 수정 약물 및 재생 의료는 전망이 밝지만, 널리 사용되기에 근거가 부족하다. 결과적으로 이 질환은 관절의 파열, 삶의 질 감소로 진행되어 수술적 중재에 결정적인 역할을 한다. 관절치환술은 수술적 중재의 주된 요소로 남아 있으며 퇴행이 진행된 환자들에게 실행 가능한 옵션이다. 관절치환술의 결과는 임플란트 디자인 및 접근법과

관계없이 일반적으로 좋다. 수술 후 손상이 일반적이고 때로는 이 손상이 지속되기 때문에 수술 후의 근거가 활동 기반 중재를 뒷받침한다. 수술 후 관리는 다양하지만, 좋은 예후를 보장하기 위해 일관된 주의사항이 있다. 기능적 결과가 수술 기술의 발전과 일치한다면 구체적인 운동 기반 중재, 도수치료 및 물리치료에 대한 향후 연구가 필요하다.

사례 연구

사례 연구 6-1과 6-2는 엉덩관절 통증 및 OA 환자에 대한 2가지 접근법을 보여준다.

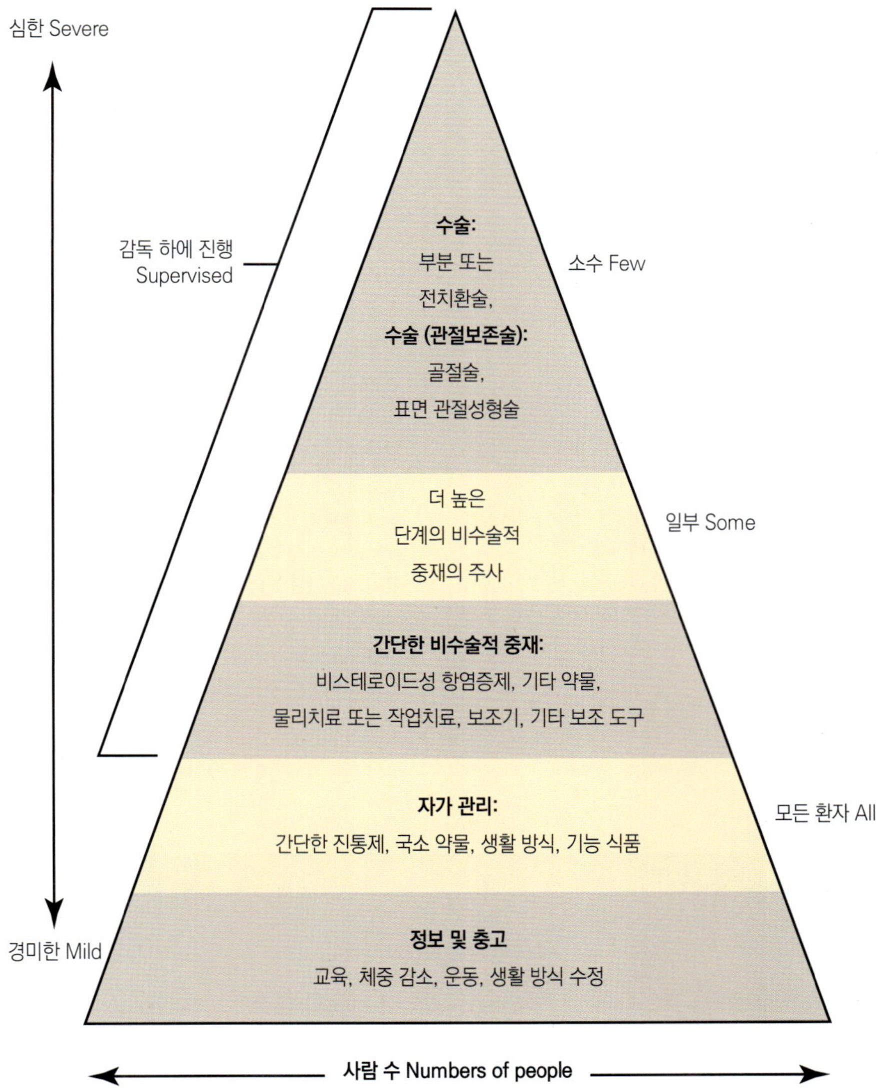

• **그림 6-21 엉덩관절 골관절염의 일반적인 관리 전략.** (From Dieppe PA, Lohmander LS. Pathogenesis and management of pain in osteoarthritis. *Lancet.* 2005;365:965–973.)

사례 연구 6-1

엉덩관절 관절성형술 후의 상태

56세 남성 환자는 2년 동안 오른쪽 엉덩관절 통증이 있었다. 환자의 통증은 점진적으로 발생했고 작년에 점차 악화되어 창고 직원으로서 일을 하기가 어려워졌다. 환자는 최근 2층 집으로 이사를 갔으며 심한 통증 없이 계단을 오르지 못했다. 생활 방식 수정, 물리치료, 코르티코스테로이드 주사를 포함한 비수술적 중재를 거부했다. 환자는 약 1년 전 뒤가쪽 접근법으로 엉덩관절 전치환술을 받았다. 의사의 권장에 따라, 접합식 메탈-폴리에틸렌 임플란트를 했다. 수술 전 방사선 사진에서는 Kellgren-Lawrence 3등급 골관절염이었고 위쪽 관절 간격이 1mm였다. 환자의 퇴원 시 체질량지수 (BMI)는 35kg/m^{2}였다 (비만). 환자는 운동 프로그램과 (발목 펌핑, 걷기, 발꿈치 밀기, 넙다리네갈래근과 볼기근의 일반적인 등척성 운동) 리처를 가지고 퇴원했고, 앞으로 구부리는 것을 피하라는 교육을 받았다. 배우자와 함께 이층 집에 살고 있으며 수영장이 있다. 현재 도움 없이 걸을 수 있고 간헐적이고 약물 없이 관리할 수 있는 통증이 있다. 과거 병력으로는 고혈압과 고콜레스테롤혈증이 있다. 수술 병력으로는 15년 전 절구테두리 파열로 인한 엉덩관절 관절경 수술이 있다. 환자의 현재 목표는 창고 직원인 자신의 직업으로 복귀하는 것이며 골프나 라켓볼 같은 취미 활동을 재개하는 것이다. 1주일 후 수술 담당 의사와 만날 예정이다.

이 사례의 성격

환자는 높은 BMI, 초기의 엉덩관절 수술 (외상), 직업 상 위험 등 골관절염의 위험 요인을 가지고 있다. 보존 치료를 거부한 점진적인 엉덩관절 증상 및 방사선 사진에 의해 결정되는 골관절염의 단계에 따라 수술 치료가 결정된다. 또한 환자는 직장에서 기능할 수 없었으며 집에서도 기능적 활동을 하기 어려워했다. 환자가 받은 엉덩관절 전치환술의 유형은 일관적인 결과로 인해 여전히 최적 표준이다. 환자가 바라는 활동 수준, 현재의 신체 상태, 수술 후 합병증을 인지할 필요성을 고려해볼 때, 의사는 후속 방문 시 몇 가지 주요 권장 사항을 알려줘야 한다.

후속 방문에서 방사선 사진을 받을 예정이고 수술 후 합병증이 없는 지 확인하기 위해 절개 부위를 검사할 것이다. 수술의 접근법 때문에 90°가 넘는 엉덩관절 굽힘, 다리 꼬기, 안쪽돌림을 피하는 것은 여전히 주의해야 한다. 이 단계에서도 여전히 90°가 넘는 굽힘을 피하기 위해 높은 화장실 의자, 리처가 필요하다. 의사의 선호도와 봉합 방법에 따라 주의사항을 끝낼 수 있다. 대부분의 탈구는 첫 3개월 이내에 발생하고 6주째에 연조직에 스트레스를 견딜만한 충분한 힘이 생기지만, 대부분의 의사들은 더 오랫동안 주의하라고 한다. 근거 기반 관점에서 12주는 주의사항을 따르기에 적절한 시간이며, 특히 수술 봉합을 적절히 시행했을 때, 환자가 더 이상의 탈구 위험 요인이 없을 때 더욱 그렇다. 물리치료는 환자가 일상 생활에서 안전하게 자신의 독립성을 향상시키고 직업으로의 복귀를 돕기 위해 적용된다. 재활은 엉덩관절과 하지의 근육을 중점적으로 점진적이고 통증이 없는 근력 활동에 초점을 맞춰야 한다. 점진적인 근력 강화 운동은 엉덩관절 전치환술 후 관련된 근육의 약화를 고려하여 적용된다. 하지만 운동은 통증이 없어야 하며, 엉덩관절 폄과 가쪽돌림에 대한 격렬한 저항 운동은 연조직이 치유되기 전까지 피해야 한다. 관절 가동 범위 운동은 기능적이어야 하며 엉덩관절 폄, 벌림, 가쪽돌림에 초점을 맞춰야 한다. 심폐 훈련은 효율적이며 활동들은 강도가 낮아야 한다. 기능적인 관점에서 환자가 초기 단계에 감독을 받는다면, 독립적인 계단 오르기를 촉진하는 활동을 할 수 있다. 상처가 치유되면, 물에서 하는 치료가 땅에서 하는 활동에 도움이 될 수 있다. 생활 방식과 직업적인 관점에서 BMI는 합병증과 결과에 영향을 미치는 요소이기 때문에 이를 해결하기 위해 상담받아야 한다.

직업에 필요한 요소를 자세히 다루는 것은 적절한 시간에 수정사항을 적용하여 직장으로 안전하게 복귀할 수 있게 한다. 무거운 물건을 들어 올리거나 쪼그려 앉는 자세가 필요하다면 직장에서의 강제적인 요소들과 관련하여 장기적인 고려사항을 마련해야 한다. 대부분의 의사들이 골프는 3~6개월 뒤에 복귀하는 것이 좋다고 하지만, 환자는 라켓볼 같이 고강도 활동을 피하는 것을 교육받아야 한다.

사례 연구 6-2

1년 간의 엉덩관절 통증 과거력

66세 여성 환자는 1년 동안 오른쪽 엉덩관절 가쪽 통증과 사타구니 통증이 있었다. 환자는 지난 몇 년 동안 엉덩관절에 아침에 20~30분 동안 지속되는 뻣뻣함을 호소했다. 하지만 1년 전까지 사타구니 통증은 없었다. 환자는 헬스장에서 운동을 할 때 증상이 악화되는 2주 전까지만 해도 통증이 경미했다고 느꼈다. 특히 오른쪽 엉치엉덩관절에 통증을 호소했는데 이것은 도수치료로 완전히 치료되었다. 하지만 현재의 통증에는 이와 유사한 치료들이 효과가 없었다. 신체 검사 시 엉덩관절 안쪽돌림을 할 때 사타구니 통증이 있었고, 굽힘을 할 때 엉덩관절 가쪽에 통증이 있었다. 왼쪽 안쪽돌림이 35°인 것에 비해 오른쪽 안쪽돌림은 20°로 제한적이었고, 왼쪽 굽힘이 120°인 것에 비해 오른쪽 굽힘은 110°였다. 근력은 대칭적이고 오른쪽의 입각기가 짧은 것 외에는 보행의 이상은 보이지 않았다. 스쿼트를 할 때 통증이 있었고 오른쪽의 엉덩관절 벌림을 유지할 수 없었다. 환자는 방사선 사진과 채혈을 거부했다.

이 사례의 성격

이 환자는 엉덩관절 골관절염의 증상과 징후가 있다. 환자의 나이 (50세 이상)와 성별은 골관절염 위험성을 증가시킨다. 환자의 과거력에서 점진적인 증상 발병, 스쿼트 시 통증, 아침의 뻣뻣함을 알 수 있고, 이들은 모두 골관절염과 관련이 있다. 신체 검사가 제한적이긴 했지만, 안쪽돌림과 굽힘의 범위가 제한적이고 아픈 것을 알 수 있었으며, 둘 다 엉덩관절의 골관절염과 관련이 있었다. Scour test는 진단에 도움이 되었다. 하지만 50세 이상의 엉덩관절 통증, 60분 미만으로 지속되는 아침의 뻣뻣함, 엉덩관절의 아픈 안쪽돌림을 포함하는 엉덩관절 골관절염을 위한 미국 류마티스학회의 임상 기준을 충족했다. 기준의 임상적 유용성을 고려했을 때, 25%의 사례에서 잘못된 진단을 할 수 있다. 방사선학적 소견이 없는 경우, 환자가 5가지 기준 중 3가지를 충족하기 때문에 임상 예측 규칙으로 임상 진단을 뒷받침할 수

사례 연구 6-2

1년 간의 엉덩관절 통증 과거력 - 계속

있다. 5가지 기준 중 3가지를 충족하는 것은 양성우도비가 5.2며, 14%의 위양성률과 관련이 있다. 점진적인 과거력은 진단을 뒷받침하며, 이로 인해 스쿼트와 계단 오르기 운동이 증상 악화의 원인이었음이 명확해 보인다. 이 단계의 중재들은 아세트아미노펜 같은 1차 약물, 수면 방법 및 필요한 경우 신발을 바꾸는 것 같은 생활 방식 수정, 악화를 피하는 운동 방법 수정, 손상을 해결하는 공식적인 재활, 열 치료 같은 모달리티 사용 교육에 초점을 맞춰야 한다. 이러한 방법들로 증상이 호전되지 않는다면, NSAIDs 같은 2차 경구용 약물이나 코르티코스테로이드 주사가 도움이 될 수 있다. 또는 윤활액 보충요법이 효과적일 수 있다. 질환 과정의 감속이나 퇴행에 대한 근거가 부족한 점을 고려할 때, 경구용 글루코사민 및 콘드로이틴 같은 보완적인 중재와 재생 의료에 확신을 가지고 권고해서는 안 된다.

참고문헌

1. Christmas C, Crespo CJ, Franckowiak SC, et al. How common is hip pain among older adults? Results from the third national health and nutrition examination survey. *J Fam Pract*. 2002;51: 345-348.
2. Dawson J, Linsell L, Zondervan K, et al. Epidemiology of hip and knee pain and its impact on overall health status in older adults. *Rheumatology (Oxford)*. 2004;43:497-504.
3. Thiem U, Lamsfuss R, Gunther S, et al. Prevalence of self-reported pain, joint complaints and knee or hip complaints in adults aged ≥ 40 years: a cross-sectional survey in Herne, Germany. *PLoS ONE*. 2013;8:e60753.
4. Cross M, Smith E, Hoy D, et al. The global burden of hip and knee osteoarthritis: estimates from the global burden of disease 2010 study. *Ann Rheum Dis*. 2014;73:1470-1476.
5. Neogi T. The epidemiology and impact of pain in osteoarthritis. *Osteoarthritis Cartilage*. 2013;21:1145-1153.
6. Murphy LB, Helmick CG, Schwartz TA, et al. One in four people may develop symptomatic hip osteoarthritis in his or her lifetime. *Osteoarthritis Cartilage*. 2010;18:1372-1379.
7. Lawrence R. Estimates of the prevalence of arthritis and other rheumatic conditions in the United States. Part II. *Arthritis Rheum*. 2008;58:26-35.
8. Hunter D, Guermazi A, Roemer F, et al. Structural correlates of pain in joints with osteoarthritis. *Osteoarthritis Cartilage*. 2013;21:1170-1178.
9. Mandelbaum B, Waddell D. Etiology and pathology of osteoarthritis. *Orthopedics*. 2005;28:S207-S214.
10. Abramson S, Attur M. Developments in the scientific understanding of osteoarthritis. *Arthritis Res Ther*. 2009;11:227.
11. Krasnokutsky S, Attur M, Palmer G, et al. Current concepts in the pathogenesis of osteoarthritis. *Osteoarthritis Cartilage*. 2008;16 (suppl 3):S1-S3.
12. Cibulka MT, White DW, Woehrle J, et al. Hip pain and mobility deficits—hip osteoarthritis: clinical practice guidelines linked to the international classification of functioning, disability, and health from the orthopaedic section of the American Physical Therapy Association. *J Orthop Sports Phys Ther*. 2009;39:A1-A25.
13. Lane NE. Clinical practice: osteoarthritis of the hip. *N Engl J Med*. 2007;357:1413-1421.
14. Hoaglund F, Steinbach L. Primary osteoarthritis of the hip: etiology and epidemiology. *J Am Acad Orthop Surg*. 2001;9: 320-327.
15. Palmer AJ, Brown CP, McNally EG, et al. Non-invasive imaging of cartilage in early osteoarthritis. *Bone Joint J*. 2013;95-b: 738-746.
16. Martel-Pelletier J. Pathophysiology of osteoarthritis. *Osteoarthritis Cartilage*. 2004;12:S31-S33.
17. Pearle AD, Warren RF, Rodeo SA. Basic science of articular cartilage and osteoarthritis. *Clin Sports Med*. 2005;24:1-12.
18. Palazzo C, Ravaud JF, Papelard A, et al. The burden of musculoskeletal conditions. *PLoS ONE*. 2014;9:e90633.
19. Rydevik K, Fernandes L, Nordsletten L, Risberg MA. Functioning and disability in patients with hip osteoarthritis with mild to moderate pain. *J Orthop Sports Phys Ther*. 2010;40: 616-624.
20. Hootman J, Helmick C. Projections of US prevalence of arthritis and associated activity limitations. *Arthritis Rheum*. 2006; 54:226-229.
21. Pereira D, Peleteiro B, Araújo J, et al. The effect of osteoarthritis definition on prevalence and incidence estimates: a systematic review. *Osteoarthritis Cartilage*. 2011;19:1270-1285.
22. Roberts J, Burch T. Osteoarthritis prevalence in adults by age, sex, race, and geographic area. *Vital Health Stat*. 1966;11:1-27.
23. Oliveria SA, Felson DT, Reed JI, et al. Incidence of symptomatic hand, hip, and knee osteoarthritis among patients in a health maintenance organization. *Arthritis Rheum*. 1995;38:1134-1141.
24. Srikanth VK, Fryer JL, Zhai G, et al. A meta-analysis of sex differences prevalence, incidence and severity of osteoarthritis. *Osteoarthritis Cartilage*. 2005;13:769-781.
25. Gandhi R, Perruccio AV, Mahomed NN. Surgical management of hip osteoarthritis. *CMAJ*. 2014;186:347-355.
26. Jordan J, Linder G, Renner J, Fryer J. The impact of arthritis in rural populations. *Arthritis Care Res*. 1995;8:242-250.
27. Culliford DJ, Maskell J, Kiran A, et al. The lifetime risk of total hip and knee arthroplasty: results from the UK General Practice Research Database. *Osteoarthritis Cartilage*. 2012;20: 519-524.
28. Agency for Healthcare Research and Quality. *HCUPnet: national and regional estimates on hospital use for all patients from the HCUP nationwide inpatient sample (NIS). National statistics—principal procedure only. ICD-9-CM 81.54 and 81.51.*

Available at <http://www.hcup-us.ahrq.gov/nisoverview.jsp>; 2011 Accessed 22.9.15.

29. Altman RD, Bloch DA, Dougados M, et al. Measurement of structural progression in osteoarthritis of the hip: the Barcelona consensus group. *Osteoarthritis Cartilage*. 2004;12:515-524.
30. Cooper C, Inskip H, Croft P, et al. Individual risk factors for hip osteoarthritis: obesity, hip injury, and physical activity. *Am J Epidemiol*. 1998;147:516-522.
31. Richmond SA, Fukuchi RK, Ezzat A, et al. Are joint injury, sport activity, physical activity, obesity, or occupational activities predictors for osteoarthritis? A systematic review. *J Orthop Sports Phys Ther*. 2013;43:515-B19.
32. Ageberg E, Engstrom G, Gerhardsson de Verdier M, et al. Effect of leisure time physical activity on severe knee or hip osteoarthritis leading to total joint replacement: a population-based prospective cohort study. *BMC Musculoskelet Disord*. 2012;13:73.
33. Vingård E, Alfredsson L, Goldie I, Hogstedt C. Sports and osteoarthrosis of the hip: an epidemiologic study. *Am J Sports Med*. 1993;21:195-200.
34. Spector TD, Harris PA, Hart DJ, et al. Risk of osteoarthritis associated with long-term weight-bearing sports: a radiologic survey of the hips and knees in female ex-athletes and population controls. *Arthritis Rheum*. 1996;39:988-995.
35. Marti B, Knobloch M, Tschopp A, et al. Is excessive running predictive of degenerative hip disease? Controlled study of former elite athletes. *BMJ*. 1989;299:91-93.
36. Walther M, Kirschner S. Is running associated with premature degenerative arthritis of the hip? A systematic review. *Z Orthop Ihre Grenzgeb*. 2004;142:213-220 [in German].
37. Williams PT. Effects of running and walking on osteoarthritis and hip replacement risk. *Med Sci Sports Exerc*. 2013;45: 1292-1297.
38. Jensen LK. Hip osteoarthritis: Influence of work with heavy lifting, climbing stairs or ladders, or combining kneeling/squatting with heavy lifting. *Occup Environ Med*. 2008;65:6-19.
39. Lievense A, Bierma-Zeinstra S, Verhagen A, et al. Influence of work on the development of osteoarthritis of the hip: a systematic review. *J Rheumatol*. 2001;28:2520-2528.
40. Lau E, Cooper C, Lam D, et al. Factors associated with osteoarthritis of the hip and knee in Hong Kong Chinese: obesity, joint injury, and occupational activities. *Am J Epidemiol*. 2000; 152:855-862.
41. Heliövaara M, Mäkelä M, Impivaara O, et al. Association of overweight, trauma and workload with coxarthrosis: a health survey of 7,217 persons. *Acta Orthop Scand*. 1993;64:513-518.
42. Ackerman IN, Osborne RH. Obesity and increased burden of hip and knee joint disease in Australia: results from a national survey. *BMC Musculoskelet Disord*. 2012;13:254.
43. Jiang L, Rong J, Wang Y, et al. The relationship between body mass index and hip osteoarthritis: a systematic review and meta-analysis. *Joint Bone Spine*. 2011;78:150-155.
44. Karlson EW, Mandl LA, Aweh GN, et al. Total hip replacement due to osteoarthritis: the importance of age, obesity, and other modifiable risk factors. *Am J Med*. 2003;114:93-98.
45. Jacobsen S, Rømer L, Søballe K. Degeneration in dysplastic hips: a computer tomography study. *Skeletal Radiol*. 2005;34:778-784.
46. Gofton JP, Trueman GE. Studies in osteoarthritis of the hip. II. Osteoarthritis of the hip and leg-length disparity. *Can Med Assoc J*. 1971;104:791-799.
47. Golightly YM, Allen KD, Helmick CG, et al. Hazard of incident and progressive knee and hip radiographic osteoarthritis and chronic joint symptoms in individuals with and without limb length inequality. *J Rheumatol*. 2010;37:2133-2140.
48. Golightly YM, Allen KD, Renner JB, et al. Relationship of limb length inequality with radiographic knee and hip osteoarthritis. *Osteoarthritis Cartilage*. 2007;15:824-829.
49. Golightly YM, Allen KD, Helmick CG, et al. Symptoms of the knee and hip in individuals with and without limb length inequality. *Osteoarthritis Cartilage*. 2009;17:596-600.
50. Beck M, Kalhor M, Leunig M, Ganz R. Hip morphology influences the pattern of damage to the acetabular cartilage: femoroacetabular impingement as a cause of early osteoarthritis of the hip. *J Bone Joint Surg Br*. 2005;87:1012-1018.
51. Lafrance R, Williams R, Madsen W, et al. The prevalence of radiographic criteria of femoral acetabular impingement in patients undergoing hip arthroplasty surgery. *Geriatr Orthop Surg Rehabil*. 2014;5:21-26.
52. Leunig M, Beck M, Dora C, Ganz R. Femoroacetabular impingement: trigger for the development of coxarthrosis. *Orthopade*. 2006;35:77-84 [in German].
53. Steppacher SD, Anwander H, Zurmuhle CA, et al. Eighty percent of patients with surgical hip dislocation for femoroacetabular impingement have a good clinical result without osteoarthritis progression at 10 years. *Clin Orthop Relat Res*. 2015; 473:1274-1283.
54. Lung R, O'Brien J, Grebenyuk J, et al. The prevalence of radiographic femoroacetabular impingement in younger individuals undergoing total hip replacement for osteoarthritis. *Clin Rheumatol*. 2012;31:1239-1242.
55. Sankar WN, Nevitt M, Parvizi J, et al. Femoroacetabular impingement: defining the condition and its role in the pathophysiology of osteoarthritis. *J Am Acad Orthop Surg*. 2013; 21 (suppl 1):S7-S15.
56. Philippon MJ, Schroder E, Souza BG, Briggs KK. Hip arthroscopy for femoroacetabular impingement in patients aged 50 years or older. *Arthroscopy*. 2012;28:59-65.
57. Juhakoski R, Malmivaara A, Lakka TA, et al. Determinants of pain and functioning in hip osteoarthritis: a two-year prospective study. *Clin Rehabil*. 2013;27:281-287.
58. Altman R, Alarcon G, Appelrouth D, et al. The American College of Rheumatology criteria for the classification and reporting of osteoarthritis of the hip. *Arthritis Rheum*. 1991; 34:505-514.
59. Hsieh PH, Chang Y, Chen DW, et al. Pain distribution and response to total hip arthroplasty: a prospective observational study in 113 patients with end-stage hip disease. *J Orthop Sci*. 2012;17:213-218.
60. Khan AM, McLoughlin E, Giannakas K, et al. Hip osteoarthritis: where is the pain? *Ann R Coll Surg Engl*. 2004;86:119-121.
61. Khan NQ, Woolson ST. Referral patterns of hip pain in patients undergoing total hip replacement. *Orthopedics*. 1998;21:123-126.
62. Nakamura J, Oinuma K, Ohtori S, et al. Distribution of hip pain in osteoarthritis patients secondary to developmental dysplasia of the hip. *Mod Rheumatol*. 2013;23:119-124.
63. Deshmukh AJ, Thakur RR, Goyal A, et al. Accuracy of diagnostic injection in differentiating source of atypical hip pain. *J Arthroplasty*. 2010;25:129-133.

64. Fielden JM, Gander PH, Horne JG, et al. An assessment of sleep disturbance in patients before and after total hip arthroplasty. *J Arthroplasty*. 2003;18:371-376.
65. Brennan SA, Harney T, Queally JM, et al. Influence of weather variables on pain severity in end-stage osteoarthritis. *Int Orthop*. 2012;36:643-646.
66. Dorleijn DM, Luijsterburg PA, Burdorf A, et al. Associations between weather conditions and clinical symptoms in patients with hip osteoarthritis: a 2-year cohort study. *Pain*. 2014;155: 808-813.
67. Wingstrand H, Wingstrand A, Krantz P. Intracapsular and atmospheric pressure in the dynamics and stability of the hip: a biomechanical study. *Acta Orthop Scand*. 1990;61:231-235.
68. Constantinou M, Barrett R, Brown M, Mills P. Spatial-temporal gait characteristics in individuals with hip osteoarthritis: a systematic literature review and meta-analysis. *J Orthop Sports Phys Ther*. 2014;44:291-B297.
69. Eitzen I, Fernandes L, Nordsletten L, Risberg MA. Sagittal plane gait characteristics in hip osteoarthritis patients with mild to moderate symptoms compared to healthy controls: a cross-sectional study. *BMC Musculoskelet Disord*. 2012;13:258.
70. Dore AL, Golightly YM, Mercer VS, et al. Lower limb osteoarthritis and the risk of falls in a community-based longitudinal study of adults with and without osteoarthritis. *Arthritis Care Res (Hoboken)*. 2015;67:633-639.
71. Bijl D, Dekker J, van Baar M, et al. Validity of Cyriax's concept capsular pattern for the diagnosis of osteoarthritis of hip and/or knee. *Scand J Rheumatol*. 1998;27:347-351.
72. Klässbo M, Harms-Ringdahl K, Larsson G. Examination of passive ROM and capsular patterns in the hip. *Physiother Res Int*. 2003;8:1-12.
73. Sutlive TG, Lopez HP, Schnitker DE, et al. Development of a clinical prediction rule for diagnosing hip osteoarthritis in individuals with unilateral hip pain. *J Orthop Sports Phys Ther*. 2008;38:542-550.
74. Birrell F, Croft P, Cooper C, et al. Predicting radiographic hip osteoarthritis from range of movement. *Rheumatology (Oxford)*. 2001;40:506-512.
75. Chong T, Don D, Kao M, et al. The value of physical examination in the diagnosis of hip osteoarthritis. *J Back Musculoskelet Rehabil*. 2013;26:397-400.
76. Judd DL, Thomas AC, Dayton MR, Stevens-Lapsley JE. Strength and functional deficits in individuals with hip osteoarthritis compared to healthy, older adults. *Disabil Rehabil*. 2014;36:307-312.
77. Sirca A, Susec-Michieli M. Selective type II fibre muscular atrophy in patients with osteoarthritis of the hip. *J Neurol Sci*. 1980;44:149-159.
78. Arokoski MH, Arokoski JP, Haara M, et al. Hip muscle strength and muscle cross sectional area in men with and without hip osteoarthritis. *J Rheumatol*. 2002;29:2185-2195.
79. Rasch A, Bystrom AH, Dalen N, Berg HE. Reduced muscle radiological density, cross-sectional area, and strength of major hip and knee muscles in 22 patients with hip osteoarthritis. *Acta Orthop*. 2007;78:505-510.
80. Poulsen E, Christensen HW, Penny JO, et al. Reproducibility of range of motion and muscle strength measurements in patients with hip osteoarthritis: an inter-rater study. *BMC Musculoskelet Disord*. 2012;13:242.
81. Dobson F, Hinman RS, Roos EM, et al. OARSI recommended performance-based tests to assess physical function in people diagnosed with hip or knee osteoarthritis. *Osteoarthritis Cartilage*. 2013;21:1042-1052.
82. Basaran S, Guzel R, Seydaoglu G, Guler-Uysal F. Validity, reliability, and comparison of the WOMAC osteoarthritis index and Lequesne algofunctional index in Turkish patients with hip or knee osteoarthritis. *Clin Rheumatol*. 2010;29:749-756.
83. Pua YH, Cowan SM, Wrigley TV, Bennell KL. The lower extremity functional scale could be an alternative to the Western Ontario and McMaster Universities osteoarthritis index physical function scale. *J Clin Epidemiol*. 2009;62:1103-1111.
84. Maslowski E, Sullivan W, Forster Harwood J, et al. The diagnostic validity of hip provocation maneuvers to detect intra-articular hip pathology. *PM R*. 2010;2:174-181.
85. Kellgren J, Lawrence J. Radiological assessment of osteo-arthrosis. *Ann Rheum Dis*. 1957;16:494-502.
86. Reijman M, Hazes J, Koes B, et al. Validity, reliability, and applicability of seven definitions of hip osteoarthritis used in epidemiological studies: a systematic appraisal. *Ann Rheum Dis*. 2004;63:226-232.
87. Reijman M, Hazes JM, Pols HA, et al. Validity and reliability of three definitions of hip osteoarthritis: cross sectional and longitudinal approach. *Ann Rheum Dis*. 2004;63:1427-1433.
88. Loeuille D. When should MRI for knee or hip osteoarthritis be performed? *Rev Prat*. 2012;62:625-629.
89. Xu L, Hayashi D, Guermazi A, et al. The diagnostic performance of radiography for detection of osteoarthritis-associated features compared with MRI in hip joints with chronic pain. *Skeletal Radiol*. 2013;42:1421-1428.
90. Dorleijn DM, Luijsterburg PA, Bierma-Zeinstra SM, Bos PK. Is anesthetic hip joint injection useful in diagnosing hip osteoarthritis? A meta-analysis of case series. *J Arthroplasty*. 2014;29: 1236-1242.
91. Lievense AM, Bierma-Zeinstra SM, Verhagen AP, et al. Prognostic factors of progress of hip osteoarthritis: a systematic review. *Arthritis Rheum*. 2002;47:556-562.
92. Reijman M, Hazes JM, Pols HA, et al. Role of radiography in predicting progression of osteoarthritis of the hip: prospective cohort study. *BMJ*. 2005;330:1183.
93. Svege I, Nordsletten L, Fernandes L, Risberg MA. Exercise therapy may postpone total hip replacement surgery in patients with hip osteoarthritis: a long-term follow-up of a randomised trial. *Ann Rheum Dis*. 2015;74:164-169.
94. Pisters MF, Veenhof C, Schellevis FG, et al. Long-term effectiveness of exercise therapy in patients with osteoarthritis of the hip or knee: a randomized controlled trial comparing two different physical therapy interventions. *Osteoarthritis Cartilage*. 2010;18:1019-1026.
95. Hochberg MC, Altman RD, April KT, et al. American College of Rheumatology 2012 recommendations for the use of nonpharmacologic and pharmacologic therapies in osteoarthritis of the hand, hip, and knee. *Arthritis Care Res*. 2012;64:465-474.
96. Towheed TE, Maxwell L, Judd MG, et al. Acetaminophen for osteoarthritis. *Cochrane Database Syst Rev*. 2006; (1):CD004257.
97. Trijau S, Avouac J, Escalas C, et al. Influence of flare design on symptomatic efficacy of non-steroidal anti-inflammatory drugs in osteoarthritis: a meta-analysis of randomized placebo-controlled trials. *Osteoarthritis Cartilage*. 2010;18:1012-1018.

98. Nelson AE, Allen KD, Golightly YM, et al. A systematic review of recommendations and guidelines for the management of osteoarthritis: the chronic osteoarthritis management initiative of the U.S. Bone and Joint Initiative. *Semin Arthritis Rheum.* 2014;43:701-712.
99. Peura D, Goldkind L. Balancing the gastrointestinal benefits and risks of nonselective NSAIDs. *Arthritis Res Ther.* 2005; 7:S7-S13.
100. Lambert R, Hutchings E, Grace M, et al. Steroid injection for osteoarthritis of the hip: a randomized, double-blind, placebo-controlled trial. *Arthritis Rheum.* 2007;56:2278-2287.
101. Qvistgaard E, Christensen R, Torp-Pedersen S, Bliddal H. Intra-articular treatment of hip osteoarthritis: a randomized trial of hyaluronic acid, corticosteroid, and isotonic saline. *Osteoarthritis Cartilage.* 2006;14:163-170.
102. Fidelix TS, Macedo CR, Maxwell LJ, Fernandes Moca Trevisani V. Diacerein for osteoarthritis. *Cochrane Database Syst Rev.* 2014;(2):CD005117.
103. Richette P, Ravaud P, Conrozier T, et al. Effect of hyaluronic acid in symptomatic hip osteoarthritis: a multicenter, randomized, placebo-controlled trial. *Arthritis Rheum.* 2009;60:824-830.
104. Migliore A, Tormenta S, Massafra U, et al. Intra-articular administration of Hylan G-F 20 in patients with symptomatic hip osteoarthritis: tolerability and effectiveness in a large cohort study in clinical practice. *Curr Med Res Opin.* 2008;24:1309-1316.
105. Conrozier T, Vignon E. Is there evidence to support the inclusion of viscosupplementation in the treatment paradigm for patients with hip osteoarthritis? *Clin Exp Rheumatol.* 2005;23:711-716.
106. Migliore A, Granata M, Tormenta S, et al. Hip viscosupplementation under ultrasound guidance reduces NSAID consumption in symptomatic hip osteoarthritis patients in a long follow-up: data from Italian registry. *Eur Rev Med Pharmacol Sci.* 2011; 15:25-34.
107. McAlindon TE, LaValley MP, Felson DT. Efficacy of glucosamine and chondroitin for treatment of osteoarthritis. *JAMA.* 2000;284:1241.
108. Wandel S, Juni P, Tendal B, et al. Effects of glucosamine, chondroitin, or placebo in patients with osteoarthritis of hip or knee: network meta-analysis. *BMJ.* 2010;341:c4675.
109. Reichenbach S, Sterchi R, Scherer M, et al. Meta-analysis: chondroitin for osteoarthritis of the knee or hip. *Ann Intern Med.* 2007;146:580-590.
110. Rozendaal R, Koes B, van Osch G, et al. Effect of glucosamine sulfate on hip osteoarthritis: a randomized trial. *Ann Intern Med.* 2008;148:268-277.
111. Rozendaal R, Uitterlinden E, van Osch G, et al. Effect of glucosamine sulphate on joint space narrowing, pain and function in patients with hip osteoarthritis: subgroup analyses of a randomized controlled trial. *Osteoarthritis Cartilage.* 2009;17: 427-432.
112. Zhang W, Moskowitz R, Nuki G, et al. OARSI recommendations for the management of hip and knee osteoarthritis. Part II. OARSI evidence-based, expert consensus guidelines. *Osteoarthritis Cartilage.* 2008;16:137-162.
113. Callahan L, Mielenz T, Freburger J, et al. A randomized controlled trial of the people with arthritis can exercise program: symptoms, function, physical activity, and psychosocial outcomes. *Arthritis Rheum.* 2008;59:92-101.
114. Fries J, Carey C, McShane D. Patient education in arthritis: randomized controlled trial of a mail-delivered program. *J Rheumatol.* 1997;24:1378-1383.
115. Hughes S, Seymour R, Campbell R, et al. Impact of the fit and strong intervention on older adults with osteoarthritis. *Gerontologist.* 2004;44:217-228.
116. Superio-Cabuslay E, Ward M, Lorig K. Patient education interventions in osteoarthritis and rheumatoid arthritis: a meta-analytic comparison with nonsteroidal antiinflammatory drug treatment. *Arthritis Care Res.* 1996;9:292-301.
117. Bennell K. Physiotherapy management of hip osteoarthritis. *J Physiother.* 2013;59:145-157.
118. Ohsawa S, Ueno R. Heel lifting as a conservative therapy for osteoarthritis of the hip: based on the rationale of Pauwels' intertrochanteric osteotomy. *Prosthet Orthot Int.* 1997;21:153-158.
119. Neumann D. An electromyographic study of the hip abductor muscles as subjects with a hip prosthesis walked with different methods of using a cane and carrying a load. *Phys Ther.* 1999;79: 1163-1173.
120. Neumann D. Biomechanical analysis of selected principles of hip joint protection. *Arthritis Care Res.* 1989;2:146-155.
121. French HP, Cusack T, Brennan A, et al. Exercise and manual physiotherapy arthritis research trial (EMPART) for osteoarthritis of the hip: a multicenter randomized controlled trial. *Arch Phys Med Rehabil.* 2013;94:302-314.
122. Hoeksma H, Dekker J, Ronday H, et al. Comparison of manual therapy and exercise therapy in osteoarthritis of the hip: a randomized clinical trial. *Arthritis Rheum.* 2004;51:722-729.
123. Peter WF, Jansen MJ, Hurkmans EJ, et al. Physiotherapy in hip and knee osteoarthritis: development of a practice guideline concerning initial assessment, treatment and evaluation. *Acta Reumatol Port.* 2011;36:268-281.
124. Dold AP, Zywiel MG, Taylor DW, et al. Platelet-rich plasma in the management of articular cartilage pathology: a systematic review. *Clin J Sport Med.* 2014;24:31-43.
125. Sánchez M, Guadilla J, Fiz N, Andia I. Ultrasound-guided platelet-rich plasma injections for the treatment of osteoarthritis of the hip. *Rheumatology (Oxford).* 2012;51:144-150.
126. Battaglia M, Guaraldi F, Vannini F, et al. Efficacy of ultrasound-guided intra-articular injections of platelet-rich plasma versus hyaluronic acid for hip osteoarthritis. *Orthopedics.* 2013;36: e1501-e1508.
127. Zhang W, Doherty M, Arden N, et al. EULAR evidence based recommendations for the management of hip osteoarthritis: report of a task force of the EULAR Standing Committee for International Clinical Studies Including Therapeutics (ESCISIT). *Ann Rheum Dis.* 2005;64:669-681.
128. Pun SY, O'Donnell JM, Kim YJ. Nonarthroplasty hip surgery for early osteoarthritis. *Rheum Dis Clin North Am.* 2013;39: 189-202.
129. Hajat S, Fitzpatrick R, Morris R, et al. Does waiting for total hip replacement matter? Prospective cohort study. *J Health Serv Res Policy.* 2002;7:19-25.
130. Vergara I, Bilbao A, Gonzalez N, et al. Factors and consequences of waiting times for total hip arthroplasty. *Clin Orthop Relat Res.* 2011;469:1413-1420.
131. Leunig M, Ganz R. The evolution and concepts of joint-preserving surgery of the hip. *Bone Joint J.* 2014;96-B:5-18.

132. Brueilly KE, Schoenfeld BJ, Darbouze MR, Kolber MJ. Postrehabilitation exercise considerations following hip arthroplasty. *Strength Cond J*. 2013;35:19-30.
133. American Academy of Orthopaedic Surgeons. *The Burden of Musculoskeletal Diseases in the United States*. Rosemont, Ill: American Academy of Orthopaedic Surgeons; 2008.
134. Lesch D, Yerasimides J, Brosky J Jr. Rehabilitation following anterior approach total hip arthroplasty in a 49-year-old female: a case report. *Physiother Theory Pract*. 2010;26:334-341.
135. Kurtz S, Ong K, Lau E, et al. Projections of primary and revision hip and knee arthroplasty in the united states from 2005 to 2030. *J Bone Joint Surg Am*. 2007;89:780-785.
136. Mulcahy H, Chew FS. Current concepts of hip arthroplasty for radiologists. Part 2. Revisions and complications. *AJR Am J Roentgenol*. 2012;199:570-580.
137. De Martino I, Triantafyllopoulos GK, Sculco PK, Sculco TP. Dual mobility cups in total hip arthroplasty. *World J Orthop*. 2014;5:180-187.
138. Pollard TC, Baker RP, Eastaugh-Waring SJ, Bannister GC. Treatment of the young active patient with osteoarthritis of the hip: a five- to seven-year comparison of hybrid total hip arthroplasty and metal-on-metal resurfacing. *J Bone Joint Surg Br*. 2006;88:592-600.
139. Corten K, MacDonald SJ. Hip resurfacing data from national joint registries: what do they tell us? What do they not tell us? *Clin Orthop Relat Res*. 2010;468:351-357.
140. Johanson PE, Fenstad AM, Furnes O, et al. Inferior outcome after hip resurfacing arthroplasty than after conventional arthroplasty: evidence from the Nordic Arthroplasty Register Association (NARA) database, 1995 to 2007. *Acta Orthop*. 2010;81:535-541.
141. Mulcahy H, Chew FS. Current concepts of hip arthroplasty for radiologists. Part 1. Features and radiographic assessment. *AJR Am J Roentgenol*. 2012;199:559-569.
142. Topolovec M, Milosev I. A comparative study of four bearing couples of the same acetabular and femoral component: a mean follow-up of 11.5 years. *J Arthroplasty*. 2014;29:176-180.
143. Bozic KJ, Kurtz S, Lau E, et al. The epidemiology of bearing surface usage in total hip arthroplasty in the United States. *J Bone Joint Surg Am*. 2009;91:1614-1620.
144. Huo MH, Dumont GD, Knight JR, Mont MA. What's new in total hip arthroplasty. *J Bone Joint Surg Am*. 2011;93:1944-1950.
145. Rajpura A, Kendoff D, Board TN. The current state of bearing surfaces in total hip replacement. *Bone Joint J*. 2014;96-B:147-156.
146. Russell RD, Estrera KA, Pivec R, et al. What's new in total hip arthroplasty. *J Bone Joint Surg Am*. 2013;95:1719-1725.
147. Smith AJ, Dieppe P, Vernon K, et al. Failure rates of stemmed metal-on-metal hip replacements: analysis of data from the national joint registry of England and Wales. *Lancet*. 2012;379:1199-1204.
148. Amstutz HC, Le Duff MJ, Campbell PA, et al. Complications after metal-on-metal hip resurfacing arthroplasty. *Orthop Clin North Am*. 2011;42:207-230, viii.
149. Jarrett CA, Ranawat AS, Bruzzone M, et al. The squeaking hip: a phenomenon of ceramic-on-ceramic total hip arthroplasty. *J Bone Joint Surg Am*. 2009;91:1344-1349.
150. Pratt E, Gray PA. Total hip arthroplasty. In: Maxey L, Magnusson J, eds. *Rehabilitation for the Postsurgical Orthopedic Patient*. 2nd ed. St. Louis: Mosby; 2007:293-306.
151. von Schulze PC, Pellengahr C, Fottner A, et al. Uncemented arthroplasty of the hip. *Orthopade*. 2009;38:461-470 [in German].
152. Wyatt M, Hooper G, Frampton C, Rothwell A. Survival outcomes of cemented compared to uncemented stems in primary total hip replacement. *World J Orthop*. 2014;5:591-596.
153. Gilbert NF, Huo MH. Posterior surgical approach for total hip arthroplasty. *Semin Arthroplasty*. 2004;15:72-75.
154. Weeden SH, Paprosky WG, Bowling JW. The early dislocation rate in primary total hip arthroplasty following the posterior approach with posterior soft tissue repair. *J Arthroplasty*. 2003;18:709-713.
155. Hallert O, Li Y, Brismar H, Lindgren U. Direct anterior approach: initial experience of a minimally invasive technique for total hip arthroplasty. *J Orthop Surg Res*. 2012;7:1-6.
156. Lovell TP. Single-incision direct anterior approach for total hip arthroplasty using a standard operating table. *J Arthroplasty*. 2008;23:64-68.
157. Kelmanovich D, Parks ML, Sinha R, Macaulay W. Surgical approaches to total hip arthroplasty. *J South Orthop Assoc*. 2003;12:90-94.
158. Yerasimides JG, Matta JM. Primary total hip arthroplasty with a minimally invasive anterior approach. *Semin Arthroplasty*. 2005;16:186-190.
159. Chung WK, Liu D, Foo LSS. Mini-incision total hip replacement-surgical technique and early results. *J Orthop Surg (Hong Kong)*. 2004;12:19-24.
160. Procyk S. Initial results with a mini-posterior approach for total hip arthroplasty. *Int Orthop*. 2007;31 (suppl 1):S17-S20.
161. Li N, Deng Y, Chen L. Comparison of complications in a single-incision minimally invasive THA and conventional THA. *Orthopedics*. 2012;35:e1152-e1158.
162. DeWal H, Maurer SL, Tsai P, et al. Efficacy of abduction bracing in the management of total hip arthroplasty dislocation. *J Arthroplasty*. 2004;19:733-738.
163. Dudda M, Gueleryuez A, Gautier E, et al. Risk factors for early dislocation after total hip arthroplasty: a case matched case-control design. *J Orthop Surg*. 2010;18:179-183.
164. Restrepo C, Mortazavi SM, Brothers J, et al. Hip dislocation: are hip precautions necessary in anterior approaches? *Clin Orthop Relat Res*. 2011;469:417-422.
165. Healy WL, Lorio R, Lemos MJ. Athletic activity after joint replacement. *Am J Sports Med*. 2001;29:377-388.
166. Oinuma K, Eingartner C, Saito Y, Shiratsuchi H. Total hip arthroplasty by a minimally invasive direct anterior approach. *Oper Orthop Traumatol*. 2007;19:310-326.
167. Moskal JT. Anterior approach in THA improves outcomes: affirms. *Orthopedics*. 2011;34:e456-e458.
168. Higuchi F, Gotoh M, Yamaguchi N, et al. Minimally invasive uncemented total hip arthroplasty through an anterolateral approach with a shorter skin incision. *J Orthop Sci*. 2003;8:812-817.
169. Repantis T, Bouras T, Korovessis P. Comparison of minimally invasive approach versus conventional anterolateral approach for total hip arthroplasty: a randomized controlled trial. *Eur J Surg Traumatol*. 2014;24:1439-1445.
170. Pai VS. A modified direct lateral approach in total hip arthroplasty. *J Orthop Surg (Hong Kong)*. 2002;10:35-39.

171. Masonis JL, Bourne RB. Surgical approach, abductor function, and total hip arthroplasty dislocation. *Clin Orthop Relat Res.* 2002;405:46-53.
172. Harding P, Holland AE, Delany C, Hinman RS. Do activity levels increase after total hip and knee arthroplasty? *Clin Orthop Relat Res.* 2014;472:1502-1511.
173. Hardinge K. The direct lateral approach to the hip. *J Bone Joint Surg Br.* 1982;64:17-19.
174. Kerboull L, Hamadouche M, Kerboull M. Transtrochanteric approach to the hip. *Interact Surg.* 2007;2:149-154.
175. Snow R, Granata J, Ruhil AV, et al. Associations between preoperative physical therapy and post-acute care utilization patterns and cost in total joint replacement. *J Bone Joint Surg Am.* 2014;96:e165.
176. Crowe J, Henderson J. Pre-arthroplasty rehabilitation is effective in reducing hospital stay. *Can J Occup Ther.* 2003;70:88-96.
177. Desmeules F, Hall J, Woodhouse LJ. Prehabilitation improves physical function of individuals with severe disability from hip or knee osteoarthritis. *Physiother Can.* 2013;65:116-124.
178. Kamimura A, Sakakima H. Preoperative predictors of ambulation ability at different time points after total hip arthroplasty in patients with osteoarthritis. *Rehabil Res Pract.* 2014;2014:861268.
179. Nankaku M, Tsuboyama T, Akiyama H, et al. Preoperative prediction of ambulatory status at 6 months after total hip arthroplasty. *Phys Ther.* 2013;93:88-93.
180. Röder C, Staub LP, Eggli S, et al. Influence of preoperative functional status on outcome after total hip arthroplasty. *J Bone Joint Surg Am.* 2007;89:11-17.
181. Ferrara PE, Rabini A, Maggi L, et al. Effect of pre-operative physiotherapy in patients with end-stage osteoarthritis undergoing hip arthroplasty. *Clin Rehabil.* 2008;22:977-986.
182. McDonald S, Page MJ, Beringer K, et al. Preoperative education for hip or knee replacement. *Cochrane Database Syst Rev.* 2014;(5):CD003526.
183. Juliano K, Edwards D, Spinello D, et al. Initiating physical therapy on the day of surgery decreases length of stay without compromising functional outcomes following total hip arthroplasty. *HSS J.* 2011;7:16-20.
184. Jameson SS, Charman SC, Gregg PJ, van der Muelen JH. The effect of aspirin and low-molecular-weight heparin on venous thromboembolism after hip replacement. *J Bone Joint Surg Br.* 2011;93:1465-1470.
185. Hull RD, Pineo GF, Stein PD, et al. Extended out-of-hospital low-molecular-weight heparin prophylaxis against deep venous thrombosis in patients after elective hip arthroplasty: a systematic review. *Ann Intern Med.* 2001;135:858-869.
186. Poultsides LA, Gonzalez Della Valle A, Memtsoudis SG, et al. Meta-analysis of cause of death following total joint replacement using different thromboprophylaxis regimens. *J Bone Joint Surg Br.* 2012;94:113-121.
187. Stockton KA, Mengersen KA. Effect of multiple physiotherapy sessions on functional outcomes in the initial postoperative period after primary total hip replacement: a randomized controlled trial. *Arch Phys Med Rehabil.* 2009;90:1652-1657.
188. Martin CT, Pugely AJ, Gao Y, Clark CR. A comparison of hospital length of stay and short-term morbidity between the anterior and the posterior approaches to total hip arthroplasty. *J Arthroplasty.* 2013;28:849-854.
189. Peterson MG, Cioppa-Mosca J, Finerty E, et al. Effectiveness of best practice implementation in reducing hip arthroplasty length of stay. *J Arthroplasty.* 2008;23:69-73.
190. Yoon R, Nellans K, Geller J, et al. Patient education before hip or knee arthroplasty lowers length of stay. *J Arthroplasty.* 2010;25:547-551.
191. Bou Monsef J, Boettner F. Blood management may have an impact on length of stay after total hip arthroplasty. *HSS J.* 2014;10:124-130.
192. Maradit Kremers H, Visscher SL, Kremers WK, et al. Obesity increases length of stay and direct medical costs in total hip arthroplasty. *Clin Orthop Relat Res.* 2014;472:1232-1239.
193. van Aalst MJ, Oosterhof J, Nijhuis-van der Sanden MW, Schreurs BW. Can the length of hospital stay after total hip arthroplasty be predicted by preoperative physical function characteristics? *Am J Phys Med Rehabil.* 2014;93:486-492.
194. Raphael M, Jaeger M. van Vlymen J. Easily adoptable total joint arthroplasty program allows discharge home in two days. *Can J Anaesth.* 2011;58:902-910.
195. Guerra ML, Singh PJ, Taylor NF. Early mobilization of patients who have had a hip or knee joint replacement reduces length of stay in hospital: a systematic review. *Clin Rehabil.* 2014;[Epub ahead of print].
196. Nakata K, Nishikawa M, Yamamoto K, et al. A clinical comparative study of the direct anterior with mini-posterior approach: two consecutive series. *J Arthroplasty.* 2009;24:698-704.
197. Pospischill M, Kranzl A, Attwenger B, Knahr K. Minimally invasive compared with traditional transgluteal approach for total hip arthroplasty. *J Bone Joint Surg Am.* 2010;92:328-337.
198. Müller M, Tohtz S, Springer I, et al. Randomized controlled trial of abductor muscle damage in relation to the surgical approach for primary total hip replacement: minimally invasive anterolateral versus modified direct lateral approach. *Arch Orthop Trauma Surg.* 2011;131:179-189.
199. Rasch A, Bystrom AH, Dalen N, et al. Persisting muscle atrophy two years after replacement of the hip. *J Bone Joint Surg Br.* 2009;91:583-588.
200. Rasch A, Dalen N, Berg HE. Muscle strength, gait, and balance in 20 patients with hip osteoarthritis followed for 2 years after THA. *Acta Orthop.* 2010;81:183-188.
201. Röder C, Parvizi J, Eggli S, et al. Demographic factors affecting long-term outcome of total hip arthroplasty. *Clin Orthop Relat Res.* 2003;417:62-73.
202. Brueilly KE, Pabian PS, Straut LC, et al. Factors contributing to rehabilitation outcomes following hip arthroplasty. *Phys Ther Rev.* 2012;17:301-310.
203. Lamontagne M, Varin D, Beaulé PE. Does the anterior approach for total hip arthroplasty better restore stair climbing gait mechanics? *J Orthop Res.* 2011;29:1412-1417.
204. Maffiuletti NA, Impellizzeri FM, Widler K, et al. Spatiotemporal parameters of gait after total hip replacement: anterior versus posterior approach. *Orthop Clin North Am.* 2009;40:407-415.
205. Perron M, Malouin F, Moffet H, McFadyen BJ. Three-dimensional gait analysis in women with a total hip arthroplasty. *Clin Biomech (Bristol, Avon).* 2000;15:504-515.

206. Häkkinen A, Borg H, Kautiainen H, et al. Muscle strength and range of movement deficits 1 year after hip resurfacing surgery using posterior approach. *Disabil Rehabil.* 2010;32:483-491.
207. Sicard-Rosenbaum L, Light KE, Behrman AL. Gait, lower extremity strength, and self-assessed mobility after hip arthroplasty. *J Gerontol A Biol Sci Med Sci.* 2002;57:47-51.
208. Trudelle-Jackson E, Emerson R, Smith S. Outcomes of total hip arthroplasty: a study of patients one year postsurgery. *J Orthop Sports Phys Ther.* 2002;32:260-267.
209. Horstmann T, Vornholt-Koch S, Brauner T, Grau S. Mündermann A. Impact of total hip arthroplasty on pain, walking ability, and cardiovascular fitness. *J Orthop Res.* 2012;30:2025-2030.
210. Meek RM, Allan DB, McPhillips G, et al. Late dislocation after total hip arthroplasty. *Clin Med Res.* 2008;6:17-23.
211. Wetters NG, Murray TG, Moric M, et al. Risk factors for dislocation after revision total hip arthroplasty. *Clin Orthop Relat Res.* 2013;471:410-416.
212. Hailer NP, Weiss RJ, Stark A, Karrholm J. The risk of revision due to dislocation after total hip arthroplasty depends on surgical approach, femoral head size, sex, and primary diagnosis: an analysis of 78,098 operations in the Swedish hip arthroplasty register. *Acta Orthop.* 2012;83:442-448.
213. Brander V, Stulberg S. Rehabilitation after hip- and knee-joint replacement: an experience- and evidence-based approach to care. *Am J Phys Med Rehabil.* 2006;85:S98-S118.
214. Nadzadi ME, Pederson DR, Yack JH, et al. Kinematics, kinetics, and finite element analysis of commonplace maneuvers at risk for total hip dislocation. *J Biomech.* 2003;36:577-591.
215. Tanino H, Ito H, Harman MK, et al. An in vivo model for intraoperative assessment of impingement and dislocation in total hip arthroplasty. *J Arthroplasty.* 2008;23:714-720.
216. von Knoch M, Berry DJ, Harmsen WS, Morrey BF. Late dislocation after total hip arthroplasty. *J Bone Joint Surg Am.* 2002;84:1949-1953.
217. Krenzel BA, Berend ME, Malinzak RA, et al. High preoperative range of motion is a significant risk factor for dislocation in primary total hip arthroplasty. *J Arthroplasty.* 2010;25:31-35.
218. Peak EL, Parvizi J, Ciminiello M, et al. The role of patient restrictions in reducing the prevalence of early dislocation following total hip arthroplasty; a randomized prospective study. *J Bone Joint Surg Am.* 2005;87:247-253.
219. Jacobs CA, Christensen CP, Berend ME. Sport activity after total hip arthroplasty: changes in surgical technique, implant design, and rehabilitation. *J Sport Rehabil.* 2009;18:47-59.
220. Sharma V, Morgan P, Cheng E. Factors influencing early rehabilitation after THA: a systematic review. *Clin Orthop Relat Res.* 2009;467:1400-1411.
221. Di Monaco M, Vallero F, Tappero R, Cavanna A. Rehabilitation after total hip arthroplasty: a systematic review of controlled trials on physical exercise programs. *Eur J Phys Rehabil Med.* 2009;45:303-317.
222. Appell HJ. Muscular atrophy following immobilization: a review. *Sports Med.* 1990;10:42-58.
223. Husby VS, Helgerud J, Bjorgen S, et al. Early maximal strength training is an efficient treatment for patients operated with total hip arthroplasty. *Arch Phys Med Rehabil.* 2009;90:1658-1667.
224. Husby VS, Helgerud J, Bjorgen S, et al. Early postoperative maximal strength training improves work efficiency 6-12 months after osteoarthritis-induced total hip arthroplasty in patients younger than 60 years. *Am J Phys Med Rehabil.* 2010;89:304-314.
225. Suetta C, Magnusson SP, Rosted A, et al. Resistance training in the early postoperative phase reduces hospitalization and leads to muscle hypertrophy in elderly hip surgery patients: a controlled, randomized study. *J Am Geriatr Soc.* 2004;52:2016-2022.
226. Hauer K, Specht N, Schuler M, et al. Intensive physical training in geriatric patients after severe falls and hip surgery. *Age Ageing.* 2002;31:49-57.
227. Wang AW, Gilbey HJ, Ackland TR. Perioperative exercise programs improve early return of ambulatory function after total hip arthroplasty: a randomized, controlled trial. *Am J Phys Med Rehabil.* 2002;81:801-806.
228. Hesse S, Werner C, Seibel H, et al. Treadmill training with partial body-weight support after total hip arthroplasty: a randomized controlled trial. *Arch Phys Med Rehabil.* 2003;84:1767-1773.
229. Maire J, Dugue B, Faillenet-Maire AF, et al. Recovery after total hip joint arthroplasty in elderly patients with osteoarthritis: positive effect of upper limb interval-training. *J Rehabil Med.* 2003;35:174-179.
230. Maire J, Dugue B, Faillenet-Maire AF, et al. Influence of a 6-week arm exercise program on walking ability and health status after hip arthroplasty: a 1-year follow-up pilot study. *J Rehabil Res Dev.* 2006;43:445-450.
231. Bhave A, Mont M, Tennis S, et al. Functional problems and treatment solutions after total hip and knee joint arthroplasty. *J Bone Joint Surg Am.* 2005;87 (suppl 2):9-21.
232. Sashika H, Matsuba Y, Watanabe Y. Home program of physical therapy: effect on disabilities of patients with total hip arthroplasty. *Arch Phys Med Rehabil.* 1996;77:273-277.
233. Harvey L, Herbert R, Crosbie J. Does stretching induce lasting increases in joint ROM? A systematic review. *Physiother Res Int.* 2002;7:1-13.
234. Klein GR, Levine BR, Hozack WJ, et al. Return to athletic activity after total hip arthroplasty: consensus guidelines based on a survey of the Hip Society and American Association of Hip and Knee Surgeons. *J Arthroplasty.* 2007;22:171-175.
235. Kuijer P, de Beer M, Houdijk J, Frings-Dresen M. Beneficial and limiting factors affecting return to work after total knee and hip arthroplasty: a systematic review. *J Occup Rehabil.* 2009;19:375-381.
236. Tanavalee A, Jaruwannapong S, Yuktanandana P, Itiravivong P. Early outcomes following minimally invasive total hip arthroplasty using a two-incision approach versus a mini posterior approach. *Hip Int.* 2006;16 (suppl 4):17-22.
237. Dubs L, Gschwend N, Munzinger U. Sport after total hip arthroplasty. *Arch Orthop Trauma Surg.* 1983;101:161-169.
238. dePablo P, Losina E, Phillips CB, et al. Determinants of discharge destination following elective total hip replacement. *Arthritis Rheum.* 2004;51:1009-1017.
239. Singh JA, Lewallen D. Predictors of pain and use of pain medications following primary total hip arthroplasty (THA): 5,707 THAs at 2-years and 3,289 THAs at 5-years. *BMC Musculoskelet Disord.* 2010;11:90.
240. Gilbey H, Ackland T, Wang A, et al. Exercise improves early functional recovery after total hip arthroplasty. *Clin Orthop Relat Res.* 2003;408:193-200.

241. Hu S, Zhang Z-Y, Hua Y-Q, et al. A comparison of regional and general anaesthesia for total replacement of the hip or knee. *J Bone Joint Surg Br*. 2009;91:935-942.
242. Macfarlane AJ, Prasad GA, Chan VWS, Brull R. Does regional anaesthesia improve outcome after total hip arthroplasty? A systematic review. *Br J Anaesth*. 2009;103:335-345.
243. Kim S, Losina E, Solomon D, et al. Effectiveness of clinical pathways for total knee and total hip arthroplasty: literature review. *J Arthroplasty*. 2003;18:69-74.
244. Dowsey M, Kilgour M, Santamaria N, Choong P. Clinical pathways in hip and knee arthroplasty: a prospective randomised controlled study. *Med J Aust*. 1999;170:59-62.
245. Van Herck P, Vanhaecht K, Deneckere S, et al. Key interventions and outcomes in joint arthroplasty clinical pathways: a systematic review. *J Eval Clin Pract*. 2010;16:39-49.
246. Hypnar L, Anderson L. Attaining superior outcomes with joint replacement patients. *J Nurs Adm*. 2001;31:544-549.
247. Moller AM, Villebro N, Pedersen T, Tonnesen H. Effect of preoperative smoking intervention on postoperative complication: a randomised clinical trial. *Lancet*. 2002;359:114-117.
248. Makela KT, Matilainen M, Pulkkinen P, et al. Countrywise results of total hip replacement: an analysis of 438,733 hips based on the Nordic Arthroplasty Register Association database. *Acta Orthop*. 2014;85:107-116.
249. Bozic KJ, Kurtz SM, Lau E, et al. The epidemiology of revision total hip arthroplasty in the United States. *J Bone Joint Surg Am*. 2009;91:128-133.
250. McMinn DJ, Snell KI, Daniel J, et al. Mortality and implant revision rates of hip arthroplasty in patients with osteoarthritis: registry based cohort study. *BMJ*. 2012;344:e3319.
251. Mohaddes M, Garellick G, Karrholm J. Method of fixation does not influence the overall risk of rerevision in first-time cup revisions. *Clin Orthop Relat Res*. 2013;471:3922-3931.
252. Santaguida PL, Hawker GA, Hudak PL, et al. Patient characteristics affecting the prognosis of total hip and knee joint arthroplasty: a systematic review. *Can J Surg*. 2008;51:428-436.
253. Montin L, Leino-Kilpi H, Suominen T, Lepisto J. A systematic review of empirical studies between 1966 and 2005 of patient outcomes of total hip arthroplasty and related factors. *J Clin Nurs*. 2008;17:40-45.

7

아동 및 청소년의 엉덩관절

The Pediatric and Adolescent Hip

MELISSA MORAN TOVIN, ALICIA FERNANDEZ-FERNANDEZ, AND FRAN GUARDO

개요

일반적으로 볼 수 있는 아동기의 4가지 엉덩관절 질환은 엉덩관절의 발달성 이형성증 (developmental dysplasia of the hip, DDH), 선천성 넙다리뼈 결함 (congenital femoral deficiency, CFD), 대퇴골두 골단 분리증 (slipped capital femoral epiphysis, SCFE), 레그-칼베-페르테스병 (Legg-Calvé-Perthes disease, LCPD) 이다. 또한 아동기 및 청소년기의 엉덩관절은 과사용 질환이 흔히 발생하는 부위이며, 젊은 운동 선수의 경우 특히 그렇다. 치료되지 않은 채 방치되면, 이러한 질환은 청소년기와 성인기까지 지속되고 악화될 수 있다.[1-5] 이 장에서는 이러한 일반적인 엉덩관절의 질환에 초점을 맞추고 역학, 고객의 프로필, 평가, 일반적인 메커니즘, 수술 후 고려사항, 재활 고려 사항에 대해 살펴볼 것이다. 이 장에서 나오는 많은 질환들은 서로 비슷한 임상적 양상 및 여기에서 다루지 않은 기타 엉덩관절 질환과 유사한 양상이 있다. 감별 진단은 필수적이며 최신의 근거 기반 평가, 방사선 사진, 기타 검사를 통해 할 수 있다.

전형적인 발달성 엉덩관절 이형성증

DDH는 이형성증이 경미하지만 안정적인 범위에서부터 심각한 이형성증과 엉덩관절이 과하게 탈구되는 범위에 이르기까지 다양한 스펙트럼을 가진 엉덩관절 질환이다.[6] DDH의 경

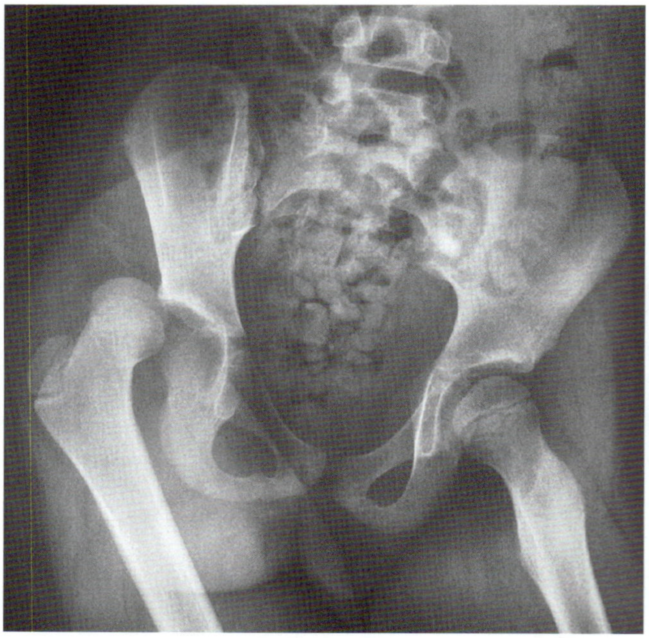

• **그림 7-1** 오른쪽 엉덩관절이 탈구된 발달성 이형성증.
(From Bontrager KL, Lampignanno J. *Radiographic Positioning and Related Anatomy.* 7th ed. St. Louis: Mosby; 2010.)

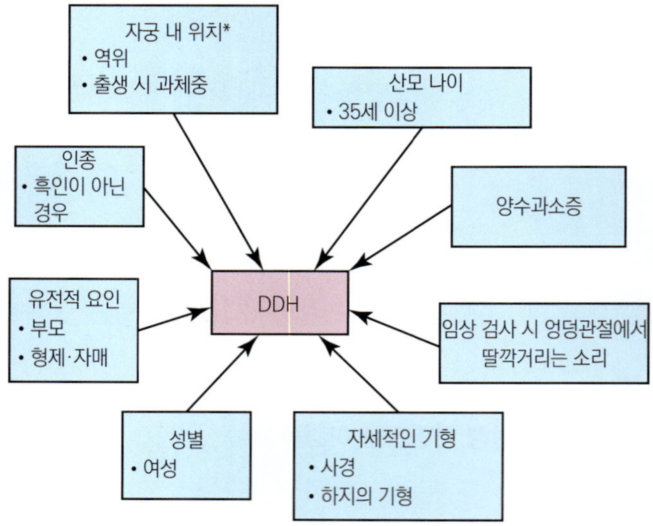

• **그림 7-2** 엉덩관절의 발달성 이형성증에 영향을 미치는 위험 요인.

우 태아기 또는 출산 후 엉덩관절의 비정형적인 발달로 인해 넙다리뼈머리와 절구 사이에 비정상적인 관계가 생기고, 이로 인해 관절이 아탈구되거나 탈구될 수 있다 (그림 7-1). 아탈구된 엉덩관절은 넙다리뼈머리가 정상적인 위치에서 벗어나지만 절구와의 접촉을 유지하고 있고, 탈구된 엉덩관절은 넙다리뼈머리와 절구 사이의 관절이 없어진다.[7] 불안정한 엉덩관절은 절구 안이 줄어들지만 아탈구나 탈구를 유발할 수 있다.[8] 이형성증의 기형발생적 및 신경근 유형은 다운증후군, 관절굽음증 (arthrogryposis), 뇌성마비 같은 다른 질환과 관련이 있지만, 전형적인 DDH는 일반적으로 건강한 유아, 아동, 청소년에게 발생한다.[9] 임상 특징 및 치료 접근법은 아이의 나이와 심각도에 따라 다르다. 임상 양상은 불안정에서부터 유아기의 탈구, 아동기의 비대칭 및 보행 편차, 청소년 및 청년기의 통증 및 이른 골관절염 발생까지 다양하다.

유아기

DDH는 신생아에게서 볼 수 있는 가장 일반적인 이상이며, 예상 발병률은 임상 검사 시 1~3%, 초음파 검사 시 4~5%다.[10-12] 만삭으로 출생된 아기들의 20명 중 1명이 엉덩관절에 약간의 불안정을 가지고 태어나며, 1000명 중 2~3명은 치료가 필요하다.[13] 건강한 유아들의 DDH와 관련된 위험 요인에는 역위, 출생 시 과체중, 나이가 많은 산모, 인종, 여성, 가족력, 양수과소증 (양수가 적음), 검사 시 엉덩관절의 소리가 있다.[2,8,14] 사경 및 하지의 기형 같은 자세 기형 또한 DDH와 관련이 있다.[7] 또한 일부 문화권에서 시행하는 (예: 일본, 북미 원주민, 터키, 호주) 엉덩관절과 무릎관절을 펴고 벌림을 제한하여 부적절하게 속싸개로 감싸는 것은 DDH의 발병률 증가와 관련이 있다 (그림 7-2).[2,7]

여성, 가족력, 인종, 자궁 내에서의 자세는 가장 결정적인 위험 요인이다.[8] DDH는 특히 산모의 호르몬인 릴랙신과 에스트로겐에 취약한데, 이는 인대의 과한 느슨함에 영향을 미쳐 태아의 엉덩관절 불안정성을 일으키기 때문에, DDH는 여성 환자에게서 발병률이 높다.[2,15] 부모에게 DDH 병력이 있는 경우, 유아는 DDH가 발생할 위험이 12배 더 높으며, 부모 및 형제가 DDH가 있다면 위험율은 36% 증가한다.[16] 다른 인종에 비해 흑인이나 아프리카계 미국인의 DDH의 발병률이 낮다.[8] 자궁 내 자세와 태어날 때 역위인 것과 관련된 제한적인 움직임도 DDH와 밀접한 관련이 있다.[8]

엉덩관절 벌림 자세를 한 장치를 통한 DDH의 조기 진단 및 치료는 장기적인 결과를 개선할 수 있다 (그림 7-17~7-21 참고). DDH 선별 검사는 출생 직후 위험 요인의 확인과 신생아의 신체 검사로 시작된다. 신체 검사에는 이 장의 뒷부분에서 자세히 설명할 임상 유발 검사가 포함된다. 선별 검사에는 엉덩관절의 골격 이상 및 불안정을 알아내기 위한 정적 및 동적 초음파 검사가 포함될 수 있다. DDH의 존재를 확인하기 위해 종종 진단용 초음파 검사가 사용된다 (그림 7-3). 이를 통해 절구 및 넙다리뼈머리의 연골성 요소와 다른 연조직 구조물을 구별할 수 있고, 다양한 면에서의 검사를 하여 절구에 대한 넙다리뼈머리의 위치를 파악할 수 있으며, 진정제나 이온화가 필요하지 않고, 컴퓨터 단층 촬영(CT)이나 자기 공명 영상 (MRI) 보다 저렴하다.[7]

그러나 현재까지의 근거는 DDH에 대한 선별 검사가 효과적이라고 하지는 않는다.[17] 특히 범용 초음파 검사는 전문가들 사이에서 많은 논쟁이 되고 있다. 초음파 검사는 모든 유아들에게 보편적으로 시행되었거나 위험 요인이 있는 유아에게 선택적으로 시행되었지만, 임상 검사만 시행하는 것보다 초음파 검사가 효과적이라는 근거는 거의 없다. 회의론자들은 치료하지 않아도 완화될 엉덩관절을 과하게 치료할 수 있거나 오진으로 인해 정상적인 엉덩관절을 치료할 가능성이 높으며,[2,7] 벌림 치료는 잠재적으로 넙다리뼈머리의 무혈성괴사를 일으킬 수 있다고 주장한다. "초음파 검사의 역할은 논란의 여지가 있지만, 일반적으로 진단을 확인하고 치료가 시작되면 엉덩관절 발달을 평가하는 데 사용된다."[8]

Laborie와 동료들[18]의 무작위 통제 연구(RCT)는 선택적 초음파 선별 검사, 범용 초음파 선별 검사, DDH만을 위한 임상 선별 검사를 비교했다. 이 연구는 초기 RCT에서 진행된 연구였다. 초기 RCT는 1988~1990년 사이에 2년 반 동안 출생한 11,925명의 유아가 포함되었다. 초기 임상 실험에서 유아들은 범용 초음파 선별 검사 그룹, 선택적 초음파 선별 검사 그룹, 임상 선별 검사만 시행하는 그룹, 총 3그룹으로 무작위하게 배정되었다. 더 진행된 연구는 2007~2009년 사이에 실시되었으며, 1989년에 출생한 RCT의 유아들 2,038명이 최종적으로 연구 대상에 포함되었다. 범용 초음파 검사 그룹의 유아들이 더 많이 확인되고 치료받은 반면에, 임상 검사만 시행한 그룹의 유아들이 가장 적었지만, 방사선 사진 상 엉덩관절의 골 성숙도 감소 비율에서는 그룹 간의 유의한 차이가 없었다. 따라서 범용 초음파 선별 검사 및 이후의 치료는 이형성증의 방사선학적 징후 또는 골 성숙도의 조기 퇴행성 변화에 뚜렷한 영향을 미치지 않았다고 결론지었다. 또한 이 결과는 늦게 나타나는 사례의 비율에 유의한 차이가 없음을 나타낸다. 따라서 임상 검사만을 통한 선별 검사에서 잠재적으로 놓치는 사례를 초음파 검사로도 "잡아내지" 못 하는 것으로 보인다.[18] 그럼에도 불구하고 일부 의료 시스템들은 후기 진단의 비율을 감소시키기 위한 노력으로 범용 초음파 선별 검사를 시행한다.[17] 주목할 것은 범용 초음파 그룹의 치료 비율 증가가 넙다리뼈머리의 무혈성괴사의 발생률 증가와 관련이 없으므로, 연구 피험자들의 벌림 치료가 악영향을 끼치지 않는다는 사실이다.[18]

모든 유아들의 엉덩관절 불안정성을 감지하기 위한 검사들을 수행하는 교육을 받아 능숙한 임상가들에 의한 일반적인

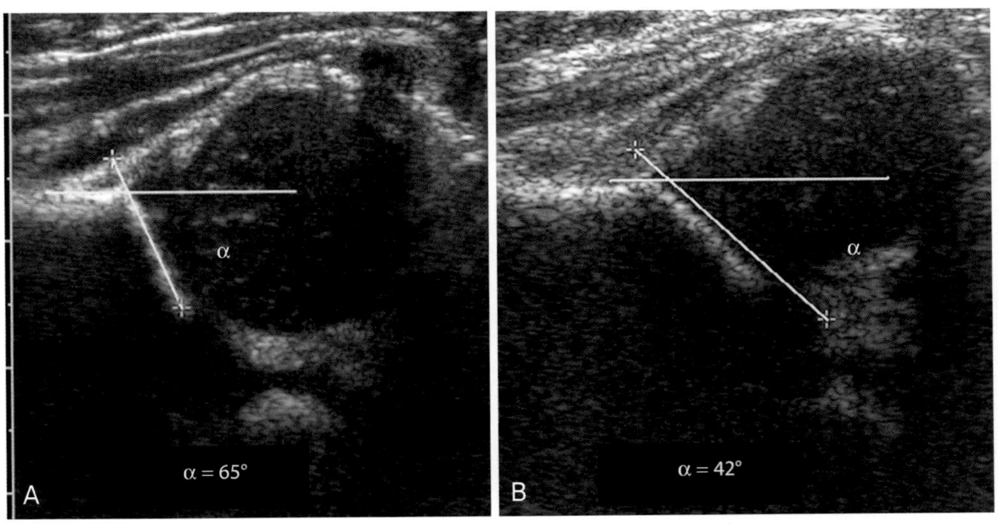

• **그림 7-3** (A) 유아기의 정상적인 초음파와 (B) 엉덩관절에 발달성 이형성증이 있는 사례의 비교. (From Kliegman RM, Stanton BMD, St. Geme J. *Nelson Textbook of Pediatrics*. 19th ed. Philadelphia: Saunders; 2011.)

임상 검사를 뒷받침하는 근거가 있다.[2] 초음파 검사의 가치를 뒷받침하는 제한된 연구에도 불구하고, 일부 전문가들은 역위로 태어난 여자 유아들을 위한 선택적 사용을 알리기 위해 위험 정도를 계층화 시킨 것을 통해 초음파의 사용을 지지한다.[17] 미국 소아과 학회(American Academy of Pediatrics, AAP)에서는 임상 검사와 선택적 초음파 검사를 합친 신생아 선별 검사를 권장한다.[15] DDH의 초기 발견을 위한 AAP의 임상 실습 지침에 나온 권장사항의 요약은 표 7-1을 참조하면 된다.

앞에서 언급했듯이 신체 검사는 출생 직후에 이루어져야 하며, 사경 또는 기타 자세 기형과 같은 DDH와 관련된 질환을 감지하기위한 일반적인 검사부터 시작해야한다. 넙다리뼈가 짧은지 (Galeazzi 징후라고 함), 피부 주름이 비대칭인지 확인하기 위해 기저귀 없이 누운 자세에서 양쪽 다리를 관찰해야 한다 (그림 7-4, 7-5). 비대칭적인 피부 주름이 DDH에만 국한된 것은 아니지만, 다리 길이가 다른 것처럼 (leg length discrepancy, LLD) 엉덩관절 한쪽의 탈구 시 일반적으로 보이는 소견이다.[8] 무릎의 높이가 다른 Galeazzi sign은 아이를 눕혀서 양쪽 엉덩관절과 무릎관절을 구부리면 볼 수 있고, 일반적으로 엉덩관절 탈구가 있거나 넙다리뼈가 선천적으로 짧을 때 발생한다. DDH의 발병률은 오른쪽 (20%)이나 양쪽 (20%)보다 왼쪽 엉덩관절이 더 높다고 (60%) 보고되었다.[8]

엉덩관절 탈구가 있는 유아의 탈구된 다리에서 3개월까지 제한적인 엉덩관절 벌림이 발생하기 때문에 엉덩관절 벌림도 평가해야 한다.[8] 해당 다리의 60° 미만의 벌림은 탈구를 나타

표 7-1 신생아의 DDH의 초기 발견을 위한 미국 소아과 학회의 지침

위험 요인 분류	권장사항
모든 유아들	적절한 교육을 받은 의료 전문가에게 신체 검사 (예: 의사, 소아과 간호사, 보조 의사, 물리치료사)
Ortolani 또는 Barlow 징후의 양성 반응	정형외과 의사에게 의뢰
여자 아기, 역위	엉덩관절 영상 검사: 6주째에 초음파 또는 4개월째에 방사선 사진
역위로 태어난 남자 아기	선택적인 엉덩관절 영상 검사
DDH 가족력이 있는 여자 아기	선택적인 엉덩관절 영상 검사

From American Academy of Pediatrics Subcommittee on Developmental Dysplasia of the Hip. Clinical practice guideline: early detection of developmental dysplasia of the hip. *Pediatrics*. 2000;105(4):896-905. *DDH*, Developmental dysplasia of the hip.

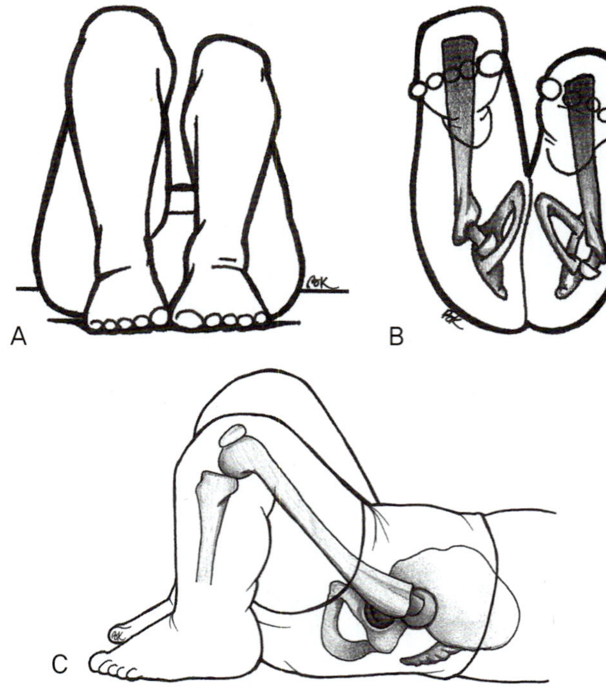

• **그림 7-4** A~C, Galeazzi 징후는 엉덩관절의 발달성 이형성증으로 인해 짧아진 넙다리뼈를 나타낸다.

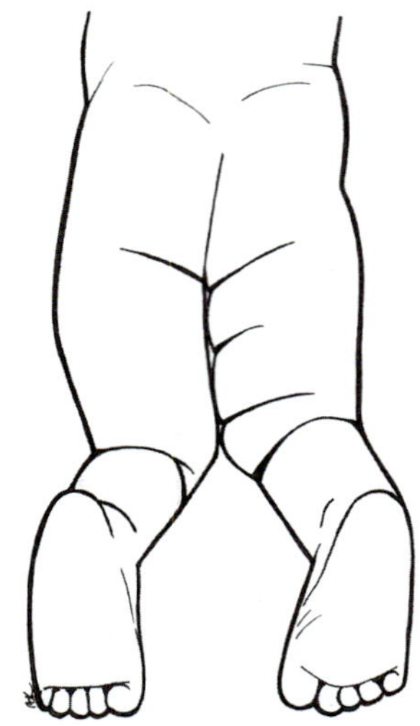

• **그림 7-5** 한쪽 엉덩관절의 탈구에서 흔히 보이는 피부 주름의 비대칭.

낼 수 있다. DDH가 양쪽이라면 양쪽 엉덩관절에서 제한적인 벌림이 나타날 것이다. 제한적인 벌림은 특히 양쪽 탈구를 확인하는 데에 중요한데, 양쪽 탈구 시 다리 길이가 같은 것처럼 보이고, Galeazzi sign이 음성이며, 뚜렷한 비대칭이 보이지 않기[8,9] 때문이다 (그림 7-6).

이후 엉덩관절의 안정성을 평가하기 위해 다음의 단계를 사용하여 각 엉덩관절에 각각 Ortolani 및 Barlow 검사를 한다:[15,19]

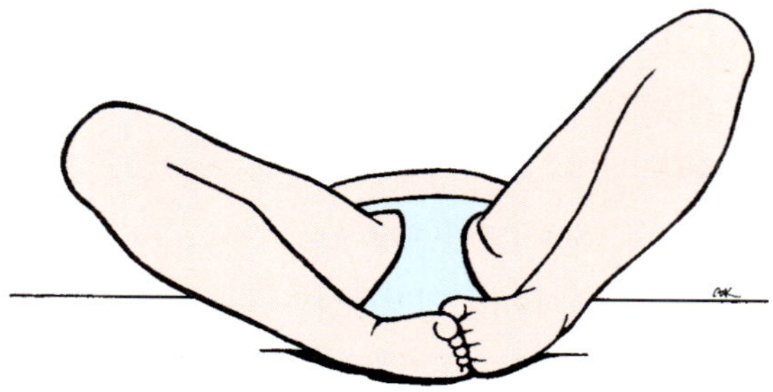

• **그림 7-6** 60° 미만의 제한적인 엉덩관절 벌림은 질환이 있는 쪽의 엉덩관절 탈구를 나타낼 수 있으며 양쪽 DDH가 있는 환자들을 확인하는 데에 도움이 될 수 있다.

- 기저귀를 느슨하게 하거나 아예 뺀다.
- 신생아를 눕히고, 한 손으로 두덩결합과 엉치뼈를 단단히 잡아 골반을 안정화시킨다.
- 검지와 중지를 신생아의 큰돌기에 놓고 엄지를 허벅지 안쪽에 놓으며, 첫 번째 갈퀴막공간(web space)을 무릎 앞쪽에 놓는다.
- 다리의 돌림은 중립 자세에 둔 채 엉덩관절을 90°로 구부린다.
- 다리를 앞으로 들어 올리며 엉덩관절을 부드럽게 벌린다. 이 때, 탈구된 넙다리뼈머리가 감소되면 "쾅" 하는 느낌이 느껴진다. 이것이 Ortolani 징후의 양성 반응이다.
- 다음과 같이 Barlow 검사를 진행한다.
  - 신생아를 눕히고 엉덩관절을 90°로 구부려서 Ortolani 검사 같이 손을 놓는다.
  - 무릎에 뒤쪽으로의 압박을 가하면서 엉덩관절을 부드럽게 모은다.
  - 넙다리뼈머리가 절구의 뒤에 있으면 쾅하는 느낌이 만져지거나 움직이는 느낌이 든다. 이것이 Barlow 징후의 양성 반응이다.
- 각 검사는 부드러운 힘으로 한 번에 한 엉덩관절에 수행한다 (그림 7-7).

아주 높은 딸깍 소리는 일반적으로 굽힘과 폄으로 인해 유발되며 중요하지 않다. 탈구된 엉덩관절은 보다 특이한 쾅 소리가 나는 반면에, 아탈구된 엉덩관절은 느슨한 느낌과 미끄러지는 움직임이 느껴지는 것이 특징이며 Ortolani 및 Barlow의 쾅하는 느낌은 없다. 진정한 탈구(쾅 소리)와 불안정한 느낌 또는 외막의 양성 소리(딸깍 소리)를 구분하는 것은 연습과 전문 지식이 필요하다.[15]

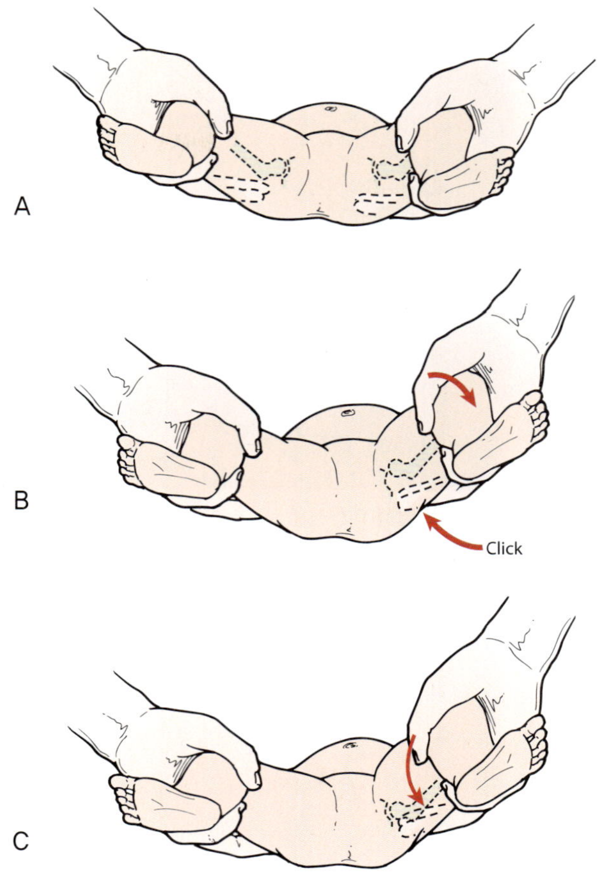

• **그림 7-7 Ortolani 징후 및 Barlow 검사.** A: 신생아의 경우, "딸깍거리는 소리" 없이 양쪽 엉덩관절을 똑같이 구부리고, 벌리고, 가쪽돌림 할 수 있다. B: Ortolani 징후 또는 Barlow 검사 첫 번째 부분. C: Barlow 검사의 두 번째 부분. (From Magee D. *Orthopedic Physical Assessment.* 6th ed. St. Louis: Saunders; 2013.)

대부분의 경우 신체 검사 및 초음파 검사에서 잘못된 결과가 나오며, 불안정 징후는 몇 주내에 사라진다. 이런 이유 때문에 검사에서 실제 탈구가 보이지 않으면, 치료를 시작하기 전 3~6주 동안 유아를 관찰할 수 있다.[7] 3~6주까지의 관찰 기간 후 신체 검사 및 초음파 검사를 통해 DDH가 보이면 치료를 적용한다.[7]

신생아 선별 검사 및 진단적 영상 검사에도 불구하고, DDH는 18세 이상이 될 때까지 진단되지 않을 수 있다.[15] 3개월 이상된 아동의 경우, 연조직 구축으로 인해 Ortolani 및 Barlow 검사를 수행하기 어려워진다. 이 때 신체 검사는 다음과 같은 엉덩관절 탈구의 2차 징후에 초점을 맞춘다: 제한적인 벌림, LLD, 걸을 수 있다면 트렌델렌버그 절뚝거림.[8] 이러한 징후들은 9개월이 지날 때까지 나타나지 않을 수 있고, 중간볼기근의 약화로 인한 절뚝거림은 탈구된 엉덩관절의 첫 번째 징후일 수 있다 (그림 7-8).[8]

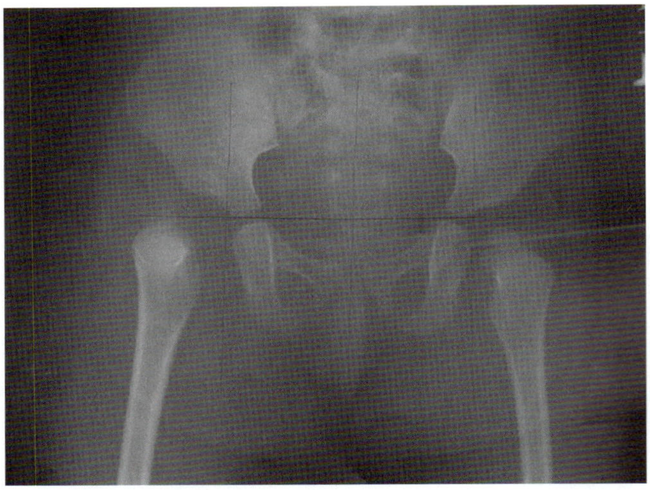

• **그림 7-8 엉덩관절 발달성 이형성증 (오른쪽 엉덩관절).** 이 어린이의 경우, 2.5세 때 질환을 발견했으며, 절뚝거림이 뚜렷하고 오른쪽 다리가 "짧다". (From Evans AM. *Pocket podiatry: paediatrics.* Edinburgh: Churchill Livingstone; 2010.)

예방

출생과 생후 몇 주간의 기간은 DDH 예방에 가장 좋은 시기다.[2] 카시트, 아기띠의 부적절한 사용과 적절한 속싸개 사용에 대한 부모 교육은 DDH 예방에 효과적일 수 있다. 몇몇 속싸개와 도구들은 아이의 엉덩관절과 무릎관절을 편 상태로 두고 제한적인 엉덩관절 벌림 자세를 만들어 놓는다. 속싸개, 카시트, 아기띠를 엉덩관절을 구부리고 벌린 자세에서 적절하게 사용하는 것은 DDH의 위험을 줄여줄 수 있다. 부적절한 적절한 예시에 대해서는 그림 7-9를 참조하면 된다. 신생아의 엉덩관절 벌림 자세를 증가시키는 삼중 기저귀 기법 또한 DDH를 예방하기 위해 사용되지만, 성공률에 대한 근거는 거의 없다.[20]

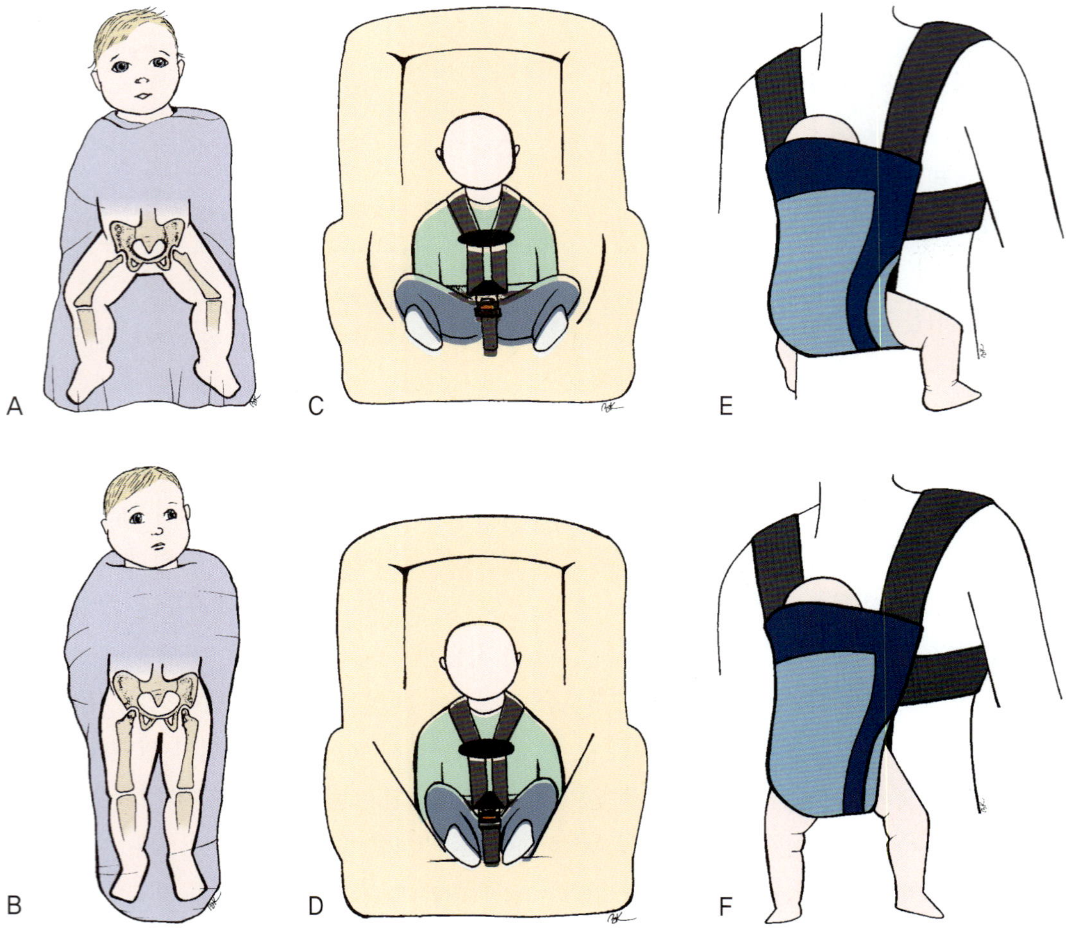

• **그림 7-9** 속싸개, 카시트, 아기띠를 적절하게 사용하는 것은 DDH를 예방하는 데 효과적일 수 있다. A: 적절한 속싸개는 능동적인 엉덩관절의 굽힘과 벌림 및 무릎관절의 굽힘을 할 수 있다. B: 부적절한 속싸개는 엉덩관절의 능동적인 관절 가동 범위를 제한시킨다. C: 잘 맞는 카시트는 엉덩관절의 벌림과 가쪽돌림을 할 수 있다. D: 너무 좁거나 작은 카시트는 엉덩관절의 벌림과 가쪽돌림을 제한시킨다. E: 아기띠에서 적절한 자세는 엉덩관절 굽힘·벌림, 무릎관절 굽힘을 한 자세이다. F: 아기띠에서 엉덩관절과 무릎관절의 폄은 피해야 한다.

치료

DDH 관리의 목표는 엉덩관절의 안정적이고 집중적인 감소를 달성하여 모든 이형성증이 적절하게 교정되고 치료의 합병증을 피하는 것이고, 합병증 중 가장 중요한 것은 넙다리뼈머리의 무혈성괴사(avascular necrosis, AVN)이다.[6]

유아기의 조기 치료는 일반적으로 벌림 자세를 취하게 하는 도구로 이루어지며, 이중 가장 일반적인 것은 1946년 Arnold Pavlik이 도입한 Pavlik 하네스이다 (그림 7-10). Pavlik 하네스가 가장 일반적으로 사용되고 권장되는 도구이지만, 다른 치료로는 von Rosen splint, Craig splint, Ilfeld splint, hip spica casts, Frejka 벌림 베개가 있다 (그림 7-11~7-15).

Pavlik 하네스는 동적인 도구로서엉덩관절의 폄과 모음을 제한하는 하지의 끈에 의해 제한된 범위 내에서 자유롭게 움직일 수 있다. 하네스는 초음파나 기타 영상 검사에서 감소가 보일 때까지 24시간 사용한다. Pavlik 하네스를 사용했을 때 성공적인 감소, 또는 이형성증은 있지만 감소는 유지되는 비율이 80.2~100%로 보고되었으며, 7주 이하일 때 치료를 시작한다면 더 높은 성공률을 보였다.[6,19] Pavlik 하네스 사용의 타이밍에 관해서는 약간의 의견 일치가 있는데, 너무 일찍 (6주 이전에) 시작될 경우 과다 치료에 대한 우려가 있고, 4개월 이후에 시작될 경우 실패의 위험이 증가한다.[6] 하지만 Pavlik 하네스는 6개월 미만의 아동을 위한 국제 표준이다.[19] 하네스 치료 기간에 관한 근거 또한 제한적이며, 11주에서 28주까지 다양하다.[6] 그럼에도 불구하고 대부분의 전문가들은 치료의 성공 여부에 따라 기간을 결정하기 위해 초음파 치료를 받는 동안 감독하는 것을 권장한다.[6-8]

탈구된 엉덩이가 하네스 치료로 3주 이내에 감소되지 않으면 하네스를 중단해야하며 다른 치료법을 고려해야한다. 이 경우 다른 치료는 일반적으로 환자를 마취시키고 비개방정복술을 한 뒤 spica cast를 하는 것으로 이루어진다 (그림 7-14 참고). 또한 이 치료는 6개월 이상인 아이들을 위한 것이다.[8]

Pavlik 하네스의 부작용은 흔하지 않으며 부모들의 오해 또는 의사의 오용, DDH의 심각도와 관련된 문제로 인한 착용 준수 문제로 인한 것이다.[7,22] 부작용으로는 지속적인 과다굽힘으로 인한 일시적인 대퇴신경병증, 과도한 벌림으로 인한 무혈성괴사가 있다. 무혈성괴사는 드물며 발병률이 1% 미만이라고 보고되었다.[7,8] 하네스의 오용과 관련된 다른 문제는 탈구된 엉덩관절이 적절히 감소되지 않거나 오랫동안 절구의 뒤쪽 가장자리에 있을 때 발생하여, 절구가 뭉툭하게 되고 이형성증이 생긴다 (Pavlik 하네스 질환이라고 함).[7] 철저한 후속 조치, 부작용에 대한 조기 인지 및 관리, 부모의 관여 및

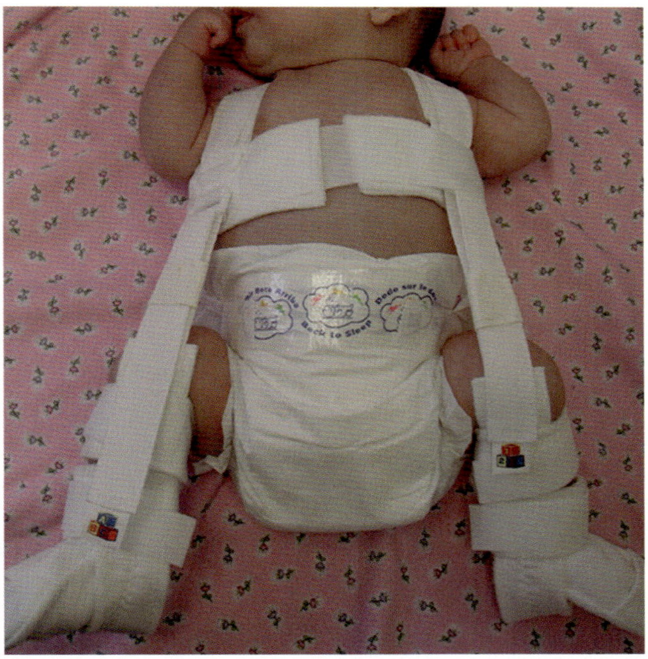

• 그림 7-10 Pavlik 하네스. (From Kliegman RM, Stanton BMD, St. Geme J. *Nelson Textbook of Pediatrics.* 19th ed. Philadelphia: Saunders; 2011.)

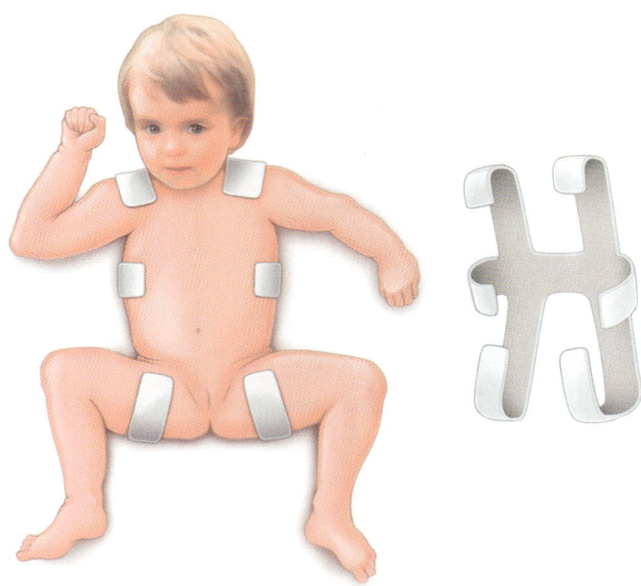

• 그림 7-11 von Rosen Splint. (From Herring JA, ed. *Tachdjian's Pediatric Orthopaedics: From the Texas Scottish Rite Hospital for Children.* 5th ed. Philadelphia: Saunders; 2014.)

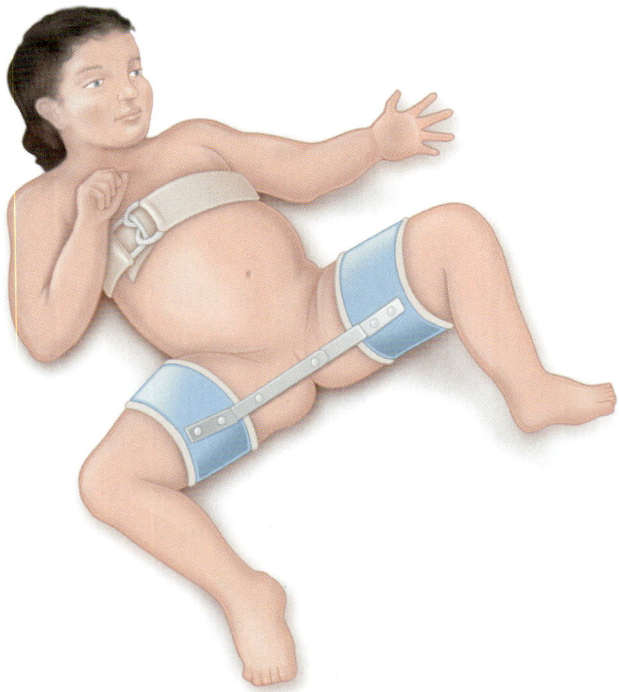

• **그림 7-12 Craig Splint.** (From Herring JA, ed. Tachdjian's Pediatric Orthopaedics: *From the Texas Scottish Rite Hospital for Children*. 5th ed. Philadelphia: Saunders; 2014.)

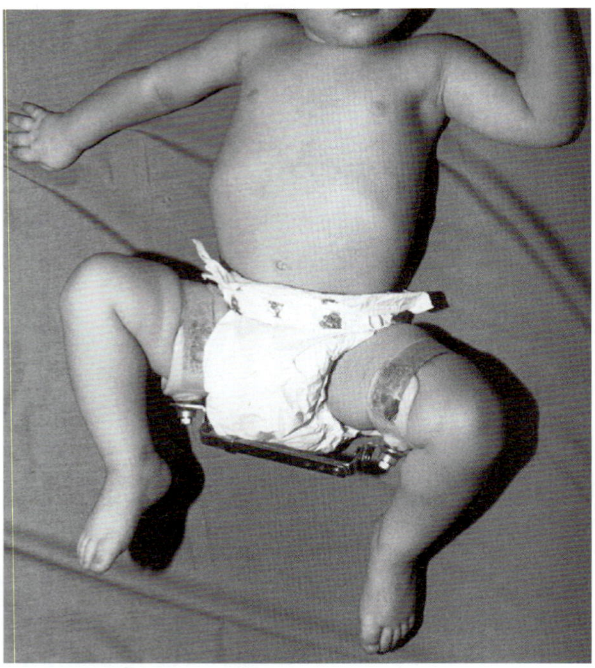

• **그림 7-13 Ilfeld Splint.** (From Hsu JD, Michael J, Fisk J. *AAOS Atlas of Orthoses and Assistive Devices*. 4th ed. St. Louis: Saunders; 2008.)

교육은 합병증을 최소화하고 치료의 성공률을 향상시킬 수 있다 (그림 7-16).

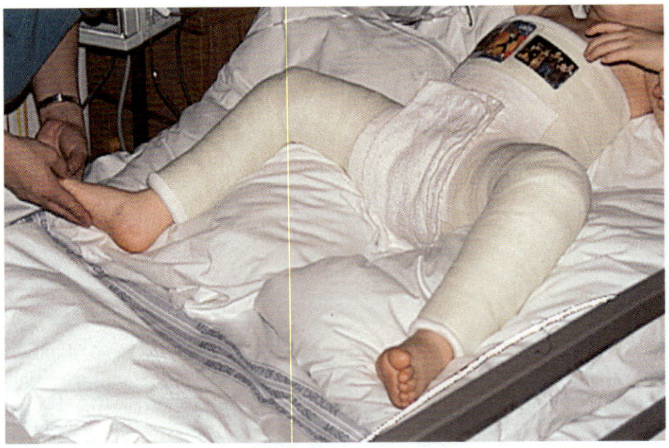

• **그림 7-14 Hip Spica Cast.** (From Price DL, Gwin JF. *Pediatric Nursing: An Introductory Text*. 11th ed. St. Louis: Saunders; 2012.)

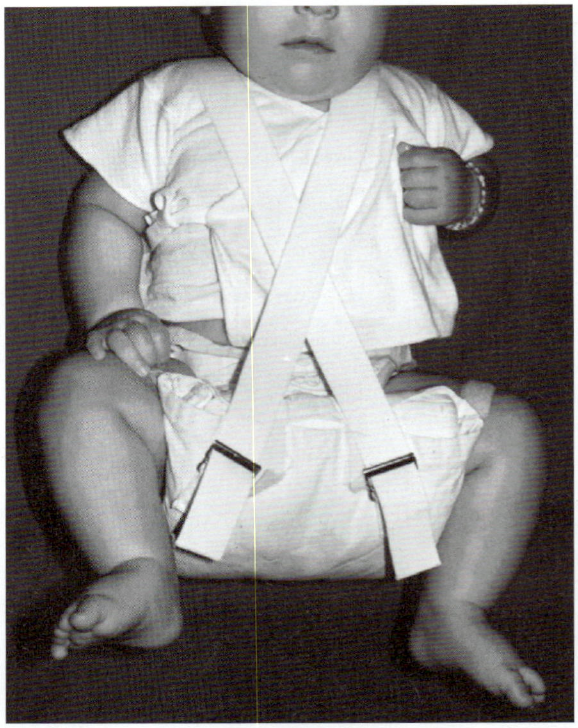

• **그림 7-15 Frejka 벌림 베개.** (From Hsu JD, Michael J, Fisk J. *AAOS Atlas of Orthoses and Assistive Devices*. 4th ed. St. Louis: Saunders; 2008.)

비개방정복술이 성공적이지 않은 경우, 개방정복술을 고려해야한다. DDH가 있는 아동의 엉덩관절 개방정복술은 힘줄을 늘리고, 탈구 감소의 장애물을 없애며, 감소가 되면 엉덩관절의 관절주머니를 타이트하게 한다.[8] 합병증에는 넙다리뼈머리의 괴사, 반복적인 탈구가 있다. 더 나이가 많은 아동의 경우, 개방 정복술이 더 복잡해지며, 18개월까지는 골반의 골절술이 있거나 없는 넙다리뼈 골절술이 필요할 수 있다.[8]

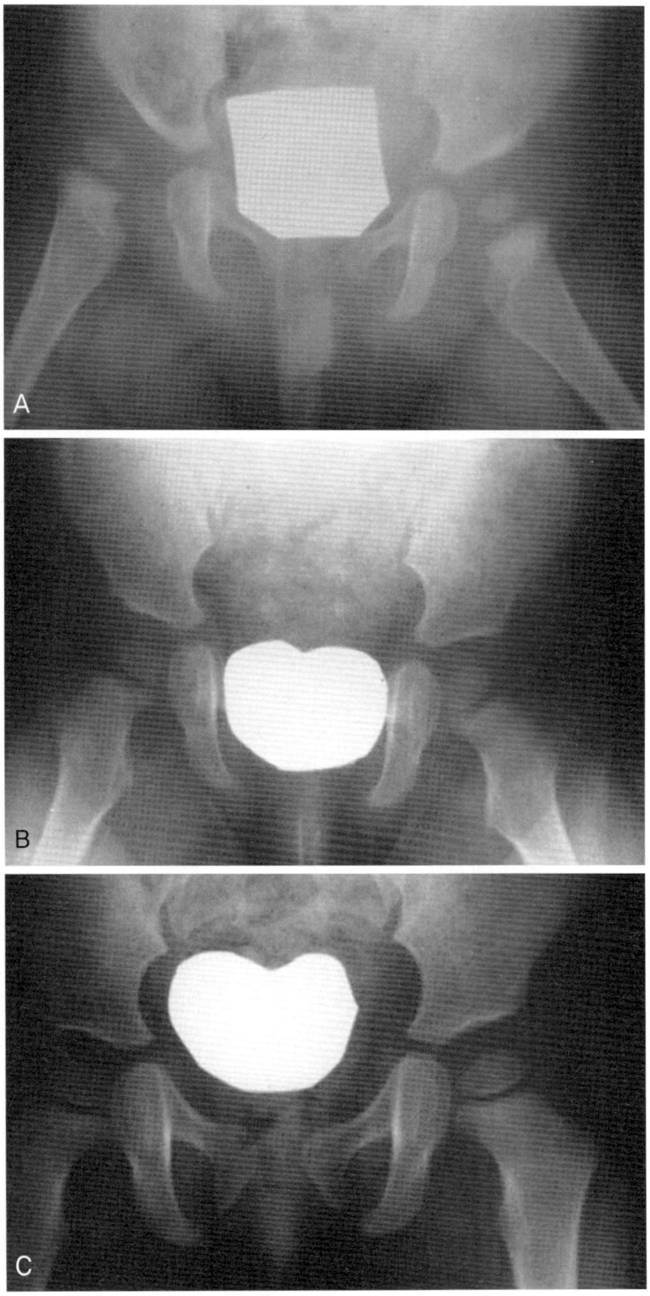

• **그림 7-16** A: 4개월: 오른쪽 엉덩관절 탈구, 절구의 심각한 이형성증, B: 7개월: 3개월 동안 24시간 Pavlik 하네스로 치료함. 오른쪽 엉덩관절은 감소되었지만, 절구의 이형성증은 여전히 남아 있음. 이 환자는 3개월 이상 부분적으로 Pavlik 하네스 치료를 지속한다 (낮잠 잘 때와 밤에만). C: 15개월: 양쪽 엉덩관절 모두 잘 발달된 절구의 중앙에 있다. (From Campbell SK, Palisano RJ, Orlin MN, eds. *Physical Therapy for Children.* 4th ed. St. Louis: Saunders; 2011.)

아동기 및 청소년기

DDH로 진단받은 환자는 청소년기에 남은 이형성증이 있는지 정기적으로 모니터링받는다. 어떤 경우에는 유아기에 DDH로 치료받은 아이에게 골 성숙 이후에 이형성증이 나타날 수 있고, 다른 경우에는 청소년기까지 DDH의 징후와 증상이 나타나지 않을 수 있다.[12,23] 청소년기의 DDH와 유아기의 DDH는 서로 다른 원인을 가진 별개의 질환이라는 근거가 있다. 절구의 이형성증이 있는 541명의 환자를 대상으로 한 연구에서 유아기의 DDH 환자와 청소년기에 발병한 DDH 환자 간의 인구학적 차이가 발견되었다.[23] 유아기에 진단된 그룹은 이형성증과 관련된 환경적 요인의 비율이 더 높았다 (즉, 왼쪽 손상, 역위, 첫째). 청소년기에 진단된 그룹과 어른이 돼서 진단된 그룹 (9~51세) 남성의 발병률이 더 높았고, 양쪽에 발생하는 비율이 증가했으며, 65세 이전에 엉덩관절 전치환술을 받은 가족력이 있었다. 따라서 이는 각기 다른 질환 과정을 나타낸다. 결과에 따르면 청소년기에 진단된 이형성증은 증상이 발생하기 전까지 발견되지 않는다. 이러한 특징은 이런 위험이 있는 사람들을 알아내기 위해 골관절염이 있는 환자의 어린 가족들을 선별 검사할 필요성이 있음을 시사한다.[23]

청소년기의 DDH의 가장 흔한 증상은 서서히 시작되는 엉덩관절 통증이다. 아동의 병력 및 가족력에 대한 철저한 검사를 통해 DDH와 관련된 요인을 알아낼 수 있고 엉덩관절 불안정에 대한 다른 원인을 배제할 수 있다.[9] 감별 진단은 절구 병변을 위한 충돌 검사, 불안정성을 위한 불안 검사 (apprehension 검사), 벌림근의 부전을 위한 자전거 검사가 포함된 유발 검사를 통해 시행된다.[1,15] 양성 결과는 영상 검사를 통한 확인이 필요함을 나타낸다.

MRI는 아동기와 청소년기 환자들의 삼방연골(triradiate cartilage)이 닫히기 전 (여자 12세, 남자 14세), 절구의 형태 특징을 평가하기에 방사선 사진이나 CT 보다 더 좋다. 절구의 뒷벽은 예측 가능한 방식으로 늦게 발달한다. 뒷벽이 완전히 발달하지 않은 경우, 방사선학적으로 뒤경사된 (retroversion) 절구와 형성 부전인 뒷벽이 보이므로 결과가 잘못 나올 가능성이 높다.[24]

치료하지 않은 엉덩관절 이형성증은 엉덩관절의 퇴행성 관절염을 조기에 일으킬 수 있다. 청소년기나 청년기의 중등도 또는 중증의 이형성증을 위한 중재는 일반적으로 관절의 안정성과 메커니즘을 회복시키고 골관절염의 발병을 지연시키는 수술이다.[1] 청소년기의 전형적인 발달성 이형성증을 위한 몇몇 수술 접근법은 절구 골절술,[25] Ganz 골절술,[26] Bernese 절구 주위 골절술[3] 등이 사용된다. 삼방연골이 닫히고 증상이 있는 환자들과 골관절염이 없거나 경미한 환자들은 절구 주위 골절술로 효과를 볼 수 있다. Bernese 절구 주위 골절술은 이러한 환자들에게 권장되며 좋은 결과를 얻을 수 있다.[3] 이미 심각한 관절염과 연골 손상이 있는 환자들의 경우, 엉덩관절 전치환술이 필요하기 전까지 비스테로이드성 항염증제, 물리치료를 포함한 더 보존적인 치료가 권장된다.[1]

재활 고려 사항 및 프로그래밍

수술 후 재활은 시행된 수술에 따라 다르다. Bernese 절구 주위 골절술 직후, 환자는 보통 무릎관절과 엉덩관절을 구부린 채로 침대에서 쉬며, 2일째에 목발을 사용해 발가락을 통한 체중 부하를 살짝 시작할 수 있다.[3] 보통 약 6~8주에 체중 부하를 증가시키고 수술 후 3~4개월 후에는 목발을 없앤다.[3,26]

엉덩관절 전치환술의 경우, 운동을 얼마나 잘 따르는지가 수술 전 근력으로의 회복을 지연시킬 수 있는 청소년기 환자의 문제일 수 있지만 치료가 적어도 1주일에 3번 시행됐을 때, 엉덩관절의 근력과 기능을 향상시키기에 가정 물리치료가 효과적이다.[26] 수술 후 즉각적인 완전 체중 부하와 강한 물리치료는 수술 전 근력으로 회복되는 시간을 줄이는 것처럼 보인다.[26] 일부 근거에 따르면 전통적인 물리치료 프로그램에 승마치료를 더하면 DDH 아동들의 운동 기능을 향상시킬 수 있다.[27]

엉덩관절의 기형발생적 및 신경근 이형성증

기형발생적 이형성증은 일반적으로 출생 전에, 유전적 또는 신경근 장애가 있는 아이들에게 발생하는 더 심하고 고정된 탈구를 말한다. 기형발생적 및 신경근 이형성증의 진단 및 관리는 전형적인 DDH의 진단 및 관리와 다르다.

신경근 장애가 있는 아이들은 근육의 불균형과 근육의 비정상적인 긴장도로 인해 관절이 불안정 해져서 이형성증이 생길 수 있다. 경직이 있는 아이들은 종종 모음, 안쪽돌림 패턴으로 움직이며, 기능적 자세를 취할 때, 움직일 때, 걸을 수 있는 경우 걸을 때 다리에서 가위 패턴 및 안쪽돌림이 나타난다. 이러한 자세와 움직임 패턴을 지속적으로 하면 넙다리뼈머리가 절구의 뒤쪽 가장자리의 위로 움직일 수 있다. 신경근 또는 기형발생적 DDH에서 볼 수 있는 절구의 뒤가쪽, 심지어 전체적인 결함은 전형적인 DDH에서 볼 수 있는 절구의 앞위쪽 결함과는 대조적이다.[28] 절구의 결함을 다루고 넙다리뼈머리의 겉면을 최적화하는 골반의 골절술은 이러한 환자들의 엉덩관절 안정성을 향상시키기 위해 필요할 수 있다. 물리치료를 포함한 보존적인 관리는 기형발생적 및 신경근 이형성증이 있는 환자의 수술 필요성을 늦추거나 예방할 수 있다.

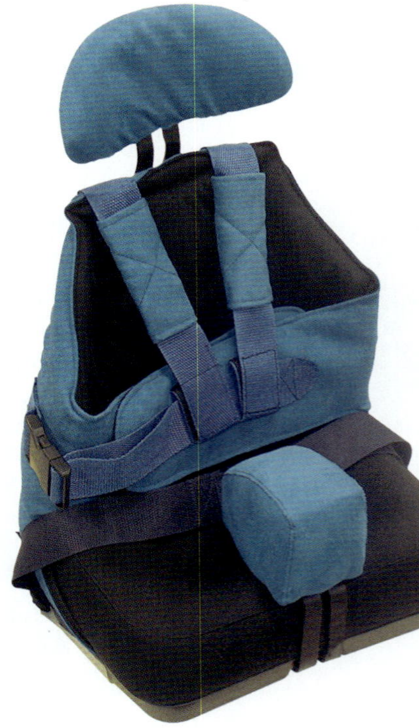

• **그림 7-17** 자세를 취하게 만들어주는 의자 (Positioning Seat). (Courtesy Drive Medical, Port Washington, NY.)

적절한 엉덩관절의 자세를 다루고 유지하기 위한 물리치료의 측정 및 치료는 엉덩관절 이형성증의 발생을 예방할 수 있고 기형발생적 및 신경근 질환이 있는 아이들에게 이미 있는 이형성증을 관리할 수 있다. 아이가 엉덩관절과 허리골반의 중립 자세를 취하고 유지할 수 있게 하기 위해 유연성과 근력의 불균형을 확인하는 것이 중요하다. 스트레칭 프로그램을 통해 엉덩관절의 적절한 관절 가동 범위(ROM)를 만들어야 하며, 이는 자세를 취하는 도구 및 보조기, 중립 자세를 취하게 해주는 적절한 의자 시스템을 사용하여 도움을 받아야 한다 (그림 7-17~7-21). 또한 치료사들은 기능적 움직임을 하는 동안 정렬을 유지하기 위해 자세적 조절과 균형 반응을 다뤄야 한다. 걸을 수 있는 아이들의 경우, 체중 부하와 보행을 할 때의 정렬이 특히 중요하다. 실제로 걷기는 뇌성마비 아이들의 엉덩관절 발달에 효과적인 것으로 나타났다.[29] 이러한 전략은 불안정한 엉덩관절이 완전히 탈구되는 것을 막아

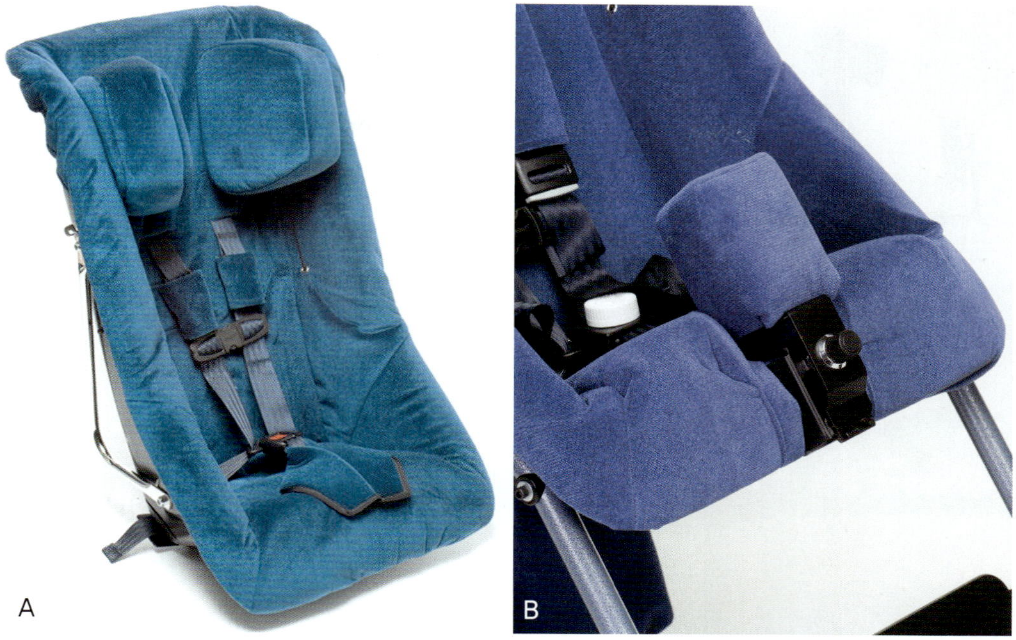

• **그림 7-18** A: 카시트, B: Swing Away abductor. (Courtesy Columbia Medical, Santa Fe Springs, Calif.)

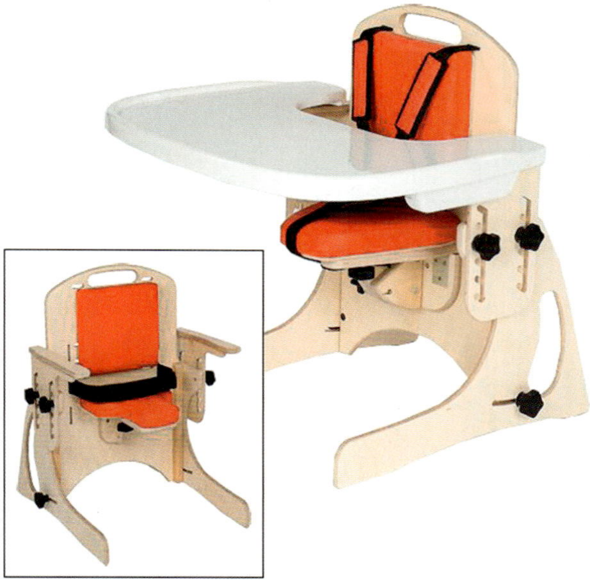

• **그림 7-19** Hip Spica Chair. (Courtesy Smirthwaite USA, LLC, New York, NY.)

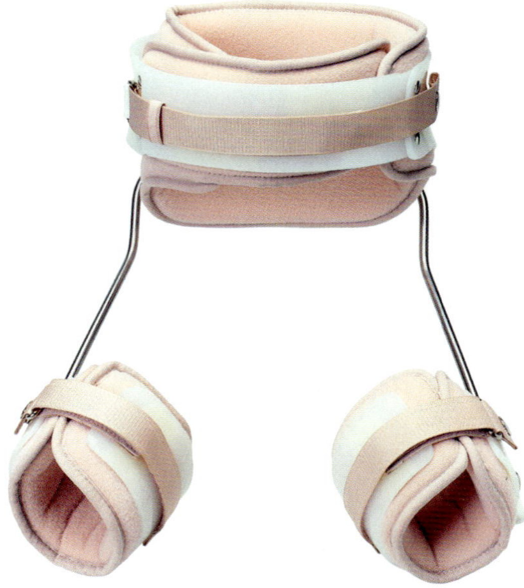

• **그림 7-20** 앉을 때, 서 있을 때, 걸을 때 엉덩관절 모음을 막아주는 Sitting Walking and Standing Hip Orthosis. (Courtesy Allard USA, Inc., Rockaway, NJ.)

주거나, 근육의 긴장도가 비정상적인 아이들에게 엉덩관절의 2차적인 문제가 발생하지 않도록 막아주고 아이들과 가족들의 삶의 질을 향상시켜 줄 수 있다.[30,31]

선천성 넙다리뼈 결함

CFD는 드문 선청성 결함으로 이전에는 근위대퇴 초점성 결핍(proximal femoral focal deficiency, PFFD)으로 알려져 있었으며, 넙다리뼈의 결함, 기형, 길이 차이 등을 모두 포함한다. CFD 환자들은 엉덩관절과 무릎관절의 완전성과 안정성이 떨어지며 (결함), 연조직의 구축과 함께 넙다리뼈의 방향이상 및 회전이상이 있고 (기형), 넙다리뼈가 짧다 (길이 차이). 종아리뼈 무형성 (fibular hemimelia)과 관련된 사례의 경우 발병률은 4만명 중 1명~10만명 중 1명으로 다양하며,[32] 이는 한쪽이나 양쪽에 나타날 수 있다.

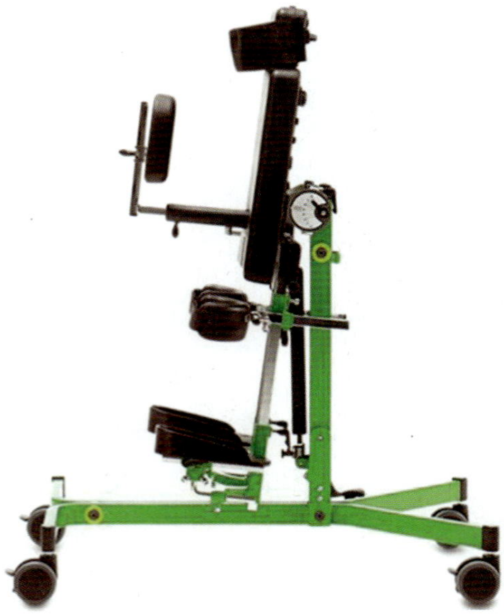

• **그림 7-21** Snug Seat Gazelle PS Stander. (Courtesy R82, Inc. [formerly Snug Seat, Inc.], Matthews, NC.)

병인 및 분류

CFD의 병인은 완전히 알려져 있지 않지만 유전 요인과는 관련이 없는 것으로 보인다. 임신 초기의 탈리도마이드 같은 일부 독소에 노출되는 것이 장애를 일으킨다고 알려져 있다.[33] 제안된 다른 이론으로는 신경능선(neural crest)이 손상됐을 것이라고 가정한 경절 감산(sclerotome subtraction)이 있으며, 더 최근에는 성장판에서의 연골세포의 성숙 결함이 CFD 발생의 원인일 수 있다는 가설이 있다.

CFD의 2가지 주요 분류가 사용된다. Paley 분류는 질환의 방사선학적 및 연조직 양상을 다루며 재건 및 하지 연장술에 영향을 줄 요인에 기반을 두고 있다 (그림 7-22).[32] Aiken 분류는 방사선학적 요인만을 토대로 서술되어 있으며,[34] 주로 다리의 절단이나 인공 보철물의 재건과 관련된 요인에 중점을 둔다.[32] 이 장에서 논의된 치료는 Paley 분류 시스템과 이 시스템의 권장사항을 사용한다.

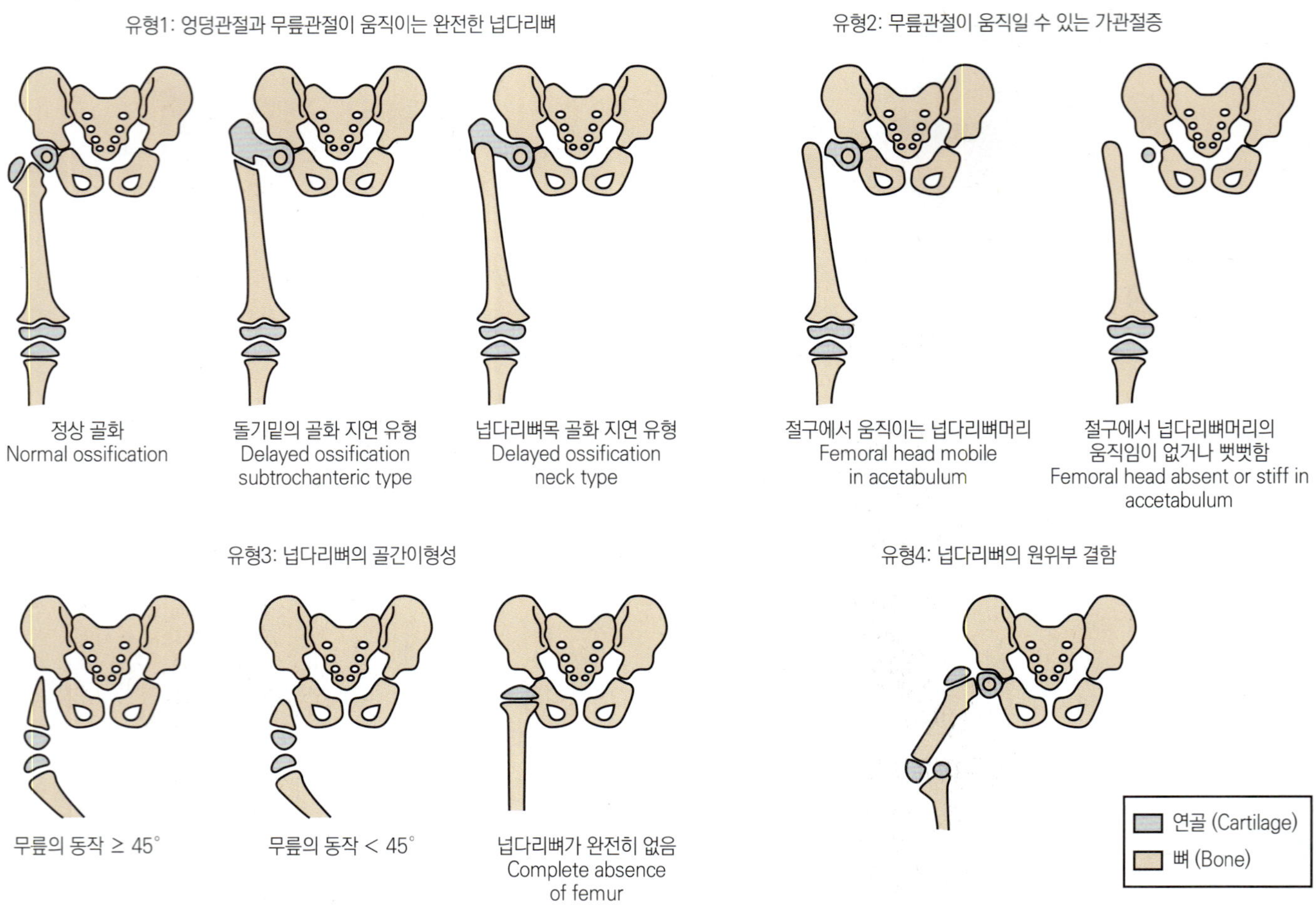

• **그림 7-22 선천성 넙다리뼈 결함의 Paley 분류.** (Redrawn from Paley D, Guardo F. Lengthening reconstruction surgery for congenital femoral defi ciency. In: Kocaoglu M, Tsuchiya H, Eralp L, eds. *Advanced Techniques in Limb Reconstruction Surgery.* Berlin: Springer; 2015:247.)

수술 고려사항

대부분의 CFD 환자는 재건 및 하지 연장술이 매우 잘 수행된다. 재건술의 기간은 계획에 있어 중요하며 처음 방문때 의사가 알려줘야 한다. 매우 심각한 형태인 Paley 유형 3인 경우, 가족들이 회전성형술을 받아들일 수 없거나 발에 심각한 이형성증이 있다면 골반 지지대의 골절술 및 발의 절단이 권장된다. 이 유형인데 발목과 발이 안정적인 경우 다른 방법으로는 의지를 찬 다리를 앞으로 뻗을 수 있는 장딴지근의 근력을 사용하기 위해 회전성형술이 권장된다 (그림 7-23). LLD는 스마트폰의 Paley growth 어플리케이션을 사용하여 예측할 수 있다.[36]

재건술 및 연장술이 권장된다면, 엉덩관절과 무릎관절을 안정시키기 위해 초기 예비 수술이 시행된다. 모든 분절을 안전하게 연장시키기 위해 근위부와 원위부 관절이 안정적이어야 한다.[37] 안정화 수술은 Paley 분류의 유형에 따라 다르며, 이에 대한 완전한 설명은 이 장의 범위를 벗어나지만, 수술은 18~24개월에 시행될 수 있다. 엉덩관절을 안정화시키는 수술은 systematic utilitarian procedure for extremity reconstruction (SUPER) hip 1 또는 SUPER hip 2라고 한다. 이와 마찬가지로 무릎의 안정화 수술은 SUPER knee라고 한다. 모든 아이들이

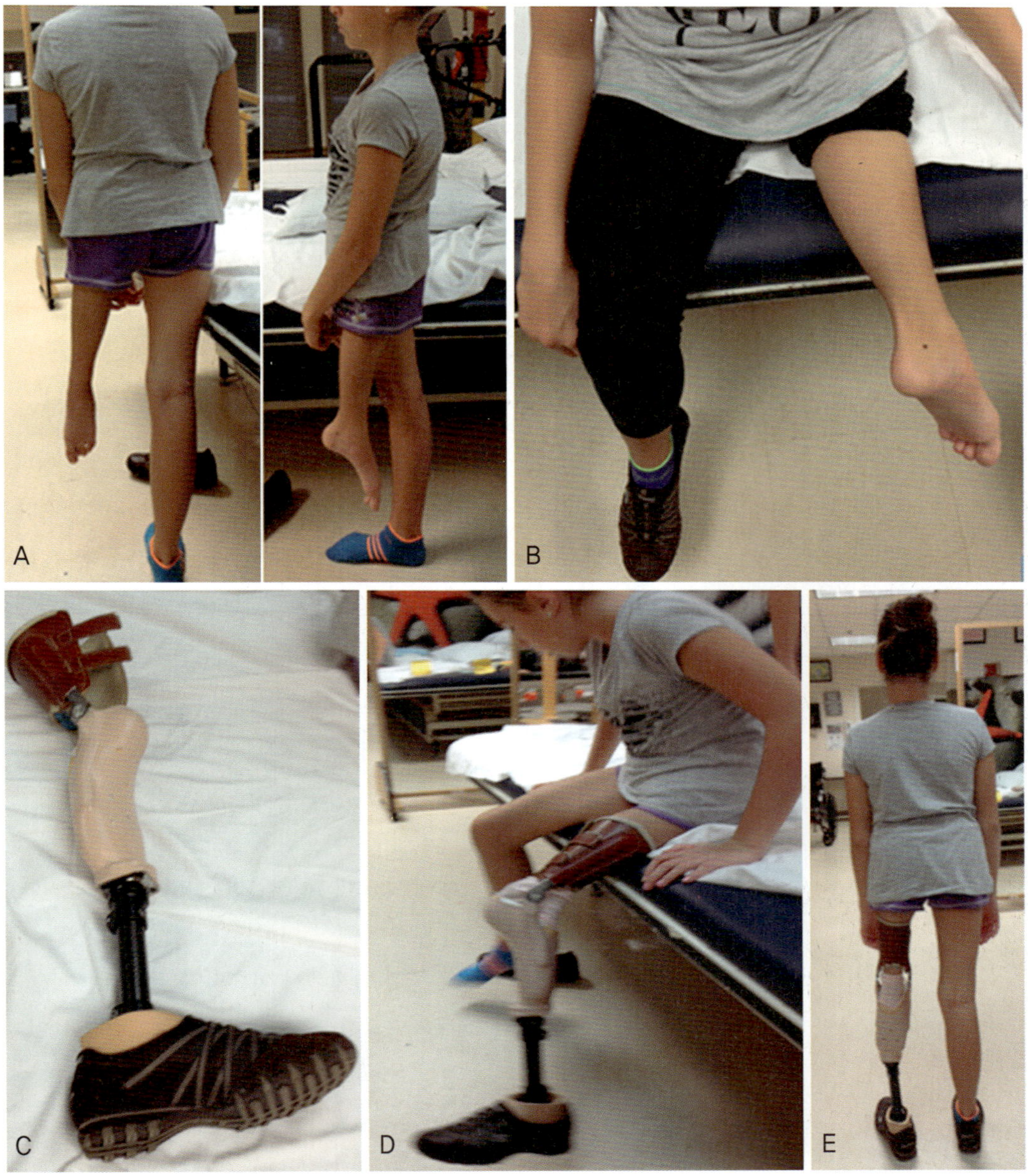

• **그림 7-23** A, B: 회전 성형술 후 3개월이 지난 선천성 넙다리뼈 결함이 있는 11세 환자. C~E: 회전성형술 후 착용한 의지.

둘 다 필요하지는 않지만, 두 가지가 동시에 시행될 수 있다.[38] 아이가 안정화 수술에서 완전히 회복되면 넙다리뼈의 연장술은 3세부터 시작할 수 있다 (그림 7-24).

초기의 연장술은 연장술을 하는 동안 정강뼈의 뒤쪽 아탈구를 막기 위해 적어도 넙다리뼈 길이만큼을 걸쳐서 무릎과 정강뼈를 교차시키는 외부 고정 장치가 필요했다 (이 장의 끝부분인 사례 연구 7-2 참고). 뼈를 안정시키고 당기기 위해 골절술 부위의 위아래 피부를 통해 넙다리뼈로 많은 핀을 삽입한다. 이는 외부 발판 역할을 하며 환자가 정상적인 감각으로 견딜 수 있을 때 체중 부하를 하게끔 해준다. 무릎의 경첩은 ROM과 스트레칭을 할 수 있게 해준다. 연장하는 과정 동안 엉덩관절에 추가적인 안정화가 필요한 일부 환자들은 골반까지 늘리는 외부 고정 장치가 있으며, 이들은 엉덩관절의 동작을 하게 해주는 경첩이 있을 수도 없을 수도 있다. 연장하는 과정 동안 경련을 최소화하고 무릎관절의 ROM을 쉽게 하기 위해 넙다리네갈래근에 보툴리눔 독소를 주입한다.

연장 과정은 (1) 잠복, (2) 견인, (3) 통합, 3가지 단계로 이루어진다. 잠복기는 골절술과 견인 시작 단계 사이의 시간이며, 이로 인해 뼈에 초기 가골이 형성된다. 잠복기는 1~7일 동안 지속된다. 견인은 뼈가 천천히 당겨지는 기간이며 (1일에 4번 0.25 mm, 하루에 총 1 mm), 이로 인해 뼈를 재생시키는 가골이 늘어난다. 견인 단계는 목표치가 달성되거나 합병증 때문에 연장술을 중단할 때까지 계속된다. 견인의 속도는 감소되는 수동적 ROM을 해결하기 위해 느릴 수 있다. 일반적으로 각 넙다리뼈 연장술로 안전하게 늘릴 수 있는 최대 길이는 8 cm다. 통합은 견인을 멈추고 재생되는 단계로, 뼈가 치유될 수 있게 하고 완전한 체중 지지를 위해 근력을 강화시킨다.[37] 이 단계는 어린이의 견인 단계만큼 길며, 성인의 견인 단계의 1.5배이다.

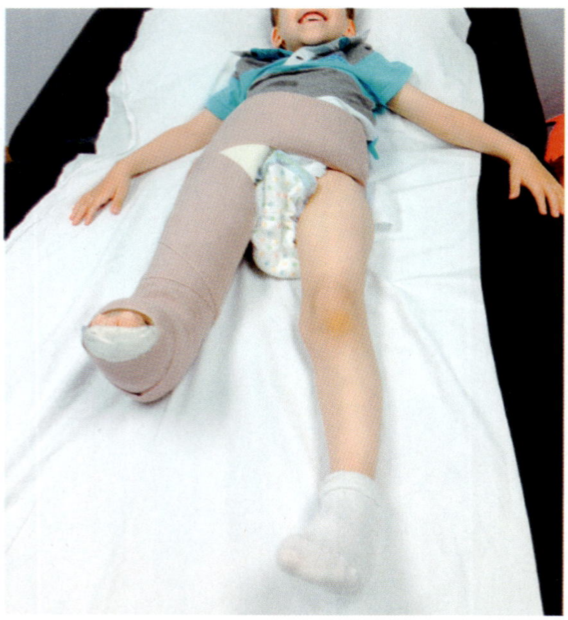

• **그림 7-24 SUPER Hip, Knee 후 2주가 지난 4세 아이.** 부드러운 관절 가동 범위 운동과 스트레칭을 하기 위해 뺄 수 있는 spica cast를 차고 있다.

이후의 연장술의 경우, 넙다리뼈의 길이와 모양이 텔레스코핑 막대를 삽입하기에 적절하다면 그 아이는 내부 장치를 사용할 수 있다 (사례 연구 7-2, PRECICE [Ellipse Technologies, Inc., Aliso Viejo, Calif.] 연장술 nail 이미지 참고). 외부 고정 장치가 사용된다면 아이가 필요한 총 길이에 따라 연장술은 4~6년 간격으로 권장된다. 연장술을 위해 이식형 장치는 사용할 경우, 더 짧은 간격으로 짧은 연장술이 권장된다.[35] 다른 옵션으로는 정상인 다리 쪽에 골단유합술(epiphysiodesis)을 하는 것인데, 이는 전략적으로 성장을 멈추게 계획하여 CFD가 있는 쪽이 반대쪽 다리의 길이를 따라 가게 하고 CFD 쪽에 필요한 연장술의 횟수를 감소시킬 수 있게 한다.

재활 고려사항 및 프로그래밍

물리치료는 다리 재건 과정의 핵심 부분이다.[33] 견인이나 연장술 중 뼈 성장의 속도는 생리적인 성장보다 훨씬 빠르며 근육이 늘어나는 한계치에 도달하면 근육 경련을 일으킨다. 조절되지 않는 경련은 심한 스트레칭과 숙련된 물리치료를 수행하지 않으면 이후 근육 단축, 관절 구축, 신경압박, 관절 아탈구를 일으킬 수 있다. 연장술 동안의 치료의 철학은 대부분의 정형외과적 수술의 철학과 매우 다르다. 일반적으로 정형외과적 수술 이후 환자들은 수술 직후가 가장 힘들며 시간이 지나면서 점차 호전된다. 하지만 연장술에서는 수술 후 1~2주째에 최고의 ROM을 보이며, 뼈의 견인이 진행됨에 따라 근육과 연조직이 타이트해져서 ROM이 감소된다. 견인이 끝나고 통합 단계에서 지속적인 스트레칭으로 근육이 부드러워지기 시작하고 회복의 전형적인 패턴이 보인다.

견인 단계에 있는 환자들을 위한 Paley Advanced Limb Lengthening Institute (West Palm Beach, Fla.)[37]의 치료 프로토콜에서 물리치료는 허벅지에 습열을 같이 적용하거나 이후에 적용하는 능동적인 워밍업으로 시작한다. 워밍업 활동에는 체중 부하와 엉덩관절 및 무릎관절의 ROM을 수월하게 해주는 닫힌 사슬 운동을 포함한다. 이러한 활동 후에 능동적, 능동-보조, 수동적 ROM을 사용한 열린 사슬 운동을 한다. 수행하는 특정 운동 중 일부에는 엉덩관절의 능동적 및 수동적인 굽힘 및 폄, 엉덩관절 벌림 및 모음 (아탈구의 위험을 최소화하기 위해 중립적인 모음을 넘지 않음), 엉덩관절을 구부리고 편 채 무릎관절 굽힘 및 폄, 발목관절 ROM이 포함된다. 필요한 경우 통증을 해결하거나 근육의 동원을 증가시키기 위해 전기 자극을 사용한다. 키네시오 (Kinesio Precut, Albuquerque, NM) 테이프 또한 무릎관절의 통증을 줄이고 무릎관절의 동작을 쉽게 하기 위해 필요한 경우 사용할 수 있다.

또한 치료사는 연조직 가동술과 점진적인 스트레칭을 수행한다. 더 어려운 두 관절 근육을 스트레칭하기 전에 한 관절 근육을 스트레칭 해야 한다 (예: 엎드려서 무릎관절 굽힘 스트레칭을 하기 전에 앉아서 두릎관절 굽힘 스트레칭을 먼저 한다). 하루에 3번 스트레칭 하야 하는 주요 근육들에는 엉덩관절 모음근, 햄스트링, 넙다리곧은근을 포함하는 넙다리네갈래근, 장딴지근이 있다. 뼈가 성장되면서 넙다리곧은근이 점차 타이트해지면 무릎뼈가 높게 올라가는 경향이 있기 때문에 무릎뼈 가동술 또한 유용하다. 모든 스트레칭은 골절 위험을 줄이기 위해 짧은 지렛대를 사용하여 수행해야 한다. 수술 후 중요한 고려사항은 아이가 SUPER Hip 수술을 했다면, 엉덩정강밴드를 제거하고 대퇴근막장근을 큰돌기에 봉합하여 이 근육이 더 강한 벌림근이 될 수 있다는 점이다. 환자가 SUPER Knee를 했다면, 엉덩정강밴드는 관절외 앞십자인대 및 뒤십자인대를 세우기 위해 사용된다.

치료 중 깔창 높이를 모니터링하고 연장술을 하는 동안 적절하게 조정하며, 걷고 서있을 때 무릎관절의 폄을 장려하는 것이 중요하다. 깔창은 주로 10 cm 미만의 LLD에 권장되는 반면 더 심한 차이에는 파일론과 가짜 발을 접목시키는 것이 더 적절하다 (그림 7-25). 하지만 이러한 변수들은 문헌에서 다루지 않았으며, 일화적이고 전문가들의 수년간의 치료를 기반으로 한다.[32] 파일론과 의족이 있는 래미네이트로 된 발목-발 보조기(ankle-foot orthosis, AFO)로 이루어진 의지와 보조기 사이의 혼합형으로 임상에서 "의지-보조기 (prosthosis)" 라고 불린다. 의지-보조기는 보행 시 역동적인 반응을 하게 하며 능동적인 환자가 더 잘 쓸 수 있다. 더 큰 깔창이 필요할 때 AFO를 사용해야 할 수도 있는데, 환자에게 종아리뼈 무형성이 있거나 발목이 불안정할 때 특히 그렇다. 발을 바닥에서 잘 떼기 위해 깔창은 LLD 보다 적어도 1 cm 작아야 한다. 앞

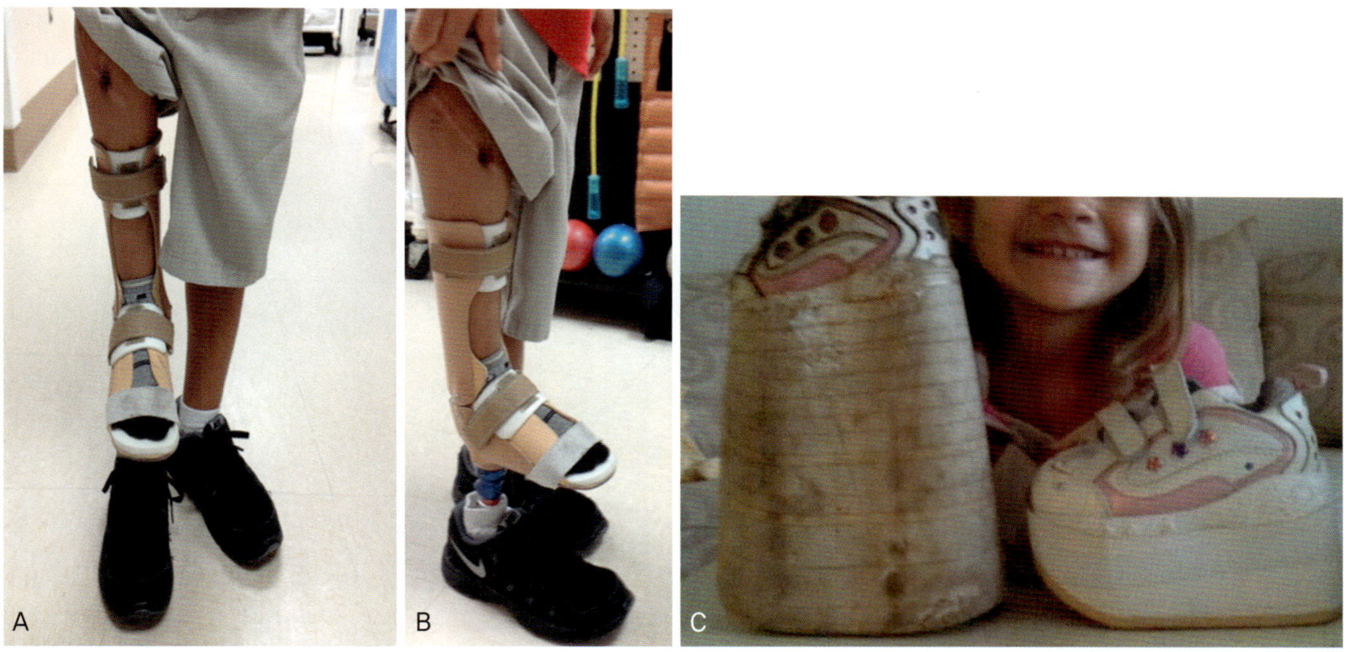

• **그림 7-25** A, E: 다리 길이 차이가 많이 나는 환자가 착용한 "의지-보조기"의 예시. C: SUPER Hip, Knee와 한쪽 넙다리뼈의 연장술 후 신발 높이의 차이.

으로 나아가는 걸 돕기 위해 깔창은 바닥이 구부러진 형태로 (rocker sole) 제작해야 하며, 바닥이 나팔 모양이라면 더 큰 안정성을 제공한다. 큰 깔창의 무게를 최소화하기 위해 깔창에 여러 구멍을 뚫을 수 있다.

견인 기간 동안 공식적인 물리치료의 횟수는 최소한 1주일에 5회 이상이며, 각 세션은 Paley Advanced Limb Lenthening Institute의 프로토콜을 기반으로 약 1시간동안 지속된다. CFD의 넙다리뼈 연장술 동안, 엉덩관절과 무릎관절의 ROM을 제한시킬 위험이 가장 큰 근육은 두 관절 근육이다. 엉덩관절의 수동적인 ROM은 이상적으로 폄~굽힘 0~90°, 벌림 0~30°이어야 하며, 엎드린 자세에서 측정하는 무릎관절은 완전하게 펴져야하고 굽힘은 가능한 90°에 가까워야 한다. 만약 무릎관절의 수동적인 굽힘이 45° 이하로 떨어지거나 폄이 0°까지 나오지 않는다면, 길이 때문에 관절의 기능이 희생되기 때문에 연장술을 늦추거나 중단해야 한다. 앞에서 언급했듯이 수동적인 ROM의 감소로 견인의 속도를 늦춘다면, 연조직의 연장을 촉진하고 뼈의 지속적인 견인을 위해 물리치료의 횟수나 기간은 늘릴 수 있다. 물리치료를 하는 대부분의 시간은 무릎관절 굽힘을 증가시키고 폄을 유지하는 데에 보낸다. 능동적 및 수동적 ROM 모두 수행되지만, 견인 기간에는 능동적 ROM보다 수동적 ROM이 더 중요하다. 통합 단계에서는 능동적인 ROM과 근력 강화 운동이 진행되어야 한다. 연장술 중 가장 약한 근육은 항중력근이며 (넙다리네갈래근, 큰볼기근, 중간볼기근, 발바닥굽힘근), 이들을 강화시키지 않으면 보행 편차가 생길 것이다. 근력 강화 프로그램에는 중력에 대항하는 점진적인 열린 사슬 운동과 환자의 체중 부하 제한 내에서 시행하는 닫힌 사슬 운동을 포함해야 한다.

일단 뼈의 통합이 체중을 지지하는 수준까지 도달하면, 환자가 외부 고정 장치로 다리 연장술을 받은 경우 이를 제거할 것이고, 골절을 막기 위해 넙다리뼈에 막대기를 삽입할 수 있다. 핀 부위는 본질적으로 약해서 스트레스로 골절이 될 수 있으므로, 환자는 제거 후 4주 동안 체중 부하가 제한되고 수동적인 ROM 또는 스트레칭을 못 할 것이다. 내부 장치가 사용된 경우, 견딜 수 있는 체중 부하까지 진행될 것이다. 이는 정형외과 의사에 의한 방사선 사진 검토만으로 결정될 수 있다. 1년 후 내부 장치가 제거된다.

대퇴골두 골단 분리증

SCFE는 성장판의 완전성이 상실되어 넙다리뼈목에서 넙다리뼈머리가 분리되거나 미끄러지는 것이다 (그림 7-26). 미국의 전체 발병률은 10만 명당 10.8건으로,[39] 청소년기에 가장 흔한 엉덩관절 질환이다.[40] 일반적으로 성장기인 10~15세 사이에 발생하며, 평균 나이는 남자 12.0세, 여자 11.2세다.[42] 남자는 여자보다 약 2배 더 높았고, 아시아인 또는 태평양 제도민, 흑인 또는 아프리카계 미국인에게서 더 높은 발병률이 보고된다.[41]

일반적인 메커니즘

성장판에서의 넙다리뼈머리의 변위는 이 부위의 국소적인 약화 또는 과도한 스트레스로 인해 결국 성장판의 불안정성과 이후 미끄러짐이 발생하는 것과 관련이 있는 것으로 보인다. 양쪽에 생기는 발병률은 다양하지만 50~60%로 높을 수 있다.[41,42] 한쪽에 생기는 경우, 오른쪽보다 왼쪽 손상이 더 많다. SCFE의 발생에 기여하는 요인에는 비만, 호르몬 요인, 엉덩관절의 비틀림 또는 정렬 문제, 외상 병력이 있다.[40,41] 드물지만 방사선 치료와 화학 요법 후에 SCFE가 발생할 수 있다.[43]

고객 프로필 및 진단

SCFE의 전형적인 고객 프로필은 다음과 같은 징후 및 증상이 있는 비만인 남자 청소년이다: 엉덩관절과 무릎관절의 간

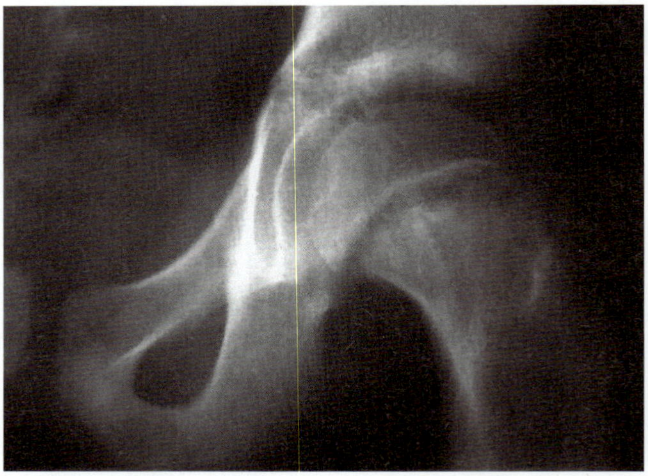

• **그림 7-26 대퇴골두 골단 분리증 환자.** 방사선 사진에서 성장판 너비의 증가뿐만 아니라 성장판 안쪽에서 발생한 넙다리뼈머리의 아래쪽으로의 변위도 명백하게 보인다. (From Swain J, Bush KW. *Diagnostic Imaging for Physical Therapists*. St. Louis: Saunders; 2009.)

혈적인 통증, 절뚝거림이나 체중 부하 회피, 안쪽돌림의 ROM 감소, 엉덩관절의 가쪽돌림. 대표적인 징후는 엉덩관절 굽힘 시 강제적으로 발생하는 가쪽돌림이다 (Drehmann 징후). 잠재적인 SCFE의 지표로서 이러한 징후들을 인지하는 것은 변위된 골단의 진단 과정과 적절한 관리를 빨리 시행할 수 있게 하여, 합병증의 위험을 줄이기 때문에 매우 중요하다. 감별 진단에는 넙다리뼈 골절, 더 나이가 있는 청소년의 넙다리뼈 머리의 무혈성 괴사, 어린 아동의 LCPD, 골수염, 화농성 관절염, 궁둥뼈 점액낭염, 근육 좌상, 기타 질환을 배제하는 것이 포함된다.

SCFE의 진단은 임상 검사 및 방사선 검사로 이루어지며, 분류는 여러 요인을 기반으로 한다: 체중을 견디는 능력, 증상의 기간, 방사선 촬영 평가. 안정적이거나 불안정적인 것에 대한 임상 분류는 체중을 견디는 환자의 능력을 고려한다. 안정적인 SCFE는 목발이 있든 없든 환자가 체중을 견딜 수 있는 반면, 불안정적인 SCFE는 체중을 견딜 수 없다. 이러한 분류는 넙다리뼈의 골괴사증의 발생과 관련이 있으며, 안정적인 엉덩관절에는 거의 나타나지 않는 반면에 불안정적인 엉덩관절에는 약 50%로 발생한다.[42] 이러한 분류는 합병증의 예후이기 때문에, SCFE에 적절한 임상 분류가 되었다. SCFE를 임상적으로 분류하는 2번째 방법은 임상 증상의 기간을 기반으로 한다: 급성 (3주 미만), 만성 (3주 이상), 만성에서의 급성 (악화가 된 만성). 이러한 분류는 합병증에 대한 예측 능력이 부족하고 전반적인 예후와 상관관계가 없기 때문에 현재 임상에서 사용하지 않는 것으로 보인다.

방사선 촬영 평가는 SCFE를 진단하고 분류하기 위한 질적 및 양적 방법을 제공하며 진단 및 예후를 알려줄 수 있는 몇 가지 보완적인 측정법을 사용한다. 근위부 넙다리뼈 골단의 변위의 양에 대한 측정은 I 등급 또는 경미한 단계 (33% 미만), II 등급 또는 중등도 단계 (33~50%), III 등급 또는 중증 단계(50% 초과)로 분류될 수 있다. 또 다른 유용한 측정법은 Southwick 각도인데 (그림 7-27), 이는 개구리 다리를 한 자세로 옆에서 찍은 방사선 사진에서 넙다리뼈몸통과 골단 사이의 각도다. 이 각도는 경미한 단계 (30° 미만), 중등도 단계 (30~50°), 중증 단계 (50° 초과)로 분류할 수 있다.[40] I 단계 변위 (33% 미만) 및 경미한 각도 (30° 미만)는 무혈성 괴사, 절구 충돌, 성인의 엉덩관절 골관절염 같은 합병증이 거의 없는 것 및 좋은 예후와 관련이 있다.[40] 방사선 평가에 유용한 또 다른

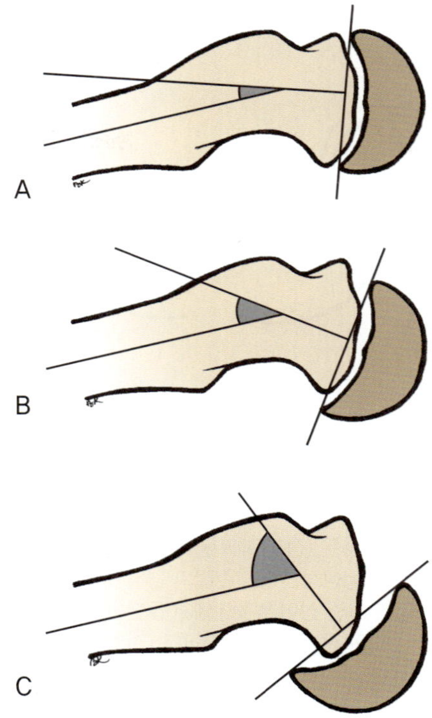

• **그림 7-27** 대퇴골두 골단 분리증인 경우, 골단과 넙다리뼈몸통 사이의 각도를 경미한 단계 (A, 30° 미만), 중등도 단계 (B, 30~50°), 중증 단계 (C, 50° 초과)로 분류할 수 있다.

진단 도구는 Klein line이다 (그림 7-28). 넙다리뼈목의 위쪽 가장자리를 따라 그린 선이 넙다리뼈머리를 가로질러야 한다.[44] 넙다리뼈머리가 같은 선에 있거나 선에 닿지 않는다면, 이는 SCFE를 나타낸다. "양성 Trethowan 징후"라는 용어는 Klein line이 넙다리뼈머리보다 위에 있을 때 사용된다. SCFE의 분류 체계는 이들의 예후 가치와 함께 표 7-2에 요약되어 있다.

SCFE의 장기적인 후유증은 엉덩관절에 심각한 손상을 일으킬 수 있으며, 기형 후 연골 조직의 손상이 누적되고 돌이킬 수 없기 때문에 안정성과 기능이 변할 수 있다.[4] 결과적으로 조기 발견과 치료는 대퇴비구 충돌 증후군 및 엉덩관절 골관절염 같은 비정상적인 기계적 패턴과 지속적인 관절 기형에 의해 야기되는 이후 합병증을 최소화하기 위해 중요하다.[4,45]

부상 후 및 수술 고려사항

SCFE의 관리에서 가능한 접근법은 보존적인 방법과 수술적인 방법을 포함한다. 일부 보고에서는 SCFE를 다루는데 있어

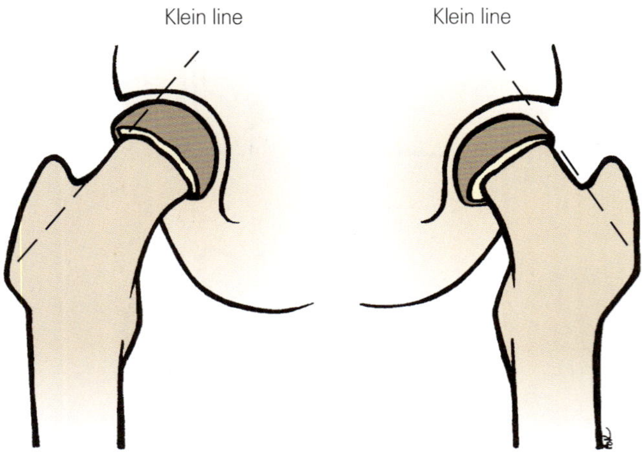

• **그림 7-28** Klein line은 (점선) 대퇴골두 골단 분리증 (SCFE)을 알아내기 위해 사용된다. 정상적인 엉덩관절의 경우 (왼쪽), 넙다리뼈목의 위쪽 가장자리를 따라 그린 선이 앞뒷면에서 골단을 가로지른다. SCFE의 경우 (오른쪽), 이 선이 골단의 위를 지난다 (Trethowan 징후).

캐스트의 사용에 주목했지만,[46] 견인, 휴식, 보조기 관리를 포함한 SCFE에서의 보존적인 중재의 효과에 대한 근거는 거의 없다. 또한 보존적인 치료는 성장판이 열려있는 한 더 미끄러질 위험이 계속된다는 문제로 인해 제지된다. 따라서 SCFE 치료의 주요 초점은 진단 후 가능한 빠른 수술이다. 수술적 중재의 목표는 골단을 안정시키고, 더 미끄러지는 것을 방지하며, 무혈성 괴사 및 연골용해 같은 합병증을 피하는 것이다.[42]

가장 간단한 수술 방법은 나사 고정이나 핀을 통화 안정화인데, 이후 고정하는 기간과 활동을 감소하는 기간을 갖는다.[47] 고정술 시 나사의 끝이 관절 간격을 뚫지 않도록 주의해야 한다. 이로 인해 연골용해의 위험이 증가하기 때문이다. 적절한 위치를 확실하게 하기 위해, 고정술은 형광투시법 같은 동시 영상으로 수행할 수 있다. 환자는 성장이 완료될 때까지 주기적으로 방사선 검사를 받으므로, 현저한 성장 기간 후에 관절이 계속 안정적일 수 있도록 재수술이 필요할 수 있다. 어떤 경우에는 양쪽에 발생하는 발병률도 높기 때문에 예방 차원에서 증상이 없는 반대쪽 넙다리뼈의 고정도 시행한다. 하지만 이는 의원성 손상의 위험 때문에 논쟁의 여지가 있다.[42,48] Alshryda와 동료들[49]은 증상이 없는 쪽을 예방적으로 고정하기로 결정할 때 고려해야할 요인들 중 일부에 대해 설명했다. 이 요인들에는 아이의 나이 및 미끄러짐의 원인 (10세 이하의 아이와 내분비계 또는 신장으로 인한 SCFE 환자들은 양쪽으로 발생할 위험이 높다), 아이와 가족의 준수, 현재 미끄러짐의 특성(심각하고 빠르게 진행되는 경우에는 반대쪽의 예방적인 고정이 정당화될 수 있다)이 포함된다. 중증인 경우에는 기형으로 인해 핀 고정 또는 나사 고정이 적합하지 않을 수 있으며, 이 경우 정상적인 정렬을 회복하기 위해 외과적인 탈구가 있거나 없는 골절술 같은 고급 수술이나 엉덩관절 관절성형술이 필요할 수 있다.[40]

SCFE의 수술 관리에 있어 떠오르고 있는 기술로는 컴퓨터 보조 고정 및 관절경 보조 골절술이 있다.[42] 전통적인 개방술은 심각한 사망률과 관련이 있고 회복 시간이 길지만, 관절경 수술은 회복 기간이 짧고 덜 침습적인 치료 방법이며, 더 최근의 보고에서는 SCFE를 포함한 아동기의 엉덩관절 질환 치료에 대한 관절경 수술의 유망한 결과가 나타났다.[50]

재활 고려사항

수술 후 물리치료는 점진적인 보행 훈련, 통증 감소, 체중 부하 활동, 코어 및 다리의 근력 강화, ROM, 고유수용성 감각, 지구력 훈련, 기능적 활동으로의 복귀에 초점을 맞춘다. 치료

표 7-2 대퇴골두 골단 분리증을 위한 임상 및 방사선 분류 체계

분류 체계	출처	수치	예후 가치
안정성	임상	안정 (체중 부하 가능), 불안정	있음, 불안정한 분류는 골괴사증과 관련이 있다
시간대	임상	급성 (3주 미만), 만성, 만성에서의 급성	예후 요인들과 관련이 없다
골단 변위의 양	방사선	I 등급 (경미함, 〈1/3), II 등급 (중등도), III 등급 (중증, 1/2 초과)	있음, I 등급 변위는 좋은 예후 및 적은 합병증과 관련이 있다.
골단과 넙다리뼈몸통 사이의 각도 (Southwick 각도)	방사선	경미함 (30° 미만), 중등도, 중증 (50° 초과)	있음, 경미한 변위는 좋은 예후 및 적은 합병증과 관련이 있다.

계획은 수술 후 치유가 가능하도록 조심스럽게 진행해야 한다. 손상의 심각도 및 사용된 수술을 기반으로 환자의 능력과 의사의 권장사항에 따라 수술 후 초기에는 격렬한 ROM과 근력 강화 운동을 피해야 한다. 수술 후 적절한 수준의 활동, 특히 체중 부하와 관련된 활동은 다소 논쟁의 여지가 있지만 미끄러짐의 심각도에 따라 다르다. Sonnega와 동료들[47]의 유럽 정형외과 의사들에 대한 조사에서 응답자 중 17%가 경미하고 안정적인 SCFE의 수술 후 체중 부하에 대한 제한을 두지 않는다는 것을 발견했다. 하지만 대부분의 경우 더 조심스러운 접근법을 선호한다. 일반적으로 환자들은 6~8주 동안 목발을 가지고 발가락으로만 체중 부하를 하고, 방사선 평가에서 치유가 보이면 완전한 체중 부하를 할 수 있는데, 이 시기는 대개 수술 후 약 8~10주다.[51]

수술 후 기간 동안 점진적인 ROM 및 근력 강화 운동을 하고 체중 부하의 정도가 커지면서 활동이 점차적으로 증가한다. 엉덩관절의 점진적이고 균형 잡힌 근력 강화는 이후 관절의 안정화 및 기능적 능력의 완전한 회복을 위해 중요하다. 엉덩관절의 ROM 운동은 엉덩관절 굽힘, 안쪽돌림, 벌림을 강조해야 한다. 무릎관절과 발목관절의 완전한 ROM은 유지되거나 다시 회복되어야 한다. 체중 부하 제한 내에서 하지의 근력 강화와 몸통 및 복부의 근력 강화는 점진적으로 어려운 기능적 훈련을 위한 중요한 선구자다. 환자가 지역 사회 내에서 보행과 참여에 필요한 다양한 지면을 안전하게 걸을 수 있도록 적절한 주의사항을 따르고 환자의 보행에 장기적인 영향을 미칠 수 있는 편차나 부적절한 정렬을 피하면서 보행 훈련을 할 때 주의해야 한다. 스포츠로의 복귀를 포함한 활동으로의 완전한 복귀 전 마지막 기간에는 더 어려운 협응, 균형, 민첩성 훈련으로 효과를 볼 수 있다. 일반적인 고려사항으로서 비만이 SCFE의 촉진 요인 중 하나로 밝혀졌다는 점을 감안하면 (SCFE 환자의 절반 이상이 연령대의 95번째 백분위 무게를 넘은),[41] 스포츠 참여의 초기 수준에 상관없이 비만인 환자를 위해 수술 후 후기에 전체적인 컨디셔닝을 다루는 것이 중요하다.

레그-칼베-페르테스병

LCPD는 넙다리뼈머리의 이상 및 영구적인 기형으로 이어질 수 있는 대퇴골두 골단 분리증의 골괴사증의 특발성 형태다. 이는 20세기 초반에 단독적으로 이 질병을 처음 확인한 3명의 의사의 이름을 따온 것이다. 미국 내 LCPD의 전체 발병률은 10만 명당 4~15.6명이다.[52] 양쪽에 나타나는 양상은 약 10~20%의 경우에서 발생한다.[52] LCPD는 백인 남성 환자(남성 5명: 여성 1명)에서 더 자주 발생하며,[53] 일반적으로 2~14세 사이에 나타나고 진단받는 평균 나이는 5~7세다.[52,53] 젊은 환자는 예후가 좋고 장기적인 합병증이 적은 경향이 있으며, 임상 연구에서는 6세 이상인 아이들에 비해 6세 미만인 아이들의 결과가 더 좋았다.[54] 15세 이상의 환자의 경우, 이 질병의 대개 넙다리뼈머리의 무혈성 괴사의 청소년기 형태로 간주되며, 이는 LCPD보다 예후가 나쁘지만 성인의 무혈성 괴사보다 예후가 좋다.

일반적인 메커니즘

LCPD의 주요 메커니즘은 위지대동맥 (superior retinacular artery) 및 아래지대동맥을 통한 넙다리뼈머리의 골단의 혈류가 차단되는 것이다 (1장 참고). 이러한 차단의 정확한 원인은 알려지지 않았지만, LCPD는 반복적인 기계적 외상, 관절 내 압력을 증가시키는 과거의 윤활막염, 뼈 성장이 혈관의 성장보다 빠른 뚜렷한 급성장기, 혈액의 점도를 증가시키는 질환 (예: 겸상 적혈구 질환 [sickle cell disease]), 저체중아, 스테로이드 사용, 백혈병, 이식편대숙주병 (graft-versus host disease), 스티클러 증후군 (Stickler syndrome), DDH, SCFE를 포함한 여러 요인들과 관련이 있다.[52,53,55]

자궁 안에서와 아동기 모두에서 LCPD와 비정상적인 성장 패턴 사이의 명백한 연관성으로 인해 일부 연구자들은 정상적인 성장 및 발달에 영향을 미칠 수 있는 환경적 요인의 중요성에 대해 논의하게 되었다. 현재 연구 중인 요인의 예시에는 망간 결핍과 간접 흡연에 대한 노출이 있지만, 이러한 요인과 LCPD 간에는 강력한 연관성은 아직 발견되지 않았다.[53]

고객 프로필 및 진단

LCPD의 진단은 방사선 사진 또는 기타 영상 검사, 윤활막염을 배제하기 위한 초음파, 감염을 배제하기 위한 혈액 검사를 포함한 의학 검사 및 임상 양상을 기반으로 이루어진다.[55]

LCPD의 전형적인 고객 프로필은 엉덩관절, 사타구니, 허벅지, 무릎에 통증이 있는 초등학생이며, 진통 보행, 양성 트렌델렌버그 징후, 엉덩관절의 굽힘 및 모음 구축에서 엉덩허리근과 모음근의 근육 경련, 엉덩관절 폄 · 벌림 · 안쪽돌림의 ROM 감소도 나타난다.[55] Drehmann 징후가 (엉덩관절의 굽힘 시 강제적인 가쪽돌림) 있을 수도 있다. 이러한 징후 및 증상이 있는 아이는 추가 평가를 위해 소아 정형 전문가에게 의뢰해야한다. 감별 진단에는 넙다리뼈 골절, SCFE, 화농성 관절염, 골수염, 궁둥뼈 점액낭염, 근육 좌상이 포함된다.

LCPD의 첫 증상은 골괴사증을 유발하는 넙다리뼈머리로의 혈류가 초기 차단 이후 몇 달이 지나야 발생할 수 있다. 골괴사증은 넙다리뼈머리의 부하를 견디는 능력을 감소시키고, 이로 인해 손상을 회복시킬 수 없는 뼈 부분에 미세한 손상이 누적되며, 연골하 골절에 이어 넙다리뼈머리의 변형이 생긴다.[54] 이후 괴사된 뼈의 혈관재형성 및 재흡수는 생물학적으로 회복 메커니즘이 되어 질환을 스스로 제한하며, 이는 LCPD의 자연사에서 긍정적인 발전이다. 그러나 이러한 회복 과정은 뼈의 재흡수와 형성 간의 불균형 때문에 실제로는 이후 기형에 영향을 미치는 바람직스럽지 못한 악영향이다 (그림 7-29).[56] 결과적으로 혈관신생의 원래 상실에 대한 반응으로 활성화되는 자연스러운 치유 메커니즘은 질환으로 야기되는 기계적인 기능 장애의 일부가 근본적으로 영원히 지속되게 한다.

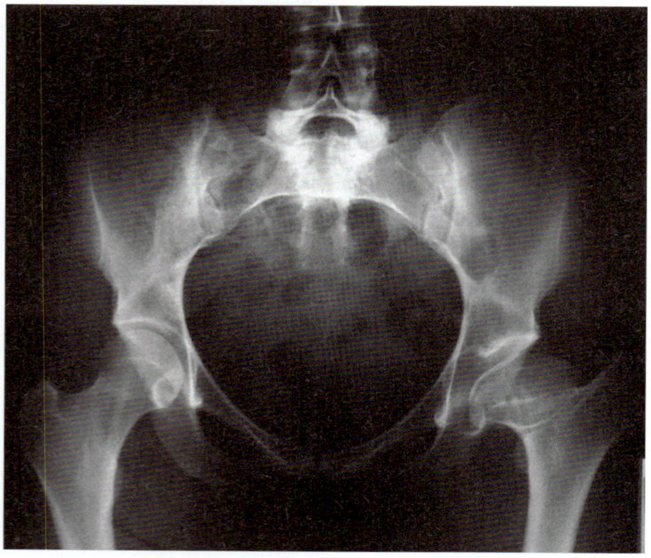

• **그림 7-29 레그-칼베-페르테스병 환자.** 건강한 오른쪽 넙다리뼈머리와 (사진 상 왼쪽) 손상된 왼쪽 넙다리뼈머리를 (사진 상 오른쪽) 비교해본다. (From Swain J, Bush KW. *Diagnostic Imaging for Physical Therapists*. St. Louis: Saunders; 2009.)

예후 요인

LCPD의 자연사는 자기 제한적이며 방사선 소견에 기초한 진행의 4단계를 포함한다 (Waldenström의 분류로 알려짐).[56] 4단계는 다음과 같다.

1. 초기 단계 또는 응축 단계, 혈관신생이 사라진 후 넙다리뼈머리가 괴사되며, 경미하게 평평해지며 골핵의 방사선 밀도가 증가되고, 안쪽의 관절 간격이 넓어진다.
2. 분열 단계 또는 재흡수 단계, 평평해지는 것이 증가하며 파골세포의 활성화 증가로 인해 골핵이 분열된 형태를 보인다.
3. 재골화 단계 또는 치유 단계, 조골세포에 의해 쌓인 새로운 뼈가 보이고 방사선밀도가 증가된 파편이 사라진다.
4. 잔여 단계, 넙다리뼈머리의 정상적인 방사선 밀도가 보이고 넙다리뼈머리와 절구의 리모델링이 나타난다. 이 단계에서 넙다리뼈머리의 모양은 골 성숙 과정 동안 여전히 변할 수 있다.

장기적인 결과는 넙다리뼈머리와 절구의 리모델링과 이러한 리모델링의 최종 부산물의 결합된 생체역학에 의해 결정된다. 리모델링 과정은 초기 발생 이후 5년까지 끝나지 않을 수 있으며, 골성숙 또한 최종적인 결과에 영향을 미친다.[54] 심각한 기형을 막기 위한 초기 단계의 중재를 지도할 필요성에 근거하여, 다른 연구진들은 가능한 결과를 예측하고 관리를 지도하기 위해 분열 단계에 적용할 수 있는 예후 분류 시스템을 만들었다. 예시로는 Salter-Thompson 분류, Catterall 분류, lateral pillar 분류 등이 있다. Salter-Thompson 분류는 연골하 골절을 나타내는 crescent 징후의 관찰로 지도되며, 넙다리뼈머리의 골절 손상을 A그룹(〈 50% 손상)과 B그룹(〉50% 손상)으로 나누고, A그룹은 비침습적 치료에 가장 적합하다.[54] Catterall 분류는 (그림 7-30) 넙다리뼈머리 손상의 정도를 I ~IV그룹으로 나누는데, 각각 25%, 50%, 75%, 완전 손상을 나타낸다. III, IV그룹은 좋지 않은 결과와 관련이 있다.[54] Lateral pillar 분류의 경우 (그림 7-31), lateral pillar란 골단의 가쪽 15~30%로 정의된다. 그 다음 lateral pillar의 높이를 사용하여 영상 관찰을 A그룹 (높이 손실 없음), B그룹 (〈 50% 손실), C그룹(〉50% 손실)으로 나누며, 50% 손실을 나타내는 B그룹과 C그룹의 경계면이 있다. B그룹과 C그룹은 A그룹에 비해 결과가 나쁘다. 일부 연구에서는 lateral pillar 분류와

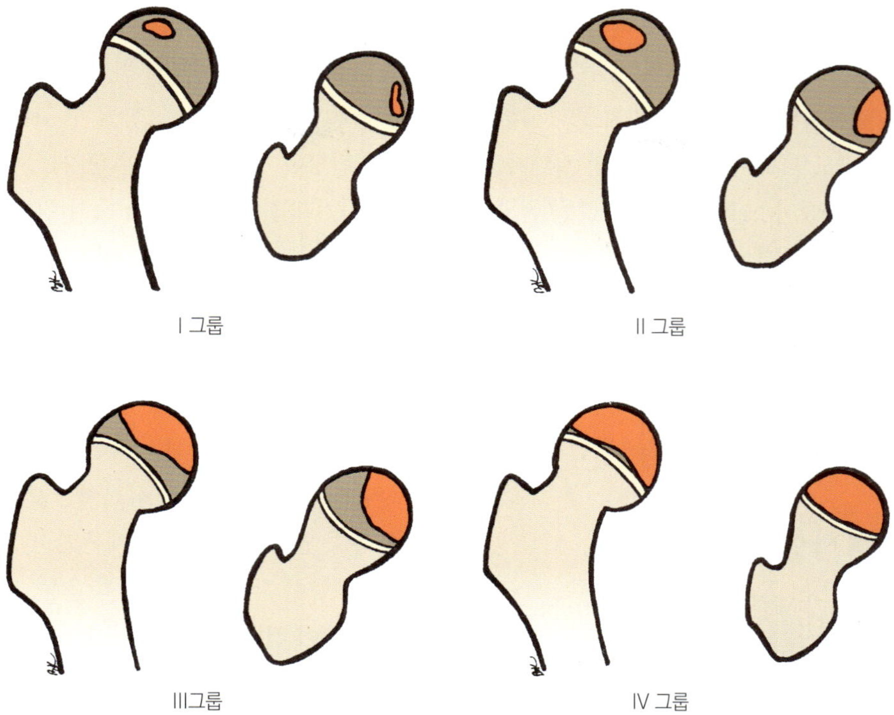

• **그림 7-30 레그-칼베-페르테스병의 Catterall 분류.** 넙다리뼈머리의 손상을 I~IV그룹으로 진행적으로 분류했다 (25%, 50%, 75%, 완전 손상).

Salter-Thompson 분류가 Catterall 분류보다 골 성숙의 결과에 대한 더 좋은 예측 인자라고 보고했다.[54,57] 하지만 어떤 분류 체계가 관리를 가장 잘 지도해주는지에 관한 논쟁은 여전하다.[58]

이러한 예후 분류 체계의 중요한 수수께끼 같은 문제는 이 체계를 통해 치료를 지도할 수는 있지만 방사선 사진을 기반으로 적절한 분류를 하기 위해 손상을 관찰할 수 있어야 한다는 것이다. Salter-Thompson 분류의 경우, crescent 징후는 초기 분열 단계에서 이미 관찰될 수 있지만, 일시적이며 놓치기 쉽다.[54] Catterall 및 lateral pillar 분류를 사용하는 것은 환자를 해당 그룹으로 적절하게 분류하기 위해서는 상당한 분열이 발생해야 하기 때문에 질병의 후반에서만 사용할 수 있다. 결과적으로 분류를 하기 위해 기다리는 동안 조기에 치료할 수 있는 기회가 사라질 수도 있다. 분류에 대한 현재의 노력들은 치료 선택을 지도해주기 위해 조기 단서를 제공할 수 있는 다른 형태의 영상을 사용하는 방향으로 조정된다.

몇몇 연구들은 주의 깊게 기다릴 것인지 직접적인 중재를 할 것인지를 선택하는 데 도움이 될 수 있는 다른 예후 요인에 대해 조사했다. 일반적으로 나이는 결과에 대한 강한 예

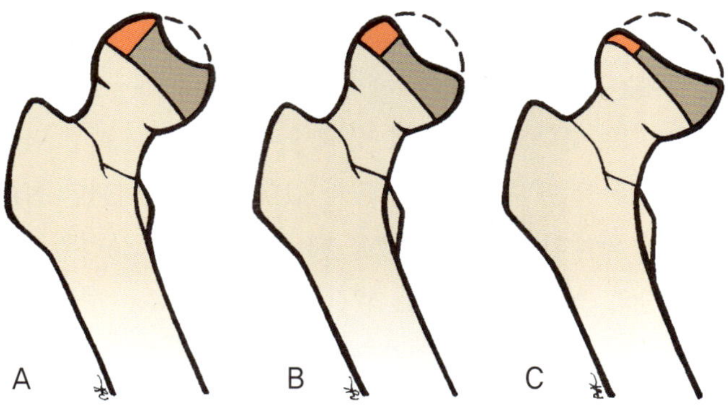

• **그림 7-31 골단의 가쪽 15~30%의 높이를 기반으로 한 레그-칼베-페르테스병의 Lateral pillar 분류.** 점선은 비교를 위해 건강한 대퇴골두 골단의 완전한 모양을 나타낸다. A: 길이가 감소되지 않았다. B: 50% 미만의 감소가 나타났다. C: 50%를 초과한 감소가 나타났다.

측 인자인 것으로 보이는데, 6세 미만의 아이들은 결과가 좋고 10세 이상의 아이들은 결과가 좋지 않다. 노르웨이에서 실시한 5년간의 연구에서[59] 발표한 좋지 않은 결과를 보여주는 위험 요인에는 진단 시 6세 이상, 넙다리뼈머리의 괴사의 정도, 골단의 lateral pillar의 높이가 정상 길이보다 50% 미만, 넙다리뼈머리의 겉면이 80% 미만이 있다. 연구진들은 대부분

의 6세 미만 아이들은 특별한 치료를 받을 필요가 없고, 나이가 이 이상인 경우 이전의 위험 요인 중 2개 이상이 있을 때만 수술을 적용한다고 결론지었다. 더 어린 환자들의 예후가 더 좋지만 6세 미만이더라도 괴사 부위가 더 크면 결과가 좋지 않을 수 있다. 다른 연구에서 Nakamura와 동료들[60]은 6세 미만(평균 연령 4.5세)인 환자부터 골 성숙된 환자까지 100명의 환자를 추적했다. 환자들은 한쪽 또는 양쪽 LCPD로 진단되어 이후에 골단 봉합술을 받았다. 연구진들은 Lateral pillar 분류(오즈비 3.6)와 엉덩관절 벌림의 범위(오즈비 4.0)가 환자의 결과를 예측하는 강력한 인자라는 것을 확인했다.

수술 및 재활 고려사항

질병의 자연적인 경과는 자기 제한적이며 궁극적인 혈관재형성 및 리모델링이 발생한다. 그러므로 치료는 수년에 걸쳐 일어나는 혈관 재형성 과정에서 넙다리뼈의 기형을 겪을 가능성이 있는 아이들에게만 필요하다.[61] 앞에서 언급했듯이, 리모델링 과정 자체는 기형의 발달 및 영구화와 밀접한 관련이 있다. 치료는 회복 과정에서 관절의 손상을 최소화하고, 통증을 완화하며, 심한 기형 및 골관절염과 같은 장기적인 합병증의 가능성을 줄이는 데 도움을 주는 것이 목표다. 치료 접근법에는 ROM, 체중 부하 제한, 억제 (containment), 견인이 포함될 수 있다. ROM 중재 및 체중 부하 감소는 이를 단독으로 적용할 때 제한적인 효과가 있다. 그러나 이러한 접근법들이 억제와 함께 적용됐을 때 효과적이고, 물리치료 · 단기간의 견인 · 캐스트로 생긴 적절한 ROM은 성공적인 억제에 필수적이라는 근거가 있다.[61,62]

억제는 8세 이상의 아이나 넙다리뼈머리가 돌출된 징후가 보이는 아이들에게 적용된다. 이 치료는 분열의 초기 단계에 받아야 한다.[62] 억제는 골단에 가해지는 스트레스를 줄이기 위해 대퇴골두의 골단과 절구 사이의 적절한 접촉과 적절한 부하 분산을 유지하는 것이 목표다.[62] 이 치료는 넙다리뼈를 보조기 (예: Petrie 캐스트 또는 A-frame 보조기)나 수술을 통해 모음, 안쪽돌림 또는 벌림, 굽힘 자세에 둔다. 일반적으로 효율성에 대한 근거의 부족으로 보조기 관리가 감소하고 있는 경향이 있지만, 이는 논쟁의 여지가 있다.[63-65] 더 어린 어린이의 경우 (8세 이하), 보조기 결과와 수술 결과가 더 비슷할 것으로 보이지만, 더 나이가 있는 어린이의 경우 수술의 결과가 분명히 더 좋다.[61] 수술법에는 넙다리뼈의 내반 골절술, 절구의 방향을 바꾸기 위한 골반 골절술, 골단 위에 뼈 선반 (bony shelf) 생성이 포함될 수 있다.[62] 넙다리뼈 머리가 심하게 변형된 심각한 경우의 환자는, 넙다리뼈머리의 모양을 회복시키고 절구와 잘 맞게 하기 위해 광범위한 재건술이 필요할 수 있고,[66] 결과를 최적화하기 위해 연조직 절제술이 필요할 수 있다. 물리치료는 억제의 보조가 접근법과 수술 접근법 모두에서 중요한 보조 치료다. 중재 전 기간 동안, 성공적인 억제 과정을 위해 적절한 ROM을 만들고 엉덩허리근과 모음근의 경련 및 관련된 구축을 줄이는 것이 중요하다. 억제 후의 재활 프로그램에는 점진적인 보행 훈련 및 체중 부하 활동, 통증 완화, 큰볼기근의 재훈련 및 엉덩관절을 고정시키는 근육을 특히 강조한 근력 강화 운동, 모든 면에서의 엉덩관절 ROM, 코어 컨디셔닝, 기능적 활동으로의 회복을 위한 훈련이 포함된다.

Cincinnati 아동 병원의 의료 센터는 LCPD의 수술 치료 후 3~12세 아동의 관리를 위한 근거 기반의 지침을 발표했다.[67] 외래 재활의 초기 단계에는 (캐스트 제거 후 0~2주) 물리치료를 보통 1주일에 2~3번 받고, 통증 완화, 완전한 피부 상태 유지, 기능적 가동성 향상, ROM 증가 또는 유지, 엉덩관절(굽힘, 벌림, 폄 근육 3/5 이상) · 무릎관절 · 발목관절 (3+/5 이상) 근육의 근력 강화를 목표로 한다. 중간 단계에서는 (캐스트 제거 후 2~6주) 엉덩관절 · 무릎관절의 근력을 건강한 쪽의 60%까지 향상하는 것을 목표로 한다 (50%까지 향상해야 하는 엉덩관절 벌림근 제외). 이 때 환자는 견딜 수 있는 체중 부하 내에서 약간의 저항으로 (손상된 쪽으로 체중의 50% 미만) 닫힌 사슬 운동을 시작할 수 있다. 후기 단계에서는 (제거 후 6~12주), 일반적으로 보조 도구 없이 보행이 가능하며, 더 어려운 활동으로 기능적 훈련을 진행할 수 있다.

견인은 엉덩관절의 ROM 제한 때문에 수술적 억제가 불가능할 때 성공적일 수 있는 또 다른 접근법이다.[68] Hosny와 동료들은[69] 견인을 한 후 최소 2.5년 동안 29명의 환자를 (8~14세, 남성 76%, 모두 한쪽 LCPD) 추적했다. 연구진들은 환자의 93%에서 ROM 향상이 보였고, 86%에서 통증이 상당히 개선되었음을 발견했다. 견인은 외부 고정 장치와 함께 적용되는데, 이 장치는 단측형 또는 원형이며 회전 축이 엉덩관절 굽힘과 폄을 위한 동작의 축과 일직선이다.[68] 환자들은 고정 장치를 삽입한 후 2일째에 부분적인 체중 부하를 시작할 수 있고, 견인은 하루에 1 mm의 속도로 3일째부터 시작한다.[68] 견인 기간 동안 물리치료는 가동성을 유지하고 조직의 연장을 도와주기 위해 중요하며, 보통 매일 받는다. 견인 과정 중 발생할 수 있는 합병증에는 핀 감염, 붕괴, 아탈구 등이 있다.[68]

LCPD 관리에 대한 또 다른 유망한 접근법으로는 코어 감압, 넙다리뼈를 가로지르는 머리-목 터널링, 골단을 가로지르는 목-머리 뚫기가 있다. 이러한 수술에서 넙다리뼈머리와 목을 뚫는 것은 괴사된 뼈를 제거하고, 통증을 완화하며, 혈관신생을 향상시키기 위해 시행된다. 비구선반 성형술은 (shelf acetabuloplasty) 일반적으로 넙다리뼈머리를 더 잘 감싸주기 위해 시행된다.[70]

LCPD를 치료하는 새로운 전략에 대한 현재의 연구는 질병의 병리생리학에 대한 지식을 바탕으로 제약 및 생물학적 중재에 초점을 두고 있다.[71] 한 예시로는 뼈를 회복시키는데 시너지 효과를 발휘하는 BMP (bone morphogenetic proteins)와 비스포스포네이트의 조합을 사용하는 것이다. Cheng과 동료들은[72] 새끼 돼지를 대상으로 한 연구에서 BMP와 비스포스포네이트의 동시 투여가 넙다리뼈머리 기형의 현저한 감소, 파골세포의 수 감소, 해면뼈의 형성 증가를 초래한다고 보고했다. 그러나 몇몇 경우에서 관절주머니의 이소성 골화증 (capsular heterotopic ossification) 같은 부작용이 발생했다. 현재 연구 중인 다른 새로운 약제로는 스클러로스틴 항체, TNF-α (tumor necrosis factor-alpha)가 있다.[71]

아동의 LCPD 관리에 대한 최종적인 생각은 성인기에 관찰되는 장기적인 결과를 고려해야 한다는 것이다. 대부분의 경우에서 이전에 설명한 방법 중 하나 또는 여러 가지를 사용한 치료가 성공적이었으며 LCPD였던 아이는 좋은 기능적인 결과를 얻고 완전한 회복을 할 수 있었지만, 어릴 때 LCPD였던 아이들이 성인이 되면 젊은 나이에 넙다리뼈머리가 무너지거나 골관절염이 생길 수 있다.[73] 이러한 경우 이 환자들에게는 엉덩관절의 전체 표면 관절성형술 또는 전치환술이 유일한 치료 방법일 수 있다.

엉덩관절의 과사용 및 스포츠 관련 부상

매년 약 4천만 명의 남녀 학생들이 미국의 조직적인 청소년 스포츠에 참여하고 있다. 어린이와 청소년은 신체적, 생리학적 차이 때문에 성인보다 스포츠 관련 부상을 당하기 쉽다.[74,75] 뼈의 성장은 근육 힘줄의 성장보다 빠른 속도로 일어나기 때문에, 유연성이 떨어지고 힘줄 · 근건 접합부 · 골돌기에 가해지는 스트레스가 증가하며, 이로 인해 청소년들은 스포츠를 하는 동안 부상을 당하기 쉽다.[74] 열린 골돌기와 성장하는 연골 또한 부상, 골돌기의 조기 닫힘, 골절에 취약하다.[75] 이 섹션은 젊은 운동선수에게서 흔히 볼 수 있는 과사용 부상을 간단히 설명할 것이다. 여기에 나오는 대부분의 부상은 이 책의 다른 장에서 더 자세히 설명될 것이므로 (8장, 11장), 우리는 병인, 감별 진단, 아동 및 청소년을 위한 특별 고려사항에 중점을 둘 것이다.

젊은 운동선수의 엉덩관절의 관절내 질환과 관절외 질환을 구분하는 것이 중요하다.[75,76] 원인, 징후, 증상을 포함하여 젊은 운동선수에게 흔히 발생하는 관절내 및 관절외 부상의 목록은 그림 7-32를 참조하면 된다. 이 환자군에서는 관절외 부상이 더 흔하다. 흔히 볼 수 있는 관절외 부상에는 골단 견열골절 (apophyseal avulsion fracture), 발음성 고관절 (coxa sultans), 요부 포인터 (hip pointers)가 있다.

발음성 고관절 통증의 원인은 굽힘에서 폄으로 움직일 때 큰돌기 위의 엉덩정강근막띠에서 소리가 나는 것이거나 (외부), 엉덩두덩융기 위의 엉덩허리근에서 소리가 나는 것이다 (내부) (발음성 고관절 증후군에 대한 자세한 설명은 3장, 8장 참고).

"요부 포인터"는 견열골절, 피로골절, 혈종으로 인한 엉덩뼈 골단의 통증을 나타내는 일반적인 용어다.[76] 이는 보통 럭비, 축구 같은 스포츠나 기타 접촉 스포츠에서 볼 수 있으며, 엉덩뼈능선에 직접적인 타격으로 인해 발생하고 뼈와 연조직에 타박상을 입힌다. 요부 포인터의 진단 및 관리에 대한 자세한 내용은 11장을 참조하면 된다.

젊은 운동선수들에게서 흔히 볼 수 있는 엉덩관절 통증의 관절내 원인에는 넙다리뼈목의 피로골절, 원인대 질환, 절구테두리 파열, 연골 손상 (유리체가 있거나 없는), SCFE가 있다. SCFE는 이 장의 앞부분에서 자세히 설명되었으므로 여기에서는 다루지 않을 것이다. 관절내 질환은 젊은 운동선수가 설명하기 어려울 수 있으며, 증상이 애매하고 덜 국소적일 수 있다. 환자에게 통증의 위치를 알려주라고 할 때 환자 자신의 손으로 엉덩관절 주위에 "C" 모양을 만들 수 있다.[75,76]

젊은 운동선수의 절구테두리 파열은 일반적으로 비트는 동작, 갑자기 멈추는 동작, 반복적인 스트레스로 인해 발생할

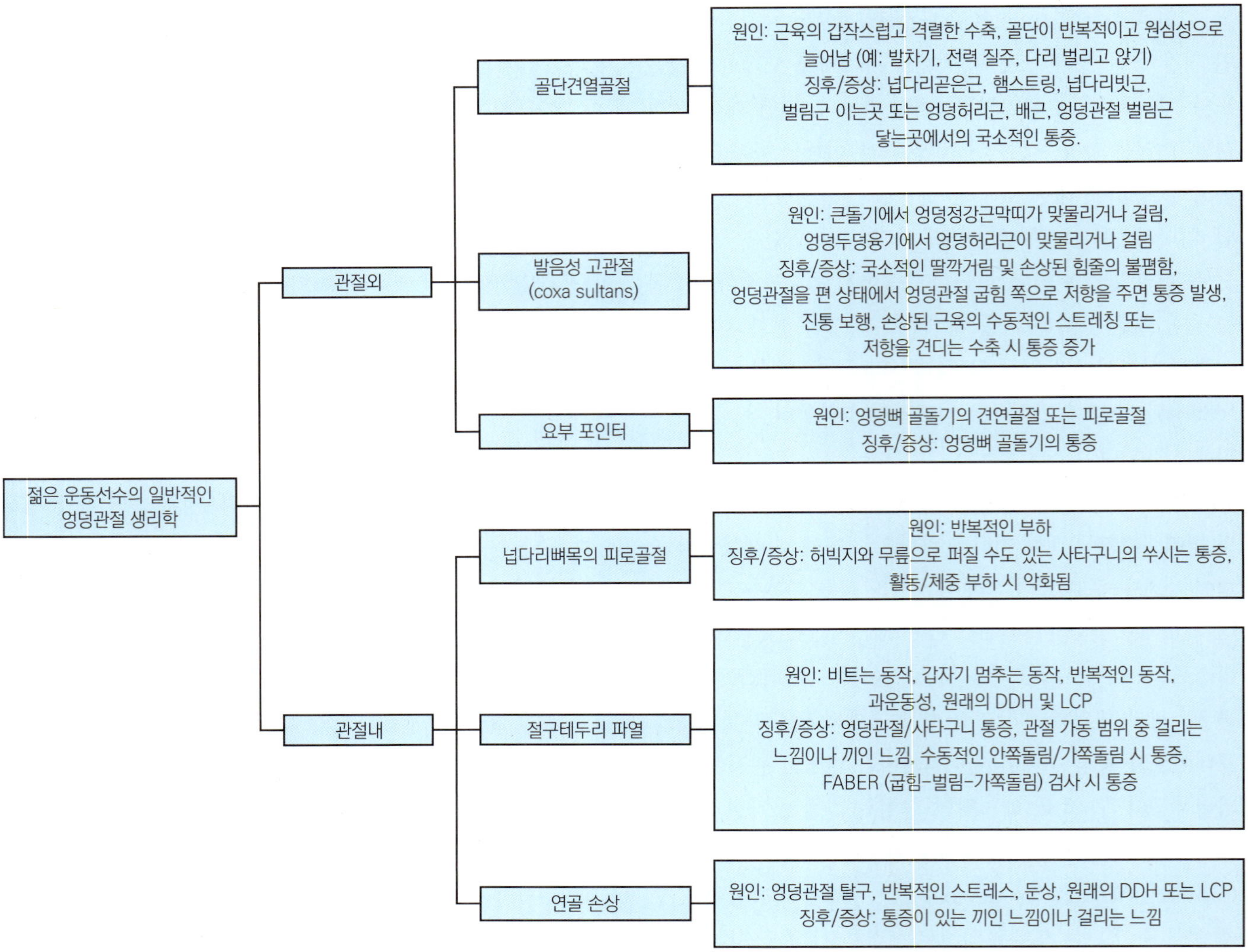

• **그림 7-32 젊은 운동선수에게 흔히 발생하는 엉덩관절의 관절내 및 관절외 질환.** DDH: 엉덩관절의 발달성 이형성증, LCP: 레그-칼베-페르테스병.

수 있고, 보통 달리기 선수나 댄서들에게서 볼 수 있다.[74,76] 또한 DDH나 LCPD로 인해 유발되는 넙다리뼈머리와 절구 사이의 근본적인 비정상적인 관계 때문에 발생할 수 있다. 대퇴비구 충돌 증후군, 절구테두리 파열, 연골 손상은 4장과 8장에서 논의되었다. DDH와 LCPD는 이 장의 앞부분에서 다뤘다.

넙다리뼈목의 골절은 반복적인 활동과 미세외상에 의해 발생한다. 넙다리뼈목의 피로골절은 달리기 선수와 젊은 군인들에게서 가장 흔하게 볼 수 있다.[74,76] 소녀들과 여성들의 위험이 더 크며, 무월경, 조기 골다공증, 식이장애가 있는 여성 선수의 경우 특히 그렇다.[76-80] 증상으로는 허벅지나 무릎으로 퍼지는 사타구니의 쑤시는 것 같은 통증이 있으며, 활동을 하고 체중 부하를 할 때 악화되고 쉴 때 완화된다. 신체적 징후에는 엉덩관절의 제한적인 ROM, 진통 보행이 있다.[76]

사례 연구

아동 질환의 예시는 사례 연구 7-1~7-4에 나와 있다.

사례 연구 7-1

엉덩관절 이형성증: 자세의 중요성, 자세 정렬 도구, 실조성 뇌성마비인 아이의 진행적인 변형

토마스(Thomas)는 실조성 뇌성마비 진단을 받은 밝고 명료한 6세 소년이었다. 토마스는 최근에 가족들과 다른 주에서 이사 왔을 때 지금의 물리치료사를 처음 봤다. 토마스는 수동 휠체어를 능숙하게 사용했고, 반대쪽 바퀴를 움직이기 위해 가끔 오른쪽을 쓰면서 주로 왼손으로 밀었다 (그림 7-33).

가족들은 토마스가 4세 때 첫 휠체어를 받았다고 했다. 휠체어의 첫인상은 환자가 조작하기 쉽게 귀엽고, 작고, 가벼운 프레임의 긍정적인 특징을 가지고 있었다. 하지만 더 면밀히 살펴보니 최적의 상태보다 낮을 수 있고 시간이 지나면서 환자에게 잠재적인 문제를 일으킬 몇몇 특징들이 지적되었다. 좁은 좌석은 좁은 기저면을 제공하여, 앉을 때 균형이 불안정해지게 했다. 안정성을 위해 몸통 또는 엉덩관절 가이드나 앞쪽 가슴 지지대가 없는 짧은 좌석 깊이는 등뼈를 둥글게 하고 비대칭적인 정렬을 초래했다 (그림 7-34).

또한 토마스는 휠체어를 밀고 조종하는 힘 때문에 스스로 휠체어를 운전할 때 실조성 자세가 증가했다. 이는 휠체어를 효율적으로 움직이기 위해 몸통과 사지를 안정화시키려고 할 때, 왼쪽으로의 몸통 돌림을 증가시키고 오른쪽에서 바람을 맞은 것 같은 자세를 초래했다.

토마스는 똑바로 누웠을 때, 오른쪽에서 바람을 맞은 것 같은 자세를 취했다 (그림 7-35, A). 토마스에게 "올바른" 자세를 취하라고 했을 때, 일시적으로는 할 수 있었다 (그림 7-35, B). 하지만 활동을 하고 감정 표현이나 불편함을 나타낼 때, 계속해서 오른쪽에서 바람을 맞은 것 같은 자세로 돌아갔다. 토마스의 유일한 보조기는 양쪽의 발목-발 보조기이다 (ankle-foot orthoses, AFOs).

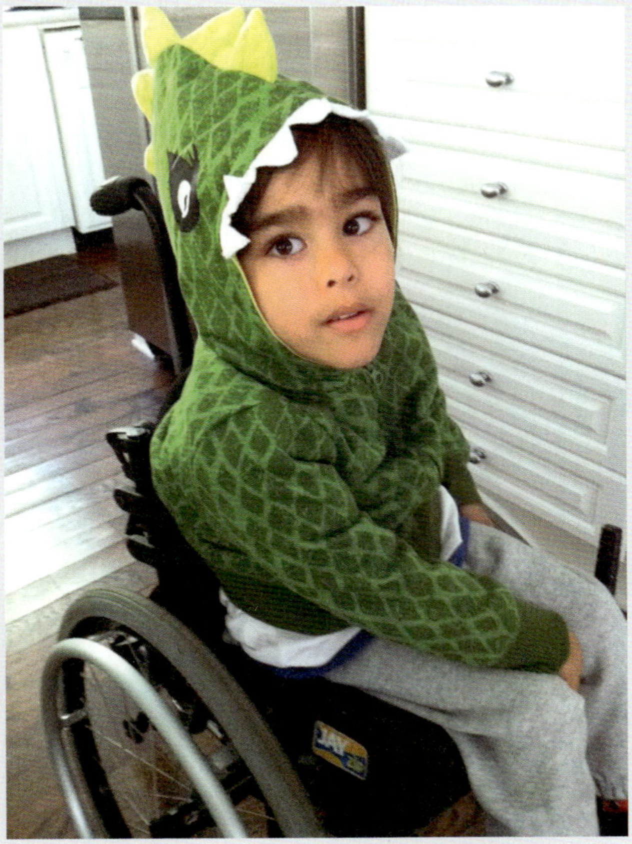

• **그림 7-33 실조성 뇌성마비인 6세 소년 토마스.** (Permission for use of case photos granted by parent.)

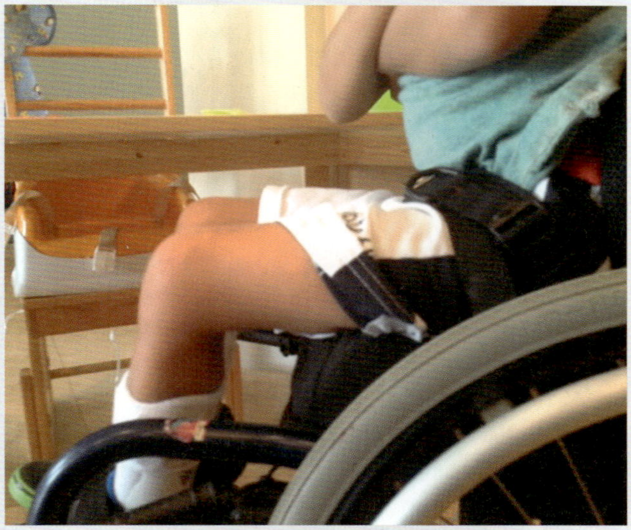

• **그림 7-34 토마스의 휠체어의 근접사진.** 이 사진으로 의자의 깊이가 짧고, 엉덩관절의 몸통의 가쪽 지지대가 없으며 기저면이 좁은 것을 알 수 있다.

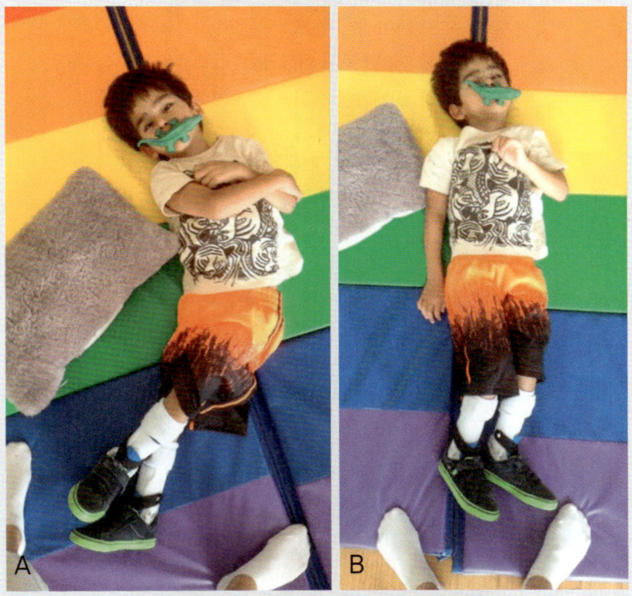

• **그림 7-35 누워 있는 자세에서 도움을 받지 않은 자세 정렬.** A: 오른쪽에서 바람을 맞은 것 같은 자세, B: 스스로 "똑바로" 교정한 정렬.

계속

사례 연구 7-1

엉덩관절 이형성증: 자세의 중요성, 자세 정렬 도구, 실조성 뇌성마비인 아이의 진행적인 변형 - 계속

연례 방사선 사진의 검토

4세에서 8세 사이의 연례 방사선 사진을 검토한 결과, 엉덩관절의 진행성 이형성증이 발견되었다. 토마스의 이형성증은 4세에 25% 미만의 아탈구가 있는 경미한 왼쪽 이형성증에서부터 6세까지 50% 이상의 아탈구와 함께 절구의 변형 및 평평해짐이 나타나는 이형성증으로 진행되었다 (그림 7-36~7-39).

흥미롭게도, 이 환자의 이형성증의 진행은 첫 번째 휠체어의 타이밍과 일치했다. 토마스는 이미 비대칭으로 인해 엉덩관절이 아탈구되기 쉬웠으므로 휠체어를 환자의 이형성증의 원인 인자로 고려해서는 안 된다. 하지만 휠체어 사용 횟수와 함께 휠체어에서 지탱하지 않는 자세, 근육 긴장 이상(dystonia)을 조절하면서 사용하는 법을 배운 휠체어의 추진 패턴이 아탈구의 빠른 진행에 영향을 끼친 요인일 수 있다.

이 환자의 엉덩이 형성 이상증의 원인 인자로 고려되어서는 안된다. 왜냐하면 그는 이미 자신의 비대칭의 결과로 힙 탈구가 생기기 쉽기 때문이다. 그러나 휠체어에서 환자의 지지되지 않은 위치와 사용 빈도가 결합된 것, 그리고 근비 긴장을 조절하려고 시도하는 동안 환자가 배웠던 추진 패턴이 모두 그의 엉덩이 아탈구의 빠른 진행에 영향을 끼친 요인일 수 있다.

왼쪽 엉덩관절 이형성증 위한 수술적 중재

환자는 다른 주에서 이사 온 직후인 6살 중반쯤에 수술적 중재가 필요했다. 절구 재건술과 함께 넙다리뼈의 내반 역회전 골절술을 시행했고 (그림 7-39 참고), 수술 후 1주일 동안 위생 및 초기의 수동적 관절 가동 범위를 용이하게 하기 위해 엉덩관절에 Maple Leaf 엉덩관절 벌림 보조기(Becker Orthopedic, Troy, Mich.)나 spica cast를 착용한 채 집에 있었다. 불행히도 근육 긴장 이상 때문에 보조기를 유지하기 많이 어려워했고 지속적인 동작과 관련한 통증이 심했다. 1년 후에 넙다리뼈의 하드웨어를 제거하기 위한 2번째의 작은 수술이 시행되었지만, 절구의 핀은 그 자리에 남겨두었다 (그림 7-40). 환자는 자세를 취하거나 구를 때 피부 밑에 하드웨어가 있다는 민감함으로 인해 하드웨어가 제거되자 큰 안도감을 느꼈다.

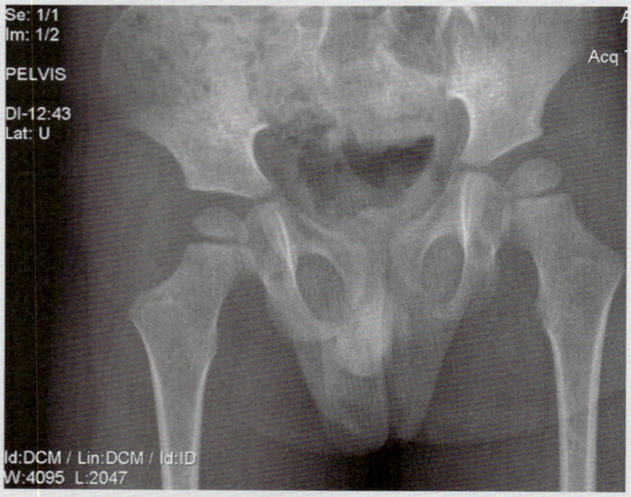

• 그림 7-36 토마스가 4세 때의 방사선 사진. 왼쪽 엉덩관절에 경미한 이형성증이 있으며 25% 미만의 아탈구가 보인다.

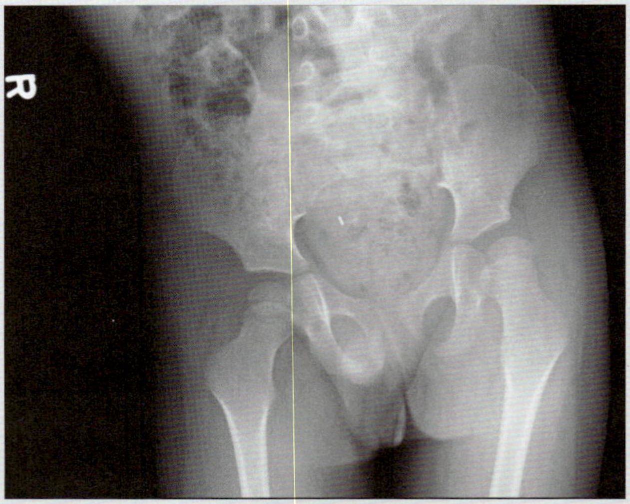

• 그림 7-37 토마스가 5세 때의 방사선 사진.

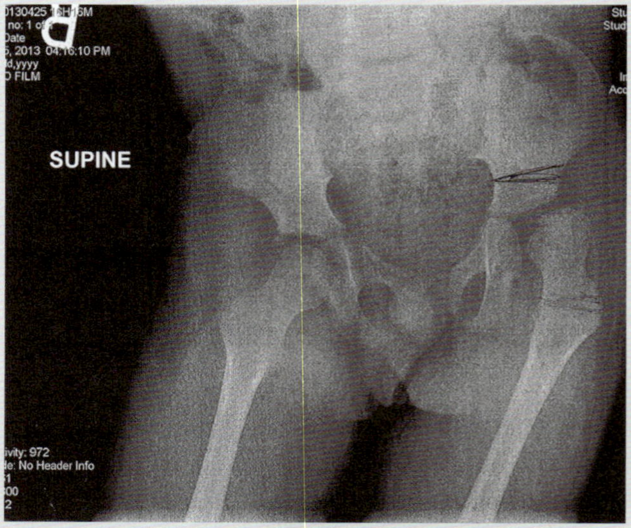

• 그림 7-38 토마스가 6세 때의 수술 전 방사선 사진. 절구가 변형되고 평평해졌으며 50% 이상 아탈구된 진행된 이형성증이 보인다.

물리치료 및 적응 도구

참을 수 있자마자, 환자는 넓은 지지면, 가쪽의 엉덩관절 및 몸통 지지대, 상지를 지탱하고 대칭적인 정렬을 할 수 있는 받침대가 있는 대여용 수동 휠체어를 사용하기 시작했다 (그림 7-41). 6개월 후에 유사한 맞춤용 좌석 시스템이 있는 전동 휠체어를 주문하여 토마스가 힘을 많이 들이지 않고도 독립적으로 움직일 수 있게 했고, 이를 통해 근육 긴장 이상과 비대칭적인 자세를 줄였다 (그림 7-42).

사례 연구 7-1

엉덩관절 이형성증: 자세의 중요성, 자세 정렬 도구, 실조성 뇌성마비인 아이의 진행적인 변형 – 계속

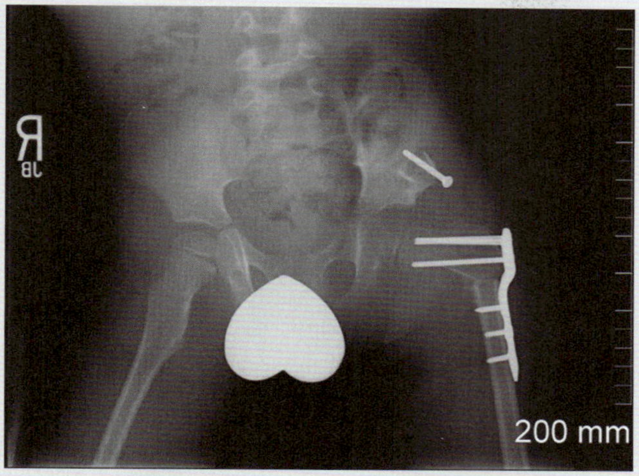

• **그림 7-39** 토마스가 7세 때의 수술 후 방사선 사진.

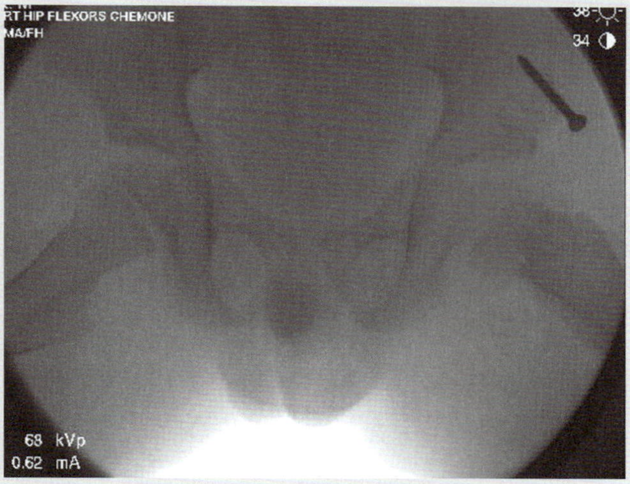

• **그림 7-40** 토마스가 8세 때의 수술 후 방사선 사진.

토마스는 보조기를 그만해도 되고 체중 부하를 시작해도 된다는 정형외과 의사의 허락을 받을 때까지, 수술 후 2개월 동안 24시간 엉덩관절 보조기를 입었다 (목욕할 때와 수동적인 관절 가동 범위 활동 시 제외). 정형외과 의사는 하루에 적어도 2시간 동안 스탠더에 있으라고 권장했다. Snug Seat Gazelle Stander (Snug Seat, Inc., Matthews, NC)는 엉덩관절의 벌림을 유지한 채 서 있도록 고안되었기 때문에 이 제품을 선택했다 (그림 7-43). 또한 가정용으로 Rifton Pacer Gait Trainer (Rifton Equipment, Rifton, NY)와 Freedom Concepts Adaptive Tricycle (Freedom Concepts, Costa Mesa, Calif.) 을 장착했다.

현재 상태

수술 후 2년 동안 토마스는 매일 서 있는 프로그램을 했고 최적의 정렬을

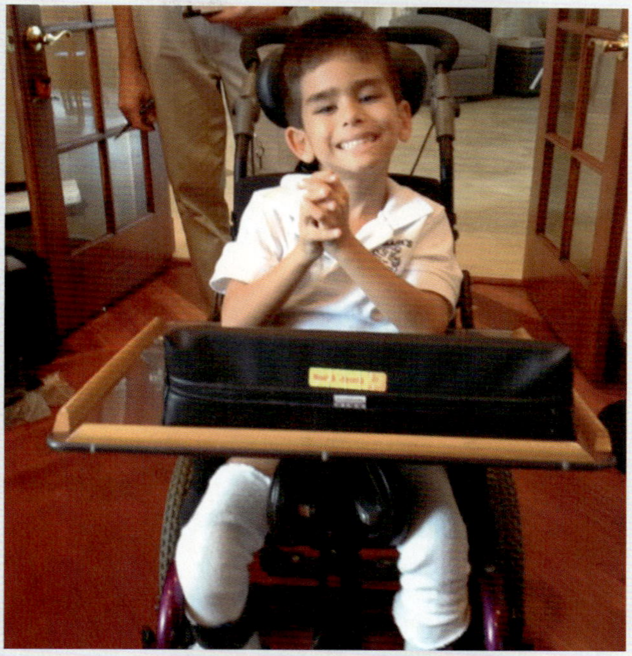

• **그림 7-41** 수술 후 사용한 대여용 수동 휠체어. 넓은 기저면, 엉덩관절과 몸통의 가쪽 지지대, 상지를 지지할 수 있는 받침대.

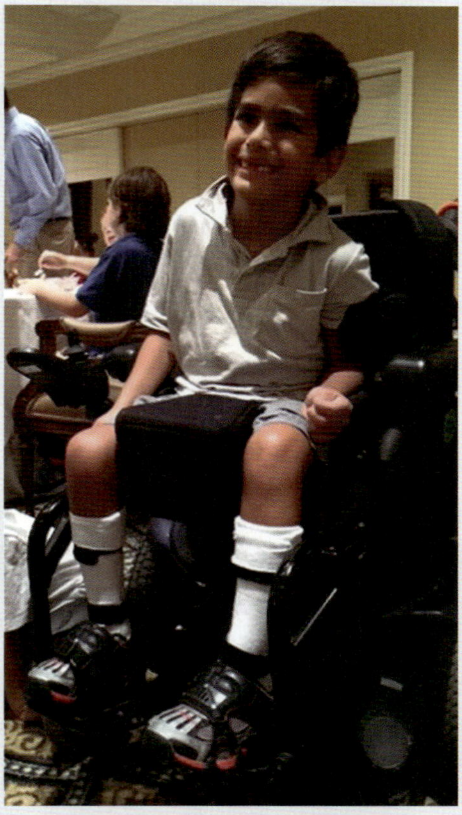

• **그림 7-42** 맞춤용 좌석 시스템을 갖춘 전동 휠체어.

계속

사례 연구 7-1

엉덩관절 이형성증: 자세의 중요성, 자세 정렬 도구, 실조성 뇌성마비인 아이의 진행적인 변형 – 계속

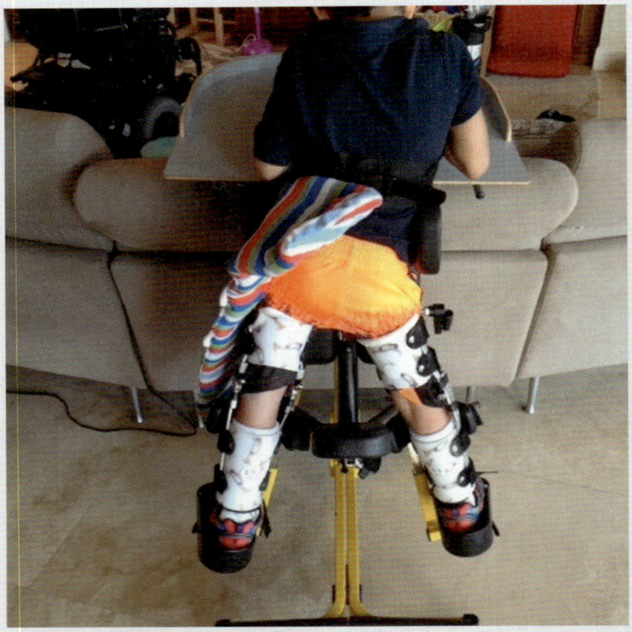

• **그림 7-43** 엉덩관절을 벌린 채 서 있는 토마스.

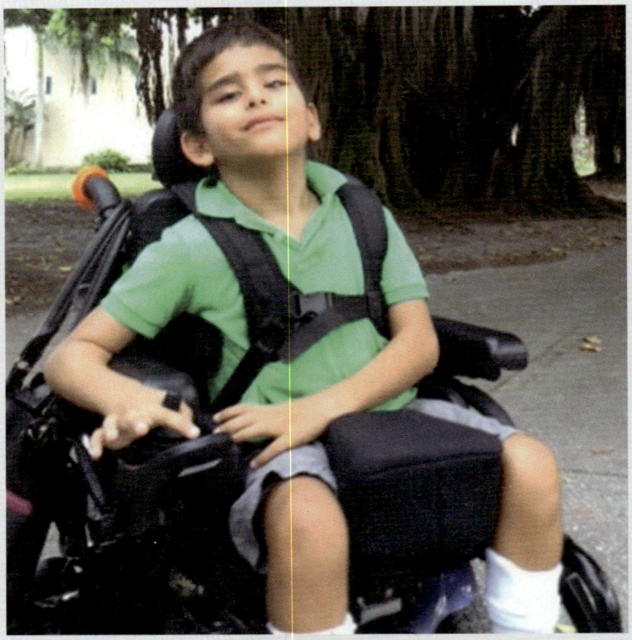

• **그림 7-44** 전동 휠체어에 앉아 있는 8세의 토마스.

유지하고 비대칭적인 자세를 예방하기 위해 밤에 엉덩관절 벌림 보조기를 착용했다. 또한 매주 치료용 승마와 수중 치료에 참여했고, TheraSuit (TheraSuit, LLC, Largo, Fla.)와 돌고래 보조 치료를 사용한 3주간의 여름 집중 치료 프로그램에도 참여했다. 현재 2학년이며 학업 성적은 평균 이상이다. 학교에서의 적응 장비에는 교실에서 동급생들과 있을 수 있게 해주는 서 있는 책상과 움직일 수 있는 앞으로 기대는 스탠더 (mobile prone stander), 연필과 iPad를 사용하는 소근육 조절 향상을 위한 팔의 웨이트(모래주머니)와 기울어진 보드 사용, 토마스가 사용하는 보건실의 개조형 화장실 등이 있다. 토마스의 주요 이동 수단은 자신의 전동 휠체어다 (그림 7-44).

* 이 사례에 대한 사진과 정보를 제공해준 Mary B. Pengelley께 감사드립니다.

미래를 위한 목표

토마스는 성장을 모니터링 해야 하며, 적응 도구는 최적의 정렬을 유지하기 위해 정기적으로 수정하고 조정해야 할 것이다. 그렇지 않으면, 치료 및 가정 프로그램은 수동적인 관절 가동 범위를 유지하고, 근력을 향상시키며, 정렬을 유지하고, 전체적인 컨디션을 증진시키기 위한 나이에 맞는 물리치료를 제공하는 데 중점을 둘 것이다. 토마스의 근육 긴장 이상은 매일 변하며 독립적인 서 있기와 보행을 방해하는 장애물로 남아 있다. 약물 및 보툴리눔 독소(Botox)를 사용하는 것은 근육 긴장 이상 조절에 다소 도움이 되지만, 이 때 토마스는 뇌심부자극술로 평가받고 있었다. 뇌심부자극술은 어린이를 대상으로는 입증되지 않았지만, 가족들은 이로 인해 완화되고 운동 조절이 향상되기를 희망한다.

사례 연구 7-2

선천성 넙다리뼈 결함

벨라(Bella)는 출생 시 선천성 넙다리뼈 결함과 경미한 종아리뼈 무형성을 진단받았다 (그림 7-45). 환자의 정형외과 주치의들과 상담했을 때 모두 1살 때 하지를 절단하고 이후 의지를 맞출 것을 권했다. 가족들은 이러한 예후를 받아들이지 않았고, Paley Advanced Limb Lengthening Institute (West Palm Beach, Fla.)에서 상담을 받으러 가서, 엉덩관절과 무릎관절을 고정시키는 수술 후 넙다리뼈를 연장한다는 것을 들었다. 벨라는 2살 때 systematic utilitarian procedure for extremity reconstruction (SUPER) Hip과 SUPER Knee로 고정술을 받았고 결과는 훌륭했다 (그림 7-46).

3살 때, 벨라는 넙다리뼈에서 무릎을 지나 정강뼈까지 이어지고 무릎에 경첩이 있는 외부 고정 장치로 첫 번째 넙다리뼈 연장술을 받았다 (그림 7-47).

사례 연구 7-2

선천성 넙다리뼈 결함 - 계속

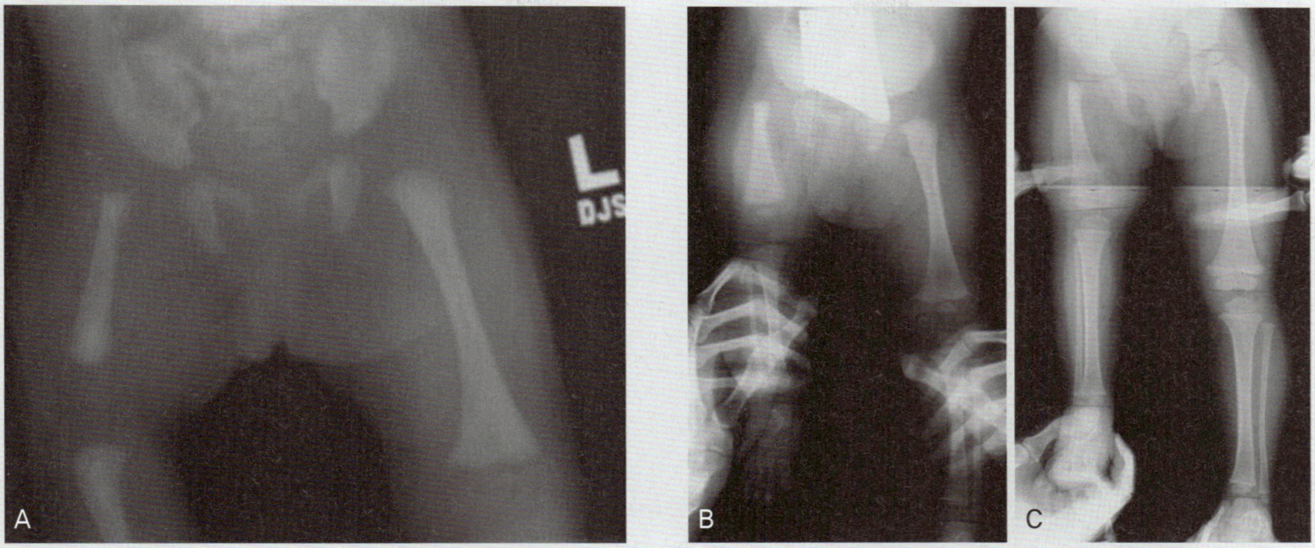

• 그림 7-45 벨라는 출생 시 선천성 넙다리뼈 결함과 경미한 종아리뼈 무형성을 진단받았다. (A) 출생 시 방사선 사진, (B) 4개월 때의 방사선 사진, (C) 17개월 때의 방사선 사진. (Courtesy Paley Advanced Limb Lengthening Institute, West Palm Beach, Fla.)

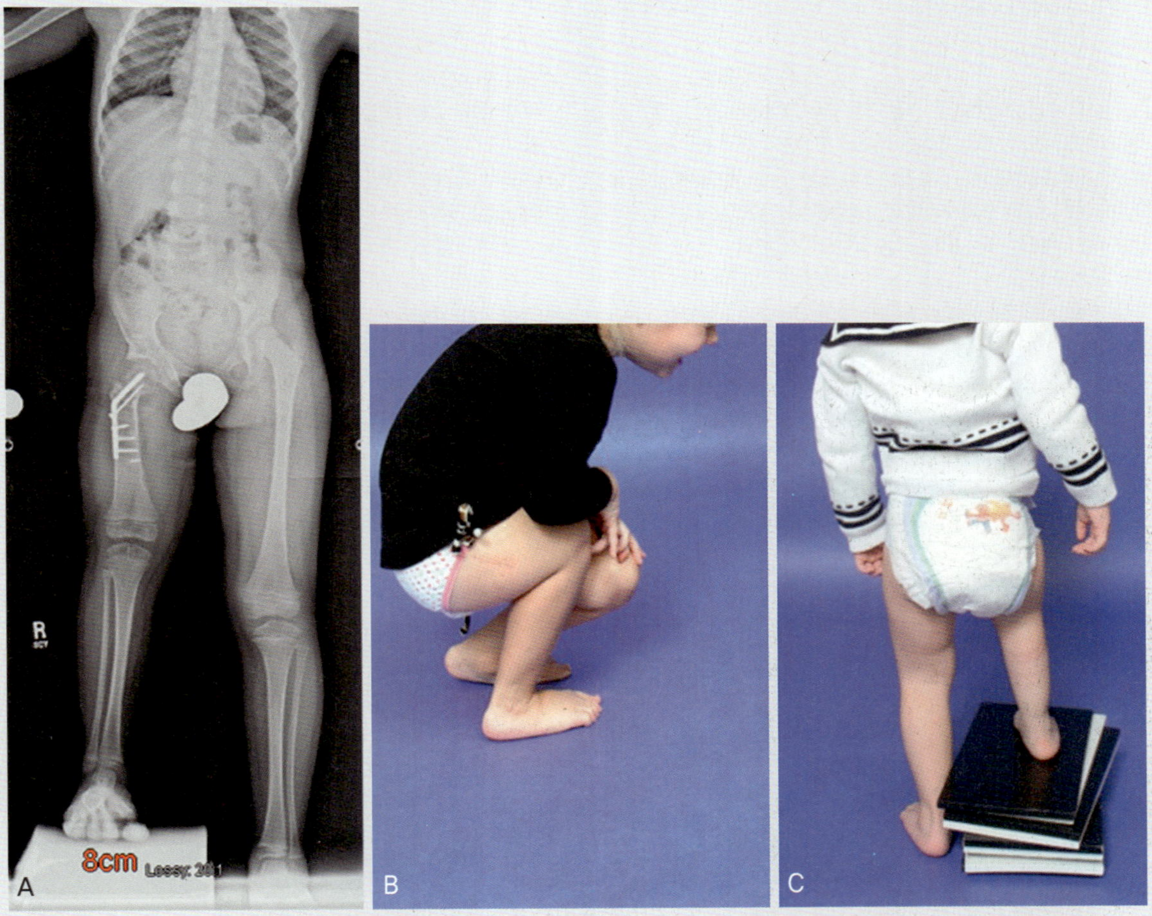

• 그림 7-46 3살 때의 벨라, SUPER Hip 및 Knee 수술을 받은 후와 연장술을 받기 전. (Courtesy Paley Advanced Limb Lengthening Institute, West Palm Beach, Fla.)

계속

사례 연구 7-2

선천성 넙다리뼈 결함 - 계속

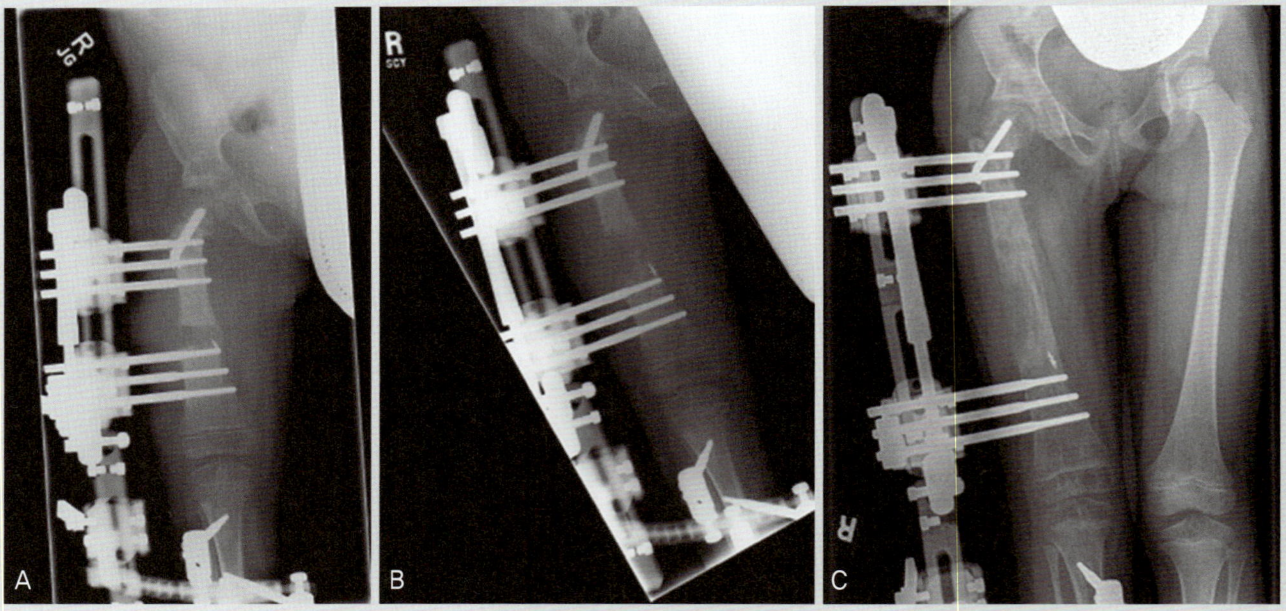

• **그림 7-47** A~C, 외부 고정 장치의 모듈식 레일 시스템을 착용한 연장술의 견인 기간 중 벨라. (Courtesy Paley Advanced Limb Lengthening Institute, West Palm Beach, Fla.)

이 유형의 고정술은 무릎을 보호하고 관절 가동 범위(ROM)가 안전하게 움직이게 한다. 벨라의 다리 길이 차이는 10 cm (3.9인치)였고 25 cm (9.8인치)로 예상된다. SUPER Hip의 하드웨어 또한 수술을 받을 때 제거되었다. 연장술을 할 때 넙다리뼈의 골성형술도 시행되었고, 오른쪽 넙다리네갈래근에 보툴리늄 독소(Botox)를 맞았으며, 오른쪽 무릎에 관절조영상을 시행했다. 벨라는 3일 동안 병원에 있었고, 침대에서 나가 움직이는 것을 장려하기 위해 수술 후 1일째에 물리치료(PT)를 받았다. 벨라는 견딜 수 있는 만큼 체중 부하를 했고, 소아용 롤링 워커로 걸었다.

퇴원 후 다음날 능동적 ROM (AROM) 운동, 엉덩관절·무릎관절·발목관절의 점진적인 수동적 ROM(PROM)을 포함한 외래 PT를 받고 있었다. 보행 훈련과 기능 훈련 또한 수행했다. 벨라의 가족들은 하루에 3번 하는 가정용 스트레칭을 교육받았다. 4주간의 후속 방문에서 벨라의 넙다리뼈가 붙은 것을 확인했다. 연장술을 계속 하기 위한 넙다리뼈의 재골절술은 외래로 수행했다.

벨라는 견인 기간인 3개월 동안 PT를 1주일에 5번 받았다. 오른쪽 넙다리뼈에서 새 뼈가 8.5cm 자라서 엉덩관절 모음근, 햄스트링, 넙다리네갈래근이 타이트해졌지만, 무릎의 PROM은 0~75°로 유지되었고 엉덩관절도 잘 아물었다. 견인 기간이 끝난 후, 벨라는 집으로 돌아왔고 PT는 1주일에 5번씩 계속 진행되었지만, 가족들과 가정 프로그램을 지속하면서 치료 효과는 빠르게 사라졌다. 벨라는 난생 처음으로 깔창 없이 땅에서 두 발로 걸을 수 있었다.

벨라의 처음 수술 후 9개월 만에, 뼈가 완전히 붙고 외부 고정 장치가 제거되었다. 넙다리뼈는 골다공증이 있었고 가쪽에 약간의 결함이 발견되어 골절의 위험이 높았으므로, 예방적인 척수내 rush rod를 받았다. 핀 부위가 붙을 수 있도록 PT와 PROM을 4주간 쉬었다. 벨라는 1주일에 3번씩 PT를 재개했고, 연마다 횟수를 줄였다.

8살 때, 벨라는 internal PRECICE rod (Ellipse Technologies, Inc., Aliso Viejo, Calif.)을 이용해 오른쪽 넙다리뼈의 또 다른 연장술을 받았다 (그림 7-48). 벨라의 다리 길이 차이는 7.4 cm였다. 수술 후 3일 동안 병원에 있었고 첫 번째 연장술때처럼 PT를 시작했다. 엉덩관절 모음 및 무릎관절 굽힘 구축을 방지하기 위해 무릎에 drop-lock 장치가 있고 엉덩관절 벌림을 10°로 맞춘 맞춤용 엉덩관절-무릎관절-발목관절 보조기를 착용했다. 벨라는 밤에 보조기의 무릎을 잠금 상태로 착용하라고 교육받았다. 벨라는 오른쪽 다리로 50파운드의 체중을 견딜 수 있었고 한쪽 목발을 사용해 걸을 수 있었다.

이전과 마찬가지로 병원에서 퇴원 후 다음날 외래 PT를 받았다. 오른쪽 엉덩관절 근육, 허벅지 근육, 특히 두 관절 근육의 조직 길이 증가를 강조하며 첫 번째 연장술 이후처럼 PT를 계속 했다. 엉덩관절 벌림의 기능적 범위 내에서 ROM이 잘 유지되었지만, 연장술 후 6주째에 엉덩관절에 약간의 아탈구 징후가 보였다. 견인의 속도는 늦어졌으며 엉덩관절의 스트레칭을 증가시켰다. 이러한 노력에도 불구하고, 10주째의 후속 방문에서 아탈구의 징후가 증가되었고, 그 이상의 합병증을 피하기 위해 연장술을 중단했다. 엉덩관절 보조기의 사용을 늘렸다. 벨라는 6.2 cm의 새로운 뼈가 생겼다. 현재 벨라는 잘 회복 중이고 엉덩관절의 아탈구가 더 이상 진행되지 않았다.

사례 연구 7-2

선천성 넙다리뼈 결함 - 계속

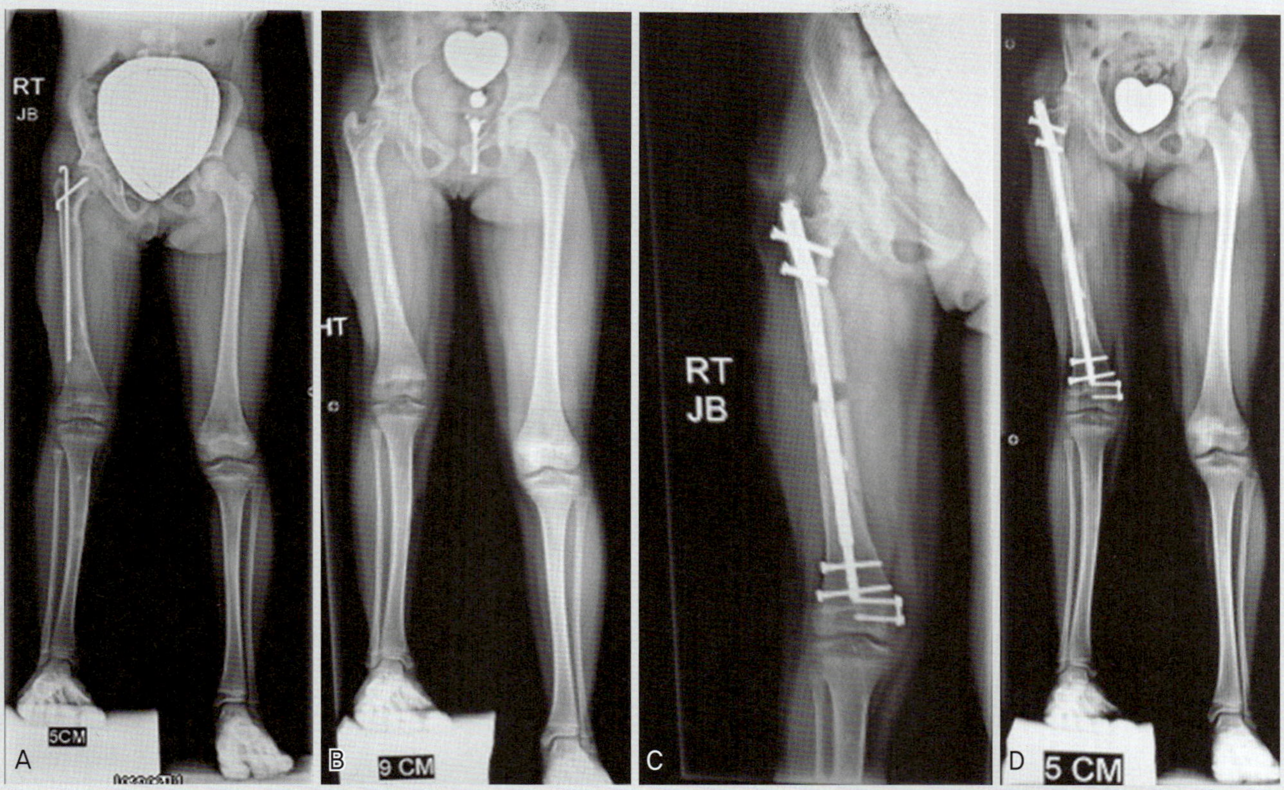

• **그림 7-48** A: 외부 고정술 후 3살인 벨라, B~D: PRECICE nail을 사용한 연장술 전, 후의 8살인 벨라. (Courtesy Paley Advanced Limb Lengthening Institute, West Palm Beach, Fla.)

사례 연구 7-3

대퇴골두 골단 분리증이 있는 13세 소년

13세의 아프리카계 미국인 소년인 루크(Luke)는 병적으로 비만이며, 특별한 외상 없이 2주 동안 왼쪽 허벅지 앞쪽, 위쪽의 통증을 호소한 후 응급실에 왔다. 루크는 다리를 내리면서 깜짝 놀랄 만한 통증이라고 설명했고, 엉덩관절의 움직임을 처음 느꼈다고 했다. 통증은 시간이 지나면서 증가했고 체중 부하 시 더 심해졌다. 방사선 사진을 검토한 결과, 왼쪽 엉덩관절의 대퇴골두 골단 분리증(SCFE)이 발견되었다 (그림 7-49). 루크는 정형외과적 부상이나 비타민D의 결핍에 대한 병력이 없었다. 이 때 루크의 체중은 116 kg (255.74파운드)였다.

의사는 가족에게 SCFE는 최근 급속한 성장을 한 청소년기에서 많이 발병하는 질환이며, 과체중인 남자 아이들에게 더 흔히 발생하고, 흑인이나 아프리카계 미국인 아이들에게서 발병률이 4배 더 높다는 것을 설명했다.[81] 또한 환자들은 다른 쪽에서 SCFE가 발병할 위험이 높다. 루크에게는 초기 치료로 양쪽 넙다리뼈머리와 넙다리뼈목에 피부를 통한 핀이 권장되었다. 가족들에게 넙다리뼈머리와 넙다리뼈목을 재정렬하기 위해 미래에 더 침습적인 수술을 할 가능성이 50%라고 알려줬다. 가족들은 왼쪽만 하기로 결정했고, 수술은 그 날 시행됐다 (그림 7-50).

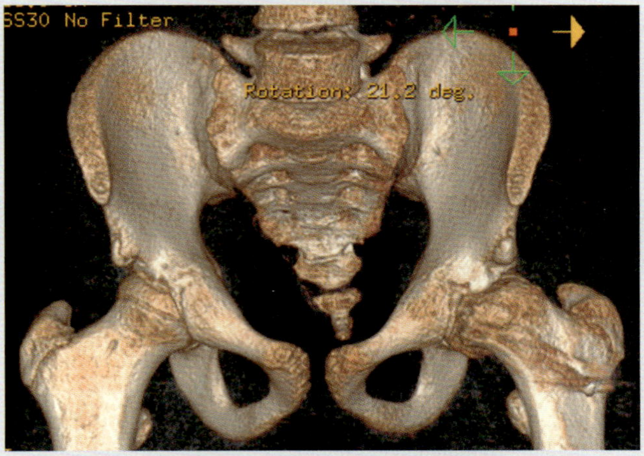

• **그림 7-49 13세의 아프리카계 미국인 소년으로서 병적으로 비만이며 SCFE로 진단받은 루크의 치료 전 영상.** (Courtesy Paley Advanced Limb Lengthening Institute, West Palm Beach, Fla.)

계속

사례 연구 7-3

대퇴골두 골단 분리증이 있는 13세 소년 - 계속

5개월 후, SCFE를 치료하고 오른쪽 SCFE의 위험을 줄이기 위해 더 힘든 수술이 필요할 것으로 결정되었다. 가족들은 동의했고, 루크는 왼쪽의 수술적 탈구, 분리된 골두 골단 골절의 개방 정복술 및 내고정술, 큰돌기 앞옮김술(advancement), 오른쪽 넙다리뼈머리와 넙다리뼈목에 피부를 통한 핀 치료를 받았다 (그림 7-51).

루크는 4일 동안 병원에 있었고, 수술한 다음날 물리치료(PT)를 시작했다. 오른쪽으로 견딜 수 있는 만큼 체중 부하를 했고 왼쪽으로는 발가락을 통한 체중 부하를 했다. 루크가 침대에서 나오기 전에 맞춤 제작된 엉덩관절-무릎관절 벌림 보조기를 받았다.

병원에서 퇴원한 지 48시간 후에 외래 PT를 시작했다. PT에서는 왼쪽 엉덩관절의 0~90°의 굽힘과 폄, 30°의 벌림을 수동적 관절 가동 범위로 부드럽게 시행했다. 왼쪽 엉덩관절은 동작을 끝 범위까지 하지 않았다. 오른쪽 엉덩관절은 더 센 스트레칭과 함께 능동적 및 수동적 관절 가동 범위를 시행했다. PT는 4주 동안 1주일에 5번 했고, 목표를 달성하고 가족들이 스트레칭에 능숙해지면 횟수를 줄일 계획이었다. 수술 후 6주째에 루크는 50%의 체중 부하까지 진행할 수 있었다. 하지만 PT 참여를 띄엄띄엄했고, 가정 운동 또한 지시대로 시행하지 않았다. 치료의 참여도가 낮아서 결국 루크는 PT에서 빠지게 되었다.

루크는 안쪽의 하드웨어를 제거하기 위해 15개월 후에 다시 왔다. 루크의 무게는 136.01 kg (300파운드)로 증가했다. 왼쪽 엉덩관절의 동작은 모든 면에서 현저히 감소되었고 가쪽돌림이 되지 않았다. 놀랍게도 통증은 없었다. 골절이나 추가 분리가 일어났는지 측정하기 위해 하드웨어를 제거하기 전, 마취 하에 영상을 이용한 도수 검사를 받았다. 마취 하에 기능적 한계 내에서 수동적 관절 가동 범위를 살펴보고, 문제 없이 양쪽 하드웨어를 제거했다.

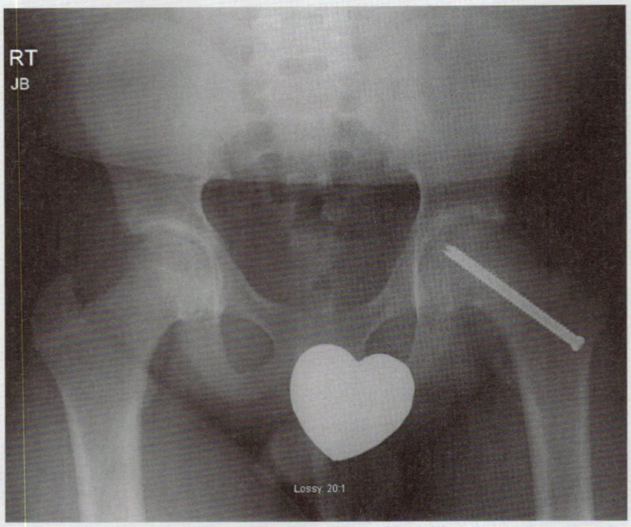

• **그림 7-50 SCFE의 핀 수술 이후의 루크.** (Courtesy Paley Advanced Limb Lengthening Institute, West Palm Beach, Fla.)

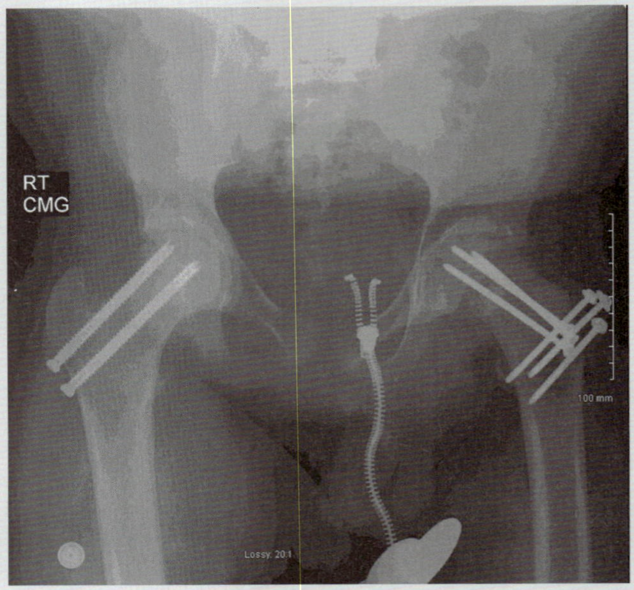

• **그림 7-51 왼쪽 SCFE의 개방 정복술 및 내부 고정술과 오른쪽 엉덩관절의 예방적 핀 수술을 한 후의 루크.** (Courtesy Paley Advanced Limb Lengthening Institute, West Palm Beach, Fla.)

사례 연구 7-4

한쪽 레그-칼베-페르테스병이 있는 9세 소년

9세 소년인 샘(Sam)은 왼쪽 엉덩관절 통증이 발병하고 관절 가동 범위가 감소한 후 6개월 만에 2번째 소견을 들으러 Paley Advanced Limb Lengthening Institute (West Palm Beach, Fla.)에 왔다. 방사선 사진에서 넙다리뼈머리의 변화뿐만 아니라 아탈구 및 큰엉덩관절(coxa magna)과 함께 왼쪽 엉덩관절의 레그-칼베-페르테스병이 밝혀졌다 (그림 7-52). 임상적으로 샘은 모음 및 굽힘 구축이 있는 것으로 보였다.

샘은 다음과 같은 수술을 받았다: 왼쪽 엉덩관절의 관절조영상, 절구에서 넙다리뼈머리의 급성 견인을 위해 다양한 면에서의 왼쪽 골반과 넙다리뼈의 외부 고정 장치, 모음근·두덩정강근·허리근의 힘줄절단술, 넙다리신경의 감압술. 외부 고정 장치는 굽힘과 폄을 위해 무릎에 경첩 장치가 있었다 (그림 7-53). 샘은 수술 후 다음날 병원에서 물리치료(PT)를 시작했다. 수술 후 3일째에 퇴원했으며 퇴원 후 24시간 외래 PT를 시작했다. 샘의 치료 계획은 다음과 같았다: 엉덩관절·무릎관절·발목관절의 능동적 및 수동적 관절 가동 범위 (굽힘 및 폄), 보행 훈련 (50% 체중 부하), 가정 스트레칭을

사례 연구 7-4

한쪽 레그-칼베-페르테스병이 있는 9세 소년 – 계속

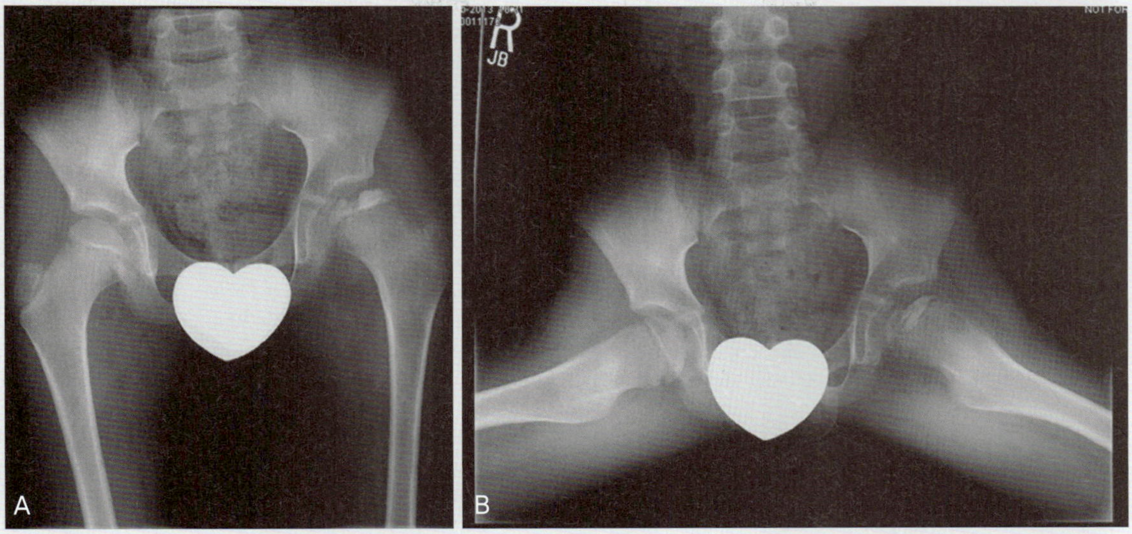

• **그림 7-52** A, B: 레그-칼베-페르테스병이 있는 9세 소년인 샘의 치료 전 사진. (Courtesy Paley Advanced Limb Lengthening Institute, West Palm Beach, Fla.)

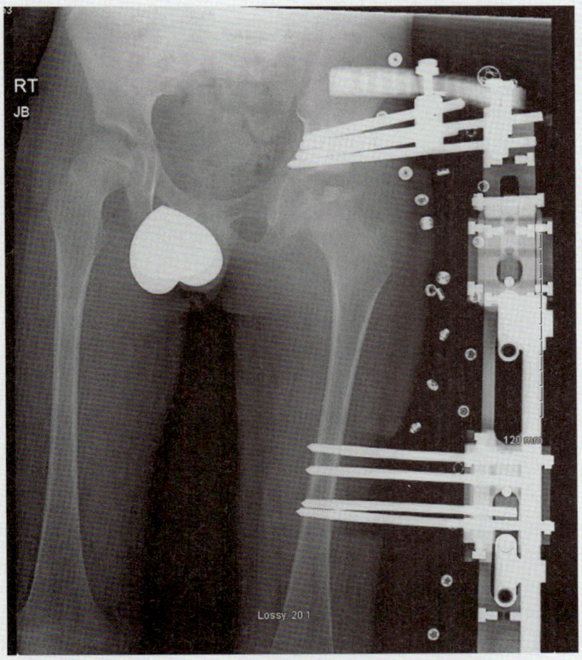

• **그림 7-53 외부 고정 장치로 왼쪽 엉덩관절 견인을 받은 샘의 수술 후 사진.** (Courtesy Paley Advanced Limb Lengthening Institute, West Palm Beach, Fla.)

위한 부모 및 환자 교육. 가족들은 가정 프로그램 준수를 돕기 위한 비디오를 받았다. 샘은 첫 달동안 1주일에 5번 PT를 받았으며, 두 번째 달에는 1주일에 3번, 세 번째 달에는 고정 장치를 제거하기 전까지 1주일에 2번 받았다. 샘과 가족들은 매일 3번 가정 스트레칭을 했다.

샘의 외부 고정 장치는 처음 수술 후 4개월 만에 제거되었다. 외부 고정 장치를 제거하고 왼쪽 엉덩관절의 관절조영상을 받았다. 한쪽 엉덩관절 벌림 보조기를 주문했고, 체중 부하는 50%로 제한되었으며, 왼쪽 엉덩관절에 모든 면에서의 (모음 제외) 능동적 및 매우 부드러운 수동적 관절 가동 범위 운동을 시행하기 위해 PT를 재개했다. 6주째에 견딜 수 있는 만큼의 체중 부하로 진행했다. PT의 횟수를 줄이면서 계속 받았고, 모든 활동을 재개할 수 있다는 허락을 받고 9개월 만에 치료를 종료했다 (그림 7-54). 샘의 엄마는 다음 주 축구 경기에서 샘이 골을 기록한 영상을 보냈다.

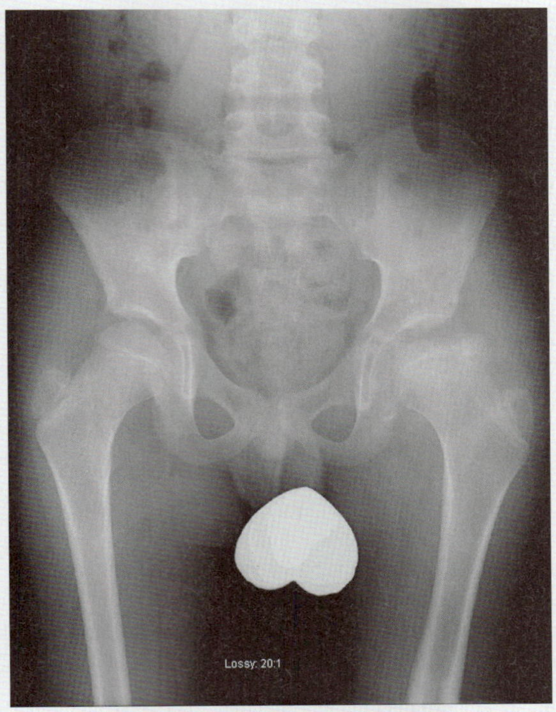

• **그림 7-54 성공적인 치료 후의 샘.** (Courtesy Paley Advanced Limb Lengthening Institute, West Palm Beach, Fla.)

감사의 말

이 장의 그림에 도움을 준 물리치료학과 학생이자 그래픽 아티스트인 Elizabeth (Betsy) Kreymer께 감사드립니다.

참고문헌

1. Spence DD, Kelly DM, Mihalko MJ, Guyton JL. Adolescent and young adult hip dysplasia. *Curr Orthop Pract.* 2013;24(6): 567-575.
2. Price CT, Ramo BA. Prevention of hip dysplasia in children and adults. *Orthop Clin North Am.* 2012;43(3):269-279.
3. Dede O, Ward WT. Bernese periacetabular osteotomy in the surgical management of adolescent acetabular dysplasia. *Oper Tech Orthop.* 2013;23(3):127-133.
4. Millis MB, Lewis CL, Schoenecker PL, Clohisy JC. Legg-Calve-Perthes disease and slipped capital femoral epiphysis: major developmental causes of femoroacetabular impingement. *J Am Acad Orthop Surg.* 2013;21(suppl 1):S59-S63.
5. Wenger DR, Hosalkar HS. Principles of treating the sequelae of Perthes disease. *Orthop Clin North Am.* 2011;42(3):365-372.
6. Cooper AP, Doddabasappa SN, Mulpuri K. Evidence-based management of developmental dysplasia of the hip. *Orthop Clin North Am.* 2014;45(3):341-354.
7. Clarke NM, Castaneda P. Strategies to improve nonoperative childhood management. *Orthop Clin North Am.* 2012;43(3): 281-289.
8. Storer SK, Skaggs DL. Developmental dysplasia of the hip. *Am Fam Physician.* 2006;74:1310-1316.
9. Rosenfeld SB Developmental dysplasia of the hip: clinical features and diagnosis. *UpToDate* [online journal]. Feb 4, 2014. Available at: <http://www.uptodate.com/contents/developmental-dysplasia-of-the-hip-clinical-features-and-diagnosis?source>. Accessed June 29, 2014.
10. Hosalkar HS, Mubarak SJ, Sink EL, et al. *Infantile developmental hip dysplasia.* 2010. Published on the website for the International Hip Dysplasia Institute. Available at: <http://www.hipdysplasia.org/wp-content/uploads/2010/01/IHDI-Ortho-Presentation-Web.pdf>. Accessed June 29, 2014.
11. Peled E, Eidelman M, Katzman A, Bialik V. Neonatal incidence of hip dysplasia: ten years of experience. *Clin Orthop Relat Res.* 2008;466:771-775.
12. Sankar WN, Weiss J, Skaggs DL. Orthopaedic conditions in the newborn. *J Am Acad Orthop Surg.* 2009;17(2):112-122.
13. International Hip Dysplasia Institute. *What is hip dysplasia?* 2012. Available at: <http://hipdysplasia.org/>. Accessed June 23, 2015.
14. de Hundt M, Vlemmix F, Bais JM, et al. Risk factors for developmental dysplasia of the hip: a meta-analysis. *Eur J Obstet Gynecol Reprod Biol.* 2012;165(1):8-17.
15. American Academy of Pediatrics Subcommittee on Developmental Dysplasia of the Hip. Clinical practice guideline: early detection of developmental dysplasia of the hip. *Pediatrics.* 2000; 105(4):896-905.
16. International Hip Dysplasia Institute. *What causes hip dysplasia?* 2012. Available at: <http://hipdysplasia.org/developmental-dysplasia-of-the-hip/causes-of-ddh/>. Accessed June 23, 2015.
17. Shipman SA, Helfand M, Moyer VA, Yawn BP. Screening for developmental dysplasia of the hip: a systematic literature review for the US Preventive Services Task Force. *Pediatrics.* 2006;117: e557-e576.
18. Laborie LB, Engesæter IO, Lehmann TG, et al. Screening strategies for hip dysplasia: long-term outcome of a randomized controlled trial. *Pediatrics.* 2013;132:492-501.
19. Godley DR. Assessment, diagnosis, and treatment of developmental dysplasia of the hip. *JAAPA.* 2013;26(3):54-58.
20. Clarke N, Castaneda P. Strategies to improve nonoperative childhood management. *Orthop Clin North Am.* 2012;43(3): 281-289.
21. Kitoh H, Kawasumi M, Ishiguro N. Predictive factors for unsuccessful treatment of developmental dysplasia of the hip by the Pavlik harness. *J Pediatr Orthop.* 2009;29(6):552-557.
22. Murnaghan ML, Browne RH, Sucato DJ, Birch J. Femoral nerve palsy in Pavlik harness treatment for developmental dysplasia of the hip. *J Bone Joint Surg Am.* 2011;93(5):493-499.
23. Lee CB, Mata-Fink A, Millis MB, Kim YJ. Demographic differences in adolescent-diagnosed and adult-diagnosed acetabular dysplasia compared with infantile developmental dysplasia of the hip. *J Pediatr Orthop.* 2013;33(2):107-111.
24. Fabricant PD, Hirsch BP, Holmes I, et al. A radiographic study of the ossification of the posterior wall of the acetabulum: implications for the diagnosis of pediatric and adolescent hip disorders. *J Bone Joint Surg Am.* 2013;95(3):230-236.
25. Huang S, Zhao D, Yang L. New approach to the treatment of adolescent hip dysplasia. *Med Hypotheses.* 2013;81(1):122-124.
26. Sucato DJ, Tulchin K, Shrader MW, et al. Gait, hip strength and functional outcomes after a Ganz periacetabular osteotomy for adolescent hip dysplasia. *J Pediatr Orthop.* 2010;30(4): 344-350.
27. Aldridge R, Schweighart F, Easley M, Wagoner B. The effects of hippotherapy on motor performance and function in an individual with bilateral developmental dysplasia of the hip (DDH). *J Phys Ther.* 2011;2(2):54-63.
28. Rebello G, Zilkens C, Dudda M, et al. Triple pelvic osteotomy in complex hip dysplasia seen in neuromuscular and teratologic conditions. *J Pediatr Orthop.* 2009;29(6):527-534.
29. Terjesen T. Development of the hip joints in unoperated children with cerebral palsy: a radiographic study of 76 patients. *Acta Orthop.* 2006;77(1):125-131.
30. Pountney TE, Mandy A, Green E, Gard PR. Hip subluxation and dislocation in cerebral palsy: a prospective study on the effectiveness of postural management programmes. *Physiother Res Int.* 2009;14(2):116-127.
31. Arvanitis H. Pediatric hip dysplasia and positioning. *Exceptional Parent.* 2013;43(3):22-25.
32. Paley D, Standard SC. Treatment of congenital femoral deficiency. In: Flynn DM, Wiesel SW, eds. *Operative Techniques for Pediatric Orthopaedics.* Philadelphia: Lippincott Williams & Wilkins; 2011:177-198.
33. Paley D. Problems, obstacles and complications of limb lengthening by the Ilizarov technique. *Clin Orthop Relat Res.* 1990; 250:81-104.
34. Torode IP, Gillespie R. The classification and treatment of proximal femoral deficiencies. *Prosthet Orthot Int.* 1991;15(2): 117-126.
35. Dror P, Shawn CS. Lengthening reconstruction surgery for congenital femoral deficiency. In: Rozbruch SR, Ilizarov S, eds. *Limb Lengthening and Reconstruction Surgery.* New York, NY: Informa Healthcare; 2006:393-428.

36. Sabharwal S, Paley D, Bhave A, Herzenberg JE. Growth patterns after lengthening of congenitally short lower limbs in young children. *J Pediatr Orthop*. 2000;20(2):137-145.
37. Paley Advanced Limb Lengthening Institute. <http://paleyinstitute.org/>. Accessed June 23, 2015.
38. Paley D. Lengthening reconstruction surgery for congenital femoral deficiency. In: Herring J, Birch J, eds. *The Child with a Limb Deficiency*. Rosemont, Ill: American Academy of Orthopaedic Surgeons; 1998:113-132.
39. Lehmann CL, Arons RR, Loder RT, Vitale MG. The epidemiology of slipped capital femoral epiphysis: an update. *J Pediatr Orthop*. 2006;26(3):286-290.
40. Gholve PA, Cameron DB, Millis MB. Slipped capital femoral epiphysis update. *Curr Opin Pediatr*. 2009;21(1):39-45.
41. Loder RT, Skopelja EN. The epidemiology and demographics of slipped capital femoral epiphysis. *ISRN Orthop*. 2011;2011: 486512.
42. Peck K, Herrera-Soto J. Slipped capital femoral epiphysis: what's new? *Orthop Clin North Am*. 2014;45(1):77-86.
43. Liu SC, Tsai CC, Huang CH. Atypical slipped capital femoral epiphysis after radiotherapy and chemotherapy. *Clin Orthop Relat Res*. 2004;426:212-218.
44. Wu GS, Pollock AN. Slipped capital femoral epiphysis. *Pediatr Emerg Care*. 2011;27(11):1095-1096.
45. Ganz R, Leunig M, Leunig-Ganz K, Harris W. The etiology of osteoarthritis of the hip. *Clin Orthop Relat Res*. 2008;466: 264-272.
46. Pinheiro PC. Nonoperative treatment of slipped capital femoral epiphysis: a scientific study. *J Orthop Surg Res*. 2011; 6:10.
47. Sonnega RJA, van der Sluijs JA, Wainwright AM, et al. Management of slipped capital femoral epiphysis: results of a survey of the members of the European Paediatric Orthopaedic Society. *J Child Orthop*. 2011/12/01 2011;5(6):433-438.
48. Kocher MS, Bishop JA, Hresko MT, et al. Prophylactic pinning of the contralateral hip after unilateral slipped capital femoral epiphysis. *J Bone Joint Surg Am*. 2004;86(12):2658-2665.
49. Alshryda SJ, Tsang K, Al-Shryda J, et al. Interventions for treating slipped upper femoral epiphysis (SUFE). *Cochrane Database Syst Rev*. 2013;(2):CD14010397.
50. Rudd J, Suri M, Choate W, et al. Outcomes of arthroscopically treated femoroacetabular impingement in children and adolescents with slipped capital femoral epiphysis and Legg-Calve-Perthes disease. *Arthroscopy*. 2014;29(12):e209-e210.
51. Leunig M, Ganz R, Zaltz I, Tibor LM. Slipped capital femoral epiphysis and its variants. In: Haddad FS, ed. *The Young Adult Hip in Sport*. London, United Kingdom: Springer; 2014: 47-58.
52. Tran VT, Ha BY. Legg-Calve-Perthes disease. In: Daldrup-Link HE, Newman B, eds. *Pearls and Pitfalls in Pediatric Imaging: Variants and Other Difficult Diagnoses*. Cambridge, United Kingdom: Cambridge University Press; 2014.
53. Perry DC, Hall AJ. The epidemiology and etiology of Perthes disease. *Orthop Clin North Am*. 2011;42(3):279-283.
54. Kim HK, Herring JA. Pathophysiology, classifications, and natural history of Perthes disease. *Orthop Clin North Am*. 2011;42(3):285-295.
55. Dole RL, Chafetz R. *Peds Rehab Notes*. Philadelphia: FA Davis; 2010.
56. Kim HK. Legg-Calve-Perthes disease: etiology, pathogenesis, and biology. *J Pediatr Orthop*. 2011;31(2 suppl):S141-S146.
57. Kuo K, Wu K-W, Smith P, et al. Classification of Legg-Calve-Perthes disease. *J Pediatr Orthop*. 2011;31(2 suppl):S168-S173.
58. Agus H, Kalenderer O, Eryanlmaz G, Ozcalabi IT. Intraobserver and interobserver reliability of Catterall, Herring, Salter-Thompson and Stulberg classification systems in Perthes disease. *J Pediatr Orthop B*. 2004;13(3):166-169.
59. Terjesen T, Wiig O, Svenningsen S. The natural history of Perthes' disease. *Acta Orthop*. 2010;81(6):708-714.
60. Nakamura J, Kamegaya M, Saisu T, et al. Outcome of patients with Legg-Calve-Perthes onset before 6 years of age. *J Pediatr Orthop*. 2015;35(2):144-150.
61. Price CT, Thompson GH, Wenger DR. Containment methods for treatment of Legg-Calvé-Perthes disease. *Orthop Clin North Am*. 2011;42(3):329-340.
62. Joseph B, Price CT. Principles of containment treatment aimed at preventing femoral head deformation in Perthes disease. *Orthop Clin North Am*. 2011;42(3):317-327.
63. Hardesty C, Liu R, Thompson G. The role of bracing in Legg-Calve-Perthes disease. *J Pediatr Orthop*. 2011;31(2 suppl): S178-S181.
64. Rich MM, Schoenecker PL. Management of Legg-Calvé-Perthes disease using an A-frame orthosis and hip range of motion: a 25-year experience. *J Pediatr Orthop*. 2013;33(2):112-119.
65. Kamegaya M. Nonsurgical treatment of Legg-Calvé-Perthes disease. *J Pediatr Orthop*. 2011;31(2 suppl):S174-S177.
66. Paley D. The treatment of femoral head deformity and coxa magna by the Ganz femoral head reduction osteotomy. *Orthop Clin North Am*. 2011;42(3):389-399.
67. Lee J, Allen M, Hugentobler K, et al. Evidence-based care guideline for management of Legg-Calve-Perthes disease stages 1 to 4 post-surgical intervention in children aged 3 to 12 years. In: *Occupational Therapy and Physical Therapy Evidence-Based Care Guidelines, Cincinnati Children's Hospital Medical Center*. Cincinnati, Ohio: Cincinnati Children's Hospital Medical Center; 2013 guideline 41:1-18.
68. Hosny GA. Articulated distraction. *Orthop Clin North Am*. 2011;42(3):361-364.
69. Hosny G, El-Deeb K, Fadel M, Laklouk M. Arthrodiastasis of the hip. *J Pediatr Orthop*. 2011;31(2 suppl):S229-S234.
70. Herrera-Soto J, Price C. Core decompression and labral support for the treatment of juvenile osteonecrosis. *J Pediatr Orthop*. 2011;31(2 suppl):S212-S216.
71. Little DG, Kim HK. Future biologic treatments for Perthes disease. *Orthop Clin North Am*. 2011;42(3):423-427.
72. Cheng TL, Murphy CM, Cantrill LC, et al. Local delivery of recombinant human bone morphogenetic proteins and bisphosphonate via sucrose acetate isobutyrate can prevent femoral head collapse in Legg-Calve-Perthes disease: a pilot study in pigs. *Int Orthop*. 2014;38(7):1527-1533.
73. Costa CR, Johnson AJ, Naziri Q, Mont MA. Review of total hip resurfacing and total hip arthroplasty in young patients who had Legg-Calvé-Perthes disease. *Orthop Clin North Am*. 2011;42(3): 419-422.
74. Kovacevic D, Mariscalco M, Goodwin RC. Injuries about the hip in the adolescent athlete. *Sports Med Arthrosc*. 2011;19(1): 64-74.
75. Frank JS, Gambacorta PL, Eisner EA. Hip pathology in the adolescent athlete. *J Am Acad Orthop Surg*. 2013;21(11):665-674.
76. Weiss JM, Ramachandran M. Hip and pelvis injuries in the young athlete. *Oper Tech Sports Med*. 2006;14:212-217.

77. Boles C, Ferguson C. The female athlete. *Radiol Clin North Am.* 2010;48:1249-1266.
78. Haddad FS, Bann S, Hill RA, Jones DH. Displaced stress fracture of the femoral neck in an active amenorrhoeic adolescent. *Br J Sports Med.* 1997;31(1):70-72.
79. Okamoto S, Arai Y, Hara K, et al. A displaced stress fracture of the femoral neck in an adolescent female distance runner with female athlete triad: a case report. *Sports Med Arthrosc Rehabil Ther Technol.* 2010;2:6.
80. Barrack MT, Gibbs JC, De Souza MJ, et al. Higher incidence of bone stress injuries with increasing female athlete triad-related risk factors: a prospective multisite study of exercising girls and women. *Am J Sports Med.* 2014;42(4):949-958.
81. Walter K, Young C, Lin D, et al. Slipped capital femoral epiphysis. *OrthoInfo: AAOS.* 2013. Available at: <http://orthoinfo.aaos.org/topic.cfm?topic=a00052>. Accessed November 18, 2014.

8

댄서의 엉덩관절

The Dancer's Hip

MELISSA MORAN TOVIN AND WHITNEY CHAMBERS

개요

춤(댄스, dance)은 지난 수십년동안 매우 진화한 예술 형식이다. 또한 춤은 스포츠이기도하다. 많은 춤 스타일은 높은 수준의 운동 능력, 기술, 매우 전문적인 신체 훈련이 필요하다. 따라서 댄서들은 스포츠 관련 부상의 위험에 처해있으며, 춤출 때의 필요사항 및 훈련에 대한 실무 지식을 갖춘 재활 전문가의 전문 지식이 필요하다. 스포츠 의학의 확장인 댄스 의학은[1] 유사한 정형외과적 평가 전략과 중재를 많이 사용하지만, 춤만의 고유한 자세, 움직임, 기술, 훈련 방법을 특별히 고려한다.

엉덩관절은 춤의 움직임과 표현의 기초 관절로서, "장기간과 단기간에 매우 약해질 수 있는" 부상을 견딜 수 있으며,[2] 이로 인해 경쟁 댄서들에게서 뒤처지고, 시간을 버리게 되며, 돈을 못 벌고, 전문 댄서들을 위한 건강 관련 비용이 증가한다.[3,4] 따라서 댄서들의 엉덩관절 질환에 대한 적절한 조기 진단과 치료가 필수적이다.

댄서가 당하는 하지 부상의 발생률은 모든 댄스 부상의 60~88%로 감소되었다.[3-8] 이러한 운동선수들이 겪는 근골격계 부상의 가장 흔한 부위는 발과 발목이지만,[3,5,9] 댄서는 특히

표 8-1 춤 관련 용어

턴아웃	하지의 앞면을 정면을 향하게 두고 엉덩관절을 가쪽돌림함
제1포지션	다리를 벌리고, 발꿈치를 맞대며, 엉덩관절을 가쪽돌림한 채로 서 있는 것
제2포지션	턴아웃자세에서 발을 엉덩관절보다 넓게 벌리고 서 있는 것
제3포지션	뒷발의 중간 부분과 앞발의 발꿈치가 닿게끔 다리를 모으고 다리 사이에 공간이 없도록 함
제4포지션	뒷발의 중간 부분과 앞발의 발꿈치가 닿게끔 다리를 모으지만 다리 사이에 공간이 있음
제5포지션	한발의 뒤꿈치와 다른 발의 첫 번째 발허리뼈머리가 겹치게 두는 완벽한 모음
포즈를 취하는 다리	심미적인 라인을 만들거나 체중을 견딜 준비를 하기 위한 열린 사슬 운동에서의 동작
지지하는 다리	닫힌 사슬 운동에서의 동작 (체중 지지, 점프)
Plié (플리에)	"구부리기" - 쪼그리는 동작, 턴아웃 자세에서 수행함
Grand plié (그랑 플리에)	"크게 구부리기" - 턴아웃 자세에서 깊게 쪼그림
Ronde de jambe (롱드장)	엉덩관절을 가쪽돌림한 상태에서 (턴아웃) 엉덩관절을 시계 방향이나 시계 반대 방향으로 원을 그리듯 휘돌림
Ronde de jambe en l'aire (롱드쟝 앙레르)	엉덩관절을 높게 구부린 상태에서 완전하게 휘돌리며 하는 롱드장, 골반의 동작으로 포즈를 취하는 다리가 원형 동작을 하게 한다
Grand battement (그랑 바뜨망)	발을 크게 차는 동작으로서 댄서가 포즈를 취하는 다리를 최대한 올릴 수 있는 만큼 똑바로 올린다, 다리를 약간 벌린 상태에서 수행되기도 한다
Tendu battement (바뜨망 땅뒤)	"뻗으며 차기" - 발가락은 지면에 둔 채로 움직이는 다리를 제1포지션 또는 제5포지션에서 제4포지션 또는 제2포지션으로 민다, 두 다리는 쭉 뻗은 상태를 유지한다
Passé (파쎄)	턴아웃 자세에서 포즈를 취하는 다리의 무릎관절과 엉덩관절을 구부리고 발은 약 무릎 높이에서 발바닥굽힘을 한다
Développé (데벨로뻬)	포즈를 취하는 다리를 턴아웃을 유지하면서 파쎄 자세에서 무릎관절을 편다
Arabesque (아라베스크)	포즈를 취하는 다리의 엉덩관절을 가능한 높게 펴고 엉덩관절과 어깨관절이 수평이 되게 유지하면서 한 발로 서 있는다
Attitude (애티튜드)	아라베스크와 비슷하지만, 포즈를 취하는 다리를 구부리고 신체의 앞이나 뒤에 둔다

From Dunleavy K. Outcomes of hip resurfacing in a professional dancer: a case report. Physiother Theory Pract. 2012:28(2):142-160.

엉덩관절에 부상을 당하기 쉽다.[2,10] 댄서들에게 전형적으로 나타나는 유형의 엉덩관절 부상은 다른 운동선수에게서도 흔히 나타난다. 여기에는 발음성 고관절 (coxa sultans), 엉덩관절 건병증, 대퇴비구 충돌 증후군 (FAI), 견열골절, 절구테두리 (labrum) 질환이 포함된다.[11-17] 하지만 댄서의 엉덩관절은 춤만의 고유한 몇 가지 요인으로 인해 병리학적 질환에 걸릴 위험이 있다. 춤의 유형과 기술, 훈련 방법, 춤 동작 중 엉덩관절의 신체 운동학은 부상의 고유한 메커니즘과 때로는 비전형적인 임상 양상을 초래할 수 있다. 이 장은 댄서들의 엉덩관절 부상에 대한 감별 진단, 평가, 치료, 예방에 초점을 맞췄다. 표 8-1은 이 장에서 많이 사용된 춤과 관련된 용어다.

댄서의 엉덩관절 부상에 영향을 주는 고유한 요인

턴아웃 강조

턴아웃 (turnout)이라는 용어는 춤출 때의 자세와 동작 중에 양 하지를 가쪽 방향으로 돌리고 있는 것을 의미한다. 오버터닝 (overturning)이라고도 불리는 과도한 턴아웃은 발레 기술을 바탕으로 한 많은 스타일 및 고전 발레를 포함한 일부 춤 스타일에서 강조된다. 고전 발레는 5가지 기본적인 자세가 있으며, 각각은 원하는 턴아웃 자세를 (그림 8-1) 취하기 위해 엉덩관절을 과하게 가쪽돌림 (external rotation, ER)해야 한다.

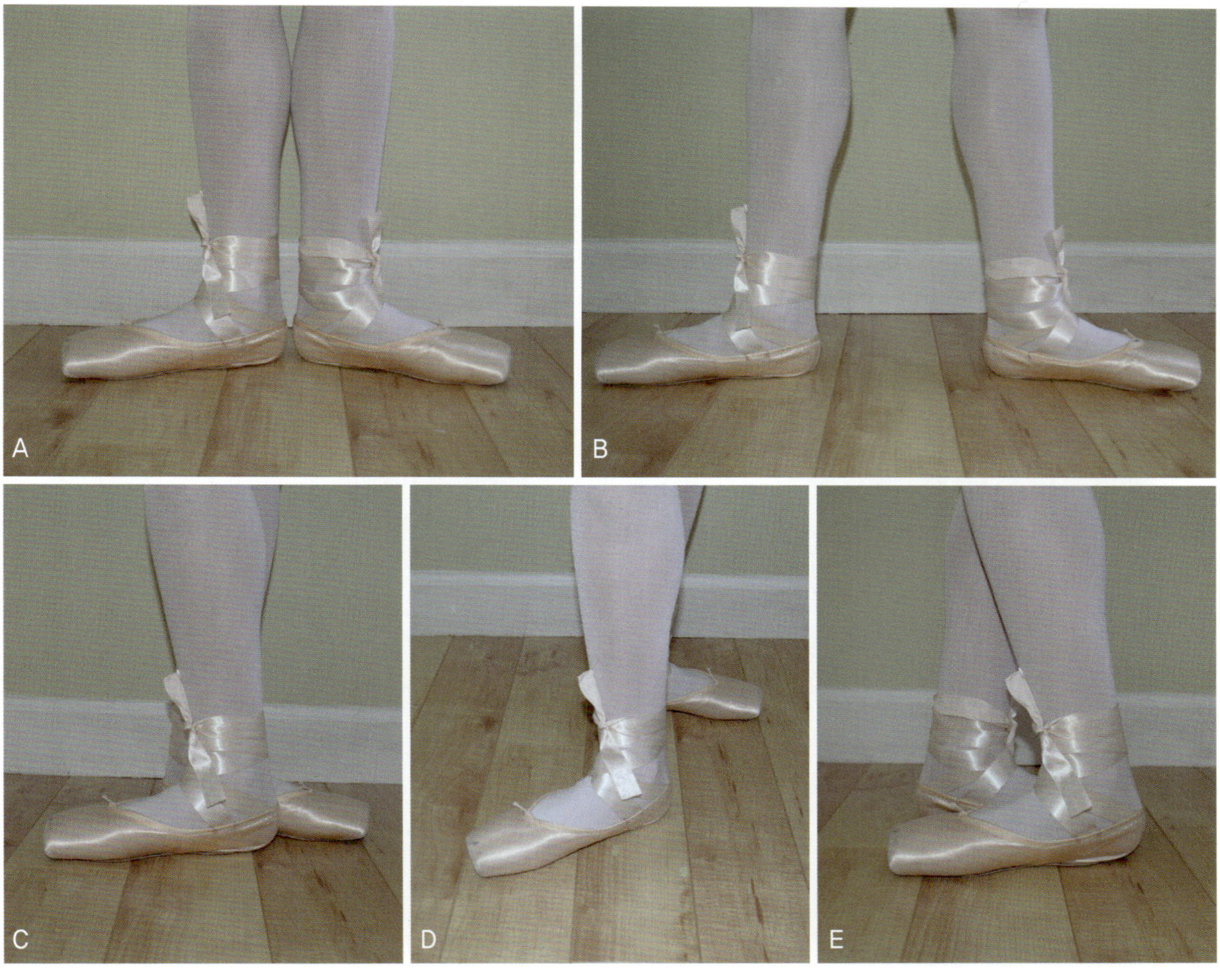

• **그림 8-1 고전 발레의 5가지 기본적인 자세.** A: 제1포지션, B: 제2포지션, C: 제3포지션, D: 제4포지션, E: 제5포지션.

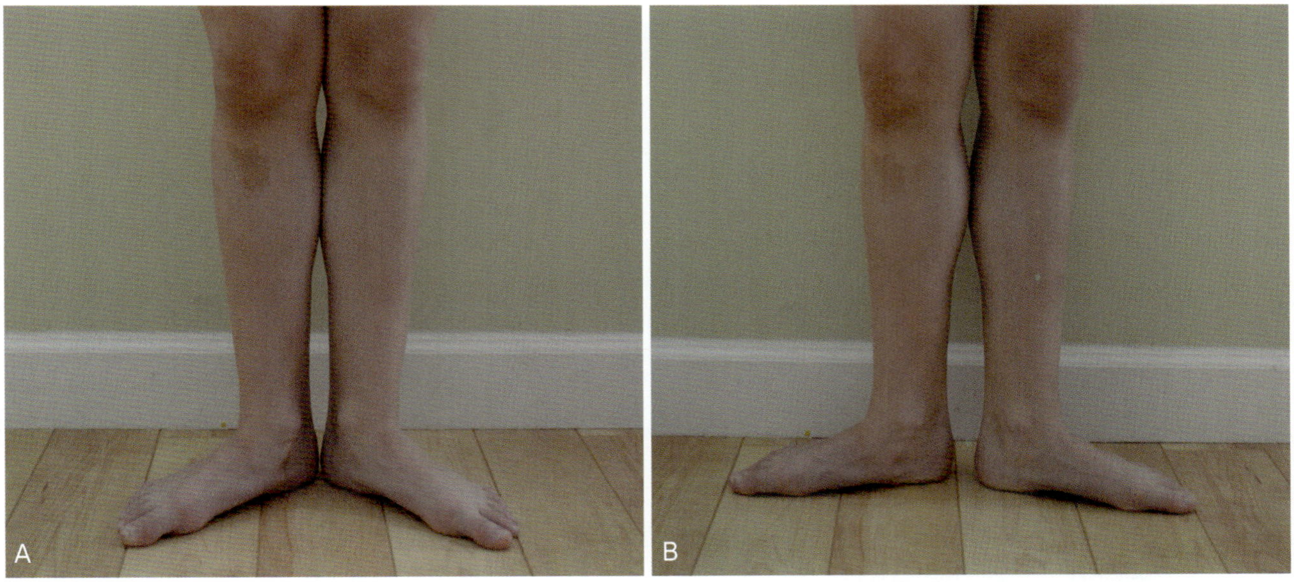

• **그림 8-2 턴아웃 자세.** A: 보상 전략을 사용하지 않음, B: 보상 전략을 사용함. 더 큰 턴아웃을 하기 위해 오른쪽 무릎이 살짝 구부러지고, 엎침되었으며 (안으로 말림), 발이 벌림된 것을 주목한다.

이러한 자세는 여러 기본적인 발레의 동작이 이 자세 중 하나에서 시작되고 끝나기 때문에 고전 발레 교육의 기본이다.

두 발을 평행하게 바깥쪽으로 90° ER하는 것을 "완벽한" 턴아웃이라고 한다 (즉, 두 발을 관상면 내에 정렬시키고 180°를 만듦) (그림 8-1, A 참고). 턴아웃이 주로 엉덩관절에서 시작하는 것이 이상적이지만, 댄서들의 기능적인 턴아웃은 대부분 엉덩관절, 무릎관절, 발 발목관절이 돌아간다. 엉덩관절 ER이 충분하지 않다면, 과도한 엎침 (pronation), 발의 벌림(abduction), 무릎관절 굽힘, 무릎의 가쪽 비틀림, 허리의 전만증가 같은 체중 부하에서의 보상 전략을 사용하여 강제적인 턴아웃을 만들 것이다 (그림 8-2). 보상 전략을 사용한 턴아웃은 댄서들의 건병증 또는 FAI로 인한 엉덩관절 앞쪽 통증 같은 비외상성 근골격계 부상과 관련이 있다.[18-20]

다음과 같은 여러 요인들이나 해부학적 변형이 엉덩관절에서 이루어지는 턴아웃의 양에 영향을 미치거나 이를 제한시킬 수 있다: 넙다리뼈 경사 (femoral version)의 모양, 엉덩넙다리인대의 탄성, 엉덩관절 주위 근육들의 유연성과 근력의 균형. 또한 엉덩관절의 뼈 해부학과 구조적 정렬의 개인적인 차이점들로 인해 댄서들은 엉덩관절에 부상을 입기 쉽다.

넙다리뼈의 경사는 넙다리뼈의 원위부의 넙다리뼈 관절융기(condyle)와 관련하여 넙다리뼈목의 축의 각 측정값을 의미한다 (그림 8-3). 보통 넙다리뼈머리는 관절융기를 가로지르는 축과 관련해서 앞쪽으로 기울어져있으며, 이를 넙다리뼈의 앞경사(anteversion)라고 한다. 출생 시 앞경사는 약 35~40°이며, 뼈가 성숙하면서 평균 8~15°가 되는데,[21-23] 이를 정상 범위로 간주한다. 그러나 뼈가 성숙할 때, 넙다리뼈 경사 각도에 약간의 변형이 생긴다. 어떤 사람들은 앞경사가 30°지만, 어떤 사람은 뒤경사(retroversion)가 10~15°이다.[21] 넙다리뼈의 뒤경사는 넙다리뼈머리가 관절융기를 가로지르는 축과 관련하여 뒤에 있는 것을 의미한다.

넙다리뼈 경사의 양은 엉덩관절에서 할 수 있는 턴아웃의 양에 큰 영향을 줄 수 있다 (그림 8-4). 한 연구에 따르면, 댄서들의 넙다리뼈목의 평균 앞경사가 (11.9°) 사람들의 평균

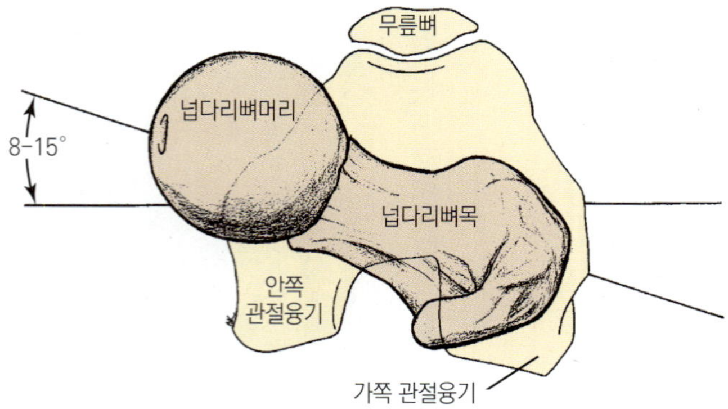

• **그림 8-3** 넙다리뼈의 경사는 넙다리뼈의 원위부의 넙다리뼈 관절융기와 관련하여 넙다리뼈목의 축의 각 측정값을 의미한다. 넙다리뼈머리는 관절융기를 가로지르는 축과 관련해서 앞쪽으로 기울어져있으며, 이를 넙다리뼈의 앞경사라고 한다.

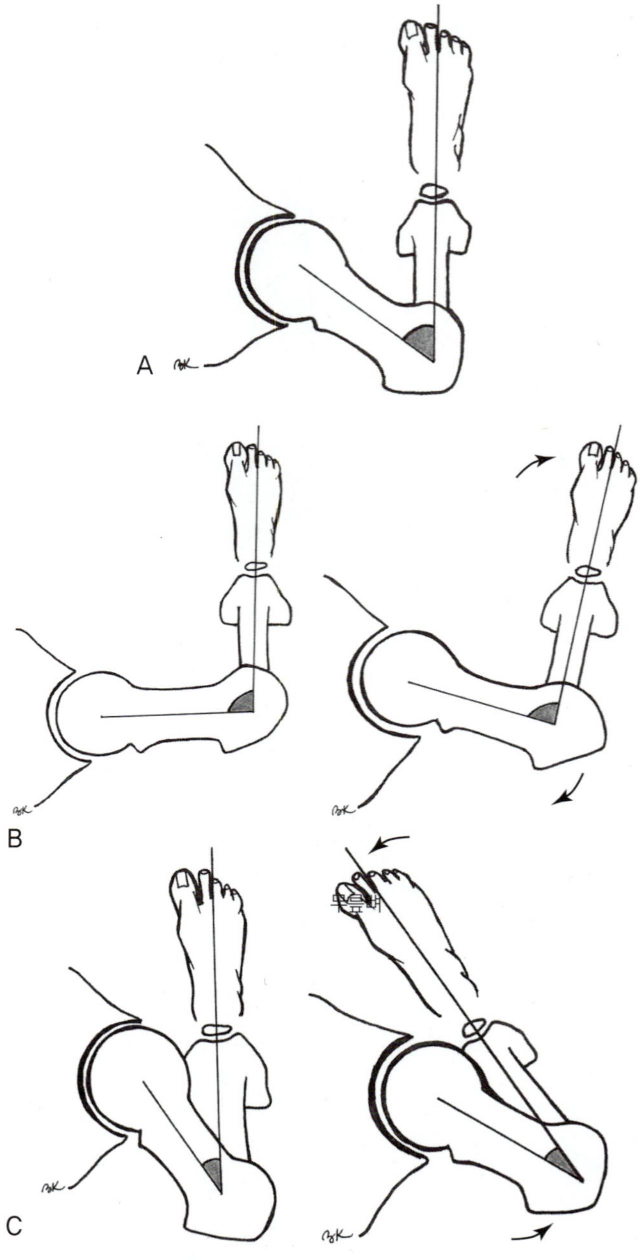

• **그림 8-4** 넙다리뼈의 경사는 엉덩관절에서 할 수 있는 턴아웃의 양에 큰 영향을 줄 수 있다. A: 정상적인 앞경사는 넙다리뼈, 아래 다리, 발을 중립 자세에 있게 한다. B: 과도한 뒤경사는 넙다리뼈를 가쪽돌림으로 만들어서 "out-toeing"이 되게 한다. C: 과도한 앞경사는 넙다리뼈를 안쪽돌림으로 만들어서 "in-toeing"이 되게 한다.

앞경사와 비슷했다.[23] 그러나 과도한 앞경사는 넙다리뼈를 안쪽돌림시켜 넙다리뼈머리를 절구 안에 들어가게 하고, 이로 인해 "in-toeing (발가락이 안쪽을 향함)" 이 될 수 있다 (그림 8-4, C 참고). 넙다리뼈 앞경사의 증가는 넙다리뼈목과 절구 가쪽 가장자리와의 이른 접촉으로 인한 엉덩관절 ER의 제한과 관련이 있다.[24] 앞경사는 하지의 정렬에 영향을 미치며, 허리의 전만 증가, Q 각도 증가, 무릎뼈-넙다리뼈의 질환, 발의 과도한 엎침을 초래한다.[25] 과하게 앞경사된 자세는 댄서들이 자세를 취하고, 하지와 몸통의 정렬을 유지하며, 다양한 춤에 필요한 유연성을 기르는 능력을 상당히 제한시키기 때문에 댄서들에게 바람직하지 않다. 반대로 넙다리뼈의 뒤경사는 댄서들에게 바람직한 'out-toeing (발가락이 바깥쪽을 향함)' 이 되게 할 수 있다 (그림 8-4 B 참고). 뒤경사는 ER의 관절 가동 범위 (ROM) 증가와 관련이 있으며, 이로 인해 골반, 무릎관절, 발의 적은 보상 전략으로도 하지에서 더 큰 턴아웃을 할 수 있다.

넙다리뼈의 경사는 골 성숙의 결과로서 일반적으로 11~12세에 확실해지며 훈련의 영향을 받지 않는다.[7] 그러나 11~14세에 주당 6시간 이상 훈련을 하면 뼈의 적응적인 변화와 넙다리뼈의 뒤틀림 감소로 인해 적은 보상 전략으로 더 큰 턴아웃을 할 수 있게 된다.[26]

넙다리뼈목 또는 절의 해부학적 변형은 엉덩관절의 관절과 ROM에 악영향을 끼칠 수 있으며 이로 인해 댄서가 부상을 입을 수 있다. 절구는 컵 모양으로 넙다리뼈머리가 들어갈 깊은 소켓 형태다 (그림 8-5). 절구의 방향 또는 깊이와 모양은 댄서가 가능한 턴아웃의 정도에 영향을 미칠 수 있다. 얕고 (예: 엉덩관절 이형성증의 경우) 가쪽 방향인 절구는 넙다리뼈와 절구 사이의 접촉이 동작의 후반부에 발생하기 때문에 엉덩관절의 ER ROM을 증가시킨다. 반대로 현저히 깊고 앞쪽 방향인 절구는 관절면의 접촉이 빨리 발생하기 때문에 ER의 양을 제한시킨다 (즉, 동작을 할 때 넙다리뼈가 절구의 가장자리와 빨리 접촉된다).[24] 1장과 4장에 절구의 해부학과 방향, 하지의 정렬과 ROM에 미치는 영향, 관련된 부상 위험에 대한 추가 논의가 설명되어 있다.

넙다리뼈목의 모양과 길이는 댄서들이 도달하는 턴아웃의 양에도 영향을 미칠 수 있다. 긴 넙다리뼈목과 더 오목한 모양은 엉덩관절의 벌림과 ER의 양이 커지는 반면, 덜 오목하고 짧은 넙다리뼈목은 넙다리뼈와 절구의 접촉으로 인해 ROM의 끝 범위가 제한된다.[24] 지속적이고 반복적인 접촉은 FAI를 유발할 수 있고, 이에 대해서는 4장에서 뿐만 아니라 이 장의 뒷부분에서도 설명될 것이다.

엉덩관절 주위의 근육들, 관절주머니, 관련된 인대 구조물

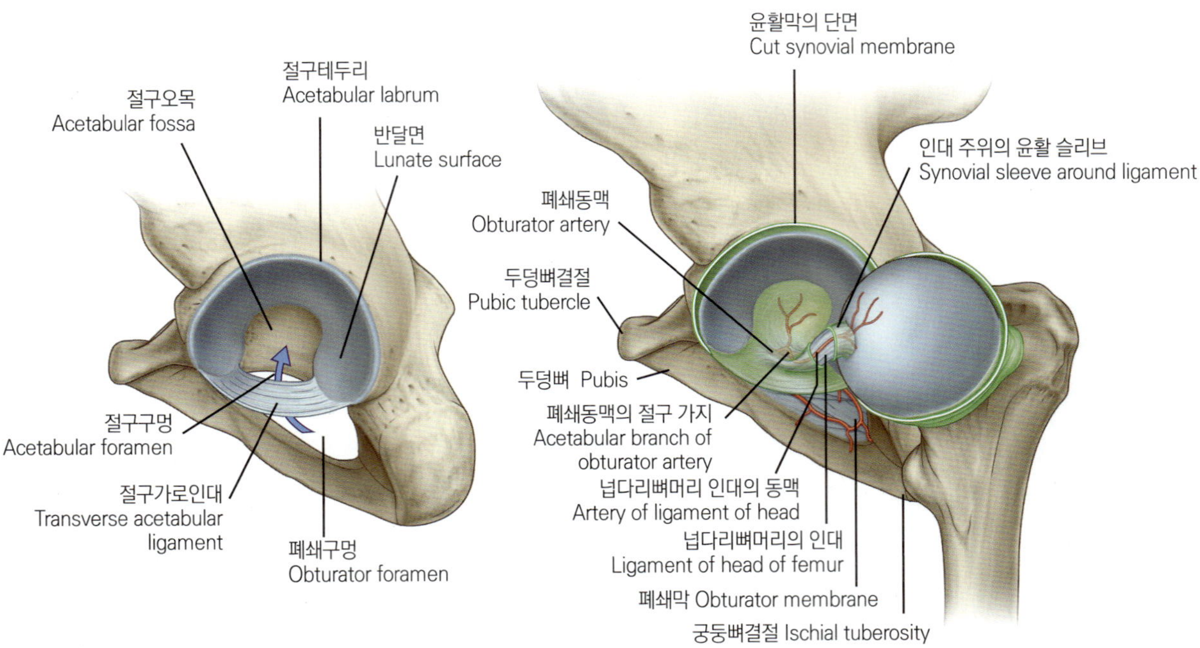

• **그림 8-5 절구의 해부학.** (From Drake R, Vogl AW. *Gray's Anatomy for Students*. 4th ed. Philadelphia: Churchill Livingstone; 2015).

들도 댄서가 가능한 턴아웃에 큰 영향을 미칠 수 있다. 엉덩관절의 구조물과 인대의 기능에 대한 자세한 논의는 1장에서뿐만 아니라 이 장의 뒷부분에서 설명될 것이다. 특히 관절주머니와 엉덩넙다리인대는 ER의 끝 범위에서 타이트해진다. 따라서 이러한 구조물들의 신장성은 댄서의 턴아웃을 향상시킬 수 있다. 이와 유사하게 타이트한 근육, 특히 ER의 길항 작용을 하는 근육들은 턴아웃의 가능성을 제한시킬 수 있다. 마지막으로 엉덩관절 가쪽돌림근의 근력, 특히 끝 범위에서의 근력은 댄서들이 스스로 가능한 턴아웃에 도달할 수 있게 도와줄 수 있다. 턴아웃을 향상시키기 위해 끝범위의 근력과 유연성을 증가시키는 특수 운동은 이 장의 뒷부분에 나와 있다.

댄서의 철저한 평가에는 엉덩관절의 ER ROM 및 제한 요인, 기능적 턴아웃, 턴아웃에 도달하기 위한 보상 전략의 수준을 측정하는 것이 포함되어야 한다. 댄서들의 턴아웃 및 보상 요인의 적절하고 정확한 측정은 부상을 예측하거나 예방하며,[25] 가능한 턴아웃의 양이나 턴아웃 능력을 결정짓는다는 것[27]을 뒷받침하는 근거가 있다. 댄서들의 턴아웃 감소 및 보상 전략과 하지 부상 사이의 연관성이 있다.[18,23,28] 최대로 원하는 턴아웃에 도달하기 위해 불충분한 엉덩관절 ER을 보상하려고 보상 전략을 과도하게 사용하는 댄서들은 부상의 위험이 더 클 수 있다.[28,29]

턴아웃 평가

댄서들의 턴아웃 임상 평가는 댄서들의 엉덩관절 부상 평가 및 치료에서 중요한 요소다. 비평적 리뷰에서는 댄서들의 턴아웃, 턴아웃의 요소를 측정하는 다양항 방법들을 제공한다 (예: 수동적/능동적, 체중부하/비체중부하, 엉덩관절의 폄/굽힘). 이러한 방법들 중 일부는 이 섹션에 나와 있으며 더 자세히 논의될 것이다.

이전의 연구에서는 댄서들의 평균 엉덩관절 ER ROM이 수동적으로는 40~50°, 능동적으로는 30~40°라고 했다.[18,31,32] 엉덩관절 ER ROM에서만 최대 60°까지의 기능적 턴아웃이 (즉, 춤출 때의 자세와 동작에서의 턴아웃) 발생하며, 나머지는 아래다리에서 이루어지므로 이러한 보상 전략을 통해 69~87°의 기능적 턴아웃을 이룰 수 있다.[18,29,33] 원하는 턴아웃을 강제적으로 도달하기 위해 보상 전략을 사용하는 것은 댄서의 엉덩관절뿐만 아니라 하지의 다른 관절의 근골격계 부상 위험을 증가시킬 수 있다.[20]

Negus와 동료들의 연구 결과는[18] 발레 댄서의 과사용 부상의 잠재적인 원인으로 턴아웃 평가의 중요성을 강조했다. 이 연구는 29명의 발레 댄서의 턴아웃 요소와 부상 병력의 관계뿐만 아니라 3가지의 턴아웃 측정 방법의 임상적 유용성을 검사했다 (누워있을 때의 능동적 및 수동적 ER, 서서 하는 기능적 턴아웃). 연구 결과 정적 및 동적 턴아웃 조절 간에 유의한 차이가 있었다. 연구진들은 턴아웃의 기능적 측정이 비외상성 부상의 유병률과 더 관련이 있으며, 엉덩관절 ER ROM 만으로는 불충분하다고 결론지었다.[18] 기타 연구들들은 서서 시행하는 턴아웃의 임상 평가를 뒷받침하며, 턴아웃 평가에 전체적인 하지를 포함한다.[27,30,34] 전체 (total) 턴아웃이라고도 불리는 기능적인 턴아웃 평가는 임상가들과 춤 교사들이 턴아웃의 잠재적인 제한, 보상 작용으로 인한 부상 위험, 턴아웃 능력을 아는 데에 유용하다.[24,27,31,34] 기능적 (전체) 턴아웃을 측정하는 3가지 권장 방법에는 누워서 하는 수동적인 턴아웃, 서서 하는 정적인 턴아웃, 서서 하는 동적인 턴아웃이 있다.

Grossman과 동료들[34]이 설명한 바와 같이, 누워서 하는 수동적인 턴아웃은 무릎관절과 엉덩관절을 편 채로 누운 자세에서 댄서들을 측각기로 측정한다. 검사자는 뒷발과 앞발의 정렬이 턴아웃에 영향을 미칠 수 있기 때문에 이를 조절하면서 (엎침과 발의 벌림을 막기 위해) 발을 수동적으로 발목굽힘시킨다. 검사를 받는 댄서에게 골반을 검사 테이블에 평평하게 유지하면서 골반의 돌림을 제한하고 무릎의 폄을 유지하라고 한다. 측각기의 움직이는 부분은 두 번째 발허리뼈에 두고, 고정된 부분은 테이블과 수직인 위치에 유지한다. 검사자는 관절주머니 끝 느낌으로 동작이 제한될 때까지 하지를 수동적으로 돌린다 (그림 8-6).

서서 하는 동적인 턴아웃은 댄서가 화이트보드나 하얀 종이 위에 서서 측정한다. 댄서에게 능동적으로 턴아웃 자세를 취하라고 하고, 측각기를 발 아래에 직접 두거나 선을 따라 그려서 각도를 측정한다.[27,34] 고정된 부분은 시상면과 일직선이 되게 두고, 움직이는 부분은 두 번째 발허리뼈와 일직선이 되게 둔다 (그림 8-7). 댄서들은 서서 턴아웃을 증가시키기 위해 바닥의 마찰을 사용할 수 있으며, 이는 전체 턴아웃을 증가시킬 수 있다.[18]

서서 하는 동적인 턴아웃은 더 기능적인 것으로 간주되므로, 춤의 비외상성 부상의 유병률과 관련하여 엉덩관절의 ER

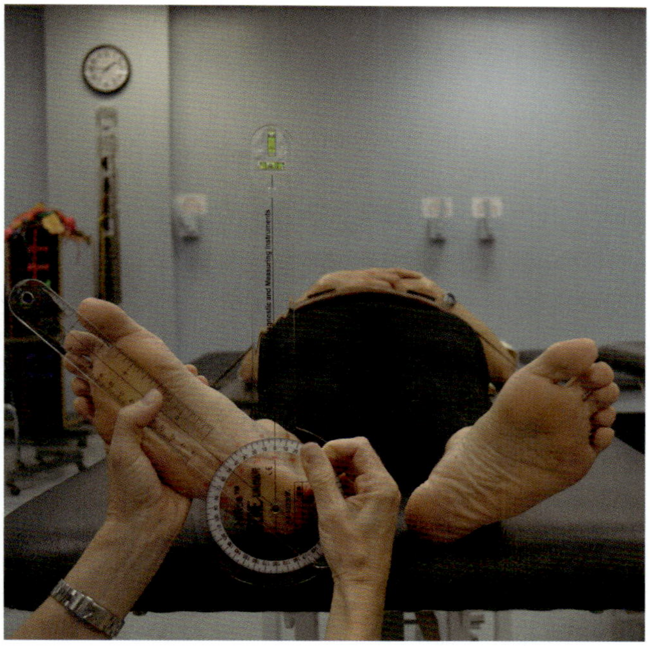

• **그림 8-6** 측각기를 사용하여 누워서 측정하는 수동적인 턴아웃.

ROM보다 더 관련이 있다.[18] 이 방법은 능동적으로 시행하며 회전 판을 사용하여 마찰을 없앤다. 댄서는 안쪽 복사뼈와 가쪽 복사뼈 사이를 각 판의 중앙에 두고 선다. 두 번째 발허리뼈를 표시하고, 능동적인 턴아웃의 가장 큰 각도를 지면 위에 표시하거나 디지털 사진을 사용하여 턴아웃 각도를 측정한다 (그림 8-8). 일부 연구진들에 따르면 능동적인 턴아웃 측정은 수동적인 전체 턴아웃 측정보다 현저히 낮을 수 있으며, 이런 정보는 특히 보상 전략으로 인한 부상 가능성이 높은 댄서들을 치료할 때 유용할 수 있다.[18,27,34]

기능적 턴아웃이 임상적으로 유용하지만, 댄서의 엉덩관절 평가 및 치료에 모든 기여 요인들을 다루는 것이 중요하다. 턴아웃의 임상 평가를 위한 다음과 같은 몇몇 요소가 권장된다: 엉덩관절의 ER ROM, 수동적인 기능적 턴아웃, 서서 정적인 기능적 턴아웃, 서서 능동적인 기능적 턴아웃, 넙다리뼈의 앞경사.

엉덩관절의 ER이 턴아웃에 미치는 영향을 알아내기 위해 임상가는 정형외과 문헌과 댄스 의학 문헌에서 설명한 기본적인 각도 측정법을 사용해야 한다.[35-37] 엉덩관절의 능동적 및 수동적 ER의 표준 각도 측정은 엉덩관절을 굽히거나 (앉아서) 펴서 (엎드려서) 시행해야 한다. 춤을 출 때 턴아웃은 닫힌 사슬이나 열린 사슬 같이 다양한 자세에서 시행되기 때문에 각 자세는 임상가에게 가치 있는 정보를 제공한다 (엉덩관절 ER ROM 측정에 대해서는 2장 참고).

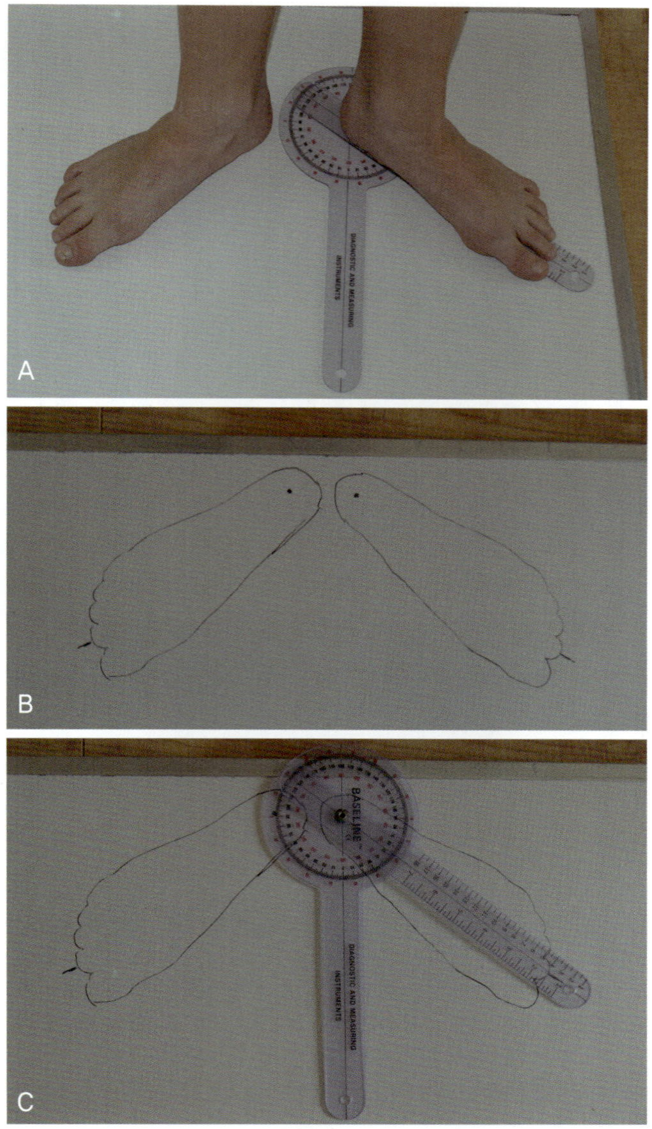

• **그림 8-7** 서서 하는 정적인 턴아웃은 댄서가 턴아웃 자세로 서서 측정하는데, 측각기를 (A) 발 아래에 직접 두거나 (B, C) 선을 따라 그려서 각도를 측정한다.

엎드려서 하는 각도 측정의 경우, 댄서는 양 하지를 어깨너비만큼 벌리고 펴서 엎드린다. 위앞엉덩뼈가시가 테이블의 표면에 붙어 있을 수 있게 골반은 벨트로 고정시킬 수 있다. 검사하는 다리는 무릎관절을 90도 구부린 채로 유지한다. 검사하는 다리를 끝 범위까지 ER시키고, 보상적인 골반의 기울임이나 무릎관절의 동작이 제한되도록 주의한다. 측각기의 축을 무릎뼈힘줄에 두고, 고정된 부분은 바닥과 수직으로 두며, 움직이는 부분은 정강뼈를 따라 움직인다 (그림 8-9, A).

앉아서 하는 각도 측정의 경우, 댄서는 무릎관절과 엉덩관

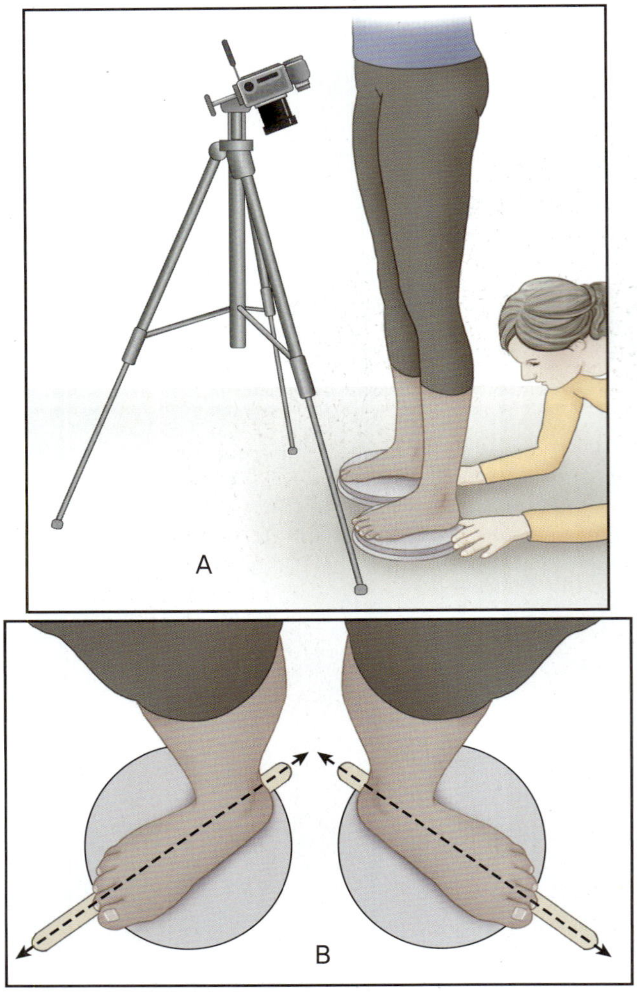

• **그림 8-8 회전 판을 사용하여 서서 하는 동적인 턴아웃을 측정한다.** (Redrawn from Welsh TM, Rodriguez M, Beare LW, et al. Assessing turnout in university dancers. *J Dance Med Sci*. 2008;12(4):138.)

절을 90° 구부리고 앉아서 아래 다리는 테이블의 끝에 매달리게 둔다. 체중이 양쪽으로 균일하게 분배되는 것을 유지하기 위해 골반을 벨트로 고정시킬 수 있다. 검사하는 다리를 끝 범위까지 ER시키고, 보상적인 골반의 기울임이나 무릎관절의 동작이 제한되도록 주의한다. 측각기의 축을 무릎뼈힘줄에 두고, 고정된 부분은 바닥과 수직으로 두며, 움직이는 부분은 정강뼈를 따라 움직인다 (그림 8-9, B).

넙다리뼈 앞경사의 임상 평가는 턴아웃의 구조적 제한에 관한 중요한 정보뿐만 아니라 더 큰 턴아웃을 도달하기 위한 보상 전략 후의 부상에 대한 가능성에 관한 정보도 제공한다. 임상 평가를 위한 기술인 Craig test는 수술 중 측정 값과 밀접한 관련이 있다 (4도 내).[38] 환자가 무릎관절을 90° 구부린 채 엎드리면, 검사자는 엉덩관절을 안쪽돌림하면서 큰돌기를 촉진한다. 큰돌기가 최대로 튀어나오는 지점에서 (즉, 넙다리뼈목이 바닥과 평행할 때), 정강뼈 중간 몸통과 실제 수직선 사이의 각도를 측각기로 측정한다 (그림 8-10). 이 측정은 넙다리뼈의 앞경사를 나타낸다.[38] 앞에서 언급했듯이, 일반적인 사람들의 정상 범위는 8~15°다. 댄서들의 경우, 넙다리뼈의 앞경사가 낮을수록, 원하는 턴아웃에 도달할 가능성이 커진다. 반대로 넙다리뼈의 앞경사가 클수록, 엉덩관절의 유연성 및 근력과 상관없이 원하는 턴아웃에 도달하는 게 제한적이다.

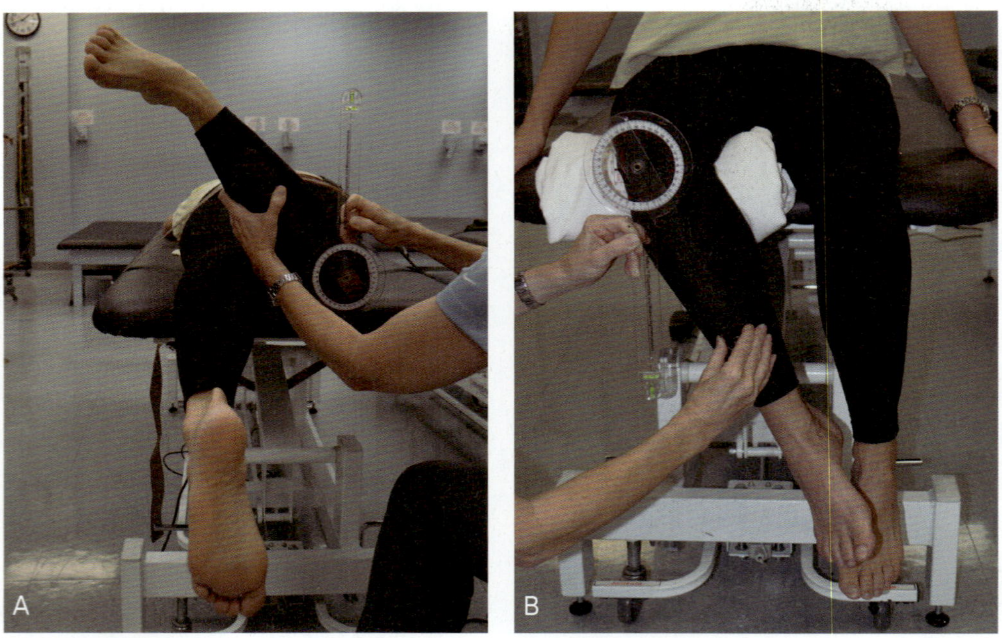

• **그림 8-9 엉덩관절 가쪽돌림 ROM의 측각기 측정.** A: 엎드려서, B: 앉아서.

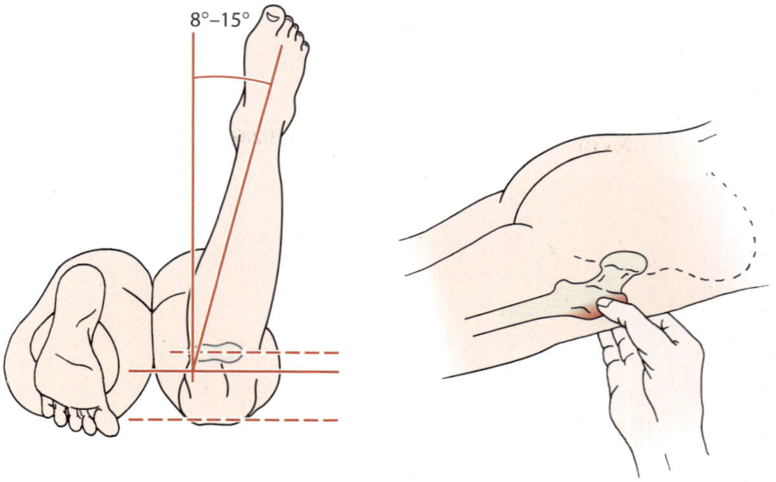

• **그림 8-10** Craig test. (From Magee DJ: *Orthopedic Physical Assessment*. 6th ed. St. Louis: Saunders; 2014.)

춤의 스타일

최근 몇 년 동안 전통적인 춤에 대한 현대적인 해석과 많고 다양한 스타일로 인해 춤은 더욱 다양해졌다. 또한 새롭고 민족적인 형태의 춤은 주류 댄스계에서 인기를 얻었다. 발레, 재즈, 탭 댄스 외에 현대 무용, 아일랜드 전통 춤, 스코틀랜드 고지의 춤, 힙합, 카포에이라, 아크로, 살사, 플라멩코, 점프 스타일, 밸리댄스 등의 춤을 알려주는 스튜디오를 지역 사회에서 찾는 것은 어려운 일이 아니다. 각 춤의 장르는 특정하고 스타일적인 움직임이 필요하기 때문에 엉덩관절 부상의 위험이 증가될 수 있다.[9,39-41]

발레와 아일랜드 전통 춤을 비롯한 일부 춤에서는 과도한 턴아웃이 강조된다. 예를 들어, 아일랜드 전통 춤에서는 과도한 턴아웃과 다리를 꼬는 것을 강조한다. 이러한 형태의 춤은 강한 점프와 스타일적인 동작이 하지를 ER, 모음시킨 자세에서 시작되고 끝나기 때문에, 근력과 유연성의 불균형을 일으켜서 댄서가 엉덩관절과 하지가 부상을 당하기 쉽게 만들며, 이들 중 일부는 이 장의 뒷부분에서 논의될 것이다 (그림 8-11).

그러나 어떤 형태의 춤은 과한 턴아웃을 강조하지 않으며, 댄서는 과한 턴아웃에 도달해야 한다는 압박을 덜 받는다. 이러한 춤 스타일에는 재즈, 현대 무용, 탭 댄스가 포함된다. 이러한 댄서들은 발레 댄서들보다 평균 턴아웃 자세가 작다는 근거가 있다.[42]

젊은 댄서들의 초기의 과도한 훈련

다른 운동 또는 공연 예술 집단과는 달리, 긴 연습 시간과 때로는 경쟁적이거나 강제적인 운동의 특성으로 인해 부상의 초기 경고 신호를 무시할 수 있다. 춤 문화는 춤의 부상은 피할 수 없다는 인식과 춤을 추는 것은 통증에 대한 냉정한 인식이 필요하다는 인식을 가지고 있고, 이러한 사고방식을 구현하여, 대부분의 댄서들에게 "통증을 극복하라고" 한다.[43-45] 대부분의 댄서들은 의사나 다른 의료 전문가들이 춤을 그만두라고 권할까봐 두려워하거나,[46] 의료 전문가들은 댄스 기술을 잘 이해하지 못하고 댄스 부상에 관한 교육이 부족하다고 믿는다.[47] 댄서들은 "장기간의 치료 프로토콜을 준수하는 것이 이들의 훈련이나 성과를 방해할 수 있다고 인식한다면 "이를 준수하지 않을 수 있다는 근거가 있다.[48] 그럼에도 불구하고 댄서들이 다른 의료 전문가들보다 물리치료사들을 더 호의적으로 보며, 치료 시 고품질의 정보를 제공할 것으로 생각한다는 결과가 있기 때문에 연구는 고무적이다.[48] 문헌에서는 이러한 그룹의 사람들을 치료할 때 효율적인 관계를 확립하고 결과를 향상시키기 위해 일반적인 댄스 기술, 특정한 춤 스타일, 훈련 방법, 댄스 부상에 관한 지식이 있는 치료사가 되는 것이 중요하다고 강조한다.[50,51]

과한 훈련으로 인한 근피로 또한 부상을 일으킬 수 있다.[45] 이전의 연구에 따르면 많은 춤 관련 부상이 명확한 외상성 부상보다 과사용으로 인해 발생했다.[3-5,9,15,16,52] 또한 근력과 근지

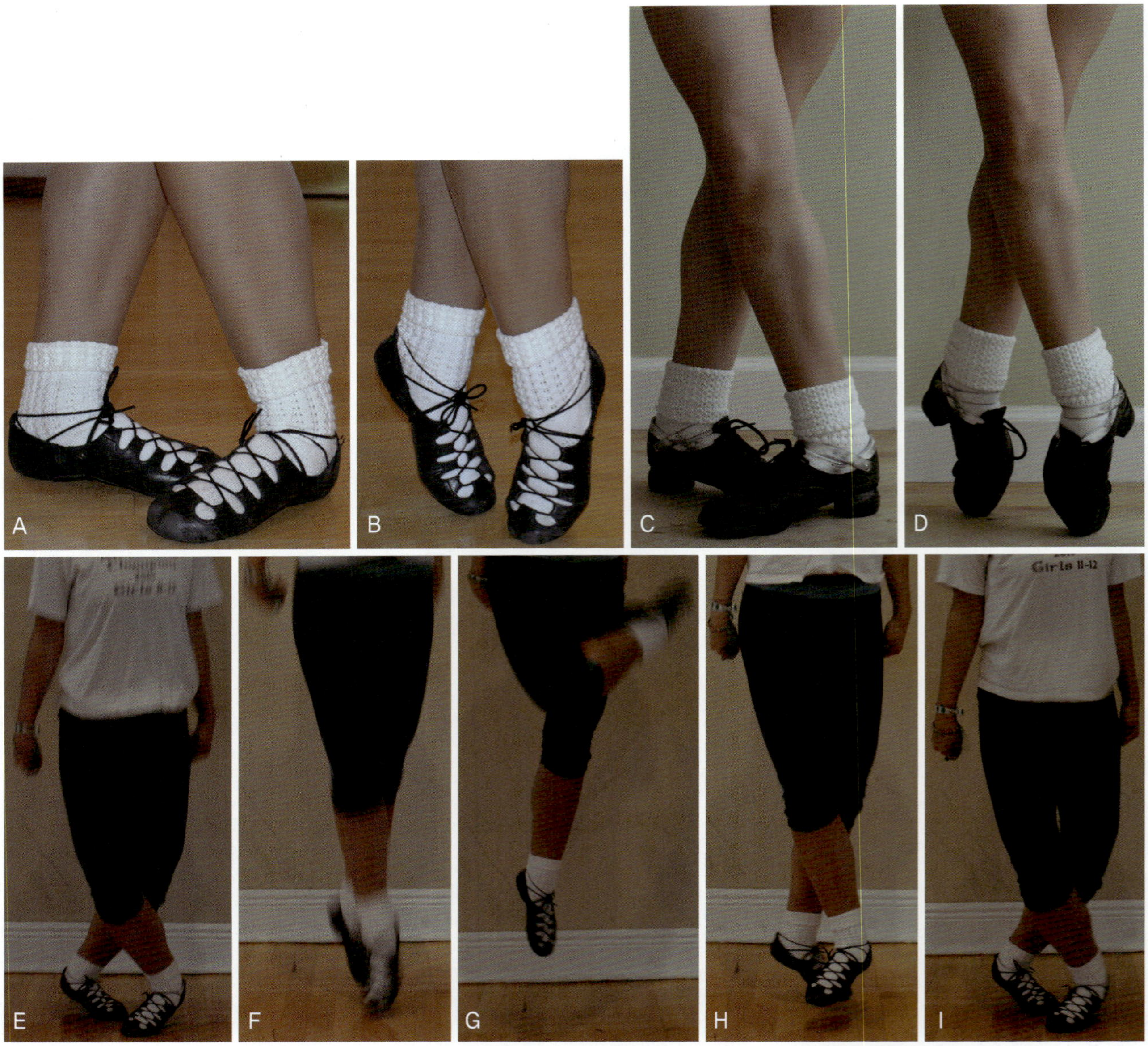

• **그림 8-11** 아일랜드 춤에서는 가쪽돌림과 다리를 꼬는 것(모음)을 강조한다. A~D: 아일랜드 댄서들은 부드러운 신발을 신든 딱딱한 신발을 신든 이들 동작의 대부분에서 발목을 꼬는 '제5포지션'을 강조한다. E~I: 'Cut'이라고 불리는 대표 동작에서, 댄서들은 제5포지션에서 위로 점프를 하고, 한쪽 엉덩관절을 가쪽돌림하는 동시에 발을 반대쪽 엉덩관절에 갖다 대기 위해 무릎을 구부렸다가, 다시 제5포지션으로 돌아온다. 엉덩관절에 가해지는 부상의 위험과 메커니즘을 알기 위해 검사자가 춤의 스타일적인 필요사항들을 이해하는 것이 중요하다.

구력의 필수적인 증가 없이 갑자기 훈련을 증가시키면 피로골절을 포함한 부상이 발생할 수 있다.[53] 이러한 결과는 보상 전략을 최소화하기 위한 적절한 훈련의 필요성, 올바른 기술에 대한 강조, 과사용 부상의 초기 발견 및 치료의 중요성에 대해 댄서와 교사 모두를 위한 교육을 강조한다. 휴식 기간은 피로나 과한 훈련과 관련된 부상을 예방하는 데 있어 중요할 수 있다는 추가적인 근거가 있다. 이전의 연구 결과, 댄서들에게 부상을 발생했을 때 이들의 90%가 피곤하다고 느꼈고, 67%는 시즌이 (공연 또는 경기) 끝날 때까지 부상이 지속되었다고 보고했다.[54] 또 다른 연구에 따르면, 댄서의 시즌이 끝날 때 체력 수준이 낮아지고, 여름 휴식기간 이후에는 향상되었다.[55] 이러한 결과는 회복을 위한 시즌이나 휴식 기간에 대한 논증을 강화시킨다. 그러나 일부 경쟁적인 그룹이나 공연 댄스 팀들은 휴식 시즌이 없고, 훈련을 매일 한다. 이는 댄스 부상 예방에 있어 댄서, 교사, 감독들을 위한 중요한 교육 포인트이다.

관절의 과운동성 및 안정성

역학 연구에 따르면, 댄서들의 과운동성 비율은 44%까지 높을 수 있고, 학생의 경우 특히 그렇다.[56] 일반적인 관절 과운동성은 댄서의 부상에 영향을 미치는 요인으로 보이지 않는다.[33,57] 오히려 특정 범위의 가동성이 없거나 과하게 움직이는 관절 주위의 조절 및 코어 근력 및 고정시키는 근육의 근력이 없기 때문에 댄서가 부상을 당하기 쉽다.

근거에 따르면, 결합조직의 유전성 질환인 관절 과운동성 증후군은 댄서들의 부상 증가와 관련이 있다.[57] 이 질환의 임상 양상은 국소적이거나 광범위한 근골격계 증상과 관절 과운동성이다. 과운동성과 근골격계 증상이 있는 댄서들은 관절 과운동성 증후군이나 일반적인 관절 과운동성의 유무를 알아보기 위해 Beighton 점수 및 Brighton 기준을 사용하여 선별 검사를 받을 수 있다.[57] 두 방법 모두 댄서들에게 사용하기 위해 특별히 고안된 것은 아니고, 댄서들 및 다양한 스타일의 춤에 대한 적용과 타당성에 관한 비판이 제기되었지만,[58] 이 척도는 임상과 연구에서 널리 사용된다. 1973년의 Beighton 점수 시스템은[59] (능동적 및 수동적 움직임으로 구성된 9점 검사) 일반적인 관절 과운동성의 확실한 지표다 (그림 8-12 및 표 8-2).[60] 4점 이상인 점수는 신체 전반에서 관절의 일반적인 과한 느슨함을 나타낸다. Brighton 기준은 검증된 기준에 근거한 관절 과운동성 증후군의 척도를 제공한다.[61] 이러한 기준에는 Beighton 검사 점수, 결합 조직 결핍의 증상 및 징후가 포함된다 (표 8-3).[61]

관절과 운동 증후군이 있는 댄서의 경우, 댄스 관련 부상을 예방하기 위해 신경근 조절을 향상시키는 교육과 컨디셔닝이 중요하다.[62,63] 과운동성 관련 부상은 이 장의 뒷부분에서 설명할 것이다.

표 8-2 Beighton 점수 시스템

움직임	점수
각 새끼손가락이 90° 넘게 뒤로 젖혀짐	한 쪽에 1점씩
각 엄지손가락을 구부려서 아래팔에 닿음	한 쪽에 1점씩
팔꿈치가 10° 넘게 펴짐	한 쪽에 1점씩
무릎이 10° 넘게 펴짐	한 쪽에 1점씩
환자가 무릎을 완전히 편 채로 서있는 자세에서 몸통을 앞으로 구부려 손바닥이 땅에 닿음	1점

Data from Beighton P, Solomon L, Soskolne CL. Articular mobility in an African population. *Ann Rheum Dis.* 1973;32(5):413-418.

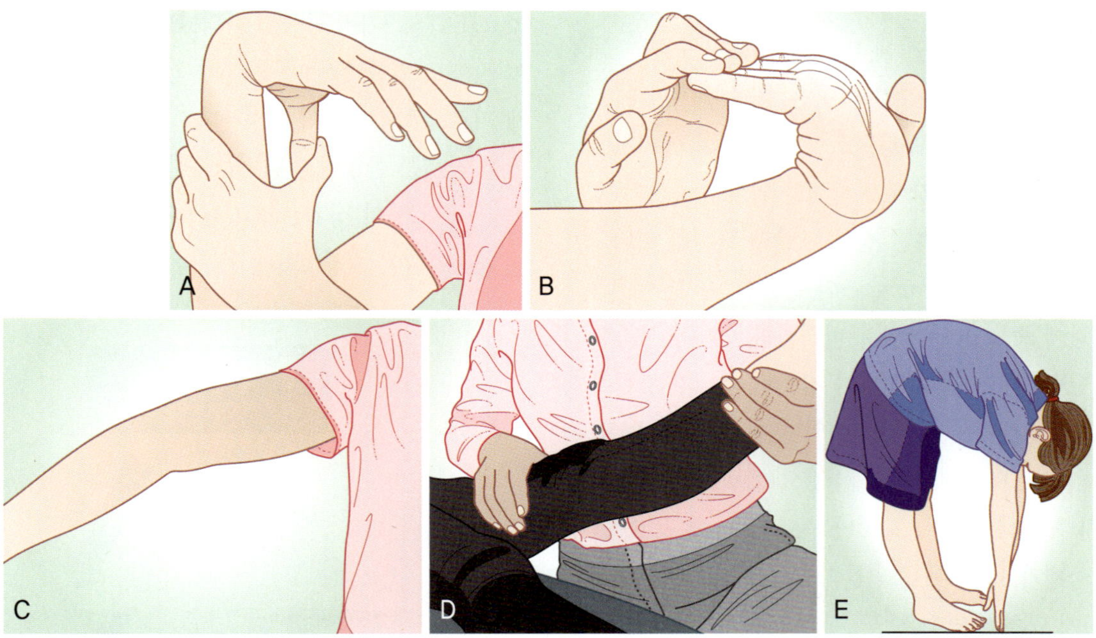

• **그림 8-12 A~E: Beighton 척도의 움직임 도표.** (From Evans AM. *Pocket Podiatry: Paediatrics.* Edinburgh, United Kingdom: Churchill Livingstone; 2010:183-205.)

표 8-3 Brighton 기준

주요 기준	사소한 기준
Beighton 점수 4점 이상 4개월 이상, 4개 이상의 관절에서의 관절통	Beighton 점수 1~3점 1~3개의 관절에서의 관절통 (4개월 이상) 또는 허리 통증 (4개월 이상) 또는 척추증 (spondylosis), 척추분리증 (spondylolysis), 척추전방전위증 (spondylolisthesis) 2개 이상의 관절 또는 2개 이상인 경우에 하나의 관절에서 탈구나 아탈구 4개 이상의 연조직 병변 (예: 상과염, 점액낭염) 마르파노이드 체질 피부의 줄, 과신장성, 얇은 피부, 비정상적인 흉터눈의 징후 (예: 늘어진 눈, 근시) 정맥류성 정맥, 탈장, 자궁 또는 곧창자 탈출증 승모판 탈출증

진단에 필요한 요소 (다음의 상태 중 1개가 있음)
- 2개의 주요 기준
- 1개의 주요 기준과 2개의 사소한 기준
- 4개의 사소한 기준
- 2개의 사소한 기준과 명백히 영향을 받은 혈족

Data from Grahame R, Bird HA, Child A. The revised (Brighton 1998) criteria for the diagnosis of benign joint hypermobility syndrome (BJHS). *J. Rheumatol.* 2000;27(7):1777-1779.

영양 및 여성 운동선수의 3가지 징후

부족한 영양과 댄서의 뼈 건강에 미치는 영향은 수십년 동안 토론과 연구 주제였다. 대부분의 춤은 몸의 움직임과 모양의 미학을 강조한다. 이런 초점으로 인해 신체의 이미지에 대한 선입견이 생기고 식이 장애가 발생할 위험이 증가할 수 있다.[64] 피로골절은 더 제한적인 식이 요법과 관련이 있다.[65] 1990년에 발표된 연구에서 Frusztajer와 동료들[65]은 댄서들의 최적의 뼈 건강에 중요한 미네랄과 비타민의 섭취가 부족할 뿐만 아니라 단백질과 지방의 섭취가 감소된 에너지 제한이 나타나는 것을 발견했다. 연구 대상이었던 댄서의 70%는 권장 칼로리 섭취량의 85% 미만을 섭취했으며, 60%는 단백질 섭취가 부족하다고 나타났다. 2000년에 Merrilees와 동료들[66]은 유제품 보충제가 15~18세 소녀들의 골밀도(bone mineral density, BMD)에 미치는 영향을 연구했다. 연구 결과, 매일의 칼슘 보충으로 큰돌기, 넙다리뼈목, 허리뼈의 BMD가 유의하게 향상되었다.

영양소 결핍, 특히 칼슘, 마그네슘, 철분, 비타민 D · K · C 같은 뼈 형성 영양소가 부족하면 새로운 뼈 형성이 제한될 수 있다.[67] 지속적인 에너지 부족, 운동을 통한 에너지 소비와 관련된 부적절한 칼로리 섭취는 호르몬 균형을 혼란시킬 수 있다. 결국 이러한 혼란은 조골세포의 활성화 감소, 뼈 재흡수의 증가, 미세 손상을 회복시키는 능력 감소로 이어질 수 있다.[68-71] 영양 결핍은 골절에 대한 민감성을 증가시켜 뼈를 손상시킨다.[31] 적절한 영양이 부족하면 근력에도 영향을 줄 수 있다.[72]

여성 운동선수의 3가지 징후 (female athlete triad, FAT)는 다음과 같은 3가지 상호 관련 장애의 증후군이다: 에너지 부족 (식이 장애), 불규칙한 월경, 골밀도 감소 (그림 8-13). 에너지 가용성은 FAT의 초석이다.[11] 3가지 FAT 장애는 부적절한 에너지 보존과 관련이 있다.[73] 식이 장애가 있는 여성 운동선수들은 식이 장애가 없는 여성 운동선수보다 월경이 불규칙할 가능성이 2배 더 높다. 월경이 불규칙한 운동선수는 BMD가 현저히 낮다.[75]

여성 운동선수, 특히 심미적인 요소가 있는 스포츠와 관련된 선수들은 (예 : 댄스, 피겨 스케이팅, 체조선수) FAT가 발생할 위험이 더 크다.[11] 전문적인 엘리트 여성 댄서와 댄서가 아닌 취미로 하는 활동적인 여성을 비교한 연구에서, 댄서들은 늦은 초경, 낮은 에너지 섭취, 비정상적인 식이 행동을 겪었고, FAT의 3가지 증상이 나타났다.[76] 앞에서 언급했듯이, 식이 장애로 인한 영양 부족은 뼈 건강에 좋지 않으며 이로 인해 피로골절의 위험이 증가한다.[17] 댄서들의 FAT 요소와 피로골절 간에는 관련이 있다.[77,78] 또한 월경 장애와 피로골절 간에는 특히 양의 상관관계가 나타난다.[79] Barrack과 동료들[80]은 259명의 여성 청소년과 성인들을 대상으로 뼈의 스트레스

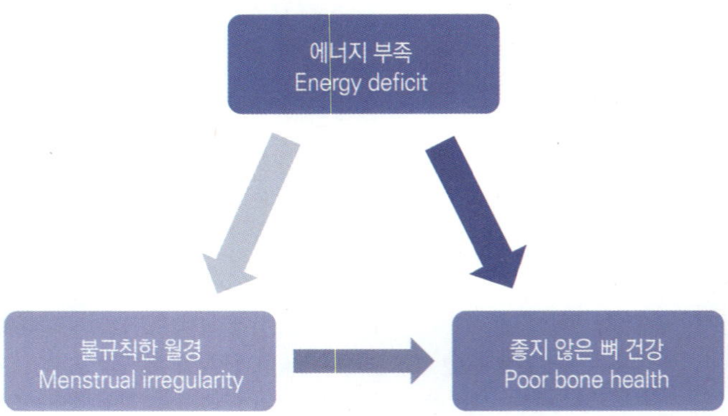

• 그림 8-13 여성 운동선수의 3가지 징후.

성 부상에 대한 단일적이거나 복합적인 위험 요인의 (FAT로 정의된) 영향을 연구했다. FAT 위험 요인에는 적은 체중, 낮은 체질량 지수, 높은 운동량 (주당 12시간 이상의 의도적인 운동), 식이 억제 증가, 병원성 체중 조절 행동, 야윈 상태에서 하는 스포츠 참여, 늦은 초경, 희발 월경 또는 무월경, 낮은 BMD가 있다. FAT 관련 위험 요인의 수가 누적됨에 따라 뼈의 스트레스성 부상에 대한 누적된 위험이 증가한다는 결과가 나타났다.

영양, 춤의 노출, 사춘기 지연이 BMD에 미치는 영향에 대해 15~17세의 전문가 이전 단계의 여성 발레 댄서 127명을 대상으로 조사했고,[81] 그 결과 뼈 발달을 위해 긍정적인 결정 요인으로서 유제품에서의 칼슘을 포함한 균형 잡힌 식이 요법의 중요성이 입증되었다.[81] 연구에서는 춤의 체중 부하 활동이 체중 부하를 받는 뼈의 BMD를 보호하는 것으로 봤다. 이와 유사하게 Friesen과 동료들의[82] 대조 연구에서는 18~25세인 31명의 대학교 현대 무용가들의 체성분, BMD, 식이 행동, 월경 장애를 검사했다. 대조군과 비교했을 때, 댄서들은 식이 장애와 월경 장애의 유병률이 더 높았다. 댄서들의 골부피는 현대 무용 훈련의 체중 부하로 인해 체중 부하를 받는 뼈에서 높았다.[82] 하지만 근거에 따르면 춤의 체중 부하가 허리뼈와 넙다리뼈목의 BMD를 증가시키는 것처럼 보여도, 정상 월경인 사람들에 비해 무월경인 댄서들의 넙다리뼈목과 척추의 BMD는 현저히 낮았다.[81,83] 이러한 BMD 감소는 무월경인 댄서들을 골절의 위험에 처하게 만든다. 댄서들은 뼈의 스트레스성 부상이 넙다리뼈, 절구, 엉치뼈 등 하지에 발생할 위험이 높다.[8,78,84,85]

불규칙한 식사, 불규칙한 월경, 낮은 BMD는 기술의 수준과 관계없이 모든 댄서에게 중요한 건강 문제다.[86] 댄서들의 적절한 영양 및 에너지 섭취의 중요성을 뒷받침하는 근거가 있음에도 불구하고, 대부분의 댄스 프로그램은 젊은 댄서들과 부모들에게 영양 교육을 하지 않는다. 아직까지는 댄서들의 심미적인 요소와 날씬한 체격이 댄스 문화에서 지속적으로 강화되고 있다. 적절한 영양과 식습관은 FAT의 발생 및 뼈의 스트레스성 부상과 관련된 위험을 막기 위해 특히 젊은 댄서와 청소년 댄서들에게 댄스 기술과 함께 개발되어야한다.

발음성 고관절 증후군 (Coxa Saltans)

전반적인 정보 및 일반 메커니즘

발음성 고관절 또는 coxa saltans는 움직일 때 엉덩관절 주위에서 발생하는데 "뚝" 하는 소리가 만져지거나 들리는 것이 특징이다. 이는 통증이 없더라도 통증이나 불편함과 관련이 있을 수 있다. 발음성 고관절은 일반 인구의 약 10%에서 발생하지만, 댄서를 비롯한 운동선수들에게서 특히 많이 발생한다.[87] 근육 불균형, 근피로, 근약화, 부적절한 워밍업, 최적이 아닌 훈련, 나이, 같은 근육 조직의 이전의 부상 같은 많은 변수들이 발음성 고관절의 발병과 관련이 있다.[33,88]

발음성 고관절은 특히 댄서들에게 흔하며, 발레 댄서의 엉덩관절 문제 중 약 43.8%를 차지한다.[89] 발음성 고관절을 적절하게 진단하고 치료하기 위해 원인을 아는 것이 중요하다. 관절외 발음성 고관절의 원인들은 2가지 분류로 나눌 수 있다: 가쪽 발음성 고관절 (external snapping hip syndrome, ESHS)과 안쪽 발음성 고관절 (internal snapping hip syndrome, ISHS). 이러한 질환들은 춤 관련 원인 및 재활의 맥락에서 논의된다. 발음성 고관절 증후군에 대한 더 자세한 정보는 3장을 참고하면 된다.

가쪽 발음성 고관절 증후군

가쪽 발음성 고관절 증후군은 큰돌기 위에서 엉덩정강근막띠 (iliotibial band, ITB) 또는 큰볼기근이 걸려서 발생한다. ESHS가 있는 댄서들은 움직임을 바꿀 때 엉덩관절의 가쪽에서 뚝 소리가 난다고 설명한다. 이러한 뚝 소리, 또는 팡 소리는 일반적으로 폄, 벌림, 가쪽돌림된 정렬에서 다리를 돌릴 때 발생한다.[90]

ESHS의 발병은 댄서들의 약 50%가 14~16세 사이에 발생하며, 이는 댄서들이 폄을 90도 이상 도달하고 유지하기 위해 근력과 유연성을 기를 때의 나이와 일치한다.[91] 이는 엉덩관절 벌림근과 가쪽돌림근의 적응적인 단축과 관련이 있고, 이러한 단축은 댄스 훈련의 강도 및 빈도의 증가로 인한 것일 수 있으며, 댄서들이 새로운 기술을 개발함에 따라 잘못된 댄스 기술로 인해 영구적으로 지속될 수 있다.[91] 가쪽 발음성 고관절의 위험을 증가시키는 요인에는 넓은 골반, 튀어나온 큰돌기, 인대의 과한 느슨함, 엉덩관절 벌림근의 약화, ITB의 타이트함이 있다.[92,93]

안쪽 발음성 고관절 증후군

ISHS의 경우, 엉덩허리근의 힘줄이 엉덩두덩융기, 넙다리뼈 머리, 앞쪽 관절주머니, 작은돌기 등 뼈의 돌출부에서 걸리는 것이다. 힘줄은 엉덩관절이 굽힘, 벌림, 가쪽돌림된 상태에서 부상을 당하기 쉽다. 댄스의 경우, 몇몇 자세에서 이러한 동작이 반복적으로 필요하다. 예를 들어, 발레의 경우 댄서들은 développé to passé 또는 développé in second (제2포지션에서의 데벨로뻬) 자세로 움직일 때 이러한 동작을 평가한다 (그림 8-14). 이 자세는 허리근의 힘줄이 샅고랑인대 아래로 지나갈 때 "U" 자 모양으로 당긴다고 이론화되었다.[94] 댄서들의 발음성 고관절 증후군에 대한 대부분의 연구는 특히 발레 댄서들에게 집중되어왔다. 현재 다른 유형의 댄스에서의 발음성 고관절 증후군을 특별하게 조사한 연구는 없다. 연구의 이러한 차이는 발레 학교나 전문 발레 학원에서 많은 피험자를 연구한 것을 반영할 수 있다.

측정

댄서의 증상은 발음성 고관절 진단에 큰 도움이 된다. 발레 댄서에 관한 연구에서 Winslow와 Yoder는 90%가 엉덩관절에서 "깨지는 소리, 터지는 소리, 뚝 소리, 딸깍 소리"를 들은 적이 있다고 보고했으며, 증상 중 16.7%는 특히 엉덩관절의 가쪽에서 들었다고 했다.[91] 그러나 대부분의 경우, 댄서들은 소리의 근원을 알 수 없었다. 이러한 댄서들의 58.4%는 큰돌기에서 뚝 소리와 함께 약간의 통증이 있었고, 59%는 자발적으로 뚝 소리를 낼 수 있었다.[91]

뚝 소리의 근원을 구분하기 위해 댄서가 소리를 내는 동작을 보여주는 것이 중요할 수 있다. 만져지는 뚝 소리를 내기 위해 자발적인 소리를 낼 수 있을 때는 임상가가 시행하는 유발 검사가 필요하지 않다. 자발적인 소리가 날 경우 임상가가 소리를 만질 수 있다. 일반적으로 소리를 나게 하는 특정 댄스 동작은 댄서가 제2포지션을 하는 것인데, 이는 턴아웃 자세에서 다리를 가깝게 붙이거나 90° 이상의 벌림을 한다 (그림 8-15). 이러한 동작은 엉덩허리근의 뚝 소리와 관련이 있다.[95] 2가지 다른 동작은 ITB의 뚝 소리와 관련이 있다: 앞으로 발을 차는 것 (그랑 바뜨망), 앞으로 구부리는 것 (그림 8-16).[95] 일부 댄서들은 의도적으로 엉덩관절에 소리를 내면 통증이 완화될 수 있음을 발견했다.[92]

댄서들은 유연성이 매우 높다고 알려져 있지만, 특정한 동작의 반복은 (예: 원하는 턴아웃에 도달하기 위해) 유연성의 불균형과 연조직의 보상적인 타이트함을 일으킬 수 있다. 특히 타이트한 대퇴근막장근(TFL)과 ITB는 발음성 고관절의 원

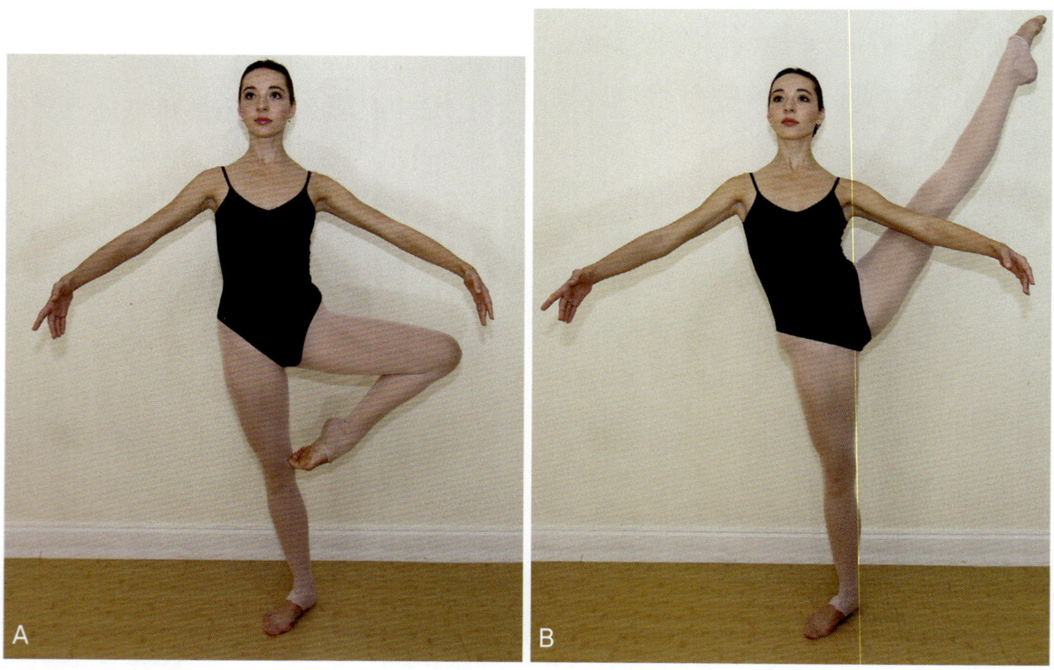

• **그림 8-14 엉덩관절을 구부리고, 벌리고, 가쪽돌림한 발레 자세.** A: Développé to passé, B: Développé in second.

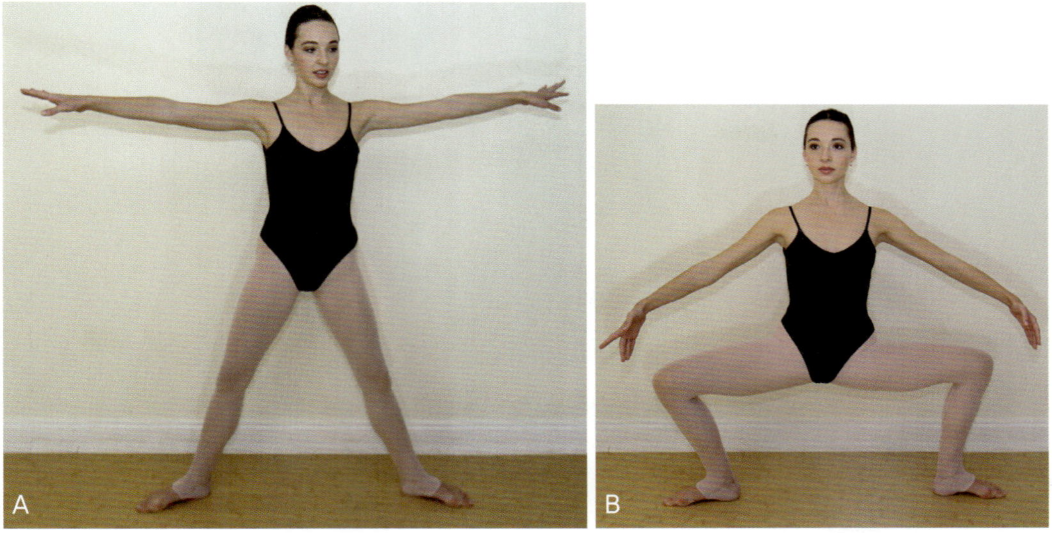

• **그림 8-15 일반적으로 소리를 나게 하는 댄스 동작.** A: 제2포지션, B: 제2포지션에서 다리를 가깝게 붙이거나 90° 이상 벌림.

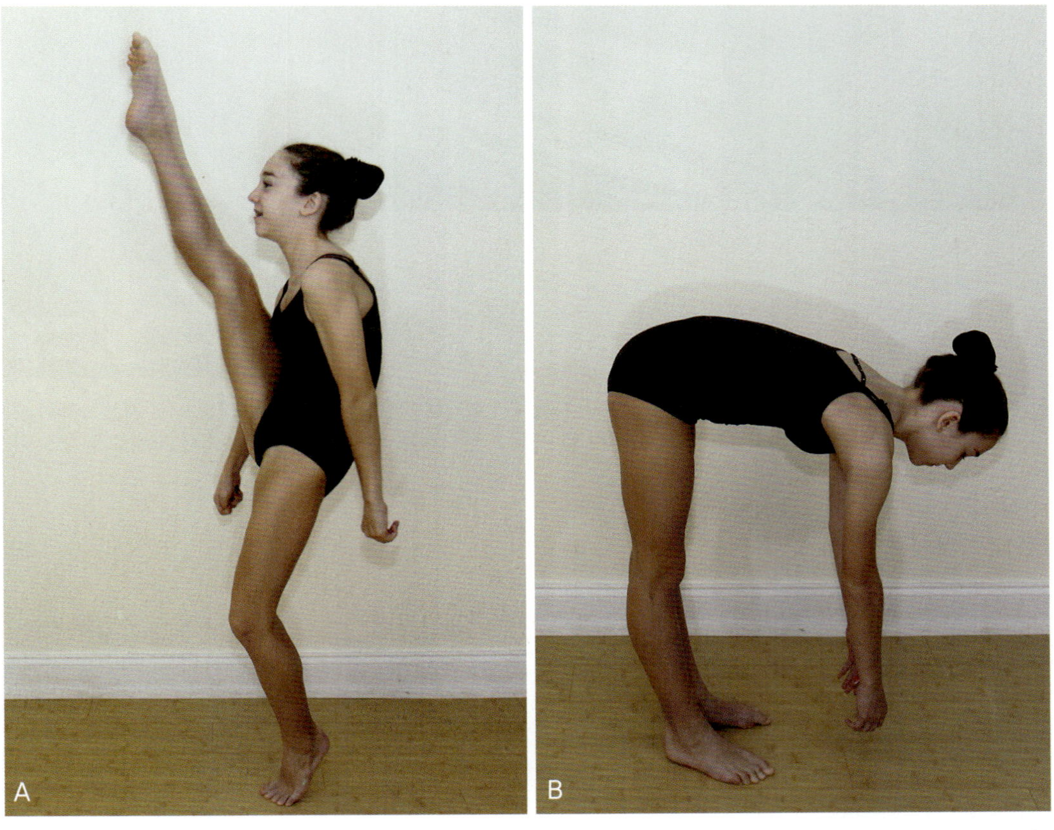

• **그림 8-16** ITB**의 뚝 소리와 관련이 있는 움직임.** A: 앞으로 발을 차는 것 (그랑 바뜨망), B: 앞으로 구부리는 것.

인이 될 수 있으므로 이들을 평가해야 한다. ITB의 유연성은 Ober 자세로 평가할 수 있다 (그림 8-17, A). Thomas 자세에서 측정된 허리근의 유연성은 (그림 8-17, B) 종종 TFL의 보상적인 타이트함뿐 아니라 엉덩허리근의 제한을 나타낼 수 있다. 검사하는 다리가 완전한 엉덩관절 폄 자세에서 가쪽돌림이나 벌림된 자세로 있다면 이는 TFL의 타이트함을 나타낸다 (그림 8-17, C). 엉덩허리근은 깊은 조직이라 손으로 힘줄만 촉진하기에는 어렵다. 이러한 검사의 자세에 대한 자세한 정보는 2장에 나와 있다.

엉덩관절 주위 근육의 근력 평가 또한 중요하다. Bennell과

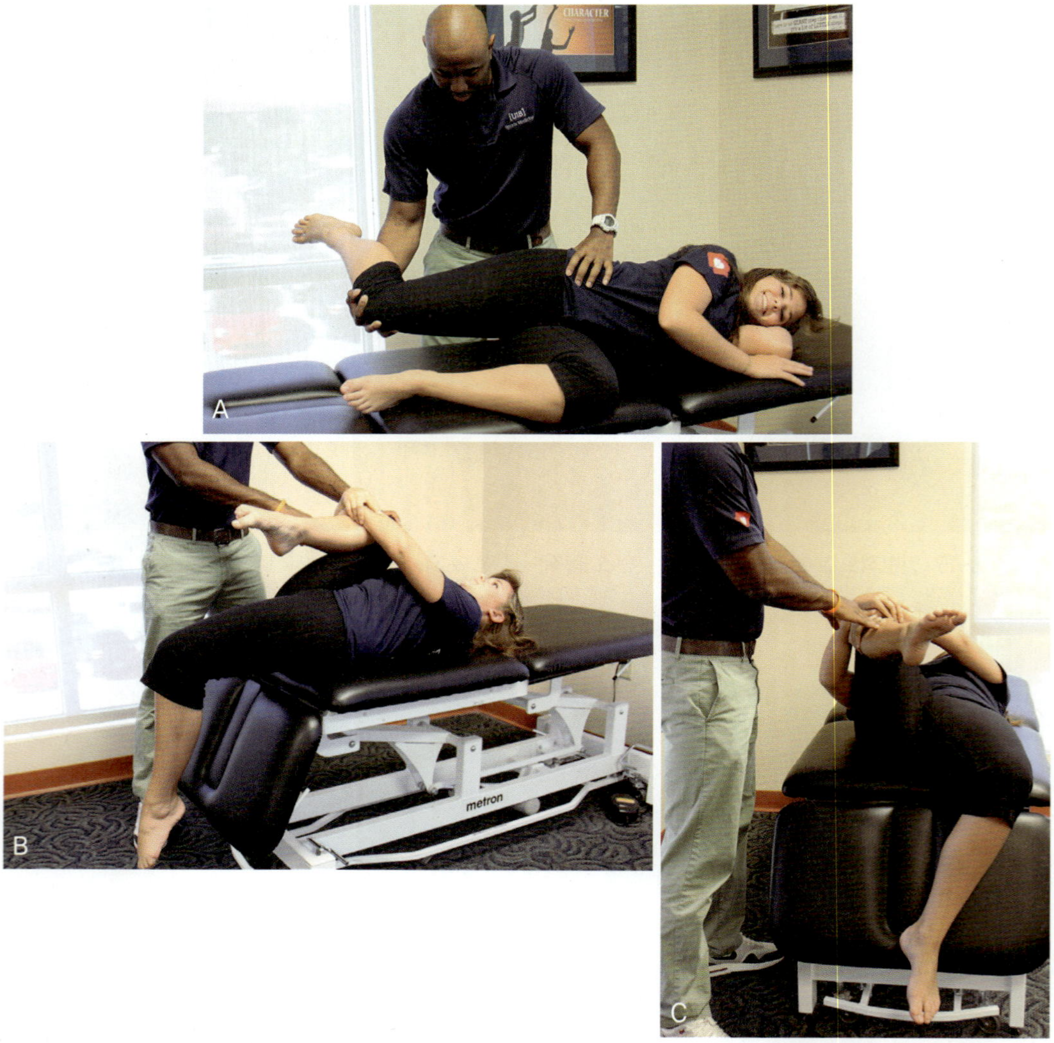

• **그림 8-17 유연성 측정.** A: ITB의 유연성은 Ober 자세에서 평가해야 한다. B: 허리근은 Thomas 자세에서 측정된다. C: Thomas 검사에서 검사하는 다리가 완전한 엉덩관절 폄 자세에서 가쪽돌림이나 벌림된 자세로 있다면 이는 TFL의 타이트함을 나타낸다.

동료들의 연구에 따르면[31] 댄서들은 일반적으로 운동선수나 비운동선수보다 굽힘근과 벌림근의 근력이 약하다. 또한 연구에 참여한 댄서들은 축구 선수, 역도 선수, 달리기 선수를 포함한 다른 여성 선수들에 비해 77%의 낮은 백분율을 보였다. 이러한 상대적인 근력 약화는 댄서들의 발음성 고관절 발병률을 높이는 데 기여하는 요인이 될 수 있다.[31]

재활 및 치료 고려사항

발음성 고관절이 모든 댄서들에게 문제가 되지는 않지만, 이로 인해 이들의 댄스 경력 중 어느 시점에 다양한 수준의 통증이나 불편함을 유발할 수 있다. ISHS 또는 ESHS의 발음성 고관절 재활은 다음과 같은 주요 문제를 고려해야 한다.

1. 해부학적 정렬의 향상을 위해 기술을 최적화하고 보상 작용을 감소시킨다.
2. 정상적인 움직임을 방해하는 연조직 및 근막의 제한을 확인한다.
3. 엉덩관절과 무릎관절의 근육 불균형을 개선시킨다.
4. 코어와 골반의 안정성을 증가시킨다.

발음성 고관절이 있는 댄서의 재활에 관한 연구는 부족하다. 그럼에도 불구하고 근력과 유연성의 불균형은 댄스에서의 발음성 고관절 발생에 기여하므로,[93] 이들을 측정과 재활의 초점으로 맞춰야 한다. 치료는 근력과 신경근 재교육 프로그램을 하기 전에 정렬을 교정하고 근막의 제한을 이완시키는 것을 먼저 해야 한다. 근육 불균형을 회복시키고, 엉덩관절의 고유수용성 감각 조절을 증가시키며, 코어의 안정화를 촉진하도록 고안된 운동은 다양한 면에서의 기능적 동작 및 원심성 근력 강화를 통해 이뤄질 수 있으며, 이는 하지를 통한 중립적인 힘의 분배를 촉진한다. 근육들의 지지면 위에서 지탱해주는 골반에서의 완전한 턴아웃을 유지하기 위해 시행하는 깊은 엉덩관절 가쪽돌림근, 벌림근, 코어 안정화 근육의 근력 강화 운동은 재활 중인 댄서에게 도움이 될 것이다 (그림 8-18, 8-19).

회전으로 인한 국소적인 느슨함

일반 메커니즘

회전으로 인한 국소적인 느슨함은 엉덩관절에 반복적인 회전 스트레스로 인해 엉덩관절 인대에 국소적이고 적응적인 느슨함 증가가 발생했음을 의미한다. 댄서들은 엉덩관절의 수동적인 ROM이 과하게 발생할 수 있고, 특히 가쪽돌림과 폄 동작이 같이 발생하는 경우가 많다. 15~32세인 전문 댄서들 49명을 대상으로 한 연구에서 (여성 37명, 남성 12명), Dreżewska과 동료들[97]은 댄서들의 굽힘, 폄, 가쪽돌림의 범위가 현저히 컸고, 특히 10년 이상 한 사람의 경우 더욱 컸으며, 여성 댄서들의 엉덩관절 가동성은 더 컸다. 또한 엉덩관절에 일찍 부상을 입었던 댄서들의 경우 굽힘, 벌림, 가쪽돌림의 범위가 현저히 더 컸음을 발견했다.[97] 이러한 자세에서 반복적이고 강한 스트레칭은 댄서들의 엉덩관절의 능동적 ROM과 수동적 ROM 사이의 현저한 불균형을 초래한다. 과한 수동적 동작과 같은 방향에서의 불충분한 능동적 근력 간의 불균형은 관절의 불안정과 회전으로 인한 국소적인 느슨함이 발생하는 원인이 될 수 있다. 그림 8-20은 기능적인 댄스 자세에서 엉덩관절의 수동적 가동성과 능동적 조절 간의 차이를 보여준다.

인대의 느슨함이 증가하면 국소적인 회전 느슨함의 원인이 될 수 있다. 엉덩넙다리인대, 궁둥넙다리인대, 두덩넙다리인대, 원인대, 이 4개의 인대가 엉덩관절을 지지하고 있다 (표 8-4). 처음 3개의 인대를 통한 지지는 엉덩관절의 과한 가쪽돌림과 과한 폄을 제한하는 기능을 한다. 엉덩넙다리인대는 엉덩관절의 과한 폄을 막고 똑바로 선 자세를 지지해준다. 두덩넙다리인대는 엉덩관절의 과한 폄을 제한하고 과한 벌림도 막는다. 두덩넙다리인대와 궁둥넙다리인대 또한 과한 벌림을 제한한다. 궁둥넙다리인대는 이 인대들 중 가장 약하며, 엉덩관절의 폄을 고정시키는데 도움이 된다. 원인대는 엉덩관절의 굽힘 중 과한 가쪽돌림을 막아줌으로써 안정성에 기여한다. 엉덩관절 주위의 인대에 관한 자세한 설명은 1장에 나와 있다.

댄서들에게 공통적인 몇몇 자세, 동작, 스트레칭은 엉덩관절 인대의 안정성을 손상시킬 수 있다. 엉덩넙다리인대는 관절의 앞에서 골반과 넙다리뼈를 연결하는 강한 인대다 (그림 8-21). 이는 신체에서 가장 강력한 인대 중 하나로 간주된다. 이 인대는 Y 모양과 비슷하며 과한 폄을 제한함으로써 엉덩관절을 안정화시킨다. 댄스에서 찢는 자세는 엉덩넙다리인대의 상당한 유연성이 필요하다. 찢는 자세에서 뒷다리가 과하게 펴질 때 엉덩넙다리인대에 스트레스가 가해진다 (그림 8-22). 완전하게 찢기 위해 많은 댄서들이 뒷다리를 가쪽돌림시키는 보상작용을 시행한다. 수동적인 과한 폄 자세에서 가쪽돌림을 더하면 엉덩관절의 4가지 인대에 더 많은 부담이 가해진다. 이러한 유형의 보상작용은 (찢는 자세에서) 뒷다리의 무릎을 가쪽으로 향하게 하는 것으로 구별된다 (그림 8-23). 이러한 끝 범위의 자세에서 반복적이고 수동적인 과한 스트레칭은 앞쪽 관절주머니의 확장과 함께 인대가 과하게 느슨해지게 한다. 국소적인 불안정과 관련된 증상에는 엉덩관절 굽힘근의 경련 및 허리네모근의 경련이 있을 수 있어서, 이로 인해 댄서들이 엉덩관절이 타이트해졌다는 오해를 할 수 있다. 이후 댄서들은 근육을 더 스트레칭하려고 하여 관절주머니를 더 늘어나게 할 수 있다. 찢는 자세에서 엉덩관절이 정면 또는 중립 자세로 유지되는 유연성을 기르기 위해 댄서에게 신호를 보내는 것이 중요하다. Pure extension front split(순수한 폄으로만 다리 찢기)라고 불리는 찢는 자세에서 뒷다리는 펴고 무릎뼈는 바닥과 닿게 아래를 향한다. Pure extension split에서 댄서는 뒷다리를 구부릴 수 있어야 하고 아랫다리는 천장을 똑바로 가리킨다 (그림 8-24).

또한 찢는 자세에서 앞다리는 원인대를 늘어나게 한다. 종종 댄서는 완전하게 찢는 자세를 만들기 위해 앞다리를 가쪽으로 돌린다. 동적인 댄스 활동 중 반복적인 스트레스가 결합되고 더 과한 유연성을 얻기 위한 수동적인 스트레칭에 초점을 맞추면, 엉덩관절에 회전으로 인한 국소적인 느슨함이 발

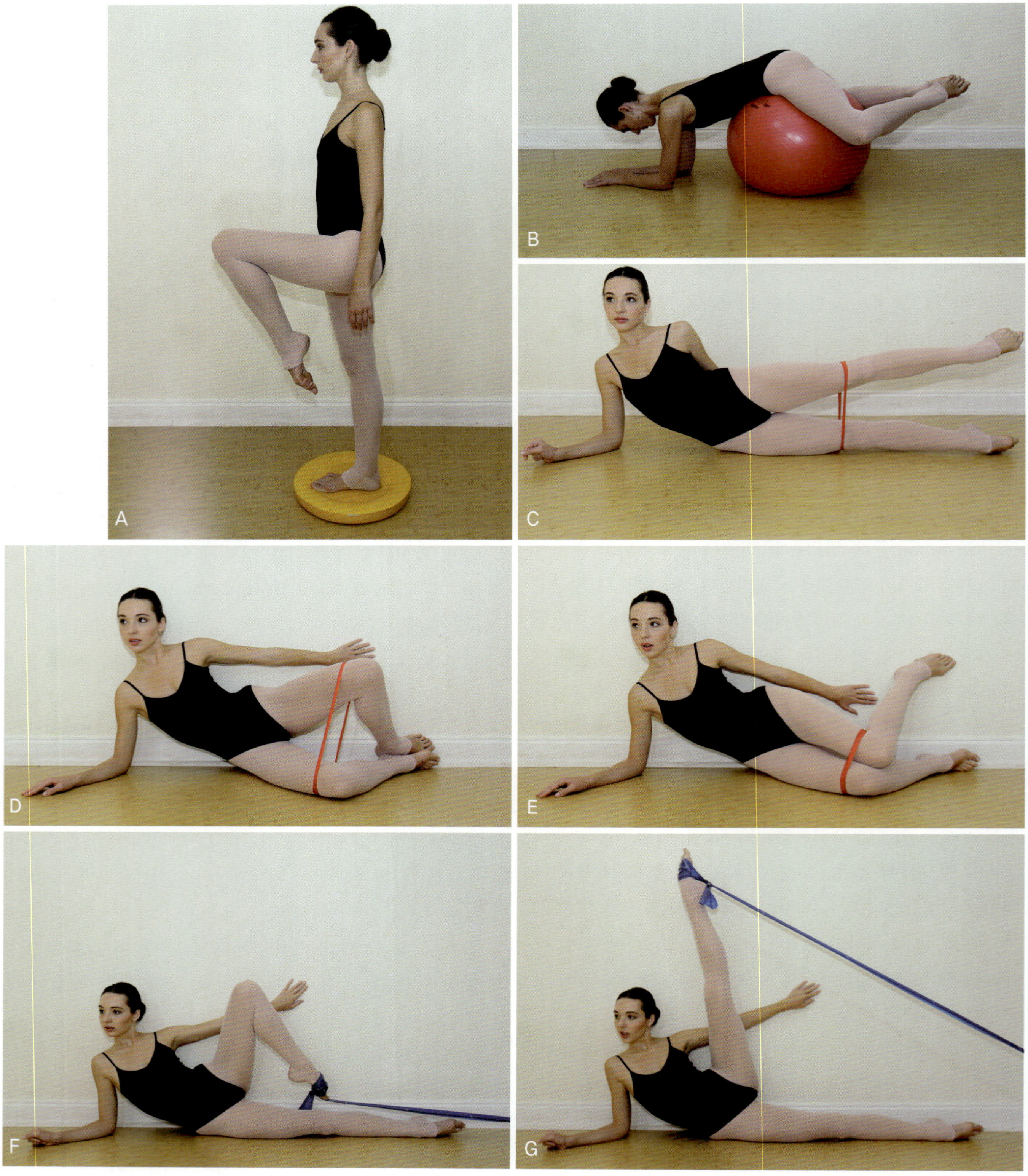

• **그림 8-18 벌림 근력 운동 및 가쪽돌림근 활성화.** A: 고유수용성 균형 운동, B: 짐볼 위에 엎드려서 엉덩관절 가쪽돌림근 등척성 활성화, C: 옆으로 누워서 벌림, D: 크램쉘, E: 안쪽돌림 상태에서 벌리려고 하는 크램쉘, F: 벌림+가쪽돌림 저항 운동 (파쎄), G: 벌림+가쪽돌림 저항 운동 (완전한 데벨로뻬)

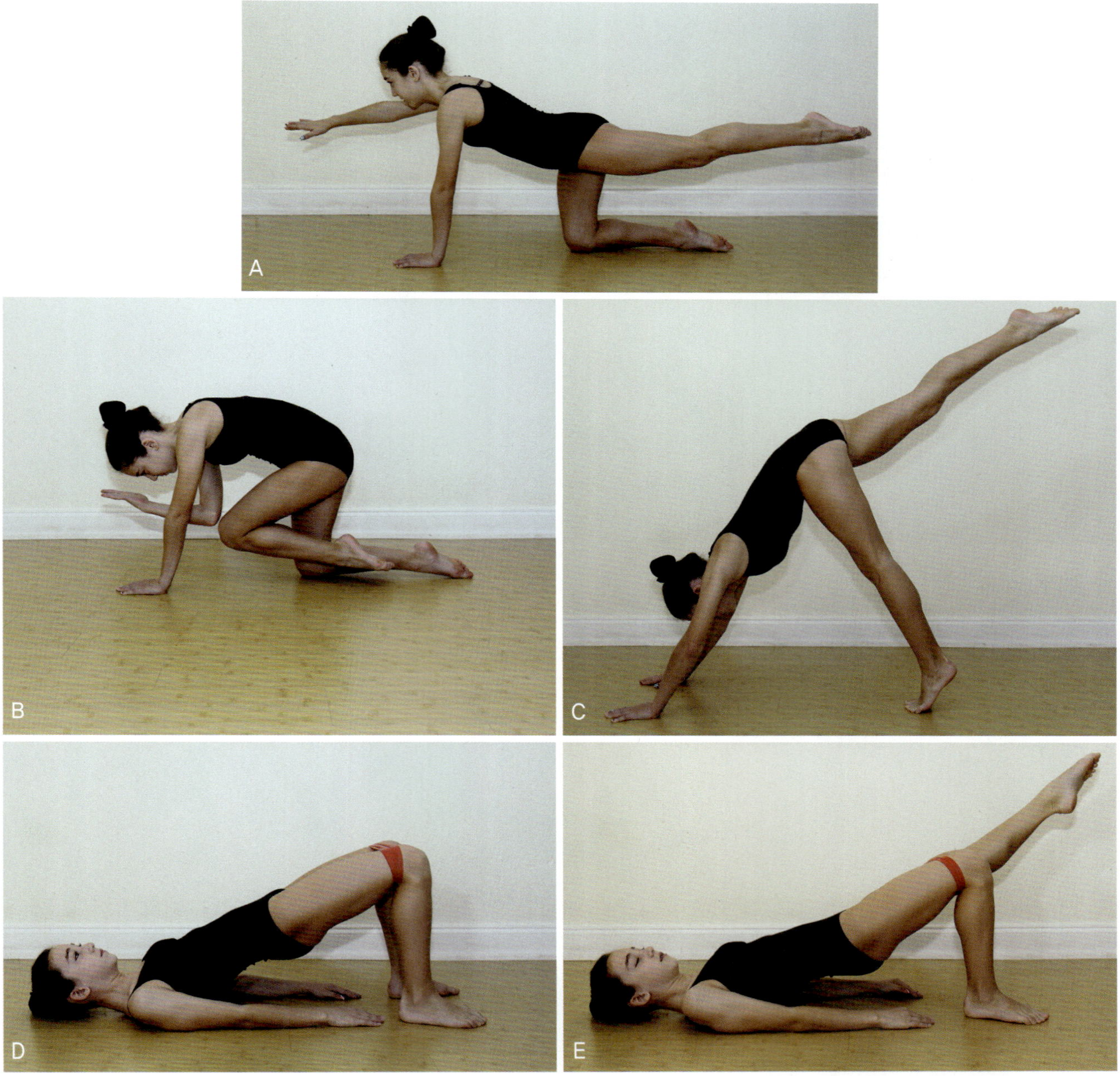

• **그림 8-19 코어 근력 강화 운동.** A: 네 발 기기 자세에서 서로 반대쪽인 사지를 폄, B: 네 발 기기 자세에서 서로 반대쪽인 사지를 구부림, C: 거꾸로 된 V 자세에서 엉덩관절 폄, D: 저항 밴드를 이용한 브릿지, E: 벌림과 가쪽돌림 쪽으로 저항 밴드를 이용한 한 다리 브릿지.

생할 수 있고, 심한 경우 관절의 불안정을 일으킬 수 있다.

과한 범위에서의 자세와 동작은 종종 춤에서 심미적으로 바라는 것이다. 그 중 한 자세는 과하게 찢는 것이다. 과하게 찢기 위해 댄서는 높은 곳에 앞다리의 발꿈치를 올린다 (그림 8-23 참고). 이 자세는 원인대의 길이가 상당히 늘어나야 한다. 이 인대가 이러한 과한 자세에서 수동적으로 늘어나면, 축 방향으로의 부하 및 가쪽돌림 시 안정성을 주는 능력이 사라질 수 있다. 원인대의 부상은 발레 댄서를 포함한 운동선수의 만성적인 엉덩관절 통증의 원인으로 기록되어있다.[98]

다른 인대들은 찢는 과정 중에 손상될 수 있다. 두덩넙다리인대의 기능은 과한 폄과 과한 벌림을 막고 가쪽돌림을 제한하는 것이다. 앞으로 찢는 동안 뒷다리는 두덩넙다리인대가 타이트해져야하지만, 이러한 동작은 엉덩넙다리인대에 비해 덜 중요한 역할을 한다. 두덩넙다리인대는 아래쪽 및 앞

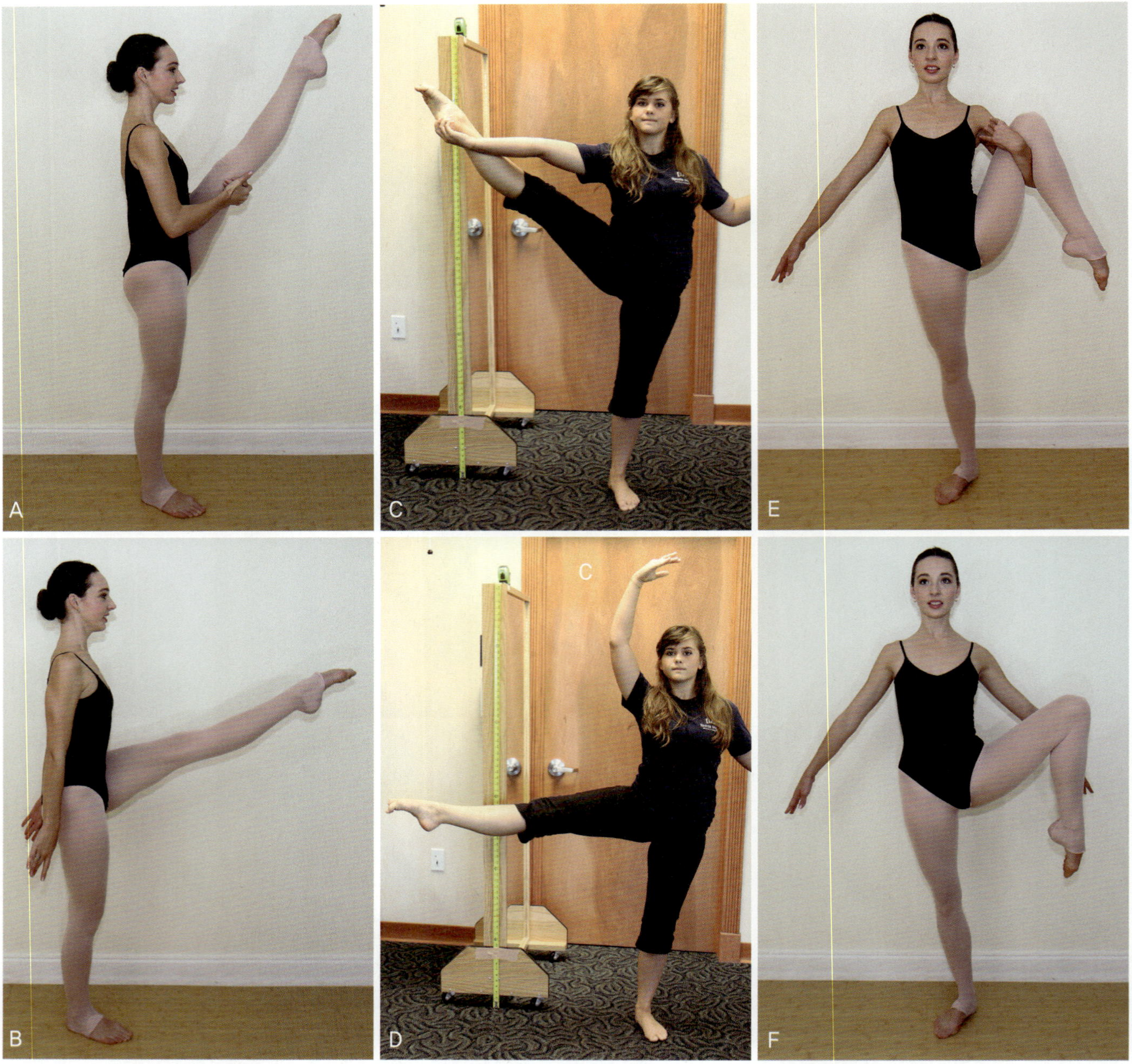

• **그림 8-20 댄스와 관련된 엉덩관절의 수동적 및 능동적 가동성의 기능적 측정.** A: 무릎관절을 편 상태에서 수동적인 엉덩관절 굽힘, B: 무릎관절을 편 상태에서 능동적인 엉덩관절 굽힘, C: 수동적인 벌림 및 가쪽돌림, D: 능동적인 벌림 및 가쪽돌림, E: 무릎관절을 구부린 상태에서 수동적인 벌림 및 가쪽돌림, F: 무릎관절을 구부린 상태에서 능동적인 벌림 및 가쪽돌림.

쪽 관절주머니를 강화시킴으로써 관절주머니를 지지하는 요소로 간주된다. Center straddle split (옆으로 다리 찢기) 자세에서 가장 큰 스트레스를 받는다 (그림 8-25). Center straddle split 자세에서는 양쪽 엉덩관절을 과하게 벌리고 가쪽돌림한다. 이 자세에서의 반복적인 과한 스트레칭은 이 인대에 영향을 미치고, 엉덩관절 주위의 회전으로 인한 국소적인 느슨함에 더욱 영향을 줄 수 있다.

춤에서 사용되는 턴아웃 정렬은 엉덩넙다리인대의 (Y인대) 높은 유연성이 필요하다. 많은 댄서들은 엉덩관절 주위의 제한 때문에 완벽한 턴아웃을 할 수 없다. 이 장의 앞에서 설명했듯이, 엉덩관절 동작이 제한적인 댄서들은 원하는 턴아웃에 도달하기 위해 보상작용에 의지한다. 턴아웃을 할 때 골반에서 가장 흔히 발생하는 보상작용은 앞기울임의 증가다 (그림 8-26). 골반을 앞으로 기울임으로써 앞쪽의 인대는 느슨해

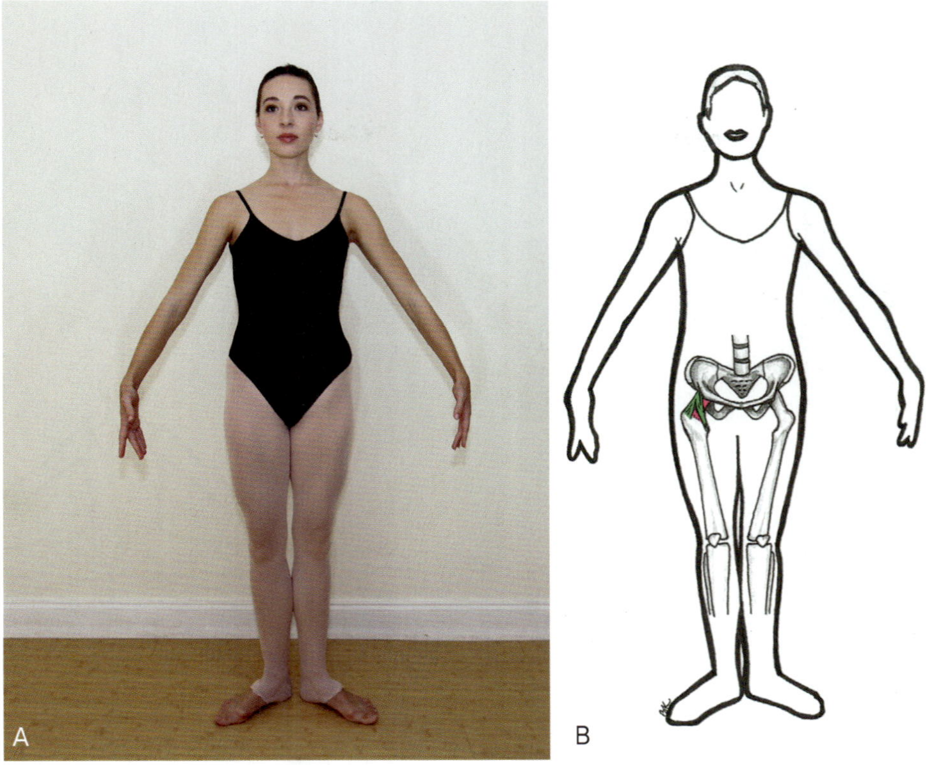

• **그림 8-21** A,B: 엉덩넙다리인대는 Y 모양으로 관절의 앞에서 골반과 넙다리뼈를 연결하며, 과다폄을 제한함으로써 엉덩관절을 안정화시킨다.

표 8-4 엉덩관절의 인대

인대	기능
엉덩넙다리인대	폘 때 엉덩관절을 안정화시킴 엉덩관절의 과한 가쪽돌림을 제한함 엉덩관절의 과한 폄을 제한함 엉덩관절의 과한 벌림을 제한함 똑바로 선 자세를 지지해줌
궁둥넙다리인대	엉덩관절의 과한 가쪽돌림을 제한함 엉덩관절의 과한 폄을 제한함 엉덩관절의 과한 벌림을 제한함
두덩넙다리인대	엉덩관절의 과한 가쪽돌림을 제한함 엉덩관절의 과한 폄을 제한함 엉덩관절의 과한 벌림을 제한함
원인대	엉덩관절을 구부릴 때 과한 가쪽돌림을 막아줌

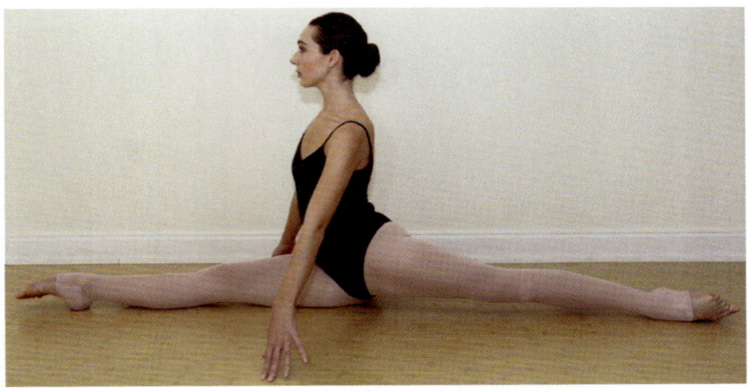

• **그림 8-22** 찢는 자세에서 뒷다리가 과하게 펴질 때 엉덩넙다리인대에 스트레스가 가해진다.

지고 더 많은 가쪽돌림을 할 수 있다. 일부 댄서들은 보상작용으로 골반을 뒤로 기울인다. 골반의 뒤기울임은 넙다리-절구의 역학을 변경시키므로, 모든 엉덩관절 구조물에 추가적인 스트레스가 가해진다. 뒤기울임은 본질적으로 인대에 가해지는 스트레스를 증가시켜 강제적으로 완전한 턴아웃 자세를 만든다. 뒤기울임을 기본으로 하는 댄서는 드물지만, 이 보상작용은 턴아웃에서 엉덩관절의 안정성을 지지해주는 인대에 가장 큰 스트레스를 가한다. 이러한 부정렬은 엉덩관절의 실제 ROM을 제한시키고 가쪽돌림근을 활성화시킨다. 또한 엉덩관절 굽힘근과 앞쪽 절구테두리 복합체에 자극을 가한다. 절구테두리가 불완전한 엉덩관절에 부하가 가해지면 엉덩넙다리인대가 상당히 늘어날 수 있다.[99] 이러한 보상작용은 엉덩관절의 다른 구조물에 부하가 증가하여, 댄서들에게

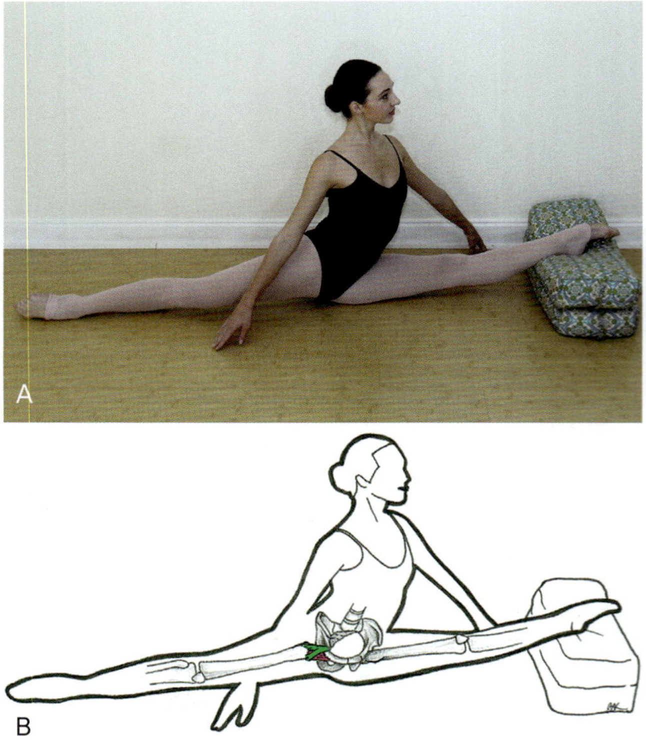

• **그림 8-23** A: 완전하게 찢기 위해 많은 댄서들이 뒷다리를 가쪽돌림시키는 보상작용을 시행한다. B: 수동적인 과한 폄 자세에서 가쪽돌림을 더하면 엉덩관절의 4가지 인대에 더 많은 부담이 가해진다.

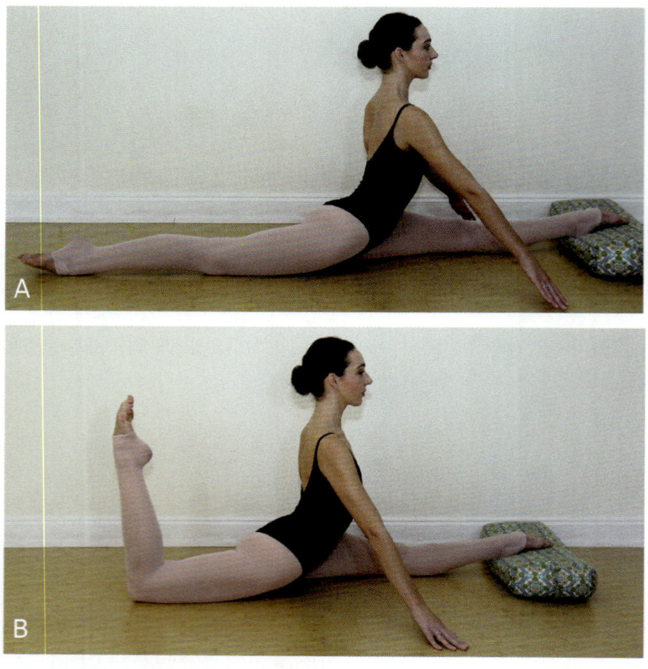

• **그림 8-24** Pure extension front split. A: Pure extension front split 자세에서 뒷다리는 펴고 무릎뼈는 바닥과 닿게 아래를 향한다. B: Pure extension front split에서 댄서는 뒷다리를 구부릴 수 있어야 하고 아랫다리는 천장을 똑바로 가리킨다.

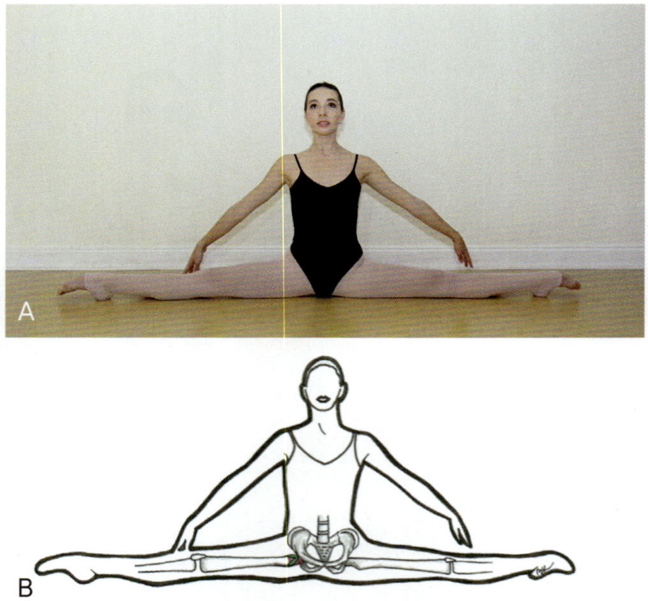

• **그림 8-25** A, B: 두덩넙다리인대는 center straddle split 자세에서 가장 큰 스트레스를 받는다.

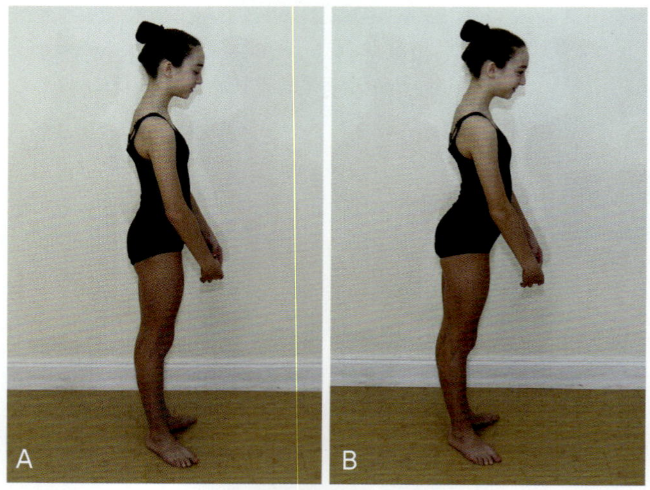

• **그림 8-26** A: 중립 자세에서 올바른 턴아웃, B: 턴아웃을 할 때 골반의 과한 앞기울임.

회전으로 인한 국소적인 느슨함이 만성적으로 발생할 위험에 놓이게 한다.

엉덩관절의 불안정성은 엉덩관절의 반복적인 회전과 축 방향으로의 부하가 결합된 스포츠에 참여하는 (즉, 골프, 피겨스케이팅, 축구, 체조 선수, 발레, 야구, 무술) 운동선수들이 많이 호소한다.[100] 몇몇 일반적인 댄스 자세는 아라베스크 자세 (그림 8-27), 옆으로 다리 찢기 (side tilt), 높이 뛰기 (leap), 이 3동작을 결합한다. 댄스 중 이러한 비생리적인 자세를 과도하게 반복적으로 움직이면 근육과 인대에 부담을 주는 매

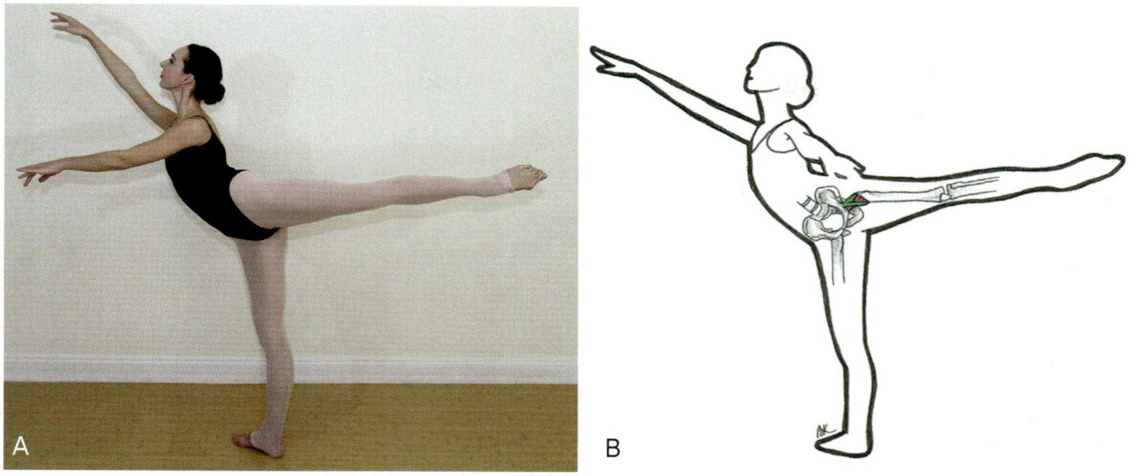

• **그림 8-27** A, B: 아라베스크 자세는 인대에 자극을 가한다.

우 높은 부하가 생길 수 있다.[101]

원인대의 파열은 어떤 스포츠에서든지 외상성 탈구의 결과일 수 있지만, 이는 보통 서서히 발생하는 경우가 더 흔하다. 가쪽돌림으로 많은 힘을 발생시키고 축 방향으로의 견인을 발생시키는 춤을 추는 동안, 원인대의 기능은 가쪽돌림의 이차적인 안정화를 제공하는 것으로 생각되어진다. 엉덩관절의 반복적인 가쪽돌림과 축 방향으로의 부하는 관절주머니의 느슨함을 증가시킨다. 이후 불안정성 때문에 원인대가 과하스트레스가 가해지고, 파열이 생길 수 있다. 원인대의 부상은 가장 일반적으로 관절경 괴사 조직 제거로 치료된다.[102]

측정

엉덩관절 불안정성이 있는 운동선수의 경우 진단에 가장 중요한 정보는 환자가 증상을 재현하는 동작을 설명하거나 보여줄 수 있는 능력에서 비롯된다. 환자는 걷거나 스포츠 활동을 할 때 다리에 "힘이 빠지는" 느낌이 든다고 할 수 있다.[99] 신체 검사에서 엉덩관절을 굽힘에서 폄을 하거나 축 방향으로 견인을 할 때 불안정성이 있는 운동선수들은 통증이 있는 "터지는 소리"가 들린다. 관절주머니의 느슨함이 있는 대부분의 환자는 관절의 수동적 ROM이 증가해있다. 댄서가 이완된 자세에서 다리를 펴고 누워있을 때 명백히 보인다. 증상이 있는 하지는 아닌 쪽에 비해 가쪽돌림이 더 크게 나타날 수 있다. 또한 굽힘 모음 안쪽돌림 (FADIR) 검사 시 기존의 관절의 과운동성 때문에 충돌이 발생하여 통증에 양성 반응일 수 있다 (그림 8-28).[103]

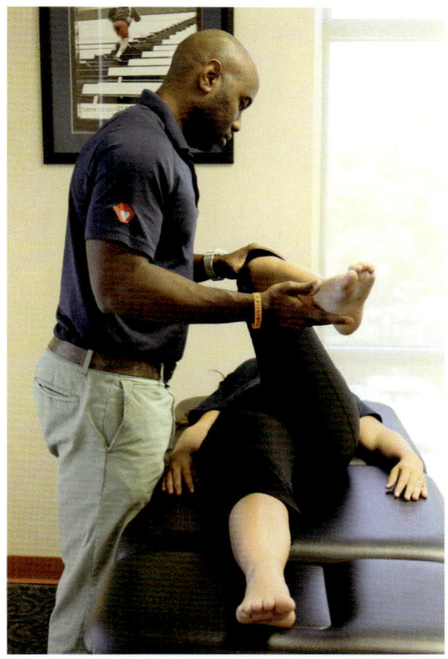

• **그림 8-28** 굽힘 모음 안쪽돌림 (FADIR) 검사 시 기존의 관절의 과운동성 때문에 충돌이 발생하여 통증에 양성 반응일 수 있다.

재활 고려사항

정렬을 최적화하기 위해, 댄서는 꼬리뼈를 아래로 가져오라는 신호를 받아서 허리뼈를 중립적인 정렬로 두고, 척추뼈를 배꼽으로 끌어 당겨 코어를 활성화시킨다. 임상가는 댄서에게 적절한 정렬에서 스트레칭을 하고 연습 후에 유연성을 기르는 시간을 가지라고 교육해야 한다. 체중을 부하하는 고유수용성 운동과 엉덩관절 안쪽돌림근의 근력 강화 운동으로 관절의 안정성을 향상시킬 수 있다. 그림 8-29는 회전으로

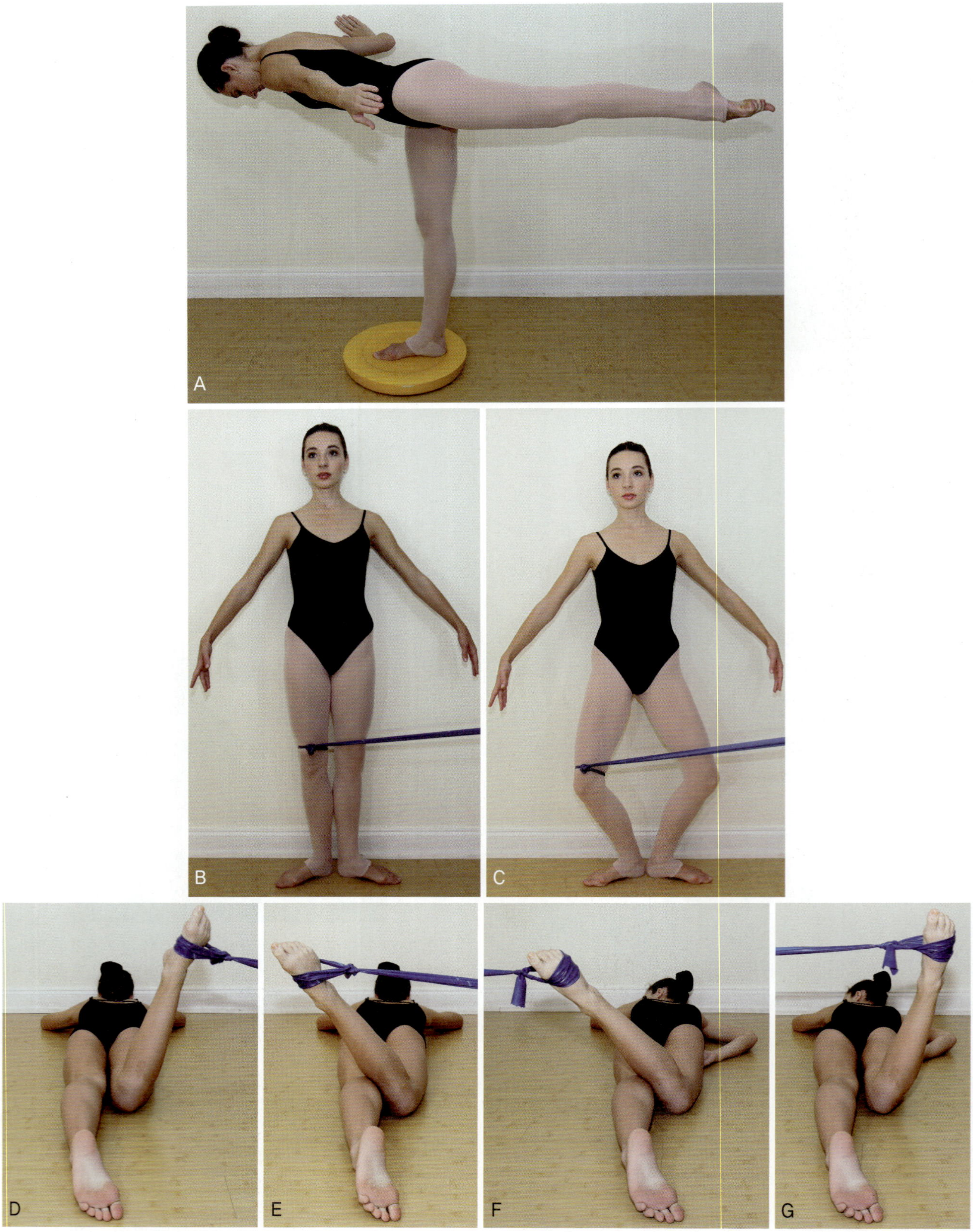

• **그림 8-29 고유수용성 감각과 회전근의 근력 운동.** A: 비행기 자세로 고유수용성 균형 운동, B와 C: 제1포지션에서 가쪽돌림에 저항을 가하는 플리에, D와 E: 가쪽돌림의 저항 운동, F와 G: 안쪽돌림의 저항 운동.

인한 국소적인 불안정이 있는 댄서들의 엉덩관절 고유수용성 감각과 회전근의 근력을 향상시키기 위한 권장 운동을 보여준다.

대부분의 춤에는 엉덩관절에 가해지는 과한 ROM과 반복적인 힘이 필요하다. 이로 인해 운동선수의 재활이 어려워질 수 있다. 춤의 자세와 이와 관련된 생체역학적인 요구를 이해하는 것이 중요하다. 이러한 이해는 검사자가 댄서의 부상의 임상적 원인을 확인하고 성공적인 재활을 하도록 도울 수 있다.

절구테두리 질환

역학

춤은 종종 높은 강도의 훈련과 과한 ROM의 반복이 필요하다. 이러한 요구에 따라, 많은 댄서들이 절구테두리와 관련된 엉덩관절 통증을 호소하는 것은 놀라운 일이 아니다.[18] Kocher와 동료들[104]은 3년간 댄스 의학 클리닉에서 봤던 댄서의 50%가 엉덩관절 통증의 평가 및 치료를 위해 왔으며, 이 중 40%에게 절구테두리 파열이 있었음을 보고했다. 일반 인구 중 엉덩관절 통증이 있는 환자들의 절구테두리 파열 유병률은 22~55%로 보고되었다.[105]

절구테두리 파열은 사타구니의 고통스럽고 예측할 수 없는 걸리는 느낌과 관련이 있으며, 특히 엉덩관절이 90° 굽힘, 벌림된 상태에서 안쪽돌림을 할 때 심하다.[104] 절구테두리가 파열되면 피판(flap)으로서 병리학적으로 작용할 수 있으며, 이는 돌림을 제한시키는 관절내 충돌을 일으킨다.

댄스 관련 생체역학 및 절구테두리의 운동학

발레를 포함한 특정 스포츠는 이전 연구에서의 절구테두리 부상과 관련이 있다.[106,107] Crawford와 동료들[108]은 엉덩관절의 과한 동작에서 절구테두리의 병변이 엉덩관절의 운동학에 미치는 영향에 대해 연구했다. 연구진들은 엉덩관절이 벌림, 가쪽돌림, 폄인 자세에서 절구의 경계면인 앞쪽 절구테두리에 많은 부담이 가해졌고, 여기서 병변이 많이 발생한다는 사실을 발견했다. 이러한 동작의 결합은 모든 춤 스타일의 기본이며 자주 사용된다.

FAI는 근위부 넙다리뼈, 일반적으로 넙다리뼈머리와 넙다리뼈목 접합부의 앞윗면과 절구테두리 사이의 비정상적인 접촉으로 인해 발생한다. Charbonnier와 동료들[109]의 연구에 따르면 춤의 과한 ROM 중에 엉덩관절의 아탈구가 흔히 발생하고 모든 아탈구들은 충돌과 함께 발생한다. 연구에서는 충돌이 발생하는 특정한 2부위를 확인했다. 첫 번째 부위는 절구의 위쪽 1/4이고, 두 번째 부위는 절구의 뒤-위쪽이었다. 이러한 결과는 자기 공명 영상(MRI)으로 확인했다. 몇몇 특정한 동작들은 엉덩관절에 가장 큰 스트레스를 발생시켰다. 앞쪽으로의 데벨로뻬를 할 때 아탈구가 가장 많이 발생했다 (39%) (그림 8-30, A). 옆쪽으로의 데벨로뻬를 할 때 넙다리뼈-절구의 충돌이 가장 많이 발생했다 (70%) (그림 8-30, B). 제2포지션에서의 그랑 플리에는 가장 깊이 앉는 자세이며 이 때 넙다리뼈-절구가 가장 많이 이동되었다 (그림 8-30, C).

Safran과 동료들[110]의 댄서에 대한 또 다른 연구에 따르면, 엉덩관절을 가쪽돌림할 때 절구테두리의 뒤쪽에 상당히 증가된 부하가 가해진다. 댄서들은 동작 중에 가쪽돌림 자세를 유지해야 한다 (즉, 턴아웃 자세). 이는 위쪽과 뒤-위쪽 위치에서 병변이 발견되는 이유를 설명해줄 수 있다. 엉덩관절 구조물을 유지하기 위한 노력으로, 부상을 당하기 쉬운 이러한 부위의 반복적인 스트레스와 절구테두리의 진행적인 약화를 감소시키기 위해 리허설과 훈련 중 이러한 동작을 수행하는 횟수를 제한시키는 것이 도움이 될 수 있다.[108]

관절의 과운동성 또한 FAI와 관련이 있을 수 있다.[111] FAI로 진단받은 18~55세의 55명의 환자를 대상으로 한 연구에서, 자가 보고형 Beighton 점수는 과운동성의 유무를 판단하는데 알맞고 신뢰할 만하다.[112] 피험자들의 과운동성은 높게 나타났으며 (즉, 연구에 참여한 여성의 50%, 남성의 24.3%), 이는 과운동성이 FAI의 근본적인 원인이 될 수 있음을 시사한다.[112]

춤의 일부 형태로서 과한 ROM에 대한 요구와 과한 유연성의 미학에 대한 댄서의 욕망이 합쳐지면 댄서를 FAI와 절구테두리 파열의 위험에 빠뜨릴 수 있다.

부하가 가해진 넙다리뼈에서 반복적인 축 돌림이 필요한 동작 또한 절구테두리의 부상과 관련이 있으며, 이는 일반적으로 대부분의 춤 형태에서 흔히 볼 수 있는 동작이다. Duthon과 동료들[112]은 MRI로 20명의 전문 발레 댄서 중 18명에게서 절구테두리 파열이 있음을 확인했다. 모든 절구테두리 병변은 테두리의 윗면이나 뒤-윗면에서 발견되었다. 일반

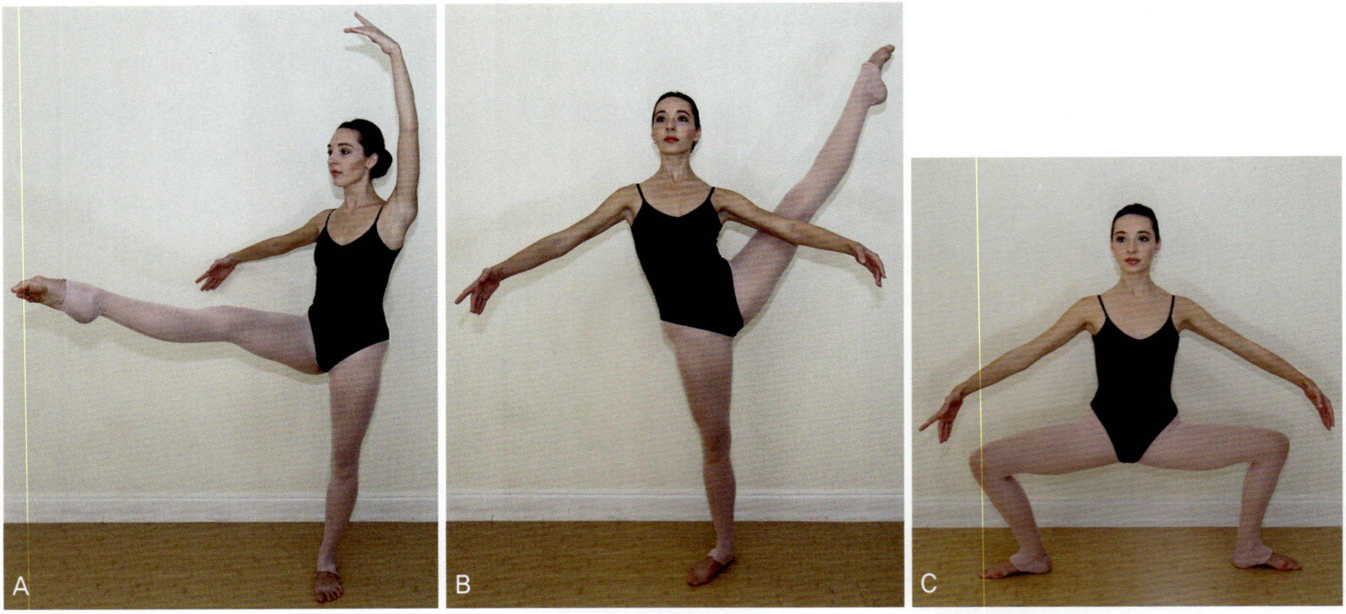

• **그림 8-30 충돌을 증가시키는 자세.** A: 앞쪽으로의 데벨로뻬, B: 옆쪽으로의 데벨로뻬, C: 제2포지션에서의 그랑 플리에.

적인 사람들에게 실시된 이전의 연구에서는 앞쪽이나 앞-위쪽의 병변이 압도적으로 많았다.[113] 댄서들의 높은 발병률은 댄스 활동 중 절구테두리에 가해지는 과한 압축력을 반영하는 것으로 보이며, 이는 악화를 가속화시킨다.[105]

고객 프로필, 객관적인 소견, 증상

절구테두리 파열이 있는 댄서는 종종 깊고, 쑤시는 유형의 통증을 호소한다. 절구테두리 파열로 확진된 환자 중 약 92%는 앞쪽 사타구니에 국한된 통증을 보고한다.[114] 댄서들은 통증이 심해서 참여를 방해할 정도가 되어야만 진료를 받기 때문에 보통 2년 이상 진료를 미룰 수 있다.[104] 또한 절구테두리 환자 중 약 50%가 딸깍거리는 느낌, 걸리는 느낌, 무너지는 느낌 같은 기계적인 증상을 설명한다.[115] 야간의 통증 또한 빈번하게 호소하는 것으로 확인되었다.[116] 자기 공명 조영술(MRA)은 절구테두리 질환을 평가할 때 특히 유용하다.[117] 앞에 설명했던 Beighton 점수는 과운동성에 대한 정보를 제공함으로써 임상 평가 시 도움이 된다.

의학적인 관리 및 재활 고려사항

대부분의 자료가 댄서들을 치료하는 것과 관련이 있지만, 현재의 절구테두리 파열의 관리에 대한 연구는 댄서들에게 직접 적용되지 않는다.[118] 현재 댄서들의 절구테두리 파열에 대한 의학적인 관리는 일반적인 사람들을 위한 권장사항과 유사한 것을 토대로 사용하고 있다. 보존적인 치료와 수술적인 치료가 있다. 절구테두리 파열의 치료 효과를 결정하는 데 어려운 것 중 하나는 연구진이 결과를 평가하기 위해 다른 측정법을 사용한다는 것이다. 댄서에게 사용되는 결과 측정 도구의 경우, 댄서가 사용하는 과한 ROM과 이 사람들에게 필요한 긴 참여의 시간을 고려해야 한다.[118] 댄서에서의 사용을 뒷받침하는 근거가 가장 많은 것은 Hip Outcome Score(HIS)지만, 엉덩관절 질환이 있는 댄서들에게 임상가들과 연구진들이 현재 가장 많이 사용하는 결과 측정법은 Harris Hip Score이다.[119]

절구테두리 부상을 재활하기 위해 보존적인 관리를 선택하는 경우, 절구테두리에 가해지는 스트레스를 감소시키기 위해 댄스 활동을 수정해야 한다. 활동 수정은 보존적인 관리에서 특히 중요한 요소다.[120] 통증을 유발하는 동작을 피하는 것은 염증을 감소시키는 데 도움이 된다. 활동 수정 외에 엉덩관절의 깊은 돌림근, 벌림근, 모음근의 협동적인 동원을 증가시킴으로써 엉덩관절의 안정성을 증가시키는 것처럼 코어 근육 (예: 아랫배 근육, 배가로근)을 강화시키는 것이 중요하다. 절구테두리 파열에 대한 임상적 근거가 있는 4명의 환자를 대상으로 한 연구에서 모든 환자들은 엉덩관절과 허리골반 안정화, 근육 불균형의 교정, 스포츠 관련 기능적 진행을 강조한 비수술적 프로그램에 잘 반응했다.[121] 이러한 결과는 절구테두리 파열에 대한 임상적 근거가 있는 환자들에게 보존적인 중재로 의미 있는 개선이 나타날 수 있음을 시사한다. 엉덩관절 폄의 끝 범위까지의 수동적인 스트레칭을 피하는 것은 앞쪽 관절주머니에 가해지는 부담을 줄이고 절구테두리가 약해지는 것을 막을 수 있다.

절구테두리 파열이 의심되는 환자를 위한 적절한 비수술적 물리치료 중재에 대한 연구는 제한적이다. 절구테두리 부상이 의심되는 댄서들의 관리에서 이 접근법의 단기간 및 장기간 효과를 알아보기 위해 더 많은 연구가 필요하다.

절구테두리 파열로 확진을 받고 활동 수정 및 물리치료 이후에도 지속되는 통증이 있는 환자들은 수술을 고려할 수 있다. 대부분은 관절경으로 교정할 수 있다. 절구테두리 회복 및 FAI를 위한 관절경 수술은 개방 탈구 또는 미니 개방술을 받은 환자와 결과가 똑같거나 또는 더 좋으며, 주요 합병증이 발생할 비율이 낮다.[122]

수술은 재활이 길고 체중 부하를 제한시키는 기간이 필요하다. 캠 또는 핀서 병변인 경우, 재발 방지를 위해 골성형술이 필요할 수 있다. 해부하적 비정상이 절구테두리 손상의 원인으로 발견된 경우, 재발을 막기 위해 이러한 불규칙을 교정하는 것을 권장한다. 캠이나 핀서 유형의 충돌 또는 이형성증은 전문직 이전 또는 전문직 댄서들에게 거의 없지만, 취미로 댄스를 하는 사람들의 발생률은 비댄서들의 발생률과 유사할 수 있다.[118]

수술 후 고강도의 댄스 활동으로 돌아갈 수 있지만, 완전한 능력으로 회복되려면 7~12개월이 걸릴 수 있다.[105] 댄서들은 댄스 활동으로 돌아오는 데 걸리는 시간이 길어지기 때문에 이러한 수술을 받기 주저할 수도 있다. 의료 전문가들은 절구테두리가 절제되면 관절의 퇴행 위험이 가속화된다는 점을 댄서에게 알려야 한다. 대부분의 경우 의학적 조언은 관절 퇴행의 위험을 줄이기 위해 가능한 많은 연골을 남기는 것이다. 모든 치료의 잠재적 위험과 효과에 대해 잘 이해하면 댄서들이 댄서 개인의 상황에 기반하여 정보에 입각한 결정을 내리는 데 도움을 줄 수 있다.[122]

재활 고려사항을 포함한 더 자세한 사항은 4장에 나와 있다.

댄서의 엉덩관절에서 흔한 기타 근골격계 부상

궁둥구멍근 (piriformis) 증후군

궁둥구멍근은 서 있을 때 엉덩관절 가쪽돌림을 하며 턴아웃을 하기 위해 댄서들이 능동적으로 사용한다. 엉덩관절이 90° 이상 구부러지면 이 근육은 안쪽돌림근이 된다. 궁둥구멍근은 엉치뼈의 앞면에서 시작하여, 엉치엉덩관절의 앞면과 만나 궁둥패임 (sciatic notch)을 통해 나와서, 큰돌기의 윗면에 붙는다. 이는 엉덩관절의 깊은 돌림근 중 가장 강력하며, 궁둥신경 같은 신경혈관 구조물과 가까운 근접성 때문에 궁둥구멍근의 자극이나 경련은 궁둥신경을 따라 엉덩관절의 뒤쪽으로 방사통을 발생시킬 수 있다. 궁둥신경통이 추간판 탈출증 또는 척추전방전위증 (spondylolisthesis) 같이 아래 척추신경근의 압박과 관련이 있는 경우가 더 많지만, 순수한 궁둥구멍근 증후군으로 인해 이런 유형의 통증이 나타나는 것은 배제 진단이다.

역학

궁둥구멍근 증후군의 주요 원인은 경련, 단축, 자극, 또는 직접적인 외상, 수술 후 상해, 과사용, 오래 앉아있는 것으로 발생하는 유착으로 인한 궁둥신경의 압박이다.[123,124] 문헌에 기술된 또 다른 이론은 엉덩관절의 근육 불균형을 중심으로 한다. 궁둥구멍근 증후군 환자는 종종 엉덩관절의 벌림근이 약화되어있다.[125-128] Tonley와 동료들[127]은 궁둥구멍근이 길어진 자세에서 기능할 수 있거나 약한 주동근으로 인해 높은 원심성 부하를 받게 될 것이라고 주장했다. 따라서 약해진 큰볼기근과 중간볼기근은 체중 부하 시 엉덩관절을 과하게 안쪽돌림, 모음시키고, 원심성 부하를 궁둥구멍근으로 이동시킨다. 반복적이고 원심성이며 과하게 늘어나는 요구는 궁둥신경을 압박하거나 자극한다.[127]

안쪽돌림근의 부적절한 근력, 뒤가쪽 연조직의 진행적인 타이트함과 함께 가쪽돌림의 많은 동원 같은 엉덩관절 주위의 근육 불균형은 댄서들의 궁둥구멍근 증후군의 기여 요인이 될 수 있다. 좋지 않은 기술은 궁둥구멍근의 보상적인 과사용을 일으킬 수 있다. 예를 들어, 위쪽의 깊은 가쪽돌림근을 (궁둥구멍근) 과하게 활성화시키고 아래쪽의 깊은 가쪽돌림근을 (즉, 속폐쇄근 또는 바깥폐쇄근, 쌍둥이근, 넙다리네모근) 불충분하게 사용하면 과사용을 일으킬 수 있다.[129] 과한 훈련과 자세적인 피로 또한 보상적인 패턴을 초래할 수 있다. 댄서가 피로해지면 더 큰 턴아웃에 도달하기 위해 골반을 앞쪽으로 기울일 수 있다. 또한 궁둥구멍근 증후군은 엉치엉덩 기능 부전과 관련이 있다.[35]

고객 프로필, 객관적인 소견, 증상

궁둥구멍근 증후군의 징후와 증상으로는 엉치엉덩 및 볼기근 부위의 외상 병력, 큰궁둥구멍의 압통이 사지로 방사되어 보행 장애가 생김, 앉을 때 악화되는 통증, 하지 직거상 검사 시 양성 반응이 있다. 증후군이 만성인 경우 볼기근의 위축이 있을 수 있다. 신체 검사에는 궁둥신경통의 특징인 엉덩이의 통증을 유발하는 하지의 도수 조작이 포함된다. 엉덩이나 궁둥신경통을 재현하는 엉덩관절의 수동적인 안쪽돌림은 궁둥구멍근 증후군의 양성 지표다.[121] FADIR 검사에서는 검사자가 환자의 엉덩관절을 구부린 상태에서 안쪽돌림시키면서 궁둥구멍근을 늘리기 때문에 (그림 8-28 참고) 유용한 검사다. 이 검사는 엉덩관절을 90°로 구부린 다음 모음, 안쪽돌림시킨다. 비록 FAI를 임상적으로 진단하기 위해 사용되는 검사지만, 궁둥구멍근의 통증 또한 같은 검사 자세에서 발생할 수 있고, 이로 인해 궁둥구멍근의 진단을 뒷받침하거나 무효할 수 있다.[103]

의료 관리 및 재활 고려 사항

초기 관리는 보통 통증과 경련을 줄이기 위한 보존적인 치료로 해결된다. 이 치료법에는 비스테로이드성 항염증제, 근육 이완제, 물리치료가 포함된다.[125,126,130] 초기 물리치료는 경련을 줄이기 위한 특정 모달리티를 포함할 수 있다 (예: 핫팩, 초음파, 콜드 스프레이, 연조직 가동술).[126,130,131] 일단 증상이 감소되면, 엉덩관절 주위 연조직의 근력과 유연성의 균형을 맞추는 집중적인 재활 프로그램으로 진행해야 한다. 재활을 할 때에는 코어 근육을 강화시켜야 하고 (그림 8-31, A, B) 엉덩관절 가쪽돌림근 (예: "크램쉘 [clamshell]" : 그림 8-18, D, E 참고), 벌림근, 폄근(그림 8-31, C, D)의 근육 균형을 향상시켜야 하며,[127] 궁둥구멍근을 스트레칭하기 위해 엉덩관절절을 모으고 안쪽으로 돌리는 운동(그림 8-31, E, F)을 해야 한다.[131] 궁둥구멍근의 유연성을 향상시키는 운동 또한 중요하다 (그림 8-31, G, H). 장기간 치료의 성공과 댄스 훈련으로의 완전한 복귀를 위해서 궁둥구멍근의 타이트함과 과사용의 원인되는 기술의 잘못된 점 또는 부정렬을 확인하고 교정하는 것이 중요하다.[127] 보존적인 관리에 반응하지 않는 경우, 주사나 (예: 코르티코스테로이드, 마취제, 보툴리눔 독소 [보톡스]) 수술을 통한 이완이 적용된다.[125,126,130,132-134]

피로골절

여성 운동 선수, 특히 댄서들은 피로골절의 위험이 높다.[135-137] 충격이 심한 운동을 하면 사춘기 이전이나 사춘기 소녀들의 피로골절 위험이 증가한다는 근거가 있다.[53] 어떤 춤은 (예: 아일랜드 춤) 본질적으로 큰 충격을 준다. 아일랜드 춤을 추는 사람들 255명을 대상으로 한 연구에서, 보고된 부상의 10%가 스트레스성 부상이었고, 부상의 대부분은 하지와 엉덩관절에 영향을 미쳤다.[9] 스트레스성 부상은 1주에 8시간 이상 스포츠에 참여하는 소녀의 경우 두 배나 흔하게 발생한다.[53] 엉덩관절의 피로골절은 쉽게 간과되며, 발견되지 않으면 완전한 골절로 진행될 수 있다.[138] 넙다리뼈목의 피로골절은 전체 피로골절의 약 5%로 드물게 발생한다.[139] 하지만 이 부위의 피로골절은 진단하기 어렵고 골절 후 불유합, 완전 골절, 무혈성 괴사 등 회복할 수 없는 부상이 많이 발생하는 곳이기 때문에 매우 중요하다. 피로골절을 정확히 확인하기 위해 방사선 사진이나 뼈 스캔이 필요하다.

스트레스성 부상을 위한 치료는 활동 후 휴식으로 이루어지며, 휴식의 기간은 부상의 위치와 심각도에 따라 다르다. 스트레스성 부상의 원인과 (예: 과사용, 부정렬, 잘못된 기술, 근력 및 유연성의 불균형, 과한 훈련, 최적이 아닌 바닥 상태) 향후 스트레스성 부상의 위험을 확인하는 것도 중요하다. 예방 전략에는 FAT 선별 검사, 뼈 건강 증진을 위한 활동으로의 조기 참여 촉진, 충격이 강한 스포츠에서 보내는 시간 감소, 뼈 건강 향상을 위한 영양 전략,[140] 훈련 시 탄성이 있는 바닥 사용[9] 등이 포함된다.

춤출 때 엉덩관절 부상 예방

댄스에 참여하는 대부분의 어린 여성들은 어린 나이에 (8~16세) 취미로 하는 댄서들이지만, 이 연령대의 부상률과 관련된

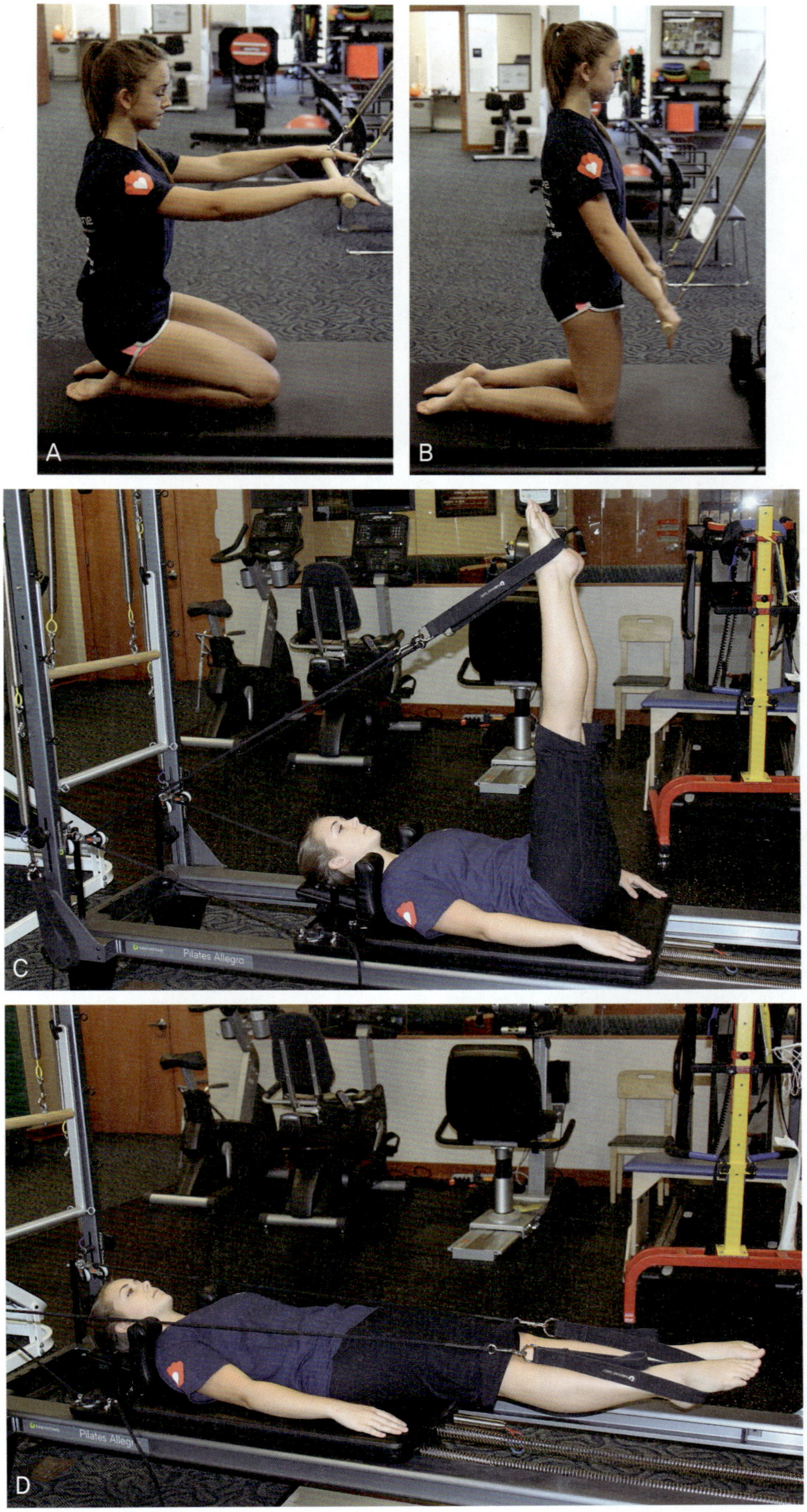

• **그림 8-31** **궁둥구멍근 증후군의 근력과 유연성을 향상시키기 위한 운동의 예시.** A와 B: 코어의 근력 강화, C와 D: 엉덩관절 폄근의 근력 강화.

계속

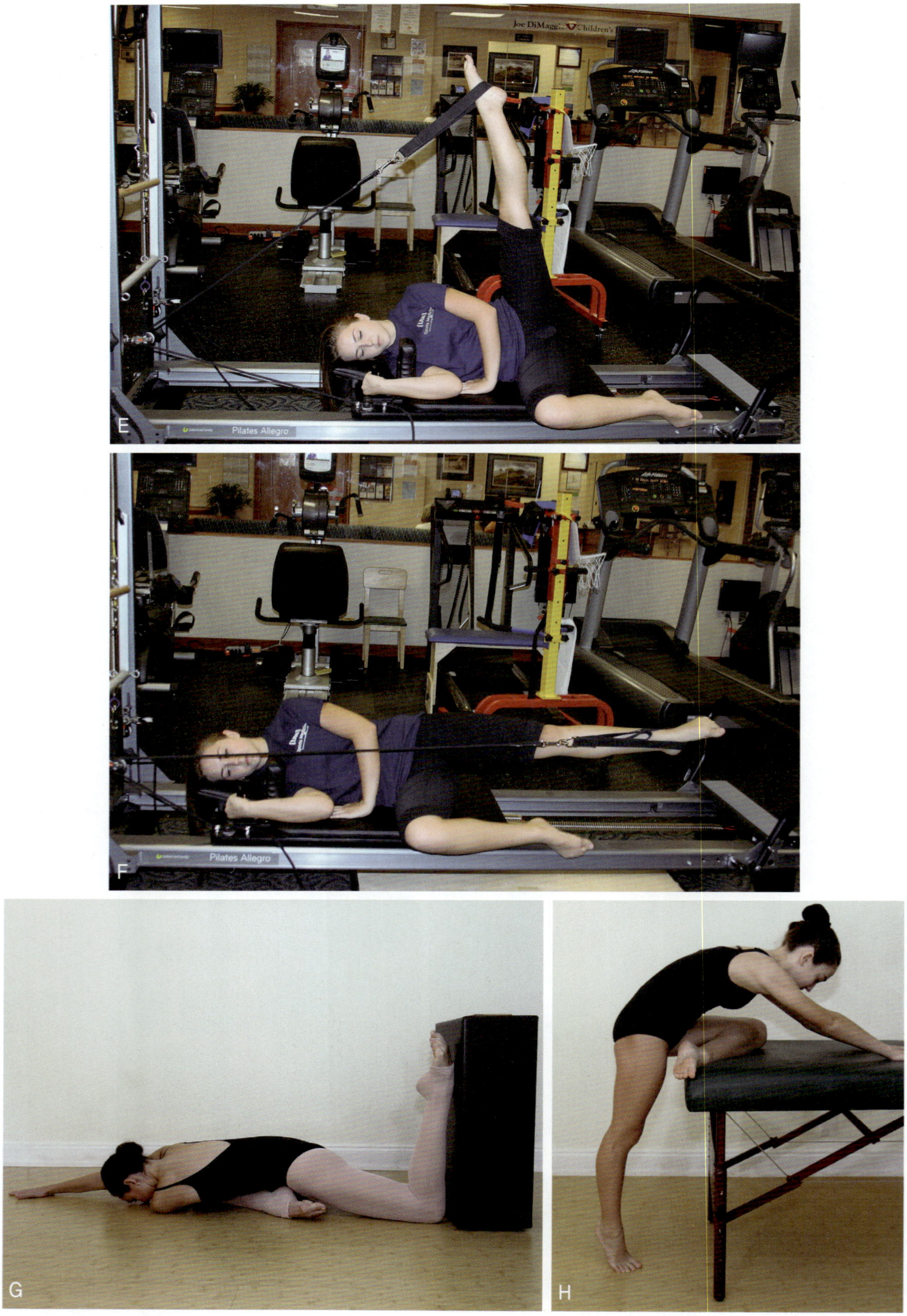

• **그림 8-31, 계속** E와 F: 궁둥구멍근을 스트레칭시키기 위한 엉덩관절 모음근 및 안쪽돌림근의 근력 강화, G: 타이트한 가쪽돌림근을 위한 더 어려운 스트레칭의 변형, H: 연조직을 위해 수정된 가쪽돌림 스트레칭.

위험 요인에 대해서는 거의 알지 못한다.[141] 위험 요인에 관한 현재의 지식은 주로 전문 성인 댄서와 관련이 있으므로 어린 나이에 취미로 하는 댄서들에게는 적용되지 않을 수도 있다. 어린 댄서들의 주요 위험 요인에 관한 이 제한적인 정보는 댄서들을 부상에 노출시킬 수 있고, 이들의 장기간의 신체 건강에 영향을 미칠 수 있으며, 댄서로의 향후 경력에 부정적인 영향을 미칠 수 있다. 취미로 하는 댄서들의 높은 부상률은 예방 활동이 꼭 필요하다는 것을 입증한다.[18]

댄스와 관련된 부상을 관리하고 예방하는 데에 코어의 안정성과 지구력을 위한 코어 근육의 근력 강화가 특히 권장된다.[142,143] 코어의 안정성이 감소되면 댄스 중 하지 관절의 동작과 허리의 조절에 악영향을 미쳐서, 부상 위험이 증가한다.[143] 코어의 안정성과 지구력은 댄서들에게 개발하기 어려운 분야일 수 있다. 필라테스는 코어의 조절을 개발하는데 초점을 맞추고 적절한 체형을 강조하는 형태의 운동이다. 이 운동은 댄서와 관련된 많은 운동의 변형과 진행을 제공한다. 필라테스는 종종 전문 댄서가 댄스 훈련을 보충하기 위해 시행한다. 이는 코어 안정화를 위한 주요 중재로서 사용되거나 재활 과정이 완료되는 동안 또는 그 후에 보충 치료로서 사용될 수 있다. Sabo의 연구[51]는 댄스 의학을 전문으로 하는 물리치료사를 대상으로 실시되었다 (29명). 이 치료사들에게 댄서들을 치료할 때 효과적이었던 특정 중재를 알려주라고 요청했다. 총 59개의 중재가 언급되었으며, 필라테스가 가장 많이 언급되었다 (58.6%).[51] 코어의 안정성과 부상의 위험 간의 잠재적인 관계를 이해하는 것은 댄스의 부상 발생률을 줄이고 수행능력을 향상시키는 데에 중요하다.[143] 향후 연구는 코어의 지구력과 댄스 중 하지의 부상 간의 특정한 관계를 연구해서, 임상적인 효율성과 댄서들의 부상 예방에 대한 이들의 역할을 입증해야 한다.

전반적인 체력 평가로 부족할 수 있는 요소를 확인할 수 있다. 코어의 안정성, 감각 통합 (즉 고유수용성 감각), 유연성, 힘, 근력, 근지구력은 부상을 일으키는 보상작용을 예방할 뿐만 아니라 댄스의 수행능력을 향상시킬 수 있다.[144,145] 동적이고 정적인 스트레칭을 같이 시행하는 것과 같은 적절한 워밍업에 대한 교육은 ROM을 향상시키고 부상을 예방하기 위해 권장된다.[146] 몇몇 근거에 따르면 하지 근육의 감소된 힘이 여성 현대 무용가들의 부상 심각도와 관련이 있다.[147] 전체적인 체력을 향상시키는 훈련 프로그램에는 하지의 근력뿐만 아니라 힘을 다루는 운동이 포함된다.

예방은 주요 위험 요인이 확인된 경우에만 가능하다. 취미로 하는 어린 여성 댄서들의 부상을 확인하고 향후 부상의 위험을 감소시키기 위해 정기적인 신체 검사가 필수적이어야 한다. 이러한 검사는 자신들의 신체 능력에 대한 댄서들의 인식을 높이는 수단이 될 수 있고, 부적절한 근력으로 인한 보상 패턴을 다룸으로써 신체의 한계를 극복하는데 도움이 되는 운동을 선택하는데 도움을 줄 수 있다. 마지막으로 신체 검사는 보상 작용을 막음으로써 좋지 않은 기술을 바로 잡는데 도움을 줄 수 있다.[148] 검사 프로그램은 많은 분야에서 개발되었으며, 이들의 목표는 같다.[149,150]

- 댄서의 체력과 신체적 특징 (예: ROM)을 댄스의 과한 요구와 특정 형태의 댄스와 관련짓는다.
- 연습의 올바른 수준을 결정하고, 약화된 부분을 극복하기 위한 운동을 제안한다.
- 특정 자세에 대한 보상작용을 확인한다.
- 부상의 위험 요인을 확인한다.
- 신체 한계에 대한 댄서 자신의 자기 인식을 높인다.
- 기존의 부상을 확인한다.

치료사와 댄스 강사 간의 의사소통은 안무에서의 생체역학적인 스트레스 요인을 확인하고 다룸으로써 댄스 부상을 예방하는 데에 중요하다. 댄서의 훈련과 기술을 이해하고 신체적 불편함을 빠르게 알아채면 상태가 심각해지기 전에 건강 전문가와 강사가 과사용 부상을 알 수 있다.[3,4] 댄서의 전반적인 건강과 부상 예방을 도와주는 다른 사람들과의 의사소통 또한 중요하다. 이러한 사람들에는 예술 감독,[50] 안무가, 부모, 댄서와 상호작용하는 기타 건강 전문가들이 포함된다.

댄서들의 엉덩관절 부상 측정을 위한 특정 고려사항

댄서의 임상적 평가는 철저한 과거력 조사로 시작해야 한다. 댄스와 관련된 추가 질문은 평가 인터뷰에 포함되어야 한다. 상자 8-1은 댄스와 관련된 인터뷰 질문의 예시를 보여준다.

댄서들의 평가와 치료뿐만 아니라, 예방 전략은 유연성보다 기능적인 자세에서의 엉덩관절 가쪽돌림의 근력과 조절에 초점을 맞춰야한다. 만성 또는 재발성 부상의 치료와 예방 측면에서, 운동 단위의 동원 패턴, 근육의 불균형, 최대 자발적

• 상자 8-1 철저한 과거력 조사를 위한 댄스 관련 질문

1. 몇 년 동안 춤을 추셨나요?
2. 주로 훈련받는 댄스는 어떤 유형이나 스타일인가요?
3. 몇 살부터 댄스를 시작하셨나요?
4. 다른 스포츠나 운동 수업에 참여하시나요?
5. 댄스 훈련을 1주일에 몇 시간 받으시나요?
6. 훈련 과정은 어떻게 이루어지나요? 워밍업이나 쿨다운 시간이 있나요?
7. 훈련을 매일 하나요 아니면 시즌에 따라 하나요? 훈련에 쉬는 시간이 있나요?
8. 최근 훈련 강도나 시간이 늘어났나요? 최근 안무에 변화가 있었나요?
9. 과거에 허리, 엉덩관절, 다리, 발 중 한 곳에 부상이 있었나요?
10. 월경을 시작했나요? 몇 살부터 하셨나요? 월경 주기가 어떻게 되나요?
11. 제한적인 식이 요법을 하고 있나요?
12. 엉덩관절에서 딸깍거리거나 뚝 하는 소리가 있나요? 소리가 난다면 통증이 있나요? 그 곳을 가리킬 수 있나요? 증상을 유발시키거나 완화시키는 것은 무엇인가요?

인 수축의 낮은 수준에서의 등척성 운동이 댄서에게 더 적절할 수 있다. 앞서 언급했듯이, 댄서와 교사의 교육은 비외상성 댄스 부상의 유병률과 심각도를 감소시키는 역할을 할 수 있다. 댄서들은 자신이 가능한 수동적 ROM과 정렬을 기반으로 각자의 현실적인 턴아웃 자세에 도달하도록 해야 한다. 그렇게 하면 턴아웃의 보상 작용과 이후 만성적인 조직의 과부하를 감소시킬 수 있다.[18]

많은 근골격계 부상이 실제의 기능장애보다 높거나 낮기 때문에 전체적인 운동 사슬을 평가하는 재활 전문가와 치료사의 필요성에 대해 문서화되어있으며 일반적으로 시행되고 있다. 특히 댄스 분야에서 중요하다. 댄서가 예술 형식에서 뛰어나도록 요구되는 예술적 본질과 운동 능력 수준을 감안할 때 춤에서 특히 중요하다. 엉덩관절의 질환은 부적절한 바닥 상태, 발 생체역학의 손상, 신발의 마모, 근력과 유연성의 불균형, 좋지 않은 기술로 인한 것일 수 있다. 부상이 재발된 경우, 치료사는 전체적인 (정적, 동적 모두) 운동 사슬을 재평가해야하며, 특히 댄서의 생체역학에 주의를 기울여야한다. 일반적인 수업 시간이나 연습 시간에 댄서를 관찰하는 것도 매우 좋다.

발의 변형과 보상 전략은 엉덩관절의 정렬과 역학에 영향을 미칠 수 있다. 춤을 출 때 신는 신발뿐만 아니라 길에서 신는 신발을 모두 평가하는 것이 중요하다. 어떤 춤은 연습할 때 일반적으로 너무 작은 신발을 신으며, 이러한 연습의 영향을 댄서, 부모, 교사에게 설명해야 한다. 춤을 신을 때 신는 신발에는 대부분 보조 삽입물이 맞지 않고, 댄서들도 이러한 삽입물을 신는 것을 거부할 수 있다. 그럼에도 불구하고 댄서들에게 춤을 추지 않을 때는 보조 삽입물이 들어간 잘 맞는 스포츠 신발을 신는 것을 권장하는 것이 좋다.[7]

마지막으로 이 장의 앞부분에서 말했듯이, 댄서의 영양 상태, 월경 불규칙, FAT의 위험 요인 확인을 측정하는 것은 임상가들이 댄서의 부상에 영향을 미치는 다른 요인을 결정하는 데 도움이 될 수 있다.

이전에 언급했듯이 댄스의 심리사회적인 측면을 이해하고 평가하는 것이 중요하다. 경험에 비추어 볼 때, 공연이나 경쟁 수준에서 훈련하는 댄서는 완벽주의자인 경향이 있으며, 부상을 입은 채로 춤을 계속 추는 것에 익숙하고, 댄스 훈련을 쉬는 것을 꺼린다. 이러한 관찰은 댄스에 관한 문헌에 의해 뒷받침된다.[45-47,151] 댄서의 감정과 두려움을 인정하고 댄스 활동을 제한하기보다 가능한 훈련의 수정을 장려하는 것이 댄서와 임상가 간의 신뢰 관계에는 물론 단기간 및 장기간 치료를 따르게 하는 데에 있어 중요하다.

결론

엉덩관절의 부상은 댄서들의 부상의 10%에 불과하지만, 이로 인해 쇠약해질 수 있고, 극복하기 어려우며, 궁극적으로 경력 단절이 될 수 있다. 엉덩관절 통증이 있는 댄서들은 치료하기 어려울 수 있다. 이 장에서 논의된 엉덩관절의 대부분은 다원적이다. 이러한 부상들은 부적절한 기술, 반복적인 스트레스, 과사용과 결합된 관절의 과운동성, 인대의 느슨함 증가, 근육의 불균형, 뼈의 이상이 함께 발생한다. 댄스 동작의 역학, 댄스와 관련된 해부학, 부상의 임상적인 원인에 대한 이해뿐만 아니라 철저한 평가를 통해 최적의 치료를 할 수 있고 장기적으로 성공적인 결과를 보여줄 것이다.[50,152]

사례 연구

댄서들의 엉덩관절 질환에 대한 예시는 사례 연구 8-1과 8-2에 나와 있다.

사례 연구 8-1

발음성 고관절 증후군이 있는 14세 댄서

과거력

환자는 14세의 여성 댄서로 오른쪽 엉덩관절 굽힘근의 힘줄염을 진단받고 정형외과 전문의가 재활로 의뢰했다. 환자는 오른쪽 엉덩관절 앞쪽에서 통증과 함께 뚝 소리가 난다고 했다. 환자는 3개월 전부터 댄스 수업 중 증상이 점점 나타나기 시작했다고 했다. 앞이나 옆으로의 다리 동작 또는 바뜨망 동작(90° 이상의 엉덩관절 굽힘에서 발을 차는 동작)에서 서 있는 자세로 돌아올 때 증상이 악화되는 것 같다고 했다. 또한 제2포지션에서의 그랑 플리에처럼 깊게 앉는 자세에서 더 악화되었다. 소리를 자발적으로 낼 수 있으며 때로는 갈라지는 듯한 느낌으로 안도감을 느낀다고 했다. 가끔 왼쪽 엉덩관절에서 갈라지는 듯한 느낌을 받지만, 통증은 없었다. 때때로 오른쪽 엉덩관절이 소켓에서 튀어나온다고 느낀다. 환자는 통증 없이 연습의 50%를 할 수 있다. 수업이 진행될수록, 통증은 점점 심해진다. 현재 하루에 2~3시간씩, 1주일에 6일 연습을 한다. 환자는 다양한 스타일의 댄스에 참여하지만 (재즈, 현대 무용, 탭댄스), 발레가 특히 오른쪽 엉덩관절을 자극하는 것처럼 보인다. 증상이 시작된 것은 환자가 주연을 맡은 휴가 발레 공연을 준비하기 위해 훈련의 양을 늘렸을 때와 일치한다. 안무에는 반복적으로 높게 발을 차거나 바뜨망이 포함되어 있다 (Rockettes의 대표 안무와 유사함). 환자는 증상이 심해짐에도 불구하고 계속 연습했다.

환자는 최근에 카이로프랙틱 의사에게 왼쪽 아킬레스건염을 진단받았다고 했다. 지난 3주 동안 왼쪽 발목에 모달리티 치료를 받았고 (초음파, 전기 자극) 약간 나아졌다.

물리치료 검사

초기 진단적 영상검사 : 골반의 방사선 사진은 정상이었다.

자세 : 앞, 뒤, 옆에서 봤을 때 서 있는 자세의 정렬은 자연스러웠다. 자연스러운 턴아웃 정렬로 서서 (하지가 가쪽돌림됨), 옆에서 봤을 때 골반의 앞기울임, 허리의 전만 증가, 양쪽 발의 평발, 발꿈치뼈의 외반이 보였다.

관절 가동 범위 (ROM):

관절의 수동적 관절 가동 범위 (PROM)*	왼쪽 (도)	오른쪽 (도)
엎드려서 엉덩관절 안쪽돌림 (IR)	50	30
엎드려서 엉덩관절 가쪽돌림 (ER)	55	60
서서 턴아웃	75	80
보상적인 턴아웃	20	20
발목의 발등굽힘	15	10
첫 번째 발허리발가락관절(MTP)의 폄	80	90

* PROM: 타이트한 오른쪽 IR과 (30°) 왼쪽 (50°), 타이트한 뒤-가쪽 엉덩관절 연조직 근육 (궁둥구멍근, 엉덩관절 ER), 오른쪽의 과한 수동적 ER과 (60°) 왼쪽 (55°).

근력:

도수 근력 검사 (MMT)	왼쪽	오른쪽
엉덩관절 굽힘	5/5	3/5 5/10의 통증이 있음
엉덩관절 벌림	5/5	3/5
장딴지근	5/5 발바닥굽힘의 끝 범위에서 3/10의 통증이 있음	5/5
뒤정강근	3/5 5/10의 통증이 있음	5/5
긴엄지굽힘근 (FHL)	3/5 5/10의 통증이 있음	5/5

기능적 근력 검사	왼쪽	오른쪽
한 다리로의 스쿼트 검사	정상, 자연스러운 정렬로 무릎을 65°까지 구부릴 수 있음	비정상, 무릎을 50°까지 구부릴 수 있음, 더 깊이 구부릴수록 점진적인 동적 외반이 관찰됨
한 다리로 서 있는 균형 (30초)	정상	양성 20초 때 트렌델렌버그 징후가 보임
코어 근력: 아래팔 플랭크 (시간 제한)	15초 후에 자세가 무너짐, 허리의 전만이 점진적으로 증가함	

오른쪽 엉덩관절 굽힘에 저항 시 약화와 (3/5) 통증이 (5/10) 있었음, 오른쪽에 30초 이상의 한 다리 스쿼트 시 트렌델렌버그 징후가 나타남, 오른쪽 엉덩관절 벌림 3/5, 코어 근육 약화, 오른쪽으로 한 다리 스쿼트 시 골반을 중립으로 둘 수 없음. 기능적 검사에서 무릎관절의 50° 굽힘 시 동적인 외반슬이 나타났고, 왼쪽 장딴지근의 근력은 5/5였으나 체중 부하를 하는 발바닥굽힘의 끝 범위에서 (릴르베 [relevé]) 통증이 있었다 (3/10). 왼쪽 뒤정강근과 FHL에서 약화와 통증이 있었다 (5/10).

유연성: 오른쪽 Thomas 검사와 (벌림과 가쪽돌림 [ER]) Ober 검사에서 양성 반응.

증상 유발 자세: 오른쪽 엉덩관절을 굽힘/모음/ER에서 폄/모음/IR로 움직이면 아프고 소리가 난다. 제2포지션에서의 그랑 플리에와 데벨로뻬 후에 통증이 증가한다.

엉덩관절의 부가 동작: 오른쪽 넙다리뼈머리에서 아래쪽, 앞쪽으로의 글라이드 (glide) 증가가 나타났다. 누운 자세에서 왼쪽과 비교했을 때, 타이트한 엉덩관절/하지의 자세는 ER이 과도했다.

특수 검사: 굽힘-모음-IR (FADIR) 검사에서 오른쪽 엉덩관절에 통증이 발생하여 양성 반응이었다.

물리치료 측정

환자는 오른쪽에 엉덩허리근 건병증과 함께 안쪽 발음성 고관절 증후군이 있다. 이는 과사용, 피로, 보상 전략으로 인한 것으로 보인다. 또한 왼쪽 뒤정강근의 건병증도 있다. 이는 플리에와 턴아웃 자세를 취할 때 오른쪽 엉덩관절의 통증을 피하기 위해 왼쪽 하지로 체중 이동을 과하게 했기 때문에 발생했다. 환자가 체중을 왼쪽 발목으로 보냈을 때, 자신의 내재적인 아치 조절을 잃었으며 뒤정강근과 긴엄지굽힘근을 과잉 동원했다.

계속

사례 연구 8-1

발음성 고관절 증후군이 있는 14세 댄서 - 계속

환자는 90° 이상의 굽힘에서 오른쪽 엉덩관절의 굽힘근을 적게 동원했다. 환자가 보여준 보상 패턴은 대퇴근막장근(TFL)을 동원하고 더 크게 구부리려고 엉덩관절을 올리는 것을 이 근육에 의지했으며, 그 결과 엉덩허리근은 쓰이지 않았다. TFL은 안쪽돌림근이지만 엉덩관절에서 과한 ER이 나타났는데, 이는 보상작용을 일으키는 국소적인 과한 느슨함의 지표다. 약한 중간볼기근과 비효율적인 코어의 안정성으로 인해 한 다리로 서 있을 때 골반의 지지면이 안정적이지 않고, 비효율적인 동원 패턴이 지속된다.

중재

환자에게 2주 동안 엉덩허리근의 (엉덩관절 굽힘근) 자극을 감소시키기 위해 90° 이상의 굽힘, 벌림 후 (열린 사슬, 닫힌 사슬에서의) 상대적으로 휴식을 취하라고 했다. 증상 유발 자세를 피하기 위해 댄스 활동을 수정했다. 오른쪽 엉덩관절 굽힘근과 왼쪽 뒤정강근의 통증을 감소시키기 위해 모달리티를 사용했다.

연조직 가동술과 폼 롤링을 통해 오른쪽 엉덩관절 근육의 불균형을 교정했다 (TFL/엉덩정강근막띠 [ITB]). 연습이 끝나고 엉덩허리근, ITB, 궁둥구멍근의 스트레칭을 강조했다. 관절의 끝 범위에서의 스트레칭 대신 근육의 면에서의 스트레칭을 하라고 교육했다. 엉덩관절 앞쪽의 연조직 제한을 감소시키기 위해 엉덩허리근의 도수 이완술을 포함했다. 넙다리뼈의 뒤쪽으로의 글라이드를 촉진하고 넙다리뼈머리를 절구의 가운데에 맞추기 위해 네 발 기기 자세에서 앞뒤로 흔드는 운동을 했다.

재활 운동 전략은 엉덩관절 및 허리골반의 안정화, 하지의 균등한 체중 이동, 누워있다 앉을 때 및 댄스 관련 기능적 자세에서 코어의 안정화를 강조했다. 허리골반에서 적절하게 분리된 움직임 패턴을 최적화하기 위해 허리뼈에서의 중립적인 조절과 신경근 재조절을 강조했다. 환자의 생체역학적인 조절을 더 향상시키기 위해, 중간볼기근 근력 강화, 고유수용성 감각 운동, 닫힌 사슬 안정화 운동을 통해 골반의 안정화 조절을 향상시켰다. 왼쪽 발의 조절을 위해 내재근 근력 강화를 하고, 안쪽 발의 부담을 감소시키기 위해 첫 번째 발허리발가락관절을 스트레칭했다. 능동적인 엉덩관절의 90° 이상 굽힘에 통증이 없으면, 엉덩허리근의 점진적인 강화에 초점을 맞춘 가정 운동 프로그램을 댄스와 관련된 패턴으로 시행했다. 교육 또한 환자의 회복에 중요했다. 환자는 자신의 특정한 보상 패턴을 아는 법을 배웠고, 이를 교정하는 운동을 시행했으며, 기술을 최적화하기 위해 댄스 교사와 같이 시행할 수 있었다.

사례 연구 8-2

허리, 엉덩관절 가쪽, 무릎뼈-넙다리뼈 안쪽의 통증이 있는 10세의 여성 댄서

과거력

환자는 10세의 여성 댄서로서 허리 통증과 가쪽 엉덩관절, 안쪽 무릎-넙다리뼈에 통증이 있다. 환자는 6살 때부터 발레를 했다. 아장아장 걸을 때 발가락을 안으로 하고 걷는 패턴을 보였다. 이는 3년 동안 개선되었다. 환자의 엄마의 말에 의하면 환자가 걸을 때 오른발이 약간 돌아갈 때가 있는데, 피곤할 때만 눈에 띈다고 했다. 통증은 6개월 전부터 점차 시작되었다. 이 때 환자는 키가 2인치씩 컸다. 환자는 발레 학원에서 1주일에 10시간씩 교육을 받고 1주일에 2시간씩 기술 수업을 듣는다.

환자의 소아과 전문의는 척추측만증을 의심하여 소아 정형외과 전문의에게 이를 의뢰했다. 척추의 방사선 사진은 정상이었다. 전문의는 넙다리뼈의 중간 정도의 앞경사를 진단했다 (20~25°). 최근 최근 발병된 통증에 대한 우려와 앞경사가 있는 상태에서 턴아웃을 더 좋게 하기 위한 전략을 위해 물리치료로 의뢰했다.

논의

넙다리뼈의 앞경사가 있는 상태에서 턴아웃을 개선하는 것이 가능할지라도, 이는 턴아웃을 할 때 보상작용이 생기는 원인이며, 통증에 영향을 미친다. 앞경사의 각도는 환자가 원하는 턴아웃에 도달하는 능력을 제한시킨다. 턴아웃을 할 때 골반이 앞으로 기울어져서, 엉덩관절의 굽힘이 커지고, 이로 인해 Y인대가 느슨해지며 더 많은 회전을 할 수 있게 된다. 앞기울임은 허리의 전만을 증가시킨다. 전만은 심미적으로 바람직하지 않으며 잠재적으로 손상을 입을 수 있다. 허리뼈 주변의 근육은 과잉 동원되고, 배가로근은 억제된다. 이 자세는 엉덩허리근을 짧게 만들며, 엉덩두덩융기의 소리는 염증과 통증을 유발할 수 있다.

골반이 앞기울임 되어있는 것은 깊은 가쪽돌림근에 좋지 않은 자세이다. 이 정렬은 턴아웃 정렬을 도울 수 있는 이 근육들의 잠재적인 근력을 쓰기 어렵게 한다. 대신 중립적인 자세에서 척추와 골반을 안정화시켜야하고 더 효율적인 턴아웃을 활성화시키기 위해 깊은 가쪽돌림근을 강화시켜야 한다. 보상작용이 발생하는 또 다른 부위는 무릎관절이다. 엉덩관절의 부적절한 가쪽돌림은 경첩관절인 무릎관절이 자신의 역할을 뛰어 넘는 기능을 하게 한다. 이는 정강뼈의 과한 가쪽돌림이 발생하는 것으로 시작한다. 정강뼈의 가쪽돌림 증가는 안쪽 PF의 부담을 증가시킨다. 정강뼈의 가쪽돌림은 정강뼈결절은 가쪽으로 가게 하고 무릎관절의 안쪽 구조물에 부담을 준다. 골반의 앞기울임은 앞쪽으로의 체중 이동을 증가시키고 PF관절의 앞쪽 전단력을 증가시킨다. 보상작용이 발생하는 마지막 부위는 환자의 발의 중간 부분이다. 척추, 엉덩관절, 무릎관절에서 일어나는 모든 보상작용으로 인해, 중간 발은 자세를 안정화시키기 위해 발을 엎침한다. 이러한 정렬은 안쪽의 아치 지지를 과하게 늘리며 동적인 내재적 아치 조절을 억제시킨다.

전체적으로 환자는 수동적이고 보상적인 관절 동작에 의존하고 근육의 비효율적인 동원 패턴이 있다. 환자는 코어 근육, 엉덩관절의 깊은 ER, 발의 내재근, 발목의 근력 강화와 적절한 스트레칭(모음, 허리근 및 엉덩관절 폄, ER)으로 효과를 볼 것이다. 이러한 방법은 환자가 최대의 턴아웃을 할 수 있게 할 것이며 보상적인 부담을 감소시키고 허리, 엉덩관절, 무릎관절의 통증을 감소시킬 것이다.

엉덩관절 가쪽돌림의 실제 각도는 뚜렷하게 개선되지 않았지만, 환자는 자신이 최대로 할 수 있는 범위를 사용하는 능력을 얻었다. 환자는 엉덩관절을 올바르게 돌리는 법을 배워야 하며, 이는 시간, 성장, 성숙이 필요하다.

감사의 말

이 장의 그림에 도움을 준 물리치료학과 학생이자 그래픽 아티스트인 Elizabeth (Betsy) Kreymer께 감사드립니다.

참고문헌

1. Kravitz S. Dance medicine. *Clin Podiatry*. 1984;1(2):417-430.
2. Peterson JR. Hip pain in dancers: introduction. *J Dance Med Sci*. 2011;15(4):147-148.
3. Ojofeitimi S, Bronner S. Injuries in a modern dance company effect of comprehensive management on injury incidence and cost. *J Dance Med Sci*. 2011;15(3):116-122.
4. Bronner S, Ojofeitimi S, Rose D. Injuries in a modern dance company: effect of comprehensive management on injury incidence and time loss. *Am J Sports Med*. 2003;31(3):365-373.
5. Leanderson C, Leanderson J, Wykman A, et al. Musculoskeletal injuries in young ballet dancers. *Knee Surg Sports Traumatol Arthrosc*. 2011;19(9):1531-1535.
6. Baker J, Scott D, Watkins K, et al. Self-reported and reported injury patterns in contemporary dance students. *Med Probl Perform Art*. 2010;25(1):10-15.
7. Schoene LM. Biomechanical evaluation of dancers and assessment of their risk of injury. *J Am Podiatr Med Assoc*. 2007;97(1):75-80.
8. Teitz CC. Hip and knee injuries in dancers. *J Dance Med Sci*. 2000;4(1):23-29.
9. Stein CJ, Tyson KD, Johnson VM, et al. Injuries in Irish dance. *J Dance Med Sci*. 2013;17(4):159-164.
10. Chow AH, Morrison WB. Imaging of hip injuries in dancers. *J Dance Med Sci*. 2011;15(4):160-172.
11. Boles C, Ferguson C. The female athlete. *Radiol Clin North Am*. 2010;48:1249-1266.
12. Chang GH, Paz DA, Dwek JR, Chung CB. Lower extremity overuse injuries in pediatric athletes: clinical presentation, imaging findings, and treatment. *Clin Imaging*. 2013;37(5):836-846.
13. Frank JS, Gambacorta PL, Eisner EA. Hip pathology in the adolescent athlete. *J Am Acad Orthop Surg*. 2013;21(11):665-674.
14. Kovacevic D, Mariscalco M, Goodwin RC. Injuries about the hip in the adolescent athlete. *Sports Med Arthrosc*. 2011;19(1):64-74.
15. Gamboa J, Maring J, Roberts L, Fergus A. Injury patterns in elite preprofessional ballet dancers and the utility of screening programs to identify risk characteristics. *J Orthop Sports Phys Ther*. 2008;38(3):126-136.
16. Jacobs CL, Hincapié CA, Cassidy JD. Musculoskeletal injuries and pain in dancers: a systematic review update. *J Dance Med Sci*. 2012;16(2):74-84.
17. Motta-Valencia K. Dance-related injury. *Phys Med Rehabil Clin N Am*. 2006;17(3):697-723.
18. Negus V, Hopper D, Briffa N. Associations between turnout and lower extremity injuries in classical ballet dancers. *J Orthop Sports Phys Ther*. 2005;35(5):307-318.
19. Coplan JA. Ballet dancer's turnout and its relationship to self-reported injury. *J Orthop Sports Phys Ther*. 2002;32:579-584.
20. Micheli LJ, Gillespie WJ, Walaszek A. Physiologic profiles of female professional ballerinas. *Clin Sports Med*. 1984;3(1):199-209.
21. Koerner J, Patel N, Yoon R, et al. Femoral version of the general population: does "normal" vary by gender or ethnicity? *J Orthop Trauma*. 2013;27(6):308-311.
22. Toogood PA, Skalak A, Cooperman DR. Proximal femoral anatomy in the normal human population. *Clin Orthop Relat Res*. 2009;467(4):876-885.
23. Bauman P, Singson R, Hamilton W. Femoral neck anteversion in ballerinas. *Clin Orthop Relat Res*. 1994;302:57-63.
24. Clippinger K. Biomechanical considerations in turnout. In: Solomon R, Minton S, Solomon J, eds. *Preventing Dance Injuries*. 2nd ed. Champaign, Ill: Human Kinetics; 2005:135-150.
25. Cimelli S, Curran S. influence of turnout on foot posture and its relationship to overuse musculoskeletal injury in professional contemporary dancers: a preliminary investigation. *J Am Podiatr Med Assoc*. 2012;102(1):25-33.
26. Hamilton D, Aronsen P, Løken J, et al. Dance training intensity at 11-14 years is associated with femoral torsion in classical ballet dancers. *Br J Sports Med*. 2006;40:299-303.
27. Welsh TM, Rodriguez M, Beare LW, et al. Assessing turnout in university dancers. *J Dance Med Sci*. 2008;12(4):136-141.
28. Jenkins J, Wyon M, Nevil A. Can turnout measurements be used to predict physiotherapist-reported injury rates in dancers? *Med Probl Perform Art*. 2013;28(4):230-235.
29. Khoo-Summers L, Prather H, Hunt D, Van Dillen L. Predictors of first position turnout in collegiate dancers. *Am J Phys Med Rehabil*. 2013;92(2):136-142.
30. Gilbert CB, Gross M, Klug K. Relationship between hip external rotation and turnout angle for the five classical ballet positions. *J Orthop Sports Phys Ther*. 1998;27:339-347.
31. Bennell K, Khan KM, Matthews B, et al. Hip and ankle range of motion and hip muscle strength in young female ballet dancers and controls. *Br J Sports Med*. 1999;33:340-346.
32. Khan K, Roberts P, Nattrass C, et al. Hip and ankle range of motion in elite classical ballet dancers and controls. *Clin J Sport Med*. 1997;7:174-179.
33. Hamilton WG, Hamilton LH, Marshall P, Molnar M. A profile of the musculoskeletal characteristics of elite professional ballet dancers. *Am J Sports Med*. 1992;20(3):267-273.
34. Grossman G, Waninger K, Voloshin A, et al. Reliability and validity of goniometric turnout measurements compared with MRI and retro-reflective markers. *J Dance Med Sci*. 2008;12(4):142-152.
35. Clippinger K, ed. The pelvic girdle and hip joint. In: *Dance Anatomy and Kinesiology*. Champaign, Ill: Human Kinetics; 2007.
36. Norkin CC, White DJ. *Measurement of Joint Motion: A Guide to Goniometry*. 4th ed. Philadelphia: F.A. Davis; 2009.
37. Clarkson HM. *Joint Motion and Function Assessment: A Research-Based Practice Guide*. Philadelphia: Lippincott Williams & Wilkins; 2005.
38. Ruwe PA, Gage JR, Ozonoff MB, DeLuca PA. Clinical determination of femoral anteversion: a comparison with established techniques. *J Bone Joint Surg Am*. 1992;74(6):820-830.
39. Ojofeitimi S, Bronner S, Woo H. Injury incidence in hip hop dance. *Scand J Med Sci Sports*. 2012;22(3):347-355.
40. Echegoyen S, Acuña E, Rodríguez C. Injuries in students of three different dance techniques. *Med Probl Perform Art*. 2010;25(2):72-74.

41. Mayers L, Bronner S, Agraharasamakulam S, Ojofeitimi S. Lower extremity kinetics in tap dance. *J Dance Med Sci.* 2010; 14(1):3-10.
42. Trepman E, Gellman RE, Solomon R, et al. Electromyographic analysis of standing posture in demi plie in ballet and modern dancers. *Med Sci Sports Exerc.* 1994;26(6):771-782.
43. Rivaldi C, Vannacci A, Bolognesi E, et al. Gender role, eating disorder symptoms, and body image concern in ballet dancers. *J Psychosom Res.* 2006;64(4):529-535.
44. Wainwright SP, Williams C, Turner BS. Fractured identities: injury and the balletic body. *Health (London).* 2005;9(1): 49-66.
45. Murgia C. Overuse, tissue fatigue, and injuries. *J Dance Med Sci.* 2013;17(3):93-100.
46. Mainwaring LM. Psychological issues in dance medicine. Part one. *J Dance Med Sci.* 2001;5(4):104.
47. Krasnow D, Kerr G, Mainwaring L. Psychology of dealing with the injured dancer. *Med Prob Perform Art.* 1994;9(1):7-9.
48. Lai R, Krasnow D, Thomas M. Communication between medical practitioners and dancers. *J Dance Med Sci.* 2008;12(2):47-53.
49. Reference deleted in review.
50. Liederbach M. Perspectives on dance science rehabilitation understanding whole body mechanics and four key principles of motor control as a basis for healthy movement. *J Dance Med Sci.* 2010;14(3):114-124.
51. Sabo M. Physical therapy rehabilitation strategies for dancers: a qualitative study. *J Dance Med Sci.* 2013;17(1):11-17.
52. Hincapié CA, Morton EJ, Cassidy JD. Musculoskeletal injuries and pain in dancers: a systematic review. *Arch Phys Med Rehabil.* 2008;89(9):1819-1829.
53. Field A, Gordon C, Pierce L, et al. Prospective study of physical activity and risk of developing a stress fracture among preadolescent and adolescent girls. *Arch Pediatr Adolesc Med.* 2011; 165:723-728.
54. Liederbach M, Compagno JM. Psychological aspects of fatigue-related injuries in dancers. *J Dance Med Sci.* 2001;5(4): 116-120.
55. Koutedakis Y, Myszkewycz L, Soulas D, et al. The effects of rest and subsequent training on selected physiological parameters in professional female classical dancers. *Int J Sports Med.* 1999; 20(6):379-383.
56. Day H, Koutedakis Y, Wyon MA. Hypermobility and dance: a review. *Int J Sports Med.* 2011;32(7):485-489.
57. Ruemper A, Watkins K. Correlations between general joint hypermobility and joint hypermobility syndrome and injury in contemporary dance students. *J Dance Med Sci.* 2012;16(4): 161-166.
58. Foley E, Bird HA. Hypermobility in dance: asset, not liability. *Clin Rheumatol.* 2013;32(4):455-461.
59. Beighton P, Solomon L, Soskolne CL. Articular mobility in an African population. *Ann Rheum Dis.* 1973;32(5):413-418.
60. Remvig L, Jensen DV, Ward RC. Are diagnostic criteria for general joint hypermobility and benign joint hypermobility syndrome based on reproducible and valid tests? A review of the literature. *J Rheumatol.* 2007;34(4):798-803.
61. Grahame R, Bird H, Child A. The revised Brighton 1998 criteria for the diagnosis of benign joint hypermobility syndrome. *J Rheumatol.* 2000;27(7):1777-1779.
62. Simpson MR. Benign joint hypermobility syndrome: evaluation, diagnosis, and management. *J Am Orthop Assoc.* 2006;106(9): 531-536.
63. Simmonds J, Keer R. Hypermobility and the hypermobility syndrome. *Man Ther.* 2007;12(4):298-309.
64. Abraham S. Eating and weight controlling behaviours of young ballet dancers. *Psychopathology.* 1996;29(4):218-222.
65. Frusztajer NT, Dhuper S, Warren MP, et al. Nutrition and the incidence of stress fractures in ballet dancers. *Am J Clin Nutr.* 1990;51(5):779-783.
66. Merrilees MJ, Smart EJ, Gilchrist NL, et al. Effects of dairy food supplements on bone mineral density in teenage girls. *Eur J Nutr.* 2000;39(6):256-262.
67. Weaver CM. Adolescence: the period of dramatic bone growth. *Endocrine.* 2002;17(1):43-48.
68. Hilton LK, Loucks AB. Low energy availability, not exercise stress, suppresses the diurnal rhythm of leptin in healthy young women. *Am J Physiol Endocrinol Metab.* 2000;278(1): E43-E49.
69. Ihle R, Loucks AB. Dose-response relationships between energy availability and bone turnover in young exercising women. *J Bone Miner Res.* 2004;19(8):1231-1240.
70. Lawson EA, Donoho D, Miller KK, et al. Hypercortisolemia is associated with severity of bone loss and depression in hypothalamic amenorrhea and anorexia nervosa. *J Clin Endocrinol Metab.* 2009;94(12):4710-4716.
71. Meyer F, O'Connor H, Shirreffs SM. Nutrition for the young athlete. *J Sports Sci.* 2007;25(suppl 1):S73-S82.
72. Koutedakis Y, Clarke F, Wyon M, et al. Muscular strength: applications for dancers. *Med Probl Perform Art.* 2009;24(4): 157-165.
73. Nattiv A, Loucks AB, Manore MM, et al. American College of Sports Medicine position stand: the female athlete triad. *Med Sci Sports Exerc.* 2007;39(10):1867-1882.
74. Nichols JF, Rauh MJ, Barrack MT, et al. Disordered eating and menstrual irregularity in high school athletes in lean-build and nonlean-build sports. *Int J Sport Nutr Exerc Metab.* 2007; 17(4):364-377.
75. Nichols JF, Rauh MJ, Lawson MJ, et al. Prevalence of the female athlete triad syndrome among high school athletes. *Arch Pediatr Adolesc Med.* 2006;160(2):137-142.
76. Doyle-Lucas AF, Akers JD, Davy BM. Energetic efficiency, menstrual irregularity, and bone mineral density in elite professional female ballet dancers. *J Dance Med Sci.* 2010;14(4): 146-154.
77. Barrack MT, Ackerman KE, Gibbs JC. Update on the female athlete triad. *Curr Rev Musculoskelet Med.* 2013;6(2):195-204.
78. Thomas JJ, Keel PK, Heatherton TF. Disordered eating and injuries among adolescent ballet dancers. *Eat Weight Disord.* 2011;16(3):e216-e222.
79. Barrow GW, Saha S. Menstrual irregularity and stress fractures in collegiate female distance runners. *Am J Sports Med.* 1988; 16(3):209-216.
80. Barrack MT, Gibbs JC, De Souza MJ, et al. Higher incidence of bone stress injuries with increasing female athlete triad-related risk factors: a prospective multisite study of exercising girls and women. *Am J Sports Med.* 2014;42(4):949-958.
81. Burckhardt P, Wynn E, Krieg M-A, et al. The effects of nutrition, puberty and dancing on bone density in adolescent ballet dancers. *J Dance Med Sci.* 2011;15(2):51-60.
82. Friesen KJ, Rozenek R, Clippinger K, et al. Bone mineral density and body composition of collegiate modern dancers. *J Dance Med Sci.* 2011;15(1):31-36.
83. Keay N, Fogelman I, Blake G. Bone mineral density in professional female dancers. *Br J Sports Med.* 1997;31:143-147.

84. Thienpont E, Simon J-P. Stress fracture of the acetabulum in a ballet dancer: a case report. *Acta Orthop Belg.* 2005;71(6): 740-742.
85. Noon M, Hoch AZ, McNamara L, Schimke J. Injury patterns in female Irish dancers. *PM R.* 2010;2(11):1030-1034.
86. Hincapié CA, Cassidy JD. Disordered eating, menstrual disturbances, and low bone mineral density in dancers: a systematic review. *Arch Phys Med Rehabil.* 2010;91(11):1777-1789.e1771.
87. Lee KS, Rosas HG, Phancao J-P. Snapping hip: imaging and treatment. *Semin Musculoskelet Radiol.* 2013;17(3):286-294.
88. Weber A, Bedi A, Tibor L, et al. The hyperflexible hip: managing hip pain in the dancer and gymnast. *Sports Health.* 2015;7(4): 346-358.
89. Reid DC, Burnham RS, Saboe LA, Kushner SF. Lower extremity flexibility patterns in classical ballet dancers and their correlation to lateral hip and knee injuries. *Am J Sports Med.* 1987;15(4): 347-352.
90. Lewis CL. Extra-articular snapping hip: a literature review. *Sports Health.* 2010;2(3):186-190.
91. Winslow J, Yoder E. Patellofemoral pain in female ballet dancers: correlation with iliotibial band tightness and tibial external rotation. *J Orthop Sports Phys Ther.* 1995;22(1):18-21.
92. Winston P, Awan R, Cassidy JD, Bleakney RK. Clinical examination and ultrasound of self-reported snapping hip syndrome in elite ballet dancers. *Am J Sports Med.* 2007;35(1):118-126.
93. Deleget A. Overview of thigh injuries in dance. *J Dance Med Sci.* 2010;14(3):97-102.
94. Sammarco J. The dancer's hip. In: Ryan A, Stephens R, eds. *Dance Medicine: A Comprehensive Guide.* Chicago: Pluribus Press; 1987.
95. Micheli LJ, Solomon R. Treatment of recalcitrant iliopsoas tendinitis in athletes and dancers with corticosteroid injection under fluoroscopy. *J Dance Med Sci.* 1997;1:7-11.
96. Reference deleted in review.
97. Drężewska M, Gałuszka R, Sliwiński Z. Hip joint mobility in dancers: preliminary report. *Ortop Traumatol Rehabil.* 2012; 14(5):443-452.
98. Byrd JW, Jones KS. Traumatic rupture of the ligamentum teres as a source of hip pain. *Arthroscopy.* 2004;20:385-391.
99. Tsai Y-S, McCrory JL, Sell TC, et al. Hip strength, flexibility, and standing posture in athletes with an acetabular labral tear. *J Orthop Sports Phys Ther.* 2004;34:A55-A56.
100. Philippon MJ. The role of arthroscopic thermal capsulorrhaphy in the hip. *Clin Sports Med.* 2001;20:817-829.
101. Nilsson C, Leanderson J, Wykman A, Strender LE. The injury panorama in a Swedish professional ballet company. *Knee Surg Sports Traumatol Arthrosc.* 2001;9(4):242-246.
102. Schenker ML, Martin RR, Weiland DE, et al. Current trends in hip arthroscopy: a review of injury diagnosis, techniques, and outcome scoring. *Curr Opin Orthop.* 2005;16:89-94.
103. Wang W-G, Yue D-B, Zhang N-F, et al. Clinical diagnosis and arthroscopic treatment of acetabular labral tears. *Orthop Surg.* 2011;3(1):28-34.
104. Kocher MS, Solomon R, Lee BM, et al. Arthroscopic debridement of hip labral tears in dancers. *J Dance Med Sci.* 2006; 10(3–4):99-105.
105. Groh MM, Herrera J. A comprehensive review of hip labral tears. *Curr Rev Musculoskelet Med.* 2009;2(2):105-117.
106. McCarthy JC, Noble PC, Schuck MR, et al. Aufranc award: the role of labral lesions to development of early degenerative hip disease. *Clin Orthop Relat Res.* 2001;393:25-37.
107. Mason JB. Acetabular labral tears in the athlete. *Clin Sports Med.* 2001;20(4):779-790.
108. Crawford MJ, Dy CJ, Alexander JW, et al. The biomechanics of the hip labrum and the stability of the hip. *Clin Orthop Relat Res.* 2007;455:16-22.
109. Charbonnier C, Kolo FC, Duthon VB, et al. Assessment of congruence and impingement of the hip joint in professional ballet dancers: a motion capture study. *Am J Sports Med.* 2011;39(3): 557-566.
110. Safran MR, Giordano G, Lindsey DP, et al. Strains across the acetabular labrum during hip motion: a cadaveric model. *Am J Sports Med.* 2011;39(suppl):92S-102S.
111. Philippon MJ, Briggs KK, Fagrelius T, Patterson D. Labral refixation: current techniques and indications. *HSS J.* 2012; 8(3): 240-244.
112. Naal FD, Hatzung G, Müller A, et al. Validation of a self-reported Beighton score to assess hypermobility in patients with femoroacetabular impingement. *Int Orthop.* 2014;38: 2245-2250.
112a. Duthon V, Charbonnier C, Kolo F, et al. Correlation of clinical and magnetic resonance imaging findings in hips of elite female ballet dancers. *Arthroscopy.* 2013;29(9):411-419.
113. Neumann G, Mendicuti AD, Zou KH, et al. Prevalence of labral tears and cartilage loss in patients with symptoms of the hip: evaluation using MR arthrography. *Osteoarthritis Cartilage.* 2007;15:909-917.
114. Martin HD, Kelly BT, Leunig M, et al. The pattern and technique in the clinical evaluation of the adult hip: the common physical examination tests of hip specialists. *Arthroscopy.* 2010; 26(2):161-172.
115. Tibor LM, Sekiya JK. Differential diagnosis of pain around the hip joint. *Arthroscopy.* 2008;24(12):1407-1421.
116. Burnett RS, Della Rocca GJ, Prather H, et al. Clinical presentation of patients with tears of the acetabular labrum. *J Bone Joint Surg Am.* 2006;88(7):1448-1457.
117. Ziegert AJ, Blankenbaker DG, De Smet AA, et al. Comparison of standard hip MR arthrographic imaging planes and sequences for detection of arthroscopically proven labral tear. *AJR Am J Roentgenol.* 2009;192:1397-1400.
118. Kern-Scott R, Peterson JR, Morgan P. Review of acetabular labral tears in dancers. *J Dance Med Sci.* 2011;15(4):149.
119. Lodhia P, Slobogean GP, Noonan VK, Gilbart MK. Patient-reported outcome instruments for femoroacetabular impingement and hip labral pathology: a systematic review of the clinimetric evidence. *Arthroscopy.* 2011;27(2):279-286.
120. Wisniewski SJ, Grogg B. Femoroacetabular impingement: an overlooked cause of hip pain. *Am J Phys Med Rehabil.* 2006; 85(6):546-549.
121. Yazbek PM, Ovanessian V, Martin RL, Fukuda TY. Nonsurgical treatment of acetabular labrum tears: a case series. *J Orthop Sports Phys Ther.* 2011;41(5):346-353.
122. Matsuda DK, Carlisle JC, Arthurs SC, et al. Comparative systematic review of the open dislocation, mini-open, and arthroscopic surgeries for femoroacetabular impingement. *Arthroscopy.* 2011;27(2):252-269.
123. Magee DJ. *Orthopedic Physical Assessment.* 5th ed. St. Louis: Saunders; 2007.
124. Papadopoulos EC, Kahn SN. Piriformis syndrome and low back pain: a new classification and review of the literature. *Orthop Clin North Am.* 2004;35:65-71.
125. Byrd JW. Piriformis syndrome. *Oper Tech Sports Med.* 2005; 13(1):71-79.

126. Boyajian-O'Neill LA, McClain RL, Coleman MK, Thomas PP. Diagnosis and management of piriformis syndrome: an osteopathic approach. *J Am Osteopath Assoc.* 2008;108(11): 657-664.
127. Tonley JC, Yun SM, Kochevar RJ, et al. Treatment of an individual with piriformis syndrome focusing on hip muscle strengthening and movement reeducation: a case report. *J Orthop Sports Phys Ther.* 2010;40(2):103-111.
128. Durrani Z, Winnie AP. Piriformis muscle syndrome: an underdiagnosed cause of sciatica. *J Pain Symptom Manage.* 1991; 6(6):374-379.
129. Martinez N, Mandel S, Peterson JR. Neurologic causes of hip pain in dancers. *J Dance Med Sci.* 2011;15(4):157-159.
130. Childers MK, Wilson DJ, Gnatz SM, et al. Botulinum toxin type A use in piriformis muscle syndrome: a pilot study. *Am J Phys Med Rehabil.* 2002;81(10):751-759.
131. Fishman LM, Dombi GW, Michaelsen C, et al. Piriformis syndrome: diagnosis, treatment, and outcome—a 10-year study. *Arch Phys Med Rehabil.* 2002;83(3):295-301.
132. Fishman LM, Konnoth C, Rozner B. Botulinum neurotoxin type B and physical therapy in the treatment of piriformis syndrome: a dose-finding study. *Am J Phys Med Rehabil.* 2004;83(1):42-50.
133. Misirlioglu TO, Akgun K, Palamar D, et al. Piriformis syndrome: comparison of the effectiveness of local anesthetic and corticosteroid injections: a double-blinded, randomized controlled study. *Pain Physician.* 2015;18(2):163-171.
134. Benzon HT, Katz JA, Benzon HA, Iqbal MS. Piriformis syndrome: anatomic considerations, a new injection technique, and a review of the literature. *Anesthesiology.* 2003;98(6): 1442-1448.
135. Wentz L, Liu P, Haymes E, Ilich J. Females have a greater incidence of stress fractures than males in both military and athletic populations: a systemic review. *Mil Med.* 2011;176:420-430.
136. Feingold D, Hame S. Female athlete triad and stress fractures. *Orthop Clin North Am.* 2006;37:575-583.
137. Bennell KL, Brukner PD. Epidemiology and site specificity of stress fractures. *Clin Sports Med.* 1997;16(2):179-196.
138. Steinberg N, Siev-Ner I, Peleg S, et al. Injuries in female dancers aged 8 to 16 years. *J Athl Train.* 2013;48(1):118-123.
139. Sanderlin BW, Raspa RF. Common stress fractures. *Am Fam Physician.* 2003;68(8):1527-1532.
140. Chen Y-T, Tenforde AS, Fredericson M. Update on stress fractures in female athletes: epidemiology, treatment, and prevention. *Curr Rev Musculoskelet Med.* 2013;6(2):173-181.
141. Nunes N, Haddod J, Bartlett D, Obright KD. Musculoskeletal injuries among young recreational, female dancers before and after dancing in pointe shoes. *Pediatr Phys Ther.* 2002;14: 100-106.
142. Kline JB, Krauss JR, Maher SF, Qu X. Core strength training using a combination of home exercises and a dynamic sling system for the management of low back pain in pre-professional ballet dancers: a case series. *J Dance Med Sci.* 2013;17(1):24-33.
143. Rickman AM, Ambegaonkar JP, Cortes N. Core stability: implications for dance injuries. *Med Probl Perform Art.* 2012; 27(3):159-164.
144. Koutedakis Y, Metsios G, Stavropoulos-Kalinoglou A. The significance of muscular strength in dance. *J Dance Med Sci.* 2005;9(1):29.
145. Angioi M, Metsios GS, Koutedakis Y, Wyon MA. Fitness in contemporary dance: a systematic review. *Int J Sports Med.* 2009;30(7):475-484.
146. Morrin N, Redding E. Acute effects of warm-up stretch protocols on balance, vertical jump height, and range of motion in dancers. *J Dance Med Sci.* 2013;17(1):34-40.
147. Angioi M, Koutedakis Y, Metsios GS, et al. Medical problems in performing arts: physical fitness and severity of injuries in contemporary dance. *J Dance Med Sci.* 2010;14(2):74.
148. Steinberg N, Sievner I, Peleg S, et al. Extrinsic and intrinsic risk factors associated with injuries in young dancers aged 8-16 years. *J Sports Sci.* 2012;30(5):485-495.
149. Liederbach M, Spivak J, Rose D. Scoliosis in dancers: a method of assessment in quick-screen settings. *J Dance Med Sci.* 1997; 1:107-112.
150. Liederbach M. Screening for functional capacity in dancers designing standardized, dance-specific injury prevention screening tools. *J Dance Med Sci.* 1997;1(3):93-106.
151. Mainwaring LM, Krasnow D, Kerr G. And the dance goes on: psychological impact of injury. *J Dance Med Sci.* 2001;5(4): 105-115.
152. Moser BR. Hip pain in dancers. *Curr Sports Med Rep.* 2014; 13(6):383-389.

9

여성의 엉덩관절과 골반

The Female Hip and Pelvis

DARLA BOWEN CATHCART

개 요

여성 환자와 남성 환자 모두 골반의 근막 기능 장애 증상을 겪을 수 있다. 요실금 및 변실금, 골반통, 다리이음뼈의 기능 장애는 성별과 관련이 있지 않다. 부인과의 골반 장기 탈출증이 여성들에게만 발생할 수 있지만, 남성들도 골반 하강증이나 직장 탈출증을 겪을 수 있다. 하지만 이 장의 요점은 여성의 골반 구조물, 기능, 기능 장애의 징후 및 증상에 관한 것이다. 이 장의 뒤에서 설명하듯이 여성 골반의 해부학 및 기능적 요구는 여성들이 골반의 많은 기능 장애에 걸리기 쉽게 한다. 여성의 골반 증상 발생에 대한 기타 특수 고려사항은 임신, 진통 및 분만, 폐경 시 발생하는 호르몬 · 생리적 · 해부학적 변화와 관련이 있다.

여성 골반 건강과 관련된 국제 질병 분류 (International Classification of Diseases, ICD) 코드는 표 9-1에 요약되어 있다.[1] ICD의 9차 개정판의 (ICD-9) 코드가 2008년 10월 1일에 채택되었다. 2015년 10월 1일에 제안된 U.S. Centers for Medicare & Medicaid Services는 업데이트된 10차 개정판 (ICD-10) 코드로 전환해야 한다.

골반의 근골격계 기능 장애 또는 증상과 관련된 청구서와 상환에서 골반 전문가들이 사용하는 일반적인 코드 중 일부는 다음과 같다: ICD-9 724.2 요통/허리 통증 (ICD-10 M54.5) – 많은 임산부들이 허리 통증을 겪고, 골반 가로막 근육의 기능이 좋지 않은 여성들 또한 허리 통증 증상이 있기 때문이다, ICD-9 719.45 관절통, 골반의 통증, 허벅지의 통증 (ICD-10 M25.559 엉덩관절의 비특이성 통증) – 골반, 엉덩관절, 허벅지 부위의 전반적인 통증을 겪는 환자들에게 사용된다. ICD-9 728.85 근육 경련 (ICD-10 M62.838) 및 ICD-9 781.3 협응 부족 (ICD-10 R27.9) – 항문올림근 및 몸통 · 엉덩관절 · 허벅지 주변 근육들은 골반통, 요실금, 코어의 안정성 문제에 영향을 미치기 때문에 이와 관련하여 사용된다. 여러 골반 및 허리엉치관절의 염좌와 관련된 기타 ICD 코드는 다리이음뼈의 급성 기능 장애 및 통증과 관련하여 사용된다. 또한 ICD-9 728.84 근육의 분리 (ICD-10 M62.00 근육 분리 [비외상], 불특정 부위) 는 배곧은근 분리 (diastasis rectus abdominis, DRA)를 설명하기 위해 사용된다. 모두를 포함하는 목록이 여기에 나와 있진 않지만, 이러한 코드들은 많은 골반 물리치료에서 사용되는 코드의 일부를 강조한다.

여성 골반의 해부학으로 이 장을 연다. 골반의 내장, 뼈와 인대 구조물, 근육, 회음 및 생식기, 신경에 대해 설명할 것이다. 엉덩관절과 골반의 연관성에 대해서도 설명할 것이다. 골반 근육의 기능에 대한 국제 요실금학회 (International Continence Society)의 표준 용어에서 이 장에서 사용되는 용어들을 설명하고 알려줄 것이다. 허리, 다리이음뼈, 엉덩관절 통증의 증상에 대해 골반 가로막 근육 및 비뇨 기능장애와 관련된 근거가 요약되어있다. 또한 만성 골반 통증 (chronic pelvic pain, CPP)의 특정 증상과 임신 및 산후 근골격계 문제에 대해 더 자세히 알아볼 것이다. 이 장의 결론에서는 골반 전문 물리치료사와 다른 치료사들 간의 협업이 요약되어있다. 사례 연구에서는 임신과 관련된 다리이음뼈 통증이 있는 젊은 여성과 요실금이 있는 중년 여성의 골반 증상에 대한 사진을 보여줄 것이다.

남성의 골반과 남성의 골반 건강

남성의 골반과 남성의 골반 건강은 각각의 것으로 주의를 기울여야 한다. 남성들은 여성이 겪는 것과 비슷한 골반 질환을 겪을 수 있으며 남성만이 겪는 질환도 겪을 수 있다. 이 장이 여성의 골반에 초점을 맞추더라도, 골반의 일부 구조적 구성은 동일하며 (예: 항문올림근의 요소), 다른 구조물들도 유사한 점이 있다. 남성만이 겪을 수 있는 증상에는 노화로 발생하는 전립선의 비대 및 배뇨 지연·빈뇨·배뇨가 어려운 것 같이 이와 관련된 비뇨기 증상이다. 지역 사회에 사는 남자들의 요실금 (urinary incontinence, UI) 위험 요인에는 심각한 신체적 제한, 인지 손상, 과거의 뇌졸중, 요로 감염, 전립선 질환, 당뇨가 포함된다.[2] 남성의 UI 유병률은 나이와 기능적 의존성에 따라 증가하며, UI는 종종 다른 비뇨기 증상과 (예: 절박뇨, 빈뇨) 함께 발생한다.[2] 또한 변실금이 UI와 함께 발생할 수 있다.[2] 전립선 절제술 후 UI는 남성의 최대 87%에서 보고되며,[3] 근치 전립선 절제술 후 남성의 최대 75%에서 성 기능 장애를 보고했다.[4] 남성에게서만 발생하는 성 문제에는 성교 중 UI, 성교 시 통증, 조루, 발기 부전 (erectile dysfunction, ED)이 있다. ED는 주로 40세 이상의 남성에게 영향을 미치며, 원인으로는 당뇨병, 고혈압, 비만, 신체적인 운동 부족, 하부 요로의 증상 등이 보고되었다.[5] 한 대규모 연구에 의하면 나이가 많고, 전립선염 같은 증상이 있고, 만성 전립선염이 있는 남성에게 ED가 더 많이 발생한다.[6] 또한 남성들은 배제 진단인 만성 전립선염/CPP 증후군 (chronic prostatitis/CPP syndrome, CP/CPPS)이라고 불리는 만성 골반통 (pelvic pain, CPP)을 겪을 수 있다.[7] CP/CPPS는 비뇨기 증상 및 성 기능 장애와 관련이 있을 수 있는 비뇨기 또는 골반의 통증이 있으며 지난 6개월 중 적어도 3개월 동안 지속되었다.[7] CP/CPPS는 활성 감염, 암, 신경학적 질환, 정의된 요로 질환 또는 기능 장애를 배제한 후 진단한다. CP/CPPS는 남성 골반통의 90~95%를 차지한다.

여성 골반의 해부학

일반적인 여성의 골반은 남성의 골반에 비해 뼈가 다르며, 이 부분은 이 장의 뒷부분에서 간략하게 설명할 것이다. 여성 골반의 내장은 정상적인 생리학적 기능을 갖기 위해 해부학적 지지물이 필요하다 (그림 9-1).[8] 골반의 지지가 부족하면 골반 장기 탈출증, 요실금 및 변실금, 성 · 배뇨 · 배변 기능 장애가 발생할 수 있다.[8] 여성의 골반에는 비뇨기 (가장 앞쪽에 있음), 생식기 (비뇨기와 위장 사이에 있음), 위장 (가장 뒤에 있음) 기능이 모여 있다.[9]

여성 골반의 내장

비뇨기의 내장에는 방광, 요관의 아랫 부분, 요도가 포함된다.[9] 방광은 자궁의 앞에 있으며, 두덩뼈와 두덩결합의 바로 위-뒤쪽에 있다. 섬유성 인대가 앞쪽에서 방광을 두덩결합과 연결한다. 신배 (renal calyxes)에서 시작하는 요관은 난소관 (ovarian vessel)과 대정맥의 바로 옆쪽에 있는 허리근의 앞쪽에 있고, 온엉덩동맥 위의 골반 가지를 지나, 골반 옆면의 가쪽을 따라 골반을 지난다. 그런 다음 요관은 방광의 삼각부위로 들어간다 (방광 바닥의 삼각형 부위).[9]

부인과 내장에는 자궁, 나팔관, 난소가 포함된다. 이러한 장기들은 방광과 대장 사이의 중앙에 있다. 자궁은 3부위로 나뉜다: 기저부 (윗부분), 아래 부분, 자궁경부. 가장 일반적으로 자궁은 질과 자궁경부와 관련해서 전경되어 있고 (자궁경부의 각도가 앞으로 된 것을 의미함) 앞으로 구부러져 있다 (자궁의 몸통이 앞으로 구부러짐). 이는 자궁이 방광의 바로

표 9-1 골반 건강에 대한 국제 질병 분류 (International Classification of Diseases, ICD) 코드 (ICD-9 및 ICD-10)

ICD-9 코드	ICD-10 코드	설명
		비뇨기 증상
788.31	N39.41	절박뇨 (여성 또는 남성)
625.6	N39.3	스트레스성 요실금 (여성)
788.32	N39.3	스트레스성 요실금 (남성)
788.33	N39.46	결합된 (스트레스성, 절박성) 요실금
788.63	R39.15	절박뇨
788.41	R35.0	빈뇨
788.34	N39.42	감각적인 인식이 없는 실금
788.35	N39.43	배뇨 후 지림
788.37	N39.45	지속적으로 샘
788.43	R35.1	야간뇨 (Nocturia)
788.36	N39.44	야뇨증 (Nocturnal enuresis)
		방광 질환
595.1	–	만성 간질성 방광염
N30.10	–	혈뇨가 없는 만성 간질성 방광염
N30.11	–	혈뇨가 있는 만성 간질성 방광염
788.20	R33.9	요폐
788.64	R39.11	배뇨 지연
		장 질환
787.60	R15.9	변실금
564.00	K59.00	변비
787.91	R19.7	설사
455.6	K64.9	치핵

계속

표 9-1 골반 건강에 대한 국제 질병 분류 (International Classification of Diseases, ICD) 코드 (ICD-9 및 ICD-10) - 계속

ICD-9 코드	ICD-10 코드	설명
		장기 탈출증
618.01	N81.11	중앙선을 지나는 방광탈출증
618.02	N81.12	가쪽으로의 방광탈출증
618.04	N81.6	직장탈출증 (Rectocele)
618.00	-	비특이성 질벽 탈출증
N81.9	-	여성의 비특이성 생식시 탈출증
618.03	N81.0	요도탈출증
618.05	N81.81	샅탈출
618.1	-	자궁탈출증
618.2	N81.2	불완전한 자궁질탈출증
618.3	N81.3	완전한 자궁질탈출증
569.1	K62.3	직장탈출증
K62.2	-	항문탈출증
		골반의 통증 및 기능 장애
625.0	N94.1	성교통
625.1	N94.2	질경련
625.71	N94.810	외음부 전정염
		비뇨기 증상
625.70	N94.819	비특이성 외음부통
569.42	K62.89	항문 또는 직장의 통증
724.79	-	꼬리뼈 질환
M53.3	-	엉치꼬리 질환
564.6	K59.4	항문의 경련
625.3	N94.6	월경 곤란
		근골격계 증상
724.2	M54.5	요통 또는 허리 통증
719.45	-	골반 부위, 허벅지, 관절의 통증
M25.559	-	엉덩관절의 비특이성 통증
728.85	M62.838	근육 경련
781.3	R27.9	협응력 감소
846.0	-	허리엉치관절이나 인대의 염좌
S33.8XXA	-	허리뼈, 골반의 다른 부분의 염좌, initial encounter
846.1	-	엉치엉덩인대의 염좌
S33.6XXA	-	엉치엉덩관절의 염좌, initial encounter
847.3	-	천장뼈의 염좌
848.5	-	골반의 염좌
728.84	-	근육의 분리
M62.00	-	비특이성 부위의 근육의 분리 (외상이 아님)

ICD-9: 국제 질병 분류 9차 개정판, ICD-10: 국제 질병 분류 10차 개정판.
ICD-10 Code Translator (AAPC), 〈https://www.aapc.com/icd-10/codes/〉 참고

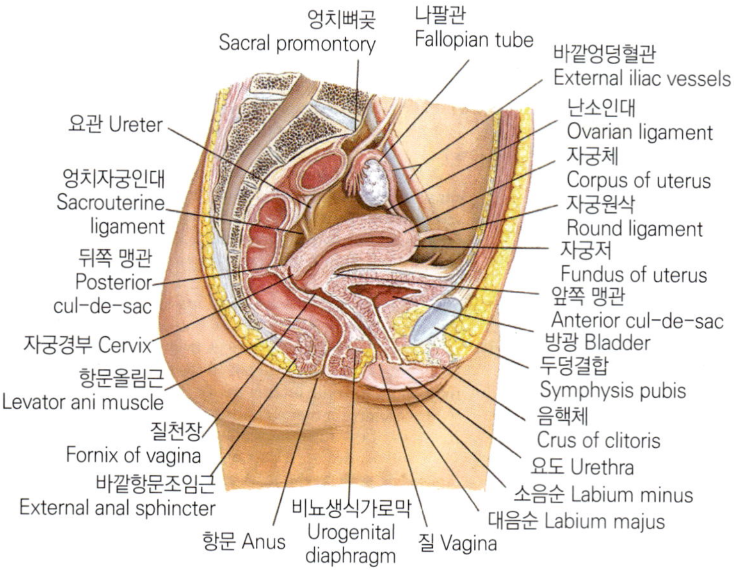

• **그림 9-1 여성 골반의 내장.** (From Ball JW, Dains JE, Flynn JA, et al. *Seidel's Guide to Physical Examination*. 8th ed. St. Louis: Mosby; 2015.)

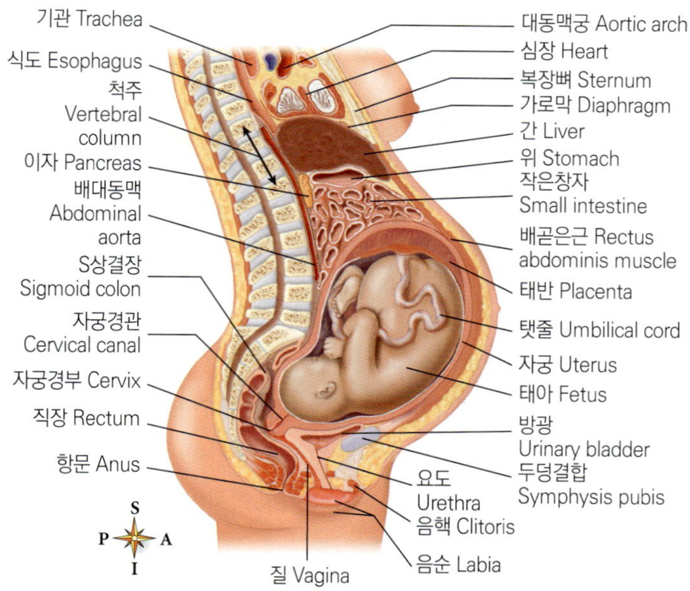

• **그림 9-2 임신한 자궁.** (From Patton KT. *Anatomy and Physiology*. 9th ed. St. Louis: Mosby; 2016.)

위에 있게 하는 위치다. 임신 기간에 자궁은 보통의 크기와 무게보다 20배로 증가한다 (그림 9-2). 폐경기 이후 자궁은 위축되고 가임기 여성의 자궁보다 작아진다. 자궁경부는 밀도가 높으며 섬유근성이고, 자궁을 분리하고 질까지 뻗어있다.[9] 자궁경부와 질 윗부분은 궁둥뼈가시, 5번째 엉치뼈 (S5) 높이에서 골반 가로막에 걸쳐 있다.[8] 나팔관은 양쪽에 있는 구조물로서, 대개 1 cm 미만이고, 자궁의 위-가쪽에서 10~14 cm 길이로 뻗어 있다.[9] 나팔관의 원위부는 누두(infundibulum)라고 하는데, 나팔관의 끝에서 자유롭게 뻗어있는 손가락 같은 모양의 돌기다. 난소는 엉덩 동 · 정맥 및 요관과 밀접한 난소 오목안의 복막에 싸여 있다.[9]

자궁에는 여러 가지 인대 구조물들이 있다 (그림 9-3).[9] 자궁원삭(round ligament)은 섬유성이고 근육형이며, 나팔관 바로 앞쪽 자궁에 위치한다. 자궁원삭은 가쪽으로 뻗어 있고 바

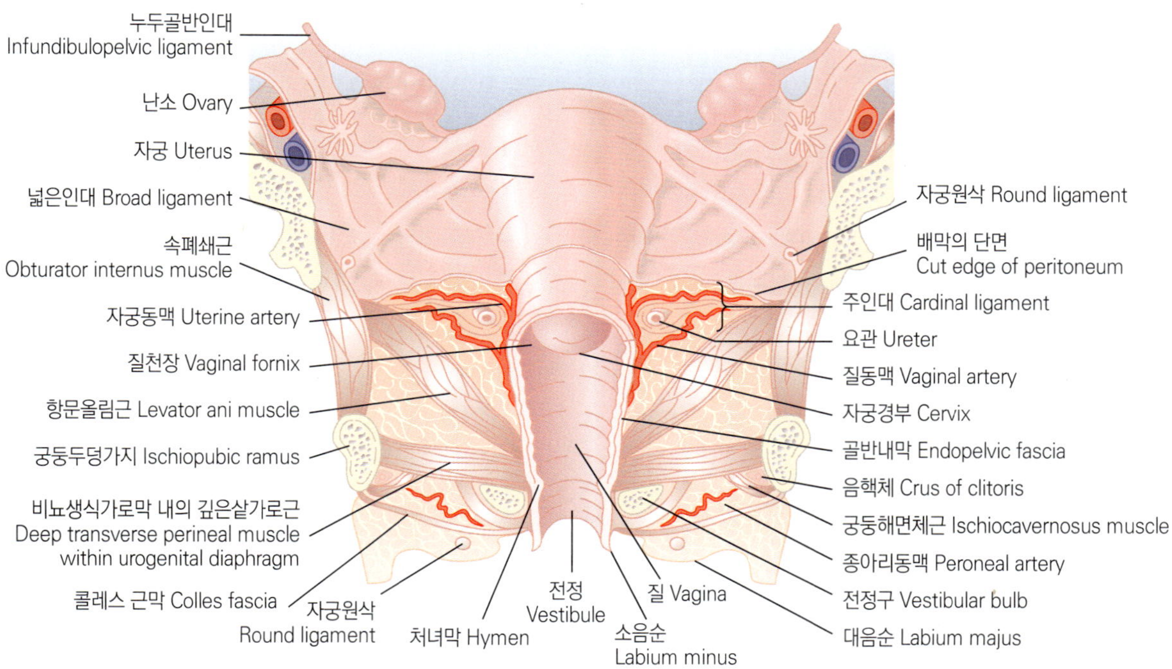

• **그림 9-3 자궁을 지지하는 인대를 보여주는 골반의 관상면.** (From Hacker NF, Gambone JC, Hobel CJ, eds. *Hacker and Moore's Essentials of Obstetrics and Gynecology*. 5th ed. Philadelphia: Saunders; 2010.)

깥엉덩 동 · 정맥을 지나며, 안쪽샅굴구멍으로 들어가서 대음순으로 나온다.[9] 넓은인대(broad ligament)는 자궁원삭을 덮는 복막이다.[8,9] 자궁원삭과 넓은인대는 자궁을 최소한으로 지지한다.[8,9] 태아가 발달하는 동안 자궁원삭은 난소를 정확한 위치로 이끈다. 나중에 자궁원삭은 방광을 자궁의 앞쪽으로 당긴다. 자궁, 나팔관, 난소를 덮는 복막인 넓은인대는 방광자궁오목(vesicouterine fossa, 자궁의 앞쪽)과 직장자궁오목(rectouterine fossa, 자궁의 뒤쪽)을 만들어 골반강을 나눈다. 자궁과 자궁경부를 주로 지지해주는 구조물은 주인대로서 (cardinal ligament), 자궁경부의 가쪽에서 골반내막까지 붙어 있다 (골반뼈에 붙음).[9] 자궁엉치인대는 (uterosacral ligaments) 자궁경부의 위-뒤부분에서 시작하여 양쪽 직장 주변을 지나 엉치뼈에 붙고 (처음에 S5를 통함) 자궁경부를 약간 지지해준다.[9]

골반에 있는 위장은 직장이며 자궁의 뒤쪽에서 엉치뼈의 곡선을 따라 위치해있다. 자궁과 직장 사이의 뒤쪽 맹관(cul-de-sac)은 자궁내막증, 암, 골반 유착 같은 병리학적 질환의 영향을 받을 수 있다.[9]

골반에 있는 모든 내장은 근육, 인대, 혈관, 신경에 의해 동적인 지지를 받는다.[9] 골반의 외부 입구는 요도 (방광), 질 (자궁), 항문 (직장)이다. 이러한 시스템의 적절한 기능은 배뇨와 배변을 잘 참을 수 있게 하고 동시에 자발적인 배변, 배뇨를 가능하게 한다. 동적인 지지는 진통 및 분만,[9] 만성적인 복강 내압을 (예: 만성 변비 또는 무거운 것을 오래 들고 있는 것) 포함한 심각한 스트레스를 받을 수 있다.

여성 골반의 뼈

골반의 뼈는 양쪽의 무명골과 (innominate bones, 엉덩뼈, 궁둥뼈, 두덩뼈) 엉치뼈, 꼬리뼈에 의해 형성되는 고리 모양이다.[8,9] 무명골의 절구는 (엉덩관절 뼈) 넙다리뼈머리와 관절을 이룬다.[8] 1장에서 남성과 여성의 골반을 비교하는 논의와 영상이 제공되었다 (1장의 그림 1-15 참고). 여기에서는 여성의 골반과 다양한 골반의 설명을 설명하는데 중점을 둘 것이다 (그림 9-4). 골반의 뼈는 여성형, 유인원형, 남성형, 편평형 모양이 있다.[10] 여성의 50%는 전형적인 여성의 골반 모양인 여성형 골반 모양이며, 이는 둥근 출구, 곧은 옆쪽 벽, 궁둥뼈가시가 평균적으로 튀어나옴, 둥그런 엉치궁둥패임, 잘 구부러진 엉치뼈, 넓은 두덩밑 아치 (90° 이하)가 특징이다. 여성형은 더 넓어서 분만을 위해 최적이다. 여성의 30%는 남성형 골반이며 삼각형 출구가 특징이다 (진통과 분만 시 하강이 흔함). 남성형 골반은 전형적인 남성 골반 모양이다. 여성의 20%는 유인원형이며, 이는 타원형이고 분만 중 태아의 뒤통수가 뒤쪽에 있게 한다 (뒤통수가 앞쪽에 있는 것이 바람직한 자세다). 편평형은 여성의 약 3%이며, 평평한 모양이다.[10] 이러한 뼈의 형태학 때문에 전형적인 남성의 골반이 본질적으로 여성의 골반보다 안정적이다. 여성 골반의 모양은 진통과 분만을 위한 이동성을 용이하게 한다.

골반의 인대

골반의 인대는 강하게 지지해주는 결합조직에서부터 강한 지지 역할을 하지 않는 부드러운 조직이나 근육형, 섬유성, 지방형인 조직까지 구조와 기능이 다양하다 (1장의 그림 1-17 참고).[8] 엉치가시인대와 엉치결절인대는 큰궁둥구멍과 작은 궁둥구멍을 만들고,[9] 신경혈관 구조물이 골반 내에서부터 하지와 생식기 부위로 가는 통로를 제공해준다.[9] 엉치뼈의 앞세로인대와 함께 있는 이 두 인대는 밀도가 높으며 골반 관절의 안정성에 영향을 준다.[8] 자궁의 구조물에서 시작되는 인대들은 부인과 내장과 관련하여 이전에 설명했다.

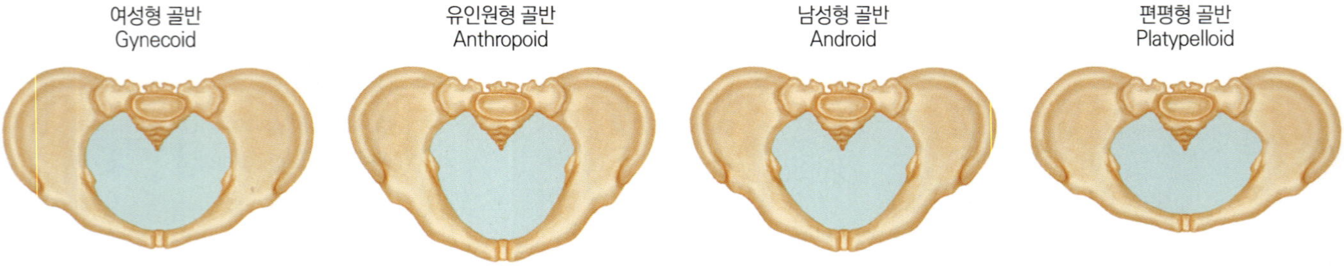

• **그림 9-4 여성 골반의 뼈 모양.** (From Murray SS, McKinney ES. *Foundations of Maternal-Newborn and Women's Health Nursing.* 6th ed. St. Louis: Saunders; 2014.)

골반의 근육

골반의 근육에는 "골반 가로막"과 골반 벽의 근육이 포함된다 (그림 9-5).[8,9]

골반 가로막 근육에는 항문올림근과 (두덩직장근, 두덩꼬리근, 엉덩꼬리근) 꼬리근이 포함된다.[8,9] 이러한 근육들은 골반 내장의 중심적이고 중요한 지지 메커니즘을 제공한다.[8,9] 이러한 근육들은 골반 벽의 가쪽에서 시작하여 아래, 안쪽으로 내려와 중앙, 뒤쪽에서 합쳐진다.[9] 앞쪽의 올림근의 구멍은 이러한 근육들의 안에 있는 구멍으로서 요도, 질, 항문의 통로를 제공한다.[9] 골반 가로막 근육은 주로 I형 섬유이며 (느린 연축) 일반적으로 일정한 긴장도를 유지하여 복부내 힘에 저항하여 복부-골반의 구조물들을 지지해준다.[8,9] 이렇게 함으로써, 이 근육은 골반의 인대와 근막에 가해지는 만성적인 긴장을 막는다.[8] 골반 가로막 근육의 II형 섬유는 (빠른 연축) 빠르게 수축할 수 있게 하여 복압을 갑작스럽게 증가시켜 지지해준다 (예: 기침할 때, 재채기할 때, 점프할 때).[8] 수축할 때 (수의적이든 불수의적이든), 이 근육은 위로 올라간다. 이러한 작용은 항문직장관을 구부려 변을 참을 수 있게 하고 방광의 수의적인 조절이 가능하게 한다. 이러한 근육의 이완은 변을 비우고, 방광을 비우고, 분만 중 태아의 머리가 나가게 하기 위해 항문직장관을 펼 때만 간략하고 간헐적으로 발생한다.[9] 골반의 근육들은 형태가 섞여있으며 (민무늬근, 가로무늬근) S2~S4 신경근의 신경 지배를 받는다.[9] 회음막과 회음체는 골반 가로막 근육의 아래에 있으며 (더 표면에 있음) 골반 가로막에 영향을 준다.[8]

골반 벽의 근육에는 궁둥구멍근과 속폐쇄근이 포함된다 (그림 9-5 참고). 이 근육들은 가로무늬근이고, 이들의 근막은 골반 벽의 뒤쪽, 가쪽, 아래쪽을 부분적으로 덮는다.[8] 골반 벽의 뒤-가쪽의 일부를 덮기 위해 궁둥구멍근은 엉치뼈의 앞-가쪽면에서부터 시작된다. 궁둥구멍근은 큰궁둥구멍을 지나 넙다리뼈의 큰돌기에 붙는다. 골반 벽의 옆쪽은 부분적으로 속폐쇄근으로 덮여 있는데, 이 근육은 엉덩뼈, 궁둥뼈, 골반 내의 폐쇄막에서 시작한다. 속폐쇄근은 작은궁둥구멍을 지나 회전하여 넙다리뼈의 큰돌기에 붙는다. 속폐쇄근의 표면은 근막이 두꺼워지는 부분이 있는데, 이를 항문올림근힘줄활 (arcus tendineus levator ani, ATLA)이라고 하며, 이는 항문올림근의 일부가 시작되는 곳이다. 근막이 두꺼워지는 다른 부위는 골반근막힘줄활 (arcus tendineus fascia pelvis, ATFP)라고 하며, 이는 속폐쇄근과 항문올림근을 덮고, 두덩뼈의 안쪽에서부터 궁둥뼈가시를 지나며, 가쪽 면에 앞쪽 질벽 (vaginal wall)이 붙는다.

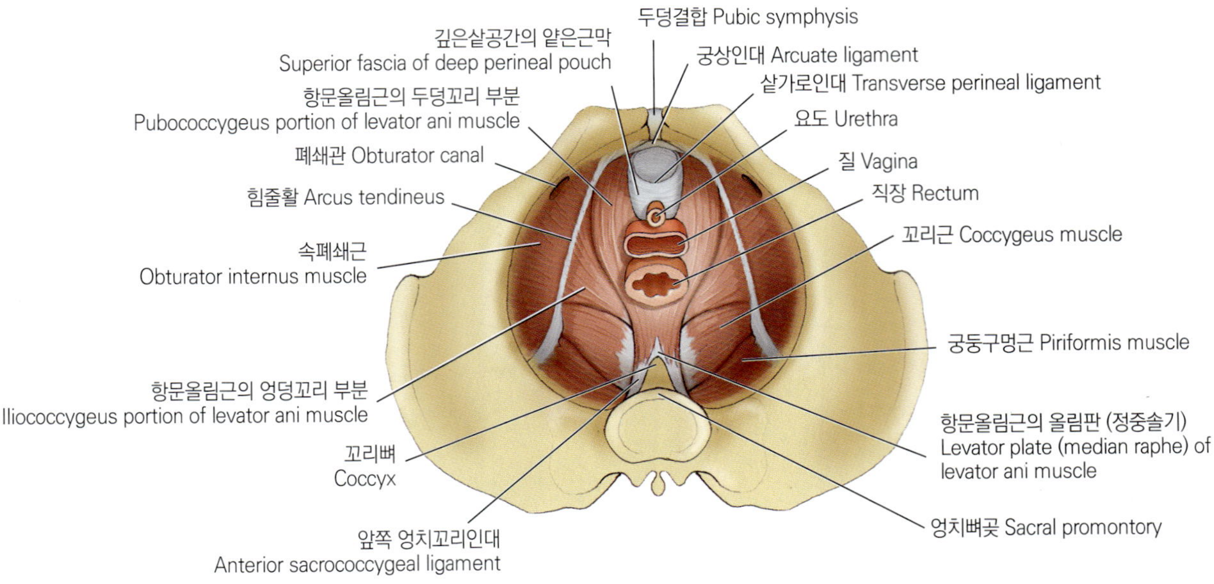

• **그림 9-5 여성 골반의 가로막.** (From Falcone T, Goldberg JM. *Basic, Advanced, and Robotic Laparoscopic Surgery: Female Pelvic Surgery Video Atlas Series* (Female Pelvic Video Surgery Atlas Series). Philadelphia: Saunders; 2010.)

여성의 회음 및 생식기

여성의 회음은 위로는 항문올림근을 연결하고 (깊게) 아래로는 피부에 의해 (얕게) 연결되어 있는 피하조직이다 (그림 9-6). 회음은 궁둥뼈가시, 궁둥두덩가지 및 두덩뼈, 꼬리뼈 사이에 중앙에 있다. 회음은 두 삼각형인 비뇨생식삼각(urogenital triangle), 항문삼각 (anal triangle)으로 나뉜다.[9] 이 두 삼각은 두 궁둥뼈결절 사이를 지나고 회음체(원위부 뒤쪽 질벽과 항문 사이에 위치함)를 지나는 가상의 선에 의해 나뉜다.[8] 회음체는 얕은샅근(망울해면체근, 얕은샅가로근, 바깥항문조임근)과 생식기 구멍이 닫히는 걸 돕는 항문올림근의 얕은 부분이 붙는다.[8,9] 회음체 또한 질의 원위부와 직장을 지지해준다. 회음절개, 회음열상, 회음재건술 후에 회음체가 회복되도록 관리하는 것이 중요하다.[8]

여성의 외부 생식기에는 치구, 대음순, 소음순, 음핵, 질전정이 있다 (그림 9-7).[9] 치구는 두덩뼈와 두덩결합 위에 있는 지방이 많은 부위다. 대음순은 2개의 피부 주름으로서 치구에서부터 회음체까지 세로로 있다 (소음순의 바로 가쪽에). 소음순은 털이 없고 지방이 없다. 이들은 앞쪽에서 만나 음핵꺼풀(clitoral prepuce)과 주름띠(frenulum)를 형성한다. 음핵은 음핵꺼풀 안에 있고 남성의 음경과 상동기관이다. 음핵의 신경 지배는 아랫배의 가로 절개 시 엉덩샅굴신경의 손상으로 손상될 수 있다. 질전정은 소음순 사이의 부위이고 질과 요도의 구멍을 지탱한다.[9]

골반의 신경

골반의 신경 지배는 가로막위 부분과 가로막아래부분을 포함한다.[9] 가로막 위는 방광, 자궁, 직장을 조절한다 (요도와 항문조임근의 긴장도의 자율신경계 조절 포함). 교감신경 입력은 일반적으로 민무늬근의 조임근이 수축함으로써 방광과 직장이 (각각) 소변과 변을 모을 수 있게 한다. 교감신경의 신경 지배는 하복신경총과 (다수) 엉치교감신경줄기에서 (소수) 시작된다. 부교감신경 입력은 소변과 대변을 내보내기 위해 방광출구, 요도조임근, 항문조임근을 이완시킨다. 부교감신경의 신경 지배는 엉치신경에서 시작된다. 자율신경의 구조물들은 진통, 분만할 때나 수술할 때 (골반이나 척추) 손상될 수 있다. 가로막아래의 운동 신경은 음부신경과 그 가지들을 통해 거의 체성신경의 신경 지배를 받는다. 음부신경은 S2~S4 신경뿌리에서 시작된다 (그림 9-8). 이는 큰궁둥구멍을 통해 골반을 나와 엉치가시인대의 뒤쪽을 지나고, 작은궁둥구멍을 통해 다시 골반으로 들어간 다음 속음부동맥 및 정맥과 함께 음부신경관을 통해 나온다 (궁둥항문오목을 따라). 엉치가시인대와 엉치결절인대 사이의 공간은 음부신경이 잠재적으로 압박되는 부위다. 음부신경은 여러 부위로 갈라져 외부 생식기의 피부 신경을 지배하고, 비뇨생식가로막의 운동 신경을

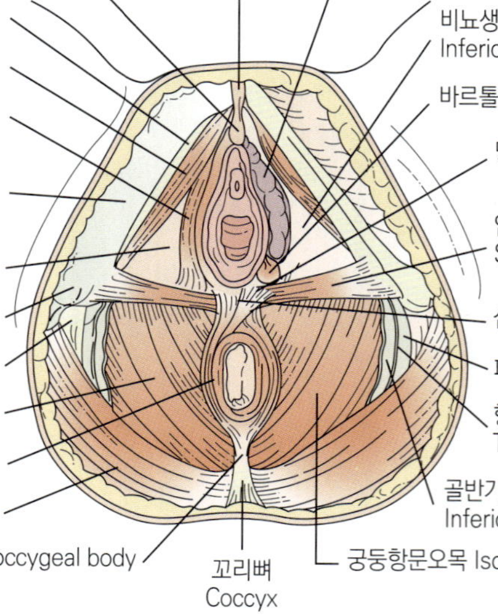

• **그림 9-6** 여성의 회음. (From Shaw RW, Luesley D. Gynaecology. 4th ed. Edinburgh: Churchill Livingstone; 2011.)

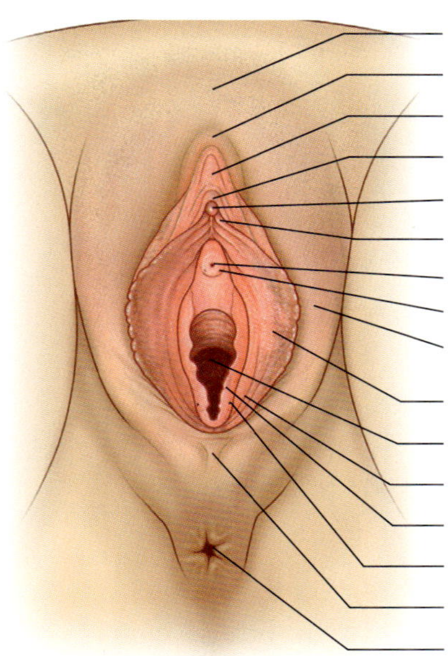

• **그림 9-7 여성의 외부 생식기** (From Warren RJ, Neligan PC. *Plastic Surgery*, vol 2: *Aesthetic Surgery*. 3rd ed. London: Saunders; 2013.)

지배하며, 요도 및 항문의 가로무늬근의 신경을 지배한다.[9] 음부신경의 이러한 세 가지는 아래직장가지, 음부가지, 앞쪽(음핵)가지이다. 골반 가로막 근육의 신경 또는 항문올림근 신경은 궁둥뼈가시의 바로 안쪽인 꼬리근의 윗면을 따라 지나간다.[8]

골반과 엉덩관절 간의 해부학적 연관성

골반의 뼈는 몸통과 상지의 체중과 힘을 하지로 전달하는 주요 메커니즘을 제공한다.[8] 또한 엉덩관절과 골반의 통증과 기능 장애에 영향을 미칠 수 있는 하지와 몸통의 근육들의 부착점을 제공한다.[8] 골반, 엉덩관절, 하지에 붙는 근육들을 이해하는 것은 골반과 엉덩관절에 통증이 있거나 기능 장애가 있는 환자들의 임상 관리와 적절한 의뢰에 도움이 된다(표 9-2).

허벅지 앞쪽에 있는 근막에는 넙다리빗근, 엉덩허리근, 두덩근, 넙다리네갈래근이 있다 (그림 1-27 참고).[8] 위앞엉덩뼈가시는 (anterior superior iliac spine, ASIS) 넙다리빗근의 이는 곳이며 이 근육은 엉덩관절을 지나 원위부쪽으로 가서 정강뼈의 안쪽에 붙는다. 아래앞엉덩뼈가시(anterior inferior iliac spine, AIIS)와 절구 바로 위의 엉덩뼈는 넙다리곧은근의 이는곳이며, 닿는곳은 무릎뼈고 정강뼈거친면에서 다른 넙다리네갈래근의 힘줄과 만난다. 엉덩뼈오목은 엉덩근의 이는 곳이고, 허리근과 만나 엉덩허리근이 형성되며, 샅고랑인대의 아래를 지나 넙다리뼈의 작은돌기에 붙는다. 두덩뼈빗은(pectin pubis) 두덩근의 이는곳이고, 이 근육도 넙다리뼈의 작은돌기에 붙는다.[8]

허벅지의 안쪽에는 두덩정강근, 속폐쇄근, 긴모음근, 짧은 모음근, 큰모음근의 모음근 부분(두덩넙다리 부분)이 있다.8 두덩뼈의 아래 가지와 궁둥뼈가지에서 두덩정강근이 시작되고 정강뼈의 안쪽에 붙는다. 폐쇄막, 두덩뼈, 궁둥뼈가지는 속폐쇄근의 이는곳이며, 넙다리뼈의 큰돌기에 붙는다. 두덩

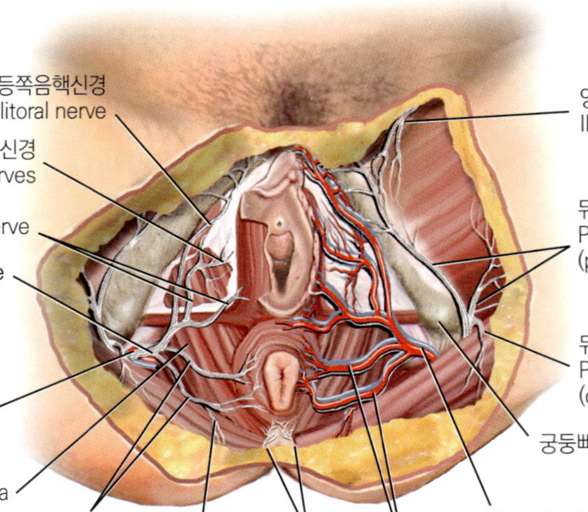

• **그림 9-8 여성의 음부신경.** (From Baggish MS, Karram MM. *Atlas of Pelvic Anatomy and Gynecologic Surgery*. 3rd ed. St. Louis: Saunders; 2011.)

표 9-2 골반 및 하지에 부착되는 근육들

근육	골반의 부착점	하지의 부착점	작용
		허벅지 앞쪽의 근막 요소	
넙다리빗근	ASIS	정강뼈의 안쪽 면	엉덩관절 굽힘, 벌림, 가쪽돌림 무릎관절 굽힘, 안쪽돌림
넙다리곧은근	AIIS, 엉덩뼈	무릎뼈	엉덩관절 굽힘 무릎관절 폄
엉덩근 허리근 두덩근	엉덩뼈오목 T12~L4의 척추뼈몸통/디스크, L1~L5의 갈비돌기 두덩뼈빗	넙다리뼈의 작은돌기	엉덩관절 굽힘, 가쪽돌림 엉덩관절 모음, 가쪽돌림, 약간 굽힘 관상면과 시상면에서 골반 안정화
		허벅지 안쪽의 요소	
두덩정강근	두덩뼈의 아래가지, 궁둥뼈가지	정강뼈 안쪽	엉덩관절 모음, 굽힘 무릎관절 굽힘, 안쪽돌림
속폐쇄근	폐쇄막의 골반내 면, 두덩뼈 및 궁둥뼈가지	넙다리뼈의 큰돌기	엉덩관절 가쪽돌림, 모음, 폄 엉덩관절 안정화
모음근	두덩뼈가지, 궁둥뼈결절		엉덩관절 모음 엉덩관절 굽힘 (70°까지의 굽힘) 엉덩관절 폄 (80° 이상의 굽힘) 관상면과 시상면에서 골반 안정화
		허벅지 뒤쪽의 요소	
큰볼기근	엉치뼈, 엉덩뼈, 등허리근막, 엉치결절인대	엉덩정강근막띠, 둔근거친면	엉덩관절 폄, 가쪽돌림 위쪽섬유: 엉덩관절 벌림 아래쪽섬유: 엉덩관절 모음
중간볼기근, 작은볼기근	엉덩뼈	큰돌기	엉덩관절 벌림 관상면에서 골반 안정화 앞부분: 엉덩관절 굽힘, 안쪽돌림 뒷부분: 엉덩관절 폄, 가쪽돌림
궁둥구멍근	엉치뼈의 앞면	큰돌기 (끝부분)	엉덩관절 가쪽돌림, 벌림, 폄 엉덩관절 안정화
대퇴근막장근	위앞엉덩뼈가시	엉덩정강근막띠	엉덩관절 벌림, 굽힘, 안쪽돌림
넙다리두갈래근의 긴 갈래 반힘줄모양근 반막모양근 큰모음근의 궁둥융기 부분	궁둥뼈결절	종아리뼈머리 정강뼈 안쪽 정강뼈 안쪽관절융기 넙다리뼈의 모음근결절	엉덩관절 폄 시상면에서 골반 안정화 무릎관절 굽힘, 가쪽돌림 엉덩관절 폄 시상면에서 골반 안정화 무릎관절 굽힘, 안쪽돌림 엉덩관절 모음, 폄, 살짝 굽힘 관상면과 시상면에서 골반 안정화

AIIS: 아래앞엉덩뼈가시, ASIS: 위앞엉덩뼈가시.

*Corton MM. Anatomy of the pelvis: how the pelvis is built for support. Clin Obstet Gynecol . 2005;48:611-626.의 데이터.

†Gilroy AM. Anatomy: An Essential Textbook. Thieme: New York; 2013:107, 319, 324-326.의 데이터.

뼈가지와 궁둥뼈결절이 모음근들의 이는곳이다.[8]

허벅지의 뒤쪽에는 넙다리두갈래근, 반힘줄모양근, 반막모양근, 큰모음근의 햄스트링 부분 (궁둥융기 부분)이 있다 (그림 1-28). 궁둥뼈결절은 이 모든 근육들의 이는곳이다. 넙다리두갈래근은 종아리뼈머리에 붙고, 반힘줄모양근은 정강뼈의 안쪽에 붙으며, 반막모양근은 정강뼈의 안쪽관절융기에 붙고, 큰모음근의 햄스트링 부분은 넙다리뼈의 모음근결절에 붙는다.[8] 또한 중간볼기근, 작은볼기근, 궁둥구멍근, 위쌍둥이근, 아래쌍둥이근, 속폐쇄근, 넙다리네모근은 골반에서 시작하여 넙다리뼈의 윗부분과 돌기에 붙는다.

엉덩관절과 골반 사이 근육들의 연관성을 고려할 때, 여성 근육과 남성 근육 시스템 간의 생리학적인 차이점을 주목해야 한다 (표 9-3). 사춘기는 호르몬의 변화를 가져와 소년들에게는 순수 근육의 양을 증가시키는 반면, 소녀들에게는 근육의 증가 없이 지방의 양을 증가시킨다.[12] 이러한 지방으로 인해 사춘기 동안 여성의 유방이 발달되고 엉덩이가 커진다. 십대 중반까지 소녀들의 힘은 소년들의 힘의 약 75%다.[12] 또한, 여성들은 남성들에 비해 I형 섬유(느린 연축)의 비율이 높다.[13] 소녀들과 여성들의 특정 부상 위험이 높아지는 데에 영

표 9-3 남성과 여성 근육 시스템 간의 생리학적 차이

특징	남성	여성
청소년기 호르몬 변화	순수 근육의 양 증가	지방의 증가: 유방 발달, 엉덩이가 커짐 근육의 양은 증가하지 않음
근력	근력이 많이 발달함	남성 근력의 75%
근육 유형	II형 섬유의 비율이 높음 (빠른 연축)	I형 섬유의 비율이 높음 (느린 연축)
안정화	앞쪽 정강뼈가 동요되며 햄스트링 수축 부하를 받으며 안쪽돌림을 할 때 무릎 주변 근육의 수축력이 큼 앞-뒷면에서 무릎을 고정시키는 능력이 큼	앞쪽 정강뼈가 동요되며 넙다리네갈래근 수축 부하를 받으며 안쪽돌림을 할 때 무릎 주변 근육의 수축력이 작음 앞-뒷면에서 무릎을 고정시키는 능력이 작음
통증 및 상해		무릎넙다리뼈 통증의 비율이 높음 앞십자인대 손상의 비율이 높음

12~17번 참조의 자료.

각 엉덩허리근의 타이트함이나 손상에 의해 압박되고 자극받거나,[11] 임신 중 해부학적인 변화가 있을 수 있다.[18] 또한 궁둥신경은 궁둥구멍근의 위를 지나거나 이 근육을 통과하거나 아래를 지난다. 궁둥구멍근의 경련이나 좌상은 궁둥신경을 자극시킬 수 있다.[11] 가쪽넙다리피부신경의 압박은 샅고랑인대와 복부 사이의 압박이나 타이트한 옷 때문에 발생할 수 있고, 허벅지 가쪽의 지각 이상을 일으킨다.[11] 엉덩관절과 골반 간의 신경 연결은 특정 질환과 관련하여 이 장에서 자세히 설명할 것이다.

골반 근육의 기능에 대한 표준 용어

국제 요실금 학회는 골반 바닥 임상 평가 그룹을 만들어서, 2005년에 골반 가로막 근육과 관련한 표준 용어를 발표했다.[19] 건강 의료 제공자들이 사용할 수 있는 골반 근육의 기능과 관련한 용어를 개발하여 서로 다른 치료사들 간의 명확한 의사소통을 촉진하는 것이 목적이었다. 여러 학문의 그룹들이 이 용어를 확립하는 데에 참여했다.

골반바닥근육이라는 용어는 골반 내장의 복막에서 (대부분 앞쪽) 외음부, 음낭, 회음의 피부까지 (대부분 뒤쪽) 이어지는 골반출구의 근육 층을 의미한다. 그러나 이 장에서는 앞에서 설명했듯이 이 근육 층을 "골반 가로막 근육"이라고 할 것이다.[8,9] 바닥은 정적이고 평평한 구조물인 이미지인 반면, 가로막은 동적인 특징이 있는 그릇 또는 깔때기 모양의 이미지이기 때문에 여기에서는 바닥 대신 가로막이라는 단어를 선택했다. 건강한 골반 가로막 근육이 사실 평평하진 않지만, 적절히 기능할 땐 그릇 또는 깔때기 모양의 튼튼하고 두꺼운 층이 있다. 이 모양은 몸통과 골반의 구조물들을 올리고 지지해주는 능력에 있어서 매우 동적이며, 배설을 참게 해주고 다리이음뼈 관절과 아래 척추뼈를 지지해준다. 이 근육의 깔때기 모양은 일반적으로 수평으로 되어 있어 골반과 척추뼈가 중립 자세일 때 (정상 전만) "바닥"으로서의 지지를 해준다.

골반 가로막 근육의 기능을 설명하기 위한 용어도 확립되었다 (표 9-4). 정상적인 골반 가로막 근육의 기능은 이 근육들이 명령에 따라 수축하고 이완할 때 발생한다.[19] 또한 근육들은 복강내압의 증가에 적절히 반응한다. 예를 들어, 환자가 기침을 하거나 재채기를 하거나 몸통과 상지에서 힘을 낼 때 (무거운 물건을 들어 올릴 때처럼), 골반 가로막 근육은 골반

표 9-4 골반 가로막 근육의 기능: 국제 요실금학회의 표준 용어

골반 근육 용어	근육 기능의 설명	징후 및 증상
정상적인 근육 기능	명령에 따라 수축할 수 있음 명령에 따라 이완할 수 있음 복강내압의 변화에 대한 반응으로 적절하게 수축하고 이완할 수 있음	정상적이거나 강한 수의적 및 불수의적 수축 명령에 따른 완전한 이완 정상적인 방광, 장, 성 기능
저활동성 근육 기능	명령에 따라 또는 기능에 필요한 만큼 적절하게 (또는 전혀) 수축할 수 없음	수의적 및 불수의적 수축이 없거나 약함 요실금 또는 변실금 골반 장기 탈출증 성 기능 또는 감각 상실 다리이음뼈 또는 허리 통증[20]
과활동성 근육 기능	필요할 때 완전히 또는 적절하게 이완할 수 없음	수의적인 근육 이완이 부분적이거나 없음 배뇨 또는 배변 차단 성교통 또는 질경련 골반 통증
기능하지 않는 근육	질이나 직장의 내부 검사 시 근육 수축이 만져지지 않음	근육 수축이나 이완의 징후가 없음 기능 장애 증상이 나타날 수 있음

Messelink B, Benson T, Berghmans B, et al. Standardization of terminology of pelvic floor muscle function and dysfunction: report from the pelvic floor clinical assessment group of the International Continence Society. Neurourol Urodyn . 2005;24:374-380.의 데이터.

출구를 닫기 위해 수축하고 깊은 코어 안정화 근육으로서 몸통과 골반을 지지한다. 정상적인 기능과 함께 강하고 정상적이고 수의적인 수축은 골반 근육의 내부 검사에서 볼 수 있다. 검사 중 기침을 하라는 것과 같은 지시에서 정상적이고 수의적인 수축이 관찰 가능하고 적절히 만져지기도 한다. 명령에 따라 근육을 완전히 이완하는 능력도 보인다.[19] 골반 가로막 근육의 정상적인 기능과 함께 정상적인 방광, 장, 성 기능도 보고된다.

저활동성 골반 가로막의 기능은 근육이 적절하게 또는 명령에 따라 또는 기능에 필요한 만큼 수축할 수 없다.[19] 따라서 근육들이 골반출구(pelvic outlets)를 적절히 닫지 못하고, 이로 인해 잠재적으로 요도에서 소변이 새거나 항문에서 대변, 체액, 점액, 가스가 새게 된다. 또한 근육이 골반의 장기를 적절히 지지하지 못하고, 이로 인해 골반 장기 탈출증이 생길 수 있다 (골반의 장기가 정상적인 위치에서 내려오는 것).[19] 여러 종류의 골반 장기 탈출증은 방광, 요도, 직장, 아래 창자, 자궁경부, 자궁, 회음에서 발생될 수 있고 이들과 연관이 있을 수 있다 (표 9-5). 근육이 제대로 지지하지 않는 것은 요통, 다리이음뼈 통증, 다양한 기능에서의 부적절한 코어 근육 조절에 영향을 미치기도 한다.[20] 마지막으로 골반 가로막 근육이 성 감각과 오르가즘에도 영향을 미치기 때문에 골반 근육의 부적절한 수축은 성 기능이 감소에도 영향을 미칠 수 있다.[21,22] 하지만 성 기능 장애는 다원적이며, 다른 요인이 성 기

표 9-5 여성 환자의 골반 장기 탈출증 유형

탈출증 유형	설명
첨부 탈출증	자궁경부와 자궁이 질관 쪽으로 하강함 (질관이 그 자체에서 뒤집어짐), 심한 경우 자궁경부와 자궁이 질구멍을 통해 바깥으로 돌출됨
방광류	방광이 앞쪽 질벽 쪽으로 하강함
요도탈출증	요도가 앞쪽 질벽 쪽으로 하강함, 일반적으로 방광류와 함께 발생함
직장류	직장이 뒤쪽 질벽 쪽으로 하강함
창자탈출증	아래 창자가 질벽 쪽으로 하강함 (다양한 위치)
항문 탈출증	항문 조직이 항문을 통해 바깥으로 하강함
직장 탈출증	직장 조직이 항문으로 통해 바깥으로 하강함 (직장이 그 자체에서 뒤집어짐)
골반 하강증	회음 조직이 골반과 몸통보다 아래쪽으로 돌출됨

기 힘들어져 만성 변비에 걸리거나 대변을 완전히 내보내기 어려워진다. 마지막으로 과민성은 근육의 긴장감, 골반통 증상을 야기시키는 근막통 및 통증 유발점, 질경련을 야기시키는 질입구 (질구)의 차단을 일으킨다. 뒤에서 설명될 질경련은 질입구와 질로 들어가는 것이 아프고, 어떤 경우에는 탐폰이나 성행위에서 음경이 들어가는 것이 불가능한 질환이다. 질경련과 비슷한 성교통은 성 활동 시에 통증이 있는 것이다. 성교통은 보통 성교 중에 통증이 있는 것과 관련이 있지만, 삽입 없이 흥분이나 오르가즘 시에도 발생할 수 있다. 성 활동 시 통증은 질과 골반과는 먼 부위인 아랫배, 허리, 엉덩이, 엉덩관절, 허벅지 같은 곳에서 발생할 수도 있다.

연관성: 골반 가로막 근육 및 허리, 다리이음뼈, 엉덩관절 통증 및 질환

이 섹션에서는 허리골반-엉덩관절 복합체의 기능 장애와 증상 발생의 원인이 여성의 골반인 경우의 다양한 사람들을 알아볼 것이다. 이 장에서 설명되는 다양한 환자 분류는 표 9-6에 요약되어 있다.

앞서 설명한 바와 같이, 엉덩관절과 골반 사이에는 많은 구조적 및 신경의 연결이 있으며, 이 두 부위에서부터 아래 몸통 (허리뼈, 아랫배), 허벅지, 아래 다리까지의 추가적인 연결이 있다. 따라서 한 부위가 손상된 가능성이 인접한 부위의 손상에 많은 영향을 미칠 수 있다. 통증 유발점의 연관 패턴 또한 골반내 근육이 골반 밖의 연관통을 일으키고 반대로도 일어날 수 있다고 설명되고 있다.[23] 꼬리뼈의 근육은 꼬리뼈 주변뿐만 아니라 큰볼기근 부위의 연관통까지도 일으킬 수 있다. 또한 이 근육의 통증 유발점은 방광이 다 찬 느낌이나 불편한 느낌을 일으킨다 (방광이 비어있을 때라도). 골반의 뼈에서 시작해서 큰돌기의 가쪽을 지나는 궁둥구멍근은 엉치엉덩관절, 엉덩관절 부위, 햄스트링의 통증을 일으킬 수 있다. 역시나 골반에서 시작하여 큰돌기에 붙는 속폐쇄근의 통증 유발점은 직장이 가득 찬 느낌을 유발하고, 꼬리뼈, 햄스

표 9-6 허리골반-엉덩관절 복합체의 기능 장애가 있는 여성 환자들의 주요 소견 요약

환자 분류	환자 프로필	일반 메커니즘	중재, 재활, 프로그래밍
연관성: 골반 가로막 근육과 허리, 다리이음뼈, 엉덩관절 통증	일반적인 인구 통계를 확인하는 연구는 부족함 방광, 장, 성 증상이 있거나 없을 수 있음 증상은 골반에서도 나타나거나 원위부 구조물에 퍼지기도 한다	노화된 엉치엉덩관절의 연관통 속폐쇄근은 앞쪽 사타구니나 뒤가쪽 엉덩관절 통증 및 절박뇨 또는 빈뇨에 영향을 줄 수 있음 다리이음뼈 증상에서 골반 가로막 근육의 손상 골반 가로막 근육의 동원이 좋지 않음 또는 근육 수축 대신 발살바 작용	비특이성 요통과 함께 깊은 코어 근육 치료 (배가로근, 뭇갈래근, 골반 가로막 근육, 호흡하는 가로막): 신체 인식을 하면서 느리고 조절된 수축 강조 배꼽 쪽으로 "힘을 주세요" 또는 "당기세요" 같은 신호를 피함 (깊은 코어 근육 억제) 근육 훈련을 기능적 움직임과 자세로 진행함 자세와 위치를 치료함: 최적의 중립적이거나 "긴" 자세는 코어 근육의 기능을 촉진함
만성 골반통	여성의 4~20% 15~50세 최대 60%는 특정 진단을 받지 않음 최대 20%는 진단적 검사를 받지 않음 위험 요인: 심리사회적 문제, 유산, 긴 월경 주기, 골반의 염증성 질환, 과거의 학대 (성적, 심리적, 신체적) 자세적인 습관 변경	진단적 복강경 검사 시 33~35%는 병리학적 특징이 발견되지 않음 근골격계, 부인과, 비뇨기, 위장, 신경학적 시스템에서 통증이 발생할 수 있음 신경계의 민감화 증가 근골격계 및 신경계 초점: 골반내 신경의 압박 또는 상해 저활동성 골반 가로막 근육으로 인한 관절이나 구조물의 지지 감소 과활동성 골반 가로막 근육으로 인한 통증 유발점, 입구 크기 감소 엉치꼬리관절 상해 또는 좌상 수술적 외상	손상된 신경 구조물의 스트레스 요인 감소 (자세, 위치, 쿠션의 사용) 만성 통증 발생 및 통증 과학에 대한 교육 신체적 및 심리적 요인을 다루기 위한 다학문적 팀 접근법 장려 총체적 접근법 장려 (예: 스트레스 관리, 수면 위생, 이완 기법, 식이요법 포함) 운동 조절 문제를 다루기 위한 근육 훈련 및 재교육: 정상적인 호흡 패턴과 함께 코어 근육에 초점 근육 훈련을 동적인 움직임과 기능적인 움직임으로 진행함 필요한 경우 모달리티와 도수 치료 사용, 환자가 수동적인 치료에 "의존"하지 않게 주의함 자세 교육과 함께 신경 가동술 및 신경 조직의 자극 감소

계속

표 9-6 허리골반-엉덩관절 복합체의 기능 장애가 있는 여성 환자들의 주요 소견 요약 - 계속

환자 분류	환자 프로필	일반 메커니즘	중재, 재활, 프로그래밍
산전 여성	임신한 여성의 20%는 다리이음뼈통증, 엉덩뼈 능선과 엉덩이주름 사이의 통증을 겪으며, 활동을 오래 못 하거나 자세 유지가 힘들고 (가만히 못 있음), 엉덩관절이 "끼인 느낌"을 받음 기타 일반적인 통증 질환에는 근육 과사용 질환, 자궁원삭 통증, 엉덩관절의 큰돌기 점액낭염이 있음 TOH는 드물지만 특히 임신할 때 발생할 수 있음 조기진통은 양성 허리골반 통증으로 오진될 수 있음 비뇨기 증상이 발생할 수 있음	호르몬 변화는 허리골반-엉덩관절의 느슨함을 증가시킬 수 있음 느슨함의 증가는 좋지 않은 운동 조절을 일으킬 수 있음 허리 전만, 골반의 앞기울임, 거북목 증후군의 증가로 인한 자세 변화 엉덩관절 벌림근, 가쪽돌림근, 폄근, 발바닥굽힘근의 사용 증가로 인한 과사용 질환 자궁이 커지면서 자궁원삭이 심하게 늘어나고 이로 인한 앞쪽 사타구니 통증 유발, 특히 앉았다 일어날 때 또는 빠르게 이동하는 움직임을 할 때 심함 큰돌기 점액낭염은 체중 증가와 옆으로 누워자는 자세 때문에 발생할 수 있음 TOH (드물지만) 호르몬, 생체역학적인 요인 때문에 발생할 수 있고, 엉덩관절에 갑작스럽고 심각한 통증이 있으며 손상된 쪽으로 체중 부하를 하기 어려움 조기진통은 허리나 복부에 "경련"을 일으킬 수 있음 커지는 자궁은 방광과 골반 가로막을 압박함, 골반관절의 느슨함은 골반 가로막 근육이 기능하기 힘들게 함, 이로 인해 요실금에 영향을 줄 수 있음	부하 이동 검사가 (예: ASLR) 양성이라면 엉치엉덩 지지 벨트 자궁원삭 통증을 완화하기 위한 임산부 복부 지지 벨트 운동 조절을 향상시키고 다리이음뼈, 허리, 자궁원삭 통증을 줄이기 위한 배가로근과 깊은 코어 근육의 근력 강화 신체 인식을 하면서 느리고 조절된 수축에 중점을 둔 깊은 코어 근육 치료 (배가로근, 뭇갈래근, 골반 가로막 근육, 호흡하는 가로막) 배꼽 쪽으로 "힘을 주세요" 또는 "당기세요" 같은 신호를 피함 (깊은 코어 근육 억제) 근육 훈련을 기능적 움직임과 자세로 진행함 자세와 위치를 치료함: 최적의 중립적이거나 "긴" 자세는 코어 근육의 기능을 촉진함 다리이음뼈 통증이 운동 조절 기법으로 관리될 수 있다고 안심시키기 엉덩관절 벌림근, 모음근, 가쪽돌림근, 폄근에 가해지는 부담을 줄이기 위한 자세 정상화 비대칭적인 자세 피하기 (예: 다리 꼬고 앉기, 한 다리로만 체중 부하하고 서 있기) 통증 유발점을 다루거나 관절의 통증 완화를 위한 도수 치료 열치료 또는 냉치료 (복부에는 직접적으로 하지 않음) 이동하는 움직임 패턴 또는 조절, 자는 자세, 지지에 대한 교육 방광 또는 장 증상을 위해 필요한 경우 골반 가로막 근육의 집중적인 훈련
산후 여성	산후 3개월 후 많은 여성들이 요통, 치핵, 성교통, 요실금, 변실금을 호소함 허리와 다리이음뼈의 통증은 절반의 여성들에서 산후 6개월까지 지속되고, 1/3 이상은 18개월까지 지속됨 허리와 다리이음뼈에 통증이 있는 여성에게 산후 우울증이 더 흔함 DRA는 (만약 있다면) 산후 8주 내에 해결되어야 함 분만 중 회음부 외상은 요실금, 탈출증, 성 기능 장애의 위험을 증가시킴	근육 조절의 감소, 회음부 외상, DRA는 허리 및 다리이음뼈 통증을 지속하게 할 수 있음 특히, 질 분만은 요실금, 탈출증, 골반의 신경 상해, 성 건강 증상에 영향을 줄 수 있음 특히, 항문조임근 외상은 변실금에 영향을 줄 수 있음 엉치꼬리 상해는 꼬리뼈 통증에 영향을 줄 수 있음 마취제 적용 후 분만 자세를 오래 유지하면 신경통 발생에 영향을 줄 수 있음 제왕절개는 전신적인 산후 회복 및 골반-복부 수술 회복과 모두 연관이 있음	임신으로 발생한 허리와 다리이음뼈 통증 또는 DRA가 저절로 해결될 것이라고 생각하지 않아야 함, 이러한 증상의 대부분이 산후 기간에도 이어질 수 있음, 엉치엉덩 또는 복부 지지대로 치료할 수 있음 발살바 조작을 피하는 것에 대한 교육 질 분만 3개월 까지도 해결되지 않는 요실금은 골반 치료사에게 치료받아야 함 지속적인 성 기능 장애 또는 통증은 골반 치료사에게 치료받아야 함 제왕절개 후 치료는 수술의 치유를 하면서 배벽 재활뿐만 아니라 아기 돌보기와 일상 생활에 대한 교육을 목표로 해야 한다.

ASLR: 능동적인 하지 직거상, DRA: 배곧은근 분리, TOH: 엉덩관절의 일시적인 골다공증.
* 기능 장애의 3가지 유형이 이 장에서 설명되었고, 여기에는 각 집단을 위한 간단한 요약과 강조점이 나와 있다.

트링, 허벅지 뒤쪽, 요도 (절박뇨 느낌 포함), 질, 외음부의 통증을 유발할 수 있다. 큰모음근은 회음부와 방광에 연관통을 일으킬 수 있고 직장이 가득 찬 느낌을 유발할 수 있다.[23]

요실금과 요통 및 기타 몸통의 손상과의 연관성

요실금 환자는 허리골반과 항문올림근의 기능이 부적절하고,[24-27] 호흡 곤란이 있으며 (이차 호흡근을 사용하는 경향, 얕은 호흡, 호흡 정지, 호흡하는 가로막과 깊은 코어 근육 간의 협응 장애),[27,28] 허리 통증[25,26,28,29]을 겪을 수 있다는 근거가 있다. 요실금 스트레스가 있는 여성과 없는 여성의 지면반발력 측정을 비교한 작은 연구에서 균형 장애가 입증되었다 (압력 중심의 변위가 클수록, 균형이 좋지 않음을 의미함).[30] 같은 연구에서 요실금 여성의 골반 가로막 근육과 허리세움근의 근전도 (EMG) 활동이 더 컸다. 연구의 저자는 이러한 EMG의 차이가 몸통을 움직여 몸통의 교정을 돕는 능력의 감소를 나타내어 균형 장애에 영향을 미칠 수 있다고 제안했다.[30] 같은 저자들은 다른 연구에서 골반 가로막이 자세 지지의 역할도 하고, 골반 가로막 근육이 배의 근육들과 함께 자세근의 반응을 한다는 것을 입증했다.[24] 골반 가로막 근육은 몸통, 엉덩관절 복합체, 하지의 원위부를 지지한다.[20] 그러나 이러한 지지는 골반가로막의 골반 가로막과 배의 근육들의 조절 및 협응과 더 관련이 있으며 근육 수축의 힘과는 관련성이 적다.

비특이성 요통 및 골반 가로막 근육

다리이음뼈 관절과 몸통의 안정화에 있어 골반 가로막 근육의 역할 때문에 허리 통증은 특히 골반 가로막 근육의 운동 조절 부족과 관련이 있다.[24,28] 이는 배가로근의 자연스러운 동시 수축과 함께 주요 코어 근육의 역할을 한다. 연구진들은 요통 환자의 재활 훈련에 골반 근육 운동을 추가하면 결과 측정 및 통증 보고에서 결과가 유의하게 향상되었음을 입증했다.[29] 골반 가로막 근육의 손상에만 국한된 것은 아니지만, 다른 연구에서[26]는 비특이성 요통이 있는 환자가 앉았다 일어날 때, 서 있다가 앉을 때 골반의 앞기울임이 지연되었음을 보여줬다. 골반이 앞기울임된 상태에서 골반 가로막 근육이 "매우 길게", "길게" 똑바로 선 자세에서 가장 강하게 수축한다는 점을 고려하면,[31,32] 이러한 사람들에게 부적절한 골반 가로막 근육의 동원이 일어날 수 있다.

엉덩관절 통증 및 골반 가로막과 골반 벽의 근육

엉덩관절과 사타구니 통증의 감별 진단에서는 골반 가로막 근육의 기능 장애 또는 골반내 구조물의 손상이 가능한 원인 또는 요인으로 인지된다.[33] 아직 많은 연구가 이루어지지는 않았지만, 엉덩관절 통증이 있는 환자에게 골반내 구조물을 다뤘을 때의 효과를 보여준 몇몇 사례 연구가 있다 (표 9-7은 이 사례 연구를 요약했다). 한 연구에서는 39세 여성이 10분 동안의 로잉 운동 후 속폐쇄근에 힘줄염과 관련된 엉덩관절 통증이 발생했다.[34] 골반내 근육으로서 속폐쇄근에 골반내 중재와 (예: 도수 치료) 함께 치료를 적용했다. 이 환자의 통증은 볼기근의 뒤쪽 (궁둥뼈결절의 바로 안쪽), 사타구니의 앞쪽에서 나타났고, 큰돌기의 뒷면(속폐쇄근이 지나는 모든 부위)을 촉진 시 압통이 있었다. 힘줄염은 힘줄의 자기 공명 영상 (MRI)과 (속폐쇄근이 부은 것을 보여줌) 외과적 관찰을 통해 확인되었다. 치료 후 속폐쇄근의 직접적인 수술적 중재 이후 15개월의 추적 관찰에서 기능을 완전 회복했다.

골반 가로막 근육 재훈련을 통해 엉덩관절 통증을 해결할 수 있는 몇 가지 사례가 있다. 두 번째 사례 연구에서, 45세의 장거리 (마라톤) 선수는 볼기근과 햄스트링에 깊은 통증을 느꼈는데, 처음에는 의사가 심한 햄스트링 좌상으로 진단했다.[35] 이 환자는 왼쪽 궁둥뼈결절에 통증이 있었고, 같은 쪽에 볼기근에서 두덩뼈가지까지 퍼지는 산발성 통증이 있었다. 환자는 햄스트링을 "당기는" 훈련 중에 부상이 발생했다고 했다. 시간이 지나면서 앉을 때 궁둥뼈결절의 통증으로 진행되었고, 근위부 햄스트링의 통증과 아린감이 종아리뼈머리까지 퍼졌으며, 궁둥뼈결절이 쑤시고 타는 듯한 느낌이 들었다. 이 증상은 달리기를 멈출 때까지 계속 되었다. 달릴 때 보폭과 속도를 줄이고, 쉬면 증상이 감소되었다. 배변, 배뇨, 성기능 장애는 없었다. 물리치료 검사에서 허리, 엉치엉덩관절, 엉덩관절, 골절 질환은 배제했다. 결과들을 기반으로 초기 물리치료 진단은 근위부 햄스트링의 재발성 좌상과 관련된 볼기근의 궁둥뼈 통증으로 설명되는 햄스트링 증후군이었고, 초기 중재는 이를 중점적으로 했다. 증상이 완전히 호전되지 않았고 아래두덩뼈가지에 깊은 골반통과 앉을 때의 궁둥뼈결

표 9-7 엉덩관절의 징후 및 증상이 골반의 기능 장애와 관련된 사례 연구의 요약

환자의 인구통계학적 특징	엉덩관절 관련 징후 및 증상	골반 관련 소견, 중재, 결과
39세 여성[34]	10분 동안의 로잉 운동 후 발생하는 심한 엉덩관절 통증 볼기근 뒤쪽 (궁둥뼈결절의 바로 안쪽), 사타구니 앞쪽, 큰돌기의 뒷면(속폐쇄근이 지나는 모든 부위)의 통증 MRI와 외과적 관찰로 속폐쇄근의 힘줄염이 확인됨	골반내 기법을 통해 속폐쇄근을 치료함 (이 사례에서 설명되지 않음) 이 사례에서는 힘줄염을 치료하는 수술적 중재 이후 물리치료를 함 (치료는 설명되지 않음) 기능을 완전히 회복함
45세 여성, 마라톤 선수[35]	한쪽 궁둥뼈결절, 볼기근 부위, 두덩뼈가지의 깊은 통증 환자는 햄스트링 좌상 (pulled hamstring)을 호소함 앉을 때 근위부 햄스트링에서 종아리뼈머리까지의 통증 쉴 때, 짧은 보폭으로 달릴 때 증상이 감소됨 장, 방광, 성 증상은 없음 엉덩관절과 볼기근 부위의 초기 물리치료: 증상이 감소되었지만 두덩뼈가지와 엉덩관절 깊은 곳의 통증은 남아 있음	질내 촉진으로 같은 쪽 항문올림근을 만졌을 때 "깊은 통증"이 발생했고 근육의 과활동이 발견됨 물리치료 중재는 골반내 근육의 기능 장애를 다룸 치료 후 6개월째에 환자의 증상이 해결되었고, 환자는 런닝 활동에 완전히 복귀함
20년 동안 은행원인 여성[36]	왼쪽 엉덩관절의 가쪽, 허리 중앙 부분, 왼쪽 무릎의 가쪽, 아래 다리의 만성 통증 (5년) 걸을 때, 이동하는 움직임을 할 때 통증이 악화됨 방사선 상 엉덩관절 골관절염으로 진단됨 골반 이외의 부위에 물리치료 및 마사지로 증상이 감소됨 직업으로 인한 자세적 경향 (왼쪽 다리로의 체중 부하, 왼쪽 엉덩관절을 모음·안쪽돌림 한 자세로 유지함, 등뼈의 후만 및 허리뼈의 전만이 과함) 다리를 꼬고 앉는 걸 선호함 요로 감염의 병력이 있음 근골격계 검사 상 몸통, 엉덩관절, 척추의 기능 장애	질내 검사를 통해 왼쪽 속폐쇄근의 통증 유발점 및 통증, 항문올림근의 ATLA 부착점을 따라 뻣뻣함이 발견됨 중재는 골반내 근육의 통증 유발점과 뻣뻣함, 자세의 안정화, 허리골반 안정화 운동에 초점을 맞춤 전반적인 기능이 70% 향상됨
13세 소녀[27]	응급 충수절제술 후 진행성 요실금과 오른쪽 엉덩관절 통증이 갑자기 발생함 수술 10개월 후에 오른쪽 아래 1/4에 있는 수술 흉터를 촉진하면 오른쪽 항문올림근, 호흡하는 가로막, 아래 등세모근, 왼쪽 큰볼기근, 오른쪽 배빗근, 양쪽 허리근, 오른쪽 목빗근, 양쪽의 앞쪽 사각근을 억제시킴	근육들의 억제를 해결하는 카이로프랙틱 중재는 요실금과 엉덩관절 통증을 완화시킴 (6년간의 추적 관찰 동안 지속됨)

ATLA: 항문올림근힘줄활, MRI: 자기 공명 영상

절의 통증이 여전했기 때문에, 골반 가로막과 골반 벽 구조물의 물리치료 질내 검사를 받았다. 이 검사를 통해 항문올림근의 과활동과 관련된 기타 결과들 및 같은 쪽의 항문올림근을 만졌을 때 "깊은 통증"이 발생한다는 것을 알았다. 물리치료 중재에 골반 근육의 기능 장애를 다루는 것을 추가했다. 치료 후 6개월째에 환자의 증상이 해결되었고, 환자는 활동에 완전히 복귀했다.

세 번째 사례 연구는 방사선으로 엉덩관절의 골관절염을 진단받은 여성의 골반내 근막 손상을 조사했다.[36] 환자는 5년 동안 점진적으로 증가하는 증상을 겪었다. 골반이 아닌 곳의 물리치료와 마사지로 증상은 완화되었지만 해결되지는 않았다. 엉덩관절의 가쪽, 허리의 중앙, 왼쪽 무릎의 가쪽, 아래 다리에서 통증을 호소했다. 걸을 때와 이동하는 움직임을 할 때 통증이 가장 심했다. 왼쪽 다리로의 체중 부하를 선호했고 (왼쪽 엉덩관절을 모음, 안쪽돌림 한 상태에서), 등뼈의 후만과 허리뼈의 전만이 과했다. 20년 이상 이 일을 하는 동안 이 자세를 사용했다는 것을 확인했다. 또한 다리 꼬는 것을 좋아했다. 임상적으로 다리를 꼬는 것은 깊은 코어 근육의 약화나 협응 장애로 인한 보상적인 메커니즘으로 관찰되었다. 환자의 병력에는 빈번한 요로 감염이 있었고 이로 인해 골반 근육의 과활동에 영향을 미쳤다. 물리치료 검사를 통해 허리뼈의 불안정, 척추뼈의 관절 가동 범위 (ROM) 제한 (굽힘, 폄), 엉덩관절 ROM의 뻣뻣함 및 타이트함, 엉덩관절 근육의 전반적인 약화(특히, 왼쪽)가 발견되었다. 질내 검사를 통해 왼쪽 속폐쇄근의 통증 유발점 및 통증, 항문올림근의 ATLA 부착점을 따라 뻣뻣함이 발견되었다. 또한 여러 결과 측정에서 기능의 감소가 나타났다 (총 8개, 특정한 골반의 증상 및 전반적인 기능과 관련됨). 중재는 속폐쇄근의 통증 유발점과 통증, 서고 앉는 자세 (척추뼈, 골반, 엉덩관절의 "중립적인" 자세를 취하기 위함, 앉을 때 다리를 꼬지 않는 것을 포함함), 허리골반 안정화 운동 진행 (배가로근과 뭇갈래근에 초점을 맞춤)을 다루는 것에 초점을 맞췄다. 치료가 끝났을 때 환자는 결과 측정에서 임상적으로 유의한 차이를 보고했고 전반적인 기능이 70% 향상되었다.

네 번째 사례는 13세 소녀로 응급 개방 충수절제술 이후 진행성 요실금과 (가끔 완전히 방광 기능이 상실됨) 오른쪽 엉덩관절 통증이 갑자기 발생했다.[27] 환자는 수술 후 10개월 동안 배꼽, 두덩뼈관절의 바로 위, 오른쪽 아래의 1/4에 절개 흉터가 있었다. 촉진할 때 뒤에 말한 상처는 오른쪽 항문올림근, 호흡하는 가로막, 양쪽의 아래 등세모근, 왼쪽 큰볼기근, 오른쪽 배빗근, 양쪽 허리근, 오른쪽 목빗근, 양쪽의 앞쪽 사각근의 억제와 연관이 있었다 (도수 근력 검사의 근력이 감소되는 것으로 입증됨). 이러한 근육들의 억제를 해결하는 카이로프랙틱 중재는 환자의 모든 요실금과 골반통을 완화시켰고, 이러한 개선은 6년 간의 추적 관찰 동안 지속되었다.

환자 프로필

양질의 연구가 많이 없기 때문에 기존의 골반 손상과 함께 허리, 복부, 다리이음뼈, 엉덩관절, 허벅지에 통증이 있는 사람들의 인구 통계와 유병률은 알려지지 않았다. 이전에 설명되었듯이 작은 연구와 사례 연구의 결과들은 10대부터 중년까지의 여성 환자들에게 속폐쇄근의 힘줄염, 깊은 볼기근 및 햄스트링 근위부의 통증, 엉덩관절 고관절염, 요실금, 균형 능력 감소, 체위성 자세 및 이동하는 동작의 변형 같은 손상이 같이 발생하는 것을 보여준다. 그러나 이는 남성 환자들이나 다른 나이의 그룹, 또는 허리골반-엉덩관절이나 다른 부위에서의 증상 또는 손상이 있는 사람들의 유사한 손상을 배제하지는 않는다. 골반 근육 손상의 증상은 사례 연구에서 입증된 것처럼 뚜렷하거나 뚜렷하지 않을 수 있다.[35] 그러므로 방광, 장, 성 증상이 없다고 해서 반드시 골반 근육의 손상을 배제하지는 않는다. 골반 근육의 증상들은 골반 출구에서 기능에 직접적으로 영향을 미치지 않으면서 더 원위부인 구조물을 나타낼 수 있다 (하지, 엉덩관절, 허벅지와의 연관성 때문에). 그러므로 이 부위의 재활이 안정기인 환자들이나 더 원위부인 부위가 불응성 증상인 환자들은 기존의 보이지 않는 골반 근육의 영향이 있을 수 있다.

그럼에도 불구하고 허리골반-엉덩관절의 문제뿐만 아니라 장, 방광, 성 기능과 관련된 직접적인 증상을 호소하는 환자들은 골반내 근육 및 구조물들을 검사하는 경험이 풍부한 교육을 잘 받은 치료사가 확실히 검사하고 평가해야 한다.

일반적인 메커니즘

골반 가로막 근육들은 허리골반-엉덩관절 문제에 영향을 줄 수 있고, 허리골반-엉덩관절 손상은 골반과 관련된 기능 장애 및 증상을 유발할 수 있다. 원인과 결과가 항상 명확하게 알려지지는 않지만 같이 발생하는 질환이 있으며 관절 구조나 근막 구성의 문제로 설명될 수 있다.

나이가 들어감에 따라 엉치엉덩관절의 관절강은 좁아지고 섬유증을 겪을 수 있다. 아래 허리신경과 엉치신경에 의한 신경 지배 때문에, 엉치엉덩관절의 질환은 골반과 아래 허리의 통증 및 엉치신경의 분포에 따른 통증에 영향을 줄 수 있다.[8]

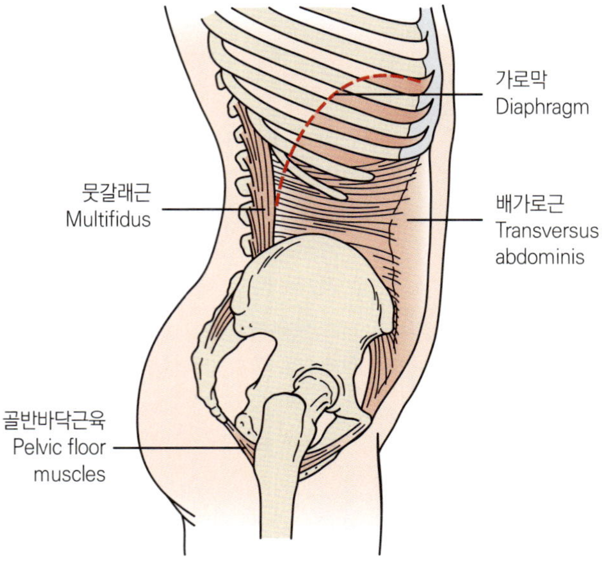

• **그림 9-9 깊은 코어 근육.** (From Magee DJ. *Orthopedic Physical Assessment.* 6th ed. St. Louis: Saunders; 2014.)

속폐쇄근의 안쪽을 만질 때 있는 압통 지점이나 섬유성 밴드가 말초 통증의 원인일 수 있으며 (사타구니 앞쪽, 허벅지, 엉덩관절의 가쪽과 뒤쪽으로의 통증과 함께),[37,38] 절박뇨와 빈뇨 증상에 영향을 줄 수 있다.

골반 가로막 근육들은 엉치엉덩관절과 두덩결합관절을 지지함으로써 다리이음뼈 관절의 힘이 닫히는 데 중요한 역할을 한다. 연구진들에 따르면, 엉치엉덩관절을 안정화시키는 데 가장 중요한 근육들은 배가로근과 골반 가로막 근육들이다 (그림 9-9).[39] 몇몇 연구의 검사들은 다리이음뼈의 통증과 기능 장애의 원인을 확인하는 데에 도움이 된다. 여기에 나오는 검사들은 표 9-8에 요약되어 있다.[40-43] 다리이음뼈 관절의 기능 장애에는 걷거나 다른 활동을 할 때 골반을 통한 하지와 몸통의 "부하" 전달이 어려운 것이 포함될 수 있다.[40] 이러한 부하 전달이 어려운 것은 Stork 검사 (그림 9-10), 능동적인 하지 직거상 검사 (active straight leg raise [ASLR]) (그림 9-11), 수정된 트렌델렌버그 검사와 결합한 두덩결합의 통증 유발 검

표 9-8 다리이음뼈 통증 및 기능장애의 검사

검사	간단한 설명	통계
능동적인 하지 직거상 (ASLR)[41]	골반을 통한 축 이동 검사 환자는 누워서 능동적으로 다리를 올리고 (한번에 하나씩), 올라간 다리가 힘든 정도를 평가한다, 어려움의 정도가 골반을 통한 축 이동의 문제를 나타낸다	임산부 또는 산후 3주된 산모들에게 발생하는 통증 민감도=0.87 특이도=0.94 45 이상의 Quebec Back Pain Disability Scale와의 연관성: 민감도=1.00
수정된 트렌델렌버그[42]	두덩결합의 손상 검사 환자는 서서 한쪽 엉덩관절과 무릎관절을 90°로 구부린다, 두덩결합의 통증은 양성 결과를 나타낸다	임산부에게 검사함 (2,269명): 민감도=0.60~0.62 특이도=0.99 검사자간 신뢰도=0.69
Gaenslen [40]	다리이음뼈 통증 검사 환자가 누운 상태에서 엉덩관절 굽힘과 반대쪽 엉덩관절 폄 방향으로 과한 압력을 가한다, 다리이음뼈관절에 보통의 통증이 발생하면 다리이음뼈 통증을 나타낸다	신뢰도=0.60~0.72 민감도=0.71 특이도=0.26
Palpation of long dorsal ligament (LDL)[42]	뒤쪽 엉치엉덩인대의 촉진 시 통증 유발 검사, 통증이 있다면 뒤쪽 다리이음뼈 통증을 나타낸다 환자는 엎드리고 LDL의 긴장감을 증가시키기 위해 엉치뼈를 뒤끄덕임시킨다, 그 다음 촉진 유발을 위해 LDL을 촉진한다 (임신 중이라면 옆으로 누워서 할 수 있다)	민감도=0.11~0.49 특이도=1.00 검사자간 신뢰도=0.34 임산부에게 검사함 (2,269명) LDL, ASLR, P4의 양성 결과는 다리이음뼈 통증과 허리 통증을 구분할 수 있게 도와준다
Patrick (Faber)[42]	엉덩관절이나 엉치엉덩관절의 통증 유발 검사 환자는 그림 4처럼 눕고 엉덩관절 굽힘 및 가쪽돌림 방향으로 과한 압력을 가한다, 엉덩관절의 통증이 재현되거나 유발되면 엉덩관절의 손상을 나타낸다, 엉치엉덩관절의 통증이 재현되거나 유발되면 엉치엉덩관절의 손상을 나타낸다	민감도=0.40~0.70 특이도=0.99 검사자간 신뢰도=0.54 임산부에게 검사함 (2,269명)
골반의 뒤쪽 통증 유발 검사 (P4)[42,43]	다리이음뼈 통증 검사 환자는 검사할 다리의 엉덩관절을 90°로 구부리고 눕는다, 임상가는 엉치엉덩관절을 자극하기 위해 넙다리뼈를 아래로 누른다, 보통의 통증이 발생하면 다리이음뼈 통증을 나타낸다	민감도=0.81~0.93 특이도=0.80~0.98 검사자간 신뢰도=0.70 임산부에게 검사함 (범위: 342~2,269명)
두덩결합 촉진[42]	두덩결합관절의 통증 검사 환자는 눕고, 임상가는 앞쪽 두덩결합을 꾹 누른다	임산부에게 검사함 (2,269명): 민감도=0.60~0.81 특이도=0.99 검사자간 신뢰도=0.89

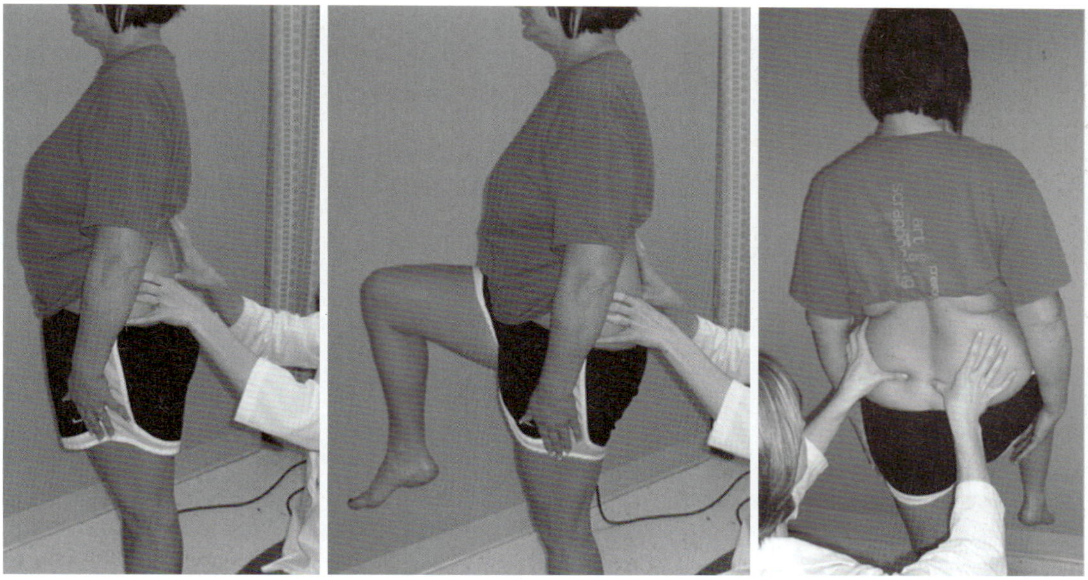

• **그림 9-10 Stork 검사.** (Courtesy Section on Women's Health of the American Physical Therapy Association.)

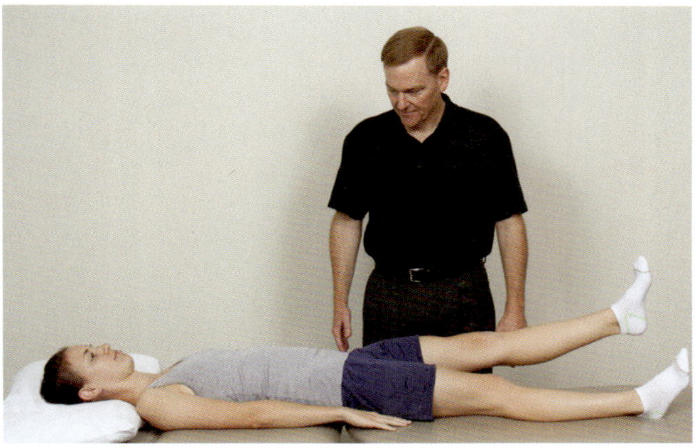

• **그림 9-11 능동적인 하지 직거상 검사.** (From Olson KA. Manual Physical Therapy of the Spine. 2nd ed. St. Louis: Elsevier; 2016.)

사(그림 9-12)를 비롯한 특정 검사에서 나타날 수 있다.[40] 부하 전달이 어려운 것과 다리이음뼈 관절 주위의 운동 조절의 감소는 다리이음뼈의 통증을 발생시킬 수 있다. 다리이음뼈 관절의 통증 유발은 Gaenslen 검사 (그림 9-13), long dorsal sacroiliac ligament (LDL) 검사 (그림 9-14), Patrick 검사 (굽힘 벌림 가쪽돌림 [flexion abduction external rotation, FABER]으로도 알려짐) (그림 9-15), 골반의 뒤쪽 통증 유발 (posterior pelvic pain provocation [P4]) 검사 (그림 9-16), 두덩결합 통증 촉진 검사 (그림 9-17)에서 나타날 수 있다.[40] 명확하게 증명된 것은 객관적으로 측정된[44] 다리이음뼈 랜드마크를 촉진했을 때의 비대칭 소견이 요통과 관련이 없다는 점이다. 따라서 허리나 다리이음뼈의 통증을 진단하기 위해 촉진을 사용해서

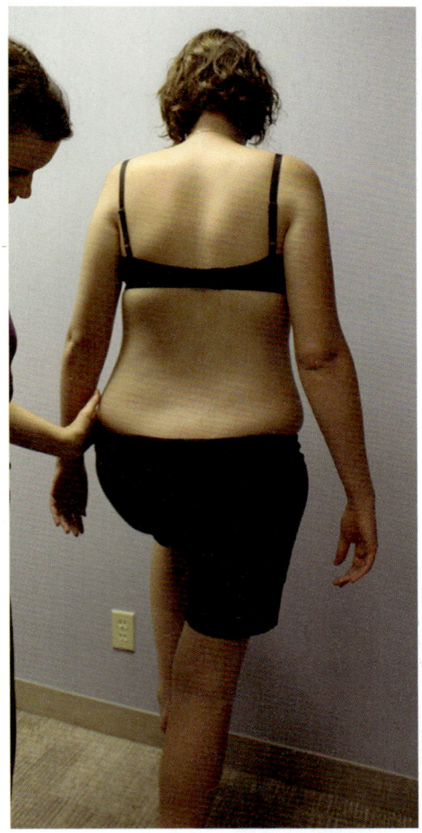

• **그림 9-12 수정된 트렌델렌버그 검사.** (Courtesy Section on Women's Health of the American Physical Therapy Association.)

는 안 되며, 전체적인 검사 중 하나 정도로 사용해야한다.

항문올림근의 지지가 골반의 인대와 근막이 늘어나는 것을 막는다는 이론 때문에, 이러한 근육들의 부상이나 손상은 결국 골반 결합조직의 지지 역할을 손상시킬 수 있다.[8,45,46]

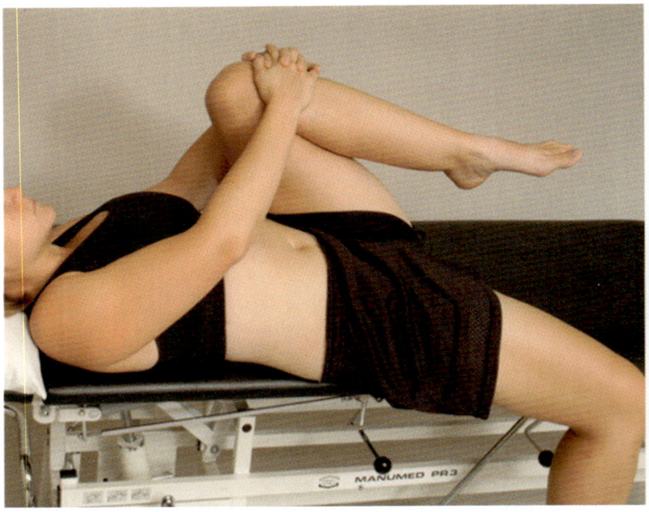

• **그림 9-13** Gaenslen Test. (From Magee DJ. *Orthopedic Physical Assessment*. 6th ed. St. Louis: Saunders; 2014.)

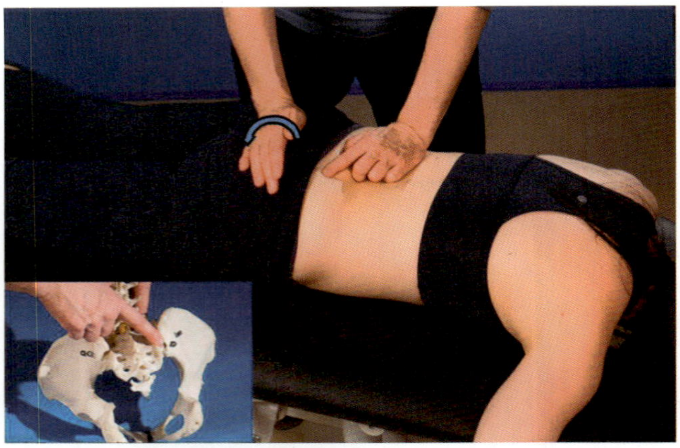

• **그림 9-14** Long Dorsal Ligament (LDL), **통증 유발 검사.** (From Lee D, Lee L, Vleeming A. *The Pelvic Girdle: An Integration of Clinical Expertise and Research*. 4th ed. Edinburgh: Churchill Livingstone; 2011.)

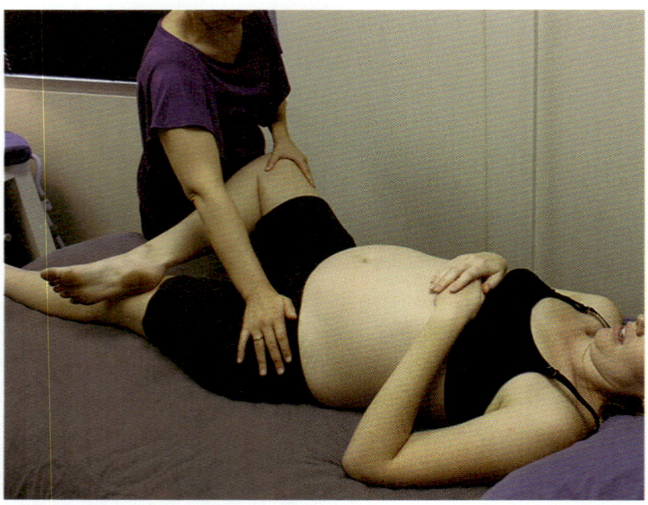

• **그림 9-15** Patrick **검사.** (Courtesy Section on Women's Health of the American Physical Therapy Association.)

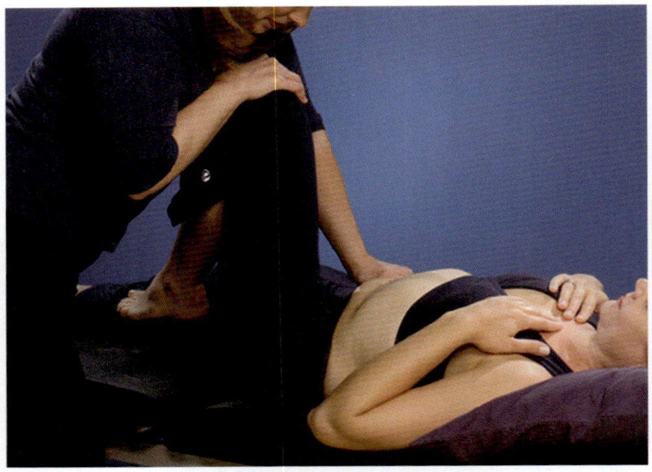

• **그림 9-16 골반의 뒤쪽 통증 유발 검사.** (From Lee D, Lee L, Vleeming A. *The Pelvic Girdle: An Integration of Clinical Expertise and Research*. 4th ed. Edinburgh: Churchill Livingstone; 2011.)

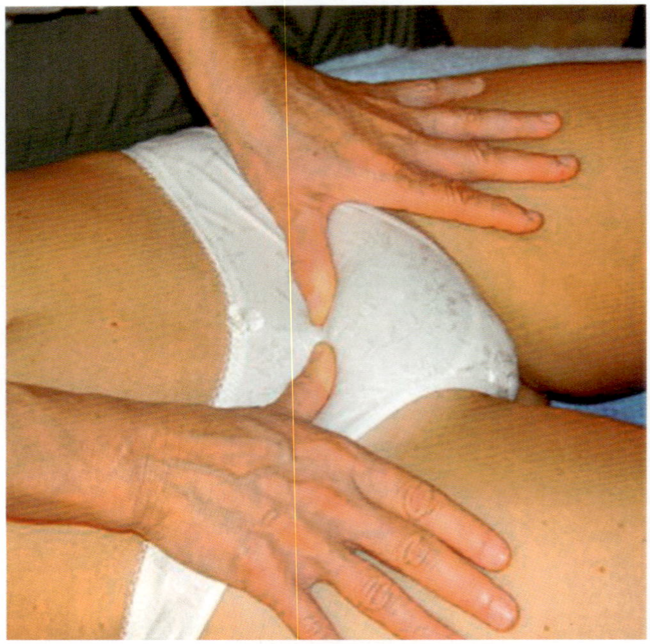

• **그림 9-17 두덩결합 통증 촉진 검사.** (From Grimaldi M. Le périnée douloureux sous toutes ses formes: apport de la médecine manuelle et ostéopathie. Étude clinique. *J Gynecol Obstet Biol Reprod (Paris)*. 2008;37:449–456.)

이러한 인대 중 일부는 직접 또는 간접적으로 허리엉치 구조물과 연결되므로, 이 인대들이 늘어나는 것과 염좌는 허리 통증에 영향을 줄 수 있다. 많은 여성들이 적절한 교육 없이 골반 근육을 운동하려고 하여 항문올림근의 지지가 더 약화될 수 있다. 여성의 42~49%가 구두나 서면 지시를 통해 발살바 조작을 비롯하여 골반 가로근 근육을 잘 수축하지 못한다고 보고되었다.[46] 발살바 조작은 골반 근육의 비효율적인 수축,

배벽 및 흉벽 근육의 상당한 보상 작용, 복강내압의 증가, 골반 가로막 하강의 증가를 초래한다. 골반 가로막 근육의 수축 대신 발살바 조작을 사용하는 것은 요도를 지지하고 닫는 비효율적인 수축을 발생시켜 요실금을 일으킬 수 있다. 또한 발살바 조작은 골반의 좋지 않은 안정화와 골반내 인대의 지지 기능에 장애를 일으킬 수 있고 (복강내압의 증가로 인해), 이로 인해 다리이음뼈 통증과 CPP 증상에 영향을 줄 수 있다.[46]

부상 후 고려사항

이전에 설명했던 연구와 사례 보고에서 골반내 근골격계 구조물들의 단기 또는 장기 손상이 허리골반-엉덩관절의 증상을 초래한다는 것을 입증했다. 부상 후 단계에서 치료사가 겪는 어려움은 골반 가로막 근육 및 골반 벽 근육의 손상의 잠재적인 원인을 정확하게 검사하고 알아내는 것이다. 하지만 이러한 질환의 대부분은 골반외 구조물을 다루는 물리치료가 필요하다. 따라서 골반내 구조물의 손상이 불명확할 때인 초기의 재활은 허리 통증, 엉덩관절 통증, 균형 손상 같은 뚜렷한 증상을 목표로 한 외래 정형외과 접근법에 적절하게 초점을 맞출 것이다. 이러한 사례에서 환자가 치료나 재활의 진행 단계에서 효과를 보지 못한다면, 골반내 구조물들의 추가 검사를 해야 할 수도 있다. 요실금 또는 빈뇨나 절박뇨 같은 특정 증상이 골반 가로막 근육의 기능 장애의 원인이라면, 골반 전문 물리치료사에게 빨리 의뢰하거나 협업하는 것이 좋다. 다른 전문가들도 골반 재활에 참여할 수 있다. 광범위한 신경근골격계 교육을 고려하면, 물리치료사들은 근골격계 징후 및 증상을 해결할 때 가장 중요한 치료사일 수 있다.

허리골반-엉덩관절 증상을 나타내는 모든 환자의 검사에서 특정한 골반 검사 질문을 포함하는 것이 효과적일 수 있다. 모든 환자에게 골반 건강과 관련된 질문을 하는 습관은 잠재적이고 근본적인 문제를 발견할 수 있는 가능성을 높이고 이러한 문제에 대한 초기 중재를 촉진시킬 수 있다. 초기 검사의 질문으로 골반의 명백한 증상이 있는 사람이나 불편한 증상이 있는 사람이나 이러한 증상이 없는 사람들을 알아낼 수 없다. 특정 검사 도구로 스트레스성, 절박성, 이들이 결합된 요실금을 알아낼 수 있다. 3가지 요실금 질문(Three Incontinence Questions, 3IQ)이라고 불리는 도구는 쉽고 빠르게 시행된다 (상자 9-1). 3가지 질문은 요실금이 발생하는 지, 소변이 새기 전에 뭘 하는 지에 대해 물어본다 (방광에 가해지는 신체적 스트레스 또는 강한 절박). 이 검사는 절박성이나 스트레스성 요실금을 결정하는 민감도와 특이도가 높은 것으로 입증되었다.[47]

• 상자 9-1 3가지 요실금 질문 (3IQ) 선별 검사 도구

3가지 요실금 질문

1. 지난 3개월 동안, 소변이 샌 적이 있습니까 (약간이라도)?
   __ 네 (2번으로) 2) __ 아니오 (설문지를 마쳐도 좋습니다)
2. 지난 3개월 동안, 소변이 샜습니까? (해당되는 곳에 모두 표시해주세요)
   __ 기침, 재채기, 물건 들어올리기, 운동 같은 어떤 신체적 활동을 할 때였습니까?
   __ 방광을 비워야하지만 화장실을 빨리 갈 수 없다는 절박함이나 느낌이 들었습니까?
   __ 신체적 활동이 없었고 절박한 느낌이 없었습니까?
3. 지난 3개월 동안, 자주 소변이 샜습니까? (한 곳에만 표시해주세요)
   __ 기침, 재채기, 물건 들어올리기, 운동 같은 어떤 신체적 활동을 할 때였습니까?
   __ 방광을 비워야하지만 화장실을 빨리 갈 수 없다는 절박함이나 느낌이 들었습니까?
   __ 신체적 활동이 없었고 절박한 느낌이 없었습니까?
   __ 신체적 활동의 횟수와 절박한 느낌이 들었던 횟수가 비슷합니까?

대답의 해석

1. 네: UI가 있다, 아니오: UI가 없다
2. 비뇨기 증상이 있는지 확인함
3. UI의 유형을 결정함

민감도와 특이도

절박성 UI: 민감도 0.75, 특이도 0.77
스트레스성 UI: 민감도 0.86, 특이도 0.60

UI: 요실금.

초기 중재

비특이성 요통이 있으면 몸통의 깊은 안정화 코어 근육은 (배가로근, 허리 뭇갈래근의 깊은 섬유, 골반 가로막 근육, 호흡하는 가로막) 운동 조절을 변화시킨다.[48] 따라서 요통과 관련된 재활의 초기 초점은 이러한 근육의 인식, 조절을 되찾고, 운동 패턴을 정상화시키는 것에 초점을 맞춰야 한다. 특히 배가로근과 골반 가로막 근육의 선수축(precontraction)은 팔과 몸통의 움직임보다 자연스럽게 먼저 발생한다.[49,50] 배가로근은 전체적인 허리골반-엉덩관절 복합체에 최적의 신경근 효율성을 제공한다.[50,51]

배가로근과 골반 가로막 근육의 초기 재훈련은 조절된 수축, 최대하 수축에 초점을 맞춰야 한다.[52] 이 근육의 조절에 대한 의식적인 인식을 향상시키기 위해 처음에는 각각 훈련하더라도, 이들은 자연스럽게 동시 수축된다.[31,53] Lee는[52] 심부 코어 근육의 (배가로근, 골반 가로막, 뭇갈래근의 깊은 섬유) 초기 재훈련에서 다음과 같은 목표를 제안했다: 근육 수축 시 흡기 신호 다음의 호기 신호에 맞춰 "정상적인" 호흡 패턴 유지, 부가 근육 및 대근육의 동원을 피하기 위해 최소한의 수축(5~10%의 힘)을 하는 신호를 주기, 골반과 척추의 중립적인 자세 유지, 구심성 단계 및 원심성 단계에서 (수축 및 수축 이완) 느리고 조절된 수축 유지, 대근육의 이완을 촉진하는 자세 취하기, 사용되는 근육과 뇌와의 의식적인 연관성을 확립하는 신호 주기.

이전에 설명된 바와 같이 저활동성 골반 가로막 근육은 보행 중 한 다리로 서있는 것 같이 골반을 통해 몸통이나 하지의 부하를 전달할 때, 골반 관절이 안정화 조절을 유지하는 능력을 감소시킬 수 있다. 부하 전달 능력의 감소에 대한 초기 관리에는 다리이음뼈 지지 벨트(또는 엉치엉덩 지지 벨트)를 사용하는 것이 포함될 수 있다.[54] 이와 동시에 잠재적으로 악화되는 활동을 하는 동안 깊은 코어 근육의 지지하는 운동 조절을 증가시키는 것에 대한 교육과 다리이음뼈 관절에 가해지는 과도한 스트레스 요인을 피하는 것에 대한 교육을 받는다 (예: 동작 중 엉덩관절의 과한 ROM, 다리꼬기, 자전거 타기를 피함). 최대 6개월 동안 벨트를 사용하면 특정 운동 프로그램으로 운동 조절이 회복되는 동안 증상을 줄이는 데 도움이 된다.[20]

재활 고려사항 및 프로그래밍

허리골반 부위와 엉덩관절 부위와 함께 하는 골반 가로막 근육의 재활은 앞에서 설명했듯이 코어 근육의 인식과 조절을 중심으로 진행되고 이후 점진적인 근력 강화와 기능적 재훈련을 한다. 골반내 근육 검사에 대한 교육을 받지 않은 정형치료사에게는 특히 배가로근과 항문올림근의 적절하고 단독적인 수축을 확인하기 위해 실시간 초음파를 사용하는 것을 권장한다 (그림 9-18, 9-19).[25]

다리이음뼈 관절을 지지해주는 골반 가로막 근육의 역할 때문에, 다리이음뼈의 운동 조절 지지가 부적절하여 다리

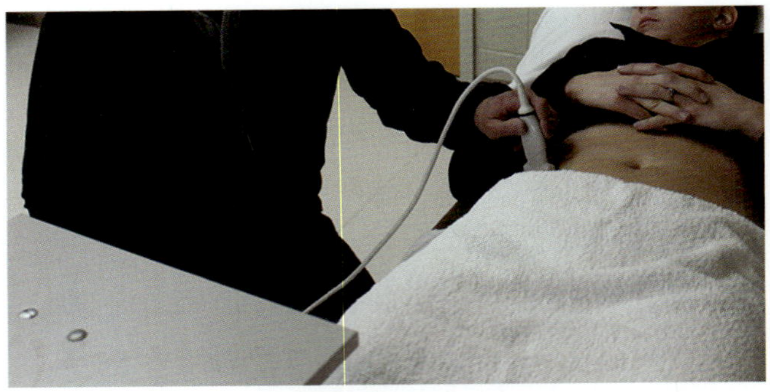

• **그림 9-18 배가로근의 운동 시 시행하는 실시간 초음파.**

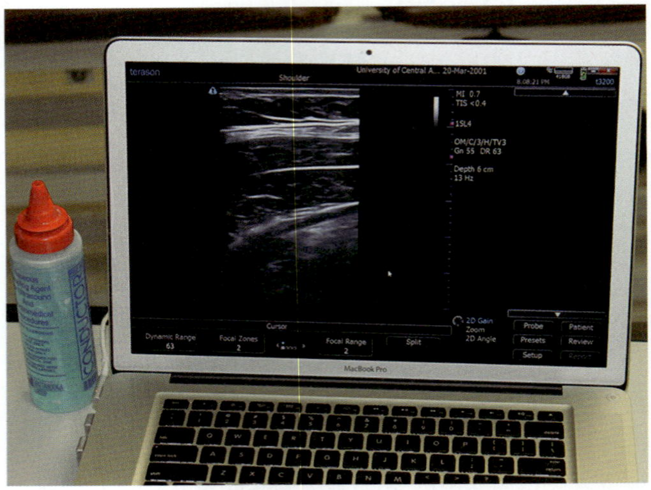

• **그림 9-19 아랫배와 복부 근육에 시행하는 실시간 초음파 컴퓨터 모니터 영상.**

이음뼈에 통증이 유발되는 환자에게 이러한 근육의 훈련은 중요하고 꼭 필요할 수 있다.[20]

배가로근에 신호 주기

복부 브레이싱(모든 복근을 동시에 수축함)을 사용하거나 배꼽을 척추 쪽으로 끌어당기는 동작은 골반 가로막 근육의 억제와 복강내압의 증가를 유발하여 결국 골반 질환에 영향을 줄 수 있으므로 이를 피하는 것을 고려해야 한다.[31] 이전에 설명했듯이 Lee는[52] 배꼽 아래와 ASIS의 약 2인치 안쪽에서 아주 작은 양의 움직임이 발생하는 느리고 조절된 수축에 대한 최대하 신호를 권장한다. 이러한 조절된 수축을 일으킬 때에는 "복부의 가장 아랫부분을 느리고 부드럽게 올리고 끌어당기세요" (ASIS의 안쪽을 만지면서), 또는 "거울에 입김을 부는 것처럼 '하아' 하고 천천히 말해보세요" 라고 한다. 최적

의 수축을 촉진하는 신호는 사람마다 다르다. 협응 및 기능적 근력 강화로 진행한다면 몸통 및 골반의 안정성이 필요한 어떤 움직임이나 활동을 할 때 배가로근의 최대하 수축을 유발할 것이다.

골반 가로막 근육의 수축

정확한 수축은 회음을 안쪽, 위쪽으로 움직여 질관 주위를 타이트하게 한다. 방광은 앞-위쪽으로 올라가고 요도는 앞으로 움직인다 (두덩활과 반대되는 닫히는 압력을 주기 위해).[55] 동시에 일어나는 방광과 요도의 움직임은 이 수축으로 방광의 압력이 증가하지 않는다.[56] 동적 MRI로 골반 가로막 근육의 정확한 수축의 요소를 확인한다.[57]

몸통, 골반, 엉덩관절, 하지의 자세와 지지에 대한 골반 가로막 근육의 기능의 영향과 골반 가로막 근육의 측정 및 적절한 훈련을 포함하는 중재를 고려하는 것은 재활을 더 철저하고 완벽하게 할 수 있게 한다. 골반 가로막 근육의 재훈련에는 다음이 포함된다: 특수 검사 (이후에 설명됨), 매일 2번씩 골반 가로막에 5번의 빠른 수축 (각 반복 시 빠르게 "힘을 쓰고" 힘을 완전히 뺌) 후 8~12회의 최대하 지구력 수축 (환자의 능력에 따라 최대 10초 동안 유지함), 신경근 훈련 및 진행에 초점을 맞춘 골반 전문 치료사에게 약 12주 동안 방문.[58,59] 이러한 진행은 최종적으로 증상을 유발하는 기능적 활동 시 (예: 기침, 구부리기, 들어올리기) 골반 가로막 근육의 활성화를 측정하고 평가하도록 유도해야 한다.[31,32] 골반 가로막 근육의 수축에 대한 지시는 환자에게 "소변을 참으세요" 라고 말하는 대신 "숨을 참으세요" 라고 하면서 근육을 당기라고 격려하는 것이 가장 좋을 수 있다. 이러한 신호는 정상적인 소변의 배출을 멈추게 할 수 있기 때문이다.[20] 초기에는 촉진을 하거나 표면 바이오피드백(EMG)으로 훈련을 향상시킬 수 있다.

골반 가로막 근육이 자세 조절에 영향을 주는 것처럼 허리골반의 자세가 골반 가로막 근육의 기능에 영향을 줄 수 있다. 앞에서 언급한것처럼 연구진들은 골반 가로막 근육의 활성화가 "매우 길게", "길게" 똑바로 앉을 때, 기대지 않고 앉을 때 커진다는 것을 입증했다. 또한 피험자들은 비스듬히 기대고 앉을 때에 비해 매우 길게, 길게 기대지 않고 앉는 자세에서 골반 가로막 근육의 감각이 더 강했다고 보고했다.[31,32] 이론적으로 매우 길고 긴 자세는 골반 가로막 근육의 최적의 길이-긴장도 관계를 발생시키고 골반의 중립적인 자세나 앞기울임 자세를 발생시키기 때문에 더 강하고 더 협응적인 수축에 영향을 줄 수 있다. 숨을 내쉬는 것 또한 골반 가로막 근육의 활성화를 촉진시키고, 초기에 환자가 이러한 근육의 위치를 알고 단독적으로 움직이는 것을 돕기 위한 도구로 사용될 수도 있다.[20]

만성 골반통

표 9-6은 골반통과 관련하여 여기서 설명했던 질환을 포함하여 겪을 수 있는 다양한 골반 질환들과 관련된 주요 소견을 요약했다.

만성 골반통의 정의 및 전반적인 정보

골반통이란 배꼽, 허리, 허벅지까지 퍼질 수 있는 골반의 통증에 대한 매우 일반적인 용어다.[46] 골반통은 내장이나 체성 구조물과 관련이 있을 수 있다. 통증은 급성이거나 만성이다. 급성 골반통은 허리골반 부위의 관절 (두덩결합, 엉치엉덩관절, 허리엉치접합부, 엉치꼬리관절, 넙다리뼈-절구 관절), 허리엉치 및 엉덩관절 부위의 인대, 골반 부위의 근육과 힘줄 (항문올림근, 골반 벽의 근육, 엉덩관절 · 허벅지 · 복부 · 아래 허리를 둘러싸는 근육들), 골반의 내장, T10 이하의 신경 구조물에서 시작될 수 있다. 급성 골반통은 보통 정확하게 진단되고 효과적인 중재가 적용된다.[46] 그러나 일부 급성 질환들은 CPP로 진행될 수 있는데, 이는 원인을 알 수 없고 이 질환과 관련된 심각한 사망률 때문에 임상적으로 가장 많이 우려하는 사항이다. 그러므로 여기에서의 중점적인 설명은 CPP와 관련이 있다.

CPP는 골반에서 6개월 이상 지속되어 아랫배, 아래 허리, 허벅지까지도 퍼질 수 있는 비악성[46] 및 비순환적인 통증이다 (월경 주기나 호르몬의 변화에 의해 변동되지 않음을 의미함).[60] CPP 통증은 부인과 복강경 수술의 40~50%, 부인과 방문의 10%, 자궁절제술의 12%를 차지한다.[20,46] CPP 관리를 위해 자궁절제술을 받는 여성의 최대 40%는 수술 후 증상에 변화가 없다.[46]

환자 프로필

여성 CPP의 유병률은 15~50세 여성의 4~20%, 또는 최대 9백만 명으로 보고되었다.[46] 50세 이상의 여성들도 골반통을 겪을 수 있지만, 이 연령대의 유병률은 보고되지 않았다. CPP를 겪은 여성 중 60%는 특정 진단을 받지 못했으며, 20%는 진단적 검사를 받지 못했다.[46]

CPP 발생의 위험 요인에는 심리사회적인 문제, 유산, 긴 월경 주기, 골반의 염증성 질환 (pelvic inflammatory disease, PID)의 임상 증상, 어린 시절의 성적 · 심리적 · 신체적 학대가 있다.[46,60] 증상에는 다양한 신경병증성 감각 변화 (표 9-9), 염증, 영향 받은 부위의 피부 변화가 포함될 수 있다.[60] PID는 성 전염성 질환 (sexually transmitted diseases, STDs) 및 자궁경부를 통과하는 박테리아에 의해 생길 수 있다. 이는 15~25세의 여성에게서 가장 많이 진단된다.[20] PID의 가장 흔한 원인은 클라미디아 감염과 임질이며, 자궁내 장치나 질 세척을 하면 감염이 더 악화된다.[46] STDs의 증상에는 악취가 나는 질 분비물, 빈뇨나 타는 듯한 느낌, 성교 시 통증, 비정상적인 출혈이나 반점이 있다.[20]

일반적으로 CPP와 관련된 근골격계 변화는 통증의 증상에 영향을 주거나 통증에 대한 반응인 "보호" 자세로 발생할 수 있다. CPP 환자는 다음과 같은 것이 관찰될 수 있다: 허리뼈의 과도한 후만, 좋지 않은 호흡 패턴, 엉덩허리근 · 궁둥구멍근 · 속폐쇄근의 유연성 감소, 엉덩고나절 관절주머니의 신장성 감소, 다리이음뼈 랜드마크의 뚜렷한 비대칭, 등허리뼈의 과운동성, "굽은등" 자세와 함께 골반의 과도한 앞기울임, 한쪽으로 서는 경향이 있는 패턴.[46]

표 9-9 만성 골반통과 관련된 신경병증성 감각 변화

감각 변화	설명
이질통	일반적으로 통증을 일으키지 않는 자극에 (예: 가벼운 터치) 대한 반응으로 발생하는 통증
이상감각	자극으로 인해 발생하는 예상하지 못한 또는 "잘못된" 감각
의주감	피부에 벌레가 기어다니는 느낌
통각과민	통증을 발생시키는 자극에 대한 과한 반응
통각저하	자극에 대한 감소된 반응
통각지연	자극에 대한 지연된 반응
지각이상	작열감, 간지럼, 아린감 같이 비정상적인 감각

일반적인 메커니즘

몇몇 메커니즘이 CPP의 발생에 영향을 줄 수 있다. 그러나 골반통의 원인을 연구하기 위해 진단적 복강경 검사를 받은 여성의 33~35%는 병리학적 질환이 발견되지 않았다.[46] 근골격계, 부인과, 비뇨기, 위장, 신경학적 질환으로 인해 통증이 발생할 가능성이 있기 때문에, 감별 진단은 어려우므로 환자와 의료진 모두가 증상을 관리하기 힘들어한다.[46] 연구진들은 비특이성 CPP는 복합부위 통증 증후군의 한 유형일 수 있으며, 신경계의 중추성 민감화가 증가될 수 있다고 제안했다.[46] 골반이 아닌 구조물이나 시스템에서 골반으로 퍼진 통증 또한 고려해야 한다.[46]

근골격계 및 신경 구조물이 CPP 발생의 원인일 수 있다. 잠재적인 증상의 원인은 다음과 같다: 골반 가로막 근육과 근막의 기능 장애,[37,46] 음부신경 · 항문올림근신경 · 엉덩아랫배신경 · 음부넙다리신경 · 음부샅굴신경 · 가쪽넙다리신경의 압박이나 자극, 엉치꼬리관절의 가동성 장애.[46]

골반 가로막 근육의 저활동이나 과활동 또는 지지 능력이 감소되거나 타이트함이 과도한 근막 질환이 CPP에 영향을 줄 수 있다. 저활동성 근육과 지지 능력이 감소된 근막이 있는 환자는 약화가 있고 필요할 때 근육을 수축하는 능력이 감소되어 있다. 이러한 약화는 다리이음뼈 관절을 지지하는 골반 가로막 근육의 능력을 감소시켜서, 비효율적인 운동 조절을 일으키고 엉치엉덩관절과 두덩결합관절 주위에 통증을 발생시킨다. 과활동성 골반 근육은 필요할 때 이완되지 않는 근육이 포함되며, 이로 인해 근육 경련, 통증 유발점, 연조직의 타이트함이 발생한다.

이러한 과활동으로 인해 질경련 (질에 탐폰이나 음경을 삽입할 때 통증), 성교통 (성교 시 통증), 꼬리뼈 통증, 일과성 직장 통증 (proctalgia fugax, 직장의 날카로운 통증, 과민성 대장 증후군과 관련될 수 있음), 신경혈관 구조물의 협착 (예: 음부신경), 기타 골반 통증 질환 및 증상이 일어날 수 있다. 저활동 및 과활동 모두 관련된 골반출구에 대한 영향 때문에 대장과 방광 증상이 발생할 수 있다.

골반, 엉덩관절, 허벅지 부위의 신경을 지배하는 신경들의 손상도 연관될 수 있다 (표 9-10). 엉덩아랫배신경의 부상이나 외상은 가쪽 골반 및 두덩뼈 위의 통증과 복근의 약화를 일으킬 수 있다.[46] 서혜부의 지각 이상과 아랫배 및 음순에 통

표 9-10 만성골반통의 발생으로 인해 손상될 수 있는 신경들

신경	신경지배하는 구조	장애의 증상	장애의 잠재적인 원인
가쪽넙다리피부신경	허벅지 가쪽의 감각	허벅지 가쪽의 지각이상	샅고랑인대와 복부 사이의 압박 (임신, 비만) 타이트한 옷으로 인한 압박
엉덩아랫배신경	배벽 아래-앞쪽의 피부 및 근육, 샅굴 및 두덩뼈 부위의 피부	가쪽 골반통 두덩뼈 위의 통증 복부 근육 약화	허리근의 압박 외상 또는 수술 시 손상 (제왕절개)
엉덩샅굴신경 및 음부넙다리신경	배벽 아래-앞쪽의 피부 및 근육, 샅굴 및 두덩뼈 부위의 피부, 음순의 피부	샅굴의 지각이상 아랫배 통증 음순 통증	허리근의 압박 샅굴의 압박
폐쇄신경	바깥폐쇄근·모음근·두덩정강근·두덩근, 허벅지 안쪽과 무릎의 감각	엉덩관절 모음근 약화 허벅지 안쪽 및 무릎의 감각 변화	폐쇄구멍의 압박 (임신, 체중, 탈장) 허리근의 압박 골반 수술 외상
음부신경	아래직장가지: 바깥쪽 항문조임근 회음가지: 음순, 골반의 깊고 얕은 근육들 앞음핵가지: 음핵의 감각	회음부의 통증 및 작열감 앉을 때 통증이 악화됨 설 때 통증이 줄어듦	자전거 타기 수술 상해 질 분만 골반 인대의 비대
궁둥신경	정강가지: 엉덩관절 폄근·무릎관절 굽힘근·발목관절 발바닥굽힘근·가쪽번짐근·안쪽번짐근, 발과 다리의 앞가쪽 온종아리가지: 발의 가쪽번짐근· 발목관절 발등굽힘근·다리의 가쪽과 발등의 감각	발, 다리, 허벅지 앞가쪽과 발등의 감각 변화 (통증, 작열감) 신경지배받는 근육들의 약화 셔플링 보행 또는 발처짐	궁둥구멍근의 압박 부적절한 볼기근 주사 골반 골절

11, 18, 20번 참조의 자료

증이 있다면 엉덩샅굴신경과 음부넙다리신경이 영향을 받을 수 있다.[20] 무릎과 허벅지 안쪽의 감각 변화와 함께 엉덩관절 모음근의 약화는 폐쇄신경의 손상을 나타낼 수 있다.[20] 폐쇄신경은 골반과 섬유골성터널 (fibroosseous tunnel)을 통과하기 때문에 부상의 위험이 있다. 따라서 임신, 골반의 종양, 골반의 수술, 정형외과적 부상, 탈장, 폐쇄터널의 좁아짐은 이 신경을 압박하거나 영향을 미칠 수 있다.[46] 음부신경의 경로와 신경 지배는 앞에서 설명했다. 음부신경은 골반의 뼈와 인대 구조물 근처에서 S2~S4의 구분구불한 길을 가로지르고, 항문올림근신경, 음부가지, 음핵의 등쪽신경의 감각 신경 지배 및 운동 신경 지배를 통해 골반의 음부 통증에 영향을 줄 수 있다. 아래직장가지의 손상 또한 항문 부위의 증상을 일으킬 수 있다. 음부신경은 수술, 질 분만, 자전거를 오래 타는 것, 엉치가시인대 또는 엉치결절인대의 비대 때문에 압박되거나 외상을 겪을 수 있다.[46] 앉거나 활동을 하려고 할 때 악화되고 이러한 활동을 하지 않거나 서 있을 때 개선되는 음부 부위의 통증과 타는 듯한 감각은 음부신경 손상의 전형적인 양상이다. 특히 누운 자세에서 타지 않는 자전거는 음부신경관 (Alcock canal) 내에서 음부신경의 압박을 일으키는 활동이다 (그림 9-8 참고).

엉치꼬리관절의 기능 장애나 꼬리뼈 통증은 꼬리뼈 주위의 통증이 나타난다. 꼬리뼈 통증은 여성에게서 가장 흔히 발생하고 앉을 때, 앉았다 일어날 때 통증이 가장 많이 발생한다.[20] 꼬리뼈 통증이 있는 환자들의 과거력과 상태를 살펴보면 꼬리뼈의 외상, 비만, 허리엉치 디스크 질환, 성교통, 골반가로막 근육의 긴장도 또는 과활동, 국소적인 신경학적 문제 (예: 허리엉치관절 바로 앞에 있는 교감신경절의 압박 [홑신경절], 엉치신경뿌리의 자극, 마미, 뇌막의 낭종 등)이 있을 수 있다.

내장의 구조물도 CPP에 영향을 줄 수 있다. 비뇨기 내장의 증상과 CPP와의 연관성은 문헌에서 잘 입증되어 질환이 동시에 일어날 수 있음을 암시한다 (인과 관계가 반드시 필요하진 않음).[46] 간질성 방광염 (interstitial cystitis, IC) 같이 통증이 있는 방광 질환과 증후군은 CPP의 잠재적인 원인이다. 골반가로막 근육의 기능 장애가 87%에서 나타나고,[20] IC로 진단받은 여성의 94%에서 방광의 소변 저장이나 배출 증상이 나타났다.[46] IC가 있는 여성들에게서 빈뇨, 절박뇨, 야뇨증, 배뇨 시 타는 듯한 느낌이 보고되었다.[20] IC와 관련된 통증은 두덩뼈 윗부분에서 나타나지만, 허리, 엉덩이, 회음 부위에서도 나타날 수 있다. 양상이 나타나지 않는다면, IC는 종종 요로 감염으로 오진되어,[20] 잘못된 치료를 받는다.

부인과 내장 또한 CPP에 영향을 줄 수 있다. 자궁내막증이 CPP 사례의 33%에서 진단되는 반면, CPP가 다른 33%의 "다른" 부인과 질환의 원인이 된다고 언급되었다.[46] 자궁내막증은 자궁내막 조직이 골반강이나 복강 같이 자궁내막강 이외의 부위에서 자라는 질환이다.[20] 자궁내막증 외에도, CPP와 관련된 부인과 질환에는 PID, 난소 낭종, 자궁근종 (자궁의 근육형 벽의 양성 종양), 자궁선근증(자궁의 인접한 자궁근층으로 자궁내막이 자람)이 있다.[20] 매독, 클라미디아 감염, 임질, 사람 면역 결핍 바이러스 감염병 및 후천성 면역 결핍 증후군, 질 트리코모나스증, 질염, 음부 헤르페스 등을 포함한 STDs와 관련하여 CPP와 외음부 통증이 발생할 수 있다.[20] 불행히도 이 질환들 중 일부는 초기에는 증상이 없기 때문에 치료가 시작되기 전에 PID가 발생하게 된다.[20]

성기와 질 또한 CPP와 연관이 있을 수 있다. 외음부통(vulvodynia)은 외음부 구조물에 만성적인 불편함이 있는 것이다. 외음부통이 있는 여성들은 통증, 타는 듯한 느낌, 가려움, 성교통, 찌르는 듯한 통증, 쓰라림, "염증"을 호소한다.[20] 외음부 전정염(vulvar vestibulitis syndrome)은 외음부통의 일부다.[20] 외음부 전정염이 있는 환자는 특히 입구성 성교통을 호소한다. 외음부통과 외음부 전정염의 원인은 불분명하다.[20] 음핵통은 외음부통의 한 형태로서 음부신경의 음핵가지가 영향을 받는다.[20] 음핵통은 대사성 원인 (예: 당뇨병성 신경병증), 타이트한 옷, 음핵의 심한 자극으로 인해 발생하거나 특발성일 수 있다.[20] 성교통은 성교 시 질의 입구나 중간 또는 깊은 부위에서 통증이 느껴지는 것이며,[20] 자궁내막증, PID, 수술후 흉터 같은 기타 골반 질환에 의해 발생할 수 있다.

CPP의 발생은 위장 시스템과 연관이 있을 수 있다. CPP에 영향을 주는 대장 질환에는 게실염, 크론병, 궤양성 대장염, 만성 충수염이 있다.[20] 기능적 위장 장애는 음식을 섭취하거나 대장이 움직일 때 악화되는 복부 통증이 나타난다. 과민성 대장 증후군이 하나의 유형이다.[20] 이 증후군은 장의 가스, 복부팽만, 주기적인 변비와 설사를 수반한다. 과민성 대장 증후군은 특히 골반통과 연관이 있는데, 60%의 환자가 합병증으로 월경통(월경 주기의 통증)을 앓고 있다. 위장 문제로 의사를 찾는 사람들의 최대 50%는 과민성 대장 증후군과 관련이 있다.[20]

혈관 구조물도 CPP의 원인으로 제안되었다. 골반 정맥이 확장되어 "골반 울혈 증후군"을 일으킬 수 있다.[46] 따라서 혈류가 손상되어 CPP의 허혈성 요인에 영향을 줄 수 있다.[46]

골반 및 복부 수술은 골반에서 발생하는 통증 및 기능 장애에 영향을 줄 수 있다. 엉치가시인대(궁둥뼈가시 바로 안쪽)의 봉합선은 항문올림근신경을 압박해 잠재적으로 항문올림근의 통증과 위축을 일으킬 수 있다.[8] 엉치가시인대의 봉합선의 위치 때문에, 수술을 받은 사람들은 봉합 부위에서 엉덩이의 압통을 호소할 수도 있다. 수술 담당 의사가 주로 사용하는 손을 고려했을 때, 이는 대개 오른쪽이다. 엉치뼈의 엉치가시인대와 앞세로인대는 골반 장기 탈출증을 수술할 때 봉합되는 부위다.[1] Burch retropubic bladder neck suspension의 경우 (요실금을 치료하는 수술), 봉합선은 두덩뼈를 따라 엉덩두덩인대에 고정될 수 있다.[1] 봉합 부위의 흉터, 비정상적인 치유, 감염, 염증, 기타 문제들은 연조직의 통증과 기타 기능 장애를 일으킬 수 있다. 또한 언급했듯이 이러한 봉합선은 신경 자극이나 근육 억제 또는 위축에 영향을 줄 수 있다.

기타 수술적 고려사항에는 탈출증 증상을 치료하기 위해 메쉬 소재를 이식한 것과 관련하여 최근 몇 년 동안 발생된 합병증이다. 메쉬를 수술로 제거하는 것은 어렵고 일반적으로 많은 외과 의사들이 피한다. 골반 전문가는 조직의 미란이나 압박을 일으키거나 신체의 반작용을 일으킨 메쉬로 인한 통증 증상과 기능 장애를 해결할 수 있다.

초기 중재

신경통 증상이 있는 환자의 경우, 초기 중재는 치유와 재생을 위해 신경 구조물에 가해지는 스트레스 요인을 줄이기 위한 것일 수 있다.

따라서 초기 중재는 증상을 악화시키는 활동을 하지 않거나 수정하는 것을 포함할 수 있다. 예를 들어, 자전거 타는 사람에게 음부신경통이 있는 경우, 초기 중재에는 자전거를 타지 않는 짧은 시간을 포함할 수 있다. 같은 환자에게 음부신경관에 대한 압력을 줄이기 위해 음부가 닿지 않게 하는 쿠션을 사용해야 할 수 있다.

CPP 환자가 물리치료에 참여할 때까지 상당한 시간 동안 증상을 겪었을 가능성이 높다. 초기 관리는 만성 통증의 발생과 메커니즘에 대해 환자를 철저히 교육하는 것으로 시작해야한다. 통증이 어떻게 발생되는지 이해하는 것과 이 이해의 목적은 환자가 증상에 대해 어느 정도 통제할 수 있도록 도와준다 (상자 9-2). 다음은 통증 및 만성 통증 발생에 대한 간략한 개요다: 통증이 반드시 조직 손상이나 상해를 나타내지는 않지만 조직이 위험에 처했다는 인식을 준다.[61] 조직 손상과 환자가 겪은 통증 사이의 관계는 만성 통증일수록 예측하기 힘들게 된다. 통증이 지속됨에 따라, 뇌에 통각 수용성 입력을 가져 오는 뉴런은 입력이 변하지 않더라도 더 민감해져서, 통각과민증이나 이질통을 일으킨다.[61] 환자가 통증이 반드시 조직 손상의 직접적인 징후는 아님을 이해하기 시작하면서, 근본적인 문제를 유발하거나 악화시키는 불안과 두려움으로 인한 제한 없이 통증 발생을 줄이기 위한 전략을 세울 수 있다. 조직이 손상되면 통각 수용성 시스템이 신체를 보호한다. 통각 수용성 섬유는 조직에 기계적 변화가 있거나 발생하고 있다는 신호를 뇌에 전송한다. 뇌는 통증이 발생하는지, 통증이 어느 정도인지를 결정한다.[62] 따라서 통증은 "입력"이기보다 "출력"이며,[63] 문화적, 가족적, 심리적, 지리적, 경험적 입력이 궁극적인 통증 발생에 매우 개별적인 영향을 미친다.[61] 불안과 기대 또한 통증 발생에 영향을 미친다.[61]

만성 통증이 있는 환자는 움직임이 통증을 더 많이 일으키므로 통증이 있는 신체 부위의 능동적인 움직임을 피할 것으로 예상된다. 시간이 지남에 따라 이 접근법은 신체 도식을 변경시키고 움직임 패턴을 변경시킨다.[64,65] 따라서 CPP 환자를 돕기 위한 초기 전략에는 자기효능감 향상, 긍정적인 대처 전략 학습, 기능적인 회복을 향상시키는 사고 및 움직임의 방법과 패턴 개발을 포함해야 한다.[20] 이러한 접근법을 따라 치료 중재는 중추신경계와 뇌에 신체 부위가 위협적이지 않다는 표현을 보내야 한다.[66] 따라서 아프지 않거나 낮은 수준의 통증을 유발하는 동작으로 진행하는 운동은 효과적이다. 초기의 동작은 등척성 또는 작은 범위에서 움직이는 최대하 수축을 통한 움직임, 더 강한 수축으로 더 크게 움직이는 능동적인 움직임을 단순히 상상하는 것일 수 있다 (통증을 유발할 수도 있음[61]). 프로그램을 개별적으로 맞추는 것이 중요하다.[61] 움직임과 위치를 점진적으로 노출시키는 것은 움직임과 관련된 두려움과 불안을 줄이고 이와 관련된 통증 발생도 줄일 수 있다.[64,65] 한 예시로 앉는 기간이나 앉는 표면을 (부드러운 것에서 단단한 것으로) 진행하는 것이다. 다른 예시로는 질에 작은 확장기를 삽입하는 것에서부터 큰 확장기로 진행하여 결국 성교를 다시 하는 것이다. 점진적인 진행은 증상을 악화시키지 않게 주의해야 한다. 또한 환자들은 점진적인

• 상자 9-2 만성통증 교육 중재의 주요 특징

만성 통증이 있는 환자에게 만성 통증의 발생과 관리에 대한 교육을 하는 것은 환자에게 재활 과정에 대한 권한을 주는 것일 수 있다. 여기에 나온 내용들은 만성 통증 교육에 포함되는 주요 특징들이다.

- 통증이 항상 조직 손상이나 상해를 나타내는 것은 아니다.
- 통증은 조직이 위험에 처했다는 인식을 줄 수 있다.
- 만성 통증일수록 실제 조직 손상이나 상해와 겪은 통증의 정도나 유형 간의 관계를 예측하기 힘들다.
- 지속적인 통증은 뉴런에 입력되는 신호가 똑같더라도 통각 수용성 뉴런이 더 민감해지게 한다 (통각과민 또는 이질통이 발생함).
- 조직이 손상됐을 때, 통각 수용성 시스템은 조직에 기계적 변화가 발생했다는 신호를 뇌에 보냄으로써 신체를 보호한다.
- 뇌는 통증이 발생하는지 여부를 결정하며, 이 통증은 개인의 문화적, 가족적, 심리적, 지리적, 경험적 입력 신호를 기반으로 한 "출력 신호"다.
- 불안과 기대감은 통증 발생을 악화시키거나 증가시킬 수 있다.
- 만성 통증이 있는 환자는 움직임으로 통증이 심해질 것이라고 예상할 수 있어서 움직임을 피할 것이다.
- 시간이 지남에 따라 움직임을 피하는 것은 신체 도식과 움직임 패턴을 변경시킨다.

만성 통증 교육과 관련이 있는 중재 교육은 다음과 같다:

- 자기효능감을 향상시킨다. 통증의 증상·근력·움직임 패턴이 (시간이 걸리더라도) 모두 개선될 수 있다고 격려한다.
- 통증이 발생했을 때를 위한 긍정적인 대처 전략을 가르친다.
- 기능적인 회복을 향상시키는 사고 및 움직임 패턴 개발을 돕는다.
- 아프지 않거나 낮은 수준의 통증을 유발하는 움직임, 자세, 위치로 점진적으로 진행한다 (신체 부위 및 움직임에 대한 위협적이지 않은 뇌의 표상과 불안을 줄이기 위함).
- 간단한 운동에서 기능적인 움직임으로 점진적으로 진행한다.

61~66번 참조의 자료.

진행과 함께 불안을 감소시키는데 도움이 되는 조절감을 유지하는 방법에 대해 지도받아야 한다. 예를 들어, 환자에게 성교 시 조절할 수 있는 자세를 알려주는 것은 성행위를 재개하는 것과 관련된 통증 증상과 두려움을 줄이는 한 방법이다.

재활 고려사항

CPP의 원인은 보통 진단되지 않기 때문에 중재와 관리 계획은 통증 및 기타 증상을 관리하는 것을 목표로 한다.[46] 현재 CPP를 해결하는 일반적인 방법에는 상담이나 심리치료, 호르몬 치료, 안심시키기, 심각한 질병(예: 악성 종양)을 배제하기 위한 복강경 검사, 수술 등이 있다. 중재에 대한 생물심리사회적 접근법이 필요하며 정서적, 심리적, 동기 부여, 인지 요인 외에도 구조적 장애를 다뤄야한다. 이러한 요인들은 말초성 및 중추성 민감화와 중추의 처리 메커니즘으로 인한 지속적인 통증에 영향을 줄 수 있다.[48] 통증 때문에 약물 치료, 신경 차단, 신경 절제술, 신경조절을 받을 수도 있다.[46] 통증의 근골격계 원인은 물리치료를 포함한 보존적인 방법으로 성공적으로 관리할 수 있다.[46]

물리치료에는 환자의 전체적인 요소를 포함해야 하며 환자의 심리사회적인 상태와 변화에 참여할 수 있는 능력을 고려해야 한다.[20] 물리치료 중재에는 움직임에 대한 교육 및 환자를 위한 통증 관리 기술, 운동 조절 및 자세 인식의 재확립, 스트레스 관리 기술, 수면 위생 교육, 스트레스 관리 기술, 이완 기술, 물리치료 모달리티, 도수 치료 기법을 포함시킬 수 있다.[20] 또한 약간의 식단 수정도 일부 CPP 질환에 도움이 될 수 있다.

운동 조절 문제를 해결하기 위한 정확하고 특정한 근육 훈련과 재교육이 중요하며, 초기에는 최적의 자세와 전만으로[31,32] 척추와 골반의 중립적인 자세를 유지하면서[20] 배가로근과 골반 가로막 근육을 식별하고, 단독적으로 움직이며, 활성화시키는 환자의 능력에 초점을 맞춘다. 환자가 배가로근과 골반 가로막 근육들을 지속적으로 조절하고 인식하면, 이 근육들을 수축하고 이완하면서 정상적인 호흡 패턴을 유지하는 능력을 배워야 한다. 많은 환자들이 부적절한 코어 근육의 조절을 보상하기 위해 수축할 때 숨 참기, 얕은 호흡, 흡기 시 위등세모근이나 빗근의 과한 사용 같은 변경된 호흡 패턴을 사용한다. 이러한 변경된 패턴을 알아야하고 재훈련해야 한다. 배가로근과 골반 가로막 근육의 수축이 올바른 호흡 패턴으로 협응적으로 일어나면, 완벽한 코어 근육의 재훈련을 위해 (특히 환자가 엉치뼈에서 정상적인 앞끄덕임 [nutation]을 못하는 경우) 뭇갈래근 재훈련을 추가할 수 있다.[20] 환자가 정적인 자세에서 척추와 골반을 중립으로 유지하고 깊은 코어 근육을 적절히 조절할 수 있다면 이차적인 안정화 근육으로 진행할 수 있다 (넓은등근, 큰볼기근, 복근 [빗근, 배곧은근], 햄스트링[67]). 기능을 위해 필요한 경우 동적이고 중립적이지 않은 자세로 더 진행할 수도 있다. 하루 종일 기능적 움직임에서 근육을 사용하는 것에 집중하는 것이 효과적이다.

물리치료 모달리티에는 경피적 전기신경자극 (transcutaneous electrical neuromuscular stimulation, TENS)이 포함될 수 있는데, 각 환자에게 어떤 것이 효과가 있는지 결정하기 위해 고빈도, 저빈도를 모두 사용해본다.[20,68] 다른 신체 부위와 마찬가지로 TENS는 통증이 있는 부위나 그 근처에 직접 놓을 수 있다. 또한 TENS는 회음부와 외음부 부위를 둘러싸도록 놓을 수 있지만, 이러한 조직에 직접 놓지는 않는다. 관련된 척추 신경뿌리에 하는 것도 도움이 될 수 있다.

도수치료는 일반적으로 CPP를 치료하기 위해 사용된다. 아픈 인대, 근육, 통증 유발점을 질이나 직장의 내부 또는 외부에 시행하는 마사지, 근막 이완, 마찰 마사지를 통해 치료할 수 있다. 움직임을 회복하거나 통증 완화를 위해 관절 가동술도 시행될 수 있다.[20] 예를 들어, 증상에 두덩결합, 허리엉치, 엉치엉덩관절, 엉치꼬리관절의 영향이 있는 환자는 이러한 관절들의 통증과 뻣뻣함을 치료하는 도수 가동술로 효과를 볼 수 있다.

근육의 긴장도를 줄이기 위해 가로막 호흡, 근육 바이오피드백, 부드러운 움직임, 자세 교육에 효과적인 이완 기법이 포함될 수 있다.[20] 또한 점진적인 이완 같은 활동은 계속 긴장된 부위에 대한 환자의 인식을 증가시킬 수 있다. 이러한 기법은 정기적인 가정 프로그램의 일환으로 계획하여 사전에 사용될 수 있다. 또한 급성 통증에도 사용될 수 있다.

내장성 특징인 CPP의 경우 물리치료에서 기대하는 점은 통증 증상을 완전히 해결하기보다 통증을 감소시키고 일상적인 기능적 활동으로의 참여를 증가시키는 것이다.[20] 등허리, 아랫배뿐만 아니라 골반, 엉덩관절, 허벅지에 적용된 물리치료 중재와 모달리티로 통증이 감소될 수 있다.

신경통과 관련된 증상은 다양한 기법으로 치료할 수 있다.

신경 가동술은 신경을 움직이게 하여 순환을 개선시켜 부기를 줄이고 세포의 이동을 향상시키기 위해 수행될 수 있으며, 치료 중 환자의 증상을 악화시키지 않는 것이 성공의 열쇠다.[20] 같은쪽 엉덩관절을 구부리고 반대쪽 몸통을 옆으로 구부리고 있는 환자에게 엉덩아랫배신경, 엉덩샅굴신경, 음부넙다리신경의 가동술을 시행할 수 있다.[66] 이 가동술은 환자가 같은쪽 몸을 (높낮이) 조정식 테이블 옆에 두고 서서 시행한다. 구부러진 엉덩관절의 발과 무릎관절을 조정식 테이블에 놓고, 원하는 자세를 지지해주는 지점까지 테이블을 올린다. 폐쇄신경은 환자가 누워서 무릎을 구부린 자세나 선 자세에서 움직여질 수 있다. 누워서 무릎을 구부린 자세에서 먼저 가동술을 하는 쪽으로 몸통을 구부린 다음, 같은쪽의 구부러진 무릎관절을 테이블 아래로 떨어뜨린다 (엉덩관절 가쪽돌림).[20] 다르게는 누워서 무릎을 구부린 똑같은 시작 자세에서 가동술을 하는 쪽의 엉덩관절과 무릎관절을 다시 폄 자세로 놓은 다음 엉덩관절 벌림과 가쪽돌림 자세로 움직인다.[20] 서서 하는 폐쇄신경 가동술의 경우, 반대쪽으로 부분적인 런지 자세를 취하며 선다. 그 다음 엉덩관절의 폄, 벌림 동작을 반복적으로 하고, 반대쪽에서 엉덩관절과 무릎관절의 굽힘, 폄 동작을 반복적으로 한다.[20]

음부신경통을 치료하는 것에는 이 신경의 압박에 영향을 주는 골반 가로막 근육의 과활동을 다루는 것이 포함된다. 따라서 주변 근육의 긴장도, 통증 유발점, 타이트한 부위를 치료하기 위해 도수치료나 다른 중재가 사용될 수 있다. 신경의 긴장도를 줄이기 위해 음부 부위가 닿지 않는 방석이 사용될 수 있다. 깊게 쪼그려 앉는 자세나 오래 앉는 것을 (특히, 매우 부드럽고 깊은 소파 같이 엉덩관절 굽힘을 많이 하는 것) 피하는 것은 엉치가시인대 부위의 자극을 감소시킬 수 있다.[20] 앞서 설명했듯이 점진적인 진행을 적절히 사용하고 정상적인 움직임 패턴의 회복을 포함해야 한다. 하지만 많은 환자들이 이러한 조직에 대한 지속적인 신체적, 기계적 스트레스 요인을 줄이는데 중점을 두고 있다.

산전 여성

표 9-6에서는 이 장에서 설명하는 다른 환자 유형과 함께 산전 여성 환자의 핵심 요소를 요약했다.

임신은 특정한 근골격계 변화를 가져오는데, 이러한 변화는 보통 일반적이지만 통증과 불편함을 일으킨다. 임신 기간 동안, 여성들은 종종 이러한 불편함이 임신 후 해결된다는 말을 자주 듣는다. 근거에 따르면 임신 중에 발생하는 많은 근골격계 문제는 산후 기간, 그 이후로도 지속된다. 이러한 증상과 증상들의 근본적인 문제를 완화시키기 위한 임신 중 중재에 대한 지원도 있다. 임신 중 해부학적 및 생리학적 변화는 골반 내장, 골반 관절, 전체 근골격계를 포함한 모든 신체 시스템을 변화시킨다. 임신을 하지 않은 일반적인 여성의 경우, 모든 골반의 장기가 작은골반 (true pelvis, 엉덩두덩선, 엉치뼈곶, 두덩결합의 위가장자리 아래의 골반) 내에 있다.[8,9] 임신 기간에는 자궁이 작은골반보다 커져서 큰골반과 복부로 올라가고, 자궁의 위 가장자리가 호흡하는 가로막의 아래 가장자리까지 닿는다. 임신 기간 동안 분만 시 골반의 가동성과 크기를 증가시키기 위해 두덩결합, 엉치엉덩관절, 엉치꼬리관절이 부드러워진다.[8] 에스트로겐, 프로게스테론, 릴랙신은 이러한 작용을 일으킬 수 있는 호르몬이다.[8]

산전 환자 프로필

허리골반 –엉덩관절 부위와 관련하여 임신 환자는 이 섹션에서 설명했던 다양한 질환을 겪을 수 있다. 통증 질환에는 일반적으로 다리이음뼈 통증, 근육 과사용 질환, 자궁원삭 통증, 엉덩관절의 큰돌기 점액낭염이 포함된다. 임신 후기에 뚜렷하고 통증을 일으킬 수 있는 드문 질환은 엉덩관절의 일시적인 골다공증이다 (transient osteoporosis of the hip, TOH). 산부인과적으로 봤을 때 조기 진통은 허리골반 통증을 일으킬 수 있다. 마지막으로 임신 중에는 요실금이 생길 수 있으며 이는 골반 근육의 저활동, 과활동, 협응 부족과 관련이 있다.

외래 치료실에서 가장 많이 볼 수 있는 임산부는 허리골반-엉덩관절에 불편함이 있는 환자들이다. 다리이음뼈의 통증은 전체 임산부의 최대 20%에서 보고된다.[40] 다리이음뼈 통증은 뒤쪽 엉덩뼈능선과 엉덩이주름 사이의 통증, 특히 엉치엉덩관절 부위에서의 통증으로 정의된다 (그림 9-20).[40,69] 통증은 일반적으로 임신 첫 3개월과 산후 첫 달 사이에 발생한다. 발병은 서서히 나타나거나 갑자기 나타날 수 있다. 다리이음뼈 통증이 있는 여성은 오래 서거나 걷거나 앉을 때 통증이 있기 때문에 참을성과 지구력이 감소한다고 보고한다. 또한 불

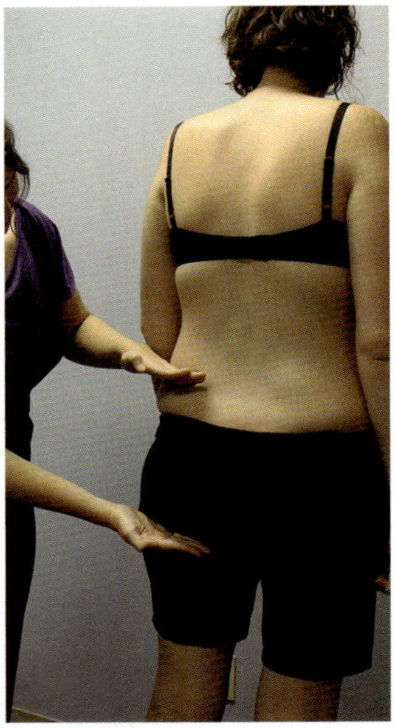

• **그림 9-20 다리이음뼈 통증이 발생하는 부위.** (Courtesy Section on Women's Health of the American Physical Therapy Association.)

편함을 완화하기 위해 자세나 활동을 자주 바꿔야 한다고 느낀다. 따라서 대기실이나 치료실에서 환자가 "안절부절 못하는" 모습을 볼 수 있다. 또한 엉덩관절에 "걸리는 느낌" 이나 "딸깍거리는 소리", 보행 속도 감소, 수평면에서의 골반의 돌림 증가로 (엉치엉덩관절에 가해지는 스트레스를 피하기 위해) 인해 보행이 영향을 받을 수 있다.[40]

일반적인 메커니즘

완전히 이해되지는 않았지만, 임신 중 허리골반-엉덩관절의 비병리학적인 느슨함 증가에 대한 영향은 호르몬 변화일 (에스트로겐, 프로게스테론, 릴랙신 증가) 가능성이 높다고 받아들여지고 있고 보고되었다.[8] 관절의 느슨함 증가는 골반과 엉덩관절 주변의 운동 조절을 떨어트리고 다리이음뼈 통증을 일으킬 수 있다. 임신 중에는 허리 전만의 증가, 골반의 앞기울임, 거북목 증후군 같은 심각한 자세 변형이 발생하고, 이러한 변형들은 모두 임신 중 근골격계 통증에 영향을 미칠 수 있다. 그러나 이러한 자세 변형은 요통의 강도와는 뚜렷한 상관관계가 없는 것으로 밝혀졌다.[70] 임신 중 발생하는 일반적인 보행 패턴의 변화는 엉덩관절의 하지의 과사용 질환에 영향을 줄 수 있다. 이러한 변화에는 다음이 포함된다: 엉덩관절의 모멘트와 관상면 · 시상면에서의 힘 증가, 발목의 모멘트와 시상면에서의 힘 증가, 엉덩관절 벌림근 · 폄근 · 발목관절 발바닥굽힘근의 사용 증가.[71] 늘어나는 체중에 대한 지면 반발력을 유지하고, 변동에 반응하는 시간을 늘리고, 산모의 변하는 신체에 필요한 증가된 협응력의 필요성을 감소시키기 위해 보행 속도 또한 감소한다.[72] 몸통과 골반 사이에서 신체를 더 잘 조절할 수 있도록 작은 돌림이 발생한다. 또한 발을 넓게 벌리거나 (엉덩관절 벌림) 엉덩관절과 하지를 가쪽돌림시킴으로써 기저면을 넓게 하여 관상면에서의 안정성을 증가시킨다.[72] 따라서 중간볼기근, 궁둥구멍근, 기타 엉덩관절 벌림근과 가쪽돌림근에서 근육의 과사용 질환이 생길 수 있다.

자궁이 몸통 쪽으로 커지면서 자궁원삭은 늘어난다. 자궁원삭은 자궁에서부터 가쪽으로 뻗어서 샅굴, 치구 쪽에 있다. 이 인대가 늘어나면 샅굴과 치구가 있는 앞쪽 사타구니 통증에 영향을 줄 수 있고, 특히 앉았다 일어날 때처럼 엉덩관절 굽힘에서 폄으로 움직일 때 영향을 줄 수 있다. 이러한 통증은 더 빠르게 움직일 때 악화된다.

큰돌기 점액낭염은 임신 중 골반, 엉덩관절, 하지에 가해지는 부하가 증가하기 때문에 흔히 발생한다. 또한 자면서 옆으로 누워있을 때 증가된 힘은 큰돌기의 점액낭에 자극을 유발할 수 있다. 큰돌기 점액낭염이 있는 임산부는 체중 부하를 할 때 (큰돌기의 점액낭에 가해지는 엉덩정강근막띠의 압박), 엉덩관절을 벌림 · 안쪽돌림할 때 (같은 이유로), 큰돌기를 촉진할 때 통증을 호소한다.

TOH는 특히 임산부에게 나타나는 또 다른 증상이다. 이 질환은 임신 후기에 엉덩관절에 가해지는 생체역학적인 압박력과 호르몬으로 인한 것이라고 이론화되어있다. TOH는 뚜렷한 원인 없이 엉덩관절에 갑작스러운 심각한 통증이 있다. 통증은 볼기근과 사타구니 부위에 나타날 수 있다. 다른 증상으로는 아픈 쪽 하지로 체중을 부하하기 힘들다는 점이 있다. 이 관절로의 체중 부하를 전혀 할 수 없는 임산부도 있다. 엉덩관절의 ROM은 정상이지만 끝 범위에서 통증이 발생한다.[73]

아랫배, 엉덩관절, 허리의 통증에 대한 산부인과적 원인에는 진통 시 수축이 포함될 수 있다. 이는 Braxton Hicks의 수축으로, 자궁의 "워밍업" 운동이며 임박한 진통과 분만을 유발하는 자궁경부의 변화를 일으키지는 않는다. 이러한 수축은 분만 전 몇 달 동안 발생할 수 있고, 특정한 패턴 없이 생겼다 사라진다. 그러나 1분 이상 지속되고 규칙적인 간격으로 발생하는 (예: 5분마다 또는 더 자주) 강한 수축은 진진통의 징후다. 이러한 수축은 "경련" 과 "월경통 같은" 느낌으로 설명될 수 있다. 임신 35주 이전의 점진적인 진통 수축(자궁경부를 변화시킴)은 조기 진통으로 간주되며 즉각적인 의학적 치료가 필요하다. 조기 진통 수축은 산모나 태아의 상태, 신체적인 외상, 감염 (예: 임신 중 흔히 발생하는 요로 감염), 탈수, 과식 등 다양한 원인에 의해 유발될 수 있다.

임신 중에는 요실금도 발생할 수 있다. 요실금은 임신 중 정상적인 상태는 아니지만 여러 임신 관련 요인이 요실금의 발생에 영향을 줄 수 있다. 첫 3개월에 점점 커지는 자궁은 밑에 있는 방광에 압력을 가하기 시작한다. 자궁과 태아가 계속자라면서 체중이 증가하면 골반 가로막 근육과 방광을 지지하는 구조물에 압력이 가해진다. 골반 관절이 더 느슨해짐에 따라 골반 가로막 근육은 다리이음뼈의 운동 조절을 하기 어려워지고 몸통과 방광의 지지를 하기 어려워진다. 임신 전 골반 가로막 근육의 협응, 조절, 근력이 부족했던 임산부는 해부학적 및 생리학적 변화로 인해 요실금 증상이 발생할 확률이 더 높을 수 있다.

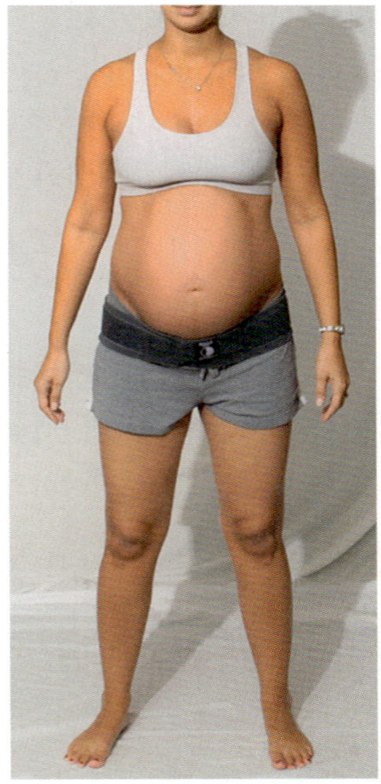

• **그림 9-21 엉치엉덩 지지 벨트를 착용한 임산부.** (Courtesy Section on Women's Health of the American Physical Therapy Association.)

부상 후 고려사항

임신과 관련된 근골격계 및 전반적인 전신 변화는 임신하는 즉시 시작된다. 임신 기간 중 빠른 속도로 변화가 계속되고, 자세, 보행, 무게 중심, 균형 변화가 계속된다. 혈액량과 간질액의 증가 같은 전신적인 변화 또한 여성의 전반적인 근골격계에 영향을 미친다. 예를 들어, 체액의 증가는 임신 후기의 점진적인 부종 증상을 유발할 수 있으며, 이는 하지의 고유수용체에 영향을 주어 불편함을 유발할 수 있다. 임산부는 빠르게 변하는 신체의 모양과 체중에 적응하기 어려울 수 있다. 일부 여성에게는 변화하는 신체에 직면하는 어려움이 일반적인 것이라는 격려가 필요할 수 있다.

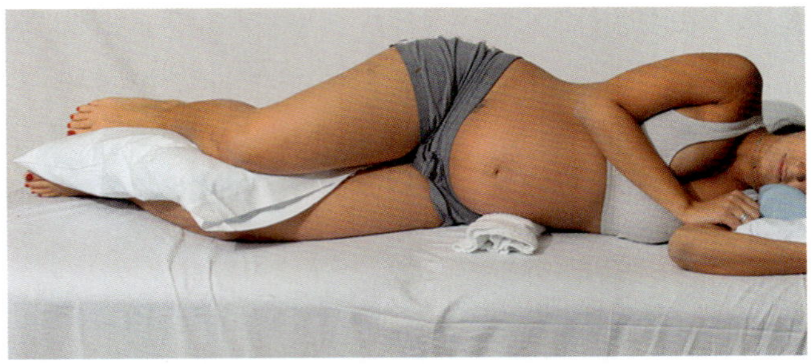

• **그림 9-22 옆으로 누운 임산부를 지지해주는 자세.** (Courtesy Section on Women's Health of the American Physical Therapy Association.)

초기 중재

임신과 관련된 근골격계적인 불편함의 초기 중재에서는 압박력을 줄이고 긴장이 가해지는 조직에는 가능한 많은 지지를 해줘야 한다. 예를 들어, 다리이음뼈 통증이 있는 임산부는 엉치엉덩 지지 벨트를 사용하여 다리이음뼈 관절에 외부적인 압박으로 지지를 해주면 효과를 볼 수 있다 (그림 9-21). 자궁원삭 통증을 겪은 임산부는 배의 아래에 착용하여 배를 위로 당겨주는 임산부 복대로 효과를 볼 수 있다. 복부를 들어 올리면 샅굴 안의 자궁원삭에 압박력이 가해져 완화될 수 있다. 긴장이 가해지는 조직을 지지해주는 다른 초기 중재로는 약한 근육의 근력 강화가 있는데, 예를 들어, 배가로근의 근력 강화는 아랫배를 올리고 다리이음뼈 관절에 가해지는 긴장을 감소시켜 일상 생활 중 자궁원삭에 가해지는 압력을 완화시킨다. 또한 잘 때 적절한 베개로 지지하라고 초기에 알려준다면 (첫 방문 시) 임산부의 근골격계 통증에 엄청난 효과를 줄 수 있다 (그림 9-22). 그림 9-22에서 볼 수 있듯이, 옆으로 누운 여성은 배 아래를 베개로 지지하고 (몸통 돌림을 감소시키기 위해), 무릎 사이에 적절한 베개를 두고 (위에 있는 다리의 모음과 돌림을 막기 위해), 목뼈와 상지에 적절한 지지를 해줌으로써 다리이음뼈와 다른 허리 증상에 편안함을 느낀다. 더 편안하게 하기 위해 허리 밑에 작게 말은 수건을 둔다면 척추가 가쪽으로 굽어지는 것을 감소시킬 수도 있다.

주목할 점은 다리이음뼈 통증의 재활과 관련된 초기 중재가 임산부가 아닌 환자의 중재와 유사하다는 점이다. 재활은 앞서 설명했듯이 배가로근, 골반 가로막, 뭇갈래근의 최대하 재훈련으로 시작한다. 다리이음뼈 통증이 있는 임산부에게 가장 중요한 점은 근골격계 상태가 골반 관절의 구조적인 손상을 나타내지 않으며, 운동 조절을 향상시키면 증상이 조절될 수 있는 확신을 주는 것이다.

재활 고려사항 및 프로그래밍

다리이음뼈 통증

체계적 문헌 고찰에 따르면 다리이음뼈 관절의 운동 조절을 향상시키기 위한 특정 운동 치료가 있는 개별적으로 맞춤화된 재활 프로그램이 다리이음뼈 통증이 있는 임산부에게 가장 효과적이다.[40] 검사를 시행하고 프로그램을 개발할 때, 임신 중 금지된 자세나 움직임을 피하도록 주의한다 (표 9-11). 피해야 하는 자세나 움직임은 다음과 같다: 임신 중기~후기에 복부에 압력을 가하는 것, 뒤집는 자세, 몸을 빠르고 조절하지 않은 채로 뛰어오르고 흔들고 세게 비트는 동작.[74] 주의해야 할 자세나 움직임은 다음과 같다: 엉덩이를 가슴보다 더 높게 올리기 (심혈관계의 변화와 질의 공기 색전의 가능성 때문에), 첫 3개월 후에 3분 넘게 누워있기 (하대정맥이 폐색될 가능성 때문에), 골반 가로막과 복근에 긴장을 주는 자세, 엉덩관절 모음근이 심하게 늘어나는 자세 · 하지를 심하게 비대칭 만드는 자세 · 엉덩관절에 과한 끝 범위를 만드는 자세 (두덩결합과 엉치엉덩관절의 느슨함을 증가시키기 때문에).[74]

이전에 골반통의 재활에 대해 설명한 것처럼 깊은 코어 근육의 훈련은 임신 중 다리이음뼈 통증이 있는 여성에게 필수적이다. 임신 중 골반 가로막 근육의 훈련을 시행한 여성은 임신 시 마지막 3개월, 출산 후 3개월에 허리골반 통증이 발생할 가능성이 적다. 이러한 결과는 코어 근육 프로그램에서 골반 가로막 근육을 간과해서는 안 된다는 것을 나타낸다.

근육 과사용 질환

앞서 언급했듯이, 중간볼기근, 궁둥구멍근, 엉덩관절 모음근, 기타 엉덩관절 가쪽돌림근이 임신 중 자세 및 보행 변화로 인한 통증 유발점과 근육 긴장의 원인일 수 있다. 임산부에게 이러한 구조물과 근육의 단축을 감소시키고 여기에 가해지는 긴장을 감소시키는 중립적인 자세와 위치를 가르치는 것이 중요하다. 예를 들어, 발목을 꼬고 있을 때 흔히 볼 수 있는 가쪽돌림된 자세로 오래 앉는 것을 피한다면 오래 앉아 있을 때 가쪽돌림근에 가해지는 증가된 긴장감을 막을 수 있다. 다리를 꼬는 것을 피하면 같은 근육에 가해지는 긴장감을 줄일 수 있다. 이러한 근육들의 통증 유발점과 경련을 치료하기 위해 도수치료도 사용될 수 있다. 이러한 근육에 열치료를 (핫팩이나 냉팩) 직접적으로 사용하면 근경련을 완화시키고 감소시킬 수 있다. 하지만 임산부는 배에 직접적으로 열 모달리티를 올려두면 안되고 열치료를 위해 뜨거운 물에 몸을 담그면 안 된다. 일부 산부인과 의사들은 임산부의 등에도 핫팩을 두지 말라고 한다. 도수치료 후의 냉치료는 이 부위의 염증과 부기를 치료할 때 효과가 제일 좋다. 앞서 언급했듯이 깊은 코어 근육 재활은 골반과 몸통을 지지해주는 주요 안정화 근육을 촉진함으로써 가장 효과가 좋다. 이를 통해 깊은 코어 근육의 조절이 부족하여 생긴 엉덩관절의 큰 근육들의 과활동과 보상작용을 완화시킬 수 있다. 이와 마찬가지로 외부적으로 지지해주는 것 (예: 엉치엉덩 벨트 [그림 9-21 참고], 임산부 복대) 또한 과하게 활동하는 근육을 완화시켜 줄 수 있다.

자궁원삭 통증

자궁원삭에 가해지는 늘어나는 힘을 줄이면 관련된 통증을 줄일 수 있다. 이러한 긴장감을 완화시키기 위해 몇몇 중재가 적용된다. 임산부들은 복부를 내재적으로 지지하고 자궁원삭의 늘어남을 감소시키기 위해 일어나기 전에 배가로근을 수축하는 법을 배울 수 있다. 일반적으로 불편함을 유발하는 움직임을 할 때 복부를 외부적으로 지지해주는 것에 대한 교육 또한 통증을 줄일 수 있다 (예: 손으로 배 아래를 들어 올리는 것 또는 임산부 복대를 착용하는 것). 느리게 움직이는 것을 격려하는 것 또한 이러한 인대의 통증을 완화시킬 수 있다. 예를 들어, 앉았다 일어날 때 또는 침대에서 구를 때 자궁원삭에 통증이 있는 여성이라면, 느리고 조절된 움직임으로 인대가 빠르게 늘어나는 것을 막고 통증의 위험을 감소시킬 수 있다. 골반의 앞쪽 구조물에 가해지는 압박이나 긴장감에 대한 생체역학적, 자세적, 위치적 영향을 다루는 것 또한

표 9-11 임신 중 하면 안 되거나 주의해야 하는 자세 및 움직임

자세나 움직임	이유	예시
임신 중 다음과 같은 자세나 움직임을 피한다		
자세나 움직임	**이유**	**예시**
임신 중기~후기에 복부에 압력을 가하는 것	백선과 배벽에 너무 많은 압력을 가하여 너무 늘어난 상태가 됨, 복부의 깊은 혈관에 압박을 가함	크런치나 윗몸 일으키기, 발가락 끝에 손 닿기 (배벽에 긴장감을 줌), 엎드리는 자세, 요가 자세 중 누워서 다리를 머리 위로 보내기 (plow position)
뒤집는 자세	임신 중 심한 혈류역학의 변화는 혈류에 영향을 줄 수 있음, 중기~후기에 커지는 자궁의 무게가 호흡 가로막에 영향을 미침	요가에서 물구나무서기·손으로 물구나무서기·어깨로 서기·엎드린 개 자세
몸을 빠르고 조절하지 않은 채로 뛰어오르고 흔들고 세게 비트는 동작	빠르게 변하는 신체 모양과 체중으로 인해 운동 조절과 균형에 영향을 미치고 호르몬 변화로 인해 관절의 느슨함이 증가하여 근골격계 상해의 위험이 증가함, 산모나 태아의 상해를 일으키는 낙상의 위험이 증가함	트램플린 위에서 점프하거나 뒤집기, 몸통을 돌리는 스포츠에서 과도하게 비트는 동작 (예: 소프트볼, 골프, 테니스)
임신 중 다음과 같은 자세나 움직임을 주의한다		
자세나 움직임	**이유**	**예시**
엉덩이를 가슴보다 더 높게 올리기	임신 중 심혈관계 및 혈류역학의 변화는 혈액 환류에 영향을 미칠 수 있음, 질의 공기 색전의 가능성 (산후 기간에 위험도가 크더라도)	바닥에서 어깨를 대고 브릿지 운동, 요가 자세 중 누워서 다리를 머리 위로 보내기 또는 물구나무서기·손으로 물구나무서기·어깨로 서기
첫 3개월 후에 3분 넘게 누워있기	하대정맥이 폐색되어 하지로부터의 혈액 환류가 감소될 가능성	검사·운동·중재 시 등을 평평하게 놓고 눕기
골반 가로막과 복근에 긴장을 주는 자세	골반 가로막은 커지는 자궁을 지지해주기 위해 긴장감을 받고 있음, 복부 근육은 커지는 자궁에 맞춰 계속 늘어나서 긴장감을 받고 있음, 긴장감을 받고 있는 상태를 상해의 위험도를 증가시킴	발살바 또는 과하게 숨 참기 (골반 가로막 근육을 가쪽으로 부풀게 하기 때문에), 플랭크 자세는 복부 근육에 긴장감을 줄 수 있는데, 해본 적이 없는 여성이라면 특히 그렇다
엉덩관절 모음근이 심하게 늘어나는 자세·하지를 심하게 비대칭만드는 자세·엉덩관절에 과한 끝 범위를 만드는 자세	다리이음뼈 관절의 (두덩결합, 엉치엉덩관절) 느슨함이 증가하여, 골반이나 골반 및 엉덩관절에 붙은 근육들에 긴장감이 가해져 상해의 위험도를 증가시킴	다리 찢기, 깊고 비대칭적인 런지나 스쿼트, 필라테스 리포머를 이용한 Eve's lunge, 요가에서 비둘기 자세, 다리 꼬고 앉기

Data from Stephenson RG, O'Connor LJ. *Obstetric and Gynecologic Care in Physical Therapy*. 2nd ed. Thorofare, NJ: Slack; 2000.

자궁원삭의 불편함을 감소시킬 수 있다. 예를 들어, 골반의 과한 앞기울임을 치료하고 바로 잡는다면 샅타구니 부위의 압박을 줄이고 전체적인 인대에 가해지는 긴장감을 줄일 수 있다. 샅굴 또는 관련된 연조직의 수축을 치료하기 위해 도수치료를 시행하면 인대가 있는 곳의 수축을 줄일 수 있다.

큰돌기 점액낭염

점액낭염을 치료하기 위한 일반적인 방법은 엉덩관절 가쪽돌림근, 벌림근, 엉덩정강근막띠의 단축으로 인해 점액낭에 압력이 가해지는 임신 중 자세 및 보행의 변화를 고려하여 사용된다. 이러한 구조물의 영향을 측정하면 점액낭에 가해지는 압력을 완화시키기 위해 변경된 자세, 생체역학, 보행에 필요한 교육을 지도할 수 있다. 큰돌기 점액낭염이 있는 임산부들은 큰돌기에 가해지는 압력을 줄이기 위해 자는 자세에 대한 교육을 받아야 한다. 예를 들어, 옆으로 누워 잔다면 1/4만 돌리는 자세를 취해 (옆으로 누운 자세지만 앞이나 뒤로 살짝만 돌려서 큰돌기에 가해지는 긴장감을 줄임) 엉덩관절을 일직선으로 두지 않게 주의해야 한다. 또한 옆으로 누워 잔다면 무릎 사이부터 발 사이까지 베개로 충분히 지지하여 허벅지부터 발목이 같은 선에 있어야 한다. 위에 있는 발을 아래에 있는 발 앞으로 내린다면, 엉덩관절, 엉치엉덩관절, 엉덩정강근막띠에 과한 스트레스가 발생할 수 있고 이후 위쪽의 큰돌기와 정액낭에도 스트레스가 가해질 수 있다. 하대정맥과 복대동맥이 L3 척추뼈 몸통의 바로 앞(과 척추뼈 몸통에서 약간 오른쪽)을 지나기 때문에 이 구조물에 가해지는 압박력을 줄이기 위해 왼쪽으로 누울 것을 권한다.

엉덩관절의 일시적인 골다공증

TOH는 일반적으로 산후 기간에 자연스럽게 해결된다. 임신 후기에 TOH가 있는 임산부는 근육의 위축과 근력 저하를 예방하기 위해 통증 완화 조치와 중재를 받는다. 또한 체중 부하 시 통증이 있기 때문에 기능적인 보행을 위해 롤링 워커나 다른 적절한 보조 도구가 필요할 수 있다. 손상된 엉덩관절 주변의 근육 활동을 촉진시키기 위해 비체중부하 운동이 효과적일 수 있다. 운동을 처방할 때에는 통증을 지도해야 한다. TOH가 있는 여성은 통증 없이 ROM 및 등척성 운동을 시행해야 한다. 특히 수중 운동은 손상된 관절에 가해지는 중력이 감소되어 환자가 걸을 수 있게 하고 다양한 스트레칭, 근력 강화 운동, 유산소 운동을 할 수 있게 하기 때문에 특히 효과적이다. 물 속에서의 운동은 통증을 완화시켜주고 신체 활동에 더 많이 참여하게 함으로써 환자의 건강에 대한 감각을 향상시켜준다.

요실금

임신 기간과 산후 기간 동안 요실금을 줄이기 위해 시행하는 임신 중의 골반 가로막 근육 운동을 뒷받침하는 근거가 보고되었다. 산전 골반 근육 운동은 특히 첫 임신일 경우 효과적이라고 입증되었다.[76-79] 골반 가로막 근육을 운동한 여성은 임신 35주째와 산후 6주, 6달째에 요실금이 적게 나타났다.[78] 임신 중에 골반 근육을 운동한 임산부들이 진통과 분만을 할 때 악영향이 없었다고 입증되었기 때문에, 골반 근육 운동은 근육을 "타이트하게" 만드는 것이 아니다.[80] 실제로 산전에 골반 가로막 근육을 운동한 임산부는 회음부 열상이나 파열에 뚜렷한 차이가 없었으며, 회음절개술, 보조분만, 응급 제왕절개의 필요성에서도 차이가 없었다.

산후 여성

산후 여성 환자와 관련된 주요 개념은 이 장에서 설명하는 다른 환자 유형에 대한 요약과 함께 표 9-6에 나와 있다.

산후 기간의 여성들은 허리 통증, 다리이음뼈 통증, DRA와 같이 임신 중에 발생했던 근골격계 질환을 지속적으로 겪을 수 있다. 또한 요실금 발병, 골반 장기 탈출증, 성 기능 장애, 꼬리뼈 부상 같이 진통과 분만 그 자체에서 발생하는 문제가 있을 수 있다. 질 진통 및 분만 또는 제왕절개 후에 산후 조리를 할 수 있다. 분만 방법과 상관없이 생식기와 산모의 생리학적인 요인이 임신 전 상태로 돌아오려면 약 6주가 필요하다.[81] 따라서 산후 기간은 생리학적이고 해부학적인 변화가 지속적으로 발생하는 시기이다.

환자 프로필

산후 3개월째에 연구에 참여한 여성들은 다음과 같은 허리골반 관련 문제를 보고했다. 요통: 51%, 치핵: 43%, 성교통: 27%, 요실금: 21%, 변실금: 14%.[82]

허리와 다리이음뼈 통증은 산후 6개월인 여성의 최대 43.2%,[83,84] 산후 18개월인 여성의 37%에서[85] 지속된다. 산후 2년까지도 8.6%의 여성은 임신 중 발생했던 다리이음뼈 통증을 여전히 겪고 있을 것이다.[86] 허리와 다리이음뼈 통증이 있는 여성은 통증이 없는 여성에 비해 산후 우울증을 겪을 가능성이 3배 더 높다.[87] 따라서 산후 허리골반 통증이 있는 환자를 검사할 때 산후 우울증 검사가 중요하다.

배곧은근 분리는 (diastasis rectus abdominis, DRA) (백선의 신장이나 분리로 인해 배곧은근이 2개로 갈라짐) 임신 중에 발생할 수 있으며 산후 기간 동안 지속될 수 있는 질환이다. DRA는 임신 중기에서 27% 정도 나타나며, 발병률은 후기에 66%로 증가하고 산후 8주까지 30%로 감소한다.[18] 분리된 배곧은근 사이의 거리가 2.0 cm 이상이면 심각한 것으로 간주된다.[88] DRA가 생긴 부위는 일반적으로 통증이 없지만, DRA가 있는 여성은 복부나 골반 부위의 통증이 심한 경향이 있다.[88] DRA는 적절한 배벽의 지지를 감소시켜 허리와 다리이음뼈의 지속적인 통증에 영향을 줄 수 있다. 이에 따라 이론적으로 DRA는 한 단위로서 코어 근육 기능에 영향을 미쳐서 요실금에 영향을 줄 수도 있다.

폐경기 여성의 약 60%가 요실금을 보고하며,[89] 이는 출산 후 여성의 방광이 새는 것이 자연적으로 해결되지 않는다는 사실을 나타낸다. 산후 요실금은 45%로 보고되었고,[90] 이는 질 분만을 한 여성의 거의 절반에게 골반 재활이 필요함을 나타낸다. 분만 중 회음부에 외상을 입은 (예: 회음절개술 또는 심각한 파열) 여성들은 살아가면서 (중년기나 노년기에) 변실금이 발생할 위험이 크다.[90] 골반의 장기 탈출증 또한 질 분만 이후 발생할 가능성이 크고 (독립적인 위험 요인), 분만 때마다 위험이 증가한다 (그림 9-23). 3번 이상 질 분만을 한 여성은 탈출증의 위험이 8~10배 더 높다. 탈출증이 발생하는 기타 산후 위험 요인에는 도구를 사용한 분만 (포셉이나 진공), 분만 시 항문올림근의 외상, 임신 중 탈출증 증상이 있다.[90-93] 선택적인 제왕절개는 골반 장기 탈출증을 막는 데에서만 부분적으로 효과적이다.[94]

실금 및 탈출 증상 외에도 많은 여성들이 산후 기간에 성기능 장애를 겪는다. 많은 여성들이 질 분만 후 원하는 성 활동을 제한하는 회음부의 통증이나 다른 통증을 호소한다. 42%는 분만 직후 나타나고, 10%는 산후 12주째에 성 통증이 지속된다고 보고했다.[95,96]

일반적인 메커니즘

산후 다리이음뼈 통증

이전에 언급했듯이 허리골반의 통증은 산후 기간에도 지속될 수 있다. 지속적인 통증에 영향을 주는 메커니즘은 완전히 이해되지 않았다. 질 분만 후 골반 가로막 근육의 변화 또는 제왕절개 후 복근의 변화가 허리골반 및 엉덩관절 주변의 운동조절에 영향을 미친다. 지속적인 DRA 또한 산후 기간에 계속되는 허리 및 골반 통증에 영향을 줄 수 있다. 근막의 유전적 구조는 DRA를 자발적으로 해결할 수 있는 능력에 영향을 줄 수 있다. 깊은 코어 근육의 조절 감소와 발살바 조작으로 인한 만성적인 복강내압의 증가 또한 해결되지 않는 DRA에 영향을 줄 수 있다.

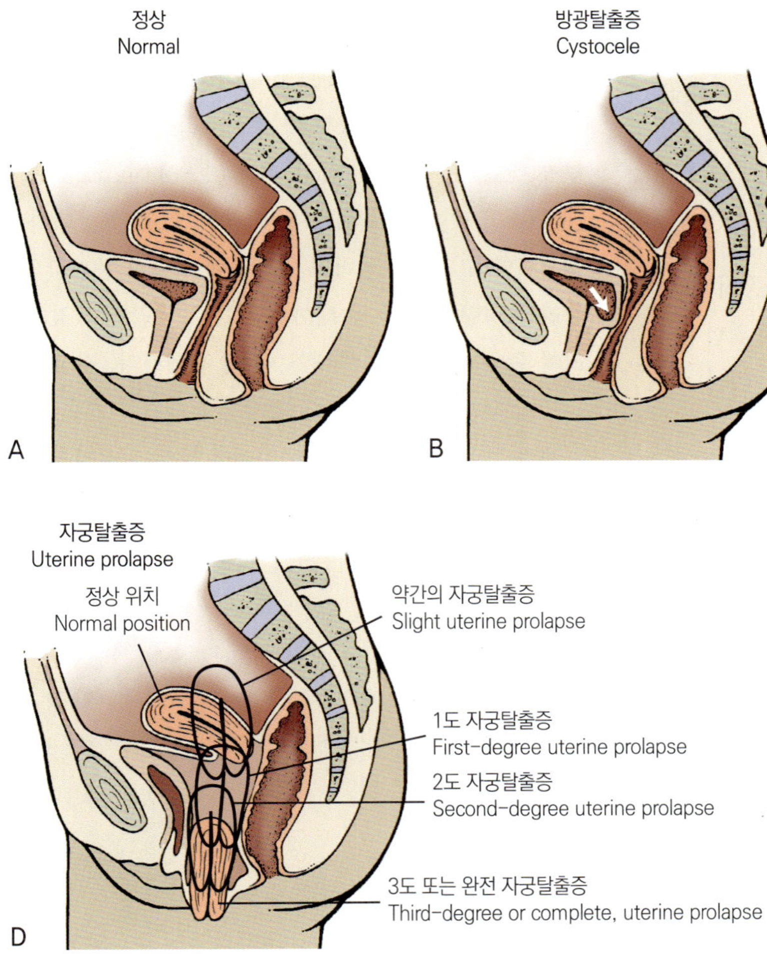

• **그림 9-23 골반의 장기 탈출증.** (From Monahan FD, Neighbors M. *Medical–Surgical Nursing: Foundations for Clinical Practice*. 2nd ed. Philadelphia: W.B. Saunders; 1998.)

질 분만

골반 부위의 신경과 근육의 부상은 스트레스성 요실금과 골반 장기 탈출증의 증상을 유발할 수 있다.[97] 스트레스성 요실금은 질 출산 후 몇 년 동안 발생할 수 있다. 이러한 경우 음부신경의 잠복기가 입증되었다.[46] 여성들은 출산 후 항문올림근의 근력이 25~35% 정도 감소된다.[45] 분만 중 항문올림근 내의 파열이나 신경, 근육 구조물들의 늘어나는 외상과 좌상으로 인해 근력이 감소된다. 스트레스성 요실금이 있는 여성의 골반 가로막 근육의 파열과 박리는 여러 연구에서 보고되었다.[98] 특히 골반 가로막의 부착점의 파열은 근복에서의 파열보다 더 큰 영향을 미치는 것으로 보인다. 3번 이상 질 분만을 한 여성은 출산을 한 번도 하지 않은 여성보다 골반 가로막 근육이 상당히 얇아져있다.[98] 이 근육이 얇아졌다는 것은 여러 번의 출산 후 근육이 위축됐음을 나타낸다.

질 진통과 분만 시 골반 가로막의 신경 손상이 발생할 수 있다. 항문올림근신경은 (S3~S5) 의식적인 배뇨 조절을 위한 체성신경을 지배한다.[98] 이러한 신경은 골반 가로막 근육의 앞면을 따라 지나기 때문에 출산과 관련한 손상을 받기 쉽다.[98] 출산 후와 스트레스성 요실금이 있는 여성에게 골반 가로막 근육의 신경 절제가 흔히 일어난다고 보고되었다.[99] 손상의 정도는 일반적으로 분만 중 발생하는 외상의 정도와 관련이 있으며 여러 번의 출산과는 관련이 없다.[100,101] 진통의 두 번째 단계인 활성기가 길어지거나 태아가 크면 손상 위험이 높다.[101] 음부신경은 진통의 두 번째에서 20%까지 늘어날 수도 있다 (12%만 늘어나도 신경 손상이 일어나기에 충분함).[46,102] 일반적으로 신경 절제는 산후 기간에 악화되며,[46] 분만 후 음부신경의 강한 신경재생성 반응이 없기 때문일 수 있다.[103]

골반내 근막의 손상 또한 골반 증상에 영향을 줄 수 있다. ATLA 및 ATFP는 이 장의 앞에서 설명했다. ATLA는 항문올림근의 두덩꼬리근과 두덩직장근의 앞쪽 부착점이다. ATFP는 질을 가쪽에서 지지하고 복강내압을 증가시켜 질과 요도가 아래쪽과 뒤쪽으로 움직이는 것을 막아준다.[98] ATLA이 파열되면 결합조직이 높은 복강압을 흡수할 수 없으므로 골반 가로막 근육이 정상보다 큰 힘을 써야한다. 따라서 항문올림근에 발생하는 손상은 요실금의 위험을 증가시킨다. 결합조직의 밀도에 대한 명백한 유전적 영향 (약한 콜라겐) 또한 요실금과 탈출증 발생에 영향을 미치는 것으로 보인다.[98]

항문조임근의 외상(3 또는 4도의 회음 열상)은 질 분만 중 최대 5%에서 발생하는 것으로 알려져 있으며 (그림 9-24), 요실금 및 변실금이 발생하는 독립적인 위험 요인이다. 항문조임근 외상의 위험 요인에는 첫 분만, 큰 아이, 분만 시 도구 사용 (진공 또는 포셉, 포셉이 외상을 유발할 가능성이 높다) 등이 있다.[45] 하지만 초음파 검사에서 질 분만 후 최대 38%의 여성에서 항문조임근의 외부 결함이 나타났으며, 이는 항문조임근의 알 수 없는 외상의 비율이 높음을 암시한다.[45]

질 분만 중 꼬리뼈 골절 및 엉치꼬리관절의 외상이 발생된다고 보고되었다.[20] 특히 쇄석위는 (dorsal lithotomy, 엉덩관절을 구부리고 눕는 자세) 누운 면과 나오고 있는 태아 사이의 엉치뼈와 꼬리뼈를 압박하기 때문에 위험이 증가할 수 있다. 이러한 영향은 분만 중 태아의 뒤통수가 엄마의 엉치뼈와 꼬리뼈 쪽을 향해 있는 자세일 때 더 심해진다 (정상적인 자세는 뒤통수가 앞쪽에 있거나 엄마의 두덩결합 쪽을 향해 있는 자세다). 이러한 손상은 산후 꼬리뼈 통증과 꼬리뼈 부상으로 이어질 수 있다.

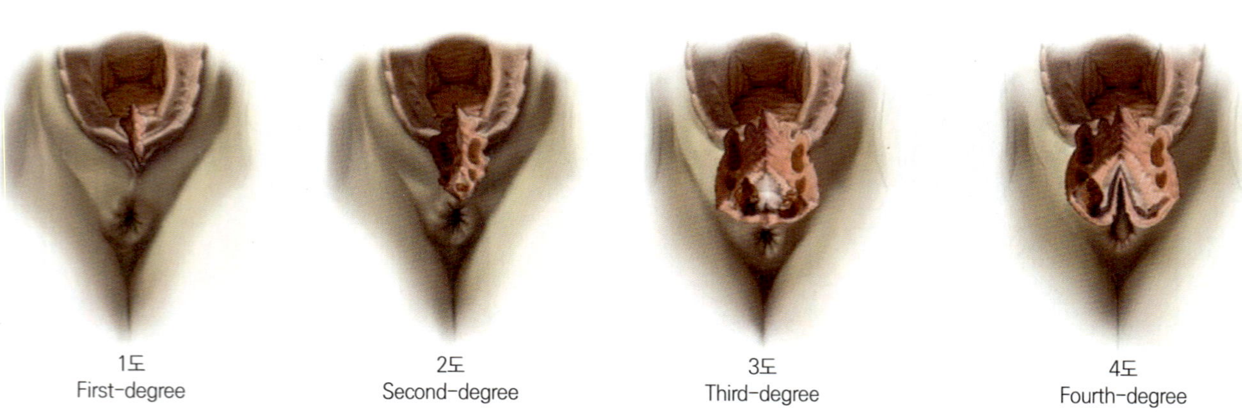

• **그림 9-24 분만 시 발생하는 회음 열상의 정도.** (From Corton MM, Lankford JC, Ames R, et al. A randomized trial of birthing with and without stirrups. *Am J Obstet Gynecol*. 2012;207:133.e1–133.e5.)

분만 자세 또한 골반 또는 하지의 신경통에 영향을 줄 수 있다. 특히 진통과 분만 시 경막외진통을 받은 여성은 신경근이나 혈관 구조를 손상시키거나 압박시켜 압박 부상을 초래할 수 있는 자세를 하지 말라고 전달하는 보호 감각이 부족할 수 있다. 과신전 부상이나 압박 부상은 여성의 자세에 따라 골반과 하지의 신경 또는 혈관에 영향을 줄 수 있다. 예를 들어, 임상적으로 (여러 사례 연구에서 설명된) 분만 후 마취와 관련된 신경통이 특히 넙다리신경이나 (쇄석위를 오래해서) 폐쇄신경에서 (옆으로 누웠을 때 엉덩관절을 오랫동안 과하게 벌려서) 발생되었다.

질 분만과 관련된 회음부 외상은 성 건강에 영향을 준다. 산후 회음부 통증과 성교 시 통증이 발생하는 위험 요인에는 분만 후 회음부를 봉합하는 것과 첫 질 분만이 포함된다. 도구를 사용한 분만을 하면 산후 6개월째 성교를 할 때 통증이 발생할 위험이 2.5배 더 높다.[104] 모유수유와 산후 우울증 또한 성 기능 회복에 부정적인 영향을 미치는 것으로 보인다.[105,106]

제왕절개 분만

제왕절개는 배벽과 자궁을 수술로 절개한다. 제왕절개가 계획적인지 응급 수술인지를 고려해야 한다. 응급인 경우 수술과 관련된 외상의 가능성이 더 크다. 복부 절개나 수술 리트랙터로 인한 신경 자극 또는 포착으로 인해 복부-골반의 통증이 발생할 수 있다.[46] 계획적이지 않은 제왕절개 전에 진통을 겪지 않았다면, 제왕절개 후 골반 가로막의 외상은 생기지 않을 것이다.[45] 일부 작은 무작위 대조 시험에서 제왕절개 후 절개의 유형에 따른 (Pfannenstiel 대 Maylard) 복근의 등속성 근력에 차이가 없음이 입증되었다.[107] 이 외에는 복부 수술이나 제왕절개가 근수행능력에 미치는 영향에 대한 연구가 부족하다.

산후 고려사항

다리이음뼈 통증 및 배곧은근 분리

앞에서 언급했듯이 임신 중 발생하는 허리와 다리이음뼈의 통증 또는 DRA가 산후 기간에 자연스럽게 해결될 것이라고 가정해서는 안 된다. 지속되는 이러한 질환 중 하나라도 해결해야한다.

질 분만 이후

요실금은 질 분만 이후 6주~3개월 이내에 해결되어야한다.[105,108] 요실금이 산후 3개월까지 해결되지 않은 여성의 경우, 증상이 1년 이상 지속되어 잠재적으로 평생 문제가 되는 경향이 있다.[90] 따라서 산후 3개월 이후에도 요실금을 겪는 여성은 골반 재활을 추천해야 한다.

성 기능 장애

일반적으로 여성들에게 생식기와 성 구조물들의 회복을 위해 산후 6주까지 성 활동을 자제하라고 한다. 회음부 외상과 관련된 성 기능 장애는 골반 전문 물리치료로 회복될 수 있다. 따라서 지속적인 회음부 통증이나 성교 시의 통증은 골반 전문 치료사에게 의뢰하여 해결할 수 있다.

제왕절개 이후

제왕절개는 복부-골반의 수술이고 엄마의 배벽과 자궁을 절개하기 때문에, 다른 복부-골반 수술의 주의사항 및 금기사항과 유사하다. 제왕절개 후 특별한 고려사항은 여성의 수술 후 회복 외에도 돌봐야 할 아기(또는 아기들)가 있다는 점이다. 따라서 제왕절개 직후 여성의 사회적 및 가족의 지원과 도움을 평가하는 것이 중요하다. 예를 들어, 매일 환자를 도와줄 사람이 있는지, 환자가 얼마나 많은 도움을 받을 수 있는지, 환자가 다른 사람들이 자신을 얼마나 도울 수 있다고 생각하는지 등을 평가한다. 이러한 정보는 환자의 신체 활동이 산후 기간 동안 환자의 치유와 회복에 얼마나 영향을 미칠 수 있는지에 대해 많은 정보를 줄 것이다. 또한 응급 제왕절개는 엄마와 아기의 건강에 부정적인 영향을 줄 수 있으며 이러한 정보를 모으는 것이 중요하다.

초기 중재

다리이음뼈 통증 및 배곧은근 분리

이러한 근골격계 질환에 대한 초기 중재는 앞에서 설명했듯이 몸통과 골반을 지지해주기 위해 깊은 코어 근육의 초기 재훈련이 포함될 가능성이 높다. 다리이음뼈의 통증이 있는 경우 엉치엉덩관절을 지지하는 벨트를 사용하면 운동 조절이 확립되기 전까지 급성 증상을 완화할 수 있다. 산후 복대는 초기에 DRA를 치료하는 데 있어 효과적인 지지를 해줄 수 있다. 특히 DRA의 경우, 초기에는 백선에 가해지는 긴장감 증가를 막기 위해 구부릴 때, 들어 올릴 때, 육아를 할 때 발살바 조작을 피하는 것에 초점을 맞춰야 한다.

질 분만 이후

분만 후 생식기의 초기 회복을 위해 일반적으로 6주를 권장한다. 회음부에 심한 외상을 (파열 또는 열상) 입은 여성의 경우, 회음부 치유를 위한 추가 고려사항이 필요할 수 있다. 여전히 초기 중재에는 통증을 발생시키지 않는 강도에서의 골반 가로막 근육과 배가로근의 등척성 수축이 포함된다. 초기 수축은 순환을 증진시키고 이러한 깊은 코어 근육의 운동 조절을 재확립하기 시작한다.

제왕절개 이후

제왕절개 이후 급성 재활 단계에서의 우려사항은 복부나 골반 수술의 우려사항과 유사하다. 초기에는 배벽을 움직이게 하고 좋은 호흡 패턴을 촉진시키기 위해 가로막 호흡이 중요하다. 절개 부위의 치료가 중요하며, 접은 수건이 있는 복대를 절개 부위에 직접 사용하여 지지를 해준다.[109] 산후 첫날에는 배가로근과 골반 가로막 근육의 등척성 수축을 시작할 수 있다.[110] 제왕절개 후 침대에서의 적절한 움직임과 이동, 산후 첫 24시간 후 참을 수 있는 범위 내에서의 초기 보행에 대한 교육이 필요할 수 있다.[111] 또한 아기를 가슴 아래에 두기 위해 사용하는 베개 같이 모유수유를 하기 위한 지지 용품이 필요할 수 있다 (여성이 아기 쪽으로 몸통을 기울이는 것과는 반대임). 새롭게 엄마가 된 여성은 치유 중인 복부에 가해지는 스트레스를 막기 위해 생체 역학을 사용하여 아기를 돌보는 법을 배워야 할 수도 있다. 통증 관리에는 절개 부위 주변에 TENS, 얼음팩 또는 냉팩을 사용하는 것이 포함될 수 있다. 여성들은 수술 후 배벽이 늘어져서 구부정해질 수 있기 때문에 자세 재교육을 빨리 시작해야 한다.

재활 고려사항 및 프로그래밍

다리이음뼈 통증

이전에 설명했듯이 다리이음뼈 통증은 골반통 질환의 통증과 임신 기간 중의 통증들과 유사하게 치료된다. 산후 기간에는 육아와 관련된 생체 역학에 더 많은 관심을 기울여야 한다. 예를 들어, 모유 수유나 젖병 수유를 할 때, 유아 캐리어와 유모차를 사용할 때, 기저귀를 갈 때 적절한 생체 역학을 사용하는 것이다. 척추, 몸통, 골반에 가해지는 긴장감을 줄이기 위해 아기를 데리고 나갈 때 엄마가 손잡이를 한 팔로 잡는 유아용 카시트 캐리어의 사용을 권장하지 않는 것이 중요하다.

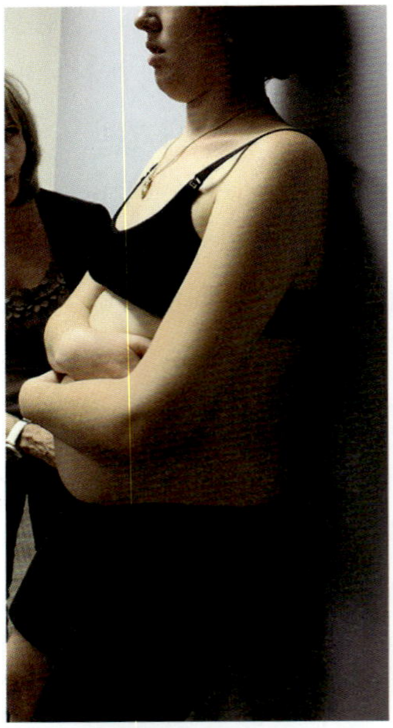

• **그림 9-25 배곧은근 분리-감소시키는 운동.** (Courtesy Section on Women's Health of the American Physical Therapy Association.)

배곧은근 분리

결과적으로 복부의 지지가 감소하면 구부리기와 들어올리기처럼 수직적인 부하를 가하는 과제에서 골반과 몸통을 통한 부하의 전달이 손상될 수 있기 때문에 DRA가 중요하다.[112,113] 따라서 DRA는 산후 허리골반-엉덩관절의 통증 및 증상에 영향을 줄 수 있다. DRA는 분리된 근육이 붙는 것을 유지하기 위해 지지를 해주면서 배곧은근의 운동과 함께 코어 근육의 재훈련에 주의를 기울이며 치료해야 한다. 배곧은근 운동을 하기 전과 하면서 배가로근과 골반 가로막 근육의 선수축이 일어나야 한다 (초기에, 지속적인 점진 시). 분리된 근육을 같이 누르기 위해 손은 복부의 양쪽에 둔다 (그림 9-25). 분리된 근육이 운동을 하는 동안 분리되지 않고 가까워 진 것을 유지하는 지 확인하기 위해 촉진과 관찰을 해야 한다. 이러한 방식으로 하는 초기의 배곧은근 운동은 단순히 등척성 수축으로 할 수 있고, 시간이 지남에 따라 구심성 및 원심성 수축으로 진행한다. 분리된 근육이 가까워진 것을 유지할 수 있을 때만 진행해야 한다. 배곧은근의 원심성 수축에 대한 필요성을 설명하기 위해, 환자는 높은 선반 위에 무거운 물건을 두는 것 같이 머리 위로 손을 뻗는 활동 중에 배곧은근의 적절한 사용을 유지하는 법에 대해 배울 필요가 있다. 이 동작은 환자가 근육을 적절하게 지지하는 수축을 유지하여, 앞쪽으로 뻗는 동시에 근육을 늘려서 배벽을 통한 앞쪽으로의 과한 힘을 방지할 수 있어야 한다.

산후 요실금 및 골반 장기 탈출증

요실금과 탈출증 모두 골반 가로막 근육의 저활동과 관련이 있기 때문에 두 질환의 재활은 매우 유사하다. 이는 아직 연구되지는 않았지만, 산후 회음부 통증이 골반 가로막 근육의 억제를 유발하여, 일부 여성들이 자발적으로 근육의 적절한 기능을 다시 발생시키지 못한다고 제안되었다. 또한 골반 근육의 재훈련에 대해 특별히 연구되지는 않았지만, 일반적인 운동 생리학의 지식은 근육의 신경 절제술 후에 신경 지배가 남아있는 섬유가 효과적으로 훈련될 수 있음을 뒷받침한다.[98] 스트레스성 요실금이 있는 여성들은 협응력 (수의적 및 반사적), 힘 생산, 지구력, 골반 가로막 근육을 빠르게 동원할 수 있는 능력(빠른연축섬유)이 감소한다는 사실이 입증되었다.[98] 문헌은 소변이 새는 양과 빈도를 줄이고, 근력을 향상시키며, 근육의 두께를 증가시키는 골반 가로막 근육의 훈련을 반복적으로 뒷받침한다.[98,113] 특히 산후 재활의 골반 가로막 근육 훈련은 스트레스성 요실금을 효과적으로 예방한다고 보고되었다.[114] 스트레스성 요실금을 줄이기 위한 성공적인 골반 가로막 근육의 훈련에는 다음이 필요하다: (1) 여성은 소변이 새기 전에 근육을 선수축할 수 있다, (2) 운동은 근육의 비대를 유발해 복강내압의 증가에 저항할 수 있다, (3) 운동 단위의 자동 발화가 운동 학습으로 향상될 수 있다.[115] 최적의 반복 횟수, 유지 시간, 유지 시간의 횟수 (지구력 대 빠른 수축), 골반 가로막 근육 수축의 빈도는 연구를 통해 확립되지 않았다. 하지만 연구진들은 매주 45분간의 물리치료 외에 하루에 3번, 8~12회의 최대 수축을 수행을 통해 향상이 되었음을 입증했고, 가정 운동만 했을 때는 같은 효과가 나타나지 않았다.[116] 골반 가로막 근육 운동을 잘 따르는 것이 성공적인 요실금 재활의 가장 중요한 예측 인자로 밝혀졌다.[117] 이러한 연구에서는 효과적인 재활을 위해 적절한 지시, 피드백을 주고 책임을 지는 숙련된 골반 물리치료사의 가치를 보여준다. 개별화된 지시의 필요성은 일부 여성이 (심지어 요실금이 없음) 수의적인 골반 가로막 근육의 수축을 올바르게 수행할 수 있음을 보여주는 연구에서 확인되었다.[55,118]

골반 가로막 근육 재활의 구성요소에는 복근의 훈련을 포함할 수 있다. 여러 연구에서 소변을 참는 여성들의 항문올림근, 배가로근, 기타 복근의 아랫 부분이 동시에 수축함이 입증되었다. 골반 가로막 근육의 최대하, 잘 조절된 수축은 배가로근의 최대하 수축과 함께 발생한다. 골반 가로막 근육의 최대 수축 또한 배곧은근과 빗근의 수축을 일으킨다.[98] 특히 동시에 발생하는 복강내압의 과도한 증가를 피하기 위해 근육의 최대하 동원에 주의를 기울이면서 하는 배가로근의 재훈련은 골반 가로막 근육의 수축을 돕는다. 하지만 체계적 문헌 고찰에서는 골반 가로막 근육의 훈련을 대체하기 위해 배가로근 훈련만 하는 것을 지지하지 않는다.[80] 복근 훈련은 골반내 근육의 훈련 후 적절한 협응력이 생기고 골반 가로막 근육의 초기 재훈련을 했을 때에만 추가해야 한다.

요실금과 탈출증 모두에서 갑작스런 복강내압의 증가가 우려된다. 증상이 없는 여성의 경우, 골반 가로막 근육은 기침하기 수 밀리초 전에 자연스럽고 반사적으로 수축을 해야 하며, 이를 기침 반사라고 한다.[119] 요실금이 있는 여성들은 이 반사가 감소되거나 없다.[98] 하지만 기침이나 복강내압이 갑자기 증가하는 다른 활동 (예: 재채기) 직전에 골반 가로막 근육을 수축하는 습관은 요실금을 줄일 수 있다. 유럽에서는 이러한 기법을 "요령 (knack)"이라는 새로운 용어로 만들었고, 일부는 여전히 그런 의미로 말한다. 27명의 여성을 대상으로 한 연구에서 1주일 동안 골반 가로막 근육을 선수축하는 연습은 기침할 때 소변을 새는 것을 감소시켰는데, 보통의 기침을 할 때 98.2%, 심한 기침을 할 때 73.3% 감소했다.[120]

탈출증의 경우 근막과 결합조직의 손상을 교정하기 위해 수술이 필요하다. 그러나 골반 가로막 근육을 재활하는 것은 매우 효과적이다. 이 근육들의 협응력, 지구력, 근력을 향상시키는 것은 탈출증 수술의 장기적인 지지와 성공을 위한 핵심 요소일 수 있다. 또한 일부 여성은 수술에 적합하지 않거나 먼저 덜 침습적인 중재를 받길 원할 수 있다. 한 작은 연구

에서는 누워서 골반 가로막 근육을 수축하면 탈출증을 완전히 줄일 수 있다는 것을 발견했다.[121]

골반 치료사와의 협업

책 내에서 이 장의 내용을 고려할 때 정형외과적 치료사는 골반 물리치료사에게 의뢰하거나 같이 치료할 가능성을 이해하는 것이 중요하다. 골반은 몸통의 기초이자, 하지의 부착점, 비뇨기 · 위장 · 생식기들이 모이는 곳이기 때문에 골반 물리치료사의 바람은 "골반을 다시 몸 안으로 넣는 것"이다. 골반은 상지와 목뼈의 기능 장애에서부터 등허리의 문제, 엉덩관절, 무릎관절, 발목관절의 기능 장애까지 코어 근육 기능의 많은 문제들을 치료하기 위한 신체의 주요 요소다. 따라서 골반 가로막 근육의 기능 장애와 관련된 증상을 학습하면 근골격계 전체의 재활에 영향을 미칠 수 있는 코어 근육의 결함을 확인하는 데에 도움을 줄 수 있다. 골반 건강과 관련된 과거력을 조사하는 질문은 민감한 주제를 다루기 때문에, 정확한 진단과 중재를 위해 필요한 정보를 모으는데 제한적이다. 골반 치료사들은 이러한 필요한 질문을 하기 위한 문구와 접근법을 사용해 다른 사람들을 도와줄 수 있다.

대부분의 골반 치료사는 외래 치료실에서 치료한다. 또한 Women's Health (WCS)의 공인 자격증이 있는 골반 치료사들은 미국 전문 물리치료사 위원회(American Board of Physical Therapy Specialties, ABPTS)를 통한 정형외과 (Orthopedics, OCS) 공인 자격증이 있다. WCS는 골반 건강 (골반통, 탈출증 및 지지 기능 장애, 방광 및 장 건강, 생식기 건강), 임신 및 산후 (근골격계 통증, 고위험 임신의 중재, 산후 재활), 골다공증 중재 및 골절 재활, 유방 및 부인종양학 재활 및 림프부종 치료를 포함한다. 2015년까지 224명의 물리치료사가 WCS 자격증을 수여했다.[122] 많은 골반 치료사들이 WCS가 없을 수 있지만, 공식적인 교육이나 하위 특성화된 기술을 개발하기 위한 어느 정도의 멘토링을 받았다. 교육들은 일반적으로 Women's Health Physical Therapy Residency의 참여 (현재 개발 중인 프로그램이 1개, 인증된 프로그램이 8개 있음),[123] 골반 건강 또는 임신 및 산후 재활의 지속적인 교육을 성공적으로 마치는 것 (일반적으로 코스), 공식적이거나 비공식적인 멘토링을 제공하는 1명 이상의 숙련된 골반 치료사와의 긴밀한 협력을 통해 이루어진다.

골반 치료사와의 협업 시 고려사항

정형외과 치료사는 환자의 손상이 골반 질환을 수반할 가능성이 있다고 보일 때 골반 치료사에게 의뢰하거나 골반 치료사와 협업하는 것을 고려할 수 있다. 앞에서 언급했듯이 일부 질환에서는 골반의 증상과 질환이 허리, 엉덩관절, 골반륜(pelvic ring)의 증상과 겹쳐서 나타난다. 골반 치료사는 골반의 중재로 해결할 수 있는 잠재적인 신경근골격계의 소견을 확인하는 데 도움을 줄 수 있다. 또한 골반 치료사는 적절한 건강 관리사에게 의뢰하는 데 도움을 줄 수 있다 (예: 부인과 전문의, 비뇨기과 전문의, 위장 치료사, 큰창자 및 직장 치료사, 비뇨부인과 전문의).

골반 치료사와의 상담이 필요함을 나타내는 징후와 증상에는 골반 가로막 및 골반 벽의 근막의 기능 장애와 관련된 증상, 방광 및 장의 증상이 있다. 저활동성 골반 가로막 근육 환자는 다음과 같은 증상을 호소할 수 있다: 소변이 새는 증상, 항문에서 단단하거나 액체 같은 대변이나 점액 또는 가스가 샘, 골반 장기 탈출증의 증상 (예: 질에서 묵직한 느낌이나 덩어리 같은 느낌). 과활동성 골반 가로막 근육 환자는 성교 또는 다른 성 활동 시의 통증, 배뇨나 배변 시 통증, 소변을 싸기 시작하기 어려움, 뇨류가 느리거나 변함, 빈뇨 또는 절박뇨, 변비, 꼬리뼈 통증을 겪을 수 있다. 저활동성 또는 과활동성 골반 가로막 근육 증상 모두 같은 사람에게 발생할 수 있다. 그러나 이전에 언급했듯이 일부 경우에는 환자가 골반내 신경근골격계 문제의 직접적인 증상을 호소하지 않을 수도 있다. 따라서 골반 물리치료를 고려할 때에는 다른 중재로 해결되지 않는 허리골반이나 엉덩관절의 통증 또는 증상을 포함할 수 있다.

골반 치료사의 환자 관리

상자 9-3은 골반 치료사의 검사 및 평가에 포함될 수 있는 기본 요소들을 보여준다. 환자의 보고, 환자의 목표, 검사 결과를 기반으로 이 검사는 여기와 표 9-5에 설명된 항목들을 덜 포함하거나 더 포함할 수 있다. 골반 치료사가 수행한 과거력 조사 및 검사는 확실히 골반 구조물 및 골반의 건강과 관련된 손상과 기능 제한이나 활동 제한을 목표로 한다. 또한 치료사들은 완전한 외부 근골격계 검사, 하지의 선별 검사를 하며, 가능하다면 상지의 선별 검사도 시행한다. 이 요소들에 대한

• 상자 9-3 골반 물리치료의 요소

환자 또는 고객의 과거력

- 통증에 대한 설명
- 실금 (요실금 또는 변실금) 및 탈출증과 관련한 증상
- 증상과 연관된 활동
- 산과 및 부인과 병력
- 비뇨기, 위장, 결장직장-항문 병력
- 심리사회적 선별 검사 및 과거력

결과 측정 및 선별 검사 도구

- 정서적 또는 우울증인 상태, 더 전반적인 근골격계 호소, 비뇨기·결장직장·골반 장기 탈출증·성 증상과 관련된 도구를 포함할 수 있음

부위별 근골격계 검사

- 상지 및 하지의 ¼ 선별 검사
- 자세, 기능적인 움직임, 보행, 생체역학 같이 골반과 관련된 증상에 영향을 주는 골반외 구조물들의 측정
- 복부 통증에 대한 장기의 영향과 근골격계의 영향을 구분하는 선별 검사다.

골반 가로막 근육의 외부 선별 검사

- 골반 가로막 근육의 촉진 (옷 속에서 또는 속옷이나 얇은 옷 위에서)
- 압통이나 통증 유발점에 대한 선별 검사
- 근육이 수의적으로 수축하고 이완하는 능력에 대한 선별 검사
- 속 근육 검사가 계획 되어있다면 배제될 수도 있는 단계

회음의 외부 검사

- 외음부 조직 및 외부 생식기의 시진
- 골반 가로막 근육의 수의적인 수축·이완, 수의적인 숨 참기 시 외부 조직들의 관찰
- 불수의적인 수축이 (기침 반사) 있는지 없는지 관찰
- 이질통 영역을 지도화하기 위한 면봉 검사
- 항문 반사 검사
- 얕은 골반 가로막 근육의 외부 촉진

골반 가로막 근육의 내부 촉진 및 검사

- 근육 긴장도와 압통 또는 통증 유발점을 측정하기 위해 항문올림근. 꼬리근, 속폐쇄근, 궁둥구멍근을 촉진
- 항문올림근의 도수 근력 검사 (근력, 지구력, 협응력)
- 수의적으로 이완하고 숨을 참는 능력 측정
- 기침 시 항문올림근을 불수의적으로 참는 능력 측정
- 골반 장기 탈출증 측정 (위치 및 정도)

사용될 수 있는 추가 검사 요소

- 표면 근전도 바이오피드백으로 골반 근육의 활성화 관찰
- 실시간 초음파로 복부골반의 근육 활성화 시각화
- 항문 압력측정법으로 항문과 직장 근육 관찰

자세한 내용은 여기에 설명되어 있다.

환자의 과거력은 종종 검사 결과를 평가하는 데 중요하다. 통증이 있는 환자의 경우, 과거력 검사에는 통증의 특성, 강도, 방사, 매일 방생하는 패턴이 포함되어야한다.[46] 통증에 대한 환자의 보고는 통증의 특성이 체성인지 내장인지 결정하는 데 도움이 된다. 잘 정의할 수 있고, 날카로우며, 국소적인 통증은 보통 체성이다.[46] 하지만 통증이 만성이라면 말초성 및 중추성 민감화로 인해 기계적인 검사나 중재 시 통증의 유발이나 감소를 어렵고 확산될 수 있다. 내장 통증은 국소화하기 어렵거나 애매하며, 쑤시거나 떨리거나 짜는 것 같다고 설명된다. 통증은 퍼지며 다른 부위를 나타낼 가능성이 크다.[46] 배뇨, 배변, 탈출증 증상을 호소하는 환자의 경우, 증상의 빈도와 강도, 증상과 관련된 활동에서 정보를 모아야 한다. 예를 들어, 소변이 적게 새나요 많이 새나요?, 기침이나 재채기를 할 때 소변이 새나요, 또는 절박한 느낌이 드나요?, 탈출증 증상이 하루가 끝날 무렵이나 특정 활동을 할 때 악화되나요?, 다이어트가 변비 증상에 어떤 영향을 주나요?. 이러한 설명들은 치료사가 어떤 근골격계 기능 장애가 (예: 저활동성 또는 과활동성 골반 가로막 근육) 증상을 일으키고 영향을 주는지 알 수 있게 하는 데에 도움을 준다.

골반 질환이 있는 모든 환자에게 비뇨기, 위장, 결장직장 및 항문, 산과, 부인과 과거력 및 수술에 관한 전반적인 정보를 모아야 한다. 예를 들어, 출산 과거력이나 상해, 부인과 수술에 대한 정보는 방광, 장, 성 기능 장애와 관련된 증상이 발생한 것을 설명할 수 있다. 또한 환자는 환자에게 심각하거나 중요하다고 인식되지 않은 기타 골반 장기의 과거력이나 증상에 대해 자발적으로 보고하지 않을 수도 있다. 하지만 다른 장기에 대한 직접적인 질문을 묻는다면 주요 통증에 영향을 주는 여러 정보들을 알 수도 있다. 예를 들어, 성 활동 시 통증이 주요 통증인 환자는 과활동성 골반 가로막 근육과 관련된 모든 증상과 (통증 및 소변) 함께 절박뇨, 빈뇨 증상이 있을 수도 있다. 증상들을 아는 것은 치료사가 신체검사를 진행하는 데에 도움이 된다.

심리사회적인 정보 또한 증상에 대한 잠재적인 영향과 재

표 9-12 골반 치료에서 흔히 사용되는 결과 측정 및 선별 검사 도구*

결과 측정 또는 선별 검사 도구	설명
Edinburgh Postnatal Depression Scale (EPDS) [124]	산후 우울증의 위험이 있는 여성을 알아보기 위한 선별 검사 도구 (우울증을 진단하지는 않음, 정신 건강 질환을 진단하기 위해서는 적합한 치료사에게 적절한 검사를 받아야 함) 10개의 질문 척도로 최대 30점, 10점 이상이라면 측정과 진단을 위해 1차 진료자나 적절한 정신 건강 치료사에게 의뢰를 해야 한다
Patient-Specifi c Functional Scale (PSFS) [125]	환자가 증상 때문에 수행할 수 없거나 수행하기 어렵다고 한 활동을 측정하고 변화를 알아보기 위한 설문지 환자에게 최대 3개까지의 활동을 말하고 0 (수행할 수 없음)~10 (수행할 수 있음)으로 어려움을 측정하라고 한다 평균 점수를 위한 최소 감지 변화 (90% CI)=2점 하나의 활동 점수를 위한 최소 감지 변화 (90% CI)=3점
Fear Avoidance Beliefs Questionnaire (FABQ) [126]	다리이음뼈 통증이 있는 환자를 위해 타당도와 신뢰도가 있는 자가 보고 설문지 (특히, 임산부와 산후 여성들에게 검사함) 2개의 영역: 신체 활동 (5개의 질문), 일 (11개의 질문)
Pelvic Girdle Questionnaire (PGQ) [127]	임산부와 산후 여성들의 PGP를 위해 타당도와 신뢰도가 있음 일상 생활 활동, 기능적 움직임, 통증, 다리 증상, 수면 영역에서의 25개의 질문
Pelvic Floor Impact Questionnaire-7 (PFIQ-7) [128]	골반 바닥 질환이 있는 여성들의 질환별 삶의 질을 위해 타당도와 신뢰도가 있음 3개의 척도에 (비뇨기 통증, 골반 장기 탈출증, 결장직장-항문 통증) 7개의 질문
Pelvic Floor Distress Inventory-20 (PFDI-20) [128]	골반 바닥 질환이 있는 여성들의 질환별 삶의 질을 위해 타당도와 신뢰도가 있음 3개의 척도에 (비뇨기 통증, 골반 장기 탈출증, 결장직장-항문 통증) 20개의 질문
Geriatric Self-Efficacy Scale for Urinary Incontinence (GSE-UI) [129]	노인의 실금을 예방하기 위한 자신감의 수준을 측정하는데 있어 반응성 있고 임상적으로 유용한 도구 14점의 개선은 임상적으로 의미 있는 요실금 상태 변화를 감지하는데 75.1%의 민감도와 78.2%의 특이도를 보인다
Incontinence Symptoms and Impact on Quality of Life (ICIQ-B) [130]	항문의 실금이 삶의 질에 미치는 다양한 원인과 영향을 평가하는 타당도와 신뢰도가 있는 도구 3개의 영역에 (장 패턴, 장 조절, 삶의 질)
Constipation Scoring System (CSS) [131]	주관적인 변비 점수 0~30점의 점수 (0=정상, 30=심각한 변비) 15점 초과의 점수는 객관적인 폐색 원인과 관련이 있다
Colorectal Functional Outcome Questionnaire (COREFO) [132]	결장직장 수술 후 결장직장의 기능을 평가하는 타당도와 신뢰도가 있는 도구 5개의 여러 항목의 척도 (질문의 개수: 요실금 9개, 사회적인 영향 9개, 빈도 2개, 대변 관련 3개, 약물 필요성 3개)
Pelvic Organ Prolapse/Urinary Incontinence/Sexual Function Questionnaire (PISQ) [131]	요실금이나 골반 장기 탈출증이 있는 여성의 성 기능을 평가하는 타당도와 신뢰도가 있는 도구 3개의 영역에 (행동/감정, 신체, 파트너 관련) 31개의 질문
Female Sexual Functional Index (FSFI) [133]	19개 항목의 설문지가 있는 여성 성 기능 척도 주관적인 각성, 윤활, 오르가즘, 만족, 통증을 측정하는 영역이 신뢰도와 타당도가 있음

CI: 신뢰 구간.

* 이 목록은 포괄적인 것은 아니지만 골반 치료에서 사용할 수 있는 여러 가지 전반적인 측정 및 질환별 측정에 대한 요약을 제공한다. 여기에 나열된 근거와 실제 도구들은 (다른 척도 및 설문지와 함께) http://www.womenshealthapta.org/research/functional-outcome-measures/에서 찾을 수 있다.

활 가능성을 이해하는 데에 도움이 된다. 이러한 정보에는 우울증 및 불안 검사, 사회적 또는 가족의 지지와 관련된 질문, 현재의 증상에 영향을 줄만한 관련이 있는 과거력 (예: 신체적이거나 성적인 폭력에 대한 과거력)이 포함될 수 있다.

결과 측정 및 검사 도구는 환자의 통증에 따라 다르다. 골반 치료실에서의 이러한 척도와 도구들은 전체적인 활동 참여 및 기능, 더 전체적인 증상 및 통증과 관련된 외래 진료소에서 사용되는 도구들을 복제할 수 있다. 이러한 광범위한 측정 범위를 넘어 비뇨기, 결장직장 및 항문, 성 문제 같은 골반 질환에 초점을 맞춘 설문지와 도구도 있다. 골반 물리치료에서 일반적으로 사용되는 많은 도구들은 완전하진 않지만 표 9-12에 요약되어 있다. 이러한 도구들은 이를 뒷받침하는 근거와 함께 미국 물리치료사 협회 (American Physical Therapy Association) 웹사이트의 여성 건강 부분에 나와 있다 (http://www.womenshealthapta.org/research/functional-outcome-measures).

정서적 상태나 우울증 상태를 측정하기 위해 선별검사 도구가 사용될 수 있다. 예시로는 Beck Depression inventory, Edinburgh Postnatal Depression Scale (EPDS),[124] Depression, Anxiety, Stress Scale (DASS21)이 있다. 특히 EPDS는 산후 12주까지의 여성에게 적합하며 쉽게 접근할 수 있고 어느 치료사나 사용하기 쉽게 개발되었다.[124] 앞에서 언급했듯이 산후 기간의 요통은 우울증이 있는 여성에게 3배 더 흔하게 발생한다고 보고되었으므로 산후 우울증 검사도 적절하다.[87] 산후 우울증 검사 결과 양성인 여성은 정신적인 건강 상태의 완전한 검사와 평가를 위해 1차 의료 기관이나 적절한 치료사에게 의뢰를 해야 한다.

이전에 언급했듯이 골반 가로막 근육의 기능 장애 및 질환이 있는 많은 환자들은 몸통, 엉덩관절, 하지의 증상도 겪는다. 골반 질환 외에 골반이 아닌 곳의 근골격계 통증을 겪는 환자에게 일반적으로 사용되는 척도의 예시에는 Patient-Specific Functional Scale (PSFS), Oswestry Disability Index, Lower Extremity Functional Scale (LEFS)이 있다. 특히 PSFS는 추적 측정에서 확인된 최소 감지 변화로 환자가 통증과 관련된 특정 활동을 알 수 있게 하기 때문에 임상적으로 매우 유용하다[125] (표 9-12 참고). Fear Avoidance Beliefs Questionnaire (FABQ)[126]와 Pelvic Girdle Questionnaire (PGQ)[127]은 특히 임신 및 산후 기간 동안 다리이음뼈 통증이 있는 환자에게 타당하고 신뢰성이 있다.

표 9-12의 대부분은 골반과 관련된 질환의 척도와 도구에 대한 정보를 제공한다. 여기에 나온 척도 중 2가지는 비뇨기, 결장직장 및 항문, 성 기능, 골반 장기 탈출증 등 여러 장기들과 기능을 포함하는 골반 질환을 다룬다. 이러한 척도의 예시에는 Pelvic Floor Impact Questionnaire-7 (PFIQ-7),[128] Pelvic Floor Distress Inventory-20 (PFDI-20)[128]가 있다.

다른 골반 관련 질환 척도는 하나의 골반 장기만을 다루거나 여러 장기가 하나의 특정한 기능적 영역에 영향을 줄 때에는 여러 장기를 다룬다. Geriatric Self-Efficacy Scale for Urinary Incontinence (GSE-UI)[129]는 65세 이상의 노인들이 소변이 새는 걸 조절하는 자신감에 대한 의미 있는 개선을 측정하고 알아낸다. 몇몇 척도들은 요실금, 변비, 또는 둘 다에서의 결장직장 및 항문의 기능을 측정한다. 이러한 척도에는 Incontinence Symptoms and Impact on Quality of Life (ICIQ-B),[130] Constipation Scoring System (CSS),[131] Colorectal Functional Outcome Questionnaire (COREFO)[132]가 포함된다. 성 기능은 Pelvic Organ Prolapse/Urinary Incontinence/Sexual Function Questionnaire (PISQ)[131]의 기타 골반 시스템과 관련하여 검사된다. 성 기능에 초점을 맞춘 영역은 Female Sexual Functional Index (FSFI)[133]에서 볼 수 있으며, 이는 특히 성 활동 및 성교 시 통증을 다루는 성 기능 척도이다.

골반과 관련된 증상에 대한 골반 외의 영향을 알아내기 위해 부위별 근골격계 검사가 수행되며, 관련 영역의 추가 검사와 함께 하지의 선별 검사가 수행된다 (필요한 경우 상지도 수행함). 또한 검사에는 몸통, 척추, 골반, 엉덩관절의 적절한 검사가 포함되며, 필요한 경우 하지까지 검사한다. 여기에는 Carnett test 같은 선별 검사가 포함될 수도 있는데, 이 검사는 복부 사분면의 근골격계 증상과 유기적으로 발생한 통증의 증상을 구별하기 위해 사용된다. 자세 (다양한 위치에서의), 이동하는 동작, 보행, 균형과 관련된 관찰 및 측정도 수행될 수 있다.

골반 가로막 근육의 외부 선별 검사는 숙련된 검사자가 환자의 속옷이나 얇은 옷 위에서 궁둥뼈결절 바로 안쪽을 촉진하면서 수행될 수 있다. 이 검사로 치료사가 근력을 측정하거나 근육을 완전히 촉진할 수는 없어도, 이를 통해 근육이 수축하고 자발적으로 이완하는 능력, 촉진 시 통증이나 불편함이 있다는 것을 알 수 있다. 여기에 설명된 외부 선별 검사는 일반적으로 골반 가로막 근육의 내부 검사가 시행되지 않은 경우에만 사용된다. 예를 들어, 비골반 치료에 반응하지 않는 심한 엉덩관절 통증은 골반 물리치료사에게 의뢰되어 골반 가로막 근육이 엉덩관절의 증상에 영향을 미칠 가능성이 있는지 측정할 수 있다. 치료사는 내부 검사가 필요하다고 결정하기 전에 이러한 유형의 선별 검사를 선택할 수 있다. 외부 측정은 치료사가 골반내 구조물에서 발생할 수 있는 잠재적인 질환에 대해 환자에게 예비 교육을 할 수 있게 한다. 따라서 치료사는 환자와 라포를 형성할 수 있고, 골반이 아닌 부위에서 발생하는 증상을 위해 왜 내부 검사가 필요한지에 대해 환자가 이해하도록 도와준다.

회음부 관찰 및 내부 골반 검사는 환자가 정보에 입각한 동의를 한 후에만 수행된다. 치료사는 해부 모형이나 그림을 사용하여 환자에게 검사할 골반 구조물의 해부학 및 생리학을 교육하고, 환자가 옷을 벗기 전에 검사의 처음부터 끝까지를 철저히 설명한다.

회음부의 외부 검사에는 감염, 염증, 피부 이상, 편평 태선, 균열, 낭종, 기타 눈에 띄는 이상이 있는지 확인하기 위해 외음부, 회음체, 음핵, 전정, 질, 항문의 시각적 평가가 포함된다. 외부 골반 구조물에 대한 감각 검사가 시행된다 (음부넙다리신경, 엉덩샅굴신경, 음부신경의 가지들). 근육을 수축하고 이완하라고 지시하면 골반 가로막과 회음체의 움직임이 관찰된다. 또한 기침을 하라고 지시하면 골반 가로막 근육의 반사적인 수축과 (있거나 없을 수 있음) 소변 또는 대변이 새는 것이 관찰된다. 눈에 보이는 골반 장기 탈출증의 관찰 또한 주목된다. 면봉 검사를 시행하여 이질통이 일어나는 부위를 지도화한다 (이 검사는 Q-Tip 검사라고도 한다). 항문 반사도 측정한다 (anal wink라고도 함). 항문 반사는 항문을 빠르게 치는데, 정상적인 반응은 항문이 "깜박거리는" 것이다 (구심성 음부 신경, 원심성 S2~S4). 근육의 긴장도와 압통을 측정하기 위해 외부의 얕은 골반 가로막 근육을 촉진한다 (궁둥해면체근, 망울해면체근, 얕은샅가로근).

골반 가로막 구조물의 도수 근력 검사와 철저한 검사를 하기 위해 골반 가로막 근육의 내부 촉진과 검사가 필요하다. 내부 디지털 검사는 치료사가 질 또는 직장을 통해 수행한다. 항문올림근, 꼬리근, 속폐쇄근, 궁둥구멍근을 촉진하면 근육의 긴장도와 압통 또는 통증 유발점을 알 수 있다. 또한 질 내 또는 직장 내의 전반적인 감각을 측정하기 위해 촉진한다. 빠른 연축 및 느린 연축 섬유의 활동 시 근력, 지구력, 협응력을 측정하기 위해 항문올림근에 도수 근력 검사를 시행한다. 골반 가로막의 도수 근력을 측정하는 몇 가지 다양한 척도가 문헌에 나와 있다. 골반 가로막 근육을 자발적으로 이완하거나 힘을 주는 능력도 측정한다. 골반 장기나 골반 조직의 하강을 측정하기 위해 기침하고 힘을 주는 것도 사용된다. 위치 및 하강 정도가 기록된다.

골반 검사를 보완하는 추가 도구로는 수축과 이완 중에 골반 가로막 근육의 전기적 활성화를 평가하는 표면 EMG 바이오피드백, 수축과 이완 중에 근육의 활성화를 시각화하는 실시간 초음파 (복부나 회음부에 적용함) (그림 9-18 참고), 항문과 직장 근육의 활성화를 측정하는 항문압측정이 있다. 이러한 도구들은 바이오피드백으로도 사용되어 환자가 근육의 타이밍과 활성화를 볼 수 있다. 따라서 근육의 활동을 증가시키거나 "훈련을 많이" 시키기 위해 사용되거나 (저활동성 근육을 치료함) 원하지 않는 근육의 활성화를 감소시키거나 "훈련을 적게" 시키고 이완을 향상시키기 위해 사용된다 (과활동성 근육을 치료함). 이러한 도구는 검사와 중재에서 유용하지만, 임상가가 근육의 긴장도, 부피, 위축을 알 수 있고 근섬유의 질적인 요소를 측정할 수 있게끔 이상적으로는 골반내 도수 검사와 함께 사용되어야 한다. 또한 내부 도수 검사는 EMG나 pressure readings 같은 보조 도구의 결과의 정확성을 보장한다.

사례 연구

사례 연구 9-1은 다리이음뼈 통증이 있는 산전 환자의 관리에 대해 설명하고, 9-2는 뇌졸중 이후 만성 요실금이 있는 환자에 대해 설명한다.

사례 연구 9-1

다리이음뼈 통증이 있는 산전 환자의 관리

환자 과거력

임신 31주된 32세 여성은 허리 통증과 엉덩관절 통증이 점차 발생하여 음부 부위에까지 방사통이 나타나 외래 물리치료실에 왔다. 환자는 임신 11주에 통증이 시작되어 서서히 악화되었다고 했다. 또한 통증이 날카롭고 왼쪽의 볼기근 위쪽과 엉치엉덩관절에서 시작하여, 증상이 악화되면서 볼기근 중앙 부위와 엉덩관절 가쪽으로 쑤시는 통증이 퍼진다고 했다. 통증은 앉거나 서거나 걸을 때를 포함한 자세와 활동을 오래 지속했을 때 "하루의 75%" 동안 발생했다. 또한 때로는 밤에도 통증 때문에 일어났고 (1주일에 4번), 자세를 바꾸거나 일어나서 돌아다녀야 했다. 음부 통증은 덜 발생했고 (하루에 몇 번) 일반적으로 날카롭고 짧았으며, 악화되는 활동으로만 지속되었다. 음부 통증은 침대에서 구를 때, 다리나 발목을 꼬을 때, 계단이나 연석을 오르거나 내릴 때 발생했다. 환자의 말에 따르면, 환자의 의사는 아세트아미노펜 복용을 권하고 약국에서 냉동 겔 팩을 사서 아픈 부위에 적용하라고 권유했다. 환자는 대부분의 시간을 가르치기 위해 서 있거나 긴 의자에 앉아 있는 초등학교 선생님이었다. 환자는 자신의 통증을 숫자 평가 척도로 표현할 때 10점 중 최소 2점, 악화되는 활동 시 날카로움이 8점까지 악화되었다. 환자는 2일 휴가를 냈을 때 산부인과 의사에게 추가 건강 관리를 요청했다고 했다. 임신 전 1주일에 3~5일은 런닝, 가벼운 웨이트 리프트, 킥복싱 스타일의 유산소 운동에 참여했다고 했다. 임신 후 느린 속도로 짧은 거리를 뛰었고 웨이트 리프트도 계속 했다. 지난 몇 주 동안 통증이 악화되어 활동을 견디기 힘들어져서 운동을 그만 뒀다. 질문에서 환자는 장 증상을 호소하지는 않았지만 임신한 이후 기침이나 재채기를 할 때 가끔 소변이 조금씩 샌다고 했다. 환자는 성 활동 시 허리 통증과 왼쪽 엉덩관절의 통증으로 영향을 받는다고 했다.

환자의 목표는 (1) 통증으로 인한 방해 없이 잠을 잘 수 있는 정도의 통증 감소, (2) 약간의 취미용 운동으로의 참여, (3) 통증으로 인한 제한 없이 임신 후기까지 일을 마칠 수 있는 능력이었다.

시스템 리뷰

일반적인 관찰: 환자는 처음에 "안절부절 못 하는" 모습으로 관찰되었고, 대기실 의자에서 편안한 자세를 찾는 데 어려움이 있었다. 환자는 보조 도구를 사용하지 않았다. 보행은 짧은 보폭으로 느리게 걷는 것처럼 보였다. 또한 정상적인 아래 몸통과 골반의 돌림이 감소되고 위 몸통과 아래 몸통 간의 돌림의 분리가 잘 되지 않는 것처럼 보였다. 가만히 서 있는 자세는 옆에서 봤을 때 골반이 뒤기울임된 자세였고, 앞-뒤에서 봤을 때 엉덩관절이 약간 과하게 벌림, 가쪽돌림된 자세였다 (왼쪽으로 더 많이). 또한 오른쪽 하지 쪽으로 체중 부하를 더 많이 하는 것처럼 보였다. 몸통, 척추, 하지에서의 다른 뚜렷한 편차는 보이지 않았다.

심혈관 및 폐: 앉은 지 5분 후 혈압은 132/72 mmHg였다 (앉은 자세에서). 휴식 시 심박수는 분당 68이었다. 호흡수는 분당 15였다.

피부: 임신선이 뚜렷했다 (백선을 따라 나타나는 어두운 선, 임신 시 흔하며 정상이다). 양쪽 발과 발목에서 약간의 부기가 있었지만, 오목부종은 아니었다. 몸통 (복부나 등), 엉덩관절, 하지에서 다른 변색이나 부기, 피부 이상은 없었다.

신경근: 무릎반사와 아킬레스힘줄반사는 양쪽이 동일하고 정상이었다 (2+). L2~L5, S1, S2 피부분절의 가벼운 터치에 대한 감각은 양쪽이 동일하고 정상이었다.

근골격: 양쪽 엉덩관절과 무릎관절의 능동적 관절 가동 범위 (ROM)는 정상이었다. 몸통 굽힘은 기능적 범위 내였다. 다음 내용에서 설명하듯이 몇 번의 검사와 측정에서 결함이 발견되었다.

검사 및 측정

환자는 다리이음뼈 통증이 일상 생활 활동, 기능적 움직임, 통증, 다리 증상, 임산부 및 산후 여성의 수면에 미치는 영향을 측정하는 데에 타당도와 신뢰도가 있다고 밝혀진 Pelvic Girdle Questionnaire (PGQ) 127를 작성했다. 환자의 PGQ는 원점수 52점, 69%의 점수가 나왔다 (0%는 문제가 전혀 없음, 100%는 증상이 큰 영향을 미치는 것을 나타낸다).

다음은 신체 검사를 수행했다. 몸통 폄은 다음을 따라 측정했다: 가만히 서 있을 때와 서서 몸통을 편 끝 범위에서 줄자를 이용해 C7 가시돌기와 S1 가시돌기 사이를 측정했다. 차이는 3.5cm였고, 끝 범위에서 왼쪽 등의 통증과 뻣뻣함을 호소했다. 이 동작은 눈에 띄게 제한적이었다.

양쪽 하지와 척추의 도수 근력 검사 결과는 다음을 제외하고 정상이었다: 왼쪽 엉덩관절 벌림은 통증 때문에 5점 중 4점이었다. 또한 환자는 앉는 자세에서 배가로근을 동원하기 어려워했다. 환자는 숨을 참는 것으로 대신했고 복부를 약간 부풀렸다 (아랫배를 조절하여 끌어올리는 대신에).

촉진 시 두덩결합 관절, 왼쪽 중간볼기근의 엉덩뼈능선 부착점을 따라 전반적으로, 큰볼기근이 중간볼기근과 겹치는 위쪽 부분에서부터 엉덩이 중간까지, 궁둥구멍근에서 10점 중 7점의 통증이 나타났다. 또한 중간볼기근의 촉진 시 근육의 뻣뻣한 느낌(knot)이 있었고 가쪽 엉덩관절, 아래 허리, 왼쪽 엉치엉덩관절과 엉치뼈를 따라 연관통이 나타났다.

허리뼈가 증상에 미치는 영향을 측정하기 위해 앉아서 하는 slump 검사와 하지 직거상 검사로 특수 검사를 시작했다. 두 검사 결과 음성이었고 1차 척추 손상을 배제했다.

다리이음뼈와 두덩결합의 손상을 측정하기 위해 추가 특수 검사를 시행했다. 양쪽에 능동적인 하지 직거상 검사를 수행했을 때 양성 반응이 나타났고 (오른쪽 다리를 들어 올릴 때 더 많이 나타났지만), 이는 하지에서 골반으로의 기능적인 부하 이동 시 어려움이 있다는 것을 나타낸다. 수정된 트렌델렌버그 검사 시 두덩결합의 통증 재현으로 양성 반응이 나타났고, 이 또한 골반륜을 통한 부하 이동이 어렵다는 것을 나타낸다. Posterior pelvic pain provocation (P4) 검사 결과 왼쪽 중간볼기근과 엉치엉덩관절 부위의 통증 재현으로 양성 반응이 나타났고, 이는 다리이음뼈 통증 기능 장애를 나타낸다.

환자의 항문올림근 기능에 대한 외부 선별 검사는 환자가 속옷과 요가 바지를 입은 채로 수행했다. 환자는 옆으로 눕고 치료사는 (장갑을 낀 손으로) 궁둥뼈결절의 바로 아래-안쪽인 항문올림근을 촉진했다. 환자에게 항문올림근을 수축하고, 이완하고, 부드럽게 버텨보라고 했다. 처음에는 수축하기 어려워했지만 구두 신호와 수동 신호로 개선할 수 있었다.

마지막으로 환자에게 평상시에 자는 자세를 취해보라고 했다. 환자는 한 베개는 무릎 사이에 두고, 한 베개는 머리 밑에 두어 옆으로 누웠다. 환자는 밤새 한쪽에서 다른 쪽으로 구른다고 했다.

평가, 진단, 예후

환자의 과거력, 관찰, 신체 검사를 기반으로 임신과 관련된 다리이음뼈 통증이 있음이 확인되었다. 환자가 엉치엉덩관절 부위에 통증을 호소하고

계속

사례 연구 9-1

다리이음뼈 통증이 있는 산전 환자의 관리 - 계속

(주로 한쪽에) 자세나 활동을 오랫동안 유지하지 못 하며 다리가 비대칭적인 자세를 유지하지 못 하는 것은 뒤쪽 다리이음뼈 통증과 두덩결합 통증에서 일반적인 것이다. 환자는 다음과 같은 모습이 나타난다: 왼쪽 중간볼기근의 근력 약화, 배가로근과 항문올림근의 동원 및 협응력 약화 (골반륜과 몸통의 근육 지지를 감소시킬 수 있음), 근육의 압통·뻣뻣한 느낌·볼기근과 궁둥구멍근으로의 연관통, 이러한 환자들에게 공통적으로 나타나는 척추 폄 제한. 또한 다리이음뼈 통증에 대한 특수 검사와 골반을 통한 부하 이동 감소도 나타났다. 자는 자세도 통증에 영향을 줄 수 있다. 임신 초기에 증상이 발현되고 시간이 지남에 따라 증상이 진행된 것 또한 이 진단을 나타낸다.

중재

초기에는 환자에게 이러한 증상은 임신 중 흔하며 일반적으로 보존적인 치료로 관리될 수 있다고 안심시켰다. 진통과 분만 준비를 위해 이러한 관절에서 발생하는 정상적이고도 필수적인 느슨함의 증가에 대한 교육과 함께 임신이 진행되면서 골반 관절에 안정감을 주기 위해 호흡 가로막과 협응하는 주요 깊은 코어 근육의 (배가로근, 항문올림근, 뭇갈래근) 역할을 환자에게 교육했다. 그런 다음 더 깊은 코어 근육의 협응력이 감소되어 이를 보상하기 위해 엉덩관절의 부수적인 안정화 근육들이 (볼기근과 궁둥구멍근) 과한 부하를 받고 있어서 허리-엉덩관절 부위에 통증이 나타난다고 교육했다.

환자가 자신의 질환이 보존적으로 관리될 수 있다는 사실에 안심하면 수동적이고 능동적인 치료를 모두 소개한다. 환자는 주요 코어 근육의 억제 영향을 감소시키기 위해 왼쪽 중간볼기근에 초점을 맞춰 볼기근과 궁둥구멍근을 따라 연조직 마사지와 통증 유발점 이완을 받았다. 이후 염증을 감소시키기 위해 옆으로 누운 자세에서 얼음 팩과 압박을 적용했다. 배가로근과 항문올림근에 대한 철저한 교육과 실습을 제공하고, 정상적인 호흡 패턴 조정에 초점을 맞춰 각각, 같이 수축하는 것을 배웠다. 이러한 교육은 처음에는 부수적인 안정화 근육이 (즉, 볼기근) 활성화되지 않는 자세인 옆으로 누운 자세에서 시행했다. 이후에는 앉는 자세, 서 있는 자세로 진행했다. 3번째 방문 시 환자에게 하루 동안 이러한 근육들을 기능적으로 활성화시키는 3가지 활동들을 알려달라고 했다 (조절을 촉진시키기 위해 최대하 20% 수축을 하는).

첫 번째 방문에도 옆으로 누워서 자는 자세에 대한 교육과 연습을 포함했다. 환자에게 허벅지에서 발까지 이어지는 긴 베개를 사서 다리 사이에 두라고 했다. 또한 두 다리를 "똑같이" 유지하라고 했고 위에 있는 다리를 가쪽돌림 하지 말라고 했다 (위에 있는 다리가 아래에 있는 다리의 아래로 떨어지면서). 환자는 척추와 엉덩관절에 가해지는 회전력을 감소시키기 위해 복부 아래에 베개를 두어 지지하는 것을 연습했다. 또한 관상면에서 중립적인 척추의 자세를 지지해주기 위해 허리 아래에 작게 만 수건을 뒀다. 환자가 치료실에서 연습을 할 때 옆으로 누운 자세에서 편안하다는 즉각적인 개선을 나타냈다. 또한 하루 종일 대칭적인 다리의 자세를 선택하는 것에 대해 교육을 받았다 (다리나 발목을 꼬지 않기, 서 있을 때 양 다리로 균등하게 체중 부하하기). 또한 침대에 들어오고 나갈 때 다리를 대칭적으로 유지하며 구르는 것에 대해 교육을 받았다.

다리이음뼈 관절에 부드러운 견인력을 가하고 통증을 완화시키기 위해 앉은 자세에서 엉덩관절 벌림과 (무릎 바로 위 허벅지에 빳빳한 벨트를 둠) 모음에 (무릎 사이에 베개를 접어 넣음) 대한 부드러운 등척성 운동도 시행했다.

또한 엉치엉덩 지지 벨트를 사라고 했다. 환자는 두 번째 방문 때 벨트를 가지고 와서 복부 아래, 큰돌기 주위에 단단하게 묶는 것을 교육받았다. 벨트를 속옷 위, 옷 아래에 찰 수 있으며, 적절한 자세를 취했을 때 반드시 편안해야 하고 불편함이 감소되어야 한다고 교육받았다.

방금 말한 프로그램은 총 3주 동안 진행했고, 환자는 1주일에 1번씩 왔다. 환자는 매일 가정 운동 프로그램을 수행했고 필요한 경우 냉팩을 적용했다. 또한 설명했듯이 자는 자세를 바꿨으며 다리의 비대칭적인 자세를 줄였다.

재검사 및 물리치료의 종료

3주간의 초기 프로그램 이후 환자를 재평가했다. PGQ 점수는 18%로 감소했고, 이는 기능이 개선되었음을 나타낸다 (이 설문지는 아직 정의된 임상적으로 유의미한 최소한의 점수 차이 변화가 없다). 환자는 때때로 10점 중 0점인 통증을 호소했고, 평균적으로는 10점 중 2점, 최악의 경우 일어날 때 10점 중 4점이었다. 환자는 기능적 움직임을 할 때 배가로근과 항문올림근의 사용으로 "더 안정적이고 조절하는" 느낌이 든다고 보고했다. 또한 환자가 겪었던 요실금도 해결되었다고 했다. 환자는 최소한의 불편함으로 일을 마칠 수 있었다. 운동으로 걷는 것을 시작했고 가벼운 웨이트 리프트도 재개했다. 침대에서 구를 때 두덩결합에 날카로운 통증이 여전히 가끔씩 있었지만, 처음보다 덜 심각했다. 촉진할 때의 압통은 중간볼기근의 윗부분의 작은 부위에서 나타나는 것으로 감소되었고, 연관통은 해결되었다. 도수 근력 검사 시 왼쪽 엉덩관절 벌림은 통증 없이 5점 중 5점이었다. 다리이음뼈의 특수 검사 결과, 능동적인 하지 직거상을 제외하고 음성이었다 (이 검사의 수행 능력이 개선되었지만).

환자는 이제 임신 34주이고 일정에 시간 제한이 있기 때문에, 스스로 증상 관리를 지속할 수 있다는 자신감이 있었다. 환자는 2주 동안 주마다 전화로 추적 관찰을 하는 것에 동의했다. 두 번째 추적 관찰 시, 자신의 진행에 만족했으며 물리치료를 그만 둘 준비가 되었다고 했다.

사례 연구 9-2

뇌졸중 이후 만성 요실금이 있는 여성

환자 과거력

68세의 여성은 오른쪽 뇌졸중 (CVA) 이후 지난 6개월간 악화된 요실금으로 외래 골반 치료실에서 물리치료를 받았다. 환자는 45년 전에 첫 아이를 낳은 후 1년 동안 기침이나 조깅 시 약간의 요실금이 있었으며 (스트레스성 요실금), 액체 섭취를 줄이고 팬티라이너를 사용하여 관리한 몇 년 동안 지속되었다고 보고했다. 환자는 CVA 이후 오른쪽에 남아 있는 몸통 및 하지의 약화를 치료하기 위해 외래 재활 치료실의 물리치료사를 만났다. 이 기간 동안 환자는 치료사에게 요실금이 심해져 트레드밀 운동을 하기 걱정스럽다고 말했다. 이 때 치료사는 3가지 요실금 질문(Three Incontinence Questions, 3IQ)을 시행했고, 환자에게 결합된 요실금이 (mixed urinary incontinence, MUI) 있는 것 같으며, 주로 절박성 요실금(urge urinary incontinence, UUI)이라는 것을 알아냈다.

환자에게 방광 다이어리를 쓰라고 했고, 이를 통해 주로 하루 중 2~5번, 적은 (몇 방울)~ 중간 정도의 (속옷이 젖을 정도지만 겉옷은 젖지 않는) 양으로 샌다는 것을 알게 되었다. 다이어리로 알 수는 없었지만 가끔 (1달에 1번) 겉옷을 갈아입어야 할 정도로 샌다고 했다. 다이어리를 보면 대부분 소변이 마렵다는 느낌이 (중간~강한 느낌) 들 때 소변이 샜고, 기침, 재채기, 걸을 때는 덜 샜다. 또한 매일 아침마다 커피를 규칙적으로 6온스짜리 2컵을 마셨고, 점심에 "큰" 잔에 차 한 잔을 마셨으며, 다른 음료는 먹지 않았다. 음식 섭취는 뚜렷한 사항이 없었다.

환자는 소변이 새는 것 때문에 하루 동안 마시는 것, 운동에 참여하는 것, 식료품점 쇼핑이나 사회 생활을 하는 것 같은 활동을 하기 두렵다고 했다. 환자는 목표는 다음과 같다: (1) 절박성 방광을 조절하는 느낌, (2) 운동을 위해 걷는 것을 재개함, (3) 새는 것에 대한 두려움이나 소변이 너무 마렵다는 당황함 없이 식료품점을 쇼핑하거나 저녁을 먹으러 나가거나 영화를 보러 갈 수 있음.

시스템 리뷰

전반적인 관찰: 환자는 키와 몸무게가 평균적인 68세 여성이다. 오른손으로 일자 지팡이를 사용하여 수정된 독립적인 보행을 했다. 환자의 보행은 몸통이 왼쪽으로 경미하게 기울어졌다. 가만히 앉을 때와 서 있을 때의 균형은 몸통이 왼쪽으로 약간 기울어졌고, 가슴뼈의 후만과 골반의 뒤기울임이 경미하게 증가되었으며, 경미한 거북목 증후군을 보였다.

약물: 혈압 때문에 이르베사르탄 (Avapro)을 복용하고 처방전이 필요 없는 비타민을 먹고 있다고 했다. 또한 절박뇨를 치료하기 위해 약물 치료를 시도했지만, 도움이 되지 않았고 구강 건조가 생겨 중단했다고 했다. 이 약의 이름을 기억하진 못 했다.

심혈관 및 폐: 5분간 앉은 자세에서 휴식 후 혈압은 128/88mmHg였다. 휴식 시 심박수는 분당 72였다. 호흡수는 분당 13이었다.

피부: 몸통이나 사지에서 피부 이상이나 부기는 관찰되지 않았다.

신경근: 최근에 CVA가 있었고 환자는 신경계 물리치료사의 치료를 받기 때문에 반사 검사는 연기되었다. L2~L5, S1, S2 피부분절의 가벼운 터치에 대한 감각은 양쪽 모두 정상이었다 (오른쪽은 감소되었지만).

근골격: 근육분절의 전반적인 근육 검사 시 오른쪽이 전체적으로 약해져 있었다. 골반과 관련된 약화는 다음의 검사에서 발견되었다.

검사 및 측정

환자는 Geriatric Self-Efficacy Scale for Urinary Incontinence (GSE-UI)를 작성했고 15점을 받았으며 (0점=전부 자신이 없음, 120점=완전한 자신감), 이는 자신의 방광을 조절하는 능력에 대한 자신감이 비교적 낮다는 것을 나타낸다. GSE-UI는 65세 이상인 사람들의 방광 조절에 대한 자신감을 측정하는데 있어 신뢰도와 타당도가 검증된 척도다.

다음으로 환자의 신체 검사를 했다. 환자는 근육의 위치 및 기능이 포함된 3차원 골반 근육 모델을 사용하여 골반 가로막 근육에 대해 교육받았다. 또한 이러한 근육들과 요실금에 영향을 미치는 다른 골반 구조물들의 물리치료 검사에 대해서도 교육받았다. 환자에게 검사에 대해 질문이 있으면 물어보라고 했다. 환자는 골반내 물리치료 검사에 (질) 참여한다는 정보에 입각한 동의서를 제출했다. 허리 아래로 옷을 벗고 무릎을 구부리고 누워서 발을 검사 테이블 위에 올렸다.

회음부의 외부 관찰 시 외음부 조직의 경미한 위축, 회음체의 눈에 띄는 하강이 관찰되었다. 환자에게 항문올림근을 수축하라고 했을 때 ("소변이나 방귀를 참을 때처럼 조여보세요") 약간의 수축을 한 뒤 회음부가 바깥쪽으로 부풀었는데, 이는 항문올림근의 동원 약화와 협응력 약화를 나타낸다. 환자에게 이 근육을 능동적으로 이완시키라고 했을 때 ("방귀를 내보낼 때처럼 부드럽게 참아보세요") 항문올림근에서 경미한 역설성 수축이 나타났다. 외부로의 탈출증은 보이지 않았다. S2~S5 피부분절과 회음부의 감각은 양쪽 모두 동일하고 정상이었다. 면봉 검사시 이질통은 없었다. 항문반사 시 반사가 나타났다.

한 손가락으로 하는 (장갑을 끼고) 내부 검사를 수행했다. 이 검사에서 항문올림근의 뒷부분을 전반적으로 만졌을 때 압통과 "작열통"이 있었다 (근육을 치료 테이블 쪽인 아래 방향으로 누름). 항문올림근을 아래쪽으로 압박하고 양쪽 요도와 제일 근접한 항문올림근을 압박했을 때 절박한 느낌이 생겼다. 다른 곳의 압통이나 긴장감은 없었다. 오른쪽 항문올림근과 속폐쇄근은 왼쪽과 비교했을 때 위축된 느낌이 들었다. 근력 검사 시 오른쪽은 5점 중 1점이었고 ("trace") 왼쪽은 5점 중 2점이었다 (수축은 하지만 촉진하는 손가락을 "올리지는" 못 함). 환자에게 다시 수축하라고 했고 환자가 버티는 것이 아닌 수축을 유도하기 위한 수동 신호와 도수 신호를 줬다. 이러한 도움으로 환자는 수축할 수 있었다.

지구력 검사에서는 항문올림근을 3초 동안 수축할 수 있었고 피로를 느끼기 전 이러한 수축을 3번 반복할 수 있었다. 환자는 "빠르게 움직이기"를 (1초 미만에 발생하는 빠른 수축) 할 수 없었는데, 이는 이러한 근육들의 협응력이 약하다는 것을 의미한다. 버티라고 했을 때 또 다시 항문올림근의 역설성 수축이 나타났고, 처음 방문했을 때는 올바르게 할 수 없었다. 항문올림근이 쉬는 자세에선 골반 장기 탈출증이 보이지 않았다. 역설성 수축 때문에 버티고 있을 때 탈출증을 측정하지 않았다. 마지막으로 배가로근을 움직이는 것에 대해 교육받았다 (항문올림근과 배가로근은 자연적으로 동시 수축하기 때문에). 그 결과 아랫배가 바깥쪽으로 부풀었는데, 이는 배가로근의 협응력이 약하다는 것을 의미한다.

항문올림근의 가정 운동 프로그램에 대한 교육이 끝난 후에 환자에게 옷을 입으라고 했다.

평가, 진단, 예후

환자의 과거력, 관찰, 신체 검사를 기반으로 주로 UUI인 MUI를 진단했다.

계속

사례 연구 9-2

뇌졸중 이후 만성 요실금이 있는 여성 – 계속

환자는 이러한 환자들에게서 나타나는 증상과 일치하는 근력, 협응력, 촉진 약화를 나타냈다. 출산 후 초기 발병, 시간이 지남에 따른 점진적인 악화, CVA 이후 전반적인 신체의 신경근 기능에 영향을 미친 급성 악화는 환자가 겪은 요실금의 잠재적인 영향이다. 항문올림근의 압통은 항문올림근의 협응력 약화와 UUI 증상에 영향을 미친다. 근력 약화와 협응력 약화 모두 스트레스성 요실금에 큰 영향을 미친다 (신체활동이나 기침, 재채기를 할 때 소변이 샘).

중재

먼저 환자는 요도 주변 근육에 부드러운 마찰 마사지와 함께 항문올림근 뒷부분에 부드러운 수동적 스트레칭을 (손가락과 질내로) 받았다. 연조직 도수 치료를 통한 근육 유연성 개선과 통증 감소는 근육 수축의 억제를 감소시키기 위함이었다. 치료를 시작한지 10분 후 환자는 이 부위의 압통이 감소되었다고 했으며 항문올림근의 수축 조절이 개선되었다고 했다. 이 치료는 필요한 경우 이후 방문에서도 계속되었으며, 근육의 협응력과 근력이 개선되면서 압통과 근육의 긴장도가 점차 해결되었다.

환자는 처음에 엉덩관절과 복부의 보상적인 근육 수축을 줄이기 위해 최대하로 조절된 수축을 강조하는 항문올림근 수축을 교육받았다. 3초 유지, 5회 반복을 하루에 6번 하는 것으로 시작했다 (하루에 총 30회). 시간이 지남에 따라 환자의 지구력이 개선되면 유지하는 시간을 증가시켰고, 최대하 수축으로 8초 유지, 10회 반복을 할 수 있을 때까지 했다.

또한 첫 날에 음료 섭취에 대한 교육을 받았다. 환자는 음료 섭취를 줄이면 소변이 덜 묽어져 (더 농축되어) 절박뇨에 영향을 줄 수 있다는 점을 이해했다. 또한 커피와 차의 카페인 같이 잠재적으로 방광에 자극을 줄 수 있는 것에 대해서도 교육을 받았다. 환자는 카페인 음료의 양을 반절로 줄이고 이를 물로 대체하는 것에 동의했다. 이후 방문에서 환자는 카페인 섭취를 하루에 8온스짜리 2컵으로 줄였고 물 섭취는 8온스짜리 6컵으로 늘려서 소변을 묽게 하여 방광내 자극과 절박뇨를 줄였다.

일주일 후 두 번째 방문에서 지속적이고 올바르게 항문올림근을 수축할 수 있었지만, 여전히 정상적인 호흡 패턴으로 이러한 수축을 조정하기 어려워했다. 이번 방문에서는 항문올림근 수축과 호흡을 조정하는 법에 대해 가르치는 것을 중점적으로 했다. 근육은 수축하지 않으면서 환자에게 "정상적인" 호흡을 하라고 한 다음에, 내뱉는 동시에 근육을 수축하라고 했다. 치료실에서 많은 연습을 한 후 환자는 올바르게 할 수 있었다. 가정 프로그램에서 수축을 유지하는 시간은 아직 증가시키지 않았다. 몸통이나 엉덩관절 근육들의 보상 작용을 막기 위해 옆으로 누운 자세에서 호흡을 조정하며 최대하 동원으로 배가로근을 수축하는 법을 교육받았다. 환자는 방문이 끝날 때까지 이 운동을 올바르게 수행할 수 있었다.

1주일 후 세 번째 방문에서 환자는 정상적인 호흡 패턴으로 항문올림근의 지구력 수축을 조정할 수 있었고 대근육의 보상 작용 없이 수행할 수 있었다. 가정 프로그램에서 지구력을 위한 유지 시간과 반복 횟수를 증가시켰다. 항문올림근의 빠른 연축 근섬유를 목표로 하는 빠른 수축을 추가하여 기침이나 재채기 같은 활동 시 빠르게 수축하는 근육을 훈련하기 시작했다.

재검사

4주간의 물리치료와 가정 프로그램 및 교육 후, 공식적인 재평가를 했다. GSE-UI 점수는 15점에서 40점으로 개선되었고, 이는 방광 증상의 조절 능력에 대한 자신감이 증가되었음을 나타낸다. 14점 이상의 개선은 임상적으로 의미있는 변화를 감지하는데 있어 민감도와 (78.2%) 특이도가 (75.1%) 좋은 것으로 보고되었다. 환자는 기침이나 재채기를 할 때 덜 샌다고 했다. 여전히 소변이 많이 마려운 느낌이 들지만, 이러한 느낌이 덜 생긴다고 했다. 환자는 여전히 운동에 참여하거나 장기간 집을 떠나는 것에 대해 걱정을 했다.

환자의 근력은 도수 근력 검사 시 왼쪽이 5점 중 3점이었고 (촉진하는 손가락으로 들어 올림) 오른쪽이 5점 중 2점으로 개선되었다. 지구력은 5초 유지, 6회 반복으로 증가했다. 환자는 이제 10초 동안 빠른 수축을 5번 할 수 있었다. 요도 주변의 근육에 압통이 없었으며 항문올림근 뒤쪽의 압통이 감소되었다고 했다 (강도와 통증 부위가). 환자는 소변이 새는 것이 하루에 1~2번으로 감소되었고, 절박뇨의 느낌이 중간 미만이라고 했다. 소변이 새는 양은 변하지 않았다 (여전히 적거나 중간 정도의 양). 또한 배가로근 수축을 잘 조절했으며 정상적인 호흡 패턴과 함께 조정할 수 있었다.

치료 진행 및 기능적 훈련으로의 진행

음료 섭취 교육의 점진적인 변화와 함께 가정 프로그램의 항문올림근과 배가로근 운동은 계속 진행되었다. 또한 환자에게 절박한 느낌을 억제하는 기법을 소개했다. 이 기법은 다음과 같다: 환자가 절박뇨의 느낌이 강하게 들면, 정상적인 호흡 패턴으로 침착함을 유지하려고 한다. 이상적으로는 움직이지 않는 채로 있거나 가만히 있고, 의자가 있는 경우 의자에 앉는다. 이러한 첫 단계는 교감신경계 입력의 진정을 촉진한다. 또한 앉는 것은 회음에 압박을 가하고 이는 방광에 억제 신호를 준다. 그 다음 환자에게 최대하로 빠르게 수축하라고 하여 방광을 억제시킨다. 절박한 느낌이 없어진 뒤에도 여전히 방광이 찬 느낌이 들면 방광을 비우기 위해 화장실에 간다. 더 이상 절박한 느낌이 없다거나 방광이 찬 느낌이 없다면 일상적인 활동을 지속할 수 있다. 환자에게 이 기법을 연습하면 시간이 지면서 방광 조절이 증가될 것이라고 장려했다.

또한 새는 것을 감소시키기 위해 기능적인 방법으로 항문올림근을 수축하는 법을 교육받았다. 처음에는 기침이나 재채기를 하기 직전에 이 근육들을 수축하고 유지하는 것을 교육받았다 ("재채기를 하기 전에 조여보세요"). 시간이 지나면서 이동하는 움직임을 할 때 수축하는 것으로 진행했고 그 다음에는 걷기 같은 더 장기적인 활동을 할 때 수축하는 것으로 진행했다. 활동의 기간이 길어짐에 따라 환자는 수축의 강도를 감소시키는 것을 배웠고, 낮은 수준으로 장기적인 조절된 수축을 유지하는 것에 초점을 맞췄다. 환자에게 항문올림근은 "조광 스위치"와 같다는 비유를 했는데, 이는 기침이나 재채기 같이 방광에 짧고 강한 스트레스를 줄 때에는 더 큰 강도로 수축을 해야 한다는 것을 의미한다. 운동을 위한 걷기 같은 것을 할 때에는 긴 방광 조절을 위해 더 작은 강도로 수축을 해야 한다.

물리치료의 종료

7주간의 물리치료에서 환자는 자신의 개선에 만족감을 느꼈고 앞으로 증상을 독립적으로 관리할 준비가 되었다고 믿었다. GSE-UI 점수는 120점 중 105점으로 개선되었고, 이는 환자가 비뇨기 증상 조절에 대한 자신감이 상당히 향상되었음을 나타낸다. 환자에게 마지막 방광 다이어리를 작성하라고 했고 다음 주에 가져오라고 했다.

8주째에 방광 다이어리에서 다음과 같은 결과들을 볼 수 있었다: 소변은 조금만 새며 (속옷이 젖지 않을 정도의 몇 방울) 1주일에 총 2번이었다. 강하게 마려운 느낌은 해결되었고, 방광이 차 있을 때만 정상적으로 마려운

사례 연구 9-2

뇌졸중 이후 만성 요실금이 있는 여성 - 계속

느낌이 들었다. 환자는 이제 아침에 커피를 8온스짜리 1컵으로 마셨고 나머지는 물을 마셨다. 방광을 비우는 횟수는 정상이었다 (24시간동안 평균 5~8번).

골반내 검사 시 항문올림근의 수축, 이완, 부드럽게 버티는 것에 대한 협응력은 모두 정상이었다. 항문올림근의 압통은 없었다. 도수 근력 검사 시 양쪽 항문올림근의 근력은 5점 중 3점이었다. 항문올림근의 지구력은 8초 유지, 10회 반복으로 증가되었다. 10초 동안 빠른 수축을 7번 할 수 있었다. 기침과 불수의적인 근육 수축을 유도하는 것에 대한 교육에서 항문올림근의 정상화된 조정을 보였다. 항문올림근과 배가로근의 협응력, 근력, 지구력을 유지하기 위해 지속적인 가정 운동 프로그램에 대한 교육을 받고 물리치료를 종료했다.

참고문헌

1. AAPC. *ICD-10 code translator*. <https://www.aapc.com/icd-10/codes/>; Accessed January 30, 2015.
2. Shamliyan TA, Wyman JF, Pink R, et al. Male urinary incontinence: prevalence, risk factors, and preventive interventions. *Rev Urol*. 2009;11:145-165.
3. Kim JC, Cho KJ. Current trends in management of post-prostatectomy incontinence. *Korean J Urol*. 2012;53:511-518.
4. Matthew AG, Goldman A, Trachtenberg J, et al. Sexual dysfunction after radical prostatectomy: prevalence, treatments, restricted use of treatments and distress. *J Urol*. 2005;174:2105-2110.
5. Shamloul R, Ghanem H. Erectile dysfunction. *Lancet*. 2013; 381:153-165.
6. Hao Z-Y, Li H-J, Wang Z-P, et al. The prevalence of erectile dysfunction and its relation to chronic prostatitis in Chinese men. *J Androl*. 2011;32:496-501.
7. Anothaisintawee T, Attia J, Nickel JC, et al. Management of chronic prostatitis/chronic pelvic pain syndrome: a systematic review and network meta-analysis. *JAMA*. 2011;305:78-86.
8. Corton MM. Anatomy of the pelvis: how the pelvis is built for support. *Clin Obstet Gynecol*. 2005;48:611-626.
9. Dietrick CS III, Gehrich A, Bakaya S. Surgical exposure and anatomy of the female pelvis. *Surg Clin North Am*. 2008;88: 223-243.
10. Hobel CJ, Chang AB. Normal labor, delivery, and postpartum care: anatomic considerations, obstetric analgesia and anesthesia, and resuscitation of the newborn. In: Hacker NF, Moore JG, Gambone JC, eds. *Essentials of Obstetrics and Gynecology*. 4th ed. Philadelphia: Saunders; 2004.
11. Gilroy AM. *Anatomy: An Essential Textbook*. New York: Thieme; 2013:107, 319, 324-326.
12. Brody LT, Irion J. The female athlete. In: Irion JM, Irion GL, eds. *Women's Health in Physical Therapy*. Philadelphia: Lippincott Williams & Wilkins; 2010.
13. Miller A, MacDougall J, Tarnopolsky M, et al. Gender differences in strength and muscle fiber characteristics. *Eur J Physiol*. 1993;66:254-262.
14. Huston L, Wojtys E. Neuromuscular performance characteristics in elite female athletes. *Am J Sports Med*. 1996;24:427-436.
15. Wojtys EM, Huston LJ, Schock HJ, et al. Gender differences in muscular protection of the knee in torsion in size-matched athletes. *J Bone Joint Surg Am*. 2003;85:782-789.
16. Granata KP, Wilson SE, Padua DA. Gender differences in active musculoskeletal stiffness. Part I. Quantification in controlled measurements of knee joint dynamics. *J Electromyogr Kinesiol*. 2002;12:119-126.
17. Granata KP, Padua DA, Wilson SE. Gender differences in active musculoskeletal stiffness. Part II. Quantification of leg stiffness during functional hopping tasks. *J Electromyogr Kinesiol*. 2002; 12:127-135.
18. Boissonnault J, Stephenson RG. The obstetric patient. In: Boissonnault WG, ed. *Primary Care for the Physical Therapist Examination and Triage*. 2nd ed. St. Louis: Saunders; 2011.
19. Messelink B, Benson T, Berghmans B, et al. Standardization of terminology of pelvic floor muscle function and dysfunction: report from the pelvic floor clinical assessment group of the International Continence Society. *Neurourol Urodyn*. 2005;24: 374-380.
20. Nelson P, Apte G, Justiz R III, et al. Chronic female pelvic pain. Part 2. Differential diagnosis and management. *Pain Pract*. 2012;12:111-141.
21. Frank J, Mistretta P, Will J. Diagnosis and treatment of female sexual dysfunction. *Am Fam Physician*. 2008;77:635-642.
22. Berman JR. Physiology of female sexual function and dysfunction. *Int J Impot Res*. 2005;17:544-551.
23. Travell J, Simons G. *Myofascial Pain and Dysfunction: The Trigger Point Manual*. 2nd ed. Philadelphia: Lippincott Williams & Wilkins; 1991.
24. Smith MD, Coppieters MW, Hodges PW. Postural response of the pelvic floor and abdominal muscles in women with and without incontinence. *Neurourol Urodyn*. 2007;26:377-385.
25. Whittaker J. Abdominal ultrasound imaging of pelvic floor muscle function in individuals with low back pain. *J Man Manip Ther*. 2004;12:44-49.
26. Claeys K, Dankaerts W, Janssens L, Brumagne S. Altered preparatory pelvic control during the sit-to-stance-to-sit movement in people with non-specific low back pain. *J Electromyogr Kinesiol*. 2012;22:821-828.
27. Cuthbert SC, Rosner AL. Conservative management of post-surgical urinary incontinence in an adolescent using applied kinesiology: a case report. *Altern Med Rev*. 2011;16:164-171.
28. Smith MD, Russell A, Hodges PW. Disorders of breathing and continence have a stronger association with back pain than obesity and physical activity. *Aust J Physiother*. 2006;52:11-16.
29. Bi X, Zhao J, Zhao L, et al. Pelvic floor muscle exercise for chronic low back pain. *J Int Med Res*. 2013;41:146-152.

30. Smith MD, Coppieters MW, Hodges PW. Is balance different in women with and without stress urinary incontinence? *Neurourol Urodyn*. 2008;27:71-78.
31. Sapsford R. Rehabilitation of pelvic floor muscles utilizing trunk stabilization. *Man Ther*. 2004;9:3-12.
32. Sapsford R, Richardson C, Stanton W. Sitting posture affects pelvic floor muscle activity in parous women: an observational study. *Aust J Physiother*. 2006;52:219-222.
33. Enseki KR, Kohlrieser D. Rehabilitation following hip arthroscopy: an evolving process. *Int J Sports Phys Ther*. 2014;9:765-773.
34. Rohde RS, Ziran BH. Obturator internus tendinitis as a source of chronic hip pain. *Orthopedics*. 2003;26:425-426.
35. Podshun L, Hanney WJ, Kolber MJ, et al. Differential diagnosis of deep gluteal pain in a female runner with pelvic involvement: a case report. *Int J Sports Phys Ther*. 2013;8:462-471.
36. Buss ML, Clinton SC. Pelvic floor functional and impairment limitations in a female with hip osteoarthritis. *Top Geriatr Rehabil*. 2013;29:239-245.
37. Weiss JM. Pelvic floor myofascial trigger points: manual therapy for interstitial cystitis and the urgency-frequency syndrome. *J Urol*. 2001;166:2226-2231.
38. Dommerholt J, Bron C, Franssen J. Myofascial trigger points: an evidence-informed review. *J Man Manip Ther*. 2006;14:203-221.
39. Pel JJM, Spoor CW, Pool-Goudzwaard AL, et al. Biomechanical analysis of reducing sacroiliac joint shear load by optimization of pelvic muscle and ligament forces. *Ann Biomed Eng*. 2008;36:415-424.
40. Vleeming A, Albert HB, Ostegaard HC, et al. European guidelines for the diagnosis and treatment of pelvic girdle pain. *Eur Spine J*. 2008;17:794-819.
41. Mens JM, Vleeming A, Snijders CJ, et al. Reliability and validity of the active straight leg raise test in posterior pelvic pain since pregnancy. *Spine (Phila Pa 1976)*. 2001;26:1167-1171.
42. Albert H, Godskesen M, Westergaard J. Evaluation of clinical tests used in classification procedures in pregnancy-related pelvic joint pain. *Eur Spine J*. 2000;9:161-166.
43. Ostgaard HC, Zetherstrom G, Roos-Hansen E, Svanberg G. The posterior pelvic pain provocation test in pregnant women. *Eur Spine J*. 1994;3:258-260.
44. Levangie PK. The association between static pelvic asymmetry and low back pain. *Spine (Phila Pa 1976)*. 1999;24:1234-1242.
45. Dietz HP, Lanzarone V. Vaginal delivery results in significant trauma to the levator ani muscle. *Obstet Gynecol*. 2005;106(4):707-712.
46. Apte G, Nelson P, Brismee J-M, et al. Chronic female pelvic pain. Part 1. Clinical pathoanatomy and examination of the pelvic region. *Pain Pract*. 2012;12:88-110.
47. Brown JS, Bradley CS, Subak LL, et al. The sensitivity and specificity of a simple test to distinguish between urge and stress urinary incontinence. *Ann Intern Med*. 2006;144:715-723.
48. Jull GA, Richardson CA. Motor control problems in patients with spinal pain: a new direction for therapeutic exercises. *J Manipulative Physiol Ther*. 2000;23:115-117.
49. Cresswell AG, Oddson L, Thorstensson A. The influence of sudden perturbations on trunk muscle activity and intra-abdominal pressure while standing. *Exp Brain Res*. 1994;98:336-341.
50. Hodges PW, Richardson AC. Contraction of the abdominal muscles associated with movement of the lower limb. *Phys Ther*. 1997;77:132.
51. Hodges PW, Richardson AC, Jull G. Evaluation of the relationship between laboratory and clinical tests of transversus abdominis function. *Physiother Res Int*. 1996;1:30-40.
52. Lee D. *The Pelvic Girdle*. 3rd ed. Edinburgh: Churchill Livingstone; 2004.
53. Critchley D. Instructing pelvic floor contraction facilitates transversus abdominis thickness increase during low-abdominal hollowing. *Physiother Res Int*. 2002;7:65-75.
54. Mens JM, Damen L, Snijders CJ, Stam HJ. The mechanical effect of a pelvic belt in patients with pregnancy-related pelvic pain. *Clin Biomech (Bristol, Avon)*. 2006;21:122-127.
55. Christensen LL, Djurhuus JC, Constantinou CE. Imaging of pelvic floor contractions using MRI. *Neurourol Urodyn*. 1995;14:209-216.
56. Kiesswetter H. EMG-patterns of pelvic floor muscles with surface electrodes. *Urol Int*. 1976;31:60-69.
57. Bo K, Lilleas F, Talseth T, et al. Dynamic MRI of the pelvic floor muscles in an upright sitting position. *Neurourol Urodyn*. 2001;20:167-174.
58. Tsao H, Hodges PW. Immediate changes in feedforward postural adjustments following voluntary motor training. *Exp Brain Res*. 2007;181:537-546.
59. Beith ID, Synnott RE, Newman SA. Abdominal muscle activity during the abdominal hollowing maneuver in the four point kneeling and prone positions. *Man Ther*. 2001;6:82-87.
60. American College of Obstetricians and Gynecologists Committee on Practice Bulletins (ACOGCPB-G). Chronic pelvic pain: clinical management guidelines for obstetricians-gynecologists. ACOG Practice Bulletin number 51. *Obstet Gynecol*. 2004; 103:589-605.
61. Moseley L. Using visual illusion to reduce at-level neuropathic pain in paraplegia. *Pain*. 2007;130:294-298.
62. Hilton S, Vandyken C. The puzzle of pelvic pain: a rehabilitative framework for balancing tissue dysfunction and central sensitization. I. Pain physiology and evaluation for the physical therapist. *J Womens Health Phys Ther*. 2011;35:103-111.
63. Melzack R. Evolution of the neuromatrix theory of pain. *Pain Pract*. 2005;5:85-94.
64. Moseley L, Zalucki N, Birklein F, et al. Thinking about movement hurts: the effect of motor imagery on pain and swelling in people with chronic arm pain. *Arthritis Rheum*. 2008;59:623-631.
65. Moseley L. A pain neuromatrix approach to patients with chronic pain. *Man Ther*. 2003;8:130-140.
66. Butler D. *The Sensitive Nervous System*. Australia: Noigroup; 2000.
67. Hungerford B, Gilleard W, Hodges P. Evidence of altered lumbopelvic muscle recruitment in the presence of sacroiliac joint pain. *Spine (Phila Pa 1976)*. 2003;28:1593-1600.
68. De Andres J, Chaves S. Coccygodynia: a proposal for an algorithm for treatment. *J Pain*. 2003;4:257-266.
69. Kanakaris NK, Roberts CS, Giannoudis PV. Pregnancy-related pelvic girdle pain: an update. *BMC Med*. 2011;9:1-15.
70. Franklin ME, Conner-Kerr T. An analysis of posture and back pain in the first and third trimesters of pregnancy. *J Orthop Sports Phys Ther*. 1998;28:133-138.
71. Foti T. A biomechanical analysis of gait during pregnancy. *J Bone Joint Surg Am*. 2000;82:625-632.

72. Wu W. Gait coordination in pregnancy: transverse pelvic and thoracic rotations and their relative phase. *Clin Biomech (Bristol, Avon)*. 2004;19:480-488.
73. Spinarelli V. Hip fracture in a patient affected by transient osteoporosis of the femoral head during the last trimester of pregnancy. *Orthopedics*. 2009;32:385.
74. Stephenson RG, O'Connor LJ. *Obstetric and Gynecologic Care in Physical Therapy*. 2nd ed. Thorofare, NJ: Slack; 2000.
75. Morkved S. Evidence for pelvic floor physical therapy for urinary incontinence during pregnancy and after childbirth. In: Bo K, Berghmans B, Morkved S, Van Kampen M, eds. *Evidence-Based Physical Therapy for the Pelvic Floor*. Philadelphia: Elsevier; 2007.
76. Morkved S. Pelvic floor muscle strength and thickness in continent and incontinent nulliparous pregnant women. *Int Urogynecol J Pelvic Floor Dysfunct*. 2003;15:384-390.
77. Reilly ET, Freeman RM, Waterfield MR, et al. Prevention of postpartum stress incontinence in primigravidae with increased bladder neck mobility: a randomized controlled trial of antenatal pelvic floor exercises. *BJOG*. 2002;109:68-76.
78. Sampselle CM. Effect of pelvic muscle exercise on transient incontinence during pregnancy and after birth. *Obstet Gynecol*. 1998;91:406-412.
79. Hay-Smith J, Morkved S, Fairbrother KA, Herbison GP. Pelvic floor muscle training for prevention and treatment of urinary and faecal incontinence in antenatal and postnatal women. *Cochrane Database Syst Rev*. 2009;(4):CD007471.
80. Bo K, Morkved S, Frawley H, Sherburn M. Evidence for benefit of transversus abdominis training alone or in combination with pelvic floor muscle training to treat female urinary incontinence: a systematic review. *Neurourol Urodyn*. 2009;28:368-373.
81. Hacker NF, Moore JG. *Essentials of Obstetrics and Gynecology*. Philadelphia: Saunders; 1986.
82. Figuers C. *A study of postpartum women: description of reported health issues within the first three months post-pregnancy*. Poster presented at: American Physical Therapy Association Combined Sections Meeting; February 7, 2004; Nashville, TN.
83. Ostgaard HC, Anderson GB. Postpartum low-back pain. *Spine (Phila Pa 1976)*. 1992;17:53-55.
84. Ostgaard HC. Back pain in relation to pregnancy: a 6-year follow up. *Spine (Phila Pa 1976)*. 1997;22:2945-2950.
85. Larsen EC, Wilken-Jensen C, Hansen A, et al. Symptom-giving pelvic girdle relaxation in pregnancy. I. Prevalence and risk factors. *Acta Obstet Gynecol Scand*. 1999;78:105-110.
86. Albert H, Godskesen M, Westergaard J. Prognosis in four syndromes of pregnancy-related pelvic pain. *Acta Obstet Gynecol Scand*. 2001;80:505-510.
87. Gutke A, Josefsson A, Oberg B. Pelvic girdle pain and lumbar pain in relation to postpartum depressive symptoms. *Spine (Phila Pa 1976)*. 2007;32:1430-1436.
88. Parker MA, Millar LA, Dugan SA. Diastasis rectus abdominis and lumbo-pelvic pain and dysfunction: are they related? *J Womens Health Phys Ther*. 2009;33:15-22.
89. Brown JS, Grady D, Ouslander JG, et al. Prevalence of urinary incontinence and associated risk factors in postmenopausal women. *Obstet Gynecol*. 1999;94:66-70.
90. Rortveit G, Subak LL, Thom DH, et al. Urinary incontinence, fecal incontinence and pelvic organ prolapse in a population-based, racially diverse cohort: prevalence and risk factors. *Female Pelvic Med Reconstr Surg*. 2010;16:278-283.
91. Rortveit G, Brown J, Thom DH, et al. Symptomatic pelvic organ prolapse: prevalence and risk factors in a population-based, racially diverse cohort. *Obstet Gynecol*. 2007;109:1396-1403.
92. Slieker-ten Hove MC, Pool-Goudzwaard AL, Eijkemans MJ, et al. Symptomatic pelvic organ prolapse and possible risk factors in a general population. *Am J Obstet Gynecol*. 2009;200: 184.e1-184.e7.
93. Whitcomb EL, Rortveit G, Brown JS, et al. Racial differences in pelvic organ prolapse. *Obstet Gynecol*. 2009;114:1271-1277.
94. Sze EH, Sherard GB 3rd, Dolezal JM. Pregnancy, labor, delivery, and pelvic organ prolapse. *Obstet Gynecol*. 2002;100:981-986.
95. Glazener CM, Abdalla MI, Russell IT, Templeton AA. Postnatal care: a survey of patients' experiences. *Br J Midwifery*. 1993;1:67-74.
96. Glazener CM, Abdalla MI, Straud P, et al. Postnatal maternal morbidity: extent, causes, prevention, and treatment. *Br J Obstet Gyneacol*. 1995;102:282-287.
97. Smith AR, Hosker GL, Warrell DW. The role of pudendal nerve damage in the aetiology of genuine stress incontinence in women. *Br J Obstet Gynaecol*. 1989;96:29-32.
98. Madill SJ, McLean L. A contextual model of pelvic floor muscle defects in female stress urinary incontinence: a rationale for physiotherapy treatment. *Ann N Y Acad Sci*. 2007;1101:335-360.
99. Agarwal P, Rosenburg ML. Neurological evaluation of urinary incontinence in the female patient. *Neurologist*. 2003;9:110-117.
100. Tunn R, Paris S, Fischer W, et al. Static magnetic resonance imaging of the pelvic floor muscle morphology in women with stress urinary incontinence and pelvic prolapse. *Neurourol Urodyn*. 1998;17:579-589.
101. Allen RE, Hosker GL, Smith AR, et al. Pelvic floor damage and childbirth: a neurophysiological study. *Br J Obstet Gynaecol*. 1990;72:S15-S17.
102. Benson JT. Neurophysiologic control of lower urinary tract. *Obstet Gynecol Clin North Am*. 1989;16:733-752.
103. Washington-Cannon T, Damaser MS. Pathophysiology of the lower urinary tract: continence and incontinence. *Clin Obstet Gynecol*. 2004;47:28-35.
104. Signorello LB, Harlow BL, Chekos AK, Repke JT. Postpartum sexual functioning and its relationship to perineal trauma: a retrospective cohort study of primiparous women. *Am J Obstet Gynecol*. 2001;184:881-888.
105. Rowland M, Foxcroft L, Homman WM, Patel R. Breastfeeding and sexuality immediately postpartum. *Can Fam Physician*. 2005;51:1366-1367.
106. Morof D, Barrett G, Peacock J, et al. Postnatal depression and sexual health after childbirth. *Obstet Gynecol*. 2003;102:1318-1325.
107. Giacalone P-L, Daures J-P, Vignal J, et al. Pfannenstiel versus Maylard incision for Cesarean delivery: a randomized controlled trial. *Obstet Gynecol*. 2002;99:745-750.
108. Burgio K, Zyczynski J, Locher J, et al. Urinary incontinence in the 12-month postpartum period. *Obstet Gynecol*. 2003;102:1291-1298.
109. Noble E. *Essential Exercises for the Childbearing Year*. Boston: Houghton Mifflin; 1988.
110. LaPorta Krum L, del Fin M, Ford R, et al. Effect of conservative physical therapy management status post cesarean section: a randomized control group design. *J Womens Health Phys Ther*. 2006;30:27-28.
111. Mayo Clinic Staff. *C-section: what you can expect*. <www.mayoclinic.org/tests-procedures/c-section/basics/what-you-can-expect/prc-20014571/>; Accessed September 5, 2015.
112. Lee D, Lee LJ, McLaughlin L. Stability, continence and breathing: the role of fascia in both function and dysfunction and

the potential consequences following pregnancy and delivery. *J Body Mov Ther*. 2007;12:333-348.

113. Berghmans LC, Hendricks HJ, Bo K, et al. Conservative treatment of stress urinary incontinence in women: a systematic review of randomized clinical trials. *Br J Urol*. 1998;82:181-191.

114. Chiarelli P, Murphy B, Cockburn J. Promoting urinary continence in postpartum women: 12-month follow-up data from a randomized controlled trial. *Int Urogynecol*. 2004;15:99-105.

115. Bo K. Pelvic floor muscle training is effective in treatment of female stress urinary incontinence, but how does it work? *Int Urogynecol*. 2004;15:76-84.

116. Bo K, Hagen R, Kvarstein B, et al. Pelvic floor muscle exercise for the treatment of female stress urinary incontinence. III. Effects of two different degrees of pelvic floor muscle exercises. *Neurourol Urodyn*. 1990;9:489-502.

117. Lagro-Janssen TL, Debruyne FM, Smits AJ, van Weel C. Controlled trial of pelvic floor exercises in the treatment of urinary stress incontinence in general practice. *Br J Gen Pract*. 1991; 41:445-449.

118. Bo K, Stien R. Needle EMG registration of striated urethral wall and pelvic floor muscle activity patterns during cough, Valsalva, abdominal, hip adductor, and gluteal muscle contractions in nulliparous healthy females. *Neurourol Urodyn*. 1994;13:35-41.

119. Deindl FM, Vodusek DB, Hesse U, et al. Activity patterns of pubococcygeal muscles in nulliparous continent women. *Br J Urol*. 1993;72:46-51.

120. Miller JM, Ashton-Miller JA, DeLancey JO. A pelvic muscle precontraction can reduce cough-related urine loss in selected women with mild SUI. *J Am Geriatr Soc*. 1998;46:870-874.

121. Yang A, Mostwin JL, Rosenshein NB, et al. Pelvic floor descent in women: dynamic evaluation with fast MR imaging and cinematic display. *Radiology*. 1991;179:25-33.

122. American Board of Physical Therapy Specialties (ABPTS). *ABPTS certified specialists statistics. Updated 8/27/2014*. <http://www.abpts.org/About/Statistics/>; Accessed September 5, 2015.

123. American Board of Physical Therapy Residency and Fellowship Education (ABPTRFE). *Directory of residency programs*. <http://www.abptrfe.org/apta/abptrfe/Directory.aspx?navID=10737432672/>; Accessed September 5, 2015.

124. Cox JL, Holden JM, Sagovsky R. Detection of postnatal depression: development of the 10-item Edinburgh postnatal depression scale. *Br J Psychiatry*. 1987;150:782-786.

125. Stratford P, Gill C, Westaway M, Binkley J. Assessing disability and change on individual patients: a report of a patient specific measure. *Physiother Can*. 1995;47:258-263.

126. Grotle M, Garratt AM, Krogstad Jenssen H, Stuge B. Reliability and construct validity of self-report questionnaires for patients with pelvic girdle pain. *Phys Ther*. 2012;92:111-123.

127. Stuge B, Garratt A, Krogstad Jenssen H, Grotle M. The Pelvic Girdle Questionnaire: a condition-specific instrument for assessing activity limitations and symptoms in people with pelvic girdle pain. *Phys Ther*. 2011;91:1096-1108.

128. Barber MD, Walters MD, Bump RC. Short forms of two condition-specific quality-of-life questionnaires for women with pelvic floor disorders (PFDI-20 and PFIQ-7). *Am J Obstet Gynecol*. 2005;193:103-113.

129. Tannenbaum C, Brouillette J, Michaud J, et al. Responsiveness and clinical utility of the geriatric self-efficacy index for urinary incontinence. *J Am Geriatr Soc*. 2009;57:470-475.

130. Cotterill N, Norton C, Avery KN, et al. Psychometric evaluation of a new patient-completed questionnaire for evaluating anal incontinence symptoms and impact on quality of life: the ICIQ-B. *Dis Colon Rectum*. 2011;54:1235-1250.

131. Agachan F, Chen T, Pfeifer J, et al. A constipation scoring system to simplify evaluation and management of constipated patients. *Dis Colon Rectum*. 1996;39:681-685.

132. Bakx R, Sprangers MA, Oort FJ, et al. Development and validation of a colorectal functional outcome questionnaire. *Int J Colorectal Dis*. 2005;20:126-136.

133. Rosen R, Brown C, Heiman J, et al. The Female Sexual Function Index (FSFI): a multidimensional self-report instrument for the assessment of female sexual function. *J Sex Marital Ther*. 2000;26:191-208.

10

허리엉치 질환이 엉덩관절 통증의 감별 진단에 미치는 영향

Influence of Lumbosacral Disorders on the Differential Diagnosis of Hip Pain

WILLIAM J. HANNEY AND MOREY J. KOLBER

개 요

해부학 및 통증

성인의 최대 84%는 일생 중 어느 시점에서 요통 (low back pain, LBP)을 경험하게 된다.[1] 허리엉치 부위에서 발생하는 질환은 체성통 양상, 방사통 양상을 포함하여 다양한 범주의 연관통으로 나타날 수 있기 때문에 임상적으로 요통이라는 용어는 잘못된 이름이다. 연관통의 관점에서 볼 때 이 장의 목적은 허리엉치 질환이 엉덩관절이나 골반의 통증으로 나타날 수 있다는 점을 이해하는 것이다. 또한 엉덩관절과 허리엉치 질환이 함께 있어서 진단을 더 혼란스럽게 할 수 있다는 근거가 있다.[2,3] 그러므로 임상가들과 연구진들은 엉덩관절 질환이 있다고 가정되는 환자를 평가할 때 통증의 다원적 병인을 인지하고 있어야 한다.

엉덩관절과 척추의 질환이 함께 있으면서 엉덩관절 통증으로 나타나는 허리엉치 질환의 가능성은 특정 경우에 진단을 불확실하게 하고 치료를 놓치게 할 수 있다. 대부분의 임상가들은 진단하기 힘든 엉덩관절 검사의 방향을 허리엉치뼈 같은 잠재적인 연관통의 근원을 찾는 평가로 돌려야 한다고 추측하지만, 적절한 진단적 통찰력이 없는 임상가들에게 정확한 통증의 원인은 임상적으로 밝혀지지 않을 수 있다. 따라서 엉덩관절 통증의 감별 진단에 대한 분명한 모델은 임상가들의 측정 도구의 시작과 발전을 위해 중요한 도구다.

검사의 방향을 타당한 병리해부학적 병인으로 돌리는 것의 목표는 삶의 질, 예후, 치료의 강조, 부족한 자원을 더 현명하게 배정하는 것에 영향을 미치는 것이다. 건강 관리 비용이 올라가고 방문 제한이 실현됨에 따라, 임상가의 진단적 통찰력은 문제를 즉시 알아채고 치료를 이끌어 나가기 위해 의심할 여지없이 꼭 필요한 기술이 될 것이다. 오진으로 인해 치료가 늦어지게 되고, 이는 경제적이고 (예: 필요하지 않은 검사와 중재) 임상적인 (예: 지속적인 증상) 결과를 초래한다. 의심할 여지없이 엉덩관절 질환과 방사된 허리엉치 증상을 구별하는 임상적 방법론은 적절한 치료 및 측정 방법을 지시하여 더 정확한 진단과 시기적절한 회복을 촉진해야한다.

따라서 이 장에서는 허리엉치 질환이 의심되는 환자의 엉덩관절 통증의 감별 진단에 대한 환원주의적 접근법을 보여준다. 인접한 허리엉치 질환을 평가할 필요성을 암시하는 징후와 증상에 대해서 먼저 소개될 것이다. 이후에는 엉덩관절 통증으로 나타날 수 있는 더 일반적인 허리엉치 질환을 위해 근거 중심의 연관통 증상 패턴과 임상적 예측 인자가 나올 것이다. 마지막으로, 독자들이 이러한 정보를 임상적으로 관련된 시나리오에 종합할 수 있게 하기 위해 이 장의 결론에서 사례 연구를 사용했다. 이 장의 결론에서 독자들은 불특정한 병인으로 엉덩관절 질환이라고 가정된 환자들을 평가할 때, 여러 측면의 고려해야 할 사항에 대해 더 많이 이해할 수 있을 것이다.

해부학 및 통증 패턴

허리엉치뼈의 신경근 해부학과 골격 해부학은 복잡하며, 이 장에서 설명되는 통증 패턴과 연관통의 근원을 이해하기 위해서는 기초 수준의 지식이 필요하다. 이 장은 허리엉치뼈에서 시작되는 더 일반적인 병리해부학적 질환과 관련된 기본적인 해부학 개념을 알려주지만, 허리엉치 해부학의 자세한 사항은 1장에 나와 있다. 관련된 해부학 구조물 및 이들이 임상 양상에 미치는 영향에 (예: 통증 및 관련 연관통 패턴의 가능성) 대해 아는 것은 통증의 임상적 구별을 위해 필수적이다. 치료를 위해 융통성 없는 병리해부학적 모델을 사용하는 것이 제한적일 수 있지만 (예: 통증은 다차원적인 손상이다), 이러한 접근법의 진단적 유용성을 강조하는 실질적인 근거가 있다. 따라서 이 장에서는 통증 패턴을 이들과 관련된 병리해부학적 조직과 연관시키는데 상당한 노력을 기울였다.

통증 행동

통증 행동의 주제는 양, 질, 위치, 검사에 대한 반응을 포함하되 이에 국한되지 않는 다차원적인 통증을 나타낼 수 있다. 통증의 유병률, 위치, 연관통 패턴, 검사에 대한 반응과 관련하여 다양한 해부학적 조직 간에 가변성이 존재한다. 이러한 가변성은 친숙한 근거 기반의 진단 검사들과 결합되었을 때 평가 과정을 돕고 임상 양상의 근본적인 원인에 대한 이해를 제공할 수 있다. 대부분의 임상가들은 허리엉치 질환의 잠재적인 근원과 이와 관련된 행동(예: 연관통 패턴)들을 이해하는 것이 임상가들이 정확한 진단을 하는 데 있어서 유용할 수 있다고 하는 점에 대해 동의한다. 따라서 이 섹션의 주요 초점은 엉덩관절 통증으로 나타나는 허리엉치 질환을 인식하는 개념에서 통증 행동의 개요를 알려주는 것이다.

허리엉치뼈에서 발생하여 인접하거나 먼 위치로 퍼지는 통증은 병리해부학적 시작점에 따라 체성통이나 방사통으로 분류된다. 체성통의 근원은 얕은 요소와 깊은 요소로 나뉠 수 있다. 이러한 근원에는 피부, 얕은 근막, 건초, 뼈막 같은 구조물이 포함된다.[4] 깊은 체성통은 병리학적 질환으로 인해 발생하며 여기에는 뼈막, 해면뼈, 디스크, 신경, 근육, 힘줄, 인대, 혈관 같은 구조물이 포함될 수 있다.[4] 체성 방사통은 얕은, 깊은 체성 구조물 내의 신경 말단의 자극에 의해 생긴다.[4] 체성 구조물들은 일관적인 임상 양상을 나타내는 경향이 있으며 일반적으로 둔감한, 쑤시는, 쪼는 듯한, 확산되는 통증으로 설명된다. 체성통이 있는 환자는 일반적으로 증상이 각 척추신경이나 신경근의 압박보다 신경 말단에서 발생하기 때문에 신경학적 징후와 증상이 없다 (예: 지각 이상, 국소적인 약화, 깊은힘줄반사의 저하, 감각 상실). 깊은 체성통은 국소적이지 않고 얕은 부위나 원위부에서 나타날 수 있는 고유의 임상 양상을 유발하는 경향이 있다. 깊은 체성통만의 고유한 점은 발한, 창백함, 심지어 맥박과 혈압이 변하는 자율신경계 현상이 일어날 수 있다는 점이다.[4]

신경병증성 통증은 말초 또는 중추신경계에 가해지는 화학적 또는 기계적 자극으로 발생한다. 또한 말초신경, 배근 신경절 (dorsal root ganglia), 척수로, 뇌의 뉴런들이 부상으로 인해 발생할 수도 있다. 신경계에서 발생한 증상은 통증이 통각 수용기의 자극으로 인해 유발되지 않고, 신경계 자체의 기능 장애나 기계적 외상으로 유발되기 때문에 독특하다. 신경 신호의 구심성 및 원심성 전달에 장애가 생기면 감각 및 운동 기능이 변할 수 있다. 척추신경이나 신경근의 기계적 또는 화학적 자극으로 생기는 신경병증성 통증 또는 증상은 뚜렷한 양상이 있으며 방사되는 것으로 간주된다 (예: 신경근병증).

방사되는 증상은 일반적으로 일관된 질적 (예: 날카로운 통증, 전격통, 작열통, 지각 이상) 및 생리적 (예: 위치) 패턴이 있다. 특정한 신경근의 압박, 비정상적인 견인, 화학적 자극은 신경의 감각 분포와 일치하는 (그림 10-2 참고) 연관통 패턴의 증상을 나타내며 (예: 피부분절), 어떤 경우에는 엉덩관절 부위에서 나타나기도 한다 (예: L1 신경근 압박은 사타구니와 허벅지의 근위부 앞쪽에서 나타남). 질병특징적인 신경 원인을 나타내는 질적인 설명에는 아린감이나 (예: 지각 이상) 전기 충격 같은 감각이 포함된다. 게다가 어떤 경우에는 신경근의 압박이 국소적인 근육분절의 약화 및 깊은힘줄반사 저하 · 무감각 같은 신경학적 징후를 야기할 수도 있다. 신경병증성 통증은 아편제나 마취제 같이 체성 질환에 흔히 사용되는 약물에 반응하지 않을 수 있다.

엉덩관절과 허리엉치 복합체 통증의 체성 근원과 신경성 (방사) 근원의 밀접한 연관성으로 인해 임상가가 진단하는 것이 힘들다. 환자에게 체성 증상과 신경학적 증상이 동시에 나타나거나 엉덩관절 질환과 허리 질환이 동시에 있는 것이 드문 일이 아니라는 점은 이러한 상황을 더 복잡하게 한다. 예를 들어, L2 신경근을 압박하는 허리 디스크의 탈출증은 허리에서부터 사타구니나 허벅지의 근위부 안쪽까지 비스듬한 패턴으로 오른쪽 아랫배의 국소적인 체성통을 유발할 수 있다. 체성통은 둔하다고 표현되는 반면에, 신경근의 압박은 전격통(shooting pain)으로 표현되며 지각 이상과 관련이 있다. 동시에 앓고 있는 병리학적 질환, 허리엉치에서의 연관통과 중복되는 통증 패턴의 가능성, 엉덩관절 질환들은 임상가가 통증 행동이 익숙하지 않을 때 진단 과정을 혼란스럽게 한다. 다행스럽게도 임상가가 정확한 진단을 내릴 수 있도록 허리엉치 통증 행동에 대한 상당한 근거가 있다.[5-9]

통증 위치

통증의 위치는 문제의 원인에 대한 이해를 줄 수 있다. 근거에 의하면, 엉덩관절과 허리엉치뼈의 구조물들은 위치 및 검사에 대한 반응과 관련하여 알아볼 수 있는 통증 패턴이 있다.[7-10] 통증의 위치를 보완하면 검사에 대한 증상 반응으로 근본적인 원인에 대해 더 많이 알 수 있다. 검사에 대한 증상 반응은 일치하는 재현 (예: 검사나 활동으로 환자가 보고한 것과 같은 특정 증상이 재현됨), 반응 없음, 위치 변화 같은 3가지 범주로 분류될 수 있다. 단순한 관점에서 볼 때 엉덩관절이나 허리엉치뼈에서 시작된 엉덩관절이나 허리엉치의 움직임으로 인해 (각각 따로) 통증이 재현됐다고 확신할 수 있다. 그러나 이 접근법의 결점은 엉덩관절과 허리엉치뼈에서 동시에 일어나는 움직임이 있다는 점이다. 그럼에도 불구하고 이 단순한 논리는 진단 과정을 뒷받침하는 것으로 알려진 근거 기반의 검사와 통증 행동에 대한 이해가 결합될 때 유용하기 때문에 이 논리를 간과해서는 안 된다.

> 피부분절의 경로를 따라서 나타나는 전격통이나 작열통으로 설명되는 통증 또는 지각이상은 신경병증성 병인의 병리학적 특징이다. 허리엉치 신경근병증의 원인은 많은 사례에서 연구되어야 한다. 허리엉치 신경근병증의 일반적인 원인에는 척추사이구멍협착증과 디스크 질환이 포함된다.

해부학적 구조물이 정의된 통증의 위치와 연관통의 패턴이 있음을 보여주는 근거는 서술적 성격의 연구에서뿐만 아니라 발전된 평가 척도를 사용하여 허리엉치의 임상적인 통증 패턴을 비교한 연구에서도 볼 수 있다. 허리엉치뼈와 관련하여 연구진들은 임상 패턴과 (예: 통증 행동 및 신체 검사) 발전된 평가 척도의 (예: 진단용 주사 또는 통증 유발 추간판 조영술) 결과를 비교한 상당한 근거를 모았다.[6-8,11-13] 통증의 위치와 연관통 패턴에 관한 추가 이해는 구조물들이 유해한 자극을 받거나 기계적으로 통증이 유발되는 수술 과정 중에 수행된 연구에서 인정되었다.[5]

Kuslich와 동료들[5]은 수술을 받은 환자 193명의 LBP와 좌골신경통의 조직적 원인을 평가했다. 앞서 언급한 연구에서 연구진들은 통증의 잠재적인 원인, 통증 패턴, 위치를 평가하려고 했다. 통증의 가장 일반적인 근원에는 섬유륜의 바깥 부분, 신경근, 척추 종판, 척수 경막이 포함된다. 표 10-1은 통증의 근원뿐만 아니라 검사된 조직에서 더 일반적인 통증의 위치와 연관통 패턴에 대해 요약했다. 즉, 연구진들은 섬유륜이 자극을 받았을 때, 같은쪽에서 국소적인 LBP가 발생한다고 보고했다. 따라서 디스크 질환에서 볼 수 있는 섬유륜의 유해한 화학적이거나 기계적인 자극은 같은쪽의 통증을 유발할

표 10-1 요통의 조직적 근원

조직	통증의 해부학적 위치
허리의 근막*	중심 부위나 혈관-신경 천공을 따라 요통
척추 주변의 근육*	국소적인 요통만 있음, 주로 뼈 부착점 또는 혈관-신경의 천공
뒤쪽 세로인대	중심성 요통
후관절 관절주머니*	가끔씩 엉덩이로 연관통이 있는 국소적인 요통
뒤쪽 경막	엉덩이, 다리
앞쪽 경막	허리, 엉덩이
압박된 신경근	엉덩이, 다리, 발
섬유륜의 중심	허리 중심
섬유륜의 중심 가쪽	같은쪽 허리
척추 종판	허리

Modified from Kuslich SD, Ulstrom CL, Michael CJ. The tissue origin of low back pain and sciatica: a report of pain response to tissue stimulation during operations on the lumbar spine using local anesthesia. *Orthop Clin North Am.* 1991;22(2):181-187. * Rarely produced pain.

수 있다. 또한 섬유륜 중앙의 자극은 중추성 통증을 유발한다. 퇴행성 변화와 유해한 연관이 있는 경막의 뒤쪽은 LBP 뿐만아니라 발을 제외한 하지에 퍼질 수 있는 연관통을 유발한다. 디스크 질환으로 인한 잠재적인 압박을 받을 수 있는 부위인 경막의 앞쪽은 허리와 엉덩이의 국소적인 통증만을 유발한다. 후관절은 덜 일반적인 통증의 근원이다. 그러나 이곳에서 통증이 나타난다면 자극 부위에서 국소적인 LBP를 유발하고 (예: 국소적이고 같은 쪽인), 이는 때때로 관절주머니를 자극하여 엉덩이에서도 나타난다. 신경근은 유해한 압박을 받을 때 발에서 나타나는 하지의 증상이 나타난다. 근육, 후관절, 추간판성 조직은 경막이나 신경근과 닿지 않는 한 허벅지, 다리, 발의 증상이 나타나지 않을 것이다. 특히 앞서 언급한 연구에서 신경근만이 발의 증상을 유발한다는 점은 감별 진단에서 임상적으로 중요한 점이다. 따라서 다리와 발을 따라 나타나는 방사통이나 통증 패턴은 항상 신경근의 압박이나 자극을 의미한다.

Kuslich와 동료들의 데이터 외에도 여러 연구에서 진단용 최적 표준(예: 추간판 조영법 및 진단용 마취 차단)을 사용하여 보다 일반적인 허리엉치 질환과 관련된 통증 패턴을 연구했다.[6-8,11-13] 특히 후관절 · 엉치엉덩관절 · 디스크에서 발생하는 통증 패턴, 신경근 압박 증후군이 보고되었다.

협착 후유증(협착을 일으키는 퇴행성 후관절)과 별개로 후관절 질환은 관절주머니에서 통증이 발생한다고 여겨지고 있고, 일반적으로 볼기근 (엉덩이)으로 퍼지고 엉치엉덩이나 햄스트링의 근위부 질환으로 오해할 수 있는 같은쪽 또는 비대칭적인 LBP 증상을 보고한다. 후관절 통증은 하지에서 거의 나타나지 않는다. 그러나 연관통인 경우, 체성 패턴이며 특정한 피부분절 경로를 따르지 않거나 발에서 나타나지 않는다.[5,7] 게다가 후관절 통증은 지각 이상 같은 신경근 증상이나 운동 약화 또는 감각 이상 같은 신경학적 징후와 관련이 있을 것으로 기대되지 않는다.

엉치엉덩관절에서 발생하는 통증은 엉덩이에서 발생하며 (L5 아래) 대다수의 환자는 위뒤엉덩뼈가시의 2 cm 이내의 부위를 가리킨다 (그림 10-1).[7,8,15] 엉치엉덩관절 통증은 주로 한쪽에서 발생하며 드물게는 무릎 아래에서 나타나는 통증의 독립적인 근원이다.[5,9]

후관절, 엉치엉덩관절과 달리 허리뼈의 추간판성 통증은 매우 다양하며 디스크 자체가 인접한 조직과 밀접하게 닿아 있는지에 따라 다르다. 추간판성 통증은 주로 허리에서 보고

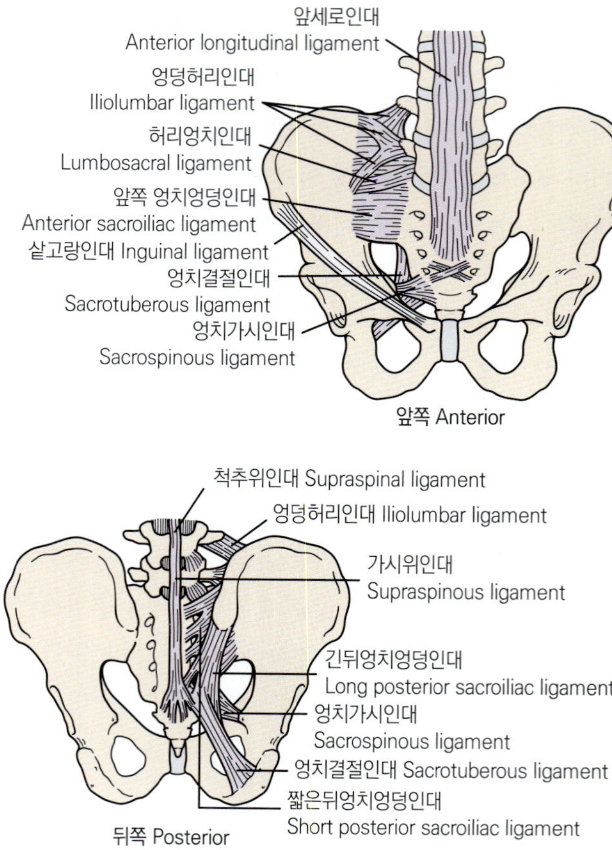

• **그림 10-1 허리엉덩관절 통증의 위치.** (From Magee DJ. *Orthopedic Physical Assessment.* 6th ed. St. Louis: Saunders; 2014.)

되며 손상 부위가 국소적이다. 근거에 의하면 중앙 디스크 질환은 중앙 LBP를 유발할 수 있고 오른쪽 디스크 질환은 오른쪽의 국소적인 LBP를 유발한다.[5,8] 추간판성 질환으로 인한 연관통의 근원은 손상된 조직과 상호의존적인 것처럼 보이는 반면, 신경근이 압박되어 디스크가 돌출되었다면 허리와 엉덩이의 통증뿐만 아니라 신경분포의 특정 신경근 패턴을 대표하는 다리와 발의 증상을 유발할 것으로 예상된다. 추간판성 질환의 독특한 특징은 중심화 및 말초화라고 하는 가변적인 통증 패턴의 개념이다.[7,8] 중심화는 증상이 원위부에서 근위부로 옮겨질 때 발생하고,[16] 이는 치료할 수 있는 임상 양상을 의미하기 때문에 긍정적인 예측 인자로 생각된다.[17] 반대로 말초화는 증상이 원위부로 퍼지거나 옮겨질 때 발생하며,[16] 일반적으로 좋지 않은 예후 인자다.[17] 신경근을 압박하는 탈출(extrusion)이나 많은 돌출 같은 더 심각한 디스크 질환은 중재에 대한 반응으로 더 말초화될 가능성이 있다. 임상적인 관점에서 볼 때, 움직이거나 시간이 지나면 발로 말초화되는 오른쪽의 추간판성 LBP 통증이 신경근 자극을 암시하는 형태학적 변화를 (예: 팽윤 [bulge]에서 돌출 [protrusion]이나 탈출로의 진행) 암시한다는 점은 논리적으로 보일 수 있다. 반대로 중심화는 디스크와 인접한 조직 간의 밀접한 접촉이 해결됐다거나 변위된 핵이 더 해부학적으로 재배치되었다는 점을 의미할 수 있다.[11,18,19]

화학적 또는 기계적 방법으로 신경근이나 배근신경절이 자극을 받는 것이 통증의 실제 근원이지만, 각 신경근은 임상가가 질환의 위치를 식별할 수 있는 고유한 위치로 증상이 나타난다 (표 10-2). 증상 패턴 이외에, 깊은힘줄반사 감소, 감각 감소, 운동 장애와 같은 신경학적 징후는 신경근 질환을 암시한다. 신경근과 관련된 통증의 원인은 다요인적이며, 엉덩관절로의 연관통이 있는 경우, 이 통증은 대개 허리뼈의 디스크 탈출증이나 허리뼈 위쪽에 척추사이구멍협착증으로 인한 것이다. 다음 섹션에서는 허리엉치 질환이 있는 환자의 영향을 받을 수 있는 다양한 신경근의 예상되는 임상 양상에 대해 간략히 설명할 것이다.

신경근 병변

아래 허리와 허리뼈의 신경근 병변은 일반적으로 통증이 엉덩관절, 허벅지, 아래 다리, 발로 원위부쪽으로 나타난다 (그림 10-2).[5] 이러한 부위에서 분포되는 증상은 어떤 경우에는 엉덩관절의 통증을 일으킬 수 있다. 그러나 각 신경근의 연관통 패턴에 대한 명확한 설명은 임상가에게 통증의 잠재적 원인에 대한 이해를 제공할 수 있다. 또한 신경근 병변은 엉덩관절 질환에서 흔히 발생하지 않는 징후 및 증상을 (지각이상, 근육분절 약화, 감각 장애) 유발한다. 생리적신경차단(neurapraxia) 또는 축삭절단증(axonotmesis, 변성과 함께 일시적이거나 더 영구적인 전도 상실)이 없는 상태에서 신경근이 화학적으로 자극되거나 기계적으로 압박을 받으면 임상 검사 중에는 신경근 증상만이 예상된다.

표 10-2 허리의 분절별 신경근 병변에 대한 신체 검사 결과

수준	근육분절	피부분절	반사
T12	없음	아랫배, 사타구니 부위	없음
L1	없음	허리, 허벅지 앞쪽, 위쪽 허벅지의 안쪽	없음
L2	허리근 및 엉덩관절 모음근	허리에서부터 근위부 허벅지의 앞가쪽과 안쪽	없음
L3	허리근 및 넙다리네갈래근	허리, 위쪽 엉덩이에서부터 허벅지의 앞쪽과 안쪽, 무릎	무릎반사가 감소되거나 없어짐
L4	앞정강근, 엄지발가락폄근	안쪽 엉덩이, 허벅지 가쪽, 아래 다리의 안쪽, 발의 안쪽	무릎반사가 감소되거나 없어짐
L5	엄지발가락폄근, 종아리근, 중간볼기근, 발등굽힘근	엉덩이, 허벅지 뒤쪽과 가쪽, 다리의 앞가쪽, 발등	없음
S1	발바닥굽힘근, 햄스트링, 종아리근	엉덩이, 허벅지, 다리의 뒤쪽, 발의 가쪽	아킬레스힘줄반사가 감소되거나 없어짐
S2~S4	장 및 방광의 억제된 조절에 영향을 주는 골반바닥근의 조절 감소	회음, 생식기, 엉치뼈 아래	항문반사가 감소되거나 없어짐

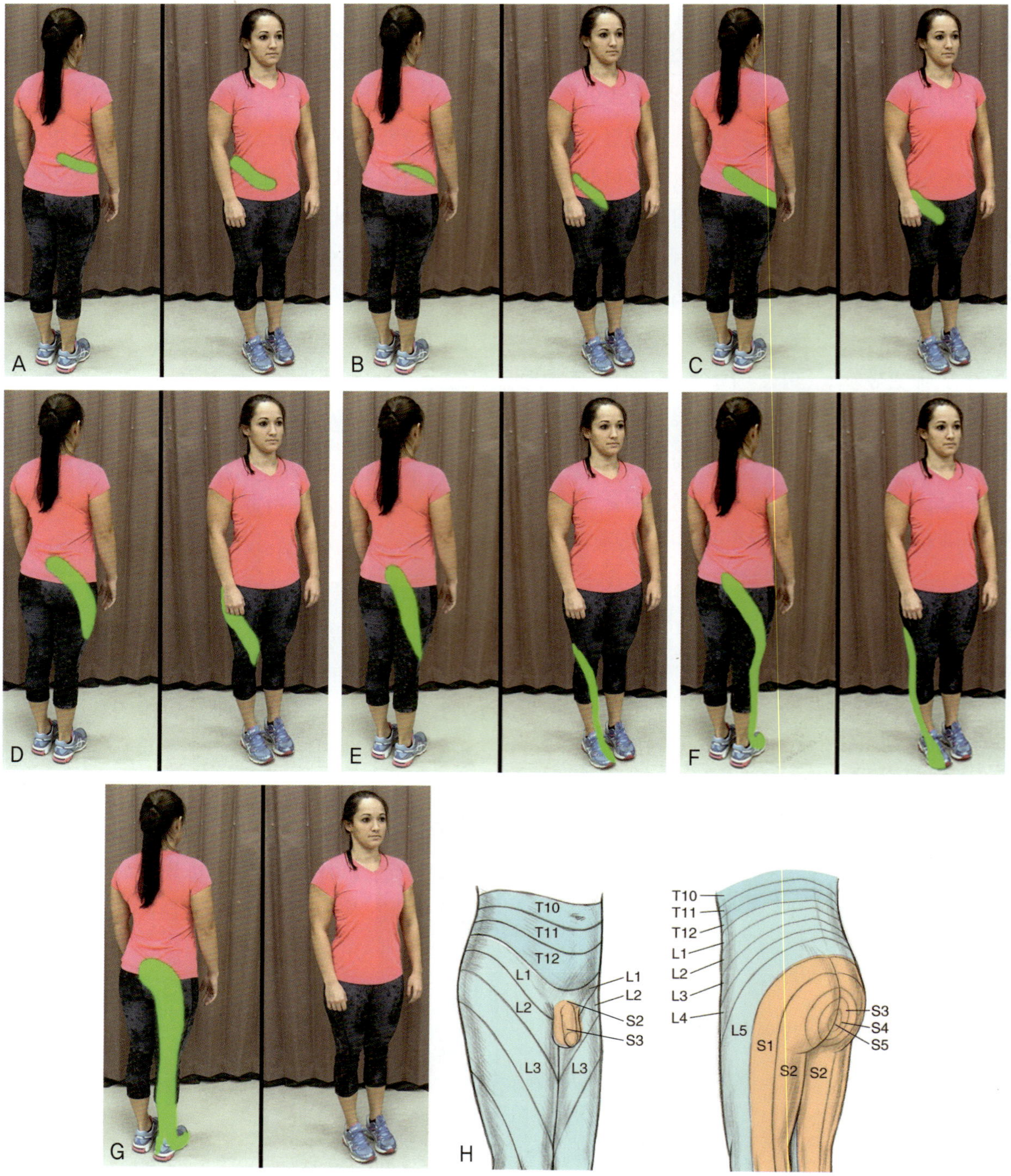

• **그림 10-2 허리 신경근의 연관통 패턴.** A: T12, B: L1, C: L2, D: L3, E: L4, F: L5, G: S1, H: S2~S4. (H, From Brown DL. *Atlas of Regional Anesthesia*. 4th ed. Philadelphia: Saunders; 2010.)

T12 신경근 병변

12번째 가슴신경근은 12번째 등뼈와 1번째 허리뼈 사이에 있다. 이 수준의 신경 병변의 증상은 몸통 주변의 중간 허리에서부터 아랫배쪽으로 나타낸다. 배쪽에서 증상은 엉덩뼈능선의 근위부부터 두덩결합의 바로 위까지 나타난다 (그림 10-2, A 참조). 일반적으로 근육분절이나 깊은힘줄반사는 이 수준의 영향을 받지 않는다. 여기에서 중요한 구별 인자는 통증 패턴이다. 가슴신경근 질환과 관련된 증상은 대략 병변 수준에서 가슴 주변에 나타난다.

L1 허리신경근 병변

1번째 허리신경근은 1번째 허리뼈와 2번째 허리뼈 사이에 있다. 1번째 허리신경근의 병변의 증상은 몸통 주변의 중간 허리에서부터 아랫배 쪽과 허벅지 근위부의 안쪽으로 나타난다. 배쪽의 증상은 두덩결합까지 나타난다 (그림 10-2, B 참조). 일반적으로 근육분절이나 깊은힘줄반사는 이 수준의 영향을 받지 않는다.

L2 허리신경근 병변

2번째 신경근은 2번째 허리뼈와 3번째 허리뼈 사이에 있다. 이 수준의 병변의 증상은 몸통 주변의 중간 허리에서부터 허벅지 근위부의 앞쪽과 안쪽으로 나타난다 (그림 10-2, C 참조). 검사 시 허리근과 엉덩관절 모음근의 약화가 나타날 수 있다.

L3 허리신경근 병변

3번째 허리신경근 병변의 증상은 허리뼈 중앙에서부터 엉덩이 위쪽으로 퍼져 허벅지 앞쪽과 안쪽을 비스듬히 지나 무릎뼈의 안쪽에서 끝난다 (그림 10-2, D 참조). 검사 결과 허리근과 넙다리네갈래근의 약화, 무릎힘줄반사의 감소가 나타날 수 있다.

L4 허리신경근 병변

4번째 신경근은 4번째 허리뼈와 5번째 허리뼈 사이에 있다. 이 부위에 병변이 있는 환자는 허리뼈 중앙, 허벅지 바깥쪽, 다리에서부터 발 안쪽과 엄지발가락까지 퍼지는 통증을 나타낼 수 있다 (그림 10-2, E 참조). 또한 앞정강근의 약화와 엄지발가락 폄의 약화도 나타날 수 있다. 또한 무릎힘줄반사가 감소하거나 없어질 수 있다.

L5 허리신경근 병변

L5 신경근은 L5와 1번째 엉치뼈 사이에 있다. 이 부위에 병변이 있는 환자는 엉치엉덩 부위, 엉덩이 아래쪽, 허벅지 가쪽에서 다리의 앞가쪽, 발등으로 내려와 엄지발가락과 새끼발가락으로 퍼지는 통증이 나타난다 (그림 10-2, F 참고). 긴엄지발가락폄근, 종아리근, 중간볼기근, 발등굽힘근의 약화가 있을 수 있다.

S1 신경근 병변

1번째 엉치신경근 병변은 허리와 엉덩이에서 발바닥과 발뒤꿈치로 퍼지는 통증이 나타난다 (그림 10-2, G 참고). 검사 시 장딴지근-가자미근 복합체, 종아리근, 햄스트링의 약화가 나타날 수 있다. 추가 검사에서 볼기근과 발의 내재근에 위축이 있을 수 있고, 종아리와 발 가쪽에 감각 저하가 있을 수 있다. 아킬레스힘줄반사가 감소되거나 없어질 수 있다.

S2~S4 신경근 병변

2, 3, 4번째 엉치신경근의 병변은 드물더라도, 이는 디스크 탈출증, 낭종 형성, 악성 질환, 외상에 의해 발생할 수 있다. 이러한 병변은 엉치뼈 아래나 복막, 음부의 통증이 나타난다 (그림 10-2, H 참고). 또한 회음의 안장 부위의 지각이상이 나타날 수 있고, 항문반사가 감소되거나 없어질 수 있다. 특정한 진단과 관계없이, 신경병증성 통증이 신경근병증으로 나타나고, 각신경근은 표 10-2에 요약된 대로 상대적으로 일관된 임상 양상으로 나타난다.

장이나 방광의 기능 변화뿐만 아니라 회음의 안장 부위의 감각 변화는 마미증후군(cauda equina syndrome)의 병리학적인 특징이다. 마미증후군이 의심되는 경우, 이는 신경학적 회복이 불완전할 가능성이 있으므로 의학적으로 응급 상황이다. 마미증후군이 의심되는 환자는 즉시 응급 의료팀으로 의뢰해야 한다. 증상의 원인에 따라 환자는 손상된 신경근의 압력을 완화시키기 위해 수술을 받을 수도 있다. Ahn과 동료들은[21] 허리 디스크 탈출증에 따른 마미증후군 이후의 수술 결과에 대한 메타 분석을 발표했다. 디스크 탈출증이 동반되었을 때, 가장 일반적인 수준은 L1~L2 (27%), L3~L4 (26%), L5~S1 (22%) 인 반면, L4~L5 (16%), L2~L3 (9%) 였다. 이 연구의 결과는 즉각적인 의료의 중요성을 강조한다. 48시간 전후에 수술적 감압을 받은 환자를 비교했을 때 유의한 차이가 발견되었다. 48시간 이내에 수술적 치료를 받은 환자는 감각 및 운동 결함의 회복이 더 좋았고, 비뇨기와 곧창자의 기능이 더 좋은 것으로 나타났다.

통증의 위치와 더불어 검사에 대한 반응의 변화는 임상 평가와 의사 결정 과정을 도울 수 있다. 이전에 언급했듯이, 안면타당도의 측면에서 일치하는 증상의 재현을 유발하는 특정 부위만의 단독적인 활동은 진단 과정에 추가된다. 게다가 허리뼈에서 기인하고 움직임에 대한 반응으로 변하는 증상들은 원인에 대한 통찰력을 제공할 수 있다. 검사에 대한 반응으로 증상의 변화에 관한 주요 참조에는 추간판성 질환과 항상 연관이 있는 중심화와 말초화의 개념이 포함된다.[11] 척추관 협착증이 있는 환자들은 허리를 펴거나 같은 쪽으로 옆으로 구부릴 때 말초화될 가능성이 많고, 허리를 구부리거나 반대쪽으로 구부릴 때 증상이 완화될 가능성이 높다. 더 중요한 것은 환자의 증상이 허리의 움직임에 반응하여 중심화되거나 말초화될 때, 임상가는 엉덩관절 질환을 통증의 근원으로 없앨 수 있다는 것이다. 게다가 근거에 따르면, 엉치엉덩관절과 후관절 질환으로 인한 증상은 움직임에 대한 반응으로 말초화되지도 중심화되지도 않는다.[7]

통증의 근원과 관련된 연관통의 패턴이 문헌에 정의되어 있지만, 통증이 겹쳐서 나타날 수도 있기 때문에 임상가는 진단을 할 때 (신중한 임상 검사 대신에) 위치에만 의존해서는 안 된다. 이 장의 다음 섹션은 엉덩관절과 골반으로의 연관통이 나타나는 더 일반적인 근원인 허리엉치 질환에 대한 임상적 특징을 보여줄 것이다. 각 질환에 대한 병리학적 특징의 기초적인 설명이 있지만, 이들의 목적은 감별 진단에 필수적인 내용을 제공하는 것이다. 허리엉치 질환을 치료하는 중재에 대한 설명은 이 장의 범위를 벗어난다.

허리엉치 질환

골반과 엉덩관절 질환의 감별 진단은 종종 동시에 앓고 있는 질환뿐만 아니라 연관통의 위치가 유사한 병리학적 질환에 의해 복잡해진다. 이 섹션에서는 환자가 엉덩관절 통증을 나타내지만 근본적인 원인이 불명확할 때 고려해야 할 일부 허리엉치 질환에 대해 설명할 것이다. 적용 가능한 진단적 참조기준을 포함한 연구를 사용한 근거 기반의 관점으로 허리엉치 질환의 감별 진단의 맥락에서 정보가 제공될 것이다. 근거가 부족한 경우 생물학적 타당성에 근거한 실용적인 접근법이 제시된다.

통증 유발점 및 근막 통증

통증 패턴 및 진단 연구의 근거에서 만성 통증의 근원으로 근육이나 근막을 관련짓는 경우는 거의 없지만, 근육이나 근막은 임상 양상의 확립된 근원이다. 일부 연구에 따르면 (임상 검사를 기반으로) 인구의 약 85%가 평생 동안 근막 통증을 보고할 것이라고 한다.[22] 근막 통증 증후군 (myofascial pain syndrome, MPS)은 타이트한 근육 밴드의 압통 지점으로 정의된 근막 통증 유발점이 있는 것이 특징이다.[23] 일반적으로 통증 유발점은 촉진하거나 기계적인 자극을 가했을 때 유발되는 근육의 압통이 있는 부위가 특징이다.[24] 이러한 자극은 통증 유발점에서 떨어진 부위에서 인식하는 연관통을 발생시킨다.[25] 통증 유발점에의 2가지 주요 유형은 활동성과 잠재성이다.[24] 활동성 통증 유발점은 쉴 때 증상에 영향을 주고 여기에 압력을 가했을 때 익숙한 증상이 재현된다. 잠재성 통증 유발점은 일반적으로 쉴 때 증상이 없으며 압력을 가했을 때만 증상이 유발된다.[24]

근막 통증의 병인은 완전히 이해되지 않았다. 기계적 스트레스, 신진대사 결핍, 심리적인 영향은 모두 근막 통증과 서로 영향을 끼치는 것으로 밝혀졌다.[26] 근막 압통의 병리생리학에 대해 외상, 과사용, 좋지 않은 자세, 심리적인 스트레스, 기계적 과부하, 성장 호르몬 결핍, 염증성 질환, 알코올의 독성, 타이트한 옷을 포함하여 여러 요인들이 제시되었다.[27,28] 장시간 같은 자세를 유지하는 것과 가벼운 무게로 반복적인 활동을 하는 것은 환자가 특정한 외상을 겪을 때만큼이나 즉시 인식하지 못하는 부상의 메커니즘일 수 있다.[29]

환자 프로필

허리골반 부위의 근막 통증과 통증 유발점이 있는 환자들은 일반적으로 특정한 부상 메커니즘이 없는 통증을 보고한다. 증상은 보통 장기간 정적인 자세를 할 때 유발되며 일반적으로 원위부에 연관통으로 나타났다.[25] 환자는 지속적인, 쑤시는, 깊은 근육통이 있다고 설명하는 반면, 검사 결과 국소적인 압박 시 친숙한 증상이 유발되는 특정 압통이 발견되었다. 또한 타이트한 밴드가 있었고 눌렀을 때 "연축 반응"이 있었다. 연관통의 패턴은 다양했지만, 허리골반 엉덩관절 복합체에서 가장 일반적인 연관통 패턴이 나타나는 근육들에는 엉덩허리근, 중간볼기근, 허리네모근, 궁둥구멍근, 척주세움근, 햄스트링이다 (그림 10-3). 근막통의 원인이 되는 일부 통증 유발점과 구조물이 실제로는 해부학적으로 엉덩관절 자체로 분류될 수 있지만, 근막 질환은 증상 위치나 압통 부위에 근거하여 관절외 좌상이나 신경근 질환 같은 다른 질환과 구별될 수 있다. 게다가 거대외상이나 미세외상이 없으면 임상가가 관절외 병리학적 질환을 배제하는데 도움을 줄 수 있다.

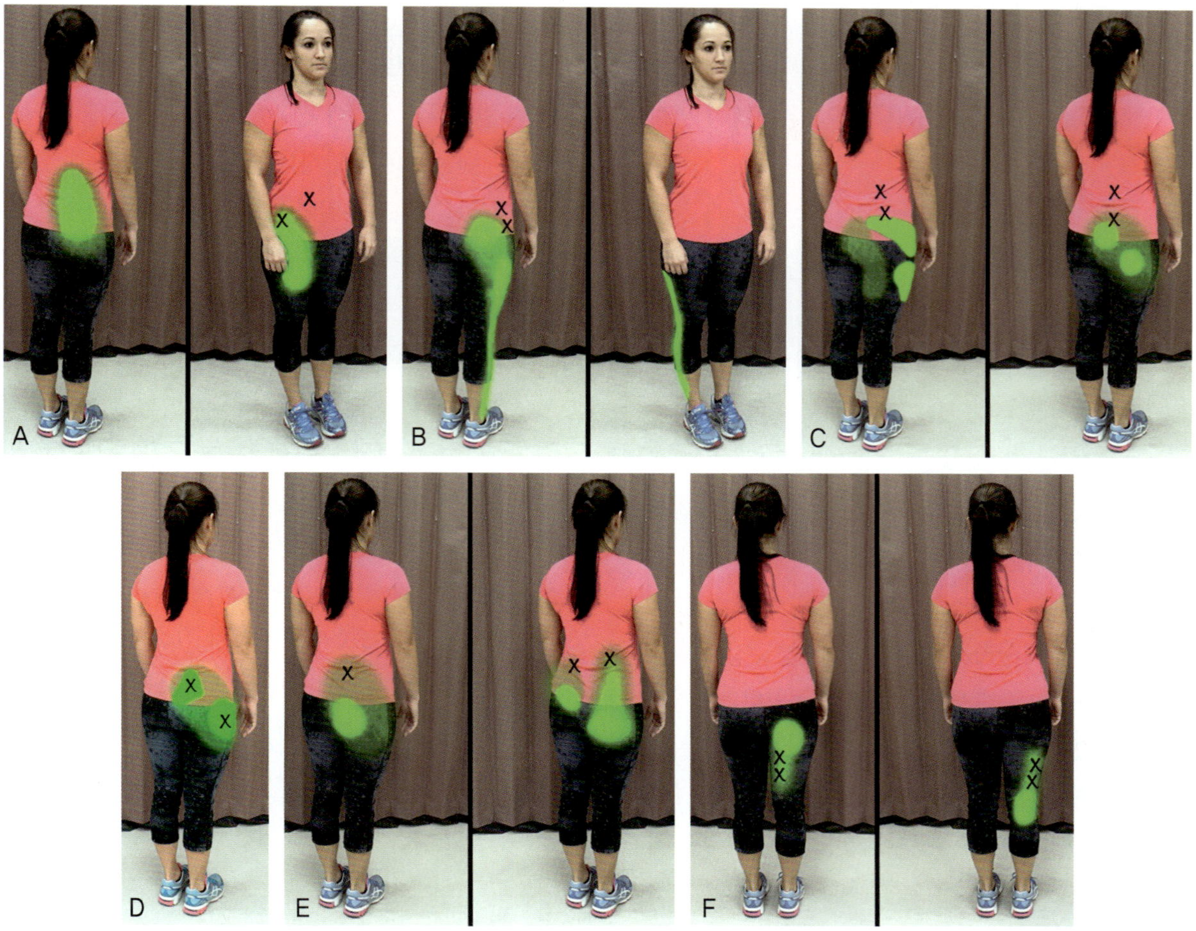

• **그림 10-3 근막통의 연관통 패턴.** A: 엉덩허리근, B: 중간볼기근, C: 허리네모근, D: 궁둥구멍근, E: 척주세움근, F: 햄스트링. X 표시가 증상이 시작되는 주요 위치를 나타낸다는 점을 주목한다.

근막 통증 증후군이 있는 환자들은 엉덩관절의 수축성 조직의 병변과 유사한 통증 패턴이 나타날 수 있다. 엉덩관절의 수축성 병변은 알려진 부상의 메커니즘과 도수 근력 검사 시 나타나는 약화와 통증으로 구별될 수 있다. 또한 근막 통증 증후군 환자들은 부상의 메커니즘이 없는 경우 종종 악화되고 주요 소견으로 촉진 시 압통이 나타난다.

추간판성 질환

추간판성 질환은 LBP에 상당한 영향을 주며 허리엉치 질환의 근원을 연구한 많은 연구에서 병리학적 질환의 주요 근원이다.[5-8] 추간판성 질환에 대한 설명은 내부 디스크 장애에서부터 섬유륜의 파열 및 탈출에 이르기까지 다양하다. 돌출, 탈출, 부골화 같은 외부 형태학적 변화가 있는 추간판성 질환은 섬유륜 자체에서 또는 경막이나 신경근 같은 구조물과의 접촉으로 증상이 발생할 수 있다.

부상의 메커니즘은 뚜렷한 이유가 없는 것에서부터 돌림과 굽힘을 동시에 하거나 들어올리기 같은 활동에 이르기까지 가변적이다. 척추를 돌릴 때 대부분의 힘은 위가시인대에서 뿐만 아니라, 반대쪽 후관절에서 받아들여지거나 이 구조물들의 저항을 받는다. 따라서 돌릴 때 디스크만 작은 저항력을 준다. 하지만 굽힘 및 돌림 같이 다른 움직임을 하면서 돌린다면, 디스크는 더 큰 부상의 부상 위험이 커질 수 있다. 섬유륜은 뒤쪽 섬유 또는 뒤가쪽 섬유가 가장 손상되기 쉽다.[30] 이는 굽힘과 돌림 같이 특정한 동시 움직임이 디스크의 기능을 부식시킬 수 있는 또 다른 이유다. 퇴행성 과정 또한 추간판성 질환에 영향을 줄 수 있다. 일반적으로 추간판은 닫힌 시스템이며 압축력은 수핵의 바깥쪽으로 퍼지므로, 섬유륜에 큰 내부 압력이 가해진다. 퇴행성 과정에서 섬유륜의 섬유들은 기능이 저하되고 이러한 힘을 받아들일 수 없게 된다. 디스크의 이러한 탈수는 디스크의 높이를 좁아지게 하고 척추의 주요 공간이 사라질 가능성도 있다. 시간이 지나면 디스크 자체의 퇴행성 후유증이 척추증이나 척추의 퇴행성 변화를 일으킬 수 있다.

환자 프로필

상자 10-1은 추간판성 질환의 특징에 대한 개요를 보여준다. 추간판성 증상이 있는 환자는 허리에 국한된 통증을 나타내거나 연관통 또는 방사통 증상을 나타낼 수 있다. 추간판성 증상은 중앙, 양쪽 또는 한쪽으로 나타날 수 있고, 연관통은 기계적으로 압박된 구조물에 따라 다르다. 추간판성 질환의 초기 또는 덜 복잡한 질환일 경우, 환자는 보통 중심성 또는 한쪽의 LBP를 호소한다. 디스크의 오른쪽의 병변이 있는 경우 오른쪽 증상을 발생시키는 경향이 있지만, 중심성 질환은 중심성 또는 양쪽 LBP를 발생시키는 경향이 있다.[5] 연관통은 섬유륜의 뒤쪽과 뒤세로인대에서 발생하며 일부에서는 엉덩이에서 나타날 수 있다. 추간판성 병변이 경막과 닿을 경우, 허벅지에서 증상이 나타날 수 있다. 하지만 특정 신경근 패턴을 따르는 통증은 (이 장의 연관통 섹션에서 설명했듯이) 신경근 압박을 나타낸다. 그럼에도 불구하고 퇴행성 질환이 진행됨에 따라 척추의 주요 공간이 손상될 수 있고, 환자는 척추사이구멍협착증의 임상 양상을 나타낼 수 있다 (다음 섹션에서 설명함). 디스크 탈출증에 의해 가쪽의 척추사이구멍의 관이 침범되면, 손상된 신경근의 수준과 같은 분포로 한쪽 증상을 나타낼 수 있다.[31]

일반적으로 추간판성 질환이 있는 환자들은 증상을 감소시키고 증상을 유발시키는 자세나 움직임이 있고, 방향 선호도를 나타낸다. 방향 선호도는 특정한 방향에서의 움직임이나 자세가 통증을 감소시키거나 없애거나 또는 척추에서부터 퍼지는 연관통을 근위부 방향으로 중심화하거나 없앨 때 나타난다.[32] 중심화 및 말초화에 대한 이전의 섹션은 움직임에 대한 더 일반적인 증상의 반응에 대해 통찰력을 제공했다. 특히 이러한 환자들은 앉았다 일어날 때 또는 오래 앉아있을 때 통증이 있을 것이고 일반적으로 이러한 증상을 호전시킬 수 있다는 근거가 있다 (상자 10-1 참고).

• 상자 10-1 추간판성 병리학적 특징

통증의 위치: 중앙 또는 한쪽이나 양쪽으로 나타남
체성통 또는 방사통, 또는 둘 다
중심화 또는 말초화
방향 선호도: 폄을 선호함
앉아 있을 때 통증이 유발됨
허리의 굽힘 후 폄의 감소
신경근병증 증상과 함께 신경 긴장도 검사 시 양성 (하지 직거상 또는 Well)

검사에서 이 환자들은 아래 허리엉치신경근(또는 경막)이 압박되었다면 하지 직거상 검사 (그림 10-4), crossover 징후 (그림 10-5), Slump sit 검사(그림 10-6)에서 신경 긴장도 징후가 양성으로 나타나는 반면, prone knee flexion 검사(그림 10-7)로는 허리의 위쪽 경막 또는 신경근의 압박을 예측할 수 있다. 특히 하지 직거상 검사의 양성 결과는 디스크 탈출증에서 오드비 3.7인 반면, crossover 징후의 양성 결과는 오드비가 4.0이 넘었다. 깊은힘줄반사의 감소와 운동 또는 감각 상실은 생리적신경차단이 발생하여 오랫동안 압박을 받았을 때 나타날 수 있다. 또한 신체 검사에서 폄이 적게 나타나는 화나들은 추간판성 증상과 관련된 양상으로 생각되어진다.[12] 특정한 방향으로의 허리 움직임에 대한 반응으로 중심화된 추간판성 질환 환자들은 예후가 좋은 것으로 생각되어지는 반면, 모든 방향으로의 움직임에 대한 반응으로 말초화된 환자들은 예후가 좋지 않을 것으로 생각된다. 특히, 추간판성 질환 환자들은 가쪽으로의 움직임이 있든 없든 허리를 펼 때 중심화를 겪는 경우가 많다.

Donelson과 동료들[11]의 연구에 따르면, 디스크 검사 (즉, 추간판조영법)에 대한 진단적 최적 표준과 임상 검사를 비교한 결과, 굽힘과 폄을 할 때 말초화될 가능성이 있는 디스크가 탈출된 환자나 섬유륜에 장애가 있는 환자를 제외하고 추간판성 질환 환자들은 중심화될 가능성이 높았다.

> 추간판성 통증이 있는 환자들은 허리의 움직임에 따른 반응으로 증상이 변하는 경우가 종종 있다. 대퇴비구 충돌 증후군과 유사하게 엉덩관절-몸통의 굽힘과 앉기는 악화의 원인으로 보고되었다. 그러나 디스크 질환과는 달리 대퇴비구 충돌 증후군은 엉덩관절 모음과 안쪽돌림 시에 통증이 재현되는 것과 관련이 있다.

퇴행성 질환

척추증은 척추의 퇴행성 골관절염을 의미하며, 디스크에서 시작하여 척추신경공이나 돌기사이관절 사이의 관절을 따라

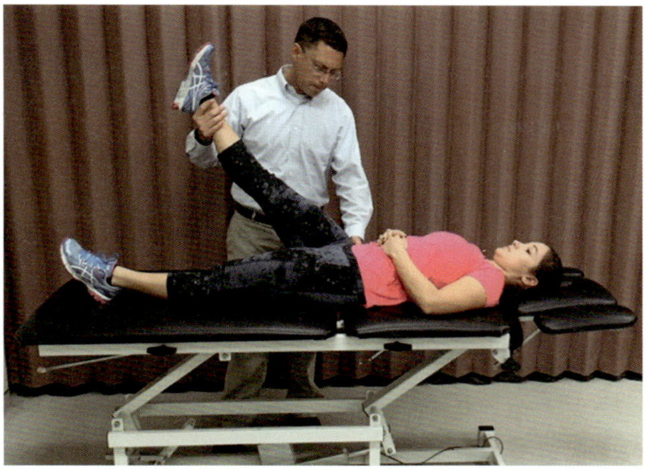

설명:
환자는 눕는다. 검사자는 손상된 다리를 수동적으로 올린다. 같은쪽 하지의 통증이 발생하면 양성이다. 신경근 압박이나 자극을 위한 양성 검사는 추가된 발등굽힘을 증가시키고 발바닥굽힘을 감소시키는 증상으로 확인된다.

참조 기준:
허리엉치 신경근 압박은 자기 공명 영상으로 확인된다.

진단적 유용성:
민감도: 97%, 특이도: 57%, +LR: 2.23, −LR: 0.05.[70]

• **그림 10-4 하지 직거상 검사.** LR: 우도비.

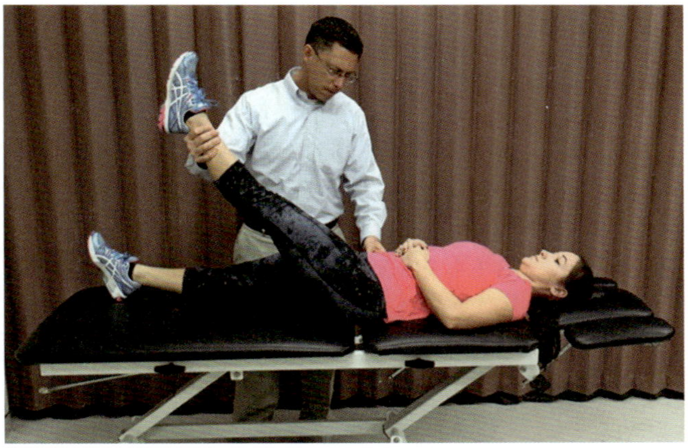

설명:
환자는 눕는다. 검사자는 증상이 없는 다리를 수동적으로 올린다. 반대쪽 다리에서 증상이 재현된다면 양성이다.

참조 기준:
허리의 돌출된 척추사이원반의 수술적 시각화.

진단적 유용성:
민감도: 43%, 특이도: 97%, +LR: 14.3, −LR: 0.59.[71]

• **그림 10-5** Crossover **징후.** LR: 우도비.

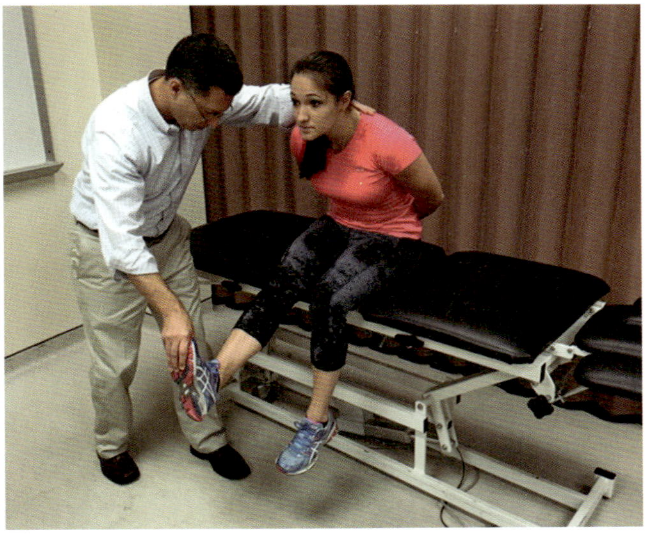

설명:
환자는 앉고 앞으로 수그리며 검사자는 발등굽힘을 유지하면서 환자의 무릎을 수동적으로 펴고 증상의 재현을 평가한다. 그런 다음 환자는 목을 펴고 다시 증상을 평가한다. 수그린 자세에서 증상이 유발되고 목을 구부렸을 때 증상이 완화되면 양성이다.

참조 기준:
탈출된 수핵은 컴퓨터 단층 촬영이나 자기 공명 영상으로 확인된다.

진단적 유용성:
민감도: 83%, 특이도: 55%, +LR: 1.82, −LR: 0.32.[72]

• **그림 10-6** Slump Sit **검사.** LR: 우도비.

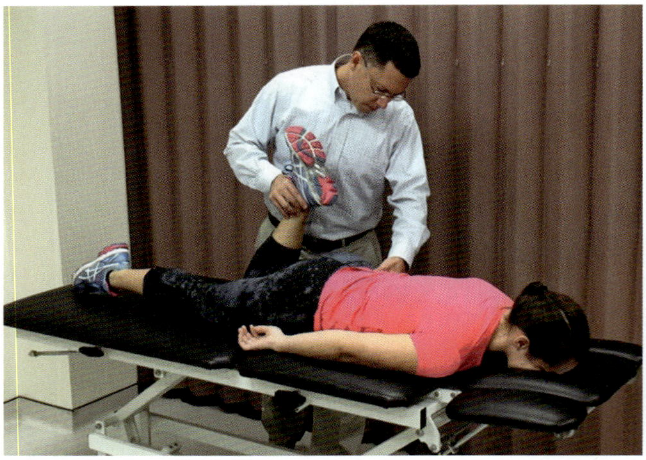

설명:
환자는 엎드린다. 검사자는 환자의 무릎을 수동적으로 구부리고 발을 엉덩이쪽으로 움직인다. 증상이 재현되면 양성이다.

참조 기준:
탈출증의 외과적 시각화.

진단적 유용성:
민감도: 84%, 특이도: NT, +LR: NA, −LR: NA.[73]

• **그림 10-7** Prone Knee Flexion **검사.** LR: 우도비, NA: 해당 없음, NT: 검사하지 않음.

진행된다.[34] 질환이 진행된다면 중심 또는 가쪽의 척추사이구멍의 관이 손상될 수 있고, 근육 약화, 통증, 지각 이상 같은 운동 또는 감각 장애에 영향을 줄 수 있다.[35] 척추증은 최종적으로 척추관 협착증으로 진행된다. 척추관 협착증은 가쪽 또는 중심 관을 포함한 척추의 특정 공간이 좁아지는 것이다. 이러한 공간이 좁아지면 LBP와 다리 통증에 영향을 주고, 서기나 걷기 같은 활동을 할 때 악화된다. 48세 이상인 환자들에게 가장 흔하며 65세 이상인 환자들이 수술을 받는 주요 원인 중 하나이다.[30,36]

척추 뒤쪽의 요소들을 손상시키는 활동에는 서기나 걷기가 포함되며 이로 인해 증상이 악화될 수 있다. 반대로 앉기나 앞으로 기대기 같이 주로 굽힘을 하는 활동은 일반적으로 증상을 완화시킨다.[37] 척추사이구멍의 관이 좁아진 것에는 2가지 주요 유형이 있다. 중심 관이 좁아지는 것은 후관절의 관절증, 황색인대의 두꺼워짐, 척추사이원반의 중심의 팽윤 같은 상태와 관련이 있는 반면,[38] 가쪽 관의 협착증은 인접한 척추사이의 가쪽 공간으로 나가기 때문에 척추의 신경근을 손상시킬 수 있다. 척추사이원반의 높이가 낮아지면 이 공간이 좁아질 수 있다.

환자 프로필

상자 10-2는 퇴행성 질환과 관련된 일반적인 특징을 보여준다. 척추증의 퇴행성 및 진행성 특징 때문에 이 질환은 종종 특정한 부상 메커니즘이 없고, 증상은 서서히 나타난다.[39] 척추증 환자의 증상에는 일반적으로 깊은 통증과 아침의 뻣뻣함이 포함된다. 심각도에 따라 증상은 하루를 보내면서 활동을 하면 나아질 수 있다. 그러나 심한 경우 중심 또는 가쪽 척추사이구멍 관의 손상으로 신경학적 증상이나 징후가 나타날 수도 있다.[40] 증상에는 하지의 연관통 및 지각 이상이 포함되고 오래 서기나 걷기 같이 신경관을 손상시키는 활동을 하면 증상이 악화된다.[35] 또한 앞으로 숙이고 앉기와 구부리기 같은 활동들은 증상을 완화시킬 수 있다.[6,30,41]

• 상자 10-2 퇴행성 질환과 관련된 일반적인 특징

48세 이상
통증의 위치: 중앙 또는 한쪽이나 양쪽으로 나타남
체성통 또는 방사통, 또는 둘 다, 다리 통증이 가장 두드러짐
허리 폄 시 말초화
걷거나 설 때, 또는 두 동작 모두 증상 유발
방향 선호도: 굽힘을 선호함

움직일 때 가쪽 척추사이구멍의 형태학적 변화에 따라 통증의 위치가 변한다.[42] 특히 근거에 따르면 폄, 같은 쪽으로의 가쪽굽힘 시 척추사이구멍이 각각 12%, 8% 좁아졌다.[42] 반대로 굽힘, 반대쪽으로의 가쪽굽힘 시 척추사이구멍이 각각 11%, 8% 늘어났다.[42] 척추증의 검사 결과 초기 단계에는 국소적인 통증이 있다. 하지만 질환이 진행된 경우 (압박으로 인해) 깊은힘줄반사 변화, 무감각, 운동실조, 운동 약화 등 신경학적 소견이 나타날 수 있다.

검사 시, 환자는 트레드밀 검사에서 양성 반응이 나타날 수

있다. 이 검사는 환자가 증상이 나타날 때까지 편안한 속도로 평평한 트레드밀 위에서 걷는 것이다. 증상이 나타나는 시간의 양이 기록된다. 그런 다음 환자는 앉아서 증상이 원래의 상태로 되돌아 올 때까지의 시간을 기록하고, 트레드밀의 경사를 15° 올린 다음 다시 걷는다. 또 증상이 나타나는 시간과 앉아서 증상이 회복될 때까지의 시간을 기록한다. 연구진들은 평평한 곳에서 걸을 때 허리 척추관 협착증의 임상 진단과 일관되게 조기 증상이 나타남을 발견했다 (민감도 68%, 특이도 83%).[43] 또한 평평한 곳에서 걷는 것과 비교했을 때 경사에서 걷는 총 시간이 더 긴 것은 허리 척추관 협착증을 나타내는 지표였다 (민감도 50%, 특이도 92%). 마지막으로 평평한 곳에서 걸은 후 긴 회복시간 또한 협착증의 임상 진단과 일치했다 (민감도 82%, 특이도 68%).

> 척추사이 협착증과 지각이상성 대퇴신경통으로 인한 신경근 압박은 모두 지각이상을 일으킬 수 있다. 지각이상성 대퇴신경통으로 인한 지각 이상 패턴은 허벅지의 앞가쪽으로 따라 수직적으로 나타나는 반면, 신경근 압박은 비스듬한 패턴으로 나타난다. 골반 압박 검사는 지각이상성 대퇴신경통으로 인한 증상을 감소시킬 수 있고 신경근 압박에는 영향을 미치지 않는다. 게다가 척추사이 협착증의 증상은 허리 굽힘 시 없어지는 반면, 지각이상성 대퇴신경통은 허리 자세의 영향을 받지 않는다.

척추분리증

척추분리증은 허리의 관절간부(pars interarticularis)의 결함 또는 분리와 연관이 있는 질환이다.[44,45] 이 질환이 가장 흔히 나타나는 수준은 L5이며, L4가 두 번째로 많이 나타난다.[46] 일반적으로 이 질환의 원인은 외상에서부터 과사용 부상에 이르기까지 다양하다. 척추분리증은 보통 증상이 없지만, 일부 환자들은 폄이나 돌림 같은 특정한 움직임을 할 때 날카로운 통증을 호소한다. 하지만 이러한 결과만으로는 결정적인 임상 검사 결과라고 할 수 없다.[46,47] 척추분리증의 위험이 있는 환자들에는 체조선수, 레슬링, 미식축구, 역도, 경쟁하는 치어리딩 같이 펴는 동작과 부하를 주는 동작을 반복적이고 강하게 해야 하는 운동에 참여하는 사람들이 포함된다.[46,48,49] 젊은 남성 선수들은 특히 위험하다는 근거가 있다.[46] 또한 청소년기의 좌식 생활 방식으로 낮은 긴장도와 좋지 않은 자세 조절은 시간이 지남에 따라 관절간부의 결함이 나타날 수 있는 척추의 뒤쪽 요소들에 과한 스트레스를 가할 수 있다.[50] 관절간부의 결함이 의심된다면, 방사선 사진으로는 관절간부 결함의 최대 49%를 알 수 없다는 근거가 있더라도 일반 사위(oblique) 방사선 사진을 찍는 것을 고려해야 한다.[46] 일반 방사선 사진으로 결론을 내릴 수 없다면 추가 영상 연구를 고려할 수 있다.

환자 프로필

증상은 보통 허리의 둔한 통증으로 보고되며, 일반적으로 여성보다 남성에게 증상이 더 많이 나타난다.[44,46] 증상이 있다면 보통 손상의 메커니즘은 알 수 없고, 환자는 통증이 서서히 발생했다고 보고한다. 폄 같이 뒤쪽 요소들을 닫는 움직임이나 서기나 걷기 같은 기능적 동작들은 증상을 악화시킬 수 있지만,[51] 항상 그런 것은 아니다. 신체 검사에서 손상된 쪽의 뒤앞쪽 spring 검사 시 국소적인 압통이 있을 수 있다. 하지만 이러한 결과만으로 결론을 지을 수 없다.[46,52]

척추전방전위증

척추전방전위증은 다른 척추에서 하나의 척추가 미끄러지는 것이다. 일반적으로 뒤쪽의 후관절은 앞쪽으로의 동작에 저항을 하지만, 어떤 상황에서는 미끄러지는 경향이 있을 수 있다.[53] 5가지 유형의 척추전방전위증이 확인되었다. 이형성, 협부, 퇴행성, 외상성, 병적.[52] 협부 변형은 관절간부의 병변을 포함하는 반면, 후관절에 의한 변형은 이형성이라고 한다.[55] 소아 사례의 대부분은 이형성과 협부 유형이다. 퇴행성 척추전방전위증은 후관절의 기능 부전과 디스크의 퇴행성 변화로 인한 것이며, 다른 척추에서 하나의 척추가 움직인다.[44] 외상성 척추전방전위증은 관절간부보다 뒤쪽 요소의 골절로 인한 것이다. 척추전방전위증의 다른 사례들은 종양 같은 주요 질환으로 인한 것이며 병적 척추전방전위증이라고 한다. 이형성 및 협부 유형은 선천적이라고 간주되는 반면, 퇴행성, 외상성, 병적 유형은 후천적이라고 분류된다.[56]

척추전방전위증은 일반적으로 미끄러지는 비율에 따라 등급을 나누며 S1 척추뼈몸통의 뒤쪽 피질을 이은 선에서부터 L5 척추뼈의 뒤아래쪽 코너까지를 측정한다. 그 다음 다음과 같은 분류를 사용하여 등급을 나눈다. 1도: 1~25%, 2도 26~50%, 3도: 51~75%, 4도: 76~100%, 5도: 100%이상.[56,57] 보존

치료로 완화되지 않거나 신경학적 징후와 증상이 나타난다면 수술을 해야할 수도 있다. 퇴행성 척추전방전위증은 종종 척추관 협착증의 진단과 관련이 있으며, 뼈와 관절의 구조물이 약해져서 상대적인 척주의 정렬을 유지할 수 없는 노화 과정으로 인해 나타난다. 이 질환은 50세 이상의 환자들에게 더 흔하며 일반적으로 L3~L4 또는 L4~L5 수준에서 발생한다.[56]

환자 프로필

척추전방전위증과 관련된 미끄러짐이 가장 흔한시기는 10~15세다.[58] 증상은 환자의 20대나 30대에 발생하며 미끄러짐의 정도와 관련이 있을 수도 없을 수도 있다. 일반적으로 통증은 기계적이며 중앙을 따라 나타나기도 하고 허리엉치 접합부에서 나타나기도 한다. 또한 증상은 한쪽이나 양쪽의 다리 통증으로 나타날 수 있고, 이는 종종 신경인성 파행과 일치한다.[59] 가쪽 방사선 사진으로 이 질환과 미끄러짐의 정도를 확인할 수 있는 반면, 사위 방사선 사진이나 자기 공명 영상은 원인을 알아내는데 도움이 된다.

척추 불안정

일반적으로 불안정은 통증에 영향을 주는 허리 부위의 과도한 움직임을 의미한다.[59] 상자 10-3은 허리뼈의 방사선학적 불안정과 관련된 임상 특징의 요약을 보여준다. 불안정은 질환이 어떻게 정의됐는지에 따라 논쟁의 여지가 있는 진단이 될 수 있다. 굽힘-폄 방사선 사진과 불안정을 의미하는 미리 정의된 기준 (예: 15% 또는 〉3 mm) 이상으로 하나의 척추뼈의 움직임이 증가하는 것으로 척추 불안정을 정량화하기위한 시도가 이루어졌다[52] Fritz와 동료들[60]은 나이, 허리 굽힘의 관절 가동 범위, 폄의 총 관절 가동 범위, 전반적인 인대의 느슨함에 대한 Beighton 척도, 척추 불안정성의 방사선학적 식별과 관련된 분절별 척추사이 동작 검사와 같은 변수들을 발견했다. 이 연구는 척추 불안정을 해결하기 위한 치료를 개발할 때 임상 검사가 도움이 될 수 있음을 시사한다. 임상적인 불안정은 잘 정의되지 않은 질환이며, 이는 안정화 기반 치료 프로그램으로 환자가 효과를 볼 수 있음을 시사한다. 불안정을 어떻게 정의하나와 관계없이, 근거에 따르면, 운동 기반 몸통 안정화 프로그램이 일부 환자에게 도움이 될 수 있다.

• 상자 10-3 방사선 사진 상 허리 불안정과 관련된 임상 소견

37세 이하
통증의 위치: 가변적
체성통 또는 방사통, 또는 둘 다
허리의 단독적인 굽힘: 53도 이상
Beighton 척도: 2 이상
분절별 가동성 검사 시 저운동성의 부족 또는 과운동성, 또는 둘 다

환자 프로필

허리 불안정이 있는 환자는 종종 시간이 지나면서 발생하는 재발성 LBP를 호소한다.[61] 신체 활동이나 정적 자세는 불안정 환자의 증상을 유발할 수 있고, 환자는 불안감을 나타낼 수 있다. 경미한 통증이 종종 나타나지만, 증상은 일반적으로 일관적이지 않다. Prone instability 검사 (그림 10-8), positive passive lumbar extension 검사 (그림 10-9)에서 양성 반응이 나타날 수 있다.[61,62] Abbott와 동료들[52]은 분절별 가동성의 도수 촉진을 방사선 촬영과 비교한 정확도에 대해 연구했다 (그림 10-10). 이 연구진들은 허리뼈의 불안정 변동의 특이도가 높은 것을 발견했지만 민감도는 낮았다 (특이도 0.89, 민감도 0.29). 본질적으로 연구진들은 불안정성이 확인된다면 이러한 양상이 나타날 것이라고 보고했다. 그러나 검사 결과가 음성이라면 위음성결과의 수 때문에 (70%에 가까움) 보통 결정적이지 않다.

척추 불안정 환자는 절구테두리 파열이나 골관절염 (OA) 같은 질환의 환자와 유사한 탁 하는 소리나 갈라지는 소리를 보고할 수 있다. 임상 검사에서는 척추의 분절별 움직임 검사 동안 엉덩관절 OA나 절구테두리 질환에는 영향을 미치지 않는 과운동성 및 통증과 관련된 척추 불안정의 원인을 밝혀야 한다. 엉덩관절 OA 및 절구테두리 질환은 척추 불안정에는 영향을 주지 않는 엉덩관절의 움직임에 의해 유발된다. Faber (Patrick) 및 Scour 같은 특수 검사는 척추 불안정과 엉덩관절 질환은 더 정확히 구별하는 도움이 된다.

엉치엉덩관절 통증

엉치엉덩관절 통증은 엉치엉덩관절에서 생긴다.[63] 엉치엉덩관절에서 발생한 통증은 엉덩관절과 골반의 다른 부분에서 나타날 수 있으며 드물게는 다리에서도 (비신경근성) 나타난다.[7,8,64] 엉치엉덩관절의 통증과 관련된 기계적인 특징은 논란의 여지가 있다. 일부 근거에서는 엉치엉덩관절에서 발생하는 소량의 움직임을 암시하는 것으로 보인다.[65] 그러나 그

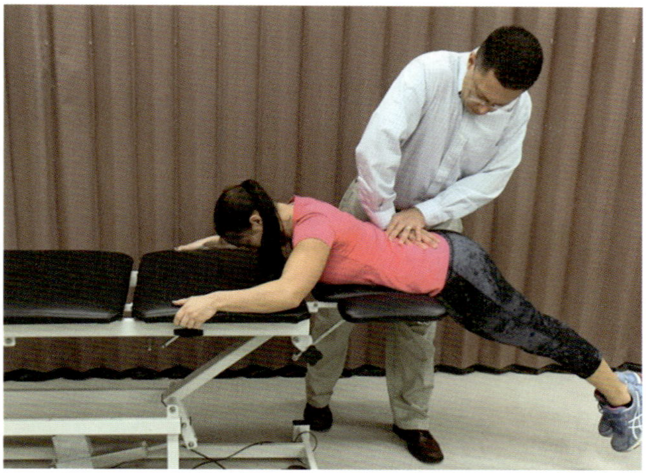

설명:
환자는 치료 테이블 끝에 엎드린다. 검사자는 증상이 유발되는 분절을 확인하기 위해 가시돌기 위헤 PA 스프링을 적용한다. 그런 다음 환자에게 테이블에 있는 자세를 유지하면서 다리를 올리라고 한다. 검사자는 확인된 분절 위에 PA 스프링을 적용한다. 들어올린 다리에서 통증이 감소되었다면 양성이다.

참조 기준:
표준 프로그램으로 간주된 성공

진단적 유용성:
민감도: 72%, 특이도: 58%, +LR: 1.7, −LR: 0.48.[61]

• **그림 10-8** Prone Instability Flexion **검사.** LR: 우도비, PA: 뒤앞쪽.

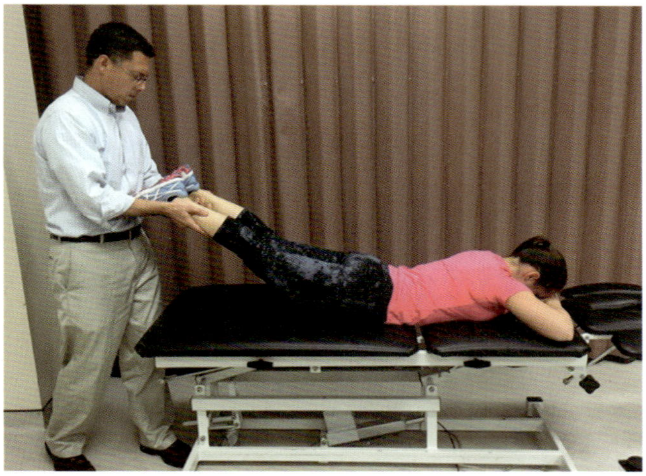

설명:
환자는 엎드리고 검사자는 양쪽 하지를 약 30cm 올린 뒤 무릎의 폄을 유지한 채 부드럽게 당긴다. 허리에서 통증이나 이상한 감각을 보고한다면 양성이다.

참조 기준:
불안정의 방사선학적 평가.

진단적 유용성:
민감도: 84%, 특이도: 90%, +LR: 8.84.[62]

• **그림 10-9** Passive Lumbar Extension **검사.** LR: 우도비.

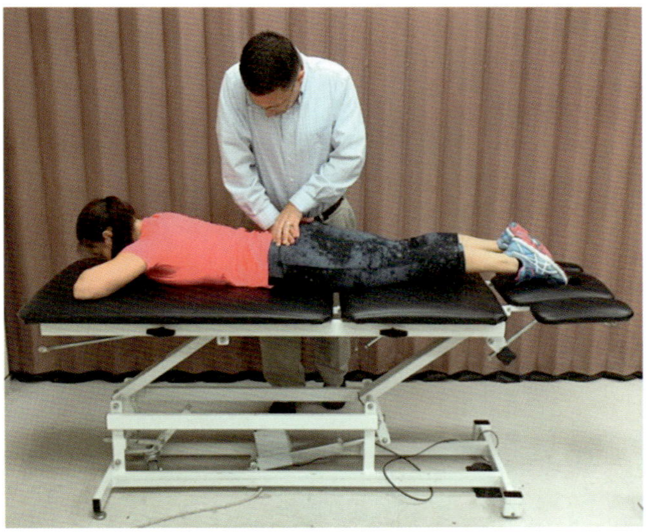

설명:
환자는 엎드리고 임상가는 가시돌기 쪽에 뒤앞쪽으로 중심 방향으로 압박을 가한다.

참조 기준:
움직이는 불안정의 방사선학적 평가.

진단적 유용성:
민감도: 29%, 특이도: 89%, +LR: 2.63, −LR: 0.79.[52]

• **그림 10-10** Posterior-Anterior Mobility Assessment. LR: 우도비.

움직임이 증상에 어떤 영향을 미치는지는 명확하지 않다. 엉치엉덩관절 통증에 영향을 줄 수 있는 메커니즘에는 외상, 과사용, 임신이 포함된다. 불행히도 무수한 인대, 근막, 근육 구조물들이 통증 발생 통각수용기와 함께 허리골반 복합체에 있다. 이로 인해 임상 검사만으로 통증 발생 구조물을 알아내기가 어려워진다. 그럼에도 불구하고 타당한 진단 검사를 뒷받침하는 데 충분한 근거가 있다. 이 섹션에서는 진단적 표준인 이중 차단 주사로 확인된 징후와 증상에 초점을 맞출 것이다.

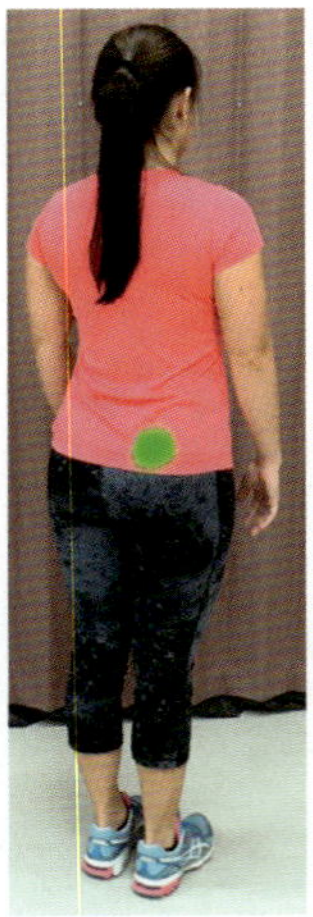

• 그림 10-11 엉치엉덩관절 통증 증상의 분포.

환자 프로필

상자 10-4는 엉치엉덩관절 통증과 관련된 임상 특성을 보여준다. 엉치엉덩관절 통증이 있는 환자는 특정한 손상 메커니즘이 있을 수 있으며, 어떤 경우에는 명백한 이유 없이 통증이 발생할 수 있다. 증상은 일반적으로 위뒤엉덩뼈가시 2 cm 이내에 있는 부위에서 엉덩관절의 뒤쪽과 위쪽에서 나타난다 (그림 10-11). 후관절 또는 추간판성 통증과 달리 증상의 위치는 거의 L5보다 높지 않다.[7] 또한 통증은 주로 한쪽에서 나타나며, 증상은 주로 엉치엉덩관절에서 나타나지만, 엉덩이로 연관통이 퍼질 수 있다.[9,66] 걷기나 서기 같은 활동 시 통증이 유발될 수 있지만, 앉았다 일어날 때의 통증을 제외하고는 이러한 활동 시 항상 유발되는 것은 아니었다.[7,8] 환자의 과거력으로 앉았다 일어나기와 관련된 증상을 알 수 있다. 하지만 이러한 증상은 일반적으로 걷기나 앉기의 영향을 받지 않는다.[8] 다음과 같은 유발 검사의 결과는 양성일 수 있다: distraction sacroiliac provocation 검사 (그림 10-12), thigh thrust sacroiliac provocation 검사 (그림 10-13), 오른쪽 · 왼쪽의 Gaenslen sacroiliac provocation 검사 (그림 10-14),

• 상자 10-4 엉치엉덩관절 통증과 관련된 임상 특징

주로 위뒤엉덩뼈가시 2 cm 이내에 있는 부위에서의 체성통
허벅지로의 연관통과 함께 L5 아래에서 한쪽의 통증
앉는 것으로 유발되는 통증
중심화 및 말초화: 없음
방향 선호도: 없음
엉치엉덩관절 유발 검사 결과 3개 이상 양성

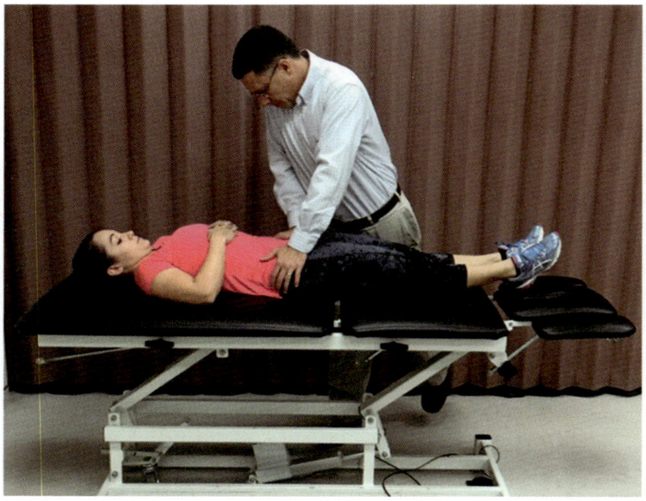

설명:
환자는 눕고 검사자는 위앞엉덩뼈가시에 아래쪽으로 단단한 압력을 가한다. 증상이 재현되면 양성이다.

참조 기준:
엉치엉덩관절에 국소적인 마취제 주입 시 80% 통증 완화.

진단적 유용성:
민감도: 60%, 특이도: 81%, +LR: 3.20, −LR: 0.49.[13]

• 그림 10-12 Distraction Sacroiliac Provocation 검사. LR: 우도비.

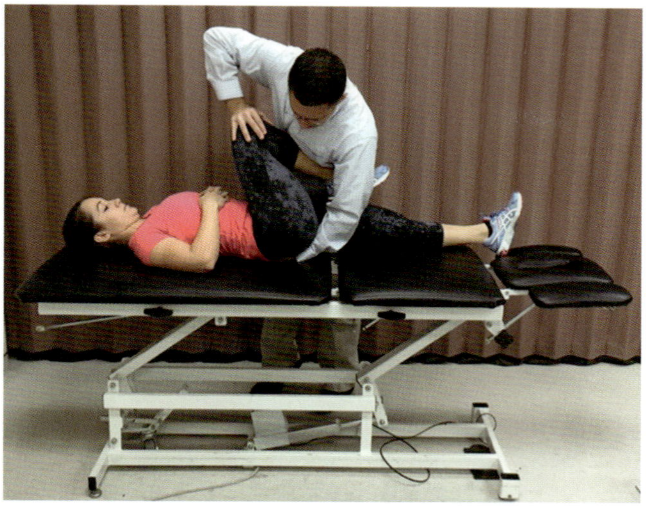

설명:
환자는 손상된 곳과 같은 쪽 엉덩관절을 구부린 채 눕는다. 검사자는 한 손을 엉치뼈 아래에 두고 다른 손으로 환자의 같은 쪽 엉덩관절을 받쳐준다. 넙다리뼈의 긴 축을 따라 테이블 방향으로 아래쪽으로 힘을 가한다. 증상이 재현되면 양성이다.

참조 기준:
엉치엉덩관절에 국소적인 마취제 주입 시 80% 통증 완화.

진단적 유용성:
민감도: 88%, 특이도: 69%, +LR: 2.80, -LR: 0.18.[13]

• **그림 10-13** Thigh Thrust Sacroiliac Provocation **검사.** LR: 우도비.

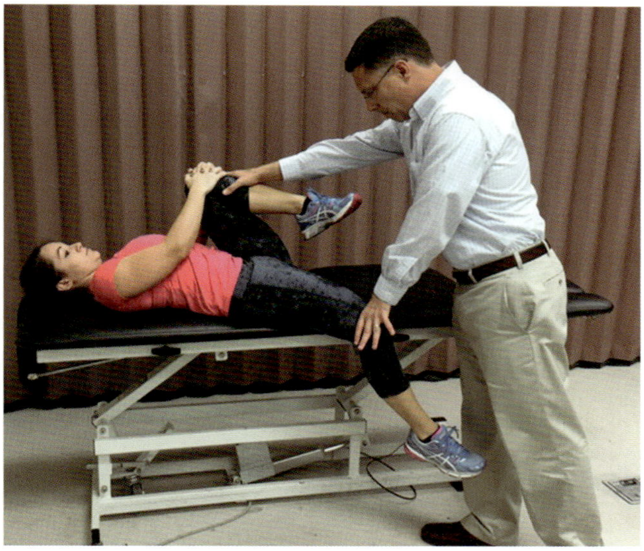

설명:
환자는 손상된 곳과 같은 쪽 엉덩관절을 구부리고 반대쪽 다리는 테이블 끝에 걸친 채 눕는다. 검사자는 반대쪽 다리를 고정한 채 아래쪽으로 힘을 가하고 같은 쪽 무명골을 뒤쪽으로 돌린다. 증상이 재현되면 양성이다.

참조 기준:
엉치엉덩관절에 국소적인 마취제 주입 시 80% 통증 완화.

진단적 유용성:
오른쪽: 민감도: 53%, 특이도: 71%, +LR: 1.84, -LR: 0.66.[13]
왼쪽: 민감도: 50%, 특이도: 77%, +LR: 2.21, -LR: 0.65.[13]

• **그림 10-14** Gaenslen Sacroiliac Provocation **검사.** LR: 우도비.

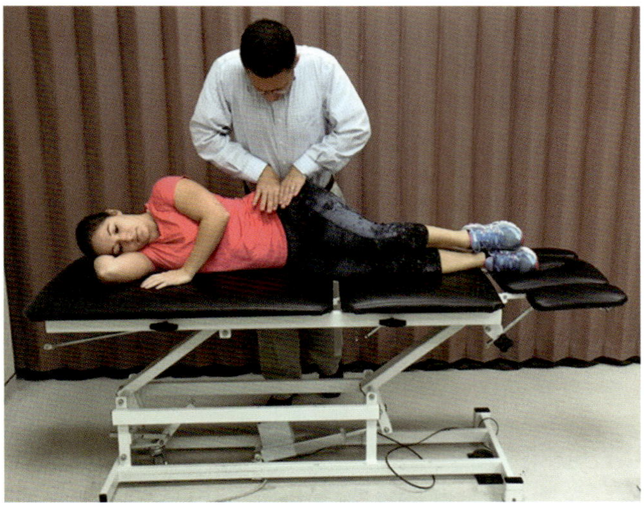

설명:
환자는 엉덩관절과 무릎관절을 편하게 구부린 채 옆으로 눕는다. 검사자는 환자의 뒤에 서서 엉덩뼈능선에 아래쪽으로 힘을 가한다. 증상이 재현되면 양성이다.

참조 기준:
엉치엉덩관절에 국소적인 마취제 주입 시 80% 통증 완화.

진단적 유용성:
민감도: 69%, 특이도: 69%, +LR: 2.20, -LR: 0.46.[13]

• **그림 10-15** Compression Sacroiliac Provocation **검사.** LR: 우도비.

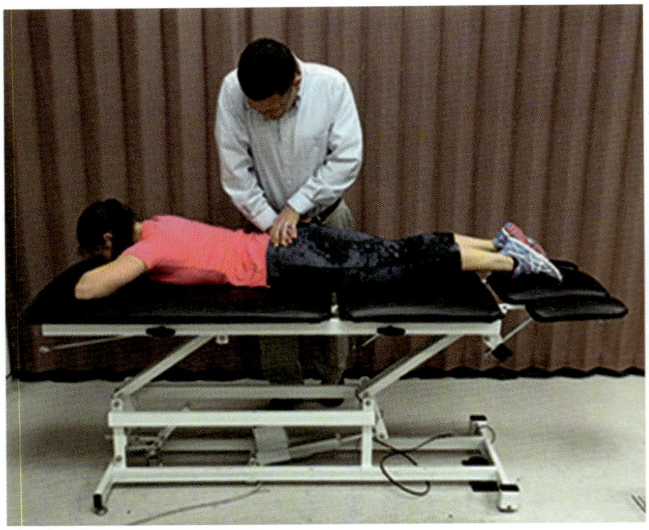

설명:
환자는 엎드린다. 검사자는 엉치뼈 기저부에 아래쪽으로 단단한 힘을 가한다. 증상이 재현되면 양성이다.

참조 기준:
엉치엉덩관절에 국소적인 마취제 주입 시 80% 통증 완화.

진단적 유용성:
민감도: 63%, 특이도: 75%, +LR: 2.50, −LR: 0.49[13]

• **그림 10-16** Sacral Thrust Sacroiliac Provocation **검사.** LR: 우도비.

compression sacroiliac provocation 검사 (그림 10-15), sacral thrust sacroiliac provocation 검사 (그림 10-16). Laslett과 동료들[13]은 다양한 유발 검사들은 평가했고 개별 검사보다 이들이 더 정확하다는 것을 발견했다. 이 연구는 5개의 유발 검사 중 3개의 결과가 양성이라면 더 강한 예측 능력이 있는 것을 발견했다. 앞서 언급한 검사의 결과에 대한 주의사항은 환자의 방향 선호도가 없고 허리를 움직일 때 중심화나 말초화에 대한 근거가 없는 것에 따라 검사의 타당도가 다르다는 것이다.[67] 엉덩관절 질환이 의심되고 환자가 주로 볼기근에 통증이 있을 때, 엉치엉덩관절의 손상은 앞서 언급한 5가지의 검사를 사용하여 배제될 수 있다.

엉치엉덩관절 질환은 엉덩관절 통증의 관절외 원인과 마찬가지로 엉덩관절 약화와 국소적인 통증이 나타날 수 있다. 관절외 수축성 질환과 엉치엉덩관절 통증을 구별하는 주요 진단적 기준에는 Laslett와 동료들이 기술한 5가지 특수 검사와 통증 위치가 포함된다. 엉치엉덩관절 통증은 보통 S2 부위에서 발생하며 (종종 Fortin 부위라고 함) 아래쪽으로 나타난다. 관절외 고관절 장애는 손상된 근육에서 특정한 약화 패턴으로 국소적인 통증과 압통이 나타난다.

꼬리뼈 통증

꼬리뼈는 엉치뼈의 가장 아랫부분과 관절을 이루며 앞쪽이나 뒤쪽으로 움직임이 발생한다. 많은 인대 구조물들이 이 관절을 둘러싸고 있으며, 따라서 상당한 통증이 꼬리뼈 관절에서 발생할 수 있다. 꼬리뼈 부상의 가장 일반적인 메커니즘은 미끄러져 엉덩이로 넘어지는 것이다. 통증은 주로 꼬리뼈에서 나타나지만 심각한 증상은 엉덩관절의 뒤안쪽 면으로 퍼질 수 있다.

환자 프로필

꼬리뼈는 3~5개의 융합된 척추뼈로 이루어져 있으며 앞쪽에 오목한 면이 있는 곡선을 형성한다. 이 구조는 엉치뼈에 대한 상대적인 위치와 함께 강제로 구부러진 자세를 하게끔 한다. 이는 특히 가장 일반적인 메커니즘인 미끄러져 엉덩이로 넘어진 경우다. 이 질환은 통증이 얼마나 멀리 퍼졌는지에 따라 진단하기 어려울 수 있다. 진짜 꼬리뼈에 부상이 있는 환자들은 엉치꼬리관절에서 심한 압통이 나타난다. 증상이 얼마나 멀리 퍼졌는지에 따라 임상가들은 엉덩관절의 관절내 및 관절외 질환을 배제하는 것을 고려해야 한다.

후관절 질환

후관절 통증은 관절주머니의 자극 또는 퇴행성 후유증으로 인한 것으로 생각되어진다. 후관절 통증의 유병률이 보고되었지만, 이 부위에서 발생하는 질환은 추간판성 또는 엉치엉덩관절 질환보다 흔하지 않다.

환자 프로필

상자 10-5는 후관절 질환과 관련된 일반적인 임상 특징을

• 상자 10-5 후관절 통증과 관련된 임상 특징

체성통
한쪽으로 나타나며 주로 볼기근의 연관통, 드물게는 원위부 쪽으로 나타남
앉는 것으로 통증이 유발되지 않음
중심화 및 말초화: 없음
방향 선호도: 없음
기침이나 재채기 시 증상 없음

보여준다. 후관절의 통증은 일반적으로 한쪽에서 나타나고 체성통이다. 질환이 퇴행성이 아닌 경우 무릎쪽으로의 연관통은 드물며, 임상 양상은 척추사이구멍협착증의 양상과 더 유사하다. 후관절 질환의 역사적인 양상은 결론이 나지 않았다. 그러나 누운 자세가 증상을 가장 많이 완화시키는 경향이 있다.[68] 추간판성 및 엉치엉덩관절 질환과 달리, 통증이 앉을 때 발생하지 않는다.[7,8,69] 척추의 움직임은 관절 장애로 인해 예상되는 대로 제한될 수 있지만, 일관된 방향 선호도가 관찰되지 않으며, 중심화와 말초화가 없다.[7,8,14] 안면타당도의 측면에서 손상된 부위의 분절별 가동성 검사 시 저운동성 또는 통증이 있음을 추측할 수 있다. 상자 10-6은 엉덩관절 통증의 감별 진단의 샘플을 보여준다.

• 상자 10-6 감별 진단

환자 검사

45세 여성은 엉덩관절 가쪽으로 퍼지는 오른쪽 볼기근의 통증이 있다. 통증의 주요 위치는 위뒤엉덩뼈가시(posterior superior iliac spine, PSIS)다. 발병은 서서히 진행되었다. 통증은 지난 한 해 동안 점차 악화되었고, 저번 달에 뚜렷한 원인 없이 악화되었다. 이부프로펜과 열 적용 시 증상이 완화되었다. 주요 호소 증상은 앉았다 일어날 때의 통증이다. 일상적인 기능에 필요한 정도의 걷기에서는 전반적으로 통증이 없다. 그러나 뛸 때 증상이 증가한다. 들리는 소리는 없으며 앉거나 서 있을 때 증상의 변화는 없다. 방사선 사진은 없었다.

신체 검사 결과, 서 있을 때는 정상적인 자세고 앉을 때는 허리 전만에서 약간의 감소가 나타났다. 엉덩관절의 능동적 관절 가동 범위는 (ROM) 오른쪽 폄을 제외하고 정상 범위 내였고 통증이 없었다. 오른쪽 폄은 끝 범위에서 아팠지만 정상이었다. 엉덩관절의 근수행능력 검사는 대칭적이었고 국소적인 약화는 없었다. Log roll 검사와 충돌 검사 시 음성이었다. Faber-Patrick 검사 시 오른쪽이 양성이었다. 엉덩관절을 촉진했을 때 양쪽 큰돌기에 압통이 있었다. 그 외에는 정상이었고 온도 변화나 위축은 없었다. 등허리의 능동적 ROM은 정상이고 통증이 없었으며, 동작 중에 통증 패턴의 변화는 없었다.

질환의 성격

환자의 병력은 엉덩관절 질환을 암시하지 않는다. 환자의 나이를 감안할 때, 엉덩관절 골관절염이나 허리의 협착증이 있을 확률은 낮다. 또한 환자의 나이가 척추 불안정을 배제하는 데 잠재적으로 도움이 될 수 있다. 들리는 소리가 없기 때문에 엉덩관절과 척추 통증의 잠재적 원인으로서의 골관절염과 불안정을 배제할 수 있다. 주로 PSIS의 국소 지점에서 나타나는 볼기근의 통증은 엉치엉덩관절 질환과 관련이 있다. 앉았다 일어날 때의 통증은 추간판성 통증이나 엉치엉덩관절의 통증을 암시한다. 통증에 명백한 방향 선호도가 없고 위치가 변하지 않는 것을 감안할 때, 추간판성 질환이나 척추사이구멍협착증은 원인이 아닐 것으로 보인다. 게다가 국소적인 요통이 없다는 것은 후관절 질환을 배제할 수 있다. 부상의 메커니즘이 없기 때문에 근육 좌상(엉덩관절, 골반, 허리)과 척추분리증 같은 아급성 외상을 배제할 수 있다.

신체 검사 시 엉덩관절의 능동적 ROM은 정상이었고 엉덩관절 폄의 끝 범위에서만 통증이 있었다. 엉덩관절의 대칭적인 근육 검사와 통합했을 때, 이러한 결과로 엉덩관절 질환을 배제할 수 있다. 방향 선호도가 없고 등허리 가동성이 정상적인 것으로 허리 질환의 전제를 (예: 후관절, 추간판성, 협착증) 더 정확히 배제할 수 있다. 큰돌기에서 압통이 있더라도 양쪽에서 나타나므로, 이는 무관한 것으로 보인다. 다른 부위에는 압통이 없고, 근육 검사 시 통증이 없으며, 서서히 발병했기 때문에 근육 질환을 배제할 수 있다. 한쪽 폄에서 통증이 있는 것을 제외하고는 엉덩관절의 검사에서 뚜렷한 증상이 없었다.

국소적인 PSIS의 압통과 앉았다 일어날 때의 통증이 있는 한쪽 볼기근의 통증 위치를 고려할 때, 이 질환의 원인은 엉치엉덩관절로 인한 것으로 보인다. 이는 허리 가동성 검사 시 중심화 및 말초화가 없고 방향 선호도가 없기 때문에 더 확신할 수 있다. 폄의 끝 범위에서 통증이 있는 것은 이 자세가 Gaenslen 검사와 매우 흡사하기 때문에 엉치엉덩관절 질환에서 흔히 나타나는 증상일 수 있다. 추가 검사에는 국소적인 엉덩관절 질환을 위한 추가 특수 검사와 엉치엉덩관절에 사용되는 여러 검사들이 포함될 수 있다 (sacral spring, thigh thrust, compression, distraction, Gaenslen). 임상 검사로 확인되지 않는 증상이 남아있다면, 엉덩관절이나 허리엉치뼈의 경미한 구조적 변화 또는 형태학적 이상을 알아내는데 방사선 사진이 도움이 될 수 있다.

요약

이 장에서는 엉덩관절 부위에서 나타나는 통증의 증상을 구별하기 위한 실용적인 접근법을 보여준다. 이 장의 초기에서 확립한대로 엉덩관절 통증은 다요인적 원인이 있으며, 허리엉치뼈의 질환들이 실제로는 엉덩관절 질환인 것처럼 보일 수도 있다. 임상가들이 허리골반 통증과 엉덩관절 통증을 구별하여 평가하는 진단적 통찰력을 가지는 것이 중요하다. 이를 위해 이 장에서는 환자의 적절한 분류를 위해 가치 있는 징후와 증상에 대해 설명했다. 통증 행동과 임상 검사에서의

정보는 이들을 합쳤을 때 환자의 통증에 대해 명확히 알려준다. 마지막으로 특정 허리엉치 질환들은 연구에서 정당함이 입증된 임상 특징에 중점을 두고 설명되었다. 임상가가 환자의 징후 및 증상을 평가할 수 있고 진단에 대한 통찰력을 얻을 수 있는 범위 내에서 이론적 체계가 만들어진다. 이 장은 증상이 엉덩관절로 인한 것인지 허리엉치 복합체로 인한 것인지 분명하지 않은 사례 연구로 끝을 맺는다. 독자들은 검사 결과와 이후 치료 계획을 평가할 기회를 갖는다. 논의 섹션은 사례 연구에서도 제공되므로 독자들은 궁극적인 치료 계획을 결정할 때 의사 결정 과정을 더 잘 이해할 수 있다.

사례 연구

환자 치료는 어려울 수 있고 이 책에서 설명한 것과 똑같은 임상 양상은 거의 없다. 진단과 치료를 넘어서 여러 요인들을 고려해야 한다. 사례 연구 10-1~10-3은 가정이지만, 저자의 임상 경험을 기반으로 했다. 제시된 사례들은 명확한 진단 범주에 속하지 않을 수 있지만, 본문의 내용이 임상에서 어떻게 적용될 수 있는지에 대한 사례를 독자에게 제공하기위한 과정이 명확히 설명되어 있다.

사례 연구 10-1

엉덩관절 통증

환자 과거력

스미스 (Smith) 씨는 특정한 손상 메커니즘 없이 오른쪽 엉덩관절 통증을 호소하여 치료실에 찾아 온 남성이다. 현재 회계사로 일하고 있고 하루의 대부분을 컴퓨터 앞에서 보낸다. 납세 기간이 끝났기 때문에, 몇 달에 걸친 12시간의 일을 마무리했다. 이 기간 동안 증상이 진행된 것으로 보인다. 처음에는 통증이 엉덩관절에 둔하고 "깊은" 통증으로 나타났다. 그러나 증상이 진행되면서 통증은 허리 몸통 주변의 중앙에서부터 허벅지 근위부의 앞쪽과 안쪽으로 퍼졌다. 통증은 오래 앉을 때 증가하고 걸으면 완화된다. 과거 병력으로는 조절된 고혈압이 있다. 환자의 주요 목표는 통증 없이 일을 다시 하는 것이다.

검사 결과

관찰: 환자를 관찰했을 때, 키는 약 5피트 9인치고, 몸무게는 약 220파운드다.

관절 가동 범위 (ROM): 허리의 ROM은 모든 방향에서 제한적이었지만 특히 굽힘의 제한이 가장 심했다. 반복적인 폄으로 증상이 완화되었고, 몇 번을 반복한 후에는 허벅지의 증상이 약해졌다. 또한 엉덩관절의 ROM 측정에서는 오른쪽 엉덩관절 굽힘과 안쪽돌림에 전반적인 제한이 있었다.

근력: 오른쪽 엉덩관절의 모든 근력이 약했고, 특히 굽힘근이 약했다. 반대쪽의 근력은 정상 범위 내였다.

근육 길이 검사: 근육 길이 검사에서는 양쪽 엉덩정강근막띠의 제한이 나타났고, 양쪽 Ober 검사 시 양성 결과가 나타났다. Thomas 검사에서는 오른쪽 엉덩관절 굽힘근의 타이트함이 나타났고 왼쪽은 정상이었다.

특수 검사: 하지 직거상 검사, well leg raise 검사: 음성, 넙다리신경 긴장도 검사: 양성, scour 검사, 엉치엉덩 유발 검사: 음성.

환자 결과 측정: 숫자 평가 척도로 측정을 했으며, 움직일 때 10점 중 5점이고, 가장 심할 때는 8점, 가장 좋을 때는 3점이다 (평균 점수 5.33).

측정

환자는 오른쪽 엉덩관절의 약화와 통증이 나타났으며, 근육 길이의 제한도 나타났다. 엉덩관절의 ROM은 오른쪽 안쪽돌림이 감소되었고, 이 결과는 골관절염 (OA) 소견과 일치한다. 또한 위쪽 허리신경얼기 부상으로 인한 신경 긴장도 검사에서 양성 결과가 나타났다. 하지만 scour 검사는 음성이었으므로 엉덩관절의 관절내 질환은 배제한다. 따라서 현재의 진단은 L2 신경근 병변이다.

치료 계획

치료 계획은 주로 허리 부위에서 오는 증상에 초점을 맞춘다. 따라서 치료는 증상을 중심화시키는 환자가 선호하는 움직임 방향 내에서 이루어질 것이다. 증상이 반복적인 움직임으로 중심화되지 않는다면 기계적인 견인을 고려할 것이다. 환자는 관절내 병리학적 질환이 없는 것으로 보이지만, 엉덩관절 안쪽돌림에 뚜렷한 제한이 있고, 이는 엉덩관절 OA 및 요통과 관련이 있다. 따라서 감소된 ROM을 대상으로 하고 가동성을 향상시키기 위해 ROM 운동과 가동술 기법을 적용할 것이다. 마지막으로 엉덩관절 근육과 얕은 코어 근육을 대상으로 하는 근력 강화 프로그램을 시작할 것이다. 치료 계획은 8번으로 이루어진다 (4주 동안 1주일에 2번씩).

결과

8회 방문 후 환자는 증상이 뚜렷하게 호전되었으며 숫자 평가 척도의 평균 점수는 10점 중 1.33점이었다. 환자는 증상의 증가 없이 한 번에 2~3시간동안 앉아있을 수 있다고 했다. 현재는 위쪽 허리에서 경미한 증상을 보고한다. 하지만 이는 특정한 움직임에서만 발생하며 지속되지 않는다.

논의

이 사례는 비슷한 연관통 패턴이 있는 2가지 질환을 강조한다. 엉덩관절 OA와 L2 신경근 병변 모두 엉덩관절과 앞쪽 허벅지에 연관통이 나타난다. 검사에서는 약간 다른 결과가 나타난다. 예를 들어, 엉덩관절 안쪽돌림의 제한은 보통 OA와 관련이 있다. 하지만 이 질환은 일반적으로 더 민감한 scour 검사로 배제된다. 넙다리신경의 긴장도 검사 결과가 양성이었지만, 이 검사가 더 민감한 경향이 있고 양성 결과가 정확하지 않았다. 따라서 위쪽 허리신경얼기의 병변의 일차적인 진단은 신뢰도가 없었다. 이 사례의 결과는 긍정적이었다. 그러나 환자가 2~4번의 방문 후 향상되지 않았다면, 임상가는 정확한 진단을 내렸는지 결정하기 위해 질환을 재평가하는 것을 고려했었어야 한다.

사례 연구 10-2

척추전방전위증

환자 과거력

조단(Jordan)은 16세의 여성 체조선수로서 요통을 호소한다. 몇 년 동안 통증이 있다 없다 했지만, 최근에 평균대 위에서 떨어진 뒤 통증이 심하게 증가했다. 부상을 당하지 않았을 때는 하루에 2~3시간씩 연습했으며 환자는 전국 수준의 경기에 참여하고 있다. 허리 중앙 부분에서 중심적으로 위치한 통증을 호소하며, 다리로의 뚜렷한 방사통은 없다. 하지만 통증이 매우 심각하면 허벅지에서도 통증을 호소한다. 환자는 허리를 뒤로 펼 때 통증이 악화된다고 했다. 특히 뒤로 공중제비를 돌거나 뒤돌아 내려온 후 팔이 떠있을 때 더 심해졌다. 현재 환자의 통증은 10점 중 5점이었다. 쉴 때 10점 중 1~2점이었지만 심한 폄을 해야 하는 활동을 하고나면 10점 중 8점까지도 올라갔다. 요통 외에 환자의 과거 병력은 없었다.

검사 결과

관찰: 환자는 약간의 과한 전만이 있는 체조 소녀인 것처럼 보였다. 키는 5피트 2인치고 몸무게는 105파운드이다.

관절 가동 범위 (ROM): ROM은 통증으로 인해 제한되는 폄을 제외한 모든 방향에서 정상 범위 이내였다. 앞으로 구부릴 때 근육에서 약간의 타이트함과 끝 범위에서 당겨지는 느낌을 보고했다.

근력: 근육분절의 결함이 없고, 몸통의 폄을 제외하고는 심각한 근력 감소 또한 없었다. 허리 폄근의 지구력을 위한 Biering-Sorensen 검사 자세를 약 100초 동안 유지할 수 있었으며, 이는 이 나이 대에 적절한 시간이다. 하지만 환자 수준의 운동선수에게 예상되는 범위는 더 높다. 환자는 통증이 생겨서 이 자세를 더 오래 유지할 수 없었다고 했다.

근육 길이 검사: 환자는 양쪽 엉덩관절 굽힘근의 약간의 상대적인 타이트함을 제외하고는 매우 유연하며 근육 길이에 뚜렷한 제한이 없었다.

촉진: 촉진 시 척추 주변 근육에서 방어 작용이 나타난 것처럼 보였고, L4에서 촉진되었다.

특수 검사: 하지 직거상 검사: 음성, well leg raise: 음성, prone instability 검사: 양성, passive lumbar extension 검사: 양성.

영상 검사: 앞뒤, 가쪽, 사위 면의 일반 방사선 사진을 촬영했다. 허리의 사위 (오른쪽과 왼쪽의 뒤쪽 비스듬한 면) 및 가쪽 사진 결과, 오른쪽과 왼쪽 관절간부에서 각각 2도의 척추전방전위증이 발견되었다.

측정

환자는 과한 전만 자세가 있고 근육 길이에 약간의 제한이 있는 것처럼 보였으며, 이는 뒤쪽 척주에 압박을 가했을 수 있다. 허리의 척주세움근을 촉진했을 때 근육 좌상을 암시할 수 있는 약간의 근육 방어 반응이 있었다. 하지만 prone instability 검사와 quadrant 검사의 양성 결과는 척추의 뒤쪽 요소에 구조적 결함이 있을 수 있음을 암시한다. 일반 방사선 사진으로 2도의 척추전방전위증을 확인했다.

치료 계획

치료 계획에는 운동선수와 선수의 부모님에게 폄 움직임을 피하는 것과 이 질환이 진행될 가능성에 대한 교육을 하는 것이 포함된다. 또한 치료는 엉덩관절 굽힘근의 유연성 운동과 국소적인 근육 시스템을 대상으로 하는 코어 운동으로 이루어질 것이다. 또한 환자는 과한 전만을 만드는 자세를 피하도록 교육받을 것이다.

결과

운동선수의 스포츠 의학 팀과 많은 상담을 한 끝에 경쟁에서 물러나겠다고 결정했다. 환자의 코치는 환자가 계속 체조에 적극적으로 참여할 수 있도록 조수 자리를 마련해줬다. 환자는 여전히 가끔씩 불편함을 느끼지만, 전체적인 통증은 10점 중 약 1점이고 통증이 없는 경우가 많다.

논의

초기 양상만 봤을 때는 단순히 균형대 위에서 떨어진 뒤 근육 좌상을 입은 것처럼 보일 수 있다. 앞으로 구부릴 때 근육이 당겨지는 느낌과 척추 주변의 긴장도 증가는 부상의 메커니즘과 일치한다. 하지만 추가 검사에서 quadrant 검사가 양성 결과인 것은 뒤쪽 요소의 구조적 결함을 나타낸다. Prone instability 검사의 양성 결과와 함께 이러한 소견들은 추가 검사가 필요하다. 일반 방사선 사진으로 진단을 확인했다. 그러나 척추전방전위증이 없는 척추분리증의 경우, 관절간부의 결함을 확인하려면 자기 공명 영상이 필요할 수 있다.

사례 연구 10-3

양쪽 하지의 증상

환자 과거력

존슨 (Johnson) 씨는 68세의 퇴직자다. 상대적으로 활동적이며 일주일에 2번 골프를 치고 매일 아침 3마일을 걷는다. 최근 다리 통증을 호소하고 있으며, 점점 심해지고 이로 인해 걷는 것이 제한된다. 현재 골프 카트를 이용하고 다리 통증이 증가하기 전에 약 반 마일만 걸을 수 있다. 통증의 원인이 될 만한 특별한 사고는 없었다. 하지만 증상 때문에 걷는 거리가 점점 짧아졌다. 증상으로는 두 다리에 무거운 느낌을 주는 저린감과 통증이 있었다. 증상은 엉덩이에서 시작하여 점점 다리로 퍼졌다. 이러한 증상은 일정 기간 동안 서 있거나 걸을 때 진행된다. 증상이 매우 심해질 때는 종아리 근육까지 퍼졌다. 환자의 목표는 다시 카트 없이 1주일에 2~3번 18홀 골프를 치는 것이며 매일 정상적으로 3마일씩 걷는 것이다. 과거 병력으로는 의학적으로 조절된 고혈압이 있다. 또한 관상동맥 질환과 아래쪽 허리의 골관절염이 있다.

검사 결과

관찰: 환자는 중간 정도의 키로 잘 발달된 남성이다. 키는 약 5피트 8인치이고 몸무게는 약 195파운드이다. 환자의 자세를 가까이서 봤을 때, 환자의 무게중심은 약간 앞으로 나와 있는 상태였다.

계속

사례 연구 10-3

양쪽 하지의 증상

관절 가동 범위 (ROM): 허리의 ROM은 폄을 제외하고 모든 방향에서 정상 범위의 약 75%로 제한적이었다. 허리 폄의 능동적 ROM은 정상 범위의 약 50%로 제한적이었고, 끝 범위에서 약간의 통증이 있었다. 엉덩관절 ROM은 뚜렷하게 감소되었고, 양쪽 모두 안쪽돌림 약 5°, 가쪽돌림 20°, 폄 -5°, 굽힘 120°였다.

근력: 몸통의 근력은 뚜렷하게 약화되었고, 몸통 근력을 검사하는 표준 자세를 유지할 수 없었다. 또한 엉덩관절의 근력은 전반적으로 감소되었고, 특히 엉덩관절 벌림이 약화되었다.

근육 길이 검사: 근육 길이의 제한이 나타났다. Thomas 검사 시 양쪽 엉덩관절 굽힘근의 근육 길이 제한으로 인해 양성이었고, Ober 검사 시 엉덩정강근막띠와 대퇴근막장근의 제한으로 인해 양성이었다.

특수 검사: Straight leg raise 검사: 음성, Crossed leg raise 검사: 음성, Posteroanterior joint mobility: 가동성의 전반적인 감소가 뚜렷함. 또한 graded treadmill 검사 시 양성이었고 경사 없이 3mph 속도로 걷는 4분 이내에 종아리 통증이 재현되었다. 15%의 경사에서 같은 속도로 걷는 동안 약 8분째에 증상이 나타났다.

결과 측정: 환자의 숫자 평가 척도는 현재 10점 중 5점이고, 가장 좋을 때는 2점, 가장 나쁠 때는 8점이다.

측정

아침에 2마일을 걸을 때 중간 정도의 불편함을 느꼈다. 검사 시 앞으로 구부러진 자세가 보였고 주로 종아리 근육에서 통증을 호소했다. 검사는 신경인성 파행으로 이루어졌다. 그러나 혈관인성 파행이 고려된다.

치료 계획

치료에는 6주 동안 1주일에 2번씩 물리치료로의 의뢰가 포함된다. 또한 오랫동안 서거나 걷는 것을 피하도록 교육하는 것이 포함된다. 추가 재활은 제한적인 근육 길이의 스트레칭, 몸통과 하지 근육의 일반적인 근력 강화, 누워서 타는 자전거에서의 점진적인 컨디셔닝 프로그램으로 구성된다.

결과

퇴원 시 환자의 숫자 평가 척도는 현재 10점 중 0점이었고, 가장 나쁠 때는 4점, 가장 좋을 때는 0점이었다. 또한 환자는 식료품점 쇼핑, 집에서의 일반적인 움직임 같은 정상적인 일상 생활에서 걸을 수 있었다. 하지만 통증의 뚜렷한 증가 없이 골프 라운딩을 할 수 없었다. 또한 환자는 운동을 할 때 걷는 것보다 누워서 타는 고정식 자전거를 사용하기로 선택했다.

논의

이 사례는 환자가 약간의 요통을 호소하지만 양쪽 종아리까지 퍼지는 심각한 다리 통증을 호소하는 상황을 강조한다. 직접적인 엉덩관절 질환이 있을 수는 없지만 양쪽 증상을 고려할 때, 환자에게는 아래 허리뼈의 관절염이라는 과거 병력이 있고 이로 인해 아래 허리골반 복합체의 가동성을 억제시킬 수 있다, 또한 환자는 혈관인성 또는 신경인성 파행과 일치하는 증상을 호소했다. 특히 환자의 과거 병력 중 고혈압과 관상동맥 질환을 고려했을 때 이는 중요한 결과이다. 그러나 treadmill 검사 시 신경인성 파행에 대한 양성 결과가 나타났고 따라서 치료 계획은 일차적인 진단을 다루는 방향으로 진행되었다. 치료 결과는 긍정적인 것처럼 보였지만, 신경인성 파행이 있는 환자에게는 정상적인 활동의 적응이 전반적으로 필요하다는 점을 이해하는 것이 중요하다. 이 사례의 환자는 골프를 계속 할 수 있었지만, 심각한 통증 없이 전체적인 라운딩을 끝내기 위해서는 카트를 사용해야 했다. 또한 환자는 누워서 타는 자전거를 포함하여 걷는 운동에 적응했다. 누워서 타는 자전거에서 앉는 자세는 척추의 뒤쪽 요소를 열어서 폄 자세를 유발하는 것을 피할 수 있다. 마지막으로 정상적인 활동으로의 적응과 물리치료의 조합은 환자의 통증, 인지된 장애, 기능에 큰 영향을 미쳤다.

참고문헌

1. Cassidy JD, Carroll LJ, Cote P. The Saskatchewan health and back pain survey: the prevalence of low back pain and related disability in Saskatchewan adults. *Spine (Phila Pa 1976).* 1998;23(17):1860-1866, discussion 1867.
2. Horvath G, Koroknai G, Acs B, et al. Prevalence of low back pain and lumbar spine degenerative disorders: questionnaire survey and clinical-radiological analysis of a representative Hungarian population. *Int Orthop.* 2010;34(8):1245-1249.
3. Hoogeboom TJ, den Broeder AA, Swierstra BA, et al. Joint-pain comorbidity, health status, and medication use in hip and knee osteoarthritis a cross-sectional study. *Arthritis Care Res.* 2012;64(1):54-58.
4. Goodman CC, Snyder TK. *Differential Diagnosis for Physical Therapists Screening for Referral.* 5th ed. St. Louis: Saunders; 2012.
5. Kuslich SD, Ulstrom CL, Michael CJ. The tissue origin of low back pain and sciatica: a report of pain response to tissue stimulation during operations on the lumbar spine using local anesthesia. *Orthop Clin North Am.* 1991;22(2):181-187.
6. Laslett M, McDonald B, Tropp H, et al. Agreement between diagnoses reached by clinical examination and available reference standards: a prospective study of 216 patients with lumbopelvic pain. *BMC Musculoskelet Disord.* 2005;6:28.
7. Young S, Aprill C. Characteristics of a mechanical assessment for chronic lumbar facet joint pain. *J Man Manip Ther.* 2000;8(2):78-84.
8. Young S, Aprill C, Laslett M. Correlation of clinical examination characteristics with three sources of chronic low back pain. *Spine J.* 2003;3(6):460-465.
9. Fortin JD, Falco FJ. The Fortin finger test an indicator of sacroiliac pain. *Am J Orthop.* 1997;26(7):477-480.
10. Khan AM, McLoughlin E, Giannakas K, et al. Hip osteoarthritis: where is the pain? *Ann R Coll Surg Engl.* 2004;86(2):119-121.
11. Donelson R, Aprill C, Medcalf R, Grant W. A prospective study of centralization of lumbar and referred pain: a predictor of symptomatic discs and anular competence. *Spine (Phila Pa 1976).* 1997;22(10):1115-1122.

12. Laslett M, Aprill CN, McDonald B, Oberg B. Clinical predictors of lumbar provocation discography: a study of clinical predictors of lumbar provocation discography. *Eur Spine J.* 2006;15(10): 1473-1484.
13. Laslett M, Aprill CN, McDonald B, Young SB. Diagnosis of sacroiliac joint pain validity of individual provocation tests and composites of tests. *Man Ther.* 2005;10(3):207-218.
14. Laslett M, McDonald B, Aprill CN, et al. Clinical predictors of screening lumbar zygapophyseal joint blocks: development of clinical prediction rules. *Spine J.* 2006;6(4):370-379.
15. Murakami E, Aizawa T, Noguchi K, et al. Diagram specific to sacroiliac joint pain site indicated by one-finger test. *J Orthop Sci.* 2008;13(6):492-497.
16. Werneke M, Hart DL, Cook D. A descriptive study of the centralization phenomenon: a prospective analysis. *Spine.* 1999; 24(7):676-683.
17. Werneke M, Hart DL. Centralization phenomenon as a prognostic factor for chronic low back pain and disability. *Spine.* 2001;26(7):758-764, discussion 765.
18. Kolber MJ, Hanney WJ. The dynamic disc model: a systematic review of the literature. *Phs Ther Rev.* 2009;14(3):181-187.
19. Takasaki H, May S, Fazey PJ, Hall T. Nucleus pulposus deformation following application of mechanical diagnosis and therapy: a single case report with magnetic resonance imaging. *J Man Manip Ther.* 2010;18(3):153-158.
20. Tokuhashi Y, Satoh K, Funami S. A quantitative evaluation of sensory dysfunction in lumbosacral radiculopathy. *Spine (Phila Pa 1976).* 1991;16(11):1321-1328.
21. Ahn UM, Ahn NU, Buchowski JM, et al. Cauda equina syndrome secondary to lumbar disc herniation: a meta-analysis of surgical outcomes. *Spine (Phila Pa 1976).* 2000;25(12): 1515-1522.
22. Fleckenstein J, Zaps D, Rüger LJ, et al. Discrepancy between prevalence and perceived effectiveness of treatment methods in myofascial pain syndrome: results of a cross-sectional, nationwide survey. *BMC Musculoskelet Disord.* 2010;11:32.
23. Gerwin RD, Shannon S, Hong CZ, et al. Interrater reliability in myofascial trigger point examination. *Pain.* 1997;69(1–2): 65-73.
24. Gerwin RD, Dommerholt J, Shah JP. An expansion of Simons' integrated hypothesis of trigger point formation. *Curr Pain Headache Rep.* 2004;8(6):468-475.
25. Harden RN, Bruehl SP, Gass S, et al. Signs and symptoms of the myofascial pain syndrome: a national survey of pain management providers. *Clin J Pain.* 2000;16(1):64-72.
26. Hong CZ, Simons DG. Pathophysiologic and electrophysiologic mechanisms of myofascial trigger points. *Arch Phys Med Rehabil.* 1998;79(7):863-872.
27. Hanten WP, Olson SL, Butts NL, Nowicki AL. Effectiveness of a home program of ischemic pressure followed by sustained stretch for treatment of myofascial trigger points. *Phys Ther.* 2000;80(10):997-1003.
28. Kannan P. Management of myofascial pain of upper trapezius: a three group comparison study. *Glob J Health Sci.* 2012;4(5): 46-52.
29. Aguilera FJM, Martín DP, Masanet RA, et al. Immediate effect of ultrasound and ischemic compression techniques for the treatment of trapezius latent myofascial trigger points in healthy subjects: a randomized controlled study. *J Manipulative Physiol Ther.* 2009;32(7):515-520.
30. Cook C, Brown C, Michael K, et al. The clinical value of a cluster of patient history and observational findings as a diagnostic support tool for lumbar spine stenosis. *Physiother Res Int.* 2011;16(3):170-178.
31. Albeck MJ. A critical assessment of clinical diagnosis of disc herniation in patients with monoradicular sciatica. *Acta Neurochir (Wien).* 1996;138(1):40-44.
32. Long A, Donelson R, Fung T. Does it matter which exercise? A randomized control trial of exercise for low back pain. *Spine (Phila Pa 1976).* 2004;29(23):2593-2602.
33. Suri P, Rainville J, Katz JN, et al. The accuracy of the physical examination for the diagnosis of midlumbar and low lumbar nerve root impingement. *Spine (Phila Pa 1976).* 2011;36(1): 63-73.
34. Bernard TN Jr, Kirkaldy-Willis WH. Recognizing specific characteristics of nonspecific low back pain. *Clin Orthop Relat Res.* 1987;217:266-280.
35. Arnoldi CC, Brodsky AE, Cauchoix J, et al. Lumbar spinal stenosis and nerve root entrapment syndromes: definition and classification. *Clin Orthop Relat Res.* 1976;115:4-5.
36. Amundsen T, Weber H, Nordal HJ, et al. Lumbar spinal stenosis conservative or surgical management? A prospective 10-year study. *Spine (Phila Pa 1976).* 2000;25(11):1424-1435, discussion 1435-1436.
37. Wiltse LL, Kirkaldy-Willis WH, McIvor GW. The treatment of spinal stenosis. *Clin Orthop Relat Res.* 1976;115:83-91.
38. Bridwell KH. Lumbar spinal stenosis: diagnosis, management, and treatment. *Clin Geriatr Med.* 1994;10(4):677-701.
39. Katz JN, Harris MB. Clinical practice: lumbar spinal stenosis. *N Engl J Med.* 2008;358(8):818-825.
40. Amundsen T, Weber H, Lilleas F, et al. Lumbar spinal stenosis: clinical and radiologic features. *Spine (Phila Pa 1976).* 1995; 20(10):1178-1186.
41. Fritz JM, Delitto A, Welch WC, Erhard RE. Lumbar spinal stenosis: a review of current concepts in evaluation, management, and outcome measurements. *Arch Phys Med Rehabil.* 1998; 79(6):700-708.
42. Fujiwara A, An HS, Lim TH, Haughton VM. Morphologic changes in the lumbar intervertebral foramen due to flexion-extension, lateral bending, and axial rotation: an in vitro anatomic and biomechanical study. *Spine (Phila Pa 1976).* 2001; 26(8):876-882.
43. Fritz JM, Erhard RE, Delitto A, et al. Preliminary results of the use of a two-stage treadmill test as a clinical diagnostic tool in the differential diagnosis of lumbar spinal stenosis. *J Spinal Disord.* 1997;10(5):410-416.
44. Ko SB, Lee SW. Prevalence of spondylolysis and its relationship with low back pain in selected population. *Clin Orthop Surg.* 2011;3(1):34-38.
45. Petersen T, Laslett M, Thorsen H, et al. Diagnostic classification of non-specific low back pain: a new system integrating patho-anatomic and clinical categories. *Physiother Theory Pract.* 2003; 19(4):213-237.
46. Kobayashi A, Kobayashi T, Kato K, et al. Diagnosis of radiographically occult lumbar spondylolysis in young athletes by magnetic resonance imaging. *Am J Sports Med.* 2013;41(1): 169-176.
47. Thein-Nissenbaum J, Boissonnault WG. Differential diagnosis of spondylolysis in a patient with chronic low back pain. *J Orthop Sports Phys Ther.* 2005;35(5):319-326.
48. Nau E, Hanney WJ, Kolber MJ. Spinal conditioning for athletes with lumbar spondylolysis and spondylolisthesis. *Strength Cond J.* 2008;30(2):43-52.

49. Heck JF, Sparano JM. A Classification system for the assessment of lumbar pain in athletes. *J Athl Train.* 2000;35(2):204-211.
50. Smeets RJ, Wade D, Hidding A, et al. The association of physical deconditioning and chronic low back pain: a hypothesis-oriented systematic review. *Disabil Rehabil.* 2006;28(11):673-693.
51. Hanney WJ, Pabian PS, Smith MT, Patel CK. Low back pain: movement considerations for exercise and training. *Strength Cond J.* 2013;35(4):99-106.
52. Abbott JH, McCane B, Herbison P, et al. Lumbar segmental instability: a criterion-related validity study of manual therapy assessment. *BMC Musculoskelet Disord.* 2005;6:56.
53. Fritz JM, Cleland JA, Childs JD. Subgrouping patients with low back pain: evolution of a classification approach to physical therapy. *J Orthop Sports Phys Ther.* 2007;37(6):290-302.
54. Wiltse LL, Newman PH, Macnab I. Classification of spondylolisis and spondylolisthesis. *Clin Orthop Relat Res.* 1976;117: 23-29.
55. Borkow SE, Kleiger B. Spondylolisthesis in the newborn: a case report. *Clin Orthop Relat Res.* 1971;81:73-76.
56. Hu SS, Tribus CB, Diab M, Ghanayem AJ. Spondylolisthesis and spondylolysis. *J Bone Joint Surg Am.* 2008;90(3):656-671.
57. Meyerding H. Spondylolisthesis. *Surg Gynecol Obstet.* 1932;54: 371-377.
58. Manchikanti L. Epidemiology of low back pain. *Pain Physician.* 2000;3(2):167-192.
59. O'Sullivan PB. Lumbar segmental "instability": clinical presentation and specific stabilizing exercise management. *Man Ther.* 2000;5(1):2-12.
60. Fritz JM, Piva SR, Childs JD. Accuracy of the clinical examination to predict radiographic instability of the lumbar spine. *Eur Spine J.* 2005;14(8):743-750.
61. Hicks GE, Fritz JM, Delitto A, McGill SM. Preliminary development of a clinical prediction rule for determining which patients with low back pain will respond to a stabilization exercise program. *Arch Phys Med Rehabil.* 2005;86(9):1753-1762.
62. Kasai Y, Morishita K, Kawakita E, et al. A new evaluation method for lumbar spinal instability: passive lumbar extension test. *Phys Ther.* 2006;86(12):1661-1667.
63. Broadhurst NA, Bond MJ. Pain provocation tests for the assessment of sacroiliac joint dysfunction. *J Spinal Disord.* 1998; 11(4):341-345.
64. Berthelot JM, Labat JJ, Le Goff B, et al. Provocative sacroiliac joint maneuvers and sacroiliac joint block are unreliable for diagnosing sacroiliac joint pain. *Joint Bone Spine.* 2006;73(1): 17-23.
65. Buyruk HM, Snijders CJ, Vleeming A, et al. The measurements of sacroiliac joint stiffness with colour Doppler imaging: a study on healthy subjects. *Eur J Radiol.* 1995;21(2):117-121.
66. Slipman CW, Jackson HB, Lipetz JS, et al. Sacroiliac joint pain referral zones. *Arch Phys Med Rehabil.* 2000;81(3):334-338.
67. Laslett M, Young SB, Aprill CN, McDonald B. Diagnosing painful sacroiliac joints: a validity study of a McKenzie evaluation and sacroiliac provocation tests. *Aust J Physiother.* 2003; 49(2):89-97.
68. Revel M, Poiraudeau S, Auleley GR, et al. Capacity of the clinical picture to characterize low back pain relieved by facet joint anesthesia: proposed criteria to identify patients with painful facet joints. *Spine (Phila Pa 1976).* 1998;23(18):1972-1976, discussion 1977.
69. Laslett M, Oberg B, Aprill CN, McDonald B. Zygapophysial joint blocks in chronic low back pain a test of Revel's model as a screening test. *BMC Musculoskelet Disord.* 2004;5:43.
70. Vroomen PC, de Krom MC, Wilmink JT, et al. Diagnostic value of history and physical examination in patients suspected of lumboscral nerve root compression. *J Neurol Neurosurg Psychiatry.* 2002;72(5):630-634.
71. Kerr RSC, Cadoux-Hudson TA, Adams CBT. The value of accurate clinical assessment in the surgical management of the lumbar disc protrusion. *J Neurol Seurosurg Psychiatry.* 1988;51: 169-173.
72. Stankovic R, Johnell O, Maly P, Willner S. Use of lumbar extension, slump test, physical and neurological examination in the valuation of patients with suspected herniated nucleus pulposus: a prospective clinical study. *Man Ther.* 1999;4(1):25-32.
73. Porchet F, Fankhauser H, De Tribolet N. Extreme lateral lumbar disc herniation: clinical presentation in 178 patients. *Acta Neurochir (Wien).* 1994;127(3-4):203-209.

11

엉덩관절과 골반의 상해

Hip and Pelvic Injuries

PETER AARON SPRAGUE

개 요

엉덩관절과 골반의 상해는 다양한 환자 집단에 영향을 줄 수 있는 다양한 종류의 상해가 있다. 엉덩관절 골절의 발병률은 여성 10만 명 중 957명, 남성 10만 명 중 414명으로 보고되었다.[1] 골반 외상은 전체 골격 상해의 3%만을 차지하여 발병률이 낮지만, 심각한 동시이환과 이 질병과 관련된 높은 사망률로 인해 모든 골격 상해에서 가장 치명적이다.[2] 이러한 상해의 원인은 젊은 사람들과 관련된 자동차 사고, 스포츠 부상, 높은 곳에서의 낙상 등 에너지가 많이 쓰이는 외상 사건으로 인한 것에서부터 키 높이에서 넘어지는 것 (뼈가 손상된 노인의 골절과 젊은 사람들의 병리학적 골절을 일으킴) 같이 에너지가 적게 쓰이는 사건에 이르기까지 다양하다.[3] 이러한 상해의 치료는 다양하며 골절 자체의 특성, 수술의 특성, 동시이환, 환자의 나이에 따라 다르다.

상해의 유형과 관계없이, 이러한 상해를 입은 환자의 성공적인 관리는 환자의 목표, 기대치, 생활양식, 상해 전 기능 상태, 환자의 건강에 영향을 미치는 질병이나 질환의 존재에 대한 철저한 이해에 달려 있다. 환자의 궁극적인 목표는 전신적인 관점에서 최적의 기능을 회복시키고 후유증을 감소시키는 것이다. 장기적인 긍정적 결과를 위해 본래의 상해의 원인이 되는 특정 소인을 밝히고 교정하며 이후 상해를 일으킬 수 있는 현재의 변수들을 알아내는 것이 중요하다. 이러한 목표를 이루기 위해 환자의 신체적, 환경적, 심리학적 요인을 치료해야 한다. 이러한 이유에서 의학적 관리와 재활을 할 때 전문가들 간의 팀 접근법이 뛰어난 결과를 낳는다.[4] 상해의 심각도와 추가 의학적 복잡성에 따라, 이 팀에는 간호, 작업치료, 신체 의학 및 재활, 물리치료, 사회복지, 중재적 방사선, 수술 분야의 전문가들이 포함될 수 있다.

엉덩관절과 골반의 외상에는 넙다리뼈머리의 골절-탈구, 넙다리뼈목과 절구의 골절, 골반의 골절, 골반의 인대 파열, 근위부 넙다리뼈의 골절, 스트레스 반응이 포함될 수 있다. 따라서 이 장에서는 엉덩관절과 골반 전체에서 볼 수 있는 다양한 외상성 상해를 탐구할 것이다. 이 장은 다양한 종류의 엉덩관절 골절에 대한 설명으로 시작하고 뒤에서는 골반의 외상에 대해 논의할 것이다. 여러 상해에 대한 분류 체계, 관련된 원인, 복잡성, 관리에서의 문제에 대해서도 설명할 것이다.

엉덩관절 골절

엉덩관절 골절은 관절주머니속일 수도 있고 (관절주머니 안에서 발생한 골절) 관절주머니바깥일 수도 있다 (관절주머니 밖에서 발생한 골절). 엉덩관절의 관절주머니는 절구의 절구테두리 주변에 붙어있고, 넙다리뼈머리를 둘러싸며, 넙다리뼈목까지 퍼져있다. 관절주머니속 골절의 유합과 기능은 넙다리뼈머리의 혈관 완전성과 넙다리뼈목 안의 골밀도에 따라 다르다. 관절주머니바깥 골절은 엉덩관절 골반의 큰 근육을 위한 힘줄이 닿는 곳에서 발생하기 때문에 기계적인 부하로 인한 위험을 받는다.

엉덩관절 골절에는 근위부 넙다리뼈 골절, 넙다리뼈목 골절, 돌기사이 골절, 절구 골절이 있다. 엉덩관절이 골절된 부위는 상해를 일으키는 외상의 종류 및 환자의 특정 합병증과 관련이 있다.

근위부 넙다리뼈 골절

근위부 넙다리뼈 골절은 3가지 유형이 있는데, 넙다리뼈머리 골절, 넙다리뼈목 골절, 돌기 사이 골절이다. 넙다리뼈머리와 넙다리뼈목 골절은 괄절주머니속 골절 또는 관절주머니 안에서 발견되는 상해로 간주되는 반면에, 돌기사이 골절은 관절주머니바깥 골절로 간주된다. 참고로 엉덩관절의 관절주머니는 세로 섬유로서 넙다리뼈목 기저부 주변의 가로 섬유에 의해 고정되며 넙다리뼈머리를 지나서 궁상섬유 (arcuate fibers)에 의해 절구테두리에 부착된다. 또한 넙다리뼈머리 골절은 엉덩관절 탈구 및 절구 골절과도 관련이 있어서, 관리, 예후, 장기적인 관리를 고려할 때 중요한 의미를 갖는다. 이러한 유형의 골절들은 각각 원인, 양상, 관리가 다르며 다음 섹션에서 더 자세히 설명될 것이다.

넙다리뼈머리 골절, 절구 골절, 뒤쪽 탈구

넙다리뼈머리 골절과 절구 골절은 드물며, 에너지가 많이 쓰이는 외상으로 인한 엉덩관절의 뒤쪽 탈구와 관련된 심각한 상해다.[5] 이러한 상해는 일반적으로 엉덩관절이 굽힘, 모음, 안쪽돌림을 하고 있을 때 넙다리뼈몸통에 축 방향으로의 힘이 가해지면서 발생한다. 엉덩관절의 골절-탈구는 자동차 사고, 자동차와 보행자의 사고, 높은 곳에서 떨어짐에서 가장 흔하며, 더 드물게는 스포츠와 관련된 상해에서 발생한다. 상해의 성격을 고려할 때, 상해를 입은 가장 일반적인 집단은 20~30세의 남성이다.[6] 상해를 입을 때 큰 힘이 작용하기 때문에 최대 95%는 엉덩관절 탈구가 나타난다. 나머지 상해의 대부분은 비정형외과적이며, 대부분 머리, 가슴, 복부의 상해다. 엉덩관절의 뒤쪽 탈구와 관련된 정형외과적 상해에는 유병률 순서대로, 절구 골절, 하지와 상지의 기타 골절, 넙다리뼈머리 골절이 포함된다[7] (그림 11-1).

합병증

머리, 척추, 복부, 사지를 포함하여 외상 시 지속된 다른 부상들을 확인하기 위해 엉덩관절 골절-탈구 환자의 검사와 평가는 조심스럽게 수행되어야 한다. 개방 골절을 배제하기 위해 곧창자, 회음, 질 검사 또한 수행되어야 한다. 탈구와 직접 관련된 신경혈관 고려사항은 즉각적이고 긴급으로 다뤄져야 한다. 위볼기동맥은 상해 시 찢길 수 있고, 궁둥신경·폐쇄신경·넙다리신경에 대한 상해 검사도 시행되어야 한다. 엉덩관절 탈구는 의학적인 응급 상황으로 간주되며, 넙다리뼈목 골절 같은 금기증을 배제한 후에는 넙다리뼈머리의 무혈성괴사 (avascular necrosis, AVN)와 궁둥신경 손상의 위험을 감소시키기 위해 가능한 빨리 마취제를 투여한 뒤 비개방정복술을 수행해야 한다. AVN은 상해 6시간 내에 정복되지 않은 엉덩관절에서 발생할 가능성이 크다.[7] 탈구 중 궁둥신경의 손상이 흔하므로 정복술 전후의 궁둥신경에 대한 평가와 기록을 권장한다. 엉덩관절 뒤쪽 탈구의 30% 정도가 궁둥신경 손상과 관련이 있으며, 일반적으로 궁둥신경의 회음가지가 손상되며, 이로 인해 발처짐(foot drop)이 발생할 수 있다.[8] 수술 후 발생할 수 있는 또 다른 합병증에는 64%의 높은 발생률을 보이는 이소성 골화증(heterotopic ossification, HO)이 있다. HO의 높은 발생률은 수술의 앞쪽 접근법과 관련이 있다.[9]

절구 골절

절구 골절은 드문 상해임에도 불구하고 심각하며, 연간 10만 명 당 약 3명에게 발생한다고 보고되었다.[10] 젊은 인구의 이러한 상해는 자동차 사고 같이 에너지가 많이 쓰이는 외상 사건과 관련이 있다. 노인의 절구 골절은 일반적으로 키 높이에서 넘어지는 것과 관련된 에너지가 적게 쓰이는 외상에 의해 발생한다. 노인 인구의 이러한 골절의 발생률은 증가하고 있다.[11]

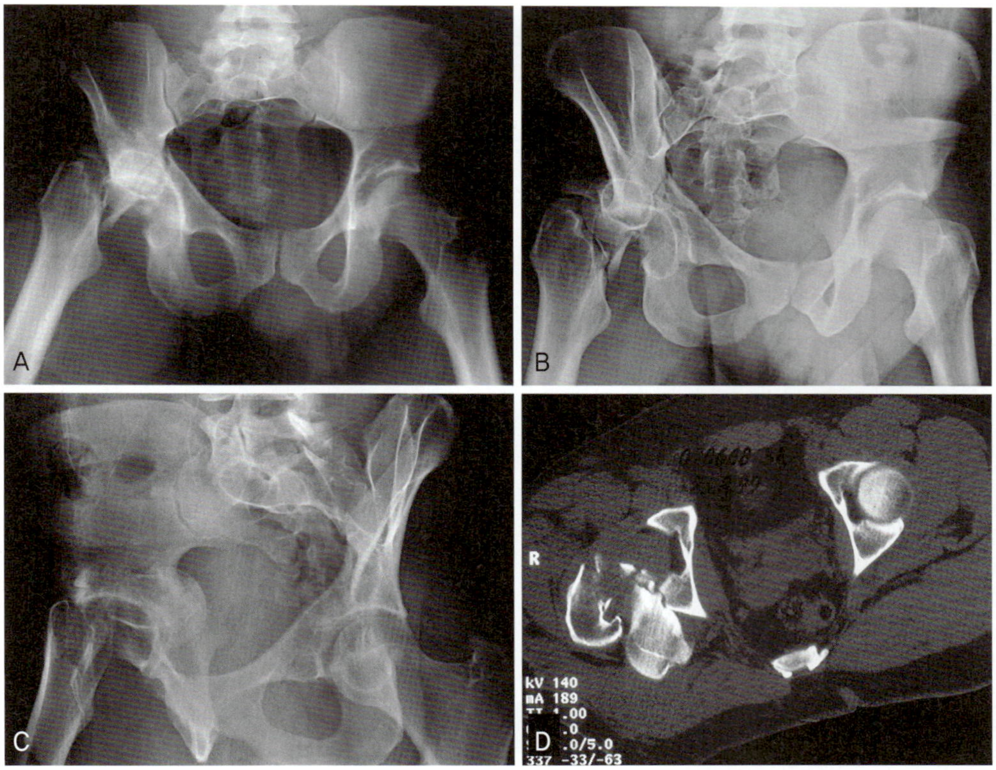

• **그림 11-1** (A) 수술 전 골반의 앞뒤 방사선 사진, (B, C) Judet 영상, (D) 컴퓨터 단층 촬영. 이 사진들은 심각하게 변위된 가쪽 넙다리뼈목 골절, 넙다리뼈머리의 뒤쪽 탈구, 절구의 가로 골절을 보여준다. (From Tannast M, Mack PW, Klaeser B, Siebenrock KA . Hip dislocation and femoral neck fracture: decision-making for head preservation. *Injury.* 2009;40:1118–1124.)

절구는 무명골 (innominate bone)의 앞쪽 기둥과 뒤쪽 기둥 사이에서 지지되는 것으로 묘사되어 왔다 (그림 11-2). 앞쪽 기둥은 절구의 앞쪽 벽, 엉덩뼈의 앞쪽, 위두덩뼈가지, 엉덩두덩가지로 이루어져 있다. 뒤쪽 기둥은 절구의 뒤쪽 벽과 위쪽 부분, 궁둥뼈결절, 엉덩뼈의 사각형 판으로 이루어져 있다. 이러한 상해의 분류와 치료는 이러한 기둥에 대한 이해를 기반으로 한다.

절구 골절의 Letournel 분류는 골절의 해부학적 특징과 관련하여 상해를 분류한다 (그림 11-3). 이 골절은 2가지 유형의 골절로 나뉜다: 기본 유형, 관련 유형. 기본 유형은 가로 골절뿐만 아니라 궁둥뼈의 뒤쪽 기둥, 뒤쪽 벽, 앞쪽 기둥, 앞쪽 벽에서 볼 수 있는 단독적인 골절로 구성된다. 관련 유형은 결합된 부위가 포함되며 다음과 같이 세분화된다: 뒤쪽 기둥과 뒤쪽 T 모양의 골절, 앞쪽 기둥과 반가로 (hemitransverse) 골절, 양 기둥을 포함하는 골절.

이러한 골절을 확인하기 위해 일반 방사선 사진, 특히 앞뒤 골반과 Judet 영상이 권장되는 반면, 골절의 해부학과 특징을 정확히 측정하기 위해서는 컴퓨터 단층 촬영 (computed

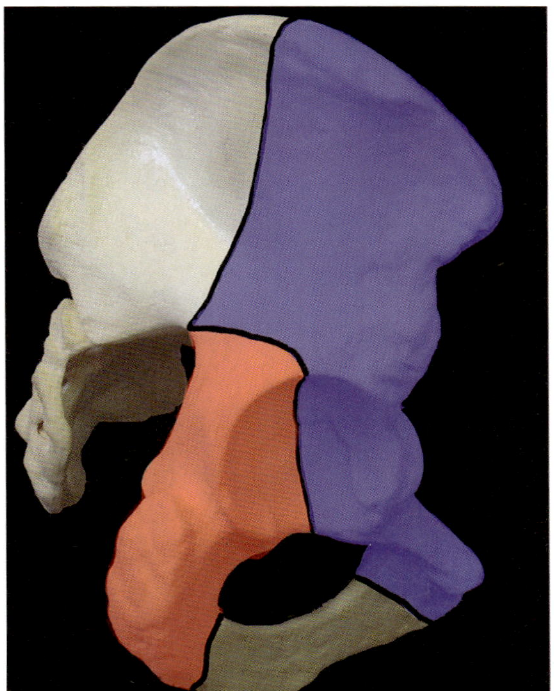

• **그림 11-2 무명골의 앞쪽 및 뒤쪽 기둥을 보여주는 골반의 골학.** (From Stevenson AJ, McArthur JR, Acharya, MR, et al. Principles of acetabular fractures. *Orthop Trauma.* 2014;28:141–150.)

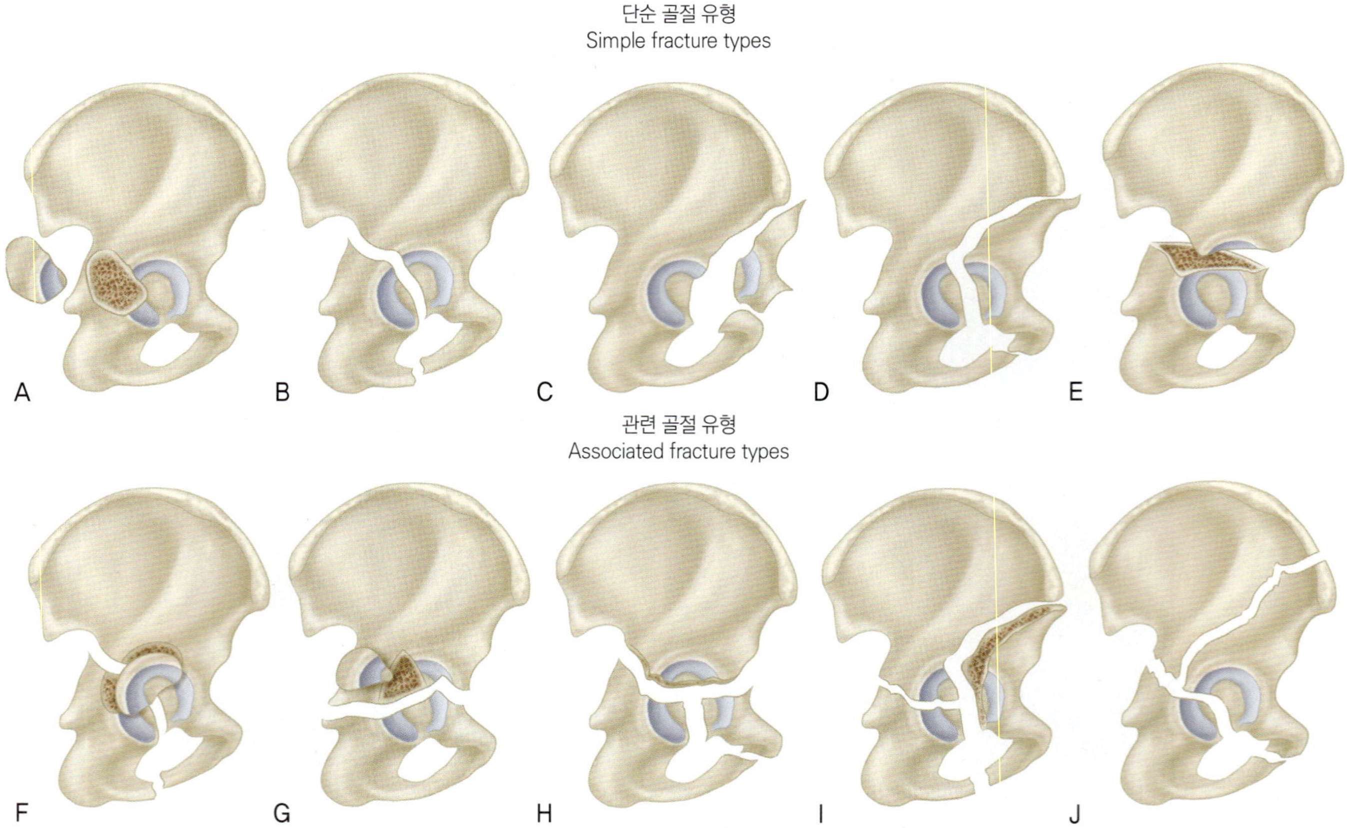

• **그림 11-3 절구 골절의 Letournel 분류.** (From Canale ST, Beaty JH. Campbell's *Operative Orthopaedics*. 12th ed. Philadelphia: Mosby; 2013.)

tomography, CT) 스캔을 권장한다.[5] 상해가 유발되는 외상의 유형에 대한 이해는 관리에 영향을 줄 수 있는 기존의 합병증뿐만 아니라 외상과 관련된 다른 잠재적인 합병증의 가능성에 대한 중요한 정보를 줄 수 있다. 환자에게 관련된 엉덩관절 탈구가 없다면, 절구 골절의 치료는 응급이라고 간주되지 않는다. 하지만 상해 후 7일 내에 수술을 해야 한다.[5] 이 접근법은 외상 팀이 환자를 생리학적으로 안정적이게 만들고 수술을 준비할 수 있게 한다. 엉덩관절 탈구 후 일반적인 치료인 견인은 넙다리뼈의 원위부에서 핀을 통해 약 5 kg 무게로 적용될 수 있다. 수술 중에 견인을 사용할 수도 있다.

관절이 잘 일치되고 안정적이라면 2 mm 미만으로 변위된 절구 골절은 비수술적으로 치료될 수 있다. 변위된 절구 골절은 내고정술로 치료된다. 수술의 목표는 절구의 안정성을 좋게 만들어 조기 관절 가동 범위 (ROM)가 가능하게 하고 넙다리뼈머리와 절구 사이가 잘 맞게끔 하려는 것이다. 경피적 고정술은 정확한 정복이 어렵고 외고정술 시 관절내 손상을 피하는 나사의 적절한 관통 깊이를 추측하기 어렵기 때문에, 내고정술을 더 선호한다. 수술 접근법의 선택은 골절의 특성, 다른 벽의 골절, 뒤쪽 벽과 가로 골절, 동시이환, 수술하는 의사의 경험에 따라 다르지만, 이러한 골절은 일반적으로 래그나사 (lag screws)로 정복되며 중립화 판 (neutralization plates)으로 고정된다 (그림 11-4).

수술 후 엉덩관절이 안정적이라고 판단되면, 절구 골절 이후 재활은 엉덩관절 ROM의 조기 회복을 포함할 수 있다. 절구에 가해지는 체중 부하에 대한 부담 때문에 환자는 6주 동안 비체중부하를 해야 하며 추가 6주 동안은 부분적인 체중부하를 해야 한다. 이 기간 동안 재활은 머리 손상, 척추 손상, 기타 정형외과적 외상 같은 다른 동시 이환을 고려해야 한다.[5] 비수술적 관리에서의 체중 부하 고려사항은 골절의 위치, 골절 부위의 치유 측정, 골 질량, 환자와 관련된 기타 동시이환을 기반으로 해야 한다. 이 환자들에게 HO가 상대적으로 많이 발병된다고 보고되었기 때문에 환자가 수술 후 기간 동안 엉덩관절의 통증을 호소한다면 HO를 고려해야 한다.

노인 환자의 절구 골절은 에너지가 적게 쓰이는 외상으로

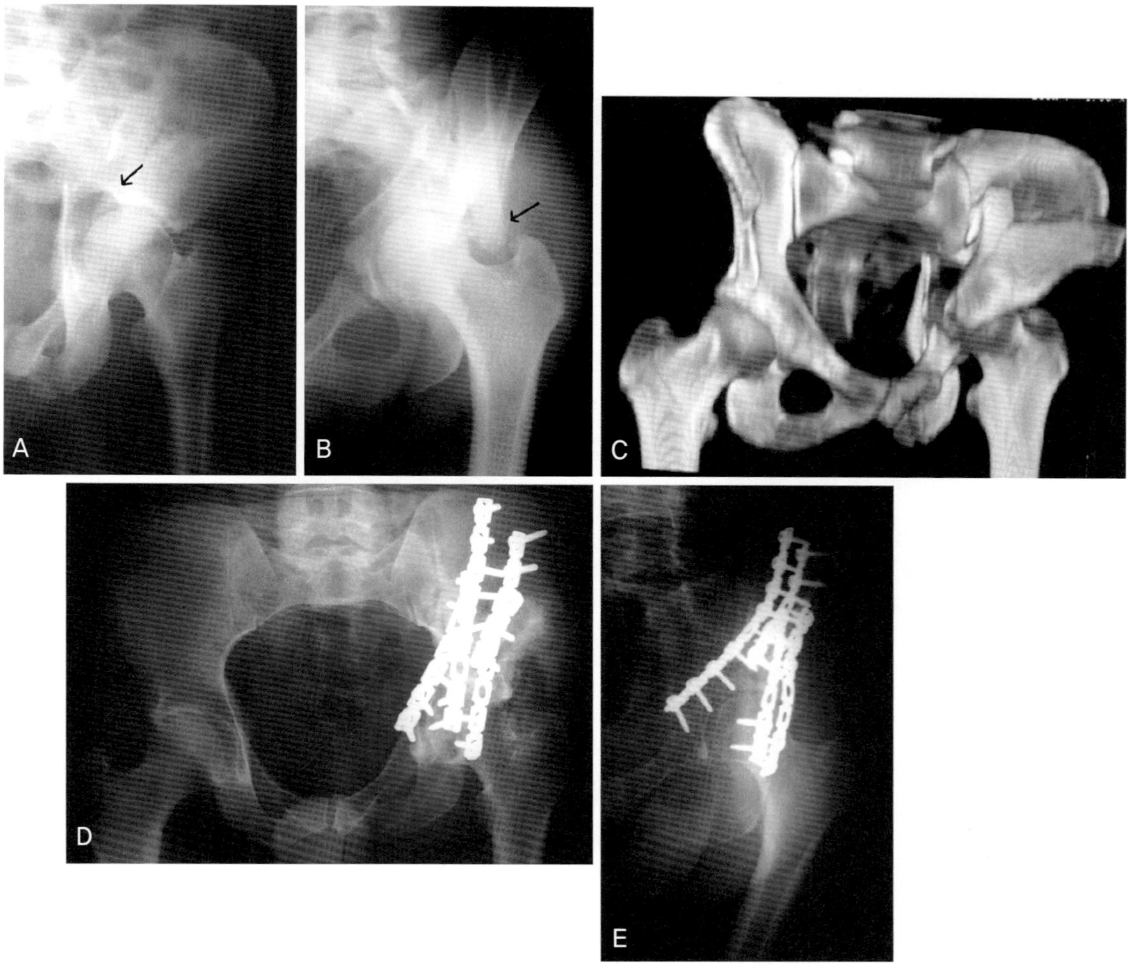

• **그림 11-4 II형 양 기둥 골절, 엉덩두덩가지의 이는곳에서 두 번째 조각의 미끄러짐.** posterior step을 먼저 수술하고 anterior step은 지연됨 (엉덩판 및 엉덩두덩판). A: 수술 전 앞뒤 영상 (화살표로 가리키는 부위가 골절 부위), B: 수술 전 폐쇄 영상 (화살표로 가리키는 부위가 골절 부위), C: 3차원 컴퓨터 단층 촬영 재건, 조각과 변위가 뚜렷하게 보인다, D와 E: 수술 3년 후 앞뒤 영상과 폐쇄 영상. (From Pierannunzii L, Fischer F, Tagliabue L, et al. Acetabular both-column fractures: essentials of operative management. *Injury.* 2010;41:1145–1149.)

발생하며, 이 손상을 입을 수 있는 합병증으로 인해 초기에는 보통 복잡하다. 이에 대한 일반적인 예시는 보다 활동적인 생활 방식과 조합해 볼 때 골다공증이 있다는 것이다. 60세 이상인 환자의 절구 골절은 일반적으로 앞쪽 기둥의 변위가 나타나고 엉덩뼈의 사각형 면이 갈라짐에 따라 지붕이 눌린다.[11] 노인들의 이러한 손상의 관리에서는 골절 부위 자체만큼이나 전신의 상태를 고려한다. 그림 11-5는 더 자세한 정보를 보여준다.

넙다리뼈머리 골절

넙다리뼈머리 골절은 드물며, 전체 엉덩관절 뒤쪽 탈구의 5~15%에서 발생한다.[12] 넙다리뼈머리 골절에 대한 몇몇 분류가 있으며, Pipkin 분류가 가장 많이 사용된다. Pipkin 분류는 넙다리뼈의 다른 부위에서 나타날 수 있는 다른 골절 또는 절구의 손상뿐만 아니라 넙다리뼈머리 내에서 골절의 위치를 고려한다 (그림 11-6). 초기 진단은 방사선 사진으로 내려지며, 엉덩관절의 골절-탈구는 외상입은 골반의 앞뒤 방사선 사진으로 볼 수 있다.

엉덩관절 골절-탈구는 정형외과적 응급 상황으로 간주되며 초기에는 비개방정복술로 관리해야 한다. 상해 후 6시간이 지난 정복술은 엉덩관절의 AVN 위험을 증가시키는 것과 관련이 있다. 비개방정복술 후에 정복술을 측정하고 관절내 갈라짐을 평가하기 위해 CT 스캔을 해야 한다. 골절 조각이 발견되면 수술 절개나 고정술을 통해 관리해야 한다. 내고정술로 관리하기에 충분할 만큼 큰 조각은 고정되어야 한다. 넙다리뼈머리의 체중을 받지 않는 곳에서 발견되는 작은 조각은

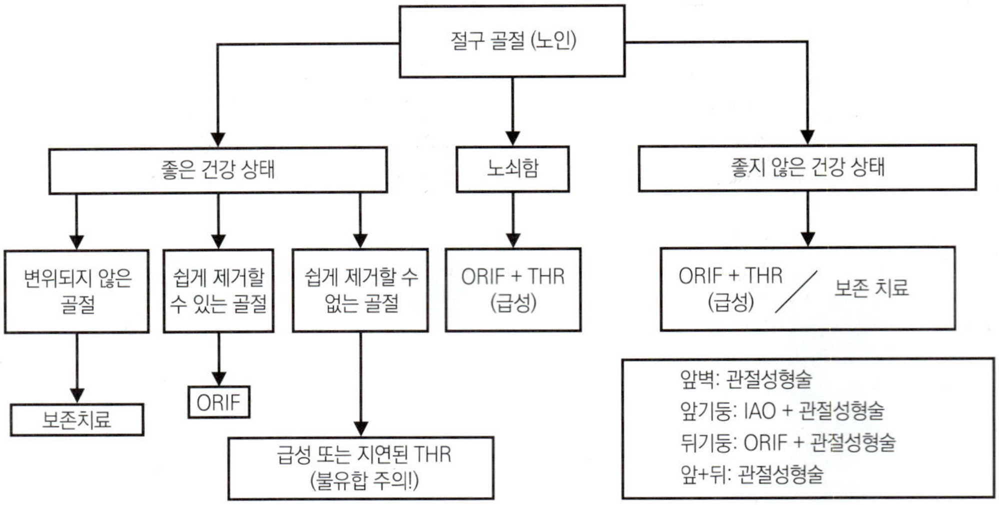

• **그림 11-5 노인의 절구 골절을 위한 치료 알고리즘.** IAO: 절구내 골접합, ORIF: 개방정복술 및 내고정술, THR: 엉덩관절 전치환술. (From Guerado E, Cano JR, Cruz E. Fractures of the acetabulum in elderly patients: an update. *Injury.* 2012;43[suppl 2]:S33–S41.)

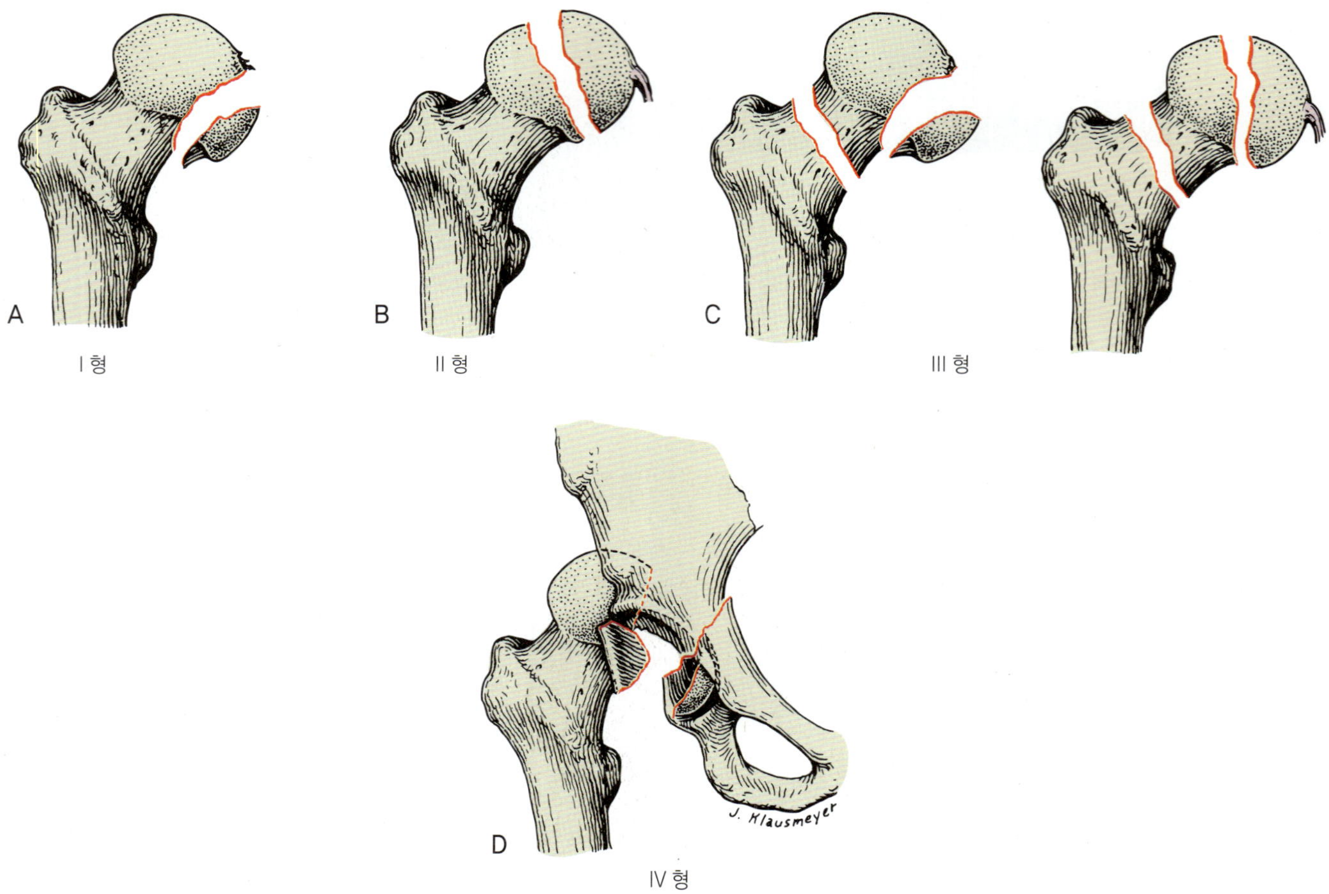

• **그림 11-6 넙다리뼈머리 골절의 Pipkin 분류.** A: I형, 오목에서 먼 넙다리뼈머리 골절, B: II형, 오목 중심에서 갈라진 넙다리뼈머리 골절, C: III형, 넙다리뼈목 골절과 같이 발생한 넙다리뼈머리 골절, D: IV형, 절구 골절과 같이 발생한 넙다리뼈머리 골절. (From Browner BD, Jupiter JB, Levine AM, et al. *Skeletal Trauma: Basic Science, Management and Reconstruction.* 4th ed. Philadelphia: Saunders; 2009.)

제거될 수 있다. 엉덩관절을 정복할 수 없거나 넙다리뼈목 골절도 있다면, 응급 개방 정복술을 시행한다.

넙다리뼈머리 골절의 최종적인 관리 목표는 넙다리뼈머리를 정복하여 엉덩관절의 좋은 정렬을 유지시키고 관절에서 뼈 조각을 없애는 것이다. 대부분의 넙다리뼈머리 골절은 수술로 관리되지만, Pipkin I형인 골절은 비개방정복술로 정렬이 좋고 CT 스캔 상 관절 내 끼인 뼈 조각이 없다고 확인된다면 비수술적으로 관리될 수 있다. CT 스캔을 하지 않거나 6시간 넘게 영상 검사가 지연된 경우, 지연된 수술로 인한 골괴사증의 위험으로 인해 개방정복술을 한다.

Pipkin III형 골절의 경우, 넙다리뼈목을 수술로 먼저 정복하고 고정해야 한다. 그 다음 넙다리뼈목의 고정으로 이루어진 정복술에 따라 넙다리뼈머리골절을 관리할 수 있다. 넙다리뼈머리의 조각이 여전히 변위된 상태라면, 조각의 위치와 크기에 따라 수술적 정복 또는 절개를 한다. Pipkin IV형 골절은 절구와 넙다리뼈머리의 고정으로 관리된다. 이 접근법은 절구 골절의 위치에 따라 결정된다.

수술 후 관리

일반적으로 8주 동안 손상된 쪽으로 부분적인 체중 부하를 (하지의 무게와 동일함) 하는 것이 권장한다. 8주 후에 완전한 체중 부하로 진행해야 한다. 체중 부하의 진행을 결정하는 것은 영상 검사 (골반의 사위면 CT), 환자의 전반적인 의학적 상태 및 기능에 의해 입증된 치유에 따라 이루어져야 한다. 모든 조각이 제거되고 다른 고정술이 수행되지 않는다면, 환자는 즉시 견딜 수 있는 만큼 체중 부하를 할 수 있다. 수술 시 뒤쪽 접근법이 사용된다면, 엉덩관절 ROM에 대한 수술 후 초기 주의사항에는 엉덩관절의 90° 이상 굽힘 금지, 엉덩관절 모음이나 안쪽돌림 금지가 포함된다.

재활은 환자가 집에서 편리하고 안전하게 이동할 수 있고 기능하게 하기 위해 즉시 시작되어야 한다. 재활 과정 중에 엉덩관절 통증이 악화되고 관절 가동성이 더 제한적이라면, 넙다리뼈머리의 AVN을 의심할 수 있다. 2년 후의 넙다리뼈머리의 골괴사증 발생률은 11%로 보고되었다.[13]

넙다리뼈목 골절

넙다리뼈목 골절은 모든 엉덩관절 골절의 거의 절반을 차지하며 낙상과 관련하여 노인 인구에서 가장 흔하게 발견된다.[14] 넙다리뼈목 골절은 나이가 많은 인구 (50세 이상)에서 발생하며 상해의 다른 메커니즘에 따라 2그룹으로 나눌 수 있다. 40세 미만인 환자의 넙다리뼈목 골절은 일반적으로 자동차 사고 같이 에너지가 많이 쓰이는 외상으로 인해 발생한다. 40~50세 사이의 젊은 환자들의 또 다른 그룹들은 일반적으로 낙상 같은 에너지가 적게 쓰이는 외상 사건 후에 골절이 있을 수 있다. 에너지가 적게 쓰이는 외상과 관련된 젊은 인구에서의 골절은 일반적으로 심각한 의학적 동시이환 및 높은 알코올 의존도와 관련이 있다.[15] 넙다리뼈목 골절은 관절주머니가 넙다리뼈머리와 넙다리뼈목을 둘러싸고 넙다리뼈목의 원위부 끝에 고정되기 때문에 관절주머니속 상해로 간주된다. 이러한 골절을 관리하는 3가지 방법이 권장된다: 내고정술을 적용한 비개방정복술, 내고정술을 적용한 개방정복술, 엉덩관절 관절성형술. 최종적인 치료의 선택은 환자의 특성에 따라 다르다. 활동을 많이 하고, 뼈 건강이 좋으며, 동시이환이 적은 생리학적으로 나이가 어린 환자들은 신체적으로 비활동적이고, 뼈 건강이 나쁘며, 여러 동시이환이 있는 생리학적으로 나이가 많은 환자와는 다르게 관리된다. 골절 패턴과 상해 후 예상되는 활동 수준의 차이는 최종적인 치료의 적절한 선택에서 매우 다른 의미를 부여한다.

젊은 환자의 넙다리뼈목 골절

젊은 인구에서의 이러한 골절의 초기 관리는 응급 상황으로 간주되어 넙다리뼈머리로의 혈액 공급을 복구시킴으로써 AVN의 위험을 최소화한다. 그러나 AVN의 발생률과 수술의 타이밍을 비교한 문헌을 검토했을 때 관련성이 없었다. 또한 수술의 타이밍은 불유합 발생률과도 관련이 없었다.

엉덩관절 골절에 대한 한 연구에서, 65세 이하의 인구는 65세 이상의 인구보다 (1.4%) 병리학적 골절의 발생률이 상대적으로 더 높았다 (11%)[3]. 젊은 인구의 골절의 18%는 알코올 남용의 병력이 있는 환자와 관련이 있었다. AVN은 넙다리뼈목 골절이 있는 젊은 환자의 우려사항이다. 젊은 환자들의 (15~50세) 변위된 넙다리뼈목 골절을 연구한 메타 분석 결과 AVN의 전체적인 발생률은 22.5%였다. 손상 후 12시간 이내에 수술적 치료를 받은 그룹과 손상 후 12시간이 지난 후에 치료를 받은 그룹 간에 AVN 발생률의 차이가 없었다. 2년 후의 전향적 데이터에 따르면 상해 후 48시간 전후에 수술적 치료를 받았을 때, 이들의 AVN 발생률의 차이가 없었다.

젊은 인구에서의 다양한 고정 장치, AVN 또는 불유합의 존재, 전체적인 결과의 관계는 연구되지 않았다. 넙다리뼈목 골절을 위한 하드웨어는 다양하게 선택되며, 여기에는 dynamic fixed angle devices, static fixed angle devices, locked plates가 포함될 수 있다.

넙다리뼈목 골절을 설명하기 위해 Pauwels 분류가 가장 많이 사용된다 (그림 11-7). 이 분류는 엉덩뼈능선에서부터 그린 수평선과 관련하여 골절 선의 각도를 기반으로 한다. 더 수직적인 방향인 Pauwels Ⅲ형 골절은 AVN 뿐만 아니라 불유합의 위험이 크고, 재활할 때 이러한 골절에 가해지는 힘을 주의해야한다. Fixed-angle 임플란트 사용에 대한 정당화는 이러한 전단력 유형인 골절의 치료에서 생체역학적인 관점으로 만들어질 수 있지만, 다양한 압박 나사의 사용에 대한 이점은 없다.[16] 불유합은 나사 고정의 위치가 좋지 않고 뒤쪽이 갈라진 것과 관련이 있다.[17,18] 관절주머니속의 압력 증가는 넙다리뼈목 골절과 관련이 있지만, 관절주머니 감압을 시행했을 때 아무 효과가 나타나지 않았다.[19]

노인 인구의 넙다리뼈목 골절

넙다리뼈목 골절이 된 노인의 비수술적 관리의 결과는 고정술을 받은 환자들보다 동시이환과 (예: 폐렴, 혈전색전증, 욕창) 불유합 발생률이 유의하게 높았다.[20,21] 수술의 타이밍은 노인들의 엉덩관절 골절의 관리에서 중요하다. 24시간 이상 수술이 지연되면 수술 후 30일과 1년째에 사망률이 현저히 높아진다 (표 11-1). 수술 전 치료가 필요한 심각한 동시이환이 있는 환자들의 수술 지연과 지연이 되지 않은 것 간에 사망률 차이는 발견되지 않았다. 이 근거는 수술이 지연되더라도 이러한 동시이환의 수술 전 관리를 뒷받침한다.[22]

Garden 분류 시스템은 노인 환자들의 넙다리뼈목 골절에 가장 많이 사용된다 (그림 11-8). 치료 옵션에는 내고정술, 반치환술, 전치환술(total hip arthroplasty, THA)이 포함된다. 내고정술은 골다공증 환자에서 불유합 위험이 높다 (＞30%).[23] 고정술로 유합이 성공적으로 이루어질지라도, 넙다리뼈목의 내반 붕괴와 매복이 각각 환자의 64%, 39%에서 발견된다.[20,24] 이 붕괴와 매복이 있는 것은 좋지 않은 결과와 관련이 있으며 보행을 위한 보조 도구의 필요성을 예측한다. THA는 많은 혈액 손실 및 감염률과 관련이 있으며, 치환술을 받은 환자보다 내고정술을 받은 환자들의 점진적인 통증의 증가 및 재수술 발생률이 더 높았다. 비용이 많이 드는 것은 치환술보다 내고정술과 관련이 있다.[25,26] 이러한 우려사항들 때문에 내고정술은 젊고, 뼈의 상태가 좋으며, Garden I유형인 환자들에게만 고려된다.

Callaghan과 동료들[21]은 치료와 관련하여 환자 관련 알고리즘 방식을 제안했다. 이들의 알고리즘은 변위되지 않은 골절들은 비개방정복술과 나사를 이용한 고정술로 관리되어야 한다고 제안한다. 젊은 환자들의 변위된 골절은 개방정보술과 내고정술로 관리된다. 생리학적으로 나이가 많고 인지기능이 좋은 환자의 변위된 골절은 THA로 관리할 수 있다. Blomfeldt와 동료들[27]은 넙다리뼈목 골절의 관리에 대한 반치환술과 THA의 결과를 비교했으며 그 결과 4년 후 근력 강화를

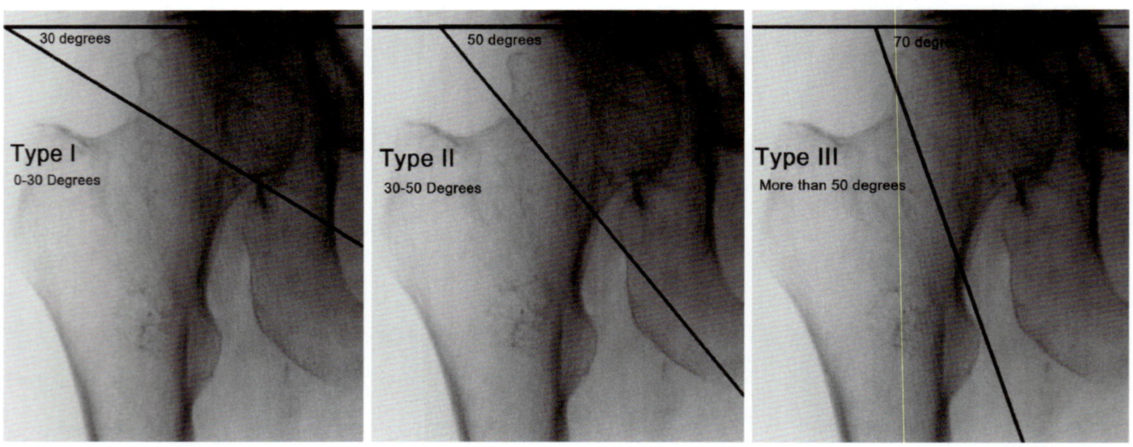

• **그림 11-7 넙다리뼈목 골절의 Pauwels 분류.** 왼쪽: Ⅰ형, 골절 각이 30° 이상이다. 중간: Ⅱ형, 골절 각이 30~70°이다. 오른쪽: Ⅲ형, 골절 각이 70° 이상이다. (From Van Embden D, Roukema GR, Rhemrev SJ, et al. The Pauwels classification for intracapsular hip fractures: is it reliable? *Injury.* 2011;42:1238–1240.)

표 11-1 노인의 엉덩관절 골절 시 수술 타이밍

저자	연구 설계	근거의 수준	피험자 수	요약
Zukerman et al, 1995*	전향적 관찰	B	367	수술이 48시간 이상 지연되면 1년 후 사망률이 2배 더 높았다 (위험비: 1.76)
Moran et al, 2005†	전향적 관찰	B	2,660	수술에 적합한 양상이 있는 환자의 수술이 4일 이상으로 지연되면 90일 후 (위험비: 2.25, 95% CI: 1.2~4.3), 1년 후 사망률 (위험비: 2.4, 95% CI: 1.45~3.99)이 증가했다
Bottle and Aylin, 2006‡	전향적 관찰	B	129,522	수술이 24시간 이상 지연되는 것은 병원에서의 죽음을 증가시켰고 오즈비는 1.39였다 (95% CI: 1.34~1.44), 동시이환이 조절됐을 때는 오즈비가 1.27로 떨어졌다 (95% CI: 1.23~1.32)
Radcliff et al, 2008§	전향적 관찰	B	5,683	입원 후 수술이 4일 이상 지연되면 30일 후 사망률의 위험이 증가했다 (오즈비: 1.29, 95% CI: 1.02~1.61)
Shiga et al, 2008¶	메타 분석	B	257,367	수술이 48시간 이상 지연되면 30일 후 (오즈비: 1.41, 95% CI: 1.29~1.54), 1년 후 (오즈비: 1.32, 95% CI: 1.21~1.43) 사망률이 41% 증가했다

From Lowe JA, Crist BD, Bhandari M, Ferguson TA. Optimal treatment of femoral neck fractures according to patient's physiologic age: an evidence-based review. Orthop Clin N Am. 2010; 41:157-166.
CI, Confidence interval.
*Zuckerman JD, Skovron ML, Koval KJ, et al. Postoperative complications and mortality associated with operative delay in older patients who have a fracture of the hip. J Bone Joint Surg Am. 1995;77:1551-1556.
†Moran CG, Wenn RT, Sikand M, Taylor AM. Early mortality after hip fracture: is delay before surgery important? J Bone Joint Surg Am. 2005;87:483-489.
‡Bottle A, Aylin P. Mortality associated with delay in operation after hip fracture: observational study. BMJ. 2006;332:947-951.
§Radcliff TA., Henderson WG, Stoner TJ, et al. Patient risk factors, operative care, and outcomes among older community-dwelling male veterans with hip fracture. J Bone Joint Surg Am. 2008;90:34-42.
¶Shiga T, Wajima Z, Ohe Y. Is operative delay associated with increased mortality of hip fracture patients? Systematic review, meta-analysis, and meta-regression. Can J Anaesth. 2008;55:146-154.

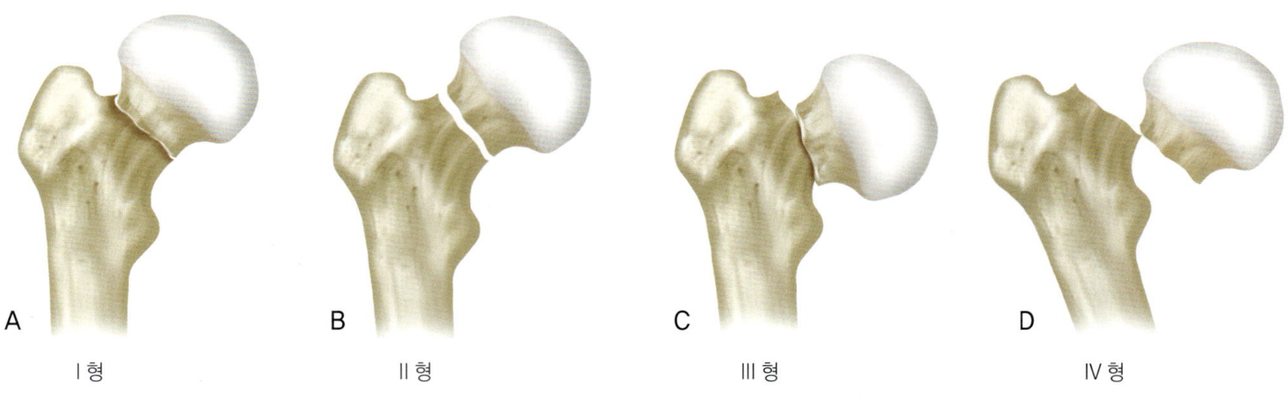

• **그림 11-8 넙다리뼈목 골절의 Garden 분류 시스템.** A: Garden Ⅰ형, 넙다리뼈목의 불완전한 골절 선, 약간의 매복이 있을 수 있다, B: Garden Ⅱ형, 변위 없이 넙다리뼈목을 완전히 가른 골절 선, C: Garden Ⅲ형, 부분적인 변위가 있는 넙다리뼈목 골절, D: Garden Ⅳ형, 완전한 변위가 있는 넙다리뼈목 골절. (From Waddell JP. *Fractures of the Proximal Femur: Improving Outcomes.* Philadelphia: Saunders; 2011.)

이어간 THA 그룹의 결과가 더 좋았다. Keating과 동료들[23]이 THA와 반치환술 및 내고정술을 비교했을 때 THA 그룹의 결과가 좋았다. 또한 이 연구진들이 각 수술과 관련된 비용을 조사한 결과 초기에는 고정술 그룹의 비용이 가장 적었지만, 내고정술 그룹에서 모든 합병증을 관리한 후에는 THA 그룹의 전체적인 비용이 훨씬 적었다. 인지가 정상적인 사람들에게 시행한 THA보다 인지 손상이 있는 노인들의 THA 후 엉덩관절 탈구가 훨씬 많이 발생했다. 이러한 우려 때문에 (32%), 인지 손상이 있는 환자는 반치환술로 관리할 수 있다.

돌기사이 골절

돌기사이 부위는 근위부 넙다리뼈의 넙다리뼈목과 작은돌기 사이의 관절주머니바깥 부분이다 (그림 11-9). 돌기사이 골절은 에너지가 적게 쓰이는 낙상에서 발생하는 전체 엉덩관절 골절 중 1/3을 차지하며 일반적으로 노인, 여성, 골다공증 환자에게서 볼 수 있다.[33] 젊은 사람들에게서 이 부위의 골절은 드물며 일반적으로 에너지가 많이 쓰이는 둔상과 관련이 있다. 젊은 사람들에게 이러한 외상이 없음, 악성 질환에 대한 병력, 넘어지기 전 엉덩관절의 통증, 방사선 상 병변의 부수적인 발견은 이 부위의 병리학적인 골절이 의심되는 모든 원인이다. 낙상이 헛디딘 것과 연관이 없다면 실신과 실신의 다양한 원인에 대해 우려해야 한다. 게다가 환자는 서고 걸을 때 균형이 좋지 않을 수 있으며 이로 인해 낙상이 발생하기 쉽다. 치료 과정에서는 의학적인 것부터 기능적인 것까지 모든 위험 요인이 다뤄져야 한다.

이러한 골절들의 분류는 5가지 유형 중 하나로 정의할 수 있다. I형은 갈라짐 없이 변위되지 않은 안정적인 돌기사이 골절이다. II형은 안정적이고, 최소한으로 갈라졌지만, 변위된 골절이다. III형은 뒤안쪽 부분이 많이 갈라졌고 불안정한 골절이다. IV형은 돌기 아래의 요소도 골절됐으며 불안정한 상태다. V형은 거꾸로 비스듬히 골절된 상태다. 이 유형의 골절은 가쪽으로 늘어져 있으며 불안정한 상태다.

이 상해는 내고정술로 치료된다. 고정술의 방법은 골절 패턴에 따라 결정된다. Dynamic hip screws를 사용할 수 있다. 이 장치는 나사의 배럴을 따라 약간의 매복이 가능하게 만들고 이는 치유를 향상시킨다고 생각되어진다. 너무 많은 단축은 엉덩관절의 근육의 힘을 감소시켜 보행 이상을 일으킬 수 있기 때문에 이 단축이 발생하지 않도록 판이 사용될 수 있다.[33]

엉덩관절 골절 후 의학적 합병증

엉덩관절 골절의 90% 이상이 노인 인구에서 발생하며 의학적 합병증과 관련이 있다. 이는 1년 후 사망률이 20% 이상으로 보고된 주요 이유일 수 있다.[34-36] 엉덩관절 골절 수술과 관련되어 자주 언급된 의학적 복잡성에는 심장 합병증 및 빈혈의 발생이 포함된다. 심장 합병증은 일반적으로 손상 전 심장

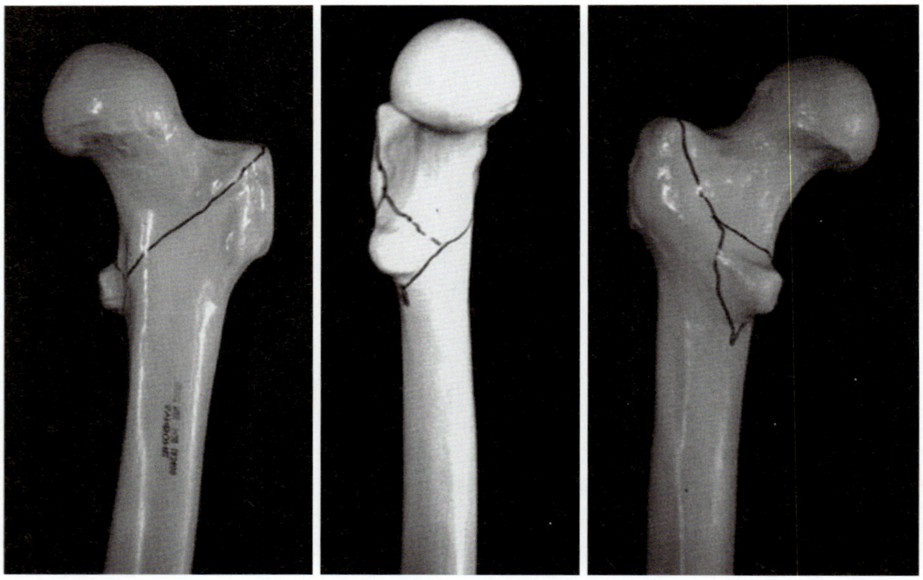

• **그림 11-9 돌기사이 골절의 부위.** (From Park SY, Park J, Rhee DJ, et al. Anterior or posterior obliquity of the lag screw in the lateral view: does it affect the sliding characteristics on unstable trochanteric fractures? *Injury.* 2007;38:785–789.)

질환이 있던 환자에게 발생하며 대개 심근허혈과 관련이 있다. 수술 후 초기에 임상적으로 확인된 심근 허혈을 겪은 환자는 1년 후에 사망률이 높았다 (35%).[36] 심혈관계의 또 다른 복잡성은 심부정맥혈전증이며, 이는 수술 후 환자들에게 항상 위험하다. 이 합병증의 위험은 혈전 용해제의 예방적 사용으로 크게 감소된다.[37]

폐 합병증은 엉덩관절 골절 수술을 받은 환자들의 4%에서 발생할 수 있다. 노인들은 폐 감염에 걸리기 쉽고 면역 반응의 변화,[38] 나이와 관련된 폐의 상피조직의 변화[39] 때문에 폐렴이 발생하기 쉽다. 폐 합병증은 입원 기간이 길어지는 것과 관련이 있다. 가동술을 초기에 자주 시행하는 것과 흉부호흡 복합체는 이러한 합병증의 발생 위험을 낮추는 데 도움이 된다.

노인 환자들은 수술 후 섬망이라고 하는 인지 기능 변화와 관련하여 사망률이 높다. 또한 이 질환은 수술 후 환자 중 13.5~33%에서 확인되었다.[40] 수술 후 초기의 정신 상태 변화에 대한 관찰과 인지에 대한 주의 깊은 고려가 강조되어야 한다. 재활 전문가는 환자가 명령에 응답하고 자신의 기능적 상태와 관련된 주의사항 및 명령을 이해할 수 있도록 해야 한다. 관찰된 모든 인지 변화는 의료 팀에 보고되어야한다. 언어치료사와 작업치료사는 인지 과정을 개선시키고 정신 상태의 변화에 대한 기능 회복을 도울 수 있다.

골반 테두리 외상

골반 테두리 상해는 에너지가 적게 쓰이는 두덩뼈가지 골절에서부터 골절이 여러 부위가 되고, 인대가 파열되며, 심각한 출혈이 생기는 에너지가 많이 쓰이는 외상에 이르기까지 다양하다. 골반의 상해가 의심된다면, 일단 골반의 앞뒤 방사선 사진을 찍는다. 비정상적인 소견이 발견된다면, 골반 입구와 출구에 CT 스캔과 방사선을 시행한다. 이러한 소견들로 분류와 이후 치료를 이끌어간다.

골반 골절에 대한 몇 가지 분류 시스템이 설명되었다. Young-Burgess 분류 (그림 11-10)와 Tile 분류가 가장 많이

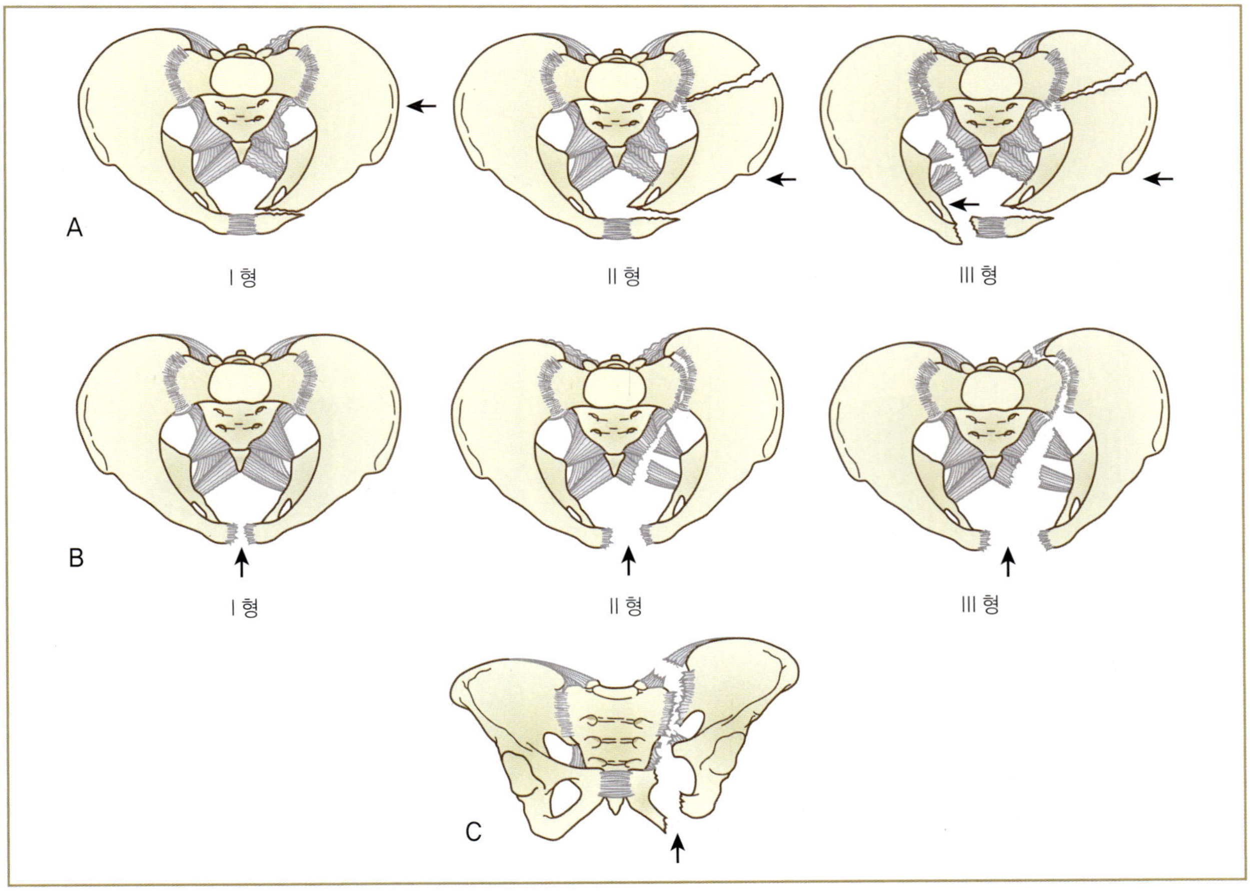

• **그림 11-10** A~C: 골반 외상의 Young-Burgess 분류. (Redrawn from Young JWR, Burgess AR: *Radiologic Management of Pelvic Ring Fractures*. Baltimore: Urban & Schwarzenberg; 1987.)

사용되고 참조되는 분류 체계다. 이 시스템들 각각 골반의 외상성 상해에 대한 다른 개념화를 제공하며 골반 테두리의 안정성 및 상해로 발생하는 힘의 크기와 벡터에 대한 중요한 정보를 제공하여, 이를 통해 다른 동시이환을 배제할 필요성을 식별할 수 있다 (표 11-1, 그림 11-11 및 11-12 참고).

분류

골반 손상 이후의 메커니즘을 이해하는 것은 힘의 크기와 이후 신체가 견딜 수 있는 외상의 정도에 대한 정보를 제공하기 때문에 중요하다. Young-Burgess 분류 시스템은 부상의 메커니즘에 따라 골반 상해를 분류한다. 3가지의 상해 유형이 있다. 앞뒤쪽 압박력 (anteriorposterior compression, APC), 가쪽 압박력 (lateral compression, LC), 수직적 압박력 (vertical shear, VS).

APC 손상은 앞쪽에서 뒤쪽으로 또는 뒤쪽에서 앞쪽으로 골반에 가해지는 압박력으로 발생한다. 힘의 크기를 확인하고 상해의 범위를 정의하기 위해, APC 부상은 3가지 유형으로 세분화된다. APC I형은 골반의 뒤쪽 요소에 영향을 미치지 않고 두덩결합에서 2.5 cm 미만의 분리가 발생한다. APC II형은 두덩결합이 2.5 cm 이상으로 벌어지는 특징이 있다. 두덩결합이 이정도로 벌어지려면, 앞쪽 엉치엉덩인대, 엉치결절인대, 엉치가시인대의 파열이 일어나야 한다. APC

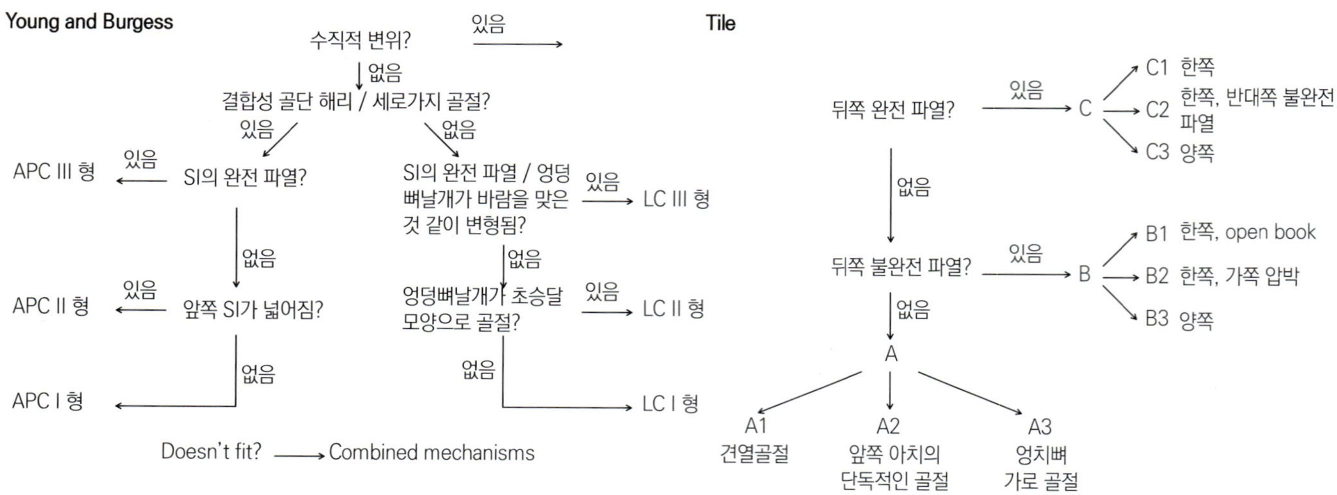

• **그림 11-11 골반 외상 분류의 비교.** APC: 앞-뒤쪽 압박. LC: 가쪽 압박. SI: 엉치엉덩. (From Osterhoff G, Scheyerer MJ, Fritz Y, et al. Comparing the predictive value of the pelvic ring injury classifications systems by Young and Burgess and by Tile. *Injury.* 2014;45:742–747.)

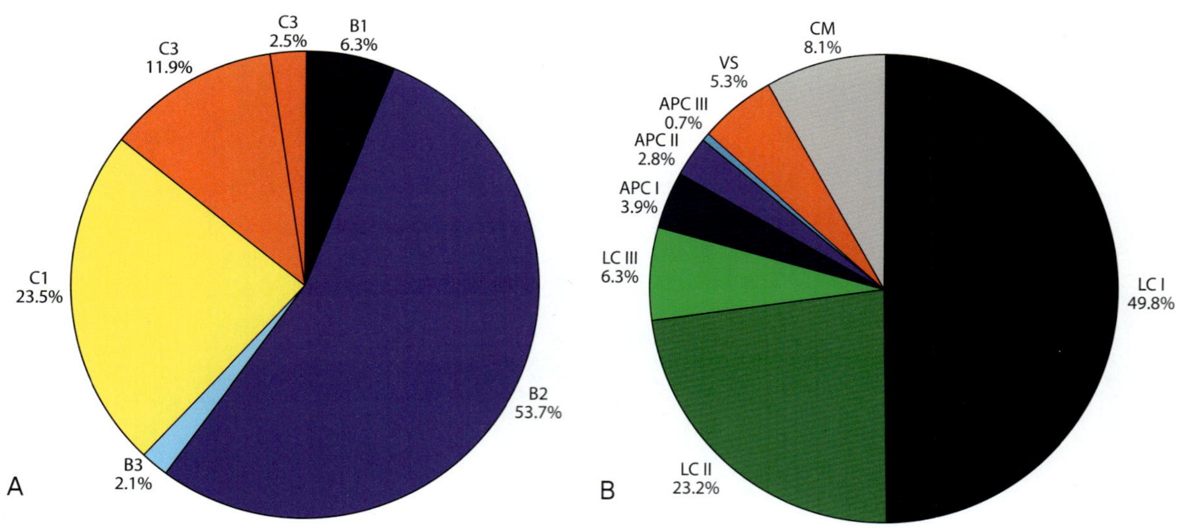

• **그림 11-12 골절 유형.** (A) Tile 분류와 (B) Young-Burgess의 분류에 따라 골반륜의 골절 유형을 분류함. APC: 앞-뒤쪽 압박. CM: 메커니즘 통합. LC: 가쪽 압박. VS: 수직적 압박력. (From Osterhoff G, Scheyerer MJ, Fritz Y, et al. Comparing the predictive value of the pelvic ring injury classifications systems by Tile and by Young and Burgess. *Injury.* 2014;45:742–747.)

III형은 APC II형에서 볼 수 있는 다른 모든 구조물들의 분리와 함께 엉치엉덩관절의 뒤쪽 인대의 상해를 포함한다. 골절은 APC 상해에서 일반적이지 않지만, 만약 있다면 두덩뼈가지에서 수직적인 방향으로 나타난다. 상해 중 골반에 가해지는 압박력의 양은 영상 검사에서 확인되는 외상성 변화와 직접적인 관련이 있다. 더 센 힘은 APC I형보다 III형 상해를 일으킨다. 이러한 개념의 임상적 의미는 I형보다 III형의 수혈 필요성 증가, 체액 교체가 많음, 높은 사망률에서 볼 수 있다.[41] 더 센 힘은 더 큰 상해를 일으키고 머리, 가슴, 척추, 복부의 외상 같은 동시이환의 가능성을 증가시킨다.[41]

APC 상해는 정확하게 구별하기 어렵다. 골반 바인더는 외상의 반응인 출혈 및 체액과 관련된 혈류역학 압력 증가에 대한 골반 테두리의 안정성을 유지하기 위해 사용되며, 이 골반 바인더를 적용한 환자에게 방사선 사진을 찍는다. 바인더는 필름에 나타나기 때문에 APC 상해를 줄일 수 있다. 또한 자극을 주지 않거나 비체중부하 상태에서 찍은 방사선 사진에서는 골반 테두리 안정성의 진정한 특징이 나타나지 않을 것이다.

Young-Burgess의 LC 상해는 골반을 가로 질러 가쪽으로 가해지는 압박력으로 인해 발생한다. 이러한 상해는 APC 상해보다 골반의 골절과 관련이 있으며, APC 상해와 관련된 골절보다 수평면 또는 관상면에서 대부분 발생하는 골절이다. LC I형은 골반의 뒤쪽과 가쪽에 힘이 가해질 때 발생한다. 두덩뼈가지 골절과 엉치뼈 골절은 이 유형의 상해에서 볼 수 있다. 엉치뼈 골절의 심각도는 상해 중 골반에 직접적으로 가해진 힘의 양에 따라 다르며, 엉치뼈의 불완전 골절부터 완전 골절에 이르기까지 다양하다. LC II형은 골반 앞쪽에 가해지는 가쪽 힘에 의해 발생되며, 이 힘은 기계적으로 엉덩뼈의 앞면을 더 안쪽으로 움직이게 하고 뒷면을 더 가쪽으로 움직이게 한다. 이러한 힘은 엉치뼈의 골절, 엉치엉덩관절의 뒤쪽 파열, 엉덩뼈의 골절을 일으킬 수 있다. LC III형은 LC II형과 같은 벡터에서의 힘으로 발생하지만, 더 많은 힘이 가해져 앞쪽 엉치엉덩 상해, 엉치결절인대 상해, 엉치가시인대 상해를 포함하여 반대쪽 반골반에 손상을 일으킨다. VS 상해는 높은 곳에서 떨어지는 것 같이 골반에 가해지는 축 방향으로의 부하로 인해 발생한다. 이러한 손상은 엉치뼈와 관련한 반골반의 전단을 일으키고, 엉치결절인대와 엉치가시인대의 완전 파열 또는 엉덩뼈의 골절을 일으킨다.

Young-Burgess 분류 체계는 부상 메커니즘 및 힘의 심각도와 관련하여 골반 손상에 대한 이해를 제공하지만, 골반 테두리의 안정성에 대한 정보는 제공하지 않는다 (그림 11-11 및 11-12 참조). Tile 분류 시스템은 골반 손상을 안정성에 따라 3가지 유형 중 하나로 분류한다 (그림 11-13). A형 부상에서는 골반륜이 안정한 것으로 간주한다. 상해는 단독적인 부위에서 발생하며 골반의 불안정에 영향을 주지 않는다. 이러한 상해에는 견열골절, 엉치꼬리 탈구, 무명골의 완전골절, 엉치뼈

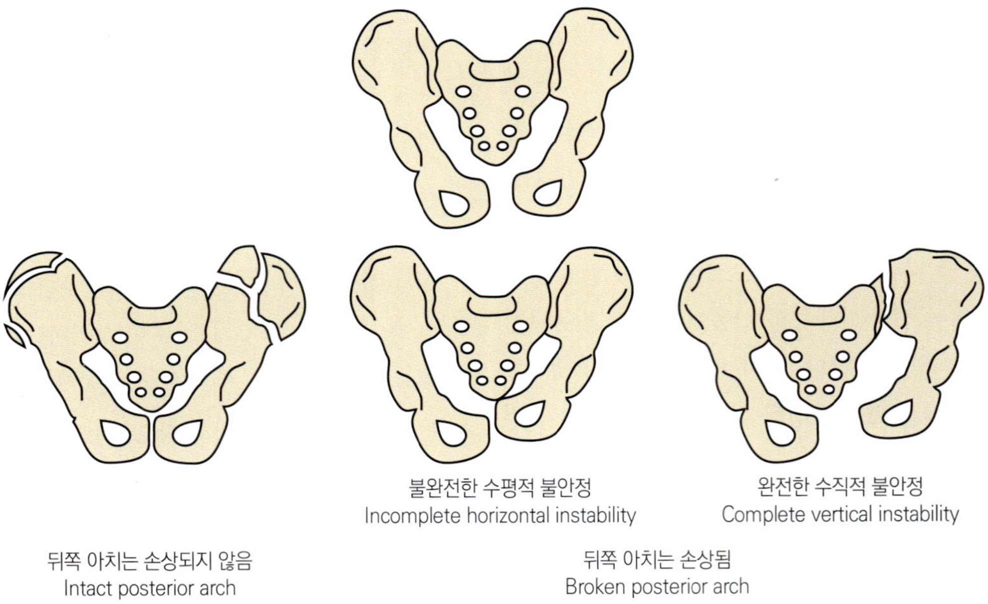

• **그림 11-13 불안정에 따른 골반 상해의 분류 시스템.** (Redrawn from Ul Haq R, Dhammi IK, Srivastava A. Classifi cation of pelvic fractures and its clinical relevance. *JOTR*. 2014; 7[1]:8–13.)

및 꼬리뼈의 가로골절이 포함된다. 견열골절은 완성되지 않은 견인골단으로 강하고 반복적인 근육 힘을 견디는 젊은 운동선수 환자들에게서 발견된다. 엉덩관절과 골반 주위에서 견열골절이 가장 많이 일어나는 부위는 궁둥뼈결절, 아래앞엉덩뼈가시, 위앞엉덩뼈가시로 보고되었으며, 드물게는 두덩결합, 엉덩뼈능선에서 발생한다.[42] 견열골절은 일반적으로 활동적인 청소년기에서 볼 수 있으며, 축구와 체조는 견열 골절이 가장 많이 발생하는 것으로 보고된 스포츠다.[42] 통증은 갑자기 발병되고, 운동할 때 통증이 유발되며 쉴 때 완화된다. 골절된 부위에 국소적인 압통과 부기가 있으며, 급성 단계에서는 반상 출혈 또한 보일 수 있다. 손상된 근육힘줄 단위에서 약화가 있을 수 있으며, 근육을 스트레칭 할 때 부착점 부위에서 통증이 있을 수 있다. 급성 골절은 급성 단계에서의 방사선 촬영 시 나타나지 않을 수 있다. 견인골단의 상해를 확인하기 위해서는 CT 스캔과 자기 공명 영상이 사용된다. 견열골절 진단을 위한 근골격계 초음파의 사용 또한 문헌에서 보고되었으며, 이는 진단에 적절하고 비용효율적인 도구다.[42] 견열골절은 쉬면서 성공적으로 관리할 수 있으며 상해 8주 후에 정상적인 스포츠 활동으로 돌아올 수 있다.[44]

골반의 타박상은 부딪히는 스포츠에 참여하는 것과 가장 많은 관련이 있는데, 특히 충격력이 높은 엘리트 수준과 관련이 있다.[45] 엉덩뼈능선과 요부포인터 (hip pointers)라고 부르는 관련된 연조직의 타박상은 아프며 심각한 손상을 일으킨다. 이 상해의 정확한 발병률은 보고되지 않았다. 그러나 이러한 타박상은 하지의 운동 사슬의 다른 부위에서 발생하는 상해보다 훨씬 적게 발생한다.[45] 이 상해와 관련된 통증은 뼈막밑의 심각한 부종, 주변 연조직의 혈종으로 인해 발생하며, 상대편 선수와 부딪히거나 특정 스포츠와 관련된 지면에 골반이 직접적으로 부딪혀서 (즉, 하키 중 보드에 부딪힘 또는 아이스 스케이팅 중 아이스에 직접적으로 넘어짐) 발생할 수 있다. 상해 부위에서 심각한 통증과 압통이 있으며 진통보행이 (antalgic gait) 나타날 수 있다. 초기 치료는 압박과 냉치료를 통한 부기와 출혈 조절에 초점을 맞춰야 한다. 환자가 정상적인 보행을 할 수 있을 때까지 목발을 사용하여 보행을 보조해줘야 하며, 허리골반-엉덩관절 가동성, 운동 조절, 근력의 회복에 중점을 두어 재활을 해야 한다.

B형 상해는 부분적으로 안정적이다. 엉치엉덩관절 중 하나가 파열되고 나머지는 남아있다면, 골반 테두리의 일부분만 불안정하다. 이는 일명 open book 상해에서 발생하며, 이 상해는 하나의 무명골이 가쪽으로 돌아가서 두덩결합과 엉치엉덩관절 중 하나가 앞쪽으로 간격이 생기는 것이다. 이 반대의 경우도 발생할 수 있으며, 이는 골반의 뒤쪽 인대들의 파열로 인해 무명골이 안쪽으로 돌아가 두덩결합과 겹치는 것이다. 골반의 양쪽이 손상된 상해로 양쪽이 부분적으로 불안정해지면 B형으로 분류될 수 있으며, 이는 각 반골반의 부분적인 안정성 때문이다. 반골반의 한쪽 또는 양쪽이 완전히 파열되었다면, Tile의 C형이다. C형은 엉치뼈와 반대쪽 무명골의 두덩뼈에서 무명골이 완전히 분리되는 것이 특징이다. 이는 한쪽 또는 양쪽에서 발생할 수 있다. 완전한 분리 때문에 반골반이 회전 및 수직적으로 불안정하다.

정형외과적 외상협회/AO (Orthopaedic Trauma Association/AO, OTA/AO)는 Tile 분류를 확장하고 하위 분류로 Young-Burgess 분류를 추가했다. 이 분류 체계는 기계적 힘의 영향과 골반의 안정성을 모두 이해할 수 있기 때문에 유익하다.

이러한 분류 시스템의 신뢰도는 중간~좋은 정도로 보고되었다. Young-Burgess 분류 체계는 Tile 분류보다 약간 높은 신뢰도를 보였다.[46] CT 스캔과 두 시스템을 결합했을 때 신뢰도가 향상된 것으로 밝혀졌다.[46] Young-Burgess와 OTA/OA 분류 시스템의 심각한 손상에 대한 분류의 신뢰도는 매우 낮다.

응급 처치

골반 골절 관리에는 여러 가지 고려사항이 필요하다. 출혈의 유무와 근원을 확인하기 위해 환자의 초기 평가를 해야 한다. 상해 후 24시간 이내에 사망하는 경우는 주로 출혈로 인한 것이다.[47] 출혈은 동맥 및 정맥 구조물뿐만 아니라 골절 부위 자체의 뼈에서도 발생할 수 있다. 출혈은 발생된 골반 외상과 직접적인 관련이 있다. 두덩뼈가지의 골절은 폐쇄혈관을 손상시킬 수 있고, 앞쪽 엉치엉덩관절의 손상은 아랫배가지 및 볼기가지를 손상시킬 수 있다. 출혈의 원인이 여러 가지인 경우가 흔하며, 이로 인해 이러한 상해를 관리하기 어렵다.[48] 임상가가 출혈과 골반 손상으로 복잡한 환자를 관리해야하는 경우, 환자 치료를 최적화할 수 있는 접근법을 표준화하고 체계화하기 위해 외상 팀원들 간에 구체적인 조정 및 계획을 수행하는 것이 좋다.[49]

APC 손상에서는 골반 바인더를 사용하여 환자의 초기

안정화를 이룰 수 있다 (그림 11-14).[50] 이 장치는 골반 테두리 주위의 압박력을 통해 골반 테두리에 안정성을 제공하는데 도움이 된다. 바인더는 이 기능을 위해 특수 고안된 상업적으로 이용 가능한 장치 또는 시트일 수 있다. 환자는 결절 수준의 주위를 묶고 압박 증가를 막기 위해 죔쇠나 매듭으로 묶는다. LC II형 상해라면 골반을 묶는 것을 피해야 한다. 바인더는 반골반의 안쪽돌림을 일으켜 상해를 더 심하게 할 수 있다. 복강내 출혈의 조절 같은 기타 응급 수술이 필요한 경우 골반 안정화를 위한 방법으로 외고정술 또한 사용될 수 있다.[51] 외고정술 장치의 사용으로 골반내 혈관구조의 의원성 상해가 쉽게 발생할 수 있다. 대부분의 외상 센터에서는 이제 바인더를 사용하여, 바인더가 금기일 수 있는 환자에게 (즉, 엉덩관절과 다리의 벗겨진 손상, 안쪽으로 돌아간 반골반) 숙련된 의사가 외고정술을 하지 않아도 되게 한다.

골반외 출혈의 모든 근원이 조절되거나 배제된다면, 골반 부위의 출혈에 주의를 기울일 수 있다. 골반 골절 시 일반적으로 심각한 동맥 출혈 및 골절 부위의 출혈이 발생한다. 바인더나 외고정술 이후에도 환자가 여전히 혈류역학적으로 불안정하다면, 여러 방법으로 출혈을 조절한다. 복막전 패킹(preperitoneal packing)은 정맥과 뼈의 출혈을 조절하기 위해 사용될 수 있으며 혈류역학 안정성을 회복하고 다른 부위의 (즉, 머리, 내장) 출혈을 다루기 위해 사용되는 초기 방법일 수 있다. 복막전 패킹은 엉덩혈관의 양쪽의 복막후 공간에 개복술 패드를 놓는 침습적인 수술이며 두덩뼈 위에서 중앙 절개를 통해 삽입한다. 이 팩은 며칠 후에 다시 제거된다. 수술을 하고 출혈의 다른 근원들을 다룬 후에도 환자가 혈류역학적으로 불안정하다면, 국소적인 동맥 출혈의 부위를 알기 위해 혈관조영술을 시행할 수 있다. 색전제를 사용하여 특정 동맥을 목표로 하는 최소 침습적인 폐색 수술인 색전술은 동맥 출혈을 막기 위해 사용될 수 있다. 중재적 방사선 팀이 이러한 수술을 시행한다.

고정술의 목표는 골반 테두리를 안정시키는 것이다. 상해의 유형에 대한 고려사항으로 수술 의사 결정에 관련된 임상 추론을 할 수 있다. APC I형 상해는 수술로 관리하지 않는다. APC II형의 안정화는 앞쪽 고정술이나 앞쪽과 뒤쪽 고정술의 결합으로 시행된다. 뒤쪽 고정술을 하는 것은 뒤쪽 엉치엉덩인대의 완전성을 기반으로 한다. 이러한 인대가 파열되었다면 골반 테두리를 뒤쪽으로 고정하기 위해 고정술을 해야 한다. APC III형을 고정하기 위해 앞쪽 및 뒤쪽 고정술을 사용한다. LC 상해는 골절의 안정성을 확인하기 어렵기 때문에 해결해야 할 과제다. 시상면의 안정성을 평가하기 위해 반골반에 밀고 당기기 검사를 하는 것처럼 체중 부하를 하며 찍는 방사선 사진을 권장한다. 관리는 보존적인 것에서부터 앞쪽 및 뒤쪽 고정술에 이르기까지 다양할 수 있다. VS와 여러 가지가 복합된 상해는 항상 고정술로 관리한다.

수술 후 관리는 조기의 움직임과 안전할 때의 체중 부하를 촉진한다. 활동에 대한 고려사항은 의료 팀 전체에 전달되어야하며 골반 테두리의 안정성과 직접적으로 관련이 있어야

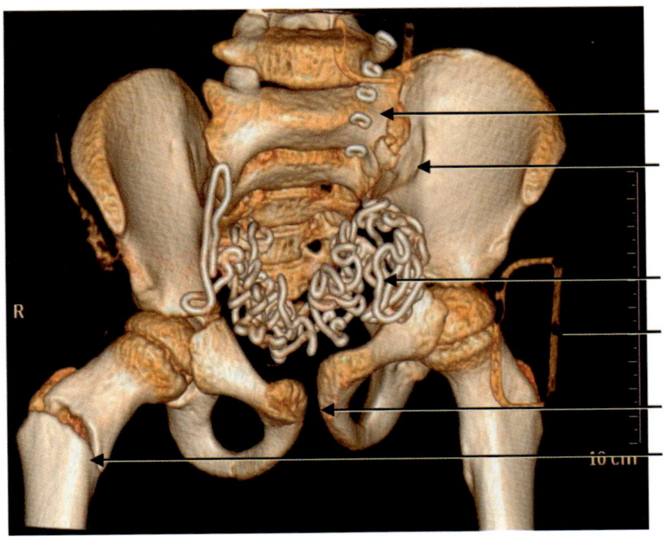

• **그림 11-14** 골반과 넙다리뼈의 골절, 골반 윗부분에서 확실히 튀어나와 넙다리혈관에 충돌되는 골반 팩을 보여주는 영상. (From Cox SG, Westgarth-Taylor CJ, Dix-Peek SI, Millar AJ. Pre-peritoneal pelvic packing in a paediatric unstable pelvic fracture: an undescribed complication of lower limb compartment syndrome. *Injury.* 2013;44:258–260.)

한다. APC III형 및 VS 상해와 같이 수직면에서 불안정한 부상은 8~12주 동안 손상된 쪽으로의 비체중부하로 치료되어야 한다. 수술 담당 의사는 체중 부하를 하라고 지시해야 할 수 있다. 수직적 안정성이 손상되지 않은 LC I형 및 안정적인 II형 같은 수직면에서의 돌림 손상은 견딜 수 있는 만큼 체중 부하를 할 수 있지만, 체중 부하와 관련하여 수술 담당 의사와의 명확한 의사소통이 최우선이다.

꼬리뼈 외상

꼬리뼈 골절의 정확한 발병률은 보고되지 않았지만, 꼬리뼈 통증 및 상해의 높은 발병률은 여성 및 비만과 연관이 있다.[54] 꼬리뼈 상해와 통증의 원인은 외상(뒤로 넘어져서 꼬리뼈로 떨어짐)에서부터 감염, 허리꼬리관절의 과운동성 또는 저운동성, 골반바닥근의 긴장도 변화에 이르기까지 다양하다. 단단하고 좁은 면에서 오래 앉아 있는 것 또한 꼬리뼈 통증에 영향을 줄 수도 있다. 이 부위의 통증이 있는 것은 심리적인 장애와도 관련이 있다.[55]

꼬리뼈 통증은 대부분의 경우 중재할 필요 없이 해결된다. 관리가 필요한 경우, 통증 관리를 위한 비스테로이드성 항염증제의 처방과 함께 앉기를 위한 쿠션이나 도넛 모양의 구멍이 뚫린 도구를 사용하는 것을 권장한다. 이러한 방법들이 효과가 없다면 곧창자속 도수치료 같은 더 침습적인 수술을 사용할 수 있다.[56] 꼬리뼈 통증이 해결되지 않는 경우, 허리꼬리 접합부의 바로 앞에 있는 교감신경절인 홑신경절(ganglion impar)에 주사를 하여 관리할 수 있다.[57]

엉덩관절 및 골반 외상 후 재활 고려사항

엉덩관절 및 골반 외상 후 재활은 조기의, 집중적인, 다학문간 접근법이 포함되어야한다. 급성기의 목표는 초기의 가동성과 보다 집중적이고 자주 시행하는 중재에 초점을 맞춰야 한다. 연구에 따르면 조기의 강한 물리치료와 작업치료로 환자가 퇴원할 때와 수술 후 2주, 1달째에 더 높은 수준의 기능을 할 수 있게 됐을 뿐만 아니라 입원 기간도 줄일 수 있게 됐다.[58-62] 초기의 치료적 중재는 기능적 움직임의 회복에 초점을 맞춰야 하며, 침대에서 움직일 때의 독립성, 침대 밖으로의 이동, 정적으로 서 있는 균형, 보행의 최대화를 목표로 한다. 엉덩관절과 하지의 초기 ROM은 관절의 뻣뻣함을 막고 심부정맥혈전증 및 폐의 합병증을 예방하기 위해 중요하다. 점진적인 근력 강화 운동은 상해와 관련된 근육 억제와 운동 조절 변화, 골반 주변 근육의 통증을 회복시킬 수 있다. 이러한 변화는 전운동피질 (premotor cortex)에서 비롯된 것으로 밝혀졌다.[63] 능동적인 근육 수축을 통해 근육을 재훈련하는 것으로 초점을 맞추면 허리골반-엉덩관절 부위의 이러한 비정상적인 운동 조절의 변화들을 회복시키는 것으로 밝혀졌다. 환자에게 배가로근, 골반바닥근, 가로막, 허리의 다열근, 볼기근, 하지 근육의 능동적인 재훈련은 재활을 하지 않을 때에도 하루 종일 하라고 교육할 수 있다. 근육 활성화와 근력의 개선은 기능적인 움직임 패턴으로 진행하여, 자가 관리를 하기 위해 필요한 능동적인 가동성의 회복에 초점을 맞춰야 한다.

보행 상태는 꾸준히 개선되어야한다. 체중 부하 상태는 정형외과 의사가 정의해야한다. 예후 및 가동성을 위한 현실적인 목표를 세울 수 있을 때, 다른 합병증과 질병 전 보행 및 기능 상태를 확인해야한다. 다른 사지의 골절 및 체중 부하 상태는 적절한 보조 도구를 선택할 때 추가 고려사항이 된다.

병원에서 전문 요양 시설로 퇴원한 환자보다 입원 재활 시설로 퇴원한 환자의 기능 향상이 유의하게 더 높았다.[61] 입원 재활 시설로 퇴원한 환자보다 집으로 바로 퇴원하고 가정 기반 재활을 받는 환자가 상해 12개월 후 기능적 회복이 더 좋았고, 4, 8, 12개월째에 지역 사회 내의 보행 점수가 더 높았다.[64,65]

입원 환자의 환경에서는 근력, ROM, 기능적 가동성 개선에 중점을 두어야 한다. 고강도 물리치료 및 넙다리네갈래근의 강한 근력 강화는 환자의 균형을 개선하고, 재활 기간을 단축하며, 전반적인 가동성을 향상시키는 것으로 나타났다.[66] 재활 팀은 입원 재활에서 퇴원하는 환자의 상황을 이해해야한다. 가정의 물리적 환경에 대한 고려사항으로 인해 (계단의 유무, 샤워실과 화장실의 분리, 가족의 지원 등) 재활 팀은 안전성과 독립성을 방해하는 잠재적인 장애물에 초점을 맞춰서 가정 내에서의 독립적인 기능과 직접적으로 관련된 방식으로 기능적 가동성을 치료해야 한다.

환자가 집으로 퇴원하면 독립적인 활동으로의 복귀가 실제적으로 수행될 수 있으며 기능 제한이 생기는 상황을 직접적으로 겪을 수 있다. 강한 근력 강화 운동은 집에서도 여전히 시행되어야 하며, 근력과 가동성이 생기는 것을 기능적 움직임 패턴의 재훈련으로 통합하는 것에 강조를 둬야 한다. 근력만 생기면 기능적 움직임 패턴에는 변화가 없는 것으로 밝혀졌다. 침대에서 구르기, 발달 순서의 다양한 포즈 취하기 같은 기능적 움직임에서 환자가 어려운 것은 과제를 성공적으로 마치는 데 필요한 관절 가동성, 근육 조절, 고유수용성 감각에 적절하게 접근하여 공간에서 독립적으로 몸을 움직이는 능력을 재훈련하는데 도움이 되는 저부하 활동이다.

환자가 완전한 체중 부하를 해도 된다는 결정이 나면 보행 보조를 위한 안전성을 결정해야 한다. 보다 기능이 뛰어난 환자는 손상된 다리로의 체중 부하를 점차 증가시키고 보행을 위한 보조 도구의 보조를 줄임으로써 독립적인 보행으로 단계적으로 진행해야 한다. 유산소 운동, 근력 강화 운동, 기능적인 움직임 패턴 재훈련의 지속적인 진행이 강조되어야 하고, 환자만의 목표, 가족 및 사회의 기대치가 활동별 중재 및 퇴원에 대한 결정의 토대로 작용한다. 에너지가 많이 쓰이는 골반 외상을 입은 나이가 어린 환자는 나이가 많은 환자보다 더 높은 기능 수준으로의 회복이 필요하다.

노인 환자 또는 의학적인 복잡성으로 인해 기능적으로 손상된 환자는 완전한 체중 부하로 돌아올 때 안전성과 낙상 위험에 대해 주의 깊게 평가해야 한다. 많은 경우 안전성을 확보하고 낙상 위험을 줄이기 위해 보조 도구가 지속적으로 필요할 수 있다. 다양한 환경에서 사용되는 다양한 낙상 위험 측정 도구의 타당도가 밝혀졌다. 기능적 가동성과 관련된 결정은 낙상 위험, 균형의 객관적인 측정치와 환자의 모든 의학적 및 사회적 요인에 대한 완전한 이해, 환자 및 보호자의 목표, 전체 의료 팀과의 의사소통을 기반으로 해야 한다.

사례 연구

사례 연구 11-1은 젊은 남성의 APC II형 골반 상해와 원위부 노뼈 골절을 설명한다.

사례 연구 11-1

젊은 환자의 골반 상해 및 변위되지 않고 갈라진 원위부 노뼈 골절

22세의 남성 환자는 골반에 앞뒤쪽 압박력으로 인한 II형 상해와 변위되지 않고 갈라진 원위부 노뼈 골절을 당했다. 검사를 통해 환자의 혈류역학이 안정화되고 모든 동시이환이 배제되면 오른쪽 앞쪽 및 뒤쪽 반골반에 내고정술을 시행하기로 결정했다. 노뼈 골절은 긴팔석고붕대(long arm cast)로 관리됐다. 물리치료(PT)와 작업치료(OT)가 즉시 처방되었다. OT는 모든 자가 관리 활동을 치료했고, 컴퓨터 단층 촬영으로 발견되지 않은 머리 외상으로 발생된 인지 손상을 배제했다. PT는 침대에서 의자로의 이동과 화장실 가기에 대해 독립적인 기능을 최적화하기 위해 OT와 협력하여 환자를 움직이기 시작했다. 또한 오른쪽 상지를 위한 팔 받침대가 있는 워커를 사용해 보행을 치료했다. 의사는 오른쪽 손목으로 체중 부하를 하지 말라고 했고, 오른쪽 하지로는 견딜 수 있는 만큼 부분적인 체중 부하를 하라고 했다. 초기의 기초 운동은 다음을 포함했다: 가로막 호흡 운동에 대한 교육 및 연습, 배가로근과 골반바닥근의 능동적인 수축, "골반 시계" 운동을 통한 배곧은근과 배빗근의 능동적이고 의도적인 수축, 볼기근·넙다리네갈래근·햄스트링의 등척성 운동, 엉덩관절의 수동적인 굽힘 ROM 운동.

환자와 환자의 가족들은 사회적인 과거력을 제공할 수 있었다. 환자는 오토바이 정비공으로 일하고 있으며 미국 장애인법(Americans With Disabilities Act)을 따르는 1층집에서 아내와 함께 살고 있다. 이 부부는 아이들이 없다. 5일 후 집으로 퇴원할 때, 환자는 독립적으로 이동할 수 있었고 아내의 도움을 받아 옷을 입고 목욕을 할 수 있었다. 가정 PT와 OT가 처방되었다. 작업치료사는 집에서의 환자의 기능을 측정했다. 환자는 아내의 도움을 받아 모든 자가 관리에서 안전한 것으로 판단되었다. 붕대를 제거하고 노뼈 골절이 충분히 치유되었다고 보여지면 직업으로의 재통합을 위해 환자의 손에 OT를 재개할 계획을 세웠다. PT는 누웠다가 굴러서 엎드리기, 서 있는 균형, 사지 및 몸통의 근력 및 ROM 등 전반적인 가동성 치료를 지속했다. 무릎과 발목의 근력 및 손상되지 않은 사지의 모든 근력을 향상시키기 위해 점진적인 저항 운동을 했다. 허리골반-엉덩관절 부위의 능동적인 근육 조절을 향상시키기 위해 골반과 수정된 몸통의 고유수용성 신경근 촉진법 (PNF) 운동을 사용했다.

4주 후에 완전한 체중 부하를 하라는 지시를 받았다. 팔의 붕대는 2주째에 팔꿈치 아래까지 제거했고 (여전히 엎침과 뒤침은 제한적임), 4주째에 아래팔의 중간까지 제거했다. 점진적인 저항 운동은 지속되었다. 가동성 치료에는 더 복잡한 움직임 패턴을 완료하기에 필요한 관절의 가동성과 근육 타이밍에 대한 접근과 회복을 돕기 위해 발달성 순서 자세를 통한 기능적 움직임을 추가했다. 몸통의 가동성과 안정성, 네 발 기기 자세에서의 운동을 위해 PNF 운동을 지속했고, 뒤쪽 몸통 근육의 기능을 향상시키기 위해 브릿지 운동을 추가했다. 보행은 워커에서 왼쪽 팔에 한쪽 목발을 적용하는 것으로 진행되었다. 보행 훈련은 오른쪽의 체중을 제거하고 균형을 돕기 위해 왼손에 지팡이를 잡고 시행되었다. 환자가 지팡이를 사용하여 정상적이고 보상 작용이 없는 보행을 할 수 있자마자 지팡이로 진행되었다. 이 시점에서 보조 도구 없이 걷는 보행 훈련을 시작했고 환자가 평지, 오르막길, 계단에서 정상적이고 안전하고 보상 작용이 없는 보행을 할 때 지팡이를 제거했다.

6주 후, 환자는 외래 치료실에서 재활을 계속했다. 이 때 환자는 지역 사회에서 독립적으로 보행했지만 여전히 통증이 있었고 움직임에 기능 장애가 있었다. 상지의 붕대는 제거했고, OT는 팔의 완전한 기능 회복으로 직업과 관련된 일에 참여할 수 있다는 목표를 가지고 상지의 제한을 치료하기 시작했다. 환자의 전반적인 가동성과 관련하여 남아 있는 특정 기능 장애를

계속

사례 연구 11-1

젊은 환자의 골반 상해 및 변위되지 않고 갈라진 원위부 노뼈 골절 - 계속

확인하기 위해 Selective Functional Movement Assessment (SFMA)를 시행했고, 그 결과 오른쪽 엉덩관절에 폄 패턴으로 관절의 가동성 및 연조직 신장성의 기능 장애가 남아 있었다. 수정된 Thomas 검사로 (2장 참고) 오른쪽 엉덩허리근, 대퇴근막장근, 넙다리네갈래근의 조직 신장성 제한이 나타났다. 또한 SFMA로 한쪽으로 서 있기와 쪼그려 앉기에 기능 장애가 있음을 발견했다. 한쪽으로 서 있기가 힘든 것은 허리골반 엉덩관절 부위의 운동 조절 손상으로 인한 것이다. 환자는 오른쪽에서 트렌델렌버그 징후가 나타났고 오른쪽으로 서 있는 균형을 유지하기 어려워했다. 오른쪽의 엉덩관절 굽힘 제한과 운동 조절 손상은 직업에 필요한 동작인 완전히 쭈그려 앉기가 안 되는 것에 영향을 줬다.

엉덩관절과 허리관절의 가동성 및 조직의 신장성을 향상시키기 위해 도수 치료를 사용했다. 환자는 엉덩관절과 근육의 가동성을 향상시키기 위해 움직임 운동과 함께 하는 자가 스트레칭 및 밴드로 하는 가동술을 교육받았다. 다양한 패턴에서의 근육 활동을 최대화시킬 수 있는 도수 저항을 사용한 하지의 PNF 또한 추가되었다. 1주일에 5일간 최소 20분 동안 유산소 운동을 했으며 여기에는 걷기와 고정식 자전거가 포함되었다.

한 쪽으로 서 있는 동안 골반에서의 운동 조절 문제를 치료하기 위해 처음에 기초 운동 조절 교정이 추가되었다. 여기에는 옆으로 누운 상태에서 엉덩관절을 구부리지 않으면서 신호에 맞춰 다리 올리기, 옆으로 누운 자세에서 앞으로 또는 뒤로 굴러 일어나기, 골반을 들지 않기가 포함되었다. 이는 중간볼기근의 단독적인 활성화를 위한 것이었다. 또한 균형을 유지하는 허리골반의 안정성을 단독적으로 이끌어내기 위해 골반을 중립으로 한 상태에서 한쪽 무릎서기로 균형을 잡으라고 했다. 이 자세가 안정적이면 눈을 감은 채로 자세 유지하기, 찹&리프트 (chops and lifts) 저항을 사용하기, 이 자세에서 일어서기를 통해 난이도를 증가시켰다. 환자의 직업에서 런지 유형의 움직임이 쓰일 확률이 높기 때문에 다리를 벌린 패턴에서의 근력을 향상시키고 허리골반의 안정성을 강화시키기 위해 이 패턴을 런지 운동으로 진행했다.

한쪽으로 서는 균형은 골반을 떨어뜨리지 않고 서 있는 균형을 유지하도록 하여 치료했다. 이 때 거울에서의 시각적 피드백을 사용했다. 유연한 표면에서 한쪽으로 서는 균형을 유지하도록 진행했다. 보상 작용 없이 균형을 유지할 수 있으면, 한쪽으로의 스쿼트 패턴을 시작했다. 피드백을 위한 거울을 사용하여 무릎과 다리를 모으거나 안쪽으로 돌리지 않으면서 스쿼트를 하라고 했으며, 큰볼기근에 의한 넙다리뼈의 관상면에서의 조절과 중간볼기근에 의한 골반의 조절을 이끌어냈다. 한쪽으로의 스쿼트 패턴이 잘 조절되면, 척추의 안정성을 유지하면서 엉덩관절 굽힘이 일어나는 엉덩관절의 힌지 패턴을 교육했다. 엉덩관절을 구부릴 때 척추를 따라 어느 곳에서도 굽힘이 일어나지 않게 긴 막대를 환자의 등 쪽에서 엉치뼈, 가슴 중앙 부분, 머리의 뒤에 닿게 놓는다. 이는 양쪽 및 한쪽 스쿼트 패턴에서 모두 시행된다. 두 패턴 모두에서 하지와 몸통의 조절이 잘 되면, 스쿼트 패턴에 부하를 가한다. 케틀벨을 사용해 한쪽 스쿼트 패턴에 부하를 준다. 양쪽의 고블릿 스쿼트를 추가하고 데드리프트 패턴을 훈련한다. 이러한 패턴은 환자가 직장으로 복귀하기 위해 안전하게 들어 올리는 패턴에서 훈련할 수 있도록 부하를 준다.

환자는 기능이 완전히 돌아와 4개월 후에 근무로 복귀했다.

참고문헌

1. Bauer CA, Coca-Perraillon M, Cutler DM, Rosen AB. Incidence and mortality of hip fractures in the United States. *JAMA*. 2009;302:1573-1579.
2. Grotz M, Allami MK, Harwood P, et al. Open pelvis fractures: epidemiology, current concepts of management and outcome. *Injury*. 2005;36:1-13.
3. Karantana A, Boulton C, Bouliotus G, et al. Epidemiology and outcome of fracture of the hip in women aged 65 years and under. *J Bone Joint Surg Br*. 2011;93:658-664.
4. Halbert J, Crotty M, Whitehead C, et al. Multi-disciplinary rehabilitation after hip fracture is associated with improved outcome: a systematic review. *J Rehabil Med*. 2007;39:507-512.
5. Stevenson AJ, McArthur JR, Acharya MR, et al. Principles of acetabular fractures. *Orthop Trauma*. 2014;28:141-150.
6. Dreinhofer KE, Schwarzkopf SR, Haas NP, Tscherne H. Isolated traumatic dislocation of the hip: long-term results in 50 patients. *J Bone Joint Surg Br*. 1994;76:6-12.
7. Hak DJ, Goulet JA. Severity of injuries associated with traumatic hip dislocation as a result of motor vehicle collisions. *J Trauma*. 2009;47:60-63.
8. Issack PS, Helfet DL. Sciatic nerve injury associated with acetabular fractures. *HSS J*. 2009;5:12-18.
9. Swiontkowski MF, Winquist RA, Hansen ST Jr. Fractures of the femoral neck in patients between the ages of twelve and forty-nine years. *J Bone Joint Surg Am*. 1984;66:837-846.
10. Laird A, Keating JF. Acetabular fractures: a 16-year prospective epidemiological study. *J Bone Joint Surg Br*. 2005;87:969-973.
11. Ferguson TA, Patel R, Bhandari M, Matta JM. Fractures of the acetabulum in patients aged 60 years and older: an epidemiological and radiological study. *J Bone Joint Surg Br*. 2010;92:250-257.
12. Hougaard K, Thomsen PB. Coxarthrosis following traumatic posterior dislocation of the hip. *J Bone Joint Surg Am*. 1987;69:679-683.
13. Kumar MN, Belehall P, Ramachandra P. PET/CT study of temporal variations in blood flow to the femoral head following low-energy fracture of the femoral neck. *Orthopedics*. 2014;37:e563-e570.
14. Karagas MR, Lu-Yao GL, Barrett JA, et al. Heterogeneity of hip fracture: age, race, sex, and geographic patterns of femoral neck and trochanteric fractures among the US elderly. *Am J Epidemiol*. 1996;143:677-682.
15. Robinson CM, Court-Brown CM, McQueen MM, Christie J. Hip fractures in adults younger than 50 years of age: epidemiology and results. *Clin Orthop Relat Res*. 1996;312:238-246.

16. Liporace F, Gains R, Collinge C, Haidukewych GJ. Results of internal fixation of Pauwel's type-3 vertical femoral neck fractures. *J Bone Joint Surg Am.* 2008;90:1654-1659.
17. Lindequist S. Cortical screw support in femoral neck fractures: a radiographic analysis of 87 fractures with a new mensuration technique. *Acta Orthop Scand.* 1993;64:289-293.
18. Upadhyay A, Jain P, Mishra P, et al. Delayed internal fixation of fractures of the neck of the femur in young adults: a prospective, randomised study comparing closed and open reduction. *J Bone Joint Surg Br.* 2004;86:1035-1040.
19. Maruenda JI, Barrios C, Gomar-Sancho F. Intracapsular hip pressure after femoral neck fracture. *Clin Orthop Relat Res.* 1997;340:172-180.
20. Zlowodski M, Jonsson A, Paulke R. Shortening after femoral neck fracture fixation: is there a solution? *Clin Orthop Relat Res.* 2007;461:213-218.
21. Callaghan JJ, Liu SS, Haidukewych GJ. Subcapital fractures a changing paradigm. *J Bone Joint Surg Br.* 2012;94(suppl A):19-21.
22. Battle A, Aylin P. Mortality associated with delay in operation after hip fracture. *BMJ.* 2006;332:947-951.
23. Keating JF, Grant A, Masson M, et al. Displaced intracapsular hip fractures in fit, older people: a randomized comparison of reduction and fixation, bipolar hemiarthroplasty and total hip arthroplasty. *Health Technol Assess.* 2006;9:1-65.
24. Zlowodzki M, Brink O, Switzer J, et al. The effect of shortening and varus collapse of the femoral neck on function after fixation of intracapsular fracture of the hip. *J Bone Joint Surg Br.* 2008; 11:1487-1494.
25. Lu-Yao GL, Keller RB, Littenberg B, et al. Outcomes after displaced fractures of the femoral neck: a meta-analysis of one hundred and six published reports. *J Bone Joint Surg Am.* 1996; 76:15-25.
26. Ravikumar KJ, Marsh G. Internal fixation versus hemiarthroplasty versus total hip arthroplasty for displaced subcapital fractures of femur: 13 year results of a prospective randomized study. *Injury.* 2000;31:793-797.
27. Blomfeldt R, Tornkvist H, Eriksson K, et al. A randomized controlled trial comparing bipolar hemiarthroplasty with total hip replacement for displaced intracapsular fractures of the femoral neck in elderly patients. *J Bone Joint Surg Br.* 2007;89: 160-165.
28. Johansson T, Jacobsson SA, Ivarsson I, et al. Internal fixation versus total hip arthroplasty in the treatment of displaced femoral neck fractures: a prospective randomized study of 100 hips. *Acta Orthop Scand.* 2000;71:597-602.
29. Holmberg S, Kale'n R, Thorngren KG. Treatment and outcome of femoral neck fractures: an analysis of 2418 patients admitted from their own homes. *Clin Orthop Relat Res.* 1987; 218:42-52.
30. Conn KS, Parker MJ. Undisplaced intracapsular hip fractures: results of internal fixation in 375 patients. *Clin Orthop Relat Res.* 2004;421:249-254.
31. Iorio R, Healy WL, Lemos DW, et al. Displaced femoral neck fractures in the elderly: outcomes and cost effectiveness. *Clin Orthop Relat Res.* 2001;383:229-242.
32. Soderqvist A, Miedel R, Ponzer S, Tidermark J. The influence of cognitive function on outcome after a hip fracture. *J Bone Joint Surg Am.* 2006;88:2115-2123.
33. Grisso JA, Kelsey JL, Strom BL, et al. Risk factors for fall as a cause of hip fracture in women: the Northeast Hip Fracture Study Group. *N Engl J Med.* 1991;324:1326-1331.
34. Mantilla CB, Horlocker TT, Schroeder DR, et al. Frequency of myocardial infarction, pulmonary embolism, deep venous thrombosis, and death following primary hip or knee arthroplasty. *Anesthesiology.* 2002;96:1140-1146.
35. Huddleston JM, Gullerud RE, Smither F, et al. Myocardial infarction after hip fracture repair: a population-based study. *J Am Geriatr Soc.* 2012;60:2020-2026.
36. Beaupre LA, Jones CA, Saunders LD, et al. Best practices for elderly hip fracture patients: a systematic overview of the evidence. *J Gen Intern Med.* 2005;20:1019-1025.
37. Lo IL, Siu CW, Tse HF, et al. Pre-operative pulmonary assessment for patients with hip fracture. *Osteoporos Int.* 2010;21: S579-S586.
38. Busse PJ, Mathur SK. Age-related changes in immune function: effect on airway inflammation. *J Allergy Clin Immunol.* 2010; 126:690-699.
39. Dolan MM, Hawkes WG, Zimmerman SI, et al. Delirium on hospital admission in aged hip fracture patients: prediction of mortality and 2-year functional outcomes. *J Gerontol A Biol Sci Med Sci.* 2000;55:M527-M534.
40. Osterhoff G, Ossendorf C, Wanner GA, et al. Posterior screw fixation in rotationally unstable pelvic ring injuries. *Injury.* 2011;42:992-996.
41. Rossi F, Dragoni S. Acute avulsion fractures of the pelvis in adolescent competitive athletes: prevalence, location and sports distribution of 203 cases collected. *Skeletal Radiol.* 2001;3:127-131.
42. Pisacano RM, Miller TT. Comparing sonography with MR imaging of apophyseal injuries of the pelvis in four boys. *AJR Am J Roentgenol.* 2003;181:223-230.
43. Metzmaker JN, Pappas AM. Avulsion fractures of the pelvis. *Am J Sports Med.* 1985;13:349-358.
44. Feeley BT, Powell JW, Muller MS, et al. Hip injuries and labral tears in the national football league. *Am J Sports Med.* 2008;36: 2187-2195.
45. Koo H, Leveridge M, Thompson C, et al. Interobserver reliability of the Young-Burgess and Tile classification systems for fractures of the pelvic ring. *J Orthop Trauma.* 2008;22:379-384.
46. Smith W, Williams A, Agudelo J, et al. Early predictors of mortality in hemodynamically unstable pelvis fractures. *J Orthop Trauma.* 2007;21:31-37.
47. Metz CM, Hak DJ, Goulet JA, Williams D. Pelvic fracture patterns and their corresponding angiographic sources of hemorrhage. *Orthop Clin North Am.* 2004;35:431-437.
48. Langford JR, Burgess AR, Liporace FA. Haidekewych GJ. Pelvic fractures. Part 1. Evaluation, classification, and resuscitation. *J Am Acad Orthop Surg.* 2013;21:448-457.
49. Routt ML Jr, Falicov A, Woodhouse E, Schildhauer TA. Circumferential pelvic antishock sheeting: a temporary resuscitation aid. *J Orthop Trauma.* 2006;20(suppl):S3-S6.
50. Miller PR, Moore PS, Mansell E, et al. External fixation or arteriogram in bleeding pelvic fracture: initial therapy guided by markers of arterial hemorrhage. *J Trauma.* 2003;54:437-443.
51. Matta JM. Indications for anterior fixation of pelvic fractures. *Clin Orthop Relat Res.* 1996;329:88-96.
52. Tornetta P III, Dickson K, Matta JM. Outcome of rotationally unstable pelvic ring injuries treated operatively. *Clin Orthop Relat Res.* 1996;329:147-151.
53. Maigne JY, Doursounian L, Chatellier G. Causes and mechanisms of common coccydynia: role of body mass index and coccygeal trauma. *Spine (Phila Pa 1976).* 2000;25:3072-3079.

54. Nathan ST, Fisher BE, Roberts CS. Coccydynia: a review of pathoanatomy, aetiology, treatment and outcome. *J Bone Joint Surg Br*. 2010;12:1622-1627.
55. Maigne JY, Chatellier G. Comparison of three manual coccydynia treatments: a pilot study. *Spine (Phila Pa 1976)*. 2001; 26:E479-E483.
56. Foye PM, Buttaci CJ, Stitik TP, Yonclas PP. Successful injection for coccyx pain. *Am J Phys Med Rehabil.* 2006;85:783-784.
57. Sagi HC, Coniglione FM, Stanford JH. Examination under anesthetic for occult pelvic ring instability. *J Orthop Trauma*. 2011;25:529-536.
58. Cameron ID, Lyle DM, Quine S. Accelerated rehabilitation after proximal femoral fracture: a randomised controlled trial. *Disabil Rehabil.* 1993;15:29-34.
59. Swanson CE, Day GA, Yelland CE, et al. The management of elderly patients with femoral fractures: a randomised controlled trial of early intervention vs. standard care. *Med J Aust*. 1998; 169:515-518.
60. Koval KJ, Chen AL, Aharonoff GB, et al. Clinical pathway for hip fractures in the elderly: the Hospital for Joint Diseases experience. *Clin Orthop Relat Res*. 2004;425:72-81.
61. Jette AM, Harris BA, Cleary PD, Campion EW. Functional recovery after hip fracture. *Arch Phys Med Rehabil.* 1987;68: 735-740.
62. Mitchell SL, Stott DJ, Martin BJ, Grant SJ. Randomized controlled trial of quadriceps training after proximal femoral fracture. *Clin Rehabil.* 2001;15:282-290.
63. Kane RL, Chen Q, Finch M, et al. Functional outcomes of posthospital care for stroke and hip fracture patients under Medicare. *J Am Geriatr Soc*. 1998;46:1525-1533.
64. Giusti A, Barone A, Oliveri M, et al. An analysis of the feasibility of home rehabilitation among elderly people with proximal femoral fractures. *Arch Phys Med Rehabil.* 2006;87:826-831.
65. Kuisma R. A randomized, controlled comparison of home versus institutional rehabilitation of patients with hip fracture. *Clin Rehabil.* 2002;16:553-561.
66. Tsao H, Danneels LA, Hodges PW. Smudging the motor brain in young adults with recurrent low back pain. *Spine (Phila Pa 1976)*. 2011;36:1721-1727.

부록 A

하지의 근육과 신경지배*

Lower Extremity Muscles and Nerve Innervations*

표 A-1 하지 근육에 대한 척수신경근의 신경 지배

근육	척수신경근							
	허리신경					엉치신경		
	L^1	L^2	L^3	L^4	L^5	S^1	S^2	S^3
큰허리근	**X**							
작은허리근	X	**X**	**X**	X				
엉덩근		**X**	**X**	X				
두덩근		**X**	**X**	X				
넙다리빗근		**X**	**X**					
넙다리네갈래근		X	**X**	X				
짧은모음근		**X**	**X**	X				
긴모음근		**X**	**X**	X				
두덩정강근		**X**	**X**	X				
바깥폐쇄근			**X**	**X**				
큰모음근		X	**X**	**X**	**X**	X		
중간볼기근				**X**	**X**	**X**		
작은볼기근				**X**	**X**	**X**		
대퇴근막장근				**X**	**X**	**X**		
큰볼기근					**X**	**X**	X	
궁둥구멍근						**X**	**X**	
위쌍둥이근					**X**	**X**	**X**	
속폐쇄근					**X**	**X**	**X**	
아래쌍둥이근				**X**	**X**	**X**		
넙다리네모근				**X**	**X**	**X**		
넙다리두갈래근 (긴 갈래)					X	**X**	**X**	
반힘줄모양근				X	**X**	**X**	**X**	
반막모양근				X	**X**	**X**	X	
넙다리두갈래근 (짧은 갈래)					**X**	**X**	X	
앞정강근				**X**	**X**			

근육	척수신경근							
	허리신경					엉치신경		
	L^1	L^2	L^3	L^4	L^5	S^1	S^2	S^3
긴엄지폄근				X	**X**	**X**		
긴발가락폄근				X	**X**	**X**		
셋째종아리근				X	**X**	**X**		
짧은발가락폄근				X	**X**	**X**		
긴종아리근				X	**X**	**X**		
짧은종아리근				X	**X**	**X**		
장딴지빗근				X	**X**	**X**		
장딴지근						**X**	**X**	
오금근				**X**	**X**	**X**		
가자미근					X	X	**X**	
뒤정강근				X	**X**	X		
긴발가락굽힘근					**X**	**X**	**X**	
긴엄지굽힘근					X	**X**	**X**	
짧은발가락굽힘근					X	**X**	**X**	
엄지벌림근					X	**X**	**X**	
짧은엄지굽힘근					X	**X**	**X**	
벌레근 I					X	**X**	**X**	
새끼벌림근						X	**X**	**X**
발바닥네모근						X	**X**	**X**
새끼굽힘근						X	**X**	**X**
새끼벌림근						X	**X**	**X**
엄지모음근						X	**X**	**X**
발바닥쪽뼈사이근							**X**	**X**
발등쪽뼈사이근							**X**	**X**
벌레근 II, III, IV						X	**X**	**X**

X, 주요 분포.

* From Neumann DA. Kinesiology of the Musculoskeletal System: Foundations for Rehabilitation. 2nd ed. St. Louis: Mosby; 2010.

• 상자 A-1 하지의 근육들의 부착점과 신경지배

엉덩관절 및 무릎관절의 근육

짧은모음근

근위부 부착점: 아래두덩뼈가지의 앞면
원위부 부착점: 넙다리뼈 거친선의 근위부 1/3
신경 지배: 폐쇄신경

긴모음근

근위부 부착점: 두덩뼈 몸통의 앞면
원위부 부착점: 넙다리뼈 거친선의 중간 ⅓
신경 지배: 폐쇄신경

큰모음근

앞쪽 섬유
근위부 부착점: 궁둥뼈가지
원위부 부착점 (가로 섬유): 넙다리뼈 거친선의 근위부 가장 끝
원위부 부착점 (비스듬한 섬유): 넙다리뼈 거친선의 전체
신경 지배: 폐쇄신경

뒤쪽 (평근) 섬유
근위부 부착점: 궁둥뼈결절
원위부 부착점: 넙다리뼈의 모음근결절
신경 지배: 궁둥신경의 정강분지

무릎관절근

근위부 부착점: 넙다리뼈몸통 원위부의 앞면
원위부 부착점: 무릎의 근위부 관절주머니와 활액막
신경 지배: 넙다리신경

넙다리두갈래근

긴 갈래
근위부 부착점: 반힘줄모양근과 같은 힘줄에서 시작함, 궁둥뼈결절의 뒷면의 안쪽과 엉치결절인대의 일부분에서 시작함.
원위부 부착점: 종아리뼈머리
신경 지배: 궁둥신경의 정강분지

짧은 갈래
근위부 부착점: 볼기근거친면 아래의 거친선의 가쪽 가장자리
원위부 부착점: 종아리뼈머리
신경 지배: 궁둥신경의 온종아리분지

아래쌍둥이근

근위부 부착점: 궁둥뼈결절의 윗부분
원위부 부착점: 속폐쇄근의 힘줄과 섞임
신경 지배: 넙다리네모근과 아래쌍둥이근의 신경

위쌍둥이근

근위부 부착점: 궁둥뼈가시의 등쪽 면
원위부 부착점: 속폐쇄근의 힘줄과 섞임
신경 지배: 속폐쇄근과 위쌍둥이근의 신경

큰볼기근

근위부 부착점: 바깥쪽 엉덩뼈, 뒤쪽 볼기근선, 등허리근막, 엉치뼈와 꼬리뼈의 뒷면, 엉치결절인대와 뒤쪽 엉치엉덩인대의 일부
원위부 부착점: 볼기근결절과 엉덩정강근막띠
신경 지배: 아래볼기신경

중간볼기근

근위부 부착점: 엉덩뼈의 바깥면, 앞쪽 볼기근선의 위
원위부 부착점: 큰돌기의 가쪽 면
신경 지배: 위볼기신경

작은볼기근

근위부 부착점: 앞쪽 볼기근선과 아래쪽볼기근선 사이의 엉덩뼈 바깥면, 큰궁둥패임보다 뒤에 있음
원위부 부착점: 큰돌기의 앞-가쪽 면, 위쪽 관절주머니의 일부
신경 지배: 위볼기신경

두덩정강근

근위부 부착점: 두덩뼈 아래 몸통의 앞면, 두덩뼈의 아래가지
원위부 부착점: 넙다리빗근 부착점의 위쪽 끝의 바로 뒤인 정강뼈의 근위부 안쪽 면
신경 지배: 폐쇄신경

엉덩허리근

큰허리근
근위부 부착점: 마지막 가슴뼈와 모든 허리뼈의 척추사이원반을 포함한 몸통의 가쪽과 가로돌기
원위부 부착점: 넙다리뼈의 작은돌기

엉덩근

근위부 부착점: 엉덩뼈오목의 위쪽 ⅔, 엉덩뼈능선의 안쪽 가장자리, 엉치엉덩관절을 가로지르는 엉치뼈의 작은 부분
원위부 부착점: 큰허리근 힘줄의 가쪽 가장자리를 통해 넙다리뼈의 작은돌기
신경 지배: 넙다리신경 (큰허리근 또한 L1에서 나온 가지를 받는다)

바깥폐쇄근

근위부 부착점: 폐쇄막의 가쪽 면, 아래두덩뼈가지와 궁둥뼈가지의 주변 바깥 면
원위부 부착점: 돌기오목에 있는 큰돌기의 안쪽 면
신경 지배: 폐쇄신경

속폐쇄근

근위부 부착점: 폐쇄막의 안쪽 면, 아래두덩뼈가지와 궁둥뼈가지의 직접적인 주변 면, 뼈 부착점은 골반 내에서 큰궁둥패임쪽으로 위로 뻗어 있다
원위부 부착점: 돌기오목의 바로 앞-위쪽인 큰돌기의 안쪽 면
신경 지배: 속폐쇄근과 위쌍둥이근의 신경

두덩근

근위부 부착점: 위두덩뼈가지의 두덩뼈빗
원위부 부착점: 넙다리뼈 뒷면의 두덩뼈빗 (나선형)
신경 지배: 넙다리신경, 때로는 폐쇄신경의 가지

• 상자 A-1 하지의 근육들의 부착점과 신경지배 – 계속

궁둥구멍근
근위부 부착점: 엉치뼈구멍 사이의 엉치뼈 앞면, 엉치엉덩관절의 관절주머니와 부분적으로 섞임
원위부 부착점: 큰돌기의 꼭짓점
신경 지배: 궁둥구멍근의 신경

오금근
근위부 부착점: 넙다리뼈의 가쪽관절융기의 가쪽 면에 붙어있는 관절주머니내 힘줄
원위부 부착점: 가자미근선 위에 있는 정강뼈 근위부의 뒷면, 가쪽 반달에도 붙어 있음
신경 지배: 정강신경

작은허리근
근위부 부착점: 마지막 가슴뼈와 첫 번째 허리뼈의 척추사이원반을 포함한 몸통의 가쪽과 가로돌기
원위부 부착점: 두덩뼈빗 근처의 두덩뼈
신경 지배: L1의 가지

넙다리네모근
근위부 부착점: 반막모양근 부착점의 바로 앞쪽인 궁둥뼈결절의 가쪽 면
원위부 부착점: 네모근결절 (돌기사이능선의 중간)
신경 지배: 넙다리네모근과 아래쌍둥이근의 신경

넙다리곧은근
근위부 부착점: 곧은힘줄-아래앞엉덩뼈가시, 접힌힘줄-절구의 위쪽 가장자리 주변의 고랑과 엉덩관절주머니 속
원위부 부착점: 무릎뼈바닥, 무릎뼈 힘줄을 지남, 정강뼈거친면
신경 지배: 넙다리신경

넙다리빗근
근위부 부착점: 위앞엉덩뼈가시
원위부 부착점: 정강뼈 안쪽 근위부에 있는 선을 따라 붙음
신경 지배: 넙다리신경

반막모양근
근위부 부착점: 궁둥뼈결절의 뒷면의 가쪽
원위부 부착점: 정강뼈의 안쪽 관절융기의 뒷면, 추가적으로는 안쪽 곁인대, 빗오금인대, 오금근, 안쪽 반달에 붙음
신경 지배: 궁둥신경의 정강분지

반힘줄모양근
근위부 부착점: 넙다리두갈래근의 긴 갈래와 같은 힘줄에서 시작함, 궁둥뼈결절의 뒷면의 안쪽과 엉치결절인대의 일부분에서 시작함.
원위부 부착점: 정강뼈의 근위부 안쪽, 넙다리빗근 부착점의 아래쪽 끝의 바로 뒤쪽
신경 지배: 궁둥신경의 정강분지

대퇴근막장근
근위부 부착점: 위앞엉덩뼈가시의 바로 뒤쪽인 엉덩뼈능선의 바깥면
원위부 부착점: 대퇴근막장근의 엉덩정강근막띠의 근위부 ⅓
신경 지배: 위볼기신경

중간넓은근
근위부 부착점: 넙다리뼈몸통의 위쪽 ⅔의 앞-가쪽 부분
원위부 부착점: 무릎뼈바닥의 가쪽, 무릎뼈 힘줄을 지남, 정강뼈거친면
신경 지배: 넙다리신경

가쪽넓은근
근위부 부착점: 돌기사이선의 위쪽, 큰돌기의 앞쪽 및 아래쪽 가장자리, 볼기근거친면의 가쪽, 넙다리뼈 거친면의 가쪽 가장자리
원위부 부착점: 무릎의 가쪽 관절주머니, 무릎뼈바닥, 무릎뼈 힘줄을 지남, 정강뼈거친면
신경 지배: 넙다리신경

안쪽넓은근
근위부 부착점: 돌기사이선의 아래쪽, 넙다리뼈거친면의 안쪽 가장자리, 안쪽관절융기위 선의 근위부, 큰모음근의 섬유
원위부 부착점: 무릎의 안쪽 관절주머니, 무릎벼바닥, 무릎뼈 힘줄을 지남, 정강뼈거친면
신경 지배: 넙다리신경

발목관절 및 발의 근육

긴발가락폄근
근위부 부착점: 정강뼈의 가쪽관절융기, 종아리뼈 안쪽 면의 근위부 2/3, 인접한 뼈사이막
원위부 부착점: 발가락의 등쪽 확장부를 통해 중간마디뼈와 끝마디뼈의 등쪽 바닥의 근위부에 붙는 4개의 힘줄
신경 지배: 종아리신경의 깊은가지

긴엄지폄근
근위부 부착점: 종아리뼈의 안쪽 면의 중간 부분, 인접한 뼈사이막
원위부 부착점: 엄지발가락의 끝마디뼈의 등쪽 바닥
신경 지배: 종아리신경의 깊은가지

짧은종아리근
근위부 부착점: 종아리뼈의 가쪽 면의 원위부 2/3
원위부 부착점: 5번째 발허리뼈의 붓돌기
신경 지배: 종아리신경의 얕은가지

긴종아리근
근위부 부착점: 정강뼈의 가쪽관절융기, 종아리뼈머리, 종아리뼈의 근위부 2/3
원위부 부착점: 안쪽 쐐기뼈의 가쪽 면, 첫 번째 발허리뼈 바닥의 가쪽 면
신경 지배: 종아리신경의 얕은가지

셋째종아리근
근위부 부착점: 종아리뼈 안쪽 면의 원위부 2/3, 인접한 뼈사이막
원위부 부착점: 5번째 발허리뼈 바닥의 등쪽 면
신경 지배: 종아리신경의 깊은가지

• 상자 A-1 하지의 근육들의 부착점과 신경지배 – 계속

긴발가락굽힘근
근위부 부착점: 뒤정강근 근위부 부착점의 바로 안쪽인 정강뼈의 중간 ⅓의 뒤쪽 면
원위부 부착점: 4개의 작은 발가락들의 끝마디뼈 바닥에서 분리된 4개의 힘줄
신경 지배: 정강신경

긴엄지굽힘근
근위부 부착점: 종아리뼈 뒷면 대부분의 원위부 ⅔
원위부 부착점: 엄지발가락의 끝마디뼈 바닥의 바닥쪽 면
신경 지배: 정강신경

장딴지근
근위부 부착점: 가쪽관절융기와 안쪽관절융기의 뒷면에서 두 갈래로 나뉘어짐
원위부 부착점: 아킬레스힘줄을 지나 발꿈치뼈융기
신경 지배: 정강신경

장딴지빗근
근위부 부착점: 넙다리뼈의 가쪽관절융기위선의 아래쪽 대부분, 무릎의 오금인대에 비스듬하게
원위부 부착점: 발꿈치뼈융기에 붙는 아킬레스힘줄의 안쪽 면에서 합쳐짐
신경 지배: 정강신경

가자미근
근위부 부착점: 종아리뼈머리의 뒤쪽 면, 종아리뼈몸통의 근위부 ⅓, 가자미근선 주변의 정강뼈 뒤쪽
원위부 부착점: 아킬레스힘줄을 지나 발꿈치뼈융기
신경 지배: 정강신경

앞정강근
근위부 부착점: 정강뼈의 가쪽관절융기와 가쪽 면의 근위부 ⅔, 뼈사이막
원위부 부착점: 안쪽 쐐기뼈의 안쪽–바닥쪽, 첫 번째 발허리뼈의 바닥
신경 지배: 종아리신경의 깊은가지

뒤정강근
근위부 부착점: 정강뼈와 종아리뼈 뒤쪽 면의 근위부 ⅔, 인접한 뼈사이막
원위부 부착점: 힘줄은 모든 발목뼈와 목말뼈, 2~4번째 발허리뼈 바닥에 붙음, 주요 부착점은 발배뼈거친면과 쐐기뼈 안쪽
신경 지배: 정강신경

발의 내재근

짧은발가락폄근
근위부 부착점: 발꿈치입방관절의 바로 근위부인 발꿈치뼈의 가쪽–원위부
원위부 부착점: 대개 4개의 힘줄: 하나는 엄지발가락의 등쪽 면이고, 나머지는 4번째 발가락을 통해 두 번째의 긴발가락폄근의 힘줄과 합쳐짐
신경 지배: 종아리신경의 깊은가지

1번째 층

새끼벌림근
근위부 부착점: 발꿈치뼈융기의 안쪽 및 가쪽 돌기, 발바닥널힘줄, 새끼발가락굽힘근과 함께 5번째 발허리뼈 바닥의 바닥면
원위부 부착점: 새끼발가락 첫마디뼈의 가쪽, 새끼발가락굽힘근의 부착점과 같음
신경 지배: 가쪽발바닥신경

엄지벌림근
근위부 부착점: 굽힘근지지띠, 발꿈치뼈의 안쪽돌기와 발바닥근막
원위부 부착점: 엄지발가락 첫마디뼈 바닥의 안쪽, 짧은엄지굽힘근 안쪽 힘줄의 부착점과 같음
신경 지배: 안쪽발바닥신경

짧은발가락굽힘근
근위부 부착점: 발꿈치뼈융기의 안쪽 돌기, 발바닥근막의 중앙 부분
원위부 부착점: 4개의 힘줄이 갈라져서 발가락들의 (엄지 제외) 중간마디뼈 바닥의 발바닥 쪽에 붙음
신경 지배: 안쪽발바닥신경

2번째 층

벌레근
근위부 부착점: 긴발가락굽힘근의 힘줄에서 시작함
원위부 부착점: 각 근육들이 각 발허리발가락관절의 안쪽 면을 지나 발가락들의 (엄지 제외) 등쪽 확장부에 붙음
신경 지배: 2번째 발가락–안쪽발바닥신경, 3~5번째 발가락–가쪽발바닥신경

발바닥네모근
근위부 부착점: 발꿈치뼈의 발바닥 면의 안쪽과 가쪽에서 두 갈래로 나뉨, 발꿈치뼈융기의 원위부
원위부 부착점: 긴발가락굽힘근의 공통 힘줄의 가쪽 가장자리
신경 지배: 가쪽발바닥신경

3번째 층

엄지모음근
근위부 부착점:
빗갈래: 2~4번째 발허리뼈 바닥의 발바닥 면, 긴종아리근 힘줄의 섬유성 집
가로갈래: 3~5번째 발가락의 발허리발가락관절을 지지하는 인대의 발바닥 면
원위부 부착점: 양 갈래가 만나서 짧은엄지굽힘근의 가쪽 힘줄을 따라 엄지발가락의 첫마디뼈 바닥의 가쪽에 붙음
신경 지배: 가쪽발바닥신경

새끼굽힘근
근위부 부착점: 5번째 발허리뼈 바닥의 발바닥 면, 긴종아리근 힘줄을 덮는 섬유성 집
원위부 부착점: 새끼벌림근의 힘줄과 섞이는 5번째 발가락의 첫마디뼈 바닥의 가쪽 면
신경 지배: 가쪽발바닥신경

짧은엄지굽힘근
근위부 부착점: 입방뼈와 가쪽 쐐기뼈의 발바닥 면, 뒤정강근 힘줄의 일부
원위부 부착점: 두 개의 힘줄로 나뉨, 가쪽 힘줄은 엄지모음근과 함께 엄지발가락의 첫마디뼈 바닥의 가쪽에 붙고 안쪽 힘줄은 엄지벌림근과 함께

• 상자 A-1 하지의 근육들의 부착점과 신경지배 – 계속

엄지발가락의 첫마디뼈 바닥의 안쪽에 붙음, 한 쌍의 종자뼈가 이 근육의 힘줄 안에 있음

신경 지배: 안쪽발바닥신경

4번째 층

발등쪽뼈사이근

근위부 부착점:

첫째: 1~2번째 발허리뼈의 인접한 면

둘째: 2~3번째 발허리뼈의 인접한 면

셋째: 3~4번째 발허리뼈의 인접한 면

넷째: 4~5번째 발허리뼈의 인접한 면

원위부 부착점:

첫째: 2번째 발가락의 첫마디뼈 바닥의 안쪽

둘째: 2번째 발가락의 첫마디뼈 바닥의 가쪽

셋째: 3번째 발가락의 첫마디뼈 바닥의 가쪽

넷째: 4번째 발가락의 첫마디뼈 바닥의 가쪽

신경 지배: 가쪽발바닥신경

발바닥쪽뼈사이근

근위부 부착점:

첫째: 3번째 발허리뼈의 안쪽

둘째: 4번째 발허리뼈의 안쪽

셋째: 5번째 발허리뼈의 안쪽

원위부 부착점:

첫째: 3번째 발가락의 첫마디뼈의 안쪽

둘째: 4번째 발가락의 첫마디뼈의 안쪽

셋째: 5번째 발가락의 첫마디뼈의 안쪽

신경 지배: 가쪽발바닥신경

* 발가락의 등쪽 확장부로 붙는다

부록 B

엉덩관절의 기능 수행 검사

Hip Functional Performance Tests

표 B-1 엉덩관절 기능에 대한 타당도의 근거가 있는 기능 수행 검사의 요약

검사	범주	엉덩관절 기능과의 관계	검사 결과 해석
깊은 스쿼트	움직임	대퇴비구 충돌 증후군 환자는 스쿼트를 깊게 하지 못하고 허리골반의 운동학이 변한다.	대퇴비구 충돌 증후군 환자의 최고 스쿼트 깊이는 평균적으로 다리 길이의 41%이다. 정상적인 최고 스쿼트 깊이는 평균적으로 다리 길이의 32%이다.
한 다리 스쿼트	움직임	"Poor" 등급을 받은 피험자는 "Good" 등급을 받은 피험자보다 엉덩관절 모음근의 활성화가 약하고 느리다.	60도의 한 다리 스쿼트를 5회하는 동안 균형, 자세 조절, 하지의 정렬을 유지하는 능력을 순서척도로 나눈다 (good, fair, poor).
한 다리로 서 있기	균형	30초 동안 한 다리로 서 있는 중에 통증이 유발되는 것은 중간볼기근과 작은볼기근의 건병증을 알아내는데 있어 좋은 민감도와 (100%) 특이도가 (97.3%) 나타났다.	30초 동안 한 다리로 서 있는 중에 통증이 증가하면 양성이다. 엉덩관절 벌림근의 기능이 정상이라면 한 다리로 서 있는 동안 골반을 넙다리뼈와 거의 수직으로 유지한다.
Star excursion balance test (SEBT)	균형	엉덩관절 굽힘의 ROM으로 SEBT의 뻗는 거리의 86~92%를 설명한다. 엉덩관절 벌림 및 폄 근력은 뒤-안쪽, 뒤-가쪽으로 뻗는 거리와 중간 정도의 상관관계를 가진다. 안쪽으로 뻗는 동안 최대 수의적 등척성 수축의 49%에서 중간볼기근의 활성화가 유도된다.	앞쪽으로 뻗는 길이가 4 cm 이상 차이나면 상해 위험이 2.5배 높다. 다리 길이에 표준화된 평균 점수가 94% 미만이면 상해 위험이 6배 높다.

From Kivlan BR, Martin RL. Functional performance testing of the hip in athletes: a systematic review for reliability and validity. *Int J Sports Phys Ther.* 2012;7(4):402-412.

표 B-2 신체적으로 활동적인 피험자들을 대상으로 한 기능 수행 검사의 신뢰도와 정상 범위에 대한 근거

검사	범주	피험자들의 평균 나이	신뢰도의 근거	건강한 피험자들의 정상 범위
한 다리 스쿼트 검사	움직임	24 ± 5	.61-.80 (측정자내)	엉덩관절 굽힘 (<65°), 벌림(<10°), 무릎관절 외반(<10°)의 정렬이 "Good"~"Excellent"
기능적 움직임 선별검사	움직임	22 ± 4	.97 (측정자간)	종합 점수 15~16
한 다리로 균형 잡기 검사 (트렌델렌버그 검사)	균형	33±11 (남성) 28±8 (여성)	.58 (측정자내) MDC: 넙다리뼈 각도에서 골반이 4도 미만	넙다리뼈 각도에서 정상적인 골반 = 83° (범위 76~94°)
한 다리로 균형 잡기 (눈 감고 10초 동안 균형 잡기 검사)	균형	21±2 (남성) 28±8 (여성)	.21 (검사-재검사) 1.00 (측정자간)	10초 동안 눈을 감고 한 다리로 자세 조절과 균형을 유지함
Balance error scoring system	균형	21±2 (남성) 28±8 (여성)	.74 (검사-재검사)) SDD = 9.4 에러 (측정자간) 7.3 에러 (측정자내)	9.1 에러: 여성 체조 선수 14.1 에러: 여성 농구 선수 5-7 에러: 남성 야구 선수

표 B-2 신체적으로 활동적인 피험자들을 대상으로 한 기능 수행 검사의 신뢰도와 정상 범위에 대한 근거- 계속

검사	범주	피험자들의 평균 나이	신뢰도의 근거	건강한 피험자들의 정상 범위
Star excursion balance test	균형	22±4 (남성) 23±3 (여성)	.84-.92 (검사-재검사) .35-.93 (측정자간) SDD = 피험자 다리 길이의 6~8%	앞쪽으로 뻗는 거리의 차이 4 cm 미만 종합 점수 94% 미만
한 다리로 깡충 뛰기	깡충 뛰기/점프	23±3 (남성) 22±4 (여성) 25±4	.80-.96 (검사-재검사) SDD = 피험자 다리 길이의 22%	여성=다리 길이의 157% 남성=다리 길이의 189%
한 다리로 세 번 깡충 뛰기	깡충 뛰기/점프	23±3 (남성) 22±4 (여성) 25±4	.80-.95 (검사-재검사) SDD: 여성=다리 길이의 48% 남성=다리 길이의 64%	여성=다리 길이의 505% 남성=다리 길이의 585%
시간 제한을 둔 깡충 뛰기 검사	깡충 뛰기/점프	23±3 (남성) 22±4 (여성) 25±4세	.60-.84 (검사-재검사) SDD: 여성=.21초 남성=.23초	여성=2.06초 남성=1.76초 LSI〉99%
한 다리로 깡충 뛰기 검사 (안쪽 및 가쪽)	깡충 뛰기/점프	남성 하키 선수 20 ± 3	.87-.95 (검사-재검사)	남성 하키 선수의 경우 안쪽=157 cm, 가쪽 160 cm 안쪽과 가쪽 거리 사이의 2% 차이
옆으로 깡충 뛰기 검사 (시간 제한)	깡충 뛰기/점프	여성 운동선수 22±2 대학교 학생 20±2	.48-.84 (검사-재검사) MDC=5.82초	여성=8.20초 남성=7.36초
옆으로 깡충 뛰기 검사 (30초 동안의 횟수)	깡충 뛰기/점프	남성 및 여성 28±4	.87-.93 (검사-재검사)	점프 50회
8자 깡충 뛰기 검사	깡충 뛰기/점프	여성 운동선수 22±2 대학교 학생 20±2	.85-.99 (검사-재검사) MDC=4.59초	여성=12.47초 남성=11.36초 LSI=81초
옆으로 왔다 갔다하는 깡충 뛰기 검사 (시간)	깡충 뛰기/점프	대학교 학생 20±2	.96 (검사-재검사)	2.7-2.8초
옆으로 왔다 갔다하는 깡충 뛰기 검사 (거리)	깡충 뛰기/점프	23±3 (남성) 22±4 (여성) 25±4	.86-.96 (검사-재검사) SDD=피험자 다리 길이의 55~59%	여성=다리 길이의 480% 남성=다리 길이의 555%
네모 안에서 깡충 뛰기 검사 (시간)	깡충 뛰기/점프	대학교 학생 20±2	.90 (검사-재검사) MDC=3.88초	15-16초
네모 안에서 깡충 뛰기 검사 (뛰는 횟수)	깡충 뛰기/점프	남성 및 여성 28 ±4	.58-.85 (검사-재검사)	점프 62회
민첩성 T-검사	민첩성	23±3 (남성) 22±4 (여성)	.82-.96 (검사-재검사) SDD: 남성=.48초 여성=.58초	남성=10.7초 여성-13.0초
수정된 민첩성 검사	민첩성	남성 및 여성 21±4	.83 (검사-재검사)	9.59초
반응성 민첩성 검사	민첩성	남성 호주 풋볼 선수 17±1	.91 (검사-재검사)	2.42-2.96초

Modified from Kivlan BR, Martin RL. Functional performance testing of the hip in athletes: a systematic review for reliability and validity. *Int J Sports Phys Ther.* 2012;7(4):402-412. *LSI,* Limb symmetry index; *MDC,* minimal detectable change; *SDD,* smallest detectable difference.

부록 C

엉덩관절의 방사선 촬영: 선, 징후, 질환*의 패턴

Radiography of the Hip: Lines, Signs, and Patterns of Disease

골반의 복잡한 해부학 및 종종 미묘하지만 중요한 방사선 소견은 방사선 의사에게 어려울 수 있다. 표준 방사선 촬영 기술, 정상적인 해부학, 골반에 영향을 주는 질병 패턴을 잘 이해하면 정확한 진단에 도움이 될 수 있다. 이 글은 골반과 엉덩관절의 일반적인 방사선 촬영에서의 일반적인 방사선 영상을 검토하고, 골반과 엉덩관절을 평가하는 데 사용되는 다양한 선을 포함하여 방사선학적 해부학을 논의할 것이다. 엉덩관절 및 골반의 방사선 사진을 해석하는 기본적인 접근법을 제공하는 것을 목표로 질병의 특정 징후와 패턴을 설명할 것이다.

방사선 촬영 기술

골반과 넙다리뼈 근위부에 흔히 사용되는 방사선 영상은 골반의 전후상 (anteroposterior [AP] view), 골반의 전후경사영상 (anterior and posterior oblique [Judet] views), 엉덩관절의 AP상, 엉덩관절의 개구리 다리 측면 영상이 (frog-leg lateral [Dan Miller] view) 포함된다.[1-3] 골반이나 엉덩관절의 AP 방사선 사진은 환자가 누워서 두 발을 약 15° 안쪽돌림한 채로 찍는다. 이는 25~30°인 정상적인 넙다리뼈의 앞경사를 감소시켜, 넙다리뼈목이 더 잘 보이게 해준다.[2] Judet 영상은 환자가 45° 비스듬한 자세에서 시행된다.[2,3] 손상된 엉덩관절이 뒤로 비스듬한 자세를 취하면, 뒤기둥과 앞쪽 절구테두리가 더 잘 보인다 (그림 C-2). 반대로 손상된 엉덩관절이 앞으로 비스듬한 자세를 취하면, 앞기둥과 뒤쪽 절구테두리가 더 잘 보인다. 개구리다리 측면 영상은 (그림 C-3) 환자가 누워서 발을 모은 뒤 허벅지를 최대한 벌리고 가쪽돌림한다.[2] 방사선 튜브는 머리쪽으로 10~15° 기울어져 있어서, 두덩결합 바로 위쪽을 향해 있다.[2] 넙다리뼈머리의 바깥면 뿐만 아니라 넙다리뼈목의 앞면과 뒷면은 이 영상에서 잘 보인다.

도움이 될 수 있는 추가 영상으로는 골반 출구 영상 (pelvic outlet [Ferguson] view), 골반 입구 영상 (pelvic inlet view), 엉덩관절의 가쪽 사타구니 영상이 (groin lateral (Dan Miller) view) 있다. Ferguson 영상은 AP 영상과 같은 자세에서 시행되며, 방사선 튜브가 머리쪽으로 30~35° 기울어져 있어서, 중앙 빔이 골반의 중앙을 향한다.[2] 이 영상은 엉치엉덩관절, 두덩뼈가지, 뒤쪽 절구테두리를 아주 잘 볼 수 있다 (그림 C-4). 골반 입구 영상은 AP 영상과 같은 자세에서 시행되며, 방사선 튜브가 꼬리쪽으로 30~35° 기울어져 있다.[2] 이 영상은 엉치뼈곶, 엉덩두덩선 (앞기둥), 궁둥뼈가시, 두덩결합을 잘 볼 수 있다 (그림 C-5). 엉덩관절의 가쪽 사타구니 영상은 환자가 누워서 손상되지 않은 다리를 올리고 벌린 다음 손상된 다리를 편다.[2] 방사선 튜브가 머리쪽으로 20° 기울어져 손상된 다리의 안쪽 면을 향해 수평 방향으로 향해 있다 (그림 C-6).

해부학

골반은 3개의 뼈, 즉 엉덩뼈, 궁둥뼈, 두덩뼈로 구성되어 있으며, 이들 모두는 절구의 구조에 영향을 미친다.[2-5] 엉덩뼈는 몸통과 엉덩뼈날개(iliac wing)라고 불리는 크고 평평한 부분으로 이루어져 있다.[5] 궁둥뼈 및 두덩뼈의 몸통과 함께 엉덩뼈의 몸통은 절구의 지붕을 형성한다. 활꼴선(arcuate line)은 엉치엉덩관절에서 두덩뼈로 돌출된 뼈 능선이며, 엉덩뼈날개에서 엉덩뼈 몸통을 나눈다. 엉덩뼈날개의 윗면은 엉덩뼈능선이다. 엉덩뼈의 앞쪽으로 2개의 튀어나온 돌기가 있는데, 이

* Article reprinted with permission from Campbell SE: Radiography of the hip: lines, signs, and patterns of disease. *Semin Roentgenol.* 2005;40(3):290–319.

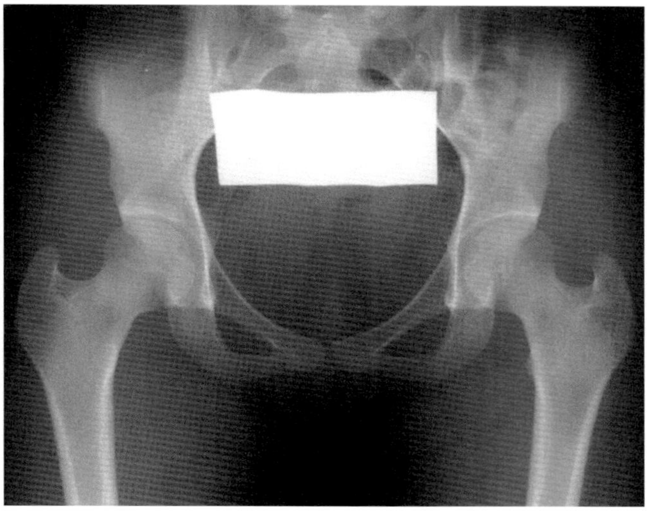

• **그림 C-1** 골반의 전후상.

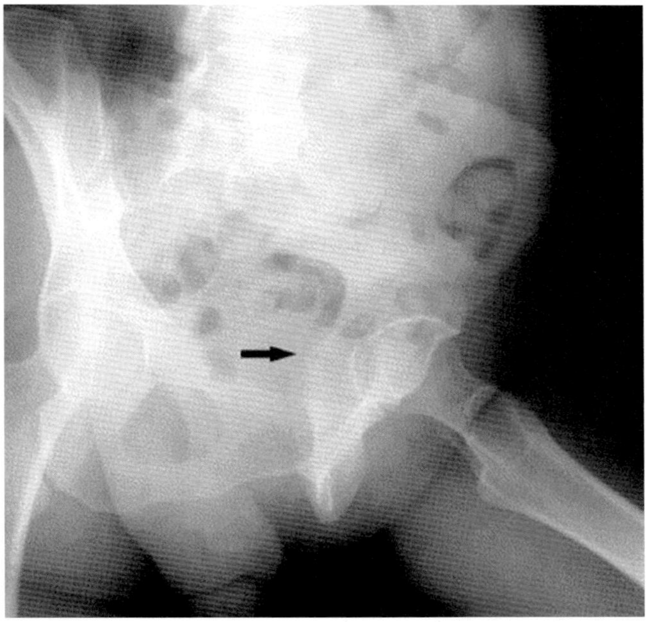

• **그림 C-2** 왼쪽 절구의 뒤로 45° 비스듬한 영상에서는 뒤기둥을 지나는 변위되지 않은 골절이 보인다.

를 위앞엉덩뼈가시 (anterior superior iliac spine), 아래앞엉덩뼈가시(anterior inferior iliac spine)라고 한다. 뒤-안쪽으로는 엉치엉덩관절을 통해 엉치뼈와 관절을 이룬다. 엉치엉덩관절의 원위부 1/3은 윤활관절인 반면, 근위부 2/3는 인대결합을 형성한다.[5]

두덩뼈는 몸통과 2개의 가지로 이루어져 있다.[5] 두덩뼈의 몸통은 엉덩뼈, 궁둥뼈의 몸통과 결합되어 절구의 앞면을 형성한다. 위두덩뼈가지(superior pubic rami)는 절구에서 앞-아래쪽으로 튀어나와 있다. 위두덩뼈가지의 위-안쪽 면을 따라

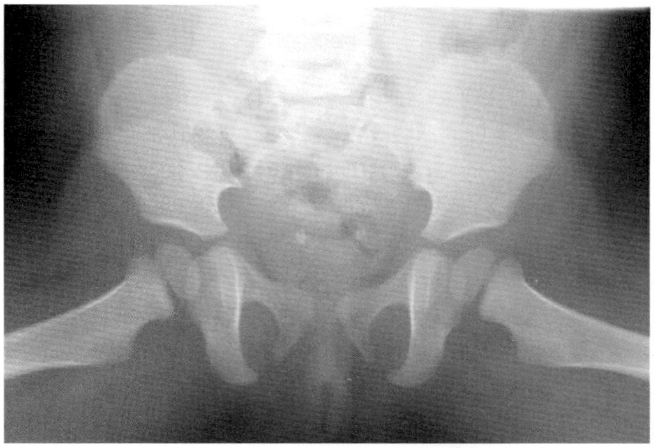

• **그림 C-3** 골반의 개구리 다리 측면 영상.

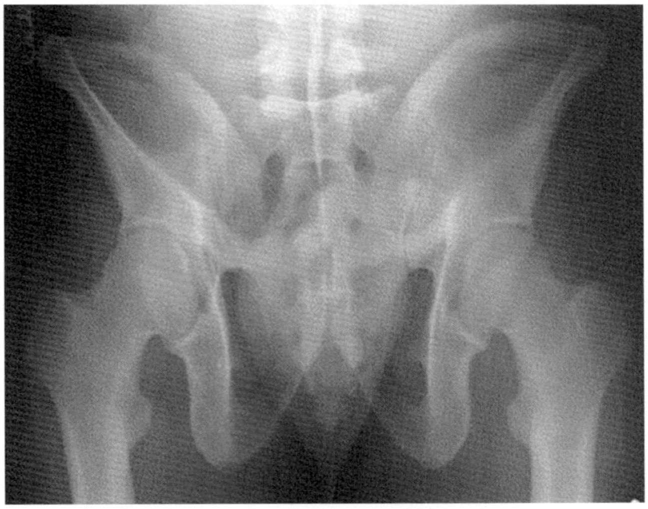

• **그림 C-4** 골반 출구 영상은 엉치엉덩관절과 두덩뼈가지를 잘 볼 수 있게 해준다.

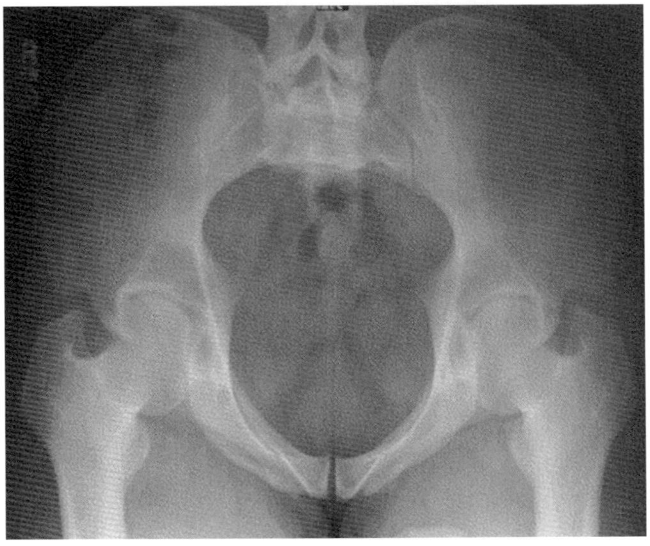

• **그림 C-5** 골반 입구 영상은 엉치뼈곶과 엉덩두덩선을 잘 볼 수 있다.

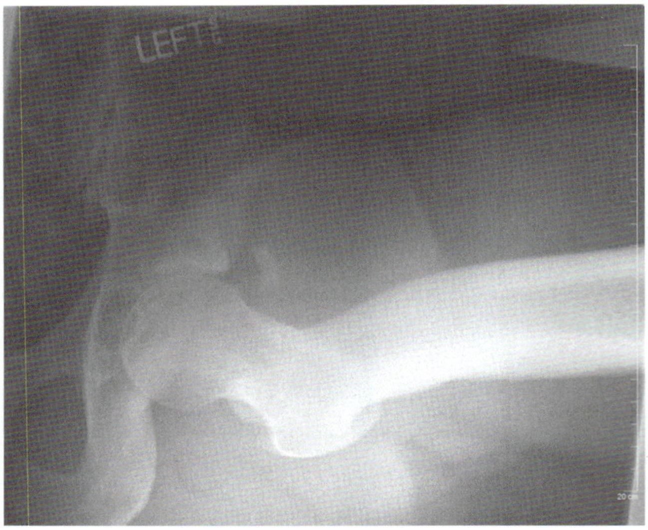

• **그림 C-6** 왼쪽 엉덩관절의 긴 다리 측면 영상에서 툭 튀어나온 넙다리뼈머리-목 접합부, 앞-위쪽의 관절 간격이 좁아짐, 절구의 앞-위쪽의 경화가 보인다. 대퇴비구 충돌 증후군 환자의 앞쪽 절구테두리 괴사 조직 제거를 위한 이전의 엉덩관절 관절경에서 이소성 뼈 형성을 볼 수 있다.

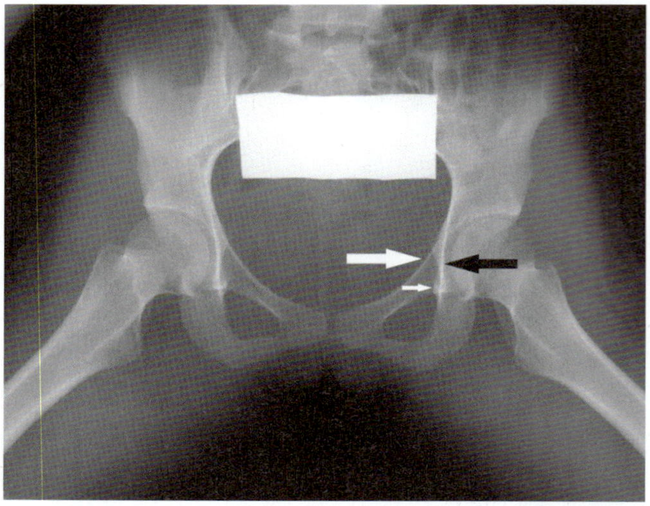

• **그림 C-7** 엉덩두덩선은 앞기둥의 일부이고 (큰 하얀색 화살표), 엉덩궁둥선은 뒤기둥의 일부이며 (검은색 화살표), teardrop이 있다 (작은 하얀색 화살표).

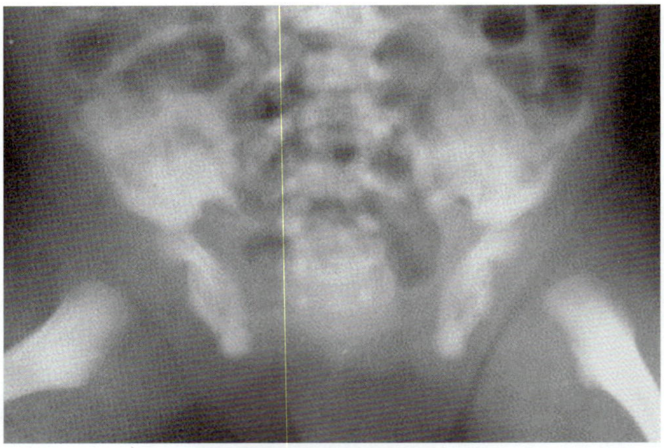

• **그림 C-8** 방광외반증 환자의 경우 뚜렷하게 넓어진 두덩결합이 보인다.

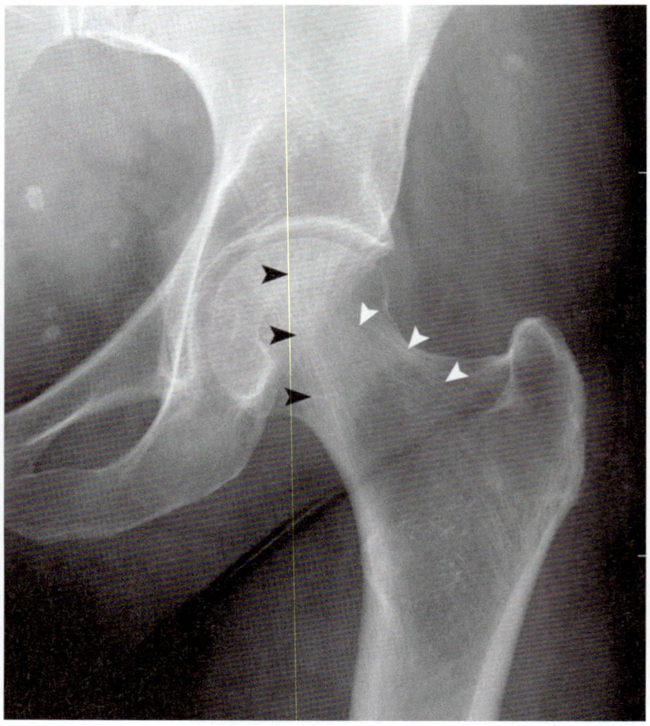

• **그림 C-9** 엉덩관절의 전후상에서 주요 압박 잔기둥과 (검은색 화살표) 주요 장력 잔기둥이 (하얀색 화살표) 보인다.

두덩뼈빗(pectin pubis, pectineal line)이라고 불리는 선형 능선이 있다. 이는 엉덩뼈의 활꼴선과 함께 이어져, 엉덩두덩선과 (iliopectineal line, 그림 C-7) "앞기둥"의 앞면을 형성한다.[2,3] 골반의 앞기둥에 영향을 미치는 외상성, 대사성, 신생물 질환은 엉덩두덩선을 절단시키거나 두껍게 하거나 비정상적으로 만들기 때문에,[3,4] 이 선은 엉덩관절이나 골반의 모든 방사선 사진을 시각화하는 중요한 뼈 랜드마크다. 아래두덩뼈가지는 위가지의 안쪽면에서 아래로 튀어나와 있으며 두덩결합면이 있어 두덩결합과 관절을 이룬다. 두덩결합은 외상성 결합 분리 또는 방광외반증(bladder exstrophy)일 때 넓어질 수 있다 (그림 C-8).

궁둥뼈도 몸통과 2개의 가지로 이루어져 있다.[5] 몸통은 절구의 뒷면을 형성한다. 태어날 때에는 절구의 형성에 영향을 미치는 3개의 뼈가 결합되지 않고 삼방연골(triradiate cartilage)에 의해 나뉘어져 있다.[6] 궁둥뼈의 몸통에서 뒤쪽으로 튀어나온 것을 궁둥뼈가시(ischial spine)라고 한다. 아래뒤엉덩뼈가시와 궁둥뼈가시 사이에 구부러진 패임을 큰궁둥패임(greater sciatic notch)이라고 하며, 궁둥뼈가시와 궁둥뼈결절 사이의 패임을 작은궁둥패임(lesser sciatic notch)이라고 한다. 궁둥뼈의 위가지는 몸통에서 궁둥뼈결절쪽인 아래쪽으로 뻗어 있다. AP 영상에서, 엉덩뼈부터 궁둥뼈결절까지 선을 그릴 수 있으며 이를 엉덩궁둥선이라고 한다.[3,4] 이 선은 "뒤기둥" 의 일부이며 (그림 C-7 참고) 이 또한 골반의 모든 방사선 사진을 시각화하는 중요한 랜드마크다. 아래궁둥뼈가지는 앞쪽으로 튀어나와 아래두덩뼈가지와 결합하여 폐쇄구멍을 형성한다.

근위부 넙다리뼈는 넙다리뼈머리, 넙다리뼈목, 돌기들, 넙다리뼈몸통으로 나뉠 수 있다.[5] 오목(fovea)은 넙다리뼈머리의 안쪽 면에서 볼 수 있다. 넙다리뼈목은 골두하(subcapital), 경경부 (transcervical), 하경부 (basicervical), 돌기사이 (intertrochanteric), 돌기아래 (subtrochanteric) 부분으로 나눌 수 있다.[2] 하경부, 돌기사이, 돌기아래 부분은 관절외 부분이다. 정상적으로 넙다리뼈머리는 넙다리뼈몸통의 긴 축에서 약 125~135° 각져 있고, 약 25~30° 앞경사되어있다.[2,5] 근위부 넙다리뼈의 잔기둥은 AP 영상에서 잘 나타난다.[2] 넙다리뼈머리에서 돌기사이능선까지 뻗어 있는 길고 활 모양인 잔기둥은 주요한 장력이 있는 잔기둥인 반면, 주요한 압박을 받는 잔기둥은 더 수직적인 방향이며 넙다리뼈목의 안쪽 면을 따라 있다 (그림 C-9).

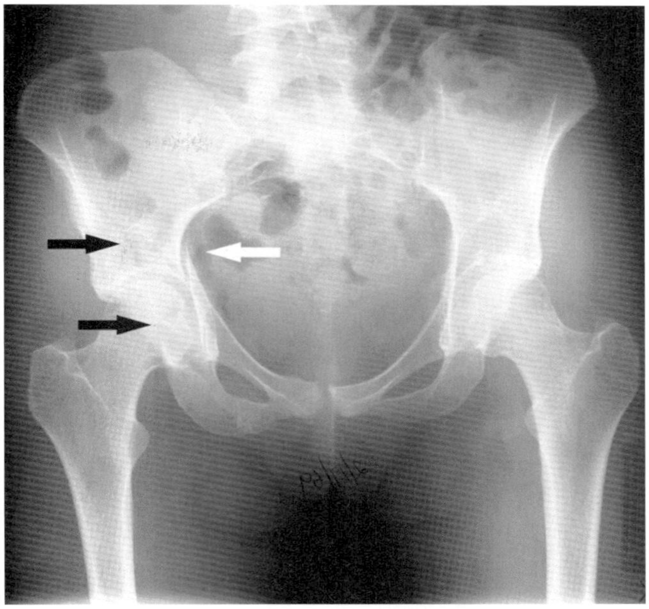

• **그림 C-10** 엉덩두덩선의 파괴는 (하얀색 화살표) 앞기둥의 골절을 나타낸다. 여기에는 뒤기둥과 절구의 뒤쪽 벽을 지나는 분쇄골절 또한 있다 (검은색 화살표).

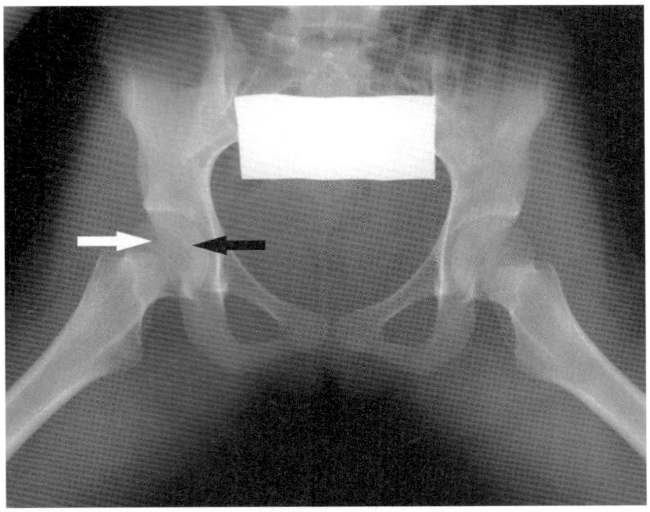

• **그림 C-11** 절구의 앞쪽 벽과 (검은색 화살표) 뒤쪽 벽 (하얀색 화살표).

선

골반의 표준 AP 영상에서, 엉덩두덩선은 위두덩뼈가지의 윗면을 따라[2-4] 엉덩뼈날개의 안쪽 면에서 두덩결합 끝까지 뻗어 있다 (그림 C-1 참고). 이 선은 골반륜의 안쪽 가장자리로 보이며 골반의 앞기둥을 정의한다 (그림 C-7 참고). 앞에서 언급했듯이 앞기둥은 앞으로 45° 비스듬한 영상에서 잘 나타난다.[3] 앞기둥을 지나는 골절은 이 선의 윤곽을 붕괴시킨다 (그림 C-10). 또한 파젯병 환자나[7] 유전성 특발성 고포스파테이스증 (hyperphosphatasia) 환자의 경우 이 선이 두꺼워질 수 있다.[8]

엉덩두덩선 또한 엉덩뼈날개의 안쪽 면에서 시작하며 궁둥뼈의 안쪽 면을 따라[2-4] 궁둥뼈결절까지 뻗어 있다 (그림 C-4 참고). 이는 골반의 뒤기둥을 정의한다 (그림 C-7 참고). 앞에서 언급했듯이 뒤기둥은 뒤로 45° 비스듬한 영상에서 잘 나타난다.[3] 뒤기둥을 지나는 골절은 이 선의 윤곽을 붕괴시킨다 (그림 C-2 참고).

절구의 앞쪽 테두리는 AP 영상에서 2개의 비스듬한 방향인 활 모양 선 중 더 안쪽인 선이다 (그림 C-11). 앞쪽 테두리는 뒤로 45° 비스듬한 영상에서 잘 볼 수 있다 (그림 C-2 참고). 절구의 뒤쪽 테두리는 AP 영상에서 2개의 비스듬한 방향인 활 모양 선 중 더 가쪽인 선이며, 앞으로 45° 비스듬한 영상에서 잘 볼 수 있다.[2] Teardrop이란 절구 안쪽 벽의 중첩 음영을 나타내는 것이다[9] (그림 C-7 참고). Teardrop 거리는 teardrop의 가쪽 가장자리와 넙다리뼈머리에서 측정한다. Teardrop 거리의 좌우 비교는 엉덩관절의 삼출이나 이형성증을 측정하는 데 유용할 수 있다.[9]

Kline 선은 넙다리뼈목 윗면의 긴 축을 따라 그려진 선이며, 정상적으로는 골단을 가로지른다. Shenton 호는 넙다리뼈목의 안쪽 면과 위두덩뼈가지의 아랫면을 연결하는 부드러운 곡선이다. 삼방연골을 연결하는 수평선과 (Hilgenreiner line) 절구의 가쪽 가장자리를 지나는 수직선은 (Perkins line) 사분면을 정의하는데, 정상적인 엉덩관절은 넙다리뼈머리가 사분면의 아래쪽, 안쪽에 있어야 한다.

엉치엉덩관절은 AP 영상에서 비스듬히 보이며, 다른 구조물들과 약간 겹쳐 보인다. 정상적인 엉치엉덩관절의 위 2/3는 인대결합이고 아래 (앞) 1/3은 윤활관절이다.[5] 엉치엉덩관절의 아래쪽은 골반 출구 영상에서 잘 보인다.[2] 정상적인 엉치엉덩관절은 미란이나 경화 없이 얇은 하얀 선이 있다 (그림 C-4 참고).[1,2] 초기 엉치엉덩관절염은 미란이 보일 수 있고 엉치엉덩관절의 간격이 명백히 넓어져 보일 수 있다.[10] 연골하 경화는 뼈의 반응성 변화로 인해 발생한다.[2,10]

엉치뼈구멍은 얇고 윤곽이 뚜렷한 테두리가 있는 대칭성 구멍이다. 엉치뼈구멍이 손상되었거나 불규칙하다면 엉치뼈에 외상성 또는 부전 골절이 있을 수 있다. 엉치뼈구멍의 얇은 테두리가 잘 안 보인다면 엉치뼈에 용해유발성 물질이나 미란 과정이 있을 수 있다 (그림 C-12).

골반과 엉덩관절에서 몇몇 뼈 돌기들은 힘줄의 부착점 역할을 하며 힘줄 손상 시 견열골절이 될 수 있다.[5,11-13] 배바깥빗근의 닿는곳 (insertion)은 엉덩뼈능선이다. 위앞엉덩뼈가시는 넙다리빗근의 이는곳 (origin)이다. 넙다리곧은근은 아래앞엉덩뼈가시에서 시작한다 (그림 C-13). 햄스트링은 궁둥뼈결절과 아래두덩뼈가지에서 시작한다 (그림 C-14). 모음근들은 두덩결합과 가까운 아래두덩뼈가지에서 시작한다 (그림 C-15). 중간볼기근과 작은볼기근의 닿는곳은 넙다리뼈의 큰돌기이다. 엉덩허리근 힘줄의 닿는곳은 작은돌기이다.

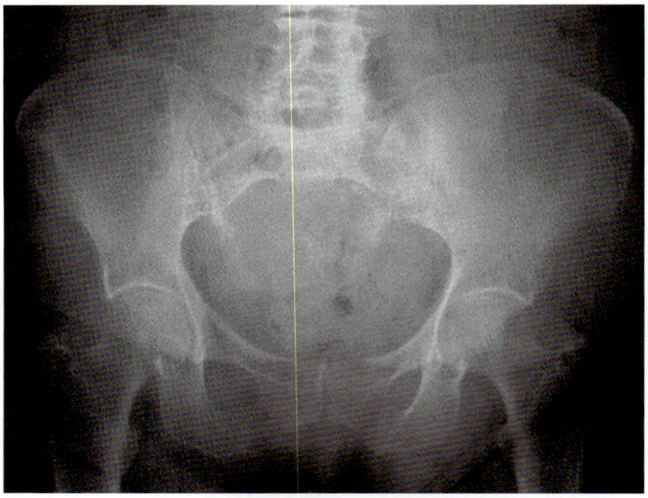

• **그림 C-12** 엉치뼈가 용균성 덩어리(척삭종)에 의해 무너졌다. 엉치뼈구멍의 선이 없는 것을 주목한다.

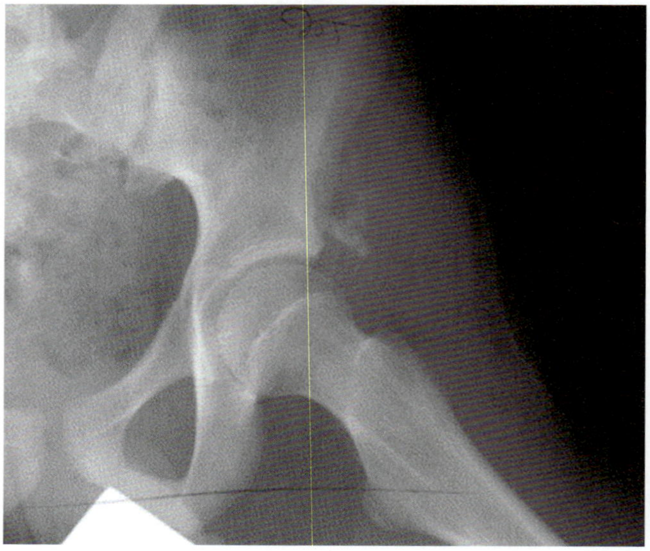

• **그림 C-13** 넙다리곧은근의 견열골절에서 아래앞엉덩뼈가시에 여러 개의 뼈 조각이 보인다.

지방 줄무늬

몇몇 지방인 면도 AP 영상에서 보일 수 있다.[5,14] 볼기근의 지방 줄무늬는 AP 영상 (true AP)에서 넙다리뼈목의 윗면과 평행한 직선으로 보이며, 작은볼기근의 힘줄과 궁둥넙다리 인대 사이의 정상적인 지방을 나타낸다 (그림 C-16). 이 선은 엉덩관절에 삼출이 생기면 위로 부풀어 오른다 (그림 C-17).[14] 엉덩허리근의 지방 줄무늬는 엉덩허리근 힘줄의 바로 아래에서 투명한 줄로 보인다 (그림 C-16 참고). 폐쇄근의 지방 줄무늬는 엉덩두덩선과 평행하며 속폐쇄근과 인접한 정상적인

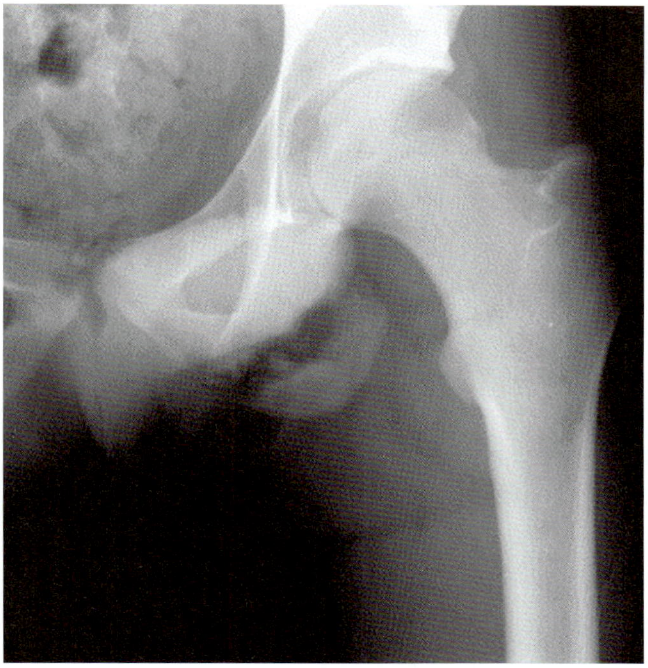

• **그림 C-14** 햄스트링의 이는곳인 궁둥뼈결절의 완전한 견열골절.

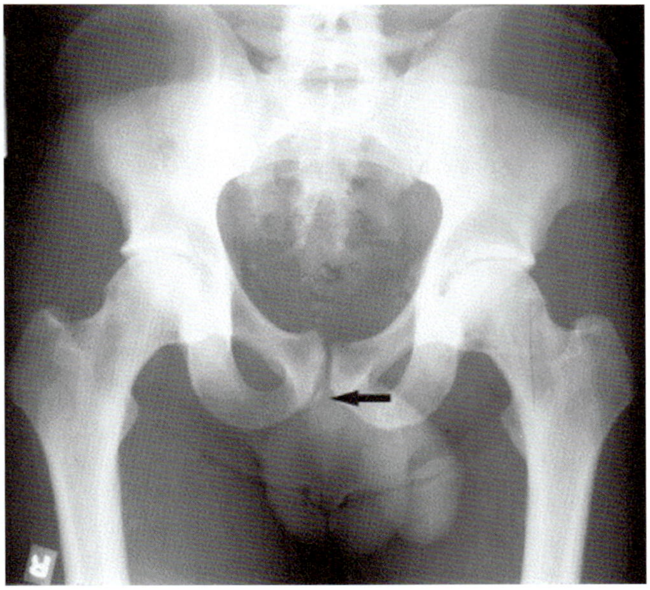

• **그림 C-15** 오른쪽 두덩결합 아랫면에서 발생한 작은 뼈의 견열골절.

골반 지방에 의해 형성되고 (그림 C-16 참고), 이는 골절, 혈종, 덩어리로 인해 변위될 수 있다.

상자 C-1은 골반과 엉덩관절의 모든 방사선 촬영에서 평가되는 중요한 해부학적 랜드마크를 요약한 것이다.

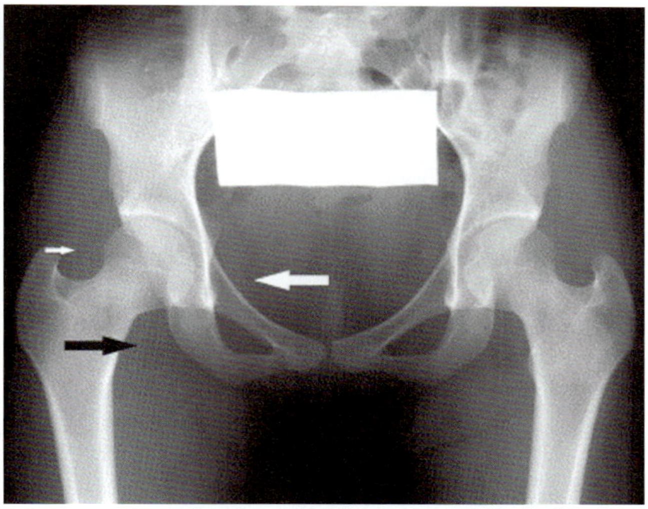

• **그림 C-16** 작은볼기근의 지방 줄무늬 (작은 하얀색 화살표), 속폐쇄근의 지방 줄무늬 (큰 하얀색 화살표), 엉덩허리근의 지방 줄무늬 (검은색 화살표).

• 상자 C-1 골반과 엉덩관절의 방사선 평가

두덩결합의 너비가 5 mm 미만
엉치엉덩관절의 너비가 2~4 mm
골반륜이 파열되지 않아야 함
폐쇄고리가 파열되지 않아야 함
엉치뼈구멍의 선이 보여야 함
골절을 위해 아래 허리뼈의 가로돌기를 확인함
볼기근, 엉덩허리근, 속폐쇄근의 지방 줄무늬를 검사함
엉덩두덩선 또는 활꼴선의 파열=앞기둥의 골절
엉덩궁둥선의 파열 = 뒤기둥의 골절
방사선 상 U 또는 teardrop
절구의 지붕
절구의 앞쪽 가장자리
절구의 뒤쪽 가장자리
넙다리뼈목의 위쪽 경계면을 따라 그린 Klein 선은 골단을 가로질러야 함
넙다리뼈목의 안쪽 경계면과 폐쇄구멍의 위쪽 경계면 사이를 그리는 Shenton 선은 부드럽고 연속적인 호 이여야 함

질환의 패턴

외상

앞서 언급한 다양한 방사선 촬영은 골반에 가해진 외상성 상해에서 어떤 해부학적 구조물이 손상되었는지를 결정하는 데 사용된다. 골반이나 엉덩관절의 상해는 골절, 탈구, 피로골절

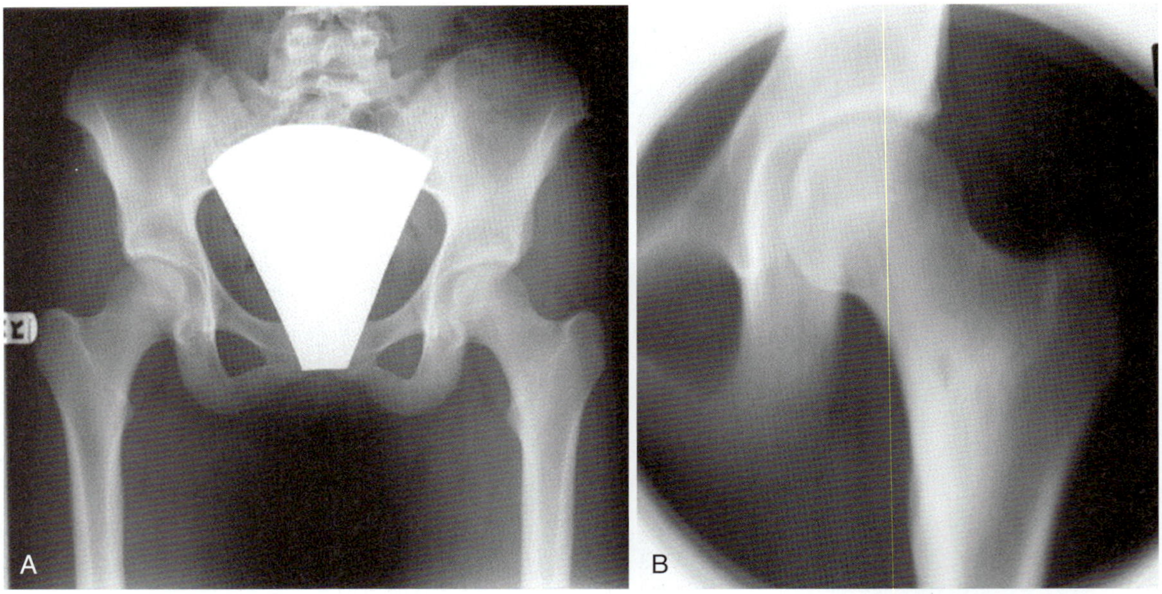

• **그림 C-17** A: 작은볼기근의 지방 줄무늬가 올라간 것에서 보이듯이, 왼쪽 엉덩관절이 팽창되어있다. 왼쪽 넙다리뼈 목의 안쪽 바닥의 미묘한 경화증은 거의 감지할 수 없다. B: 단층 촬영 영상은 유골골종의 병소를 보여준다.

또는 부전 골절, 견열 손상일 수 있다. 골반과 허벅지 근위부의 신경, 동맥, 정맥들이 골반의 뼈와 가까워서 이러한 구조물이 위험해질 수 있기 때문에 이 구조물들의 상태를 고려해야 한다.[15]

골반의 골절

Young과 Burgess 분류 시스템은 골반의 골절을 상해의 메커니즘에 따라 나눈다.[16] 앞뒤쪽 압박력, 가쪽 압박력, 수직적 전단력 (그림 C-18), 결합된 기계적 상해는 일반적으로 자동차 사고 같이 에너지가 많이 쓰이는 외상과 관련이 있다. 연관 상해는 흔하며 특히, 가쪽 압박력과 앞뒤쪽 압박력 상해 시 골반 출혈을 포함하여 생명에 위협을 끼칠 수 있다.[15] 골반 압박을 사용한 안정화는 골반 골절에 유용할지라도 붕괴의 정도가 복합적일 수 있으므로 가쪽 압박력 상해에서는 금기이다.[17]

견열골절

견열골절은 (그림 C-13~15 참고) 가장 일반적으로 스포츠와 관련된 급성 외상성 상해다.[11,12] 만성 과사용에서 발생할 수 있으며, 이 상황에서는 방사선학적으로 골수염이나 신생물을 구별하는 것이 어려울 수 있다.[11,12] 외상의 병력이 없는 성인

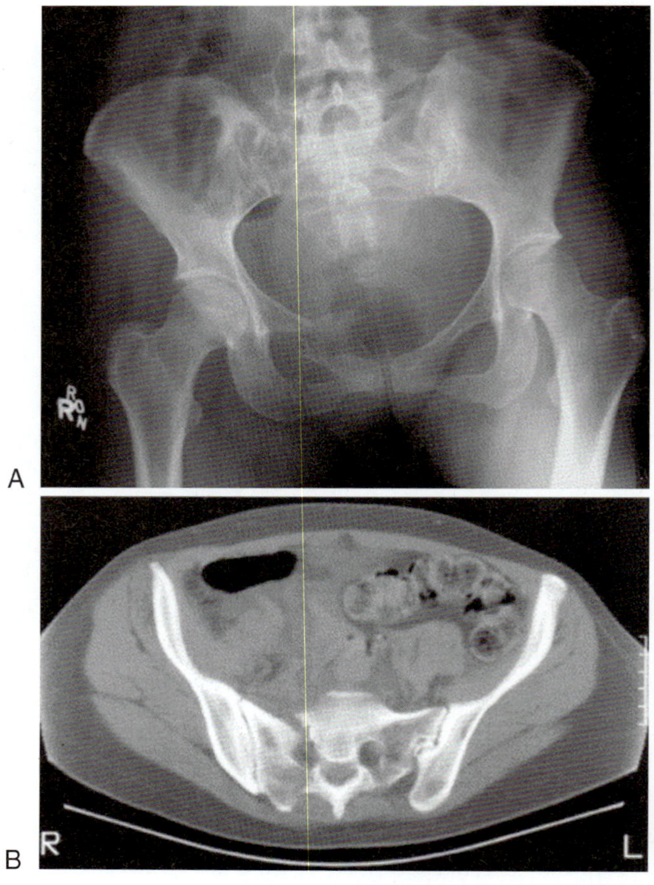

• **그림 C-18** A: 오른쪽 위두덩뼈가지, 아래두덩뼈가지, 오른쪽 엉치뼈 날개가 파열되었고, 왼쪽에 비해 오른쪽 넙다리뼈머리와 절구가 머리쪽을 향해 있다. B: 엉치뼈 골절은 컴퓨터 단층 촬영 스캔에서 더 잘 보인다. 수직 전단 상해.

의 견열 손상에 대해서는 특별한 주의가 필요하며, 신생물이 있을 가능성을 높여야한다.[13]

절구 골절

Judet과 Letournel 분류 시스템은 절구 골절을 앞기둥, 앞쪽 절구테두리, 뒤기둥, 뒤쪽 절구테두리, 절구경유, T형, 뒤기둥 및 벽 (그림 C-19), 절구경유 및 뒷벽, 앞기둥 및 뒤쪽 반경유 골절, 또는 골절과 관련된 양 기둥으로 나눈다.[18] 2004년에 Harris와 동료들은 절구 골절의 새로운 컴퓨터 단층 촬영 (computed tomography, CT) 기반 분류를 발표했다.[19]

넙다리뼈머리 골절

넙다리뼈머리의 골절은 드문 상해이며, 일반적으로 엉덩관절의 뒤쪽 탈구에서 발생한다.[20] 이 상해로 인한 무혈성 괴사의 위험은 높다. 사이에 끼인 골절의 조각이 비개방정복술을 방해할 수 있다.[20] Pipkin 분류는 이 부상을 다음과 같이 나눴다. 오목 아래에 위치한 골절 조각 (I 형, 35%에서 나타남), 오목 위에 위치한 골절 조각 (II 형, 40%), 넙다리뼈머리와 넙다리뼈목의 골절이 결합됨 (III형, 10%), 넙다리뼈머리와 절구의 뒤쪽 벽의 골절이 결합됨 (IV형, 15%, 그림 C-20).[20]

넙다리뼈목 골절

넙다리뼈목의 골절을 분류하기 위해 몇몇 다양한 분류 시스템이 제안되었다 (그림 C-21). 아마 가장 많이 사용되는 것은 Garden 시스템인데, 이는 넙다리뼈목의 골두하 골절을 I~IV 등급으로 나눈다.[21] I등급은 일반적으로 불완전골절인데, 충격을 받았지만 변위되지 않은 골절과 치료가 동일하기 때문에 이를 I등급으로 포함하는 것이 관행이 되었다.[21] II등급은 변위되지 않은 완전 골절이다. III등급은 부분적으로 변위되고 돌아간 완전 골절이다. 근위부의 조각이 원위부의 조각에 비해 안쪽으로 돌아가기 때문에 넙다리뼈머리의 잔기둥 선이 절구의 선과 일치하지 않는다.[22] IV등급은 완전히 변위되므로 넙다리뼈머리가 더 이상 절구 안에 있지 않고, 잔기둥이 절구의 잔기둥과 일직선으로 되어 있다.[22] Garden 시스템은 문헌에서 관찰자간 신뢰도가 지속적으로 낮았었지만,[21,22] 높은 등급일 때 무혈성 괴사 같은 합병증의 비율이 지속적으로 높게 나타났다 (그림 C-22). 한 연구에 따르면 III등급과 IV

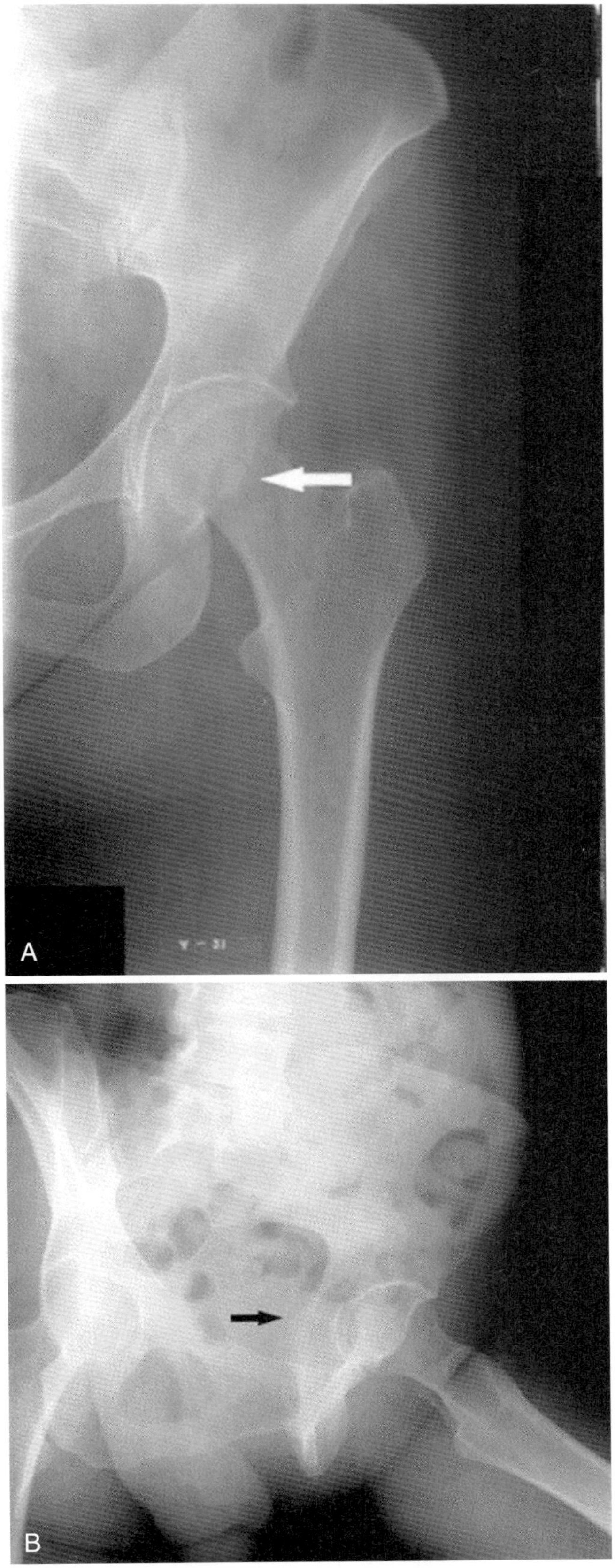

• **그림 C-19** A: 절구의 뒤쪽 벽을 지나는 골절 선이 보인다. 앞기둥은 정상이다. B: 뒤기둥을 지나는 골절은 뒤로 45° 비스듬한 영상에서 더 잘 보인다.

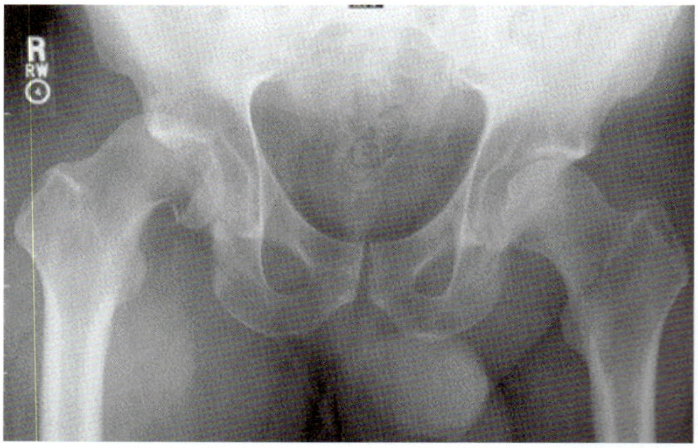

• **그림 C-20** 넙다리뼈머리의 골절 및 절구의 뒤쪽 벽의 골절에서 오른쪽 엉덩관절의 뒤쪽 탈구가 수반되었고, 이는 Pipkin의 Ⅳ형 골절이다.

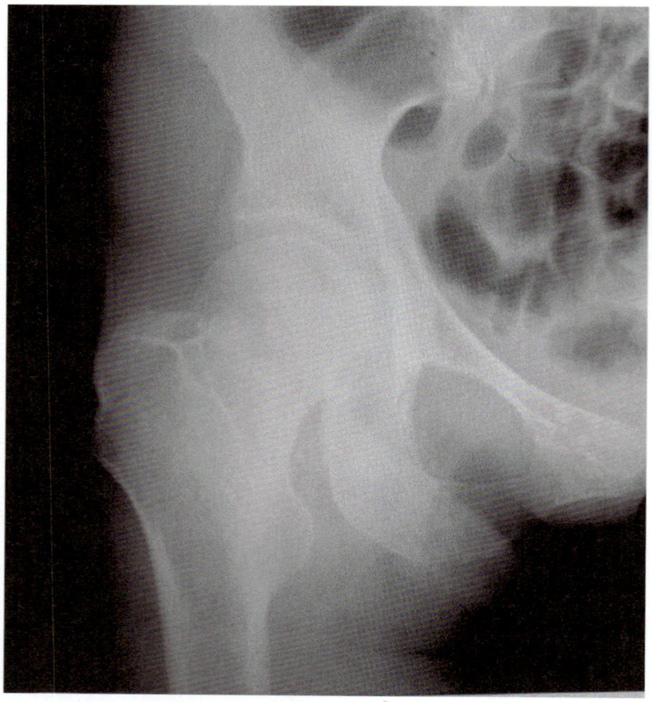

• **그림 C-21** 외반 축전위가 있는 오른쪽 넙다리뼈목의 감입골절.

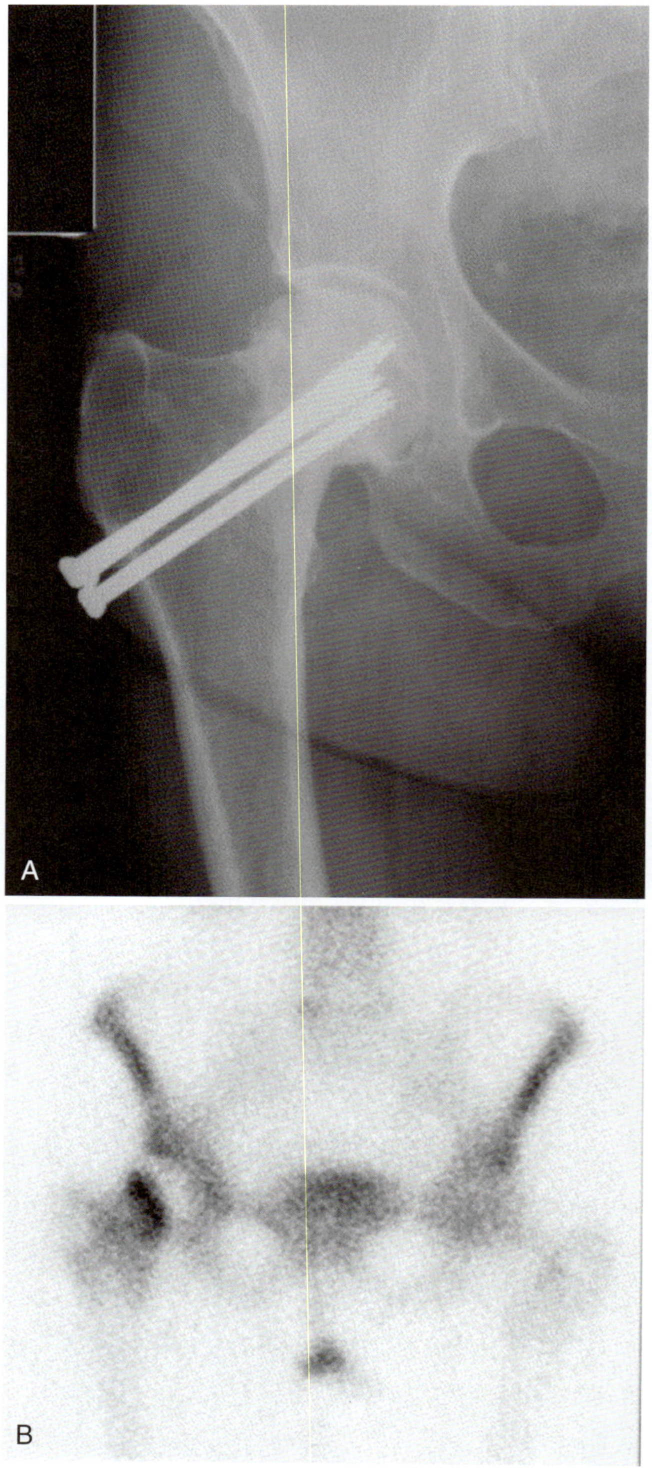

• **그림 C-22** A: 골두하 넙다리뼈골절의 고정, 이후 무혈성 괴사가 발생함. B: 오른쪽 넙다리뼈목 안에서 무혈성 괴사와 일치하는 발광성 결함을 보여주는 같은 환자의 뼈 스캔.

등급의 치료 방법이 거의 동일하지만, 다른 연구에서는 구별을 정당화하기 위해 III등급과 IV등급의 골절 치유 간에 차이가 불충분하다는 것을 발견했다.[21,23] 이로 인해 몇몇 저자들은 Garden 시스템을 변위되지 않은 골절과 변위된 골절로 단순화하는 것을 제안했다. 다른 분류들 중, Pauwels 시스템은 골절의 치유 및 합병증의 위험을 예측하는 능력이 낮은 것으로 보고되었으며, AO 시스템은 관찰자간 및 관찰자내 일치도가 낮은 것으로 나타났다.[21,23]

넙다리뼈목의 하경부 골절은 불유합이나 무혈성 괴사의 위험이 적기 때문에 일반적으로 따로 고려된다.[23] 돌기사이 골절은 넙다리뼈목 골절보다 약간 나이가 많은 그룹에서

발생할 수 있으며, 아마 이로 인해 질병률과 사망률이 약간 높은 것으로 보인다.[24]

피로 골절

스트레스 골절은 "피로" 골절로도 정의될 수 있으며, 정상적으로 무기질화된 뼈에 비정상적인 스트레스가 가해지거나, "부전" 골절이거나, 골다공증인 뼈 또는 불완전하게 무기질화된 뼈에 정상적인 스트레스가 가해져 발생한다.[25] 피로 골절의 완전 초기 방사선 사진은 뼈의 재흡수 때문에 피질이 회색으로 보인다. 이후 미묘한 경화 부위가 보이는데, 보통 선형이며 잔기둥과 수직인 방향으로 보인다. 치유가 될수록 외형은 골막이 부드럽게 증가하는 것에서부터 골막의 새로운 뼈 형성의 양이 증가하는 것까지 진행된다 (그림 C-23).[25] 골절 선이 사라지고 골막의 두꺼운 반응이 나타나면 피로 골절이 완전히 치유된 것이다.[25] 하지만 스트레스가 지속적으로 발생하면 치유보다 골절이 진행될 수 있다 (그림 C-24). 옆으로 당기는 피로 골절은 옆으로 누르는 피로골절보다 치유되는 시간이 더 길고 수술적 중재가 필요할 수 있다. 때로는 유골골종 (osteoid osteoma) (그림 C-17 참고) 또는 감염이 방사선적으로 피로골절과 유사해보일 수 있다. CT나 자기 공명 (MR) 영상은 골절 선을 보여줌으로써 이러한 감별 진단에 도움이 될 수 있다.[25] 피로 골절의 초기 발견에 대해서는 방사성 핵종 뼈 스캔과 MRI가 방사선 사진보다 더 민감하다.

대퇴골두 골단 분리증

대퇴골두 골단 분리증의 평가는 엉덩관절의 전후상, 개구리다리 측면 영상을 사용하여 측정할 수 있다.[2] 이 질환은 사춘기인 청소년에서 가장 흔하게 발생한다.[26] 소녀들보다 소년들이 더 많은 영향을 받으며, 환자들은 과체중인 경향이 있다. SCFE는 성장판을 통해 넙다리뼈목이 골절되는 Salter I형 골절을 나타낸다.[26] 방사선적으로 전후상에서 성장판이 넓어져 있거나 흐리거나 또는 골단의 높이가 명백히 줄어 있을 수 있다.[27] 넙다리뼈목 윗면의 긴 축을 따라 그린 선인 Kline 선이 정상적으로는 골단을 가로지르지만, SCFE에서는 그러지 않는다 (그림 C-25).[2,26] 합병증으로는 무혈성 괴사와 연골 용해가 있다. 만성인 경우 Herdon hump와 이차성 골관절염이 나타날 수 있다.[2]

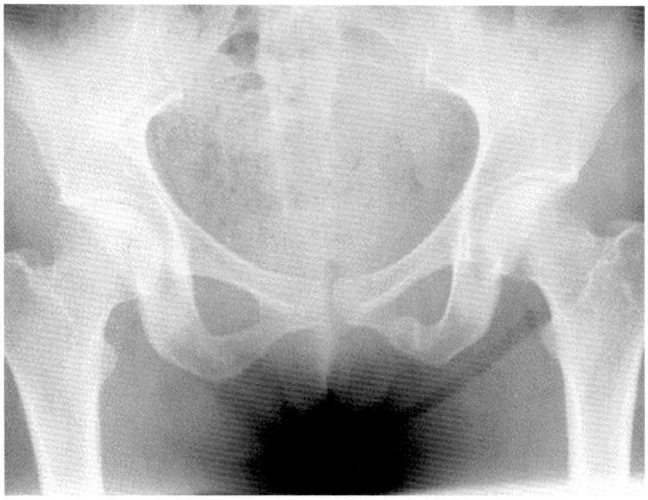

• **그림 C-23** 아래두덩뼈가지의 치유된 피로골절.

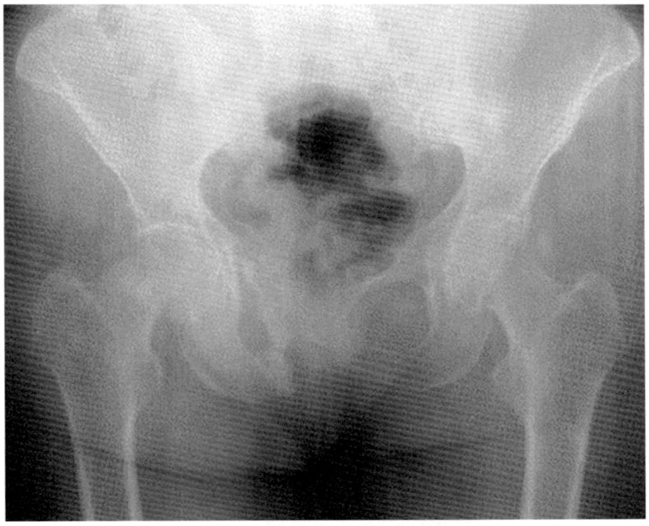

• **그림 C-24** 오른쪽 넙다리뼈목, 위두덩뼈가지, 아래두덩뼈가지의 피로골절, 넙다리뼈목 골절의 내반 축전위가 있다.

감염

패혈성 관절

패혈성 관절은 화농성 감염에서 가장 흔하게 발생하며[28] 혈행성 파종, 국소적인 조직으로부터 감염의 인접 확대, 직접적인 접종, 수술 중 오염으로 인해 발생할 수 있다. 삼출이 있다면, 방사선적으로 teardrop의 거리가 증가하거나 작은볼기근의 지방 줄무늬가 올라가 보일 수 있지만, 이러한 소견들은 신뢰할 수 없다.[29] 아급성이나 만성 감염은 뼈의 미란, 관절 간격의 감소 (그림 C-26), 무혈성 괴사의 영역이 나타난다.[30] 확진을 하기 위해서는 일반적으로 관절천자가 필요하다.

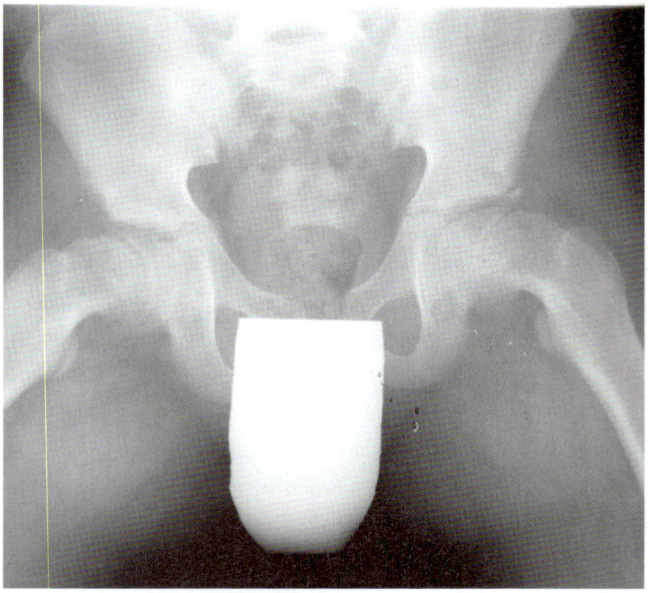

• **그림 C-25** 양쪽 대퇴골두 골단 분리증.

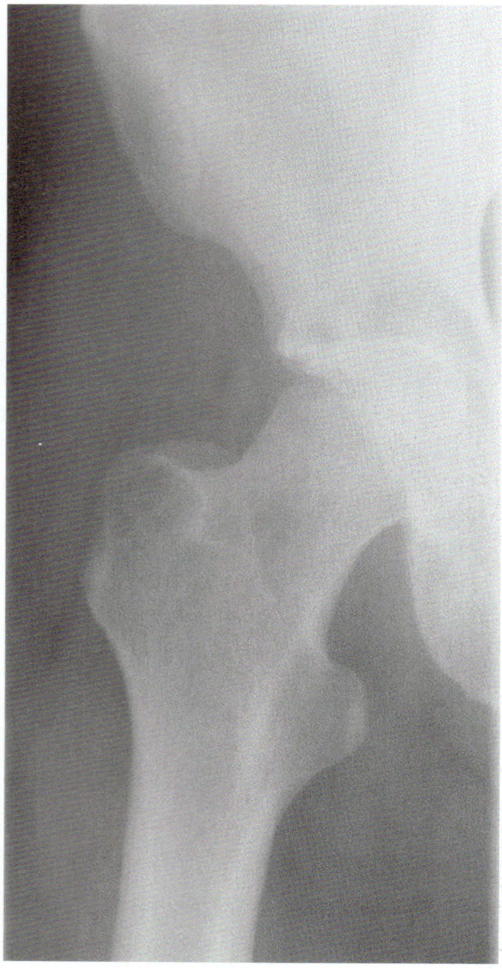

• **그림 C-26** 뚜렷한 골극 형성 없이 오른쪽 엉덩관절의 관절 간격이 완전히 소실되었다. 위쪽 절구의 미란이 있다. 관절 천자로 고름이 발생했다. 관절조영상에서 관절 내에 충만결손이 나타났다 (보이지 않음).

패혈성 엉치엉덩관절염

패혈성 엉치엉덩관절염은 소아 환자 및 젊은 성인에게서 가장 흔하게 볼 수 있는 드문 감염이며 때로는 분만전후 기간에도 볼 수 있다. 애매하게 나타나는 증상과 신체 검사 시 국소화의 어려움으로 인해 종종 진단이 늦어진다.[31] 엉치엉덩관절은 화농성 또는 결핵 감염으로 손상될 수 있으며, 혈인성 병원균(blood-borne pathogens)에 의해 가장 많이 발생한다.[32] 엉치엉덩관절의 미란이 보일 수 있으며 (그림 C-27) 골수염이나 연조직 농양과 관련이 있을 수 있다. 감염성 엉치엉덩관절염과 염증성 엉치엉덩관절염을 구분하는 것은 때때로 어려울 수 있다 (표 C-1). 진단을 위해 관절 천자가 필요하다.[32]

결핵

결핵성 감염에 의한 뼈나 관절의 손상은 모든 결핵 감염의 약 1~3%에서 발생한다 (그림 C-28).[2,33] 결핵성 관절염에서는 엉덩관절이나 무릎관절과 같은 큰 관절이 손상되어 느리고 점진적인 단일 관절성 관절염이 가장 흔한 양상이지만, 다관절 손상도 발생할 수 있으며 이를 염증성 관절염으로 오해할 수 있다.[33,34] 결핵성 감염은 관절에 돌이킬 수 없는 손상이 발생할 때까지 고려하지 않으므로 의심의 여지가 적다. 활액 천자만 하는 것보다 활액 생검을 하는 것이 진단율을 향상시킨다.[33,34]

골수염

골반의 골수염은 관상골의 골수염보다 훨씬 드문데, 혈행성 파종으로 인해 엉덩뼈에서 가장 흔하게 발생한다.[35] 증상은 종종 비특이적이며 진단은 대개 지연된다.[35] 방사선적으로 용균성 병변, 경화, 부드러운 골막 반응, 연조직 덩어리가 보일 수 있다 (그림 C-29).[2,35]

관절염

골관절염

골관절염의 방사선적 특징은 관절 간격이 좁아진 것이다.[36] 관절 간격이 좁아진 것은 가장 일반적으로 연골화 경화, 경계부의 골극, 낭종 형성, 넙다리뼈머리의 위-가쪽 아탈구와 관련이 있다 (그림 C-30). 골관절염의 위축성 형태는 관절 간격

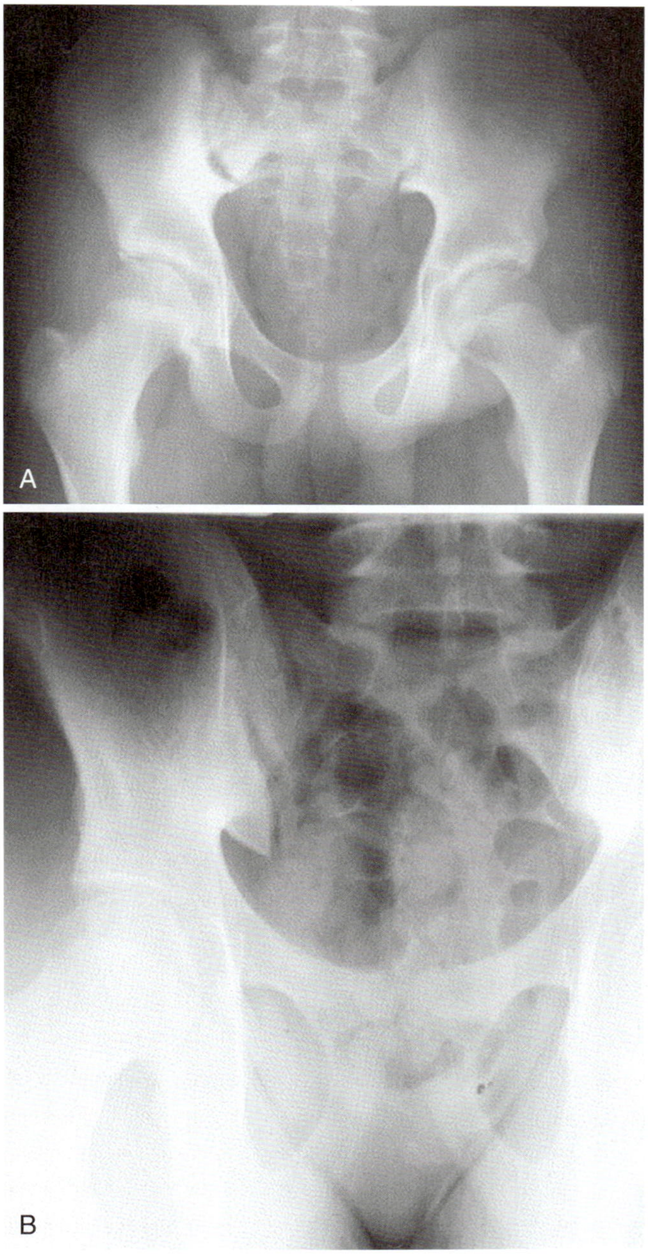

• **그림 C-27** A, B: 오른쪽 엉치엉덩관절의 미란 및 경화가 보인다. 천자로 화농성 감염이 발생했다.

이 좁아진 것과 넙다리뼈머리의 위-가쪽 아탈구로 설명될 수 있지만, 최소한의 골극 형성으로도 설명된다. 위축성 형태는 나이가 많은 여성에게 가장 흔하며 골관절염의 비대성 유형보다 엉덩관절의 이형성증과 더 많은 관련이 있다.[37] 외상성 상해 또는 선천성 기형 때문에 체중 부하가 변경되면 골관절염이 조기에 발생하기 쉽다.

표 C-1 패혈성 엉치엉덩관절염과 척추관절증의 구분

방사선학적 특징	패혈성 엉치엉덩관절염	척추관절증
엉치엉덩관절 내의 체액	+	+
관절 간격 넓어짐	+	+
연골하 미란	+/-	+
연골하 골수 부종	+	+
연골하 경화	-	+
관절을 지나는 뼈 다리	-	+
빛나는 코너 징후 또는 "Romanus" 징후	-	+
양쪽 손상	-	+
근육 침윤	+	-
농양	+	-
부골화	+	-
골막하 침윤 또는 "lava cleft 현상"	+	-

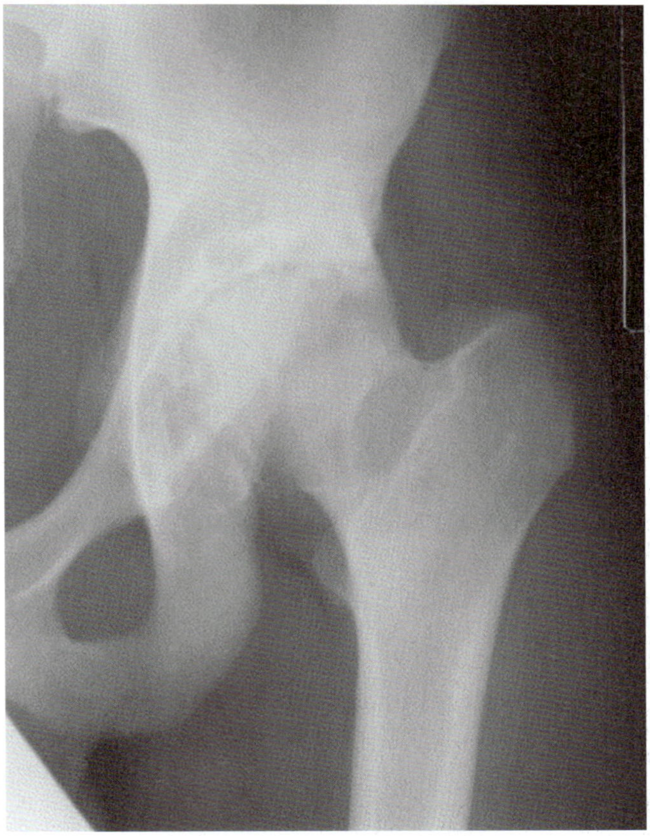

• **그림 C-28** 넙다리뼈목·넙다리뼈머리·절구의 미란, 결핵성 관절염으로 인해 관절 간격이 심하게 소실됨.

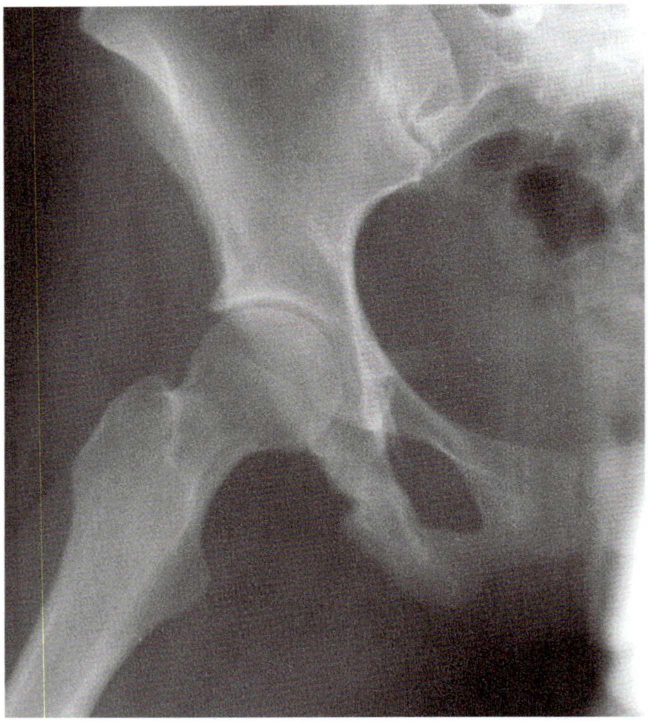

• **그림 C-29** 만성 골수염으로 인해 오른쪽 궁둥뼈의 경화와 불규칙성이 나타난다.

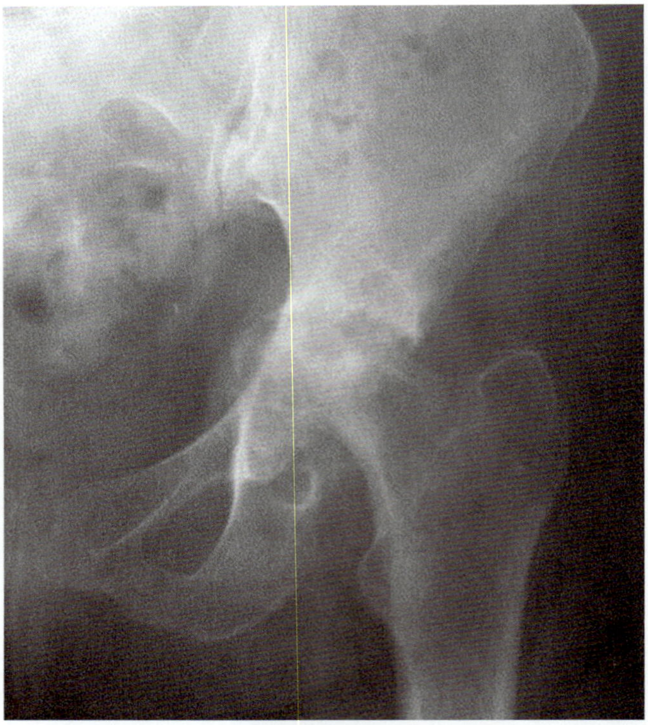

• **그림 C-31** 신경병성 관절로 인해 왼쪽 엉덩관절의 관절 간격이 심각하게 좁아지고, 파열, 조직 파편, 절구 돌출이 보인다.

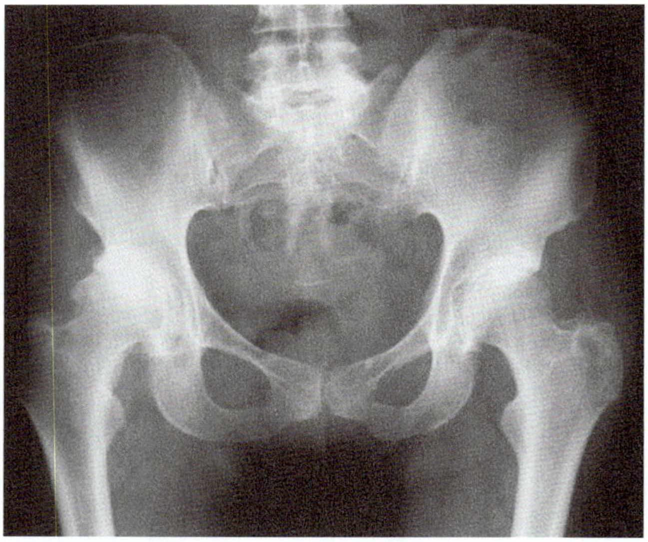

• **그림 C-30** 골관절염의 특징적인 소견: 위쪽 관절 간격이 좁아짐, 연골하 경화, 골극 형성, 오른쪽 넙다리뼈머리의 경미한 위-가쪽 아탈구.

신경병성 관절병증

척수 손상이나 감각 이상 질환에서 엉덩관절의 심각하고 때로는 빠르게 진행하는 퇴행이 설명된다 (그림 C-31).[38] 이는 관절에 대한 신경근 구조물의 정상적인 보호 메커니즘이 없기 때문인 것으로 가정된다.[39]

류마티스 관절염

류마티스 관절염은 인구의 약 1%에게 영향을 미치는 자가면역 질환으로서, 반복적이고 만성인 활액염으로 인해 결국 침범된 관절이 붕괴되고 변형되는 것이 특징이다.[40] 손과 손목에서 양쪽으로 대칭적인 침범이 가장 흔하지만, 어느 관절이든 침범될 수 있다. 엉덩관절에서는 관절/점액낭의 팽창, 관절 간격의 좁아짐, 절구의 돌출이 나타날 수 있다 (그림 C-32).[2,40]

혈청음성 척추관절증

혈청음성 척추관절증에는 강직성 척추염, 장병성 관절병증, 라이터병, 건선이 포함된다. 이러한 질환이 있는 골반의 방사선 사진에는 엉덩뼈능선과 궁둥뼈결절의 "whiskering (수염처럼 보임)", 엉치엉덩관절염, 절구 돌출,[41] 아래 허리뼈의 유합, 골극이 나타날 수 있다. 엉치엉덩관절의 침범은 관절의 활액 부분에서 발생하며, 이는 관절의 꼬리쪽의 (그리고 앞쪽) 1/3이다.[42] 양쪽으로 대칭적인 엉치엉덩관절염은 일반적으로 강직성 척추염이나 장병성 관절병증에서 볼 수 있다. 건

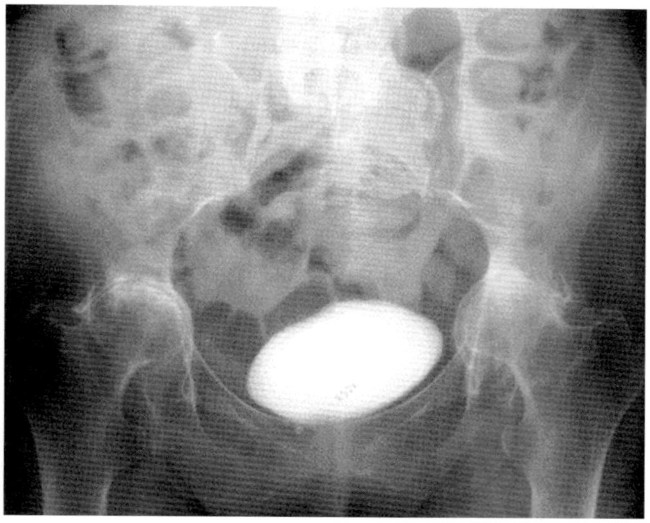

• **그림 C-32** 류마티스 관절염으로 인해 넙다리뼈머리의 대칭적인 관절 간격의 감소와 미란, 절구 돌출이 있다.

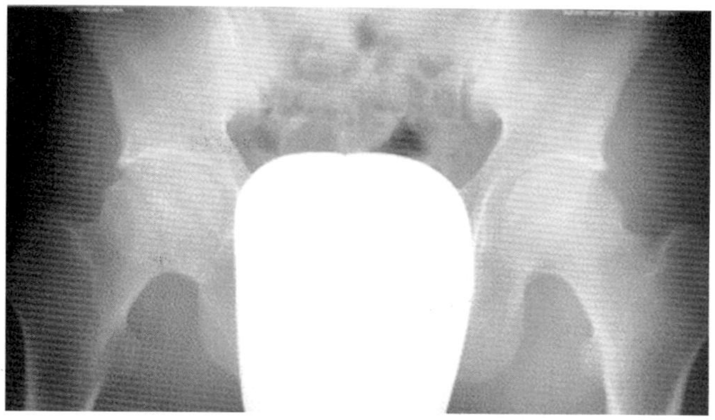

• **그림 C-33** 양쪽 엉치엉덩관절의 미란과 경화가 대칭적으로 보인다. 강직성 척추염.

선성 관절염과 라이터병은 일반적으로 비대칭적인 엉치엉덩관절염을 발생시키지만, 양쪽일 수도 있고 때로는 대칭적인 것처럼 보일 수 있다.[42] 초기의 염증성 엉치엉덩관절염은 미란이 나타날 수 있는데, 특히 관절의 엉덩뼈 쪽에서 나타날 수 있다 (그림 C-33). 이후 관절의 양쪽에서 경화가 나타난다. 만성인 경우 엉치엉덩관절의 유합이 발생할 수 있다 (그림 C-34).[43]

결합조직 질환

전신 홍반 루푸스 환자는 만성 코르티코스테로이드 섭취로 인해 특히 골괴사증의 위험이 있으며 아마 자가 염증 과정 자체로 인한 것일 수도 있다.[43] 골괴사증에 대한 평가는 엉덩관절의 표준 영상으로 측정할 수 있지만 MRI나 방사성 핵종 뼈 스캔으로 더 민감한 평가를 할 수 있다. 또한 골다공증은 이 질환의 후유증이며 임상적으로는 엉치뼈, 두덩뼈가지, 절구, 넙다리뼈목의 부전 골절로 나타날 수 있다.

피부근염 (dermatomyositis) 환자는 보통 연조직의 석회화가 발생하며, 주로 상하지의 근위부에 흔하게 발생하고 (그림 C-35), 성인보다 아이들에게 흔히 발생한다.[44] 청소년 피부근염의 경우 아마도 바이러스 항원에 대한 노출로 인해 인터페론-알파와 인터페론-베타를 발생하는 데에 관여하는 표지 유전자의 상향 조절이 발생한다는 근거가 있다.[45]

피부 경화증 환자 또한 연조직의 석회화가 발생할 수 있지

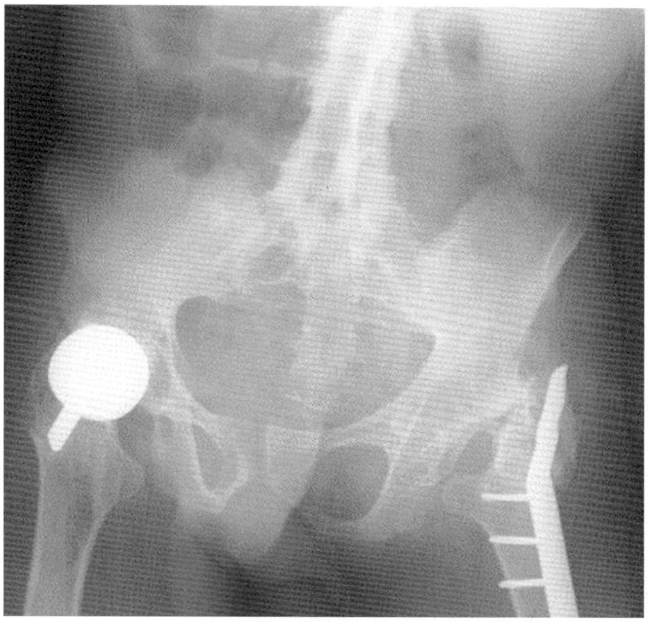

• **그림 C-34** 왼쪽의 완전한 유합과 오른쪽 엉치엉덩관절의 거의 완전한 유합이 보인다. 또한 허리뼈의 후관절 및 가시돌기의 유합도 보인다. 왼쪽 엉덩관절의 변형 및 변위 또한 주목한다. 만성 강직성 척추염.

만, 일반적으로 식도, 소장, 결장, 폐 같은 다른 기관 및 손과 관련된 무수히 많은 다른 증상이 있다.[43]

신진 대사, 윤활, 결정 침전 질환

골괴사증

골괴사증은 뼈의 죽음을 나타내며 외상, 알코올 중독, 고셔병, 다른 침윤성 과정, 겸상적혈구병 (sickle cell disease) (그림 C-36), 방사선, 기타 여러 가지 원인에 의해 발생할 수 있다.[46]

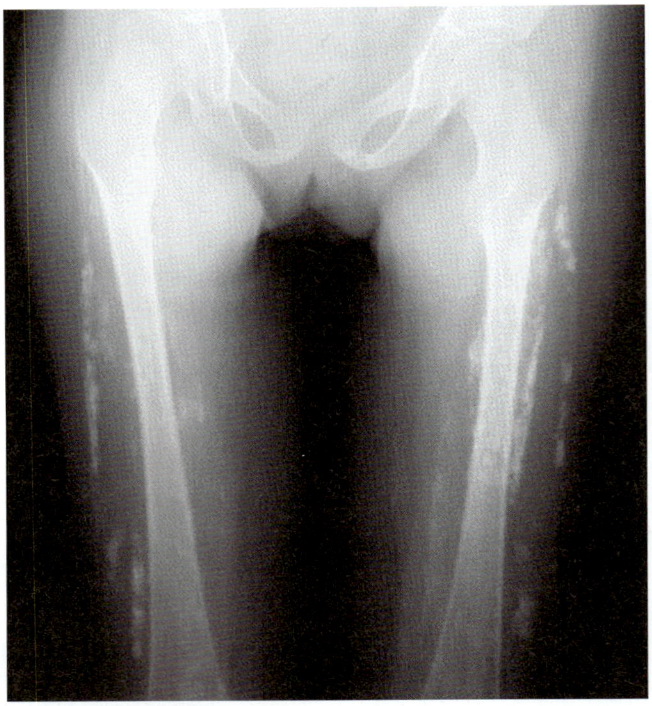

• **그림 C-35** 피부근염 환자의 양쪽 하지의 광범위한 연조직 석회화.

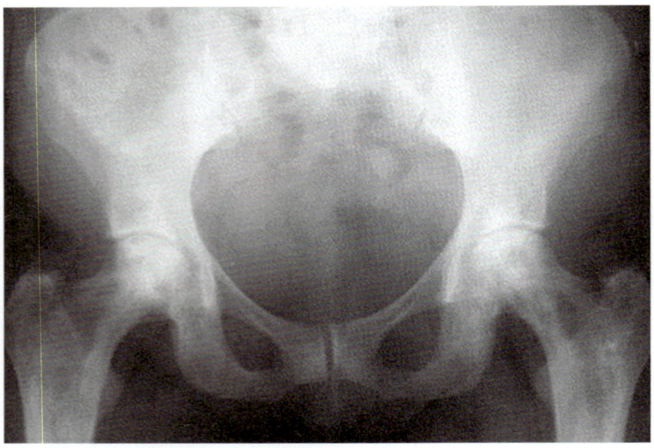

• **그림 C-36** 겸상적혈구병 환자의 반복적인 무혈성 괴사로 인해 양쪽 넙다리뼈머리, 절구 위쪽, 두덩결합에 뚜렷하고 고르지 못한 경화가 있는 뼈의 비정상적인 모습.

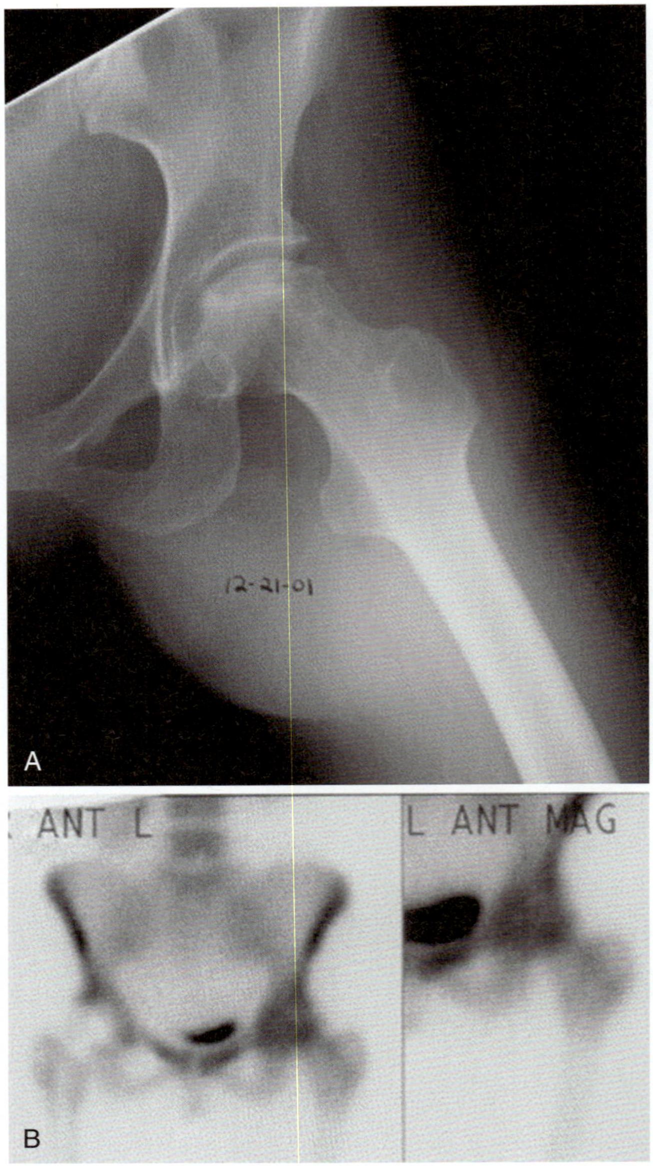

• **그림 C-37** A: 왼쪽 엉덩관절의 개구리 다리 측면 영상에서 넙다리뼈머리의 윤곽이 평평하고 연골하가 투명한 것은 무혈성 괴사로 인한 붕괴를 나타낸다. B: 같은 환자의 뼈 스캔에서 넙다리뼈머리의 위-가쪽의 발광성 결함은 주변 뼈의 회복 반응으로 인해 흡수가 증가된 것을 나타낸다.

이러한 과정의 최종 결과는 뼈로의 혈액 공급이 감소하는 것이다. 레그-칼베-페르테스병과 같은 일부 경우에는 원인이 분명하지 않다. Ficat 단계는 다음과 같이 나눈다.[47] 엉덩관절이 정상적인 외형이 보임 (I 단계), 넙다리뼈머리의 밀도가 애매하게 증가함 (II 단계), "초승달" 모양이 생기는 넙다리뼈머리의 연골하 붕괴 (III단계) (그림 C-37), 만성 단계에서의 이차성 골관절염 (IV단계). 초기 골괴사증을 발견하는 데에 있어 일반 방사선 사진보다 MRI와 방사성 핵종 뼈 스캔이 훨씬 더 민감하다 (그림 C-37 참조).[43]

레그-칼베-페르테스병

레그-칼베-페르테스병은 4~8세 사이의 남성에게 더 흔하게 발생한다.[48] 이 질환은 약 10%의 경우 양쪽에 발생한다.[48]

원인은 아직 알려지지 않았기 때문에 "특발성 골괴사증"이라고 불린다. 방사선적으로, 페르테스병은 앞에서 언급했듯이 다른 유형의 골괴사증과 유사하게 나타난다 (그림 C-38). 골괴사증으로 인해 관절 연골이 과도성장하게 되어, 결국 큰 엉덩관절(coxa magna, 대고)이라고 불리는 크고 변형된 넙다리뼈머리가 발생하게 된다. 이와 관련된 넙다리뼈머리의 가쪽 아탈구와 이차성 골관절염도 볼 수 있다. 페르테스병의 치료는 절구 안에 넙다리뼈머리를 유지하기 위해 보존적인 치료에서부터 다양한 유형의 절구 또는 넙다리뼈의 골절술까지 다양하다.[48]

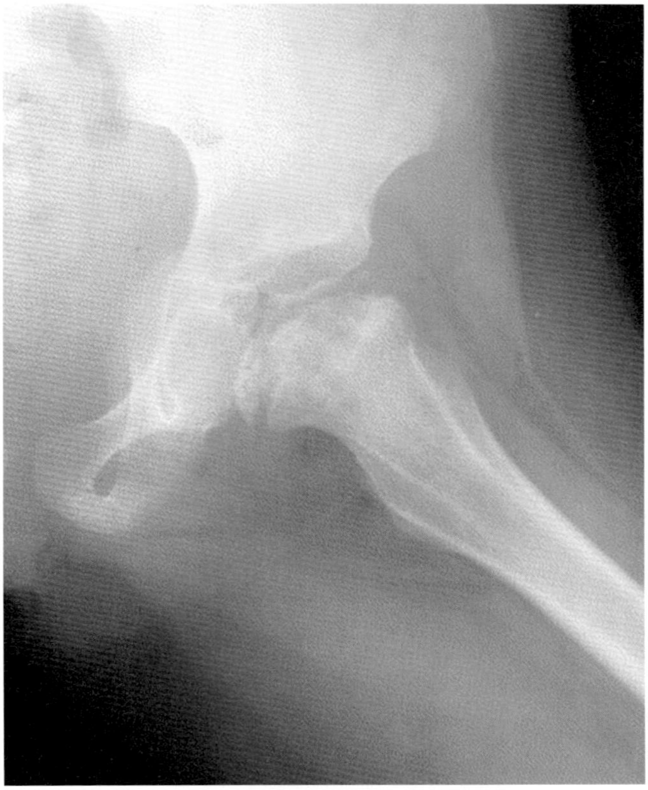

• **그림 C-38** 레그-칼베-페르테스병 환자의 왼쪽 넙다리뼈머리의 심각한 붕괴.

골다공증

골다공증은 일반적으로 무기질화된 뼈로 보이지만 전체적인 골부피 (bone mass)의 양이 감소된 것이다.[2] 이는 다양한 선천성 또는 후천성 원인으로 발생할 수 있으며, 방사선적으로 뼈의 투명도가 증가하고 피질이 얇게 보인다. 골다공증의 심각도에 따라 골절의 위험도 증가한다. Singh과 동료들은 골다공증의 심각도가 증가함에 따라 잔기둥이 점진적으로 소실된다는 (그림 C-9 참조) 이론에 근거하여 방사선학적 분류를 시도했다.[49] Singh 지수는 이 과정을 잔기둥 소실의 6등급으로 나눈다. 6등급에서는 모든 주요 (principal) 잔기둥 그룹이 남아 있다. 5등급에서는 이차성 압박, 이차성 장력, 큰돌기 그룹의 일부 잔기둥이 소실되는 동안, 주요 압박 및 장력 그룹의 잔기둥의 수가 약간 감소되고 이차성 그룹은 거의 완전히 없어진다. 3등급에서는 주요 장력 잔기둥 그룹의 연속성이 깨진다. 2등급에서는 주요 압박 잔기둥 그룹만 남아 있으며, 이들의 수도 감소된 상태다. 1등급에서는 주요 압박 잔기둥 그룹의 수도 현저히 감소된다. 골다공증의 심각도를 측정하는 데에 있어 Singh 지수의 신뢰도와 관련된 여러 문헌이 있다.[50] 골다공증을 정량화할 때에는 이중 에너지 X선 흡수법 (dual energy x-ray absorptiometry, DEXA)이 더 민감하고 정확하다.[50]

부갑상선 기능항진증

원발성 또는 속발성 부갑상선 기능항진증이 발생할 수 있다. 원발성 부갑상선 기능항진증은 부갑상선에서 부갑상선 호르몬이 과하게 생성되기 때문에 발생한다. 속발성 부갑상선 기능항진증은 세뇨관의 기능 저하로 인해 인산염의 정체가 발생하여, 혈청 칼슘의 분비가 과도해지고 이후 부갑상선 호르몬의 방출이 증가한다.[51] 손가락뼈에서 볼 수 있는 모양과 유사하게 골막하 뼈의 재흡수와 피질이 얇아지는 것이 보일 수 있다.[51] 갈색 종양이 발생할 수 있다 (그림 C-39). 척추뼈의 몸통에 "럭비 저지" 모양이 나타날 수 있다.[51]

골연화증

골연화증은 비정상적으로 무기질화된 뼈를 나타내며 비타민 D의 부적절한 섭취, 흡수억제 상태 또는 우회술로 인한 비타민 D의 부적절한 흡수, 신장 또는 간장병으로 인한 비타민 D의 생물학적 활성형의 부적절한 형성으로 인해 생길 수 있다.[52] 또한 골연화증은 윌슨병, 신경섬유종증, 일부 신생물 등 기존에 있던 질환과 관련이 있다.[2] 부적절한 가골 형성으로 인해 본질적으로 치유가 잘 되지 않은 피로골절인 느슨한 영역(looser zone)이 보일 수 있다 (그림 C-40).[52] 이는 선형으로 투명하게 보이며, 뼈의 피질과 수직이고, 일반적으로 넙다리

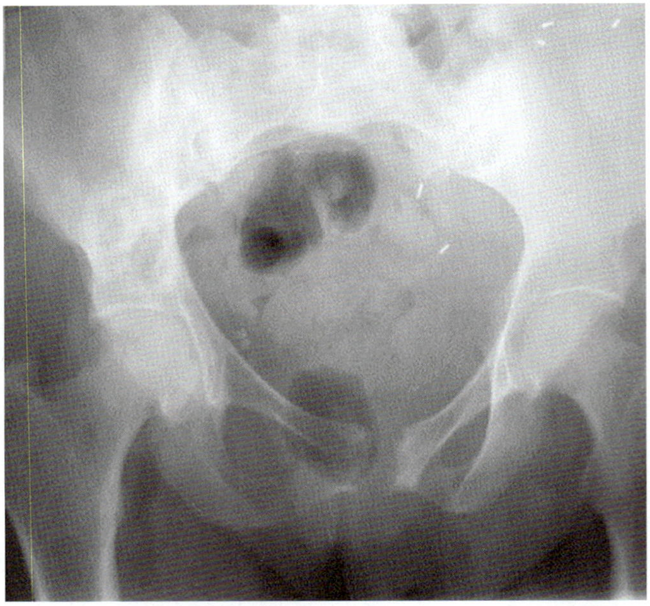

• 그림 C-39 두덩결합과 양쪽 엉치엉덩관절에서 골막하 뼈 재흡수가 나타나고, 오른쪽 위쪽 절구에서 투명한 병변이 나타난다 (갈색 종양). 부갑상선 기능항진증.

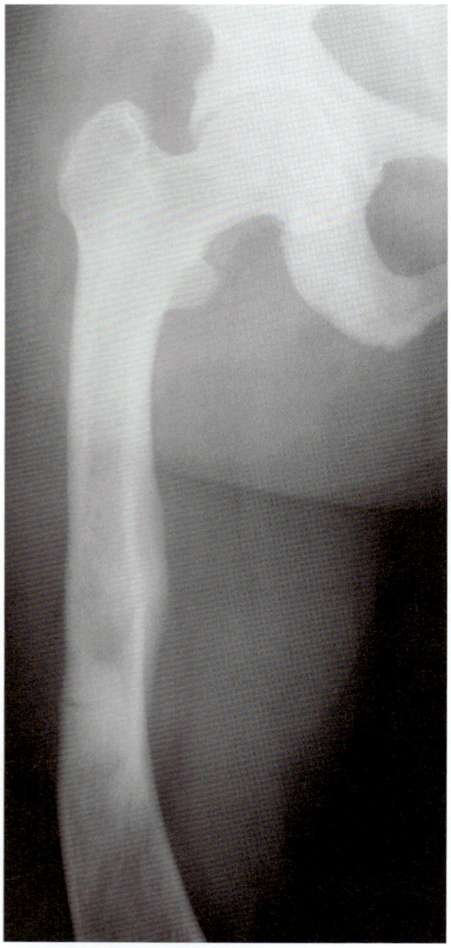

• 그림 C-40 골연화증 환자의 경우 넙다리뼈가 휘어지고, 넙다리뼈 몸통과 수직인 투명한 선이 있으며 (Looser zone), 넙다리뼈의 안쪽 피질이 두꺼워진다.

뼈목의 안쪽 피질에서 뿐만 아니라 두덩뼈가지, 궁둥뼈가지, 갈비뼈, 어깨뼈에서도 발생한다. 골연화증이 신장의 기능 장애 때문이라면, 골막하 뼈의 재흡수와 피질이 얇아지는 것을 포함한 속발성 부갑상선 기능항진증의 방사선적 양상이 우세하게 나타난다.[2]

구루병

구루병은 골연화증 중 소아와 상관 관계가 있는 것으로서, 부적절한 비타민 D 섭취, 흡수, 수산화로 인한 것이다. 전형적으로 6개월~2세 사이의 환자에게 발견되는 유아의 구루병은 여러 유형이 설명되었다 (그림 C-41). 다양한 유형의 비타민 D 저항성 구루병은 일반적으로 3세 이상의 환자에게서 발견되며, 긴 뼈가 짧아지고 구부러지는 것이 특징이고, 때로는 경화 및 이소성 골화증이 있다 (그림 C-42).[54] 이는 당뇨와 함께 나타날 수 있고 또는 신세뇨관의 아미노산 · 포도당 · 인산염 흡수 결함과 함께 나타날 수 있다 (판코니 증후군).[2]

파젯병

파젯병은 방사선 사진, 뼈 스캔, MR, CT에서 굵어진 잔기둥, 두꺼워진 피질이 보이는 특징이 있다 (그림 C-43).[55] 파젯병은 일반적으로 50세 이상의 환자에게서 발생하며 주 용균성, 용균성과 경화성의 결합, 경화성, 이렇게 3단계로 진행된다.[2,55] 파골세포의 활성화가 증가하면 뼈의 비정상적인 재형성이 발생한다. 파젯병의 원인은 알려지지 않았지만 바이러스 원인이라는 가설이 세워졌다.[55] 골연화증과 유사하게 느슨한 영역이 형성되어 피로 골절이 부적절하게 치유될 수 있다. 소수의 파젯병 환자에게 속발성 육종이 발생한다.[56] 파제트성 뼈와 관련된 연조직 덩어리 또는 용균성 병변의 새로운 발생은 육종 형성의 근거이다. 이들은 예후가 나쁜 더 높은 단계의 병변이 되는 경향이 있다.[2,56]

유전성 특발성 과포스파테이스증(hyperphosphatasia)에서도 비슷한 방사선 소견이 보일 수 있으며, 이상이 보인다 (그림 C-44).[53]

색소성 융모결절성 활막염

색소성 융모결절성 활막염(PVNS)은 재발하는 삼출물이 특징인 윤활액의 증식 장애로서, 영향을 받은 관절, 점액낭, 건초

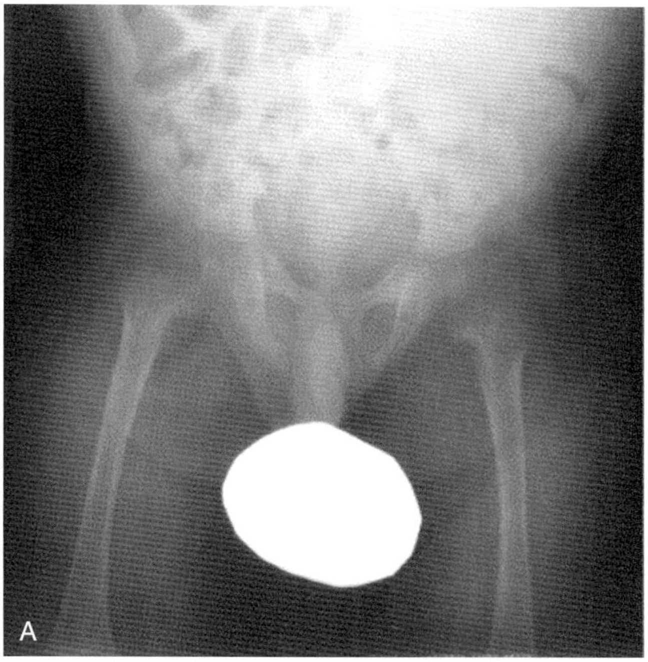

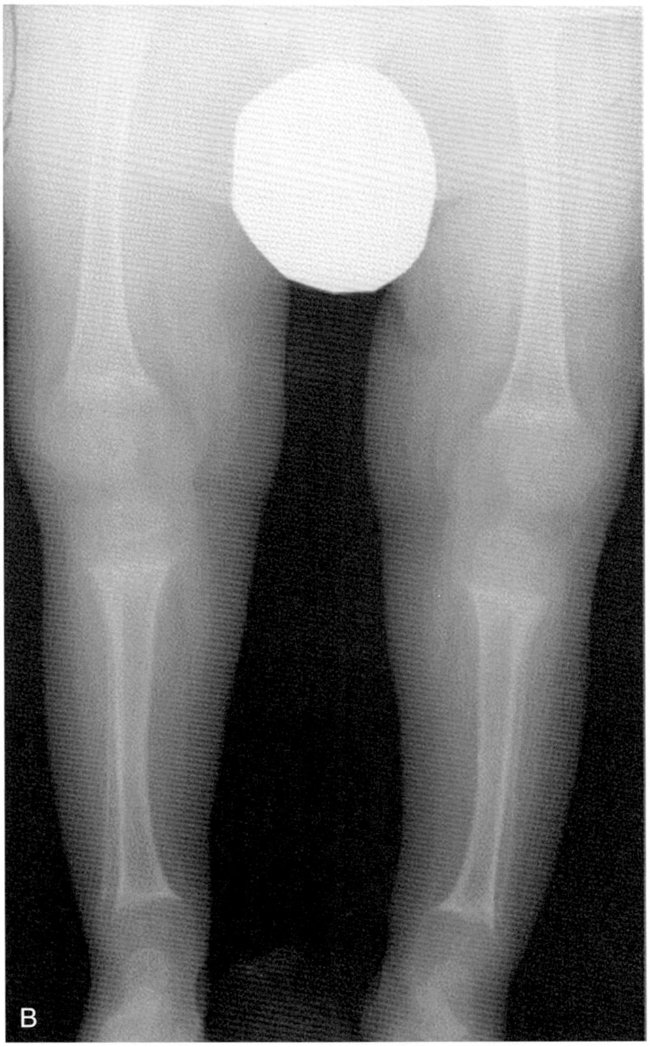

• **그림 C-41** A, B: 넓고 닳은 성장판, 넓은 뼈몸통끝, 뼈감소증은 유아 구루병의 특징이다.

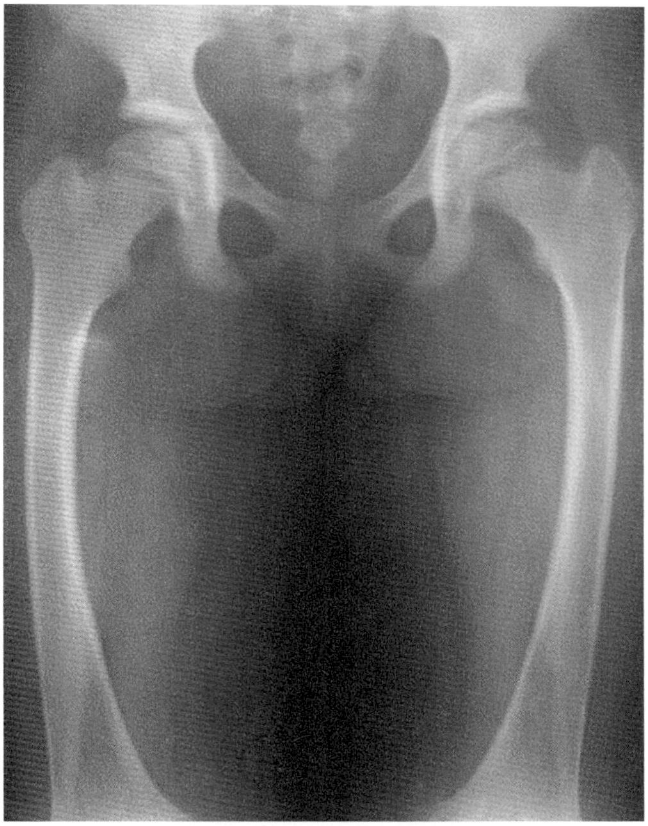

• **그림 C-42** 휘어진 넓다리뼈, 넓은 뼈몸통끝, 근위부 넙다리뼈의 넓어진 성장판을 비타민 D 저항성 구루병에서 볼 수 있다.

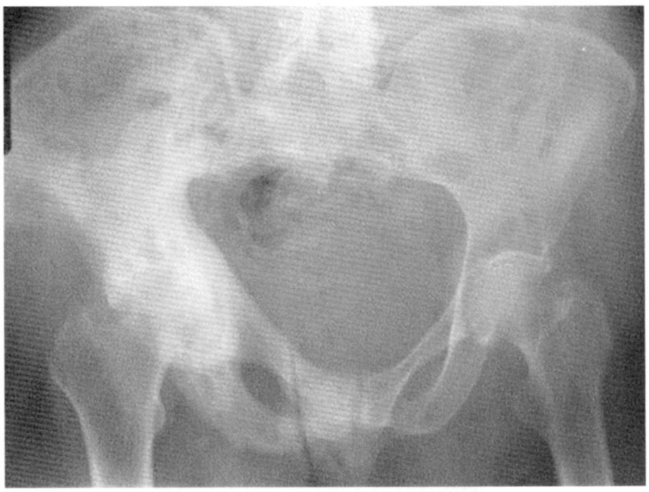

• **그림 C-43** 오른쪽 골반이 넓어지고 잔기둥과 피질이 두꺼워졌다. 오른쪽 엉덩관절은 이차성 골관절염을 나타낸다. 파젯병.

에 출혈이 발생한다.[57] 무릎관절이 가장 많은 영향을 받지만, 이 질환은 모든 윤활관절에 영향을 미칠 수 있다. 엉덩관절의 경우 넙다리뼈머리, 넙다리뼈목, 절구[57]에서 미란이 보일 수 있다 (그림 C-45). MR은 혈우병 또는 류마티스 관절염 환자에게서도 볼 수 있는 윤활액의 증식, 미란, 혈철소의 상자성 영향을 나타내는 영상 양식이다.[57] 이러한 경우의 50%에서 활막절제술 후 재발이 발생한다.[2]

활액막 골연골종증

활액막 골연골종증은 활액막의 화생(metaplasia)이며, 무릎관절에서 가장 흔하지만 모든 관절이 영향을 받을 수 있다.[58] 방사선 사진에서는 관절의 미란, 관절의 한쪽 또는 양쪽에서의 미란, 부채꼴 모양의 넙다리뼈목과[59] 함께 관절 간격에서 다양한 골화된 몸통이 나타날 수 있다 (그림 C-46). 이 질환의 후기까지 관절의 좁아짐과 골극 형성은 없을 수 있다. 관절에서 연골 모양 몸통이 골화되거나 되지 않을 수 있지만, MRI나 관절조영술에서는 분명하다.[59] 골화의 양은 시간이 지남에 따라 증가한다. 약 5%는 악성 변성으로 진행된다.[58]

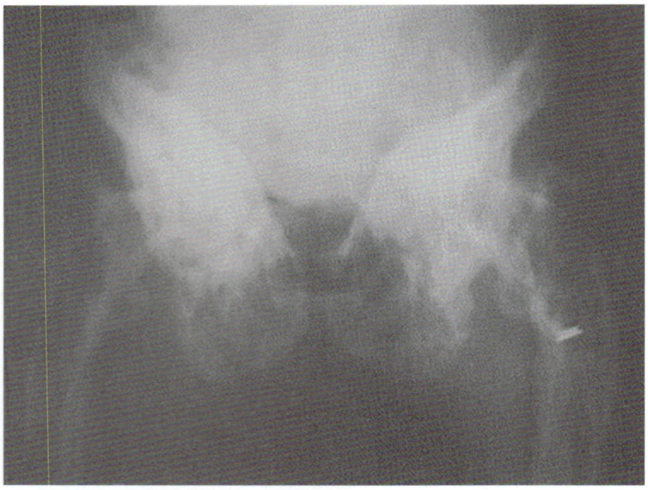

• **그림 C-44** 특발성 과포스파테이스증 환자의 경우 두꺼워진 잔기둥 및 피질과 함께 커진 뼈, 이질성 무기화가 보인다.

칼슘 피로인산 관절병증

칼슘 피로인산 결정 침전과 관련된 관절병증은 남성과 여성에게 거의 동일한 비율로 발생한다.[2] 칼슘 피로인산 결정 침전은 연골에 구조적 손상을 일으켜 관절 간격을 좁아지게 하고, 연골화 경화, 골극을 유발한다. 두덩결합, 힘줄, 인대, 관절 연골, 관절주머니의 연골석회증(chondrocalcinosis)이 나타날 수 있다 (그림 C-47).[60] 엉덩관절은 무릎관절, 손목관절, 어깨관절보다 덜 흔하게 발생한다.[60]

수산화인회석 침착 질환

수산화인회석 침착 질환은 힘줄, 점액낭, 관절주머니 안과 주위에 수산화인회석 형태의 칼슘 결정이 침착되어 국소적인 부기 및 통증이 특징이다. 석회화 건염은 어깨관절보다 엉덩관절에서 덜 흔하다.[61] 중간볼기근과 작은볼기근의 "치약 같은" 석회화가 보일 수 있다 (그림 C-48).

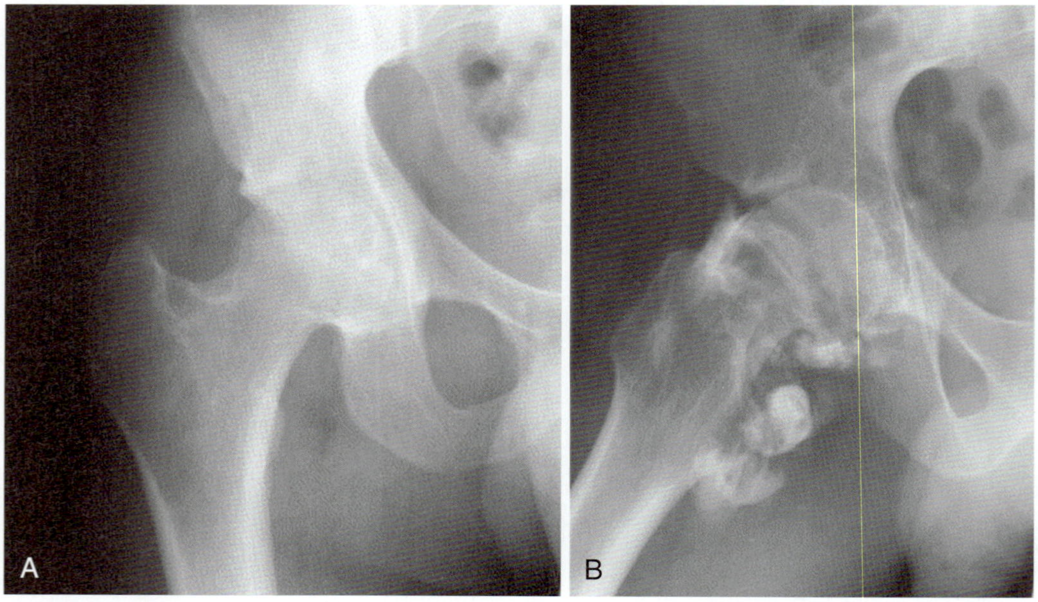

• **그림 C-45** A: PVNS 환자의 경우 부채꼴 모양의 넙다리뼈목, 넙다리뼈머리와 절구의 미란이 보인다. B: 관절조영상에서 결절 모양의 충만결손이 나타난다.

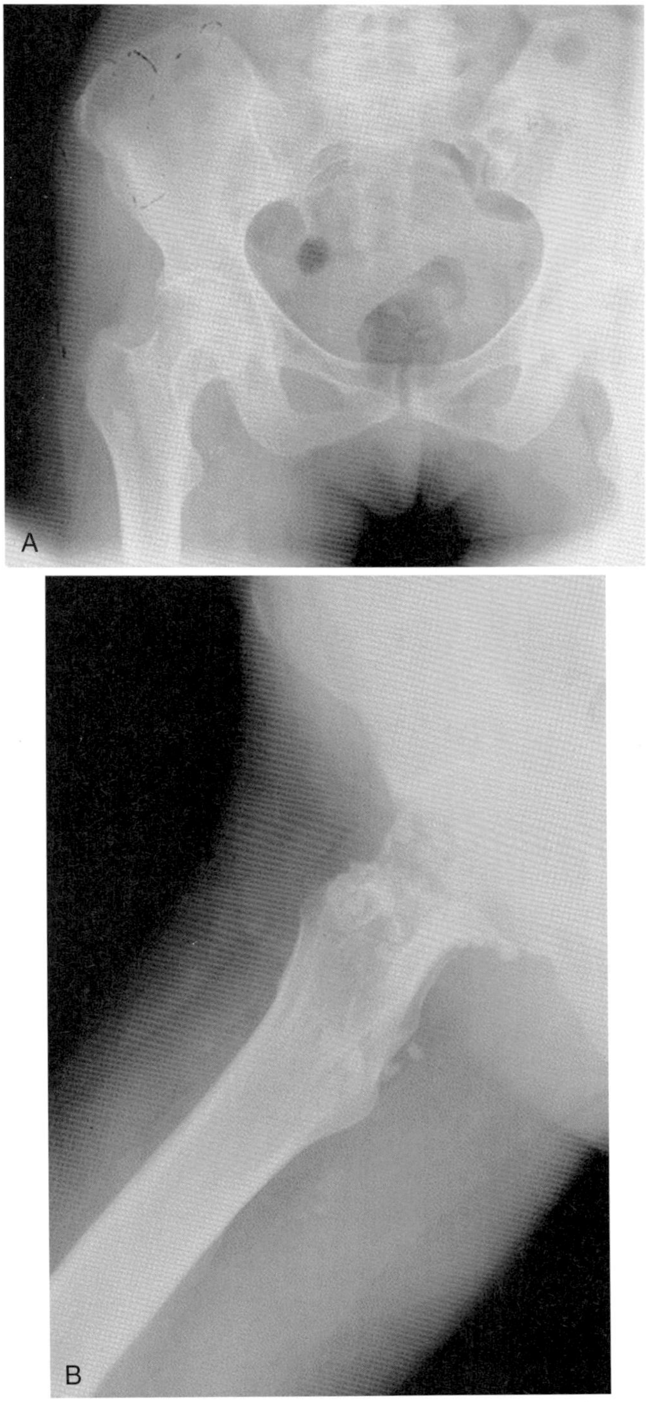

• **그림 C-46** A: 관절의 골화된 밀도와 함께 넙다리뼈목과 머리의 부채꼴 모양과 미란이 보인다. 활액막 골연골종증. B: 같은 환자의 4년 후 사진에서 관절내 골화된 몸통이 커진 것을 볼 수 있다.

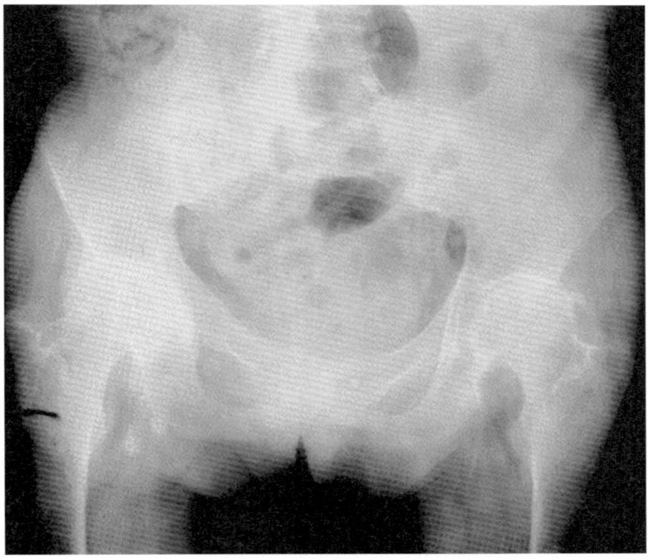

• **그림 C-47** 심각하고 광범위한 퇴행성 변화가 있는 두덩결합, 양쪽 엉덩관절의 연골석회증. 칼슘 피로인산 관절병증.

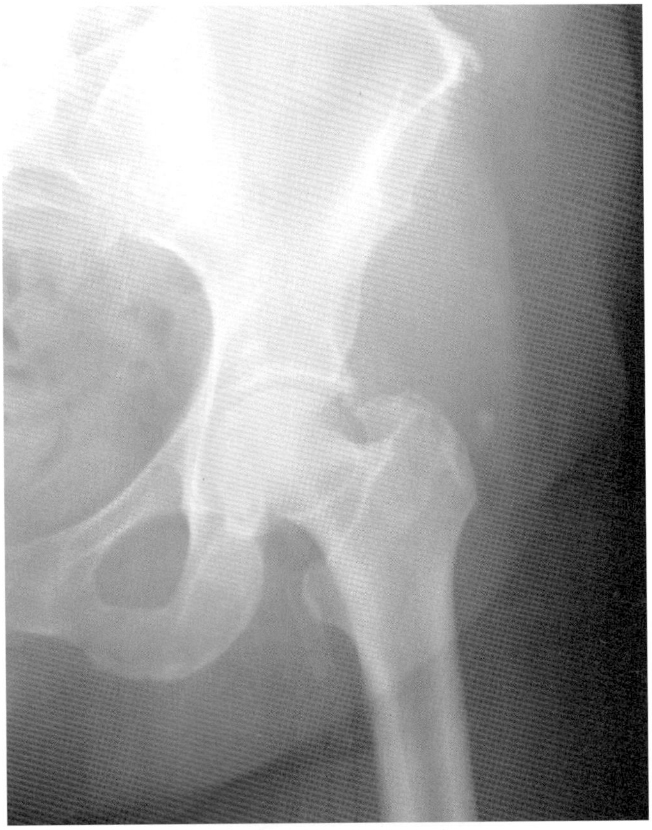

• **그림 C-48** 엉덩관절 벌림근의 닿는곳에서 "치약" 같은 석회화

조직흑갈병

조직흑갈병은 상염색체 열성유전병으로서, 남성과 여성에게 동일한 비율로 발생한다.[62] 아미노산 페닐알라닌과 타이로신의 분해에 관여하는 효소 호모젠티신산 산화효소의 결핍은 호모젠티신산의 축적을 초래한다.[62] 이는 척추사이원반, 관절연골, 힘줄, 인대의 이영양성 석회화를 유발하고, 골관절염을 형성시킨다[62] (그림 C-49).

이형성증 및 선천성 기형

경화성 골이형성증

다양한 유형의 경화성 골이형성증은 비정상적인 조골세포의 활성화로 인해 뼈가 과도하게 생성되거나 파골세포의 활성화에 결함이 생겨 뼈의 재흡수와 재형성에 장애가 생겨서 발생한다.[63] 뼈의 과도한 축적은 골화석증 (osteopetrosis), 농축이골증 (pyknodysostosis), 선상골병증 (osteopathia striata)의 연골내 뼈 형성에 영향을 미친다.[64] 막내의 뼈 형성은 주로 진행성 뼈몸통 형성이상(progressive diaphyseal dysplasia)과 약간 드물지만 골내막 과골화증(endosteal hyperostosis)에 영향을 미친다.[64] 연골내 뼈 형성과 막내의 뼈 형성은 선모양뼈과다증(melorheostosis)과 뼈몸통끝 형성이상(metaphyseal dysplasia)에 영향을 미친다.[64]

골화석증에는 다음과 같은 3가지 유형이 있다. 상염색체 열성이며 가장 심각한 형태인 유아-악성 유형, 일반적으로 10대에 나타나는 상염색체 열성인 중간 유형, 평생 동안 발병할 수 있는 상염색체 우성 유형.[65] 유아 유형에서는 범혈구감소증, 뇌신경 기능 장애, 정신 지체가 발생한다.[65] 엉덩관절의 방사선 사진에서는 엉덩뼈에서 곡선형 밴드 형태의 경화가 "뼈에 뼈가 있는 (bone-in-bone)" 형태로 나타날 수 있다.[2,65] 척추뼈에서는 척추뼈 끝판을 따라 유사한 밴드 형태의 경화가 "샌드위치 척추뼈" 모양으로 나타날 수 있다. 긴 뼈에서는 undertubulation, 넓어진 뼈몸통끝 (metaphysis), 병리학적 골절을 볼 수 있다[65] (그림 C-50).

농축이골증 (pyknodysostosis)은 골화석증과 쇄골두개골 형성이상 (cleidocranial dysplasia)의 방사선적 특징을 모두 가지고 있는 희귀한 상염색체 열성 장애다.[2,66] 천문이 늦게 닫힘,

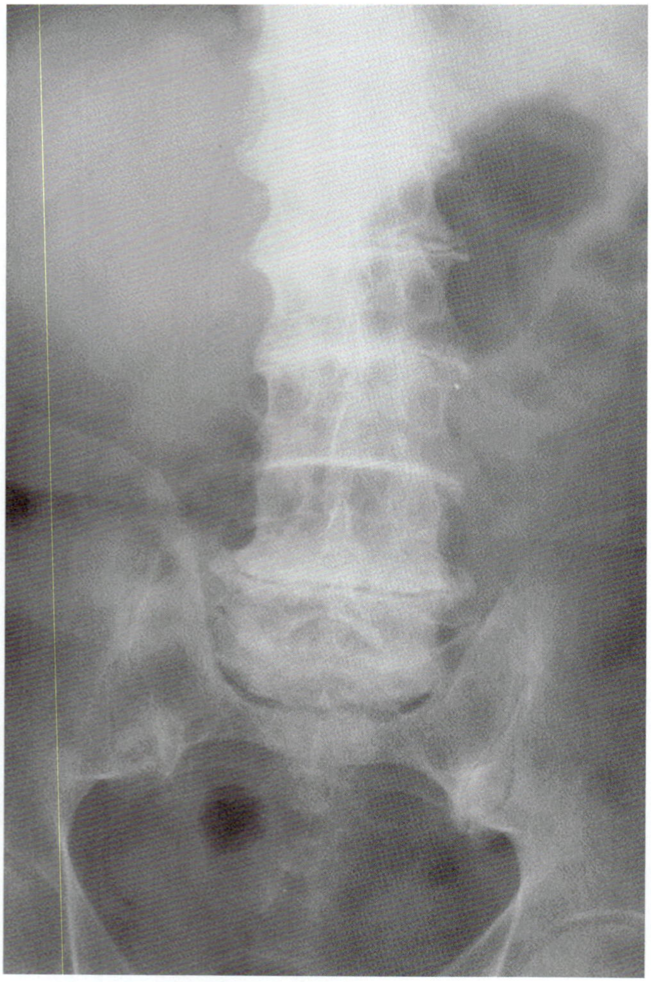

• **그림 C-49** 광범위하게 석회화된 척추사이원반. 조직흑갈병.

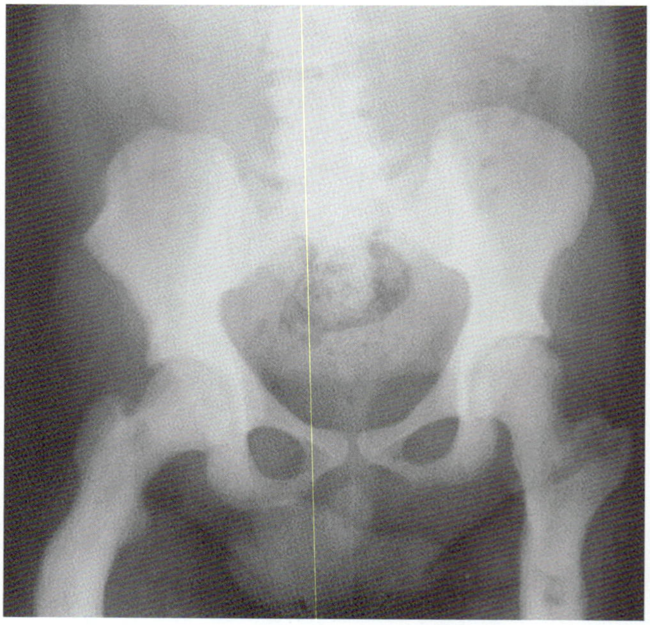

• **그림 C-50** 보이는 모든 뼈가 경화되었다. 오른쪽 넙다리뼈몸통과 변형이 남아있는 왼쪽 넙다리뼈목에서 이전의 골절이 보인다. 골화석증.

작은 키, 긴 뼈의 undertubulation, 경화증의 확산을 볼 수 있다 (그림 C-51). 유전 연구에서는 카텝신 K를 부호화하는 유전자의 불활성화를 유발하여 파골세포의 기능에 관여하는 돌연변이를 입증했다.[63]

선모양뼈과다증의 경우 연골내 및 막내의 뼈 형성 모두 비정상이다.[64] 이 질환은 일반적으로 피질의 한쪽에 나타나는 과골화증이 특징이고 이는 떨어뜨린 촛농 모양과 닮은 소엽 모양, 물결 모양으로 보인다.[67] 관절 부위 연조직의 골화와 섬유화 또한 흔하다. 이상은 피부분절의 분포를 따를 수 있다 (그림 C-52). 치료에는 연조직 유리술 및 절개술이 포함될 수 있고, 필요한 경우 골절술을 할 수도 있다.[67] 재발이 흔하게 발생한다.

골반문증(osteopoikilosis)과 선상골병증의 경우 재흡수와 재형성에 실패한 피질골의 국소적인 집중이 있고, 나머지 뼈에서는 연골내 골화 과정이 정상적으로 진행된다.[68] 이로 인해 골반문증의 뼈 전체에 수많은 경화성 뼈가 몰리거나 (내골

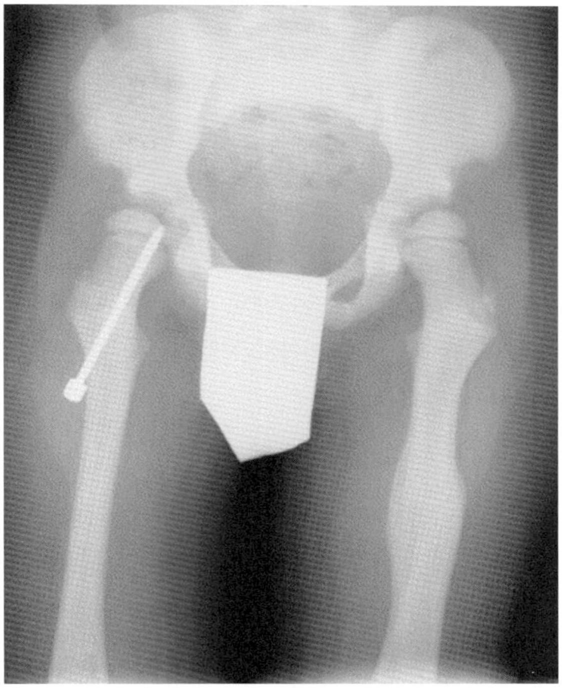

• 그림 C-51 광범위하게 경화된 뼈, undertubulation, 골절이 골화석증과 유사하다. 농축이골증.

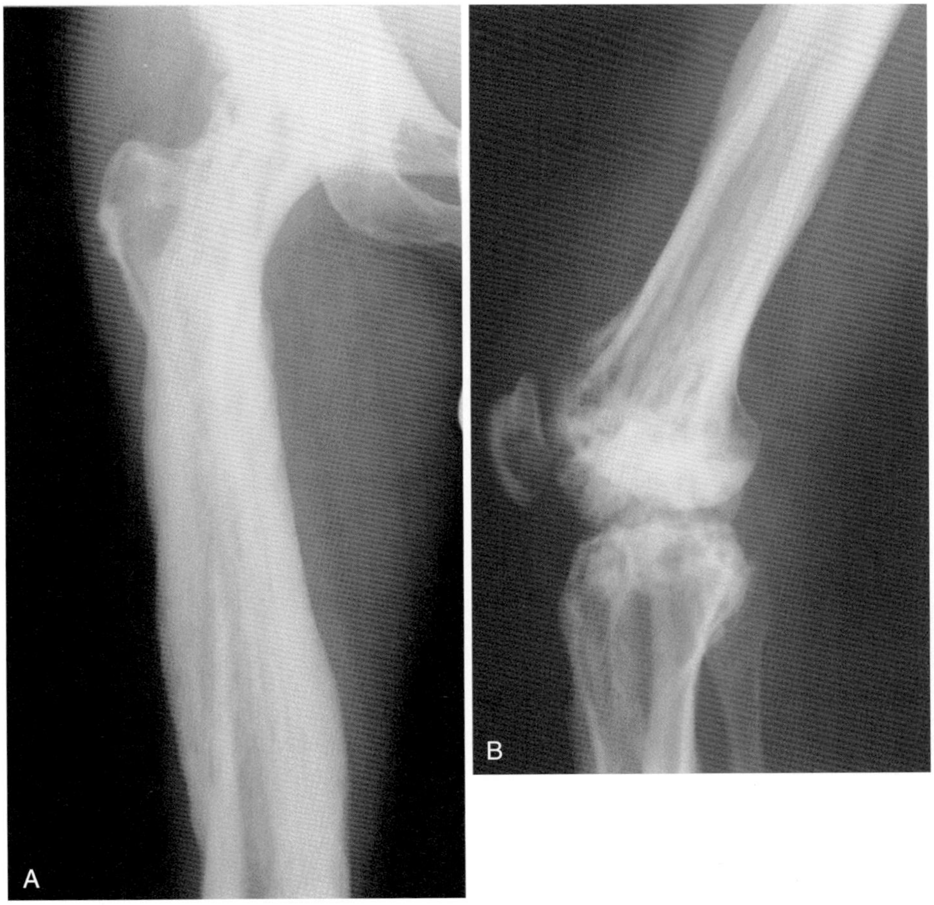

• 그림 C-52 A: 넙다리뼈몸통과 위가쪽 절구에서 빽빽한 경화, 물결 모양으로 두꺼워진 피질이 보인다. B: 원위부 넙다리뼈 몸통에서 물결 모양으로 두꺼워진 피질이 보이며 이는 선모양뼈과다증을 나타낸다. 골수골의 선형 줄무늬는 선상골병증의 영역이다.

증 [enostosis] 또는 "골 섬 [bone-islands]") (그림 C-53), 선상골병의 경화성 뼈에 선형의 줄이 생긴다.[68] 방사선 사진으로 경화성 전이를 구분하는 것은 때로는 어려울 수 있다. 방사성 핵종 뼈 스캔이 골반문증과 조골세포의 전이를 구분하는 데 중요하다고 여겨지지만, 골반문증 환자, 특히 젊은 환자들에게서 방사성 약물 섭취 증가에 대한 보고가 있다.[69] 골반문증, 선상골병증, 선모양뼈과다증은 같은 환자에게서 동시에 있을 수 있고 (그림 C-52 참고), 아마도 동일한 질환 과정의 다양한 양상이 나타날 수 있다.[2]

골형성 부전증

골형성 부전증은 (OI) 비정상적인 I형 콜라겐이 특징인 유전 질환으로서, 약하고 부러지기 쉬운 뼈, 느슨한 인대, 비정상적인 치열, 파란 공막, 청력 장애를[70] 일으킨다 (그림 C-54). OI의 대부분의 아형은 1형 콜라겐에서 프로 알파 1 및 프로 알파 2 사슬을 부호화하는 COL1A1 및 COL1A2 유전자에서 상염색체 우성의 돌연변이로 유전된다.[70] Sillence와 동료들에 의해 기술된 1~4형은 다음과 같다. 1형: 상염색체 우성이며 비교적 경미하고, 상대적으로 정상적인 신장, 파란 공막, 청력 장애가 있다, 2형: 상염색체 우성이거나 상염색체 열성이며, 대부분 심각한 형태로서 태아나 신생아 때 사망할 수 있고, 심각한 기형 및 자궁 내 성장 지연이 나타난다, 3형: 상염색체 우성 및 상염색체 열성이며, 심각하고 진행성이지만 2형보다 오래 산다, 4형: 희귀한 경우이며 상염색체 우성이고, 증상이 경미하여 공막과 청력이 정상이다.[71] 더 최근에는 1형 콜라겐을 부호화하는 유전자의 결함과 관련이 없는 추가적인 유형인 5~7형이 기술되었다.[72] 비스포스포네이트 치료는 모든 유형의 골부피를 향상시키지만, 이 치료의 장기적인 결과는 알려지지 않았다.[70]

엉덩관절의 발달성 이형성증

엉덩관절 발달성 이형성증 (developmental dysplasia of the hip, DDH)의 원인은 유전적 요인과 환경적 요인이 모두 포함된다.[73] 위험 요인에는 양수과소증, 둔위분만, 가족력, 북미 원주민을 포함한 특정 인종 등이 포함된다.[73] 대다수의 경우 출생 시 진단할 수 있다.[73] 출생 시 진단이 되었다면 Pavlik 하네스와 같은 성공적인 비수술적 치료의 가능성과 전반적인 예후가 진단이 지연된 경우보다 훨씬 좋다.[73,74] 진단할 때에는 방사선 사진보다 초음파가 더 민감하다.[73] 방사선적으로 엉덩관절의 탈구나 아탈구는 Shenton 호가 끊어져 보일 수가 있는데, 이 호는 넙다리뼈목의 안쪽과 위두덩뼈가지의 아랫면을 연결해주는 곡선이다[73] (그림 C-55). 엉덩관절이 탈구된 경우, 넙다리뼈머리는 4분면 중 위-바깥쪽으로 움직인다.[2] 탈구된 엉덩관절이 엉덩뼈와 닿으면 거짓절구가

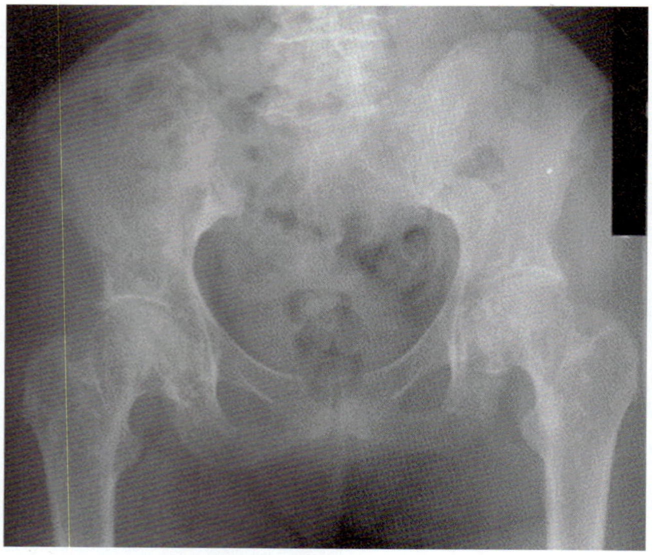

• **그림 C-53** 반점이 있는 경화 병변은 (골 섬) 양쪽으로 광범위하게 퍼져 있다. 골반문증.

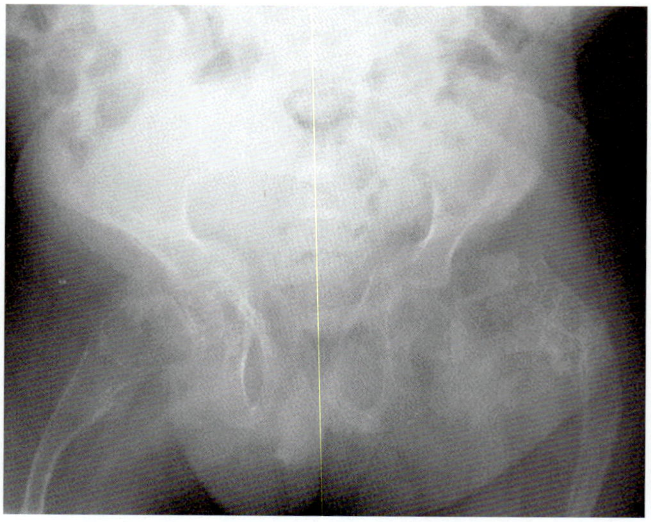

• **그림 C-54** 치유 단계가 다른 여러 개의 골절이 있는 심각한 변형 및 골감소증. 이 골반은 변형되고 좁아졌다. 골형성 부전증.

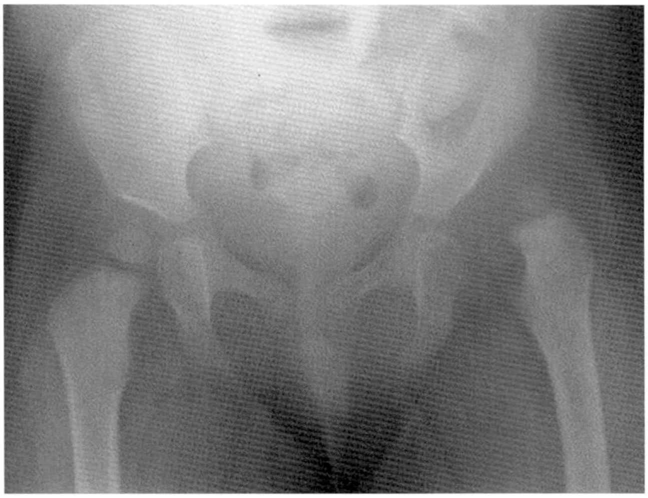

• **그림 C-55** 거짓절구가 형성된 왼쪽 엉덩관절의 위쪽 탈구. 오른쪽 엉덩관절의 경미한 아탈구 또한 보인다.

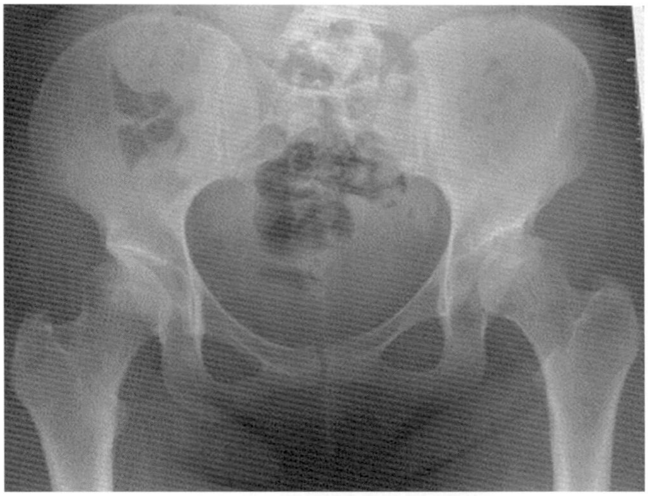

• **그림 C-56** 넙다리뼈머리를 부분적으로만 덮고 있는 양쪽 절구의 형성 이상. 왼쪽의 경우 조기 골관절염이 발생하기 시작했다.

(pseudoacetabulum) 형성된다[73] (그림 C-55 참고). 엉덩관절에 아탈구나 탈구가 있는 모든 환자는 본질적으로 30~40대에 골관절염이 발생한다.[73]

성인의 절구 형성이상

절구의 형성이상은 엉덩관절의 탈구 없이 발생할 수 있으며 경미한 형성이상은 성인이 될 때까지 진단되지 않을 수 있다.[73] 이는 남성보다 여성에게서 더 많이 발생하며 엉덩관절의 골관절염 발생으로 이어진다고 입증되었다[73,75] (그림 C-56). 평가는 Wiberg의 중심-가장자리 각을 사용하여 시행할 수 있다. 이 측정법은 넙다리뼈머리의 중앙에서부터 수직으로 그린 선과 넙다리뼈머리의 중앙에서부터 절구의 가장자리를 통해 그린 선 사이의 각도를 측정하는 것이다.[75] 각도가 20° 미만이면 형성이상이고, 20~25°면 형성이상의 경계이며, 25° 초과면 정상이다.[75]

대퇴비구 충돌 증후군

대퇴비구 충돌 증후군의 이론은 굽힘 및 안쪽돌림 시 특정 해부학적 변이가 근위부 넙다리뼈와 절구테두리 사이에서 충돌을 일으킨다는 것이다.[76,77] 이는 앞쪽 절구 테두리의 파열뿐만 아니라 넙다리뼈머리의 앞쪽 관절 연골의 전단 및 함몰을 일으킨다.[76,77] 대퇴비구 충돌 증후군에는 2가지 유형이 있다. 첫 번째는 "캠" 유형으로서 커진 넙다리뼈머리 또는 넙다리뼈머리/목 접합부의 비정상적인 외형으로 인해 유발된다고 여겨지며, 정상적인 절구에서 앞쪽으로의 충돌을 야기한다 (그림 C-6 참고). 두 번째는 "핀서" 유형으로서 coxa profunda (깊은 엉덩관절) 또는 뒤경사된 절구로 인해 넙다리뼈머리를 "과하게 덮어서" 생기는 것으로 여겨진다.[76] 방사선 사진에서는 넙다리뼈머리/목 접합부의 오프셋 감소, 뒤경사 · 외반고 · coxa profunda · 절구 돌출 같은 절구 이상, 최종적인 골관절염의 발생이 나타날 수 있다. 절구 테두리 파열 및 연골 손상의 초기 발견에는 MRI가 더 민감하다.[76,77]

연골무형성증

연골 무형성증은 상염색체 우성 형질로 유전되어 자궁 내 태아에게 영향을 미치는 연골내 뼈 형성의 선천적 장애다.[78] 유전적 결함에는 염색체 4에 있는 섬유모세포 성장인자 수용체3을 부호화하는 대립 유전자를 포함하는 이는 연골 형성 저하증 (hypochondroplasia)과 치사성 왜소증 (thanatophoric dwarfism) 모두와 관련된 대립 유전자다.[78] 이 환자들은 키가 작으며, 사지가 짧고 근위부 사지에 더 심각한 영향을 미친다. 짧은 고리뿌리로 인해 척추관 협착증이 생기기 쉽다. 가로 방향인 절구지붕, 작은 궁둥뼈패임, 둥근, "탁구 라켓" 모양의 엉덩뼈와 함께 아래 허리뼈의 고리뿌리 사이의 폭이 좁아진 것이 보인다[78] (그림 C-57). 연골무형성증이 있는 영아의 갑작스러운 죽음은 경연수 (cervicomedullary) 압박과 관련이 있는 것으로 나타났다.[79]

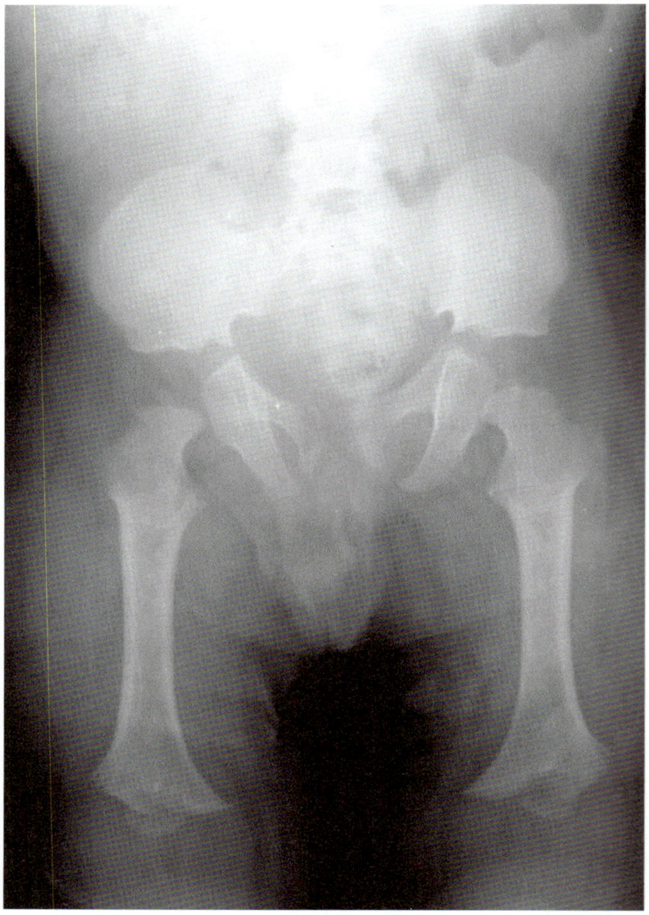

• **그림 C-57** 연골무형성증의 특징적인 소견-아래 허리뼈의 고리뿌리 사이의 폭이 좁아짐, 평평한 절구지붕, 작은 궁둥뼈패임, 뼈몸통끝이 넓고 짧은 넙다리뼈.

다발성 골단 이형성증

다발성 골단 이형성증에서는 넙다리뼈머리 골단의 비정상적인 성장으로 인해 넙다리뼈목이 내반 정렬이 된다. 이는 돌기의 골핵과 누두(infundibulum)의 과도성장, 유아기 때 넙다리뼈머리와 돌기의 골핵 사이에 연골성 연결이 있기 때문에 발생한다[73] (그림 C-58). 결국 이차성 골관절염이 발생한다.

근위대퇴 초점성 결핍

근위대퇴 초점성 결핍(PFFD)은 넙다리뼈와 절구의 단축 및 이형성증, 근위부 넙다리뼈의 내반 축전위의 심각도가 다양한 것이 특징인 선천성 장애다[80] (그림 C-59). 일반적인 분류 시스템은 심각도가 증가하는 순서대로 A~D 유형으로 나눈다.[80] A형은 넙다리뼈가 정상 크기보다 짧지만, 넙다리뼈머리가 남아 있고 절구 안에 위치해 있다. B형은 넙다리뼈가 짧고 내반 축전위가 있으며, 절구 안에 위치한 넙다리뼈머리와 넙다리뼈목 사이에 간격이 있다. C형은 넙다리뼈머리가 제대로 발달하지 않았거나 없다. 넙다리뼈가 현저히 짧고 절구 형성에 장애가 있다. D형은 전체적인 넙다리뼈가 제대로 발달하지 않았고 넙다리뼈머리와 절구가 없다.

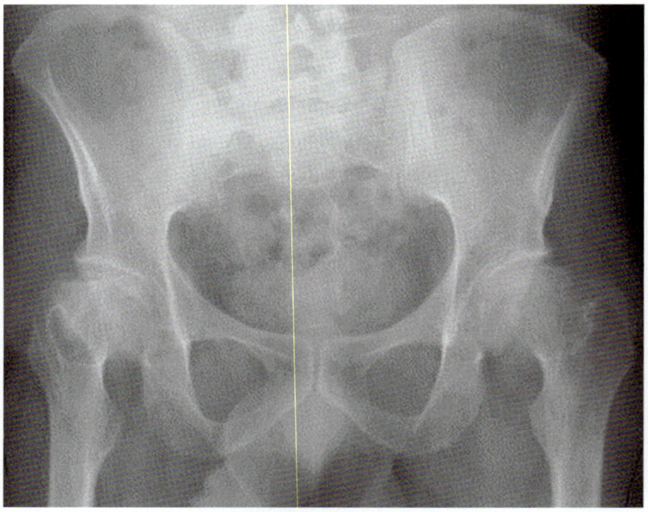

• **그림 C-58** 양쪽 넙다리뼈목이 내반 축전위된 넓고 형성 이상인 넙다리뼈머리. 다발성 골단 이형성증.

다양한 치료법이 이 장애가 있는 환자들에게 사용되었다. 최근 연구에 따르면, 발목 관절이단술을 한 후 대퇴의족을 착용한 것과 비교했을 때, 연장 보조기(extension prosthesis)를 사용한 비수술적 치료로 수술과 비슷한 이동성을 보고했고 만족도가 향상되었다.[81]

뮤코다당증

뮤코다당증은 특정 효소가 선천적으로 결핍되어 다양한 뮤코다당류가 축적되는 것이 특징인 이질적 장애다.[82] 나팔 모양 및 형성 이상인 넙다리뼈머리, 좁고 비틀어진 골반, 나팔 모양인 엉덩뼈날개 등 많은 환자들이 골반에서 유사한 방사선 소견을 보인다[82] (그림 C-60).

진행성 골화섬유형성이상

진행성 골화섬유형성이상은 (FOP) 엄지발가락의 기형과 함께 힘줄, 인대, 근육, 기타 연조직의 진행성 이질적 골화가 특징인 희귀한 선천성 장애다 (그림 C-61).[83] 알려진 치료나

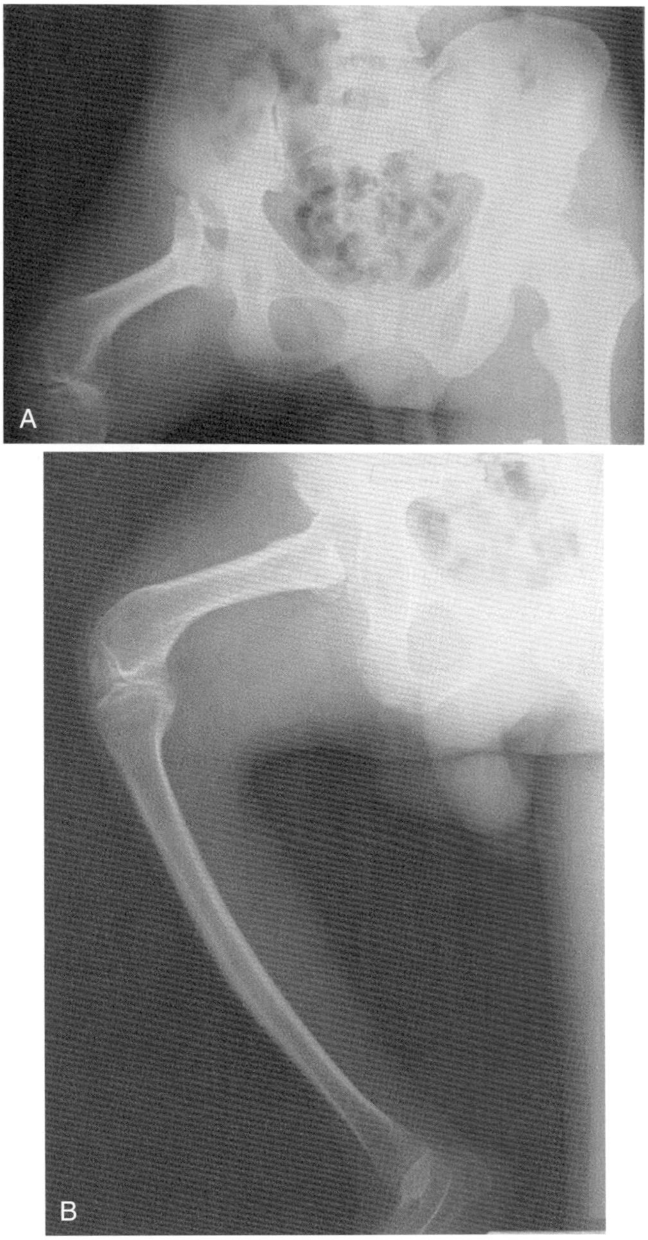

• **그림 C-59** A, B: 오른쪽 넙다리뼈는 짧고 넙다리뼈머리는 제대로 발달하지 않았다. 오른쪽 절구는 형성 이상이다. 종아리뼈는 없다. C형 근위대퇴 초점성 결핍.

예방 조치가 없다. 일반적인 질환의 과정은 움직임이 진행적으로 제한되고 낙상이 잦으며, 결국 흉벽까지 손상되어 호흡이 어려워진다. 대부분의 환자는 40대나 50대에 폐 합병증으로 사망한다.[83] 최근의 진보는 FOP를 위한 염색체 4q로의 유전자 지도화와 병변 세포 및 림프구에서 발견되는 주요 단백질의 식별을 포함한다.[83] 이러한 결과들은 앞으로 이 질환을 치료하는 데에 도움이 될 것이다.

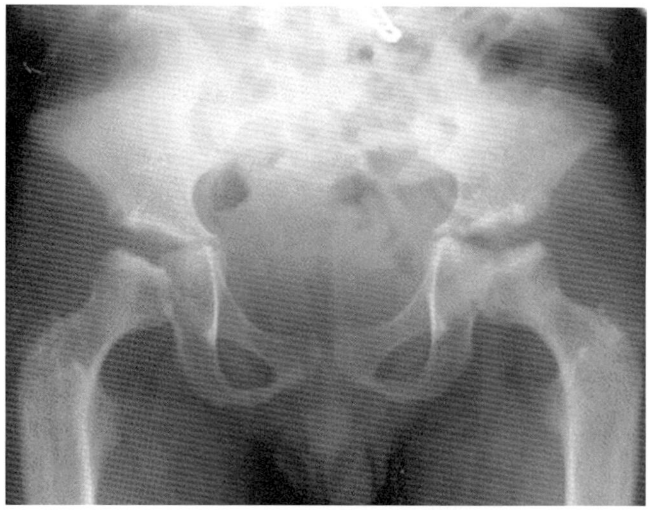

• **그림 C-60** 헐러증후군 (Hurler's syndrome) 환자의 경우 엉덩뼈날개가 넓고, 골반이 좁으며, 넙다리뼈머리는 형성 이상이다.

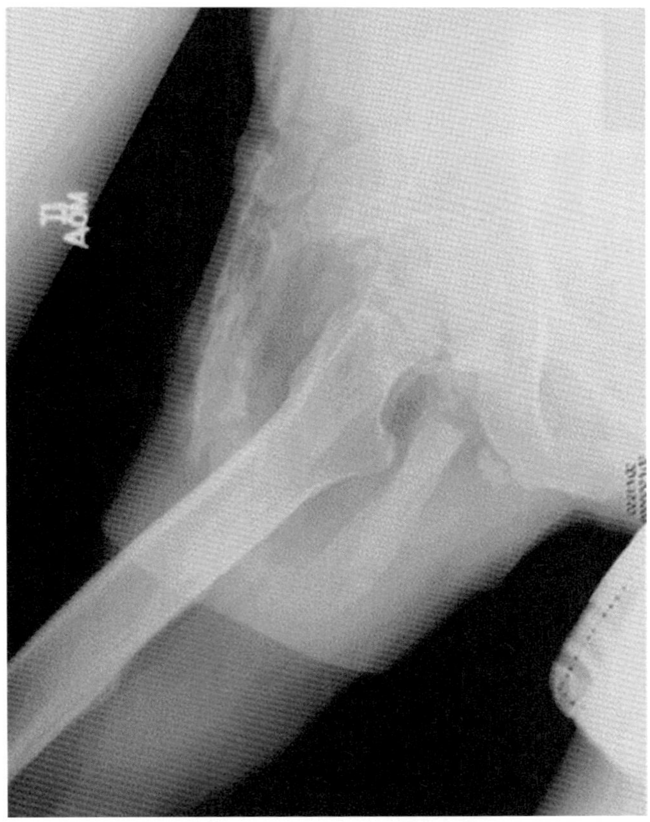

• **그림 C-61** 엉덩관절의 안쪽과 가쪽을 연결하는 뚜렷한 이소성 골화. 진행성 골화섬유형성이상.

종양

다양한 양성 및 악성 종양은 골반과 근위부 넙다리뼈에 영향을 줄 수 있다. 앞기둥, 뒤기둥, 피질, 엉치뼈날개, 잔기둥 선의 파괴나 변위를 확인하기 위한 면밀한 검사를 통해 미묘한 병변이 나타날 수 있다. 골반과 근위부 넙다리뼈에 영향을 미치는 모든 종양들에 대한 깊은 논의는 이 책의 범위를 벗어나지만, 몇 가지 일반적이거나 특징적인 병변들이 논의될 것이다.

골수종

골수종은 가장 흔한 원발성 골 종양이며 골수의 악성 종양이다.[2] 50세 이상의 남성에게 가장 많은 영향을 미치는 골수종은 고립성 형질세포종 (solitary plasmacytoma) 또는 다발성 골수종에서의 다양한 병변으로 보일 수 있다.[2,84] 몸통 뼈대가 가장 많은 영향을 받으며 병변은 일반적으로 용균성이다[84] (그림 C-62). 소수의 경우는 (1% 미만) 경화성일 수 있으며 (그림 C-63), 이들 중 거의 절반에게 말초 신경병증이 발생한다.[2,85]

연골육종

골반은 악성 연골을 형성하는 종양인 연골 육종이 발생하는 일반적인 부위다.[86] 30~60세 사이의 환자에게 가장 많은 영향을 미친다.[86] 연골육종은 원발성일 수 있고 내연골종증 (enchondromatosis), 파젯병, 골연골종 (osteochondroma), 활액막 연골종증 (synovial chondromatosis)이 있는 상태에서 속발성으로 발생할 수도 있다.[2,86] 일반적인 연골육종은 방사선적으로 고리-, 호-, 팝콘 모양인 내부 석회화가 있는 팽창된, 용균성 병변으로 보일 수 있다 (그림 C-64). 피질이 두꺼워지거나 부채꼴 모양처럼 보일 수 있고, 연조직 덩어리가 있을 수 있다. 전이는 드물다.

척삭종

엉치뼈의 파괴적 병변을 위한 감별 진단에서 척삭종은 척삭의 잔여 부분에서 발생하는 종양이다[86] (그림 C-12 참고). 일반적으로 40세 이상의 환자에게 영향을 미치는 이 종양은 남성에게 약간 더 많이 발생한다. 사대 (clivus), 엉치뼈, C2 척추뼈에서 많이 발생하며, 일반적으로 용균성 병변이고, 가끔 기질 안에서 석회화가 나타난다.[86]

섬유이형성증

섬유이형성증은 섬유아세포와 섬유성 기질에 의해 정상적인 갯솜뼈가 성숙하지 않은 무층뼈의 잔기둥으로 바뀌는 것이 특징인 양성 종양이다.[87] 일반적으로 30세 미만인 환자에게 영향을 주는 이 병변은 안쪽의 좁은 이행 영역 및 흐린 "젖빛 유리" 모양과 함께 뼈 내에서 중심 쪽에 팽창된 형태로 있다 (그림 C-65). 현저한 잔기둥과 경화성 가장자리가 보일 수도 보이지 않을 수도 있다. 섬유이형성증은 근위부 넙다리뼈, 정강뼈, 위팔뼈에 가장 많은 영향을 미치지만, 골반, 갈비뼈, 머리얼굴뼈에서도 보일 수 있다.[87] 병변의 낭종성 또는 연골성 부분이 보일 수 있다.[87,88] 소수의 환자에게서 다골성 손

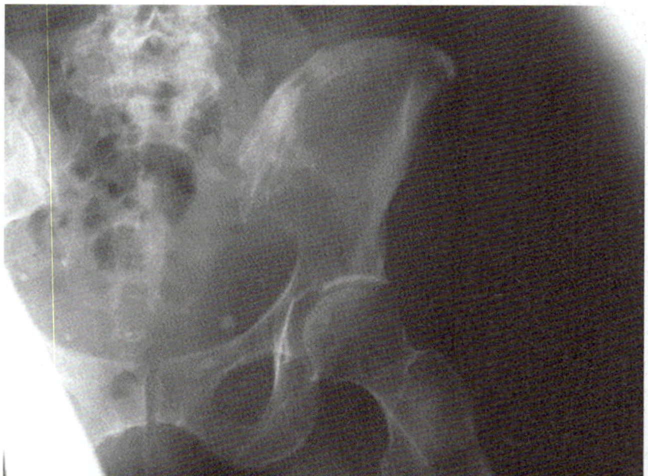

• **그림 C-62** 분명한 경계 없이 엉치뼈와 왼쪽 엉덩뼈가 침범된 파괴형 병변. 골수종.

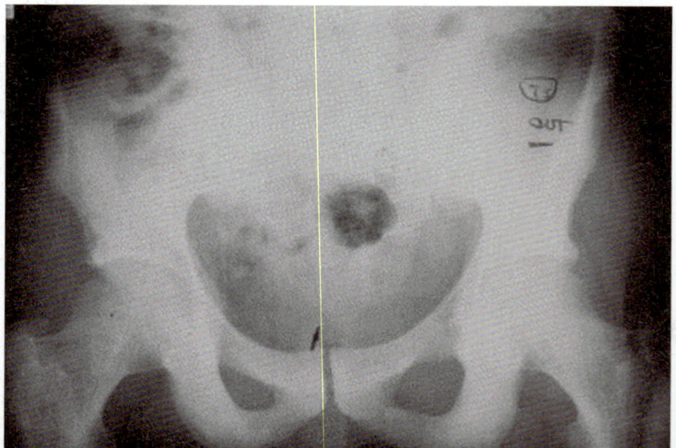

• **그림 C-63** 광범위한 경화증. 골수종의 드문 양상.

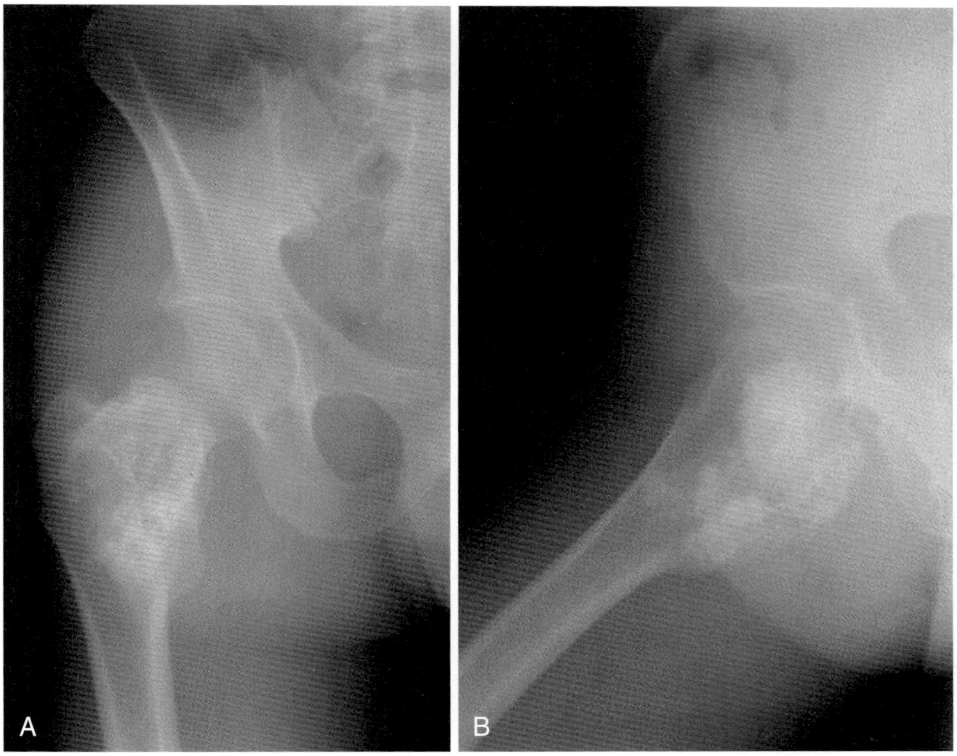

• **그림 C-64** A, B: 좁은 이행 영역이 있는 넙다리뼈목의 투명하고 경화된 병변이지만, 안쪽 피질이 부채꼴 모양이 되거나 파열이 있을 수 있다. 반점 및 곡선형 석회화가 안쪽에서 보인다. 연골육종.

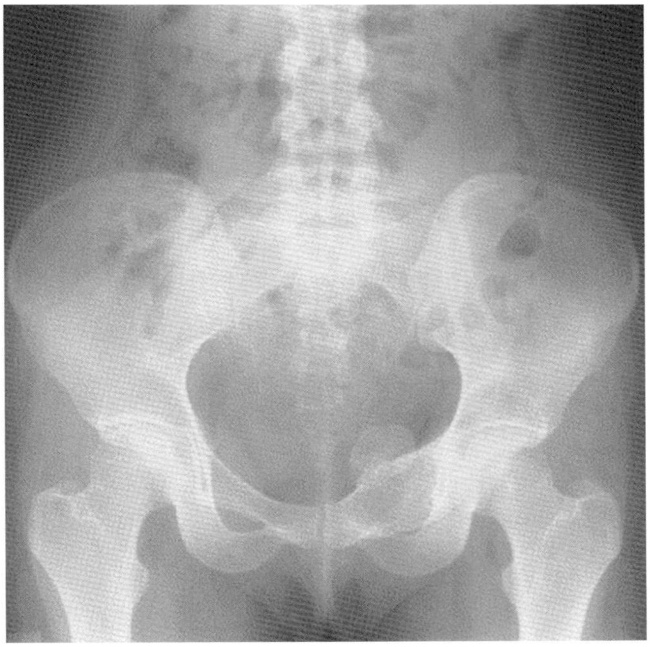

• **그림 C-65** 왼쪽 위두덩뼈가지의 지리적으로 팽창된 투명한 병변이 안쪽의 젖빛 유리 및 사이막형성과 함께 보인다. 종양의 바깥 부분은 섬유이형성증에서 드문 모습이다. 이 환자는 내분비질환이 있는 다골성 섬유이형성증이다 (올브라이트증후군).

상이 있으며, 이는 맥쿤-올브라이트 증후군(McCune-Albright syndrome)의 내분비 장애가 동반될 수 있다.[87]

동맥류 뼈 낭종

동맥류 뼈 낭종은 양성이며, 팽창성이고, 투명한 뼈 병변으로서, 일반적으로 10~30세 사이의 환자에게 영향을 미친다.[86] 뼈의 정맥 폐색 또는 혈관 기형으로 인한 것이라고 믿어지는 내부 구조물은 중간 사이막이 있는 피로 가득 찬 강으로 이루어져 있지만, 고형 변종이 설명된다.[89] 이 질환은 무릎에 가장 많이 발생하며, 골반은 10~15%만 관련이 있다.[86] 또한 기존에 있던 양성 또는 악성 병변에서 발생할 수 있다. 방사선적으로 동맥류 뼈 낭종은 가장자리의 경화가 명확한 투명한 병변으로 보일 수 있고, 종종 피질이 "부풀어 오른다" (그림 C-66). MR에서는 유체-유체 수준을 볼 수 있다. 소파술 후 재발이 빈번하게 발생한다.

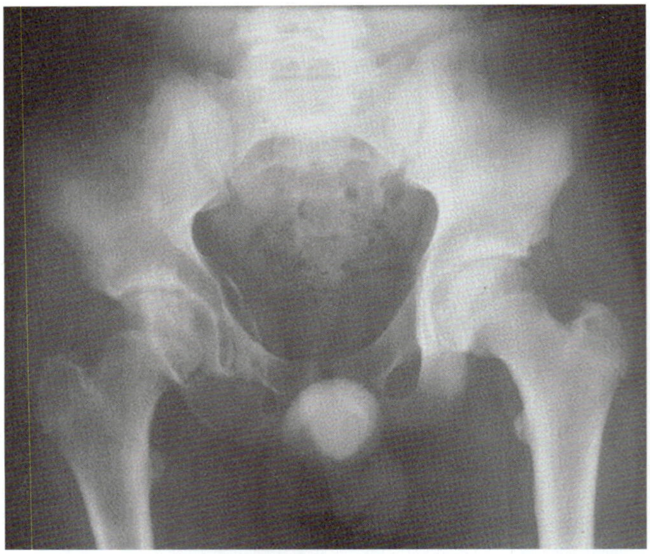

• **그림 C-66** 궁둥뼈의 동맥류 뼈 낭종은 뒤기둥의 윤곽을 변위시킨다. 이 병변은 피질이 얇아지며, 팽창되고 투명하다.

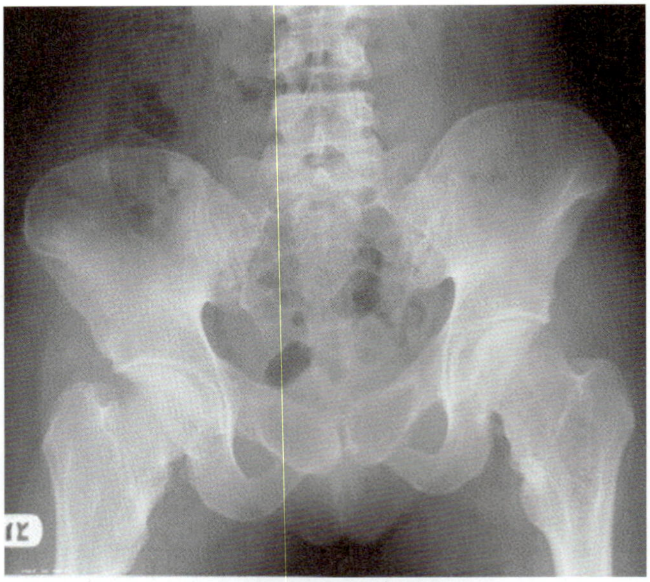

• **그림 C-67** 골연골종증으로 인한 양쪽 위두덩뼈가지와 근위부 넙다리뼈의 변형, 유전성 다발성 골연골종증의 특징적인 모습.

뼈연골종

가장 흔한 양성 뼈 병변인 뼈연골종은 피질과 밑에 있는 뼈의 골수강의 연속성이 있는 비정상적인 뼈의 돌출이다.[2,86] 이러한 병변은 일반적으로 뼈몸통 끝에 위치하며, 성장판의 연속성이 나타난다. 연골모가 있으며, 연골내 골화를 통해 뼈가 성숙할 때까지 병변이 계속 커진다.[86] 종종 침범된 뼈의 기형이 있는 다양한 병변이 유전성 다발외골증(hereditary multiple exostosis, HME)에서 보일 수 있다 (그림 C-67). 단발성 병변의 경우 약 1%에서 악성 변이가 생길 수 있지만, HME가 같이 있는 경우 5~15%에서 생길 수 있다.[86]

내연골종증

내연골종증, 또는 올리에르병에서 골반, 넙다리뼈가 손상될 수 있다.[86] 손상된 뼈의 기형, 내부 이영양성 및 고리나 호 모양의 석회화와 함께 팽창되고 불규칙한 모양의 병변을 볼 수 있다[86] (그림 C-68).

신경섬유종증

신경섬유종증은 피부 병변, 신경 종양, 육종의 발생이 특징인 상염색체 우성의 유전성 이형성증이다.[90] 골반의 뼈 손상으로 인해 골반이나 절구의 변형, 척추측만증, 만성적인 엉덩관절 탈구가 나타날 수 있다 (그림 C-69). 정강뼈 같은 긴 뼈의 경우, 거짓관절증, 피질의 미란, 비골화성 섬유종, 기형이 보일 수 있다.[2]

단순 뼈 낭종

단순 뼈 낭종은 국소적인 뼈 성장의 장애이며 진정한 신생물이 아니다. 30세 미만의 환자에게 가장 많은 영향을 미치는 단순 뼈 낭종의 원인은 알려져 있지 않다.[90] 이는 넙다리뼈와 위팔뼈에 가장 많이 발생하며, 엉덩뼈와 발꿈치뼈에는 덜 발생한다. 병변은 가장자리의 경화와 함께 중앙에 위치한 투명한 병변으로 보일 수 있다 (그림 C-70). 낭종에서 뼈 사이막을 볼 수 있다. 병리학적 골절 시 낭종에 의존적으로 달려 있는 뼈 조각의 "낙하 파편" 징후가 생길 수 있다.[90]

랑게르한스 세포 조직구증

단핵 세포의 비종양성 증식인 랑게르한스 세포 조직구증은 15세 미만의 어린이에게 가장 흔하게 발생한다.[85] 모든 뼈가 영향을 받을 수 있지만, 몸통 뼈대와 긴 뼈가 가장 많은 영향을 받는다. 가장자리가 날카로운 용균성 병변에서부터 넓은 변이 영역이 있고 골막이 올라간 병변에 이르기까지 다양한 방사선적 양상이 나타날 수 있다 (그림 C-71). 척추가 영향을 받으면 척추뼈의 붕괴를 일으켜 편평척추(vertebra plana)가 발생할 수 있다.[85]

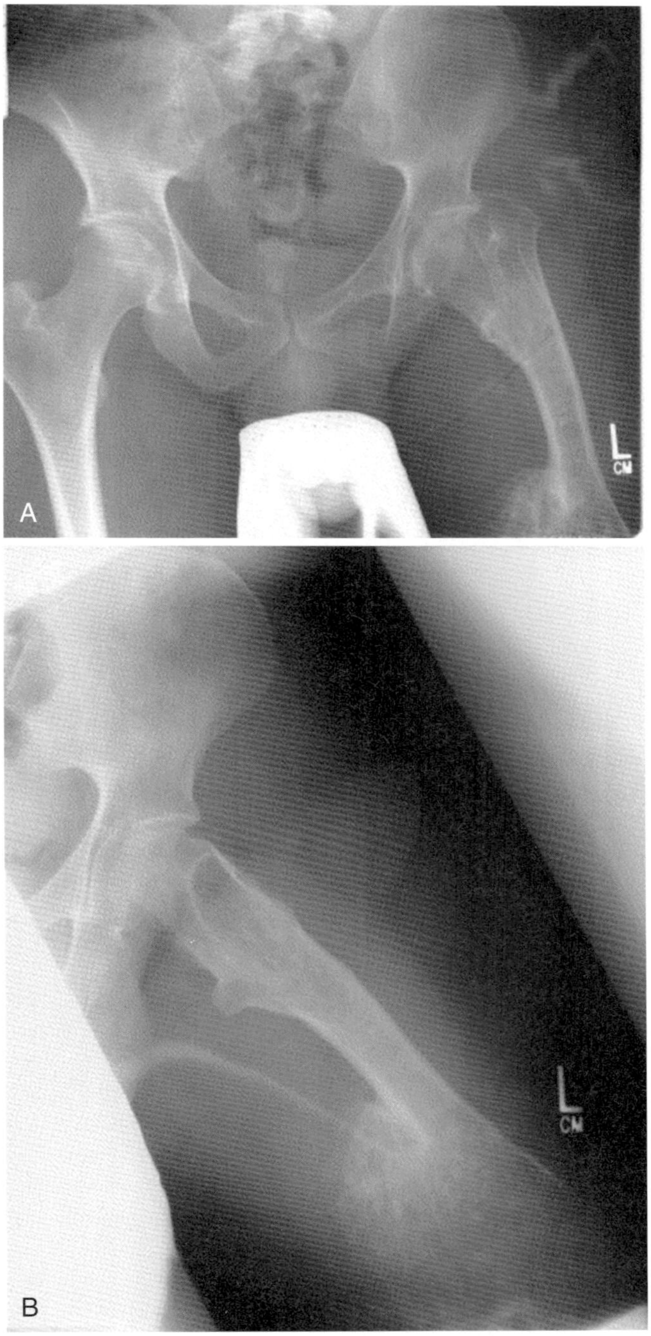

• **그림 C-68** A, B: 근위부 및 원위부 넙다리뼈가 뚜렷하게 변형되고 왼쪽 궁둥뼈와 아래두덩뼈가지는 적게 변형되었다. 왼쪽 원위부 넙다리뼈의 바깥 병변에서 반점 및 곡선형 석회화가 보일 수 있다. 올리에르병.

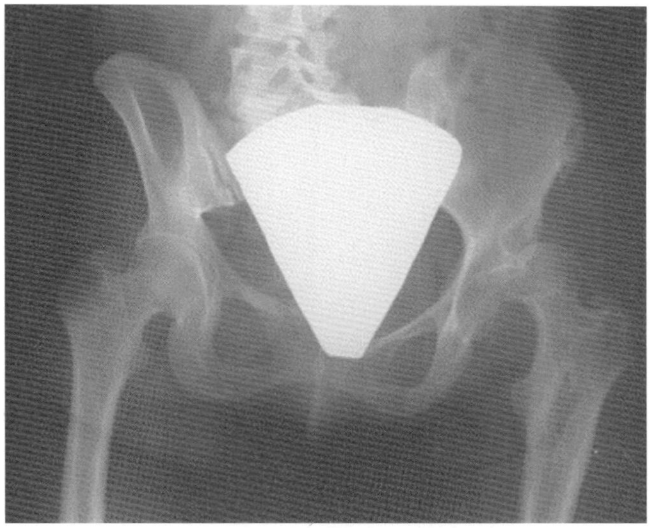

• **그림 C-69** 왼쪽 엉덩관절이 만성적으로 탈구되었고, 거짓절구가 형성되었다. 부채꼴 모양인 넙다리뼈목 또한 볼 수 있다. 1형 신경섬유종증 환자의 경우 아래 허리뼈에 척추측만증이 있고 변형되었다.

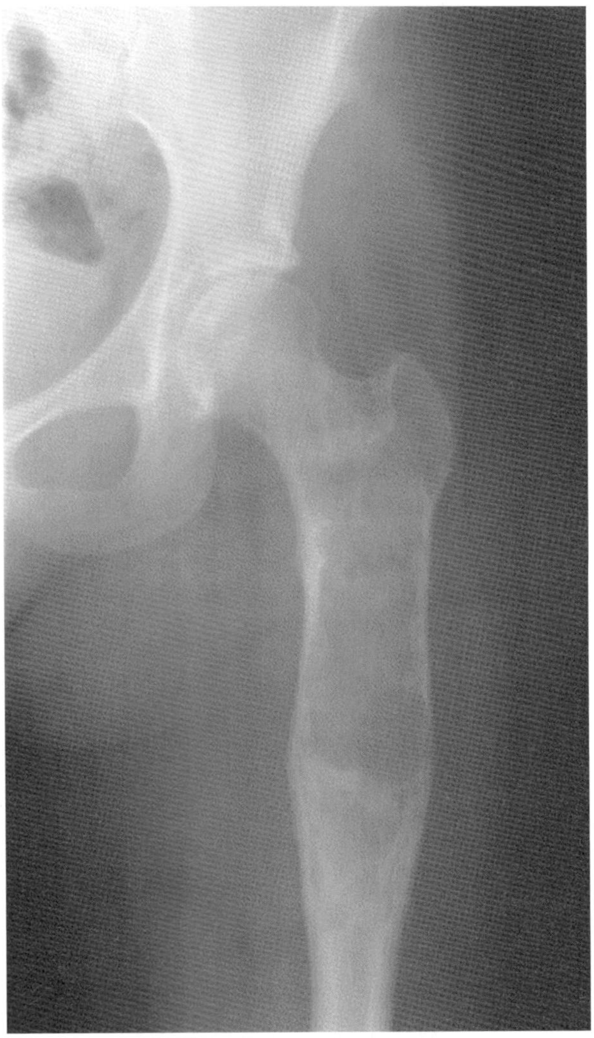

• **그림 C-70** 근위부 넙다리뼈몸통의 경미하게 팽창된 투명한 병변. 단순 뼈 낭종.

전이

전이는 뼈의 가장 흔한 악성 종양이다.[2,85] 악성 종양의 혈행 전파로 인해 몸통 뼈대가 가장 많은 영향을 받는다. 경화성 병변, 용균성 병변, 이들이 결합된 병변을 포함하여 전이성 질환에서 다양한 방사선적 양상이 보일 수 있다 (그림 C-72). 골반의 병변을 평가할 때 의심의 여지를 많이 둬야 한다.

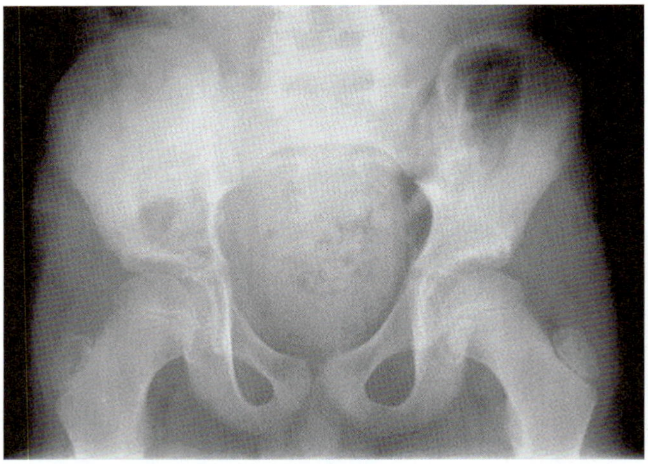

• **그림 C-71** 오른쪽 위쪽 절구의 투명한 병변은 골막이 안쪽으로 올라간 것과 관련이 있다. 랑게르한스 세포 조직구증.

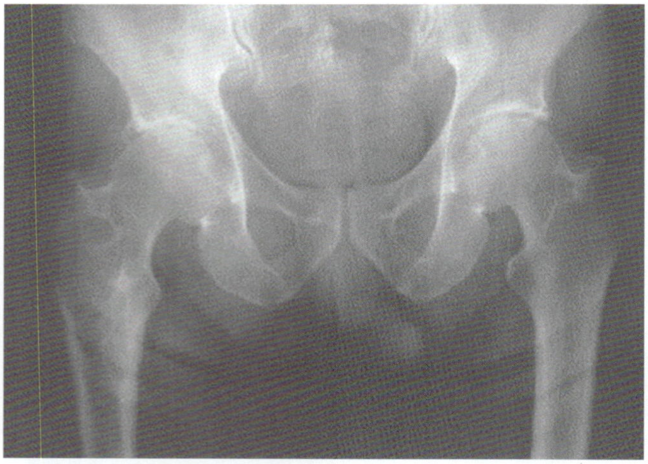

• **그림 C-72** 경화된 테두리가 없는 넙다리뼈목과 근위부 넙다리뼈 몸통의 투명한 병변, 비특이성 모습. 폐암 전이.

병변을 특징짓거나, 원발성 종양을 찾거나, 다른 전이성 병변을 평가하기 위해 MRI, CT, 방사성 핵종 뼈 스캔이 도움이 될 수 있다.

거대 세포 종양

거대 세포 종양은 파골 세포와 기질 세포의 비정상적인 증식으로서, 일반적으로 긴 뼈의 끝에 이상하게 위치해 있다 (그림 C-73). 이는 20~40세의 환자에게 가장 많이 발생한다.[91] 일반적으로 심각한 병변이고, 대개 가장자리의 경화는 나타나지 않는다. 약 5~10%는 일반적으로 폐로 전이되지만, 방사선적 특징으로는 양성과 악성 거대 세포 종양을 확실하게 구별하지 못 한다.[91]

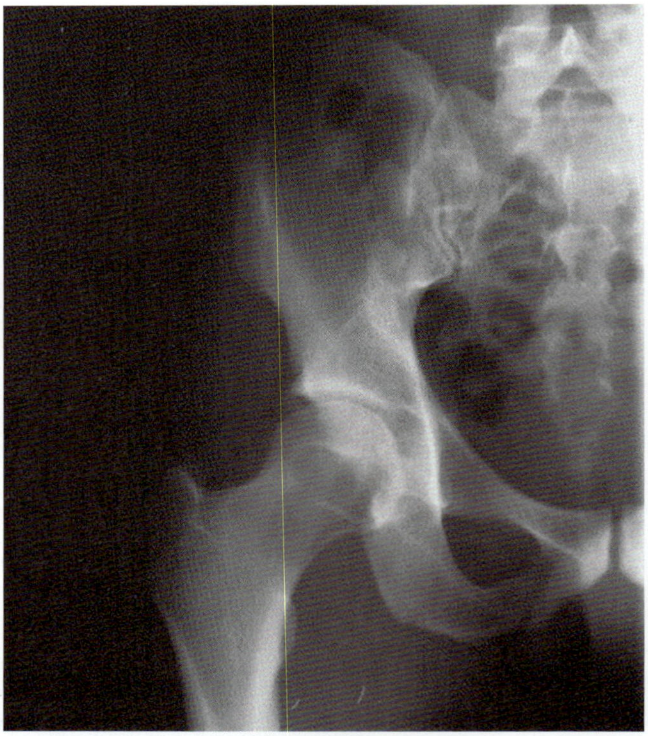

• **그림 C-73** 오른쪽 넙다리뼈의 근위부 뼈몸통끝과 골단의 특이하고 지리적으로 투명한 병변. 병변이 거의 넙다리뼈머리의 아래-안쪽 관절면까지 뻗어 있는 것처럼 보인다. 거대 세포 종양.

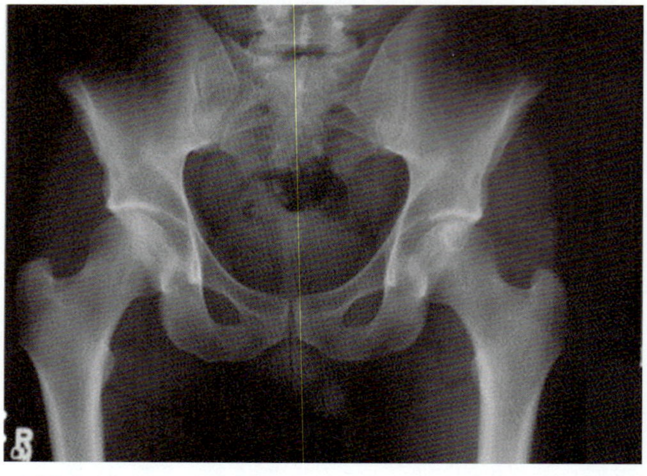

• **그림 C-74** 왼쪽 넙다리뼈머리에 경화된 테두리가 있는 작은 투명한 병변. 연골모세포종.

연골모세포종

연골모세포종은 희귀한 질환이지만 골격이 성숙되지 않은 환자의 미성숙 환자의 골단 병변의 감별 진단에 사용된다.[92] 5~25세 사이의 환자에게 가장 많이 발생하는 병변으로, 일반적으로 원위부 넙다리뼈와 근위부 정강뼈에서 발견되며,

근위부 넙다리뼈에서는 덜 발생한다. 방사선적으로 때로는 성장판을 통해 뼈몸통끝까지 퍼진 경계면이 경화된 특이하고 투명한 병변이 보일 수 있다[92] (그림 C-74).

결론

엉덩관절 및 골반의 방사선 사진은 다양한 선천성 및 후천성 질환을 보여주는 데 유용하다. 이러한 이상들의 정확한 발견 및 분류는 임상가가 환자들을 치료하고 상담하는 데 도움을 준다. 방사선 해부학 및 골반 및 엉덩관절에서 나타나는 질환의 패턴에 대한 이해는 정확한 진단을 하는 방사선사들의 능력을 향상시킨다.

감사의 말

원고를 준비할 때 자신들의 교육용 파일 이미지를 사용하게 해준 특수 수술 병원의 방사선과 영상 부서에 감사를 표합니다.

참고문헌

1. Bergquist TH, Coventry MB. The pelvis and hips. In: Berquist TH, ed. *Imaging of Orthopedic Trauma and Surgery*. Philadelphia: WB Saunders; 1986:181.
2. Greenspan A. Lower limb I: pelvic girdle and proximal femur. In: Greenspan A, ed. *Orthopedic Radiology: A Practical Approach*. 3rd ed. Philadelphia: Lippincott Williams & Wilkins; 2000.
3. Armbuster TG, Guerra J Jr, Resnick D, et al. The adult hip: an anatomic study. Part I: the bony landmarks. *Radiology*. 1978; 128:1-10.
4. Saks BJ. Normal acetabular anatomy for acetabular fracture assessment: CT and plain film correlation. *Radiology*. 1986;159: 139-145.
5. Johnson D, Williams A, eds. *Gray's Anatomy*. 39th ed. London: Churchill-Livingstone; 2004.
6. Ponseti IV. Growth and development of the acetabulum in the normal child. Anatomical, histological, and roentgenographic studies. *J Bone Joint Surg Am*. 1978;60:575-585.
7. Whitehouse RW. Paget's disease of bone. *Semin Musculoskelet Radiol*. 2002;6:313-322.
8. Cundy T. Idiopathic hyperphosphatasia. *Semin Musculoskelet Radiol*. 2002;6:307-312.
9. Bowerman JW, Sena JM, Chang R. The teardrop shadow of the pelvis; anatomy and clinical significance. *Radiology*. 1982;143: 659-662.
10. Deesomchok U, Tumrasvin T: Clinical comparison of patients with ankylosing spondylitis, Reiter's syndrome and psoriatic arthritis. *J Med Assoc Thai*. 1993;76:61-70.
11. Stevens MA, El-Khoury GY, Kathol MH, et al. Imaging features of avulsion injuries. *Radiographics*. 1999;19:655-672.
12. Sundar M, Carty H. Avulsion fractures of the pelvis in children: a report of 32 fractures and their outcome. *Skeletal Radiol*. 1994;23:85-90.
13. Bui-Mansfield LT, Chew FS, Lenchik L, et al. Nontraumatic avulsions of the pelvis. *AJR Am J Roentgenol*. 2002;178:423-427.
14. Dihlmann W, Tillmann B. Pericoxal fat stripes and the capsule of the hip joint. The anatomical-radiological correlations. *Rofo Fortschr Geb Rontgenstr Neuen Bildgeb Verfahr*. 1992;156:411-414.
15. Eastridge BJ, Burgess AR. Pedestrian pelvic fractures: 5-year experience of a major urban trauma center. *J Trauma*. 1997;42: 695-700.
16. Burgess AR, Eastridge BJ, Young JW, et al. Pelvic ring disruptions: effective classification system and treatment protocols. *J Trauma*. 1990;30:848-856.
17. Young JW, Burgess AR, Brumback RJ, et al. Lateral compression fractures of the pelvis: the importance of plain radiographs in the diagnosis and surgical management. *Skeletal Radiol*. 1986;15: 103-109.
18. Judet R, Judet J, Letournel E. Fractures of the acetabulum: classification and surgical approaches for open reduction. Preliminary report. *J Bone Joint Surg Am*. 1964;46:1615-1646.
19. Harris JH Jr, Coupe KJ, Lee JS, et al. Acetabular fractures revisited: part 2, a new CT-based classification. *AJR Am J Roentgenol*. 2004;182:1367-1375.
20. Hougaard K, Thomsen PB. Traumatic posterior fracture-dislocation of the hip with fracture of the femoral head or neck, or both. *J Bone Joint Surg Br*. 1988;70:233-239.
21. Oakes DA, Jackson KR, Davies MR, et al. The impact of the Garden classification on proposed operative treatment. *Clin Orthop*. 2003;409:232-240.
22. Caviglia HA, Osorio PQ, Comando D: Classification and diagnosis of intracapsular fractures of the proximal femur. *Clin Orthop*. 2002;399:17-27.
23. Blundell CM, Parker MJ, Pryor GA, et al. Assessment of the AO classification of intracapsular fractures of the proximal femur. *J Bone Joint Surg Br*. 1998;80:679-683.
24. Fox KM, Magaziner J, Hebel JR, et al. Intertrochanteric versus femoral neck hip fractures: differential characteristics, treatment, and sequelae. *J Gerontol A Biol Sci Med Sci*. 1999;54:M635-M640.
25. Daffner RH, Pavlov H. Stress fractures: current concepts. *AJR Am J Roentgenol*. 1992;159:245-252.
26. Boles CA, el-Khoury GY. Slipped capital femoral epiphysis. *Radiographics*. 1997;17:809-823.
27. Bloomberg TJ, Nuttall J, Stoker DJ. Radiology in early slipped femoral capital epiphysis. *Clin Radiol*. 1978;29:657-667.
28. Stutz G, Kuster MS, Kleinstuck F, et al. Arthroscopic management of septic arthritis: stages of infection and results. *Knee Surg Sports Traumatol Arthrosc*. 2000;8:270-274.
29. Volberg FM, Sumner TE, Abramson JS, et al. Unreliability of radiographic diagnosis of septic hip in children. *Pediatrics*. 1984; 74:118-120.

30. Milgram JW, Rana NA. Resection arthroplasty for septic arthritis of the hip in ambulatory and nonambulatory adult patients. *Clin Orthop*. 1991;272:181-191.
31. Ford LS, Ellis AM, Allen HW, et al. Osteomyelitis and pyogenic sacroiliitis: a difficult diagnosis. *J Paediatr Child Health*. 2004;40: 317-319.
32. Osman AA, Govender S. Septic sacroiliitis. *Clin Orthop*. 1995;313:214-219.
33. Malaviya AN, Kotwal PP. Arthritis associated with tuberculosis. *Best Pract Res Clin Rheumatol*. 2003;17:319-343.
34. Ellis ME, el-Ramahi KM, al-Dalaan AN. Tuberculosis of peripheral joints: a dilemma in diagnosis. *Tuber Lung Dis*. 1993;74: 399-404.
35. Zvulunov A, Gal N, Segev Z. Acute hematogenous osteomyelitis of the pelvis in childhood: diagnostic clues and pitfalls. *Pediatr Emerg Care*. 2003;19:29-31.
36. Conrozier T, Tron AM, Mathieu P, et al. Quantitative assessment of radiographic normal and osteoarthritic hip joint space. *Osteoarthritis Cartilage*. 1995;3(suppl A):81-87.
37. Conrozier T, Merle-Vincent F, Mathieu P, et al. Epidemiological, clinical, biological and radiological differences between atrophic and hypertrophic patterns of hip osteoarthritis: a case-control study. *Clin Exp Rheumatol*. 2004;22:403-408.
38. Avimadje AM, Pellieux S, Goupille P, et al. Destructive hip disease complicating traumatic paraplegia. *Joint Bone Spine*. 2000;67:334-336.
39. O'Connor BL, Palmoski MJ, Brandt KD. Neurogenic acceleration of degenerative joint lesions. *J Bone Joint Surg Am*. 1985;67: 562-572.
40. Scutellari PN, Orzincolo C. Rheumatoid arthritis: sequences. *Eur J Radiol*. 1998;27(suppl 1):S31-S38.
41. Gusis SE, Riopedre AM, Penise O, et al. Protrusio acetabuli in seronegative spondyloarthropathy. *Semin Arthritis Rheum*. 1993;23:155-160.
42. Puhakka KB, Melsen F, Jurik AG, et al. MR imaging of the normal sacroiliac joint with correlation to histology. *Skeletal Radiol*. 2004;33:15-28.
43. Brower AC, Flemming DJ. *Arthritis in Black and White*. 2nd ed. Philadelphia: Saunders; 1997.
44. Pachman LM. Juvenile dermatomyositis. *Pediatr Clin North Am*. 1986;33:1097-1117.
45. Pachman LM. Juvenile dermatomyositis: immunogenetics, pathophysiology, and disease expression. *Rheum Dis Clin North Am*. 2002;28:579-602.
46. Aldridge JM 3rd, Urbaniak JR. Avascular necrosis of the femoral head: etiology, pathophysiology, classification, and current treatment guidelines. *Am J Orthop*. 2004;33:327-332.
47. Ficat RP. Idiopathic bone necrosis of the femoral head. Early diagnosis and treatment. *J Bone Joint Surg Br*. 1985;67:3-9.
48. Thompson GH, Salter RB. Legg-Calve-Perthes disease. Current concepts and controversies. *Orthop Clin North Am*. 1987;18: 617-635.
49. Singh M, Nagrath AR, Maini PS. Changes in trabecular pattern of the upper end of the femur as an index of osteoporosis. *J Bone Joint Surg Am*. 1970;52:457-467.
50. Koot VC, Kesselaer SM, Clevers GJ, et al. Evaluation of the Singh index for measuring osteoporosis. *J Bone Joint Surg Br*. 1996;78:831-834.
51. Jevtic V. Imaging of renal osteodystrophy. *Eur J Radiol*. 2003; 46:85-95.
52. Reginato AJ, Coquia JA. Musculoskeletal manifestations of osteomalacia and rickets. *Best Pract Res Clin Rheumatol*. 2003; 17:1063-1080.
53. States LJ. Imaging of metabolic bone disease and marrow disorders in children. *Radiol Clin North Am*. 2001;39:749-772.
54. Hardy DC, Murphy WA, Siegel BA, et al. X-linked hypophosphatemia in adults: prevalence of skeletal radiographic and scintigraphic features. *Radiology*. 1989;171:403-414.
55. Whitehouse RW. Paget's disease of bone. *Semin Musculoskelet Radiol*. 2002;6:313-322.
56. Rousiere M, Michou L, Cornelis F, et al. Paget's disease of bone. *Best Pract Res Clin Rheumatol*. 2003;17:1019-1041.
57. Bhimani MA, Wenz JF, Frassica FJ. Pigmented villonodular synovitis: keys to early diagnosis. *Clin Orthop*. 2001;386:197-202.
58. Crotty JM, Monu JU, Pope TL Jr. Synovial osteochondromatosis. *Radiol Clin North Am*. 1996;34:327-342.
59. Kim SH, Hong SJ, Park JS, et al. Idiopathic synovial osteochondromatosis of the hip: radiographic and MR appearances in 15 patients. *Korean J Radiol*. 2002;3:254-259.
60. Ea HK, Liote F. Calcium pyrophosphate dihydrate and basic calcium phosphate crystal-induced arthropathies: update on pathogenesis, clinical features, and therapy. *Curr Rheumatol Rep*. 2004;6:221-227.
61. Garcia GM, McCord GC, Kumar R. Hydroxyapatite crystal deposition disease. *Semin Musculoskelet Radiol*. 2003;7:187-193.
62. Phornphutkul C, Introne WJ, Perry MB, et al. Natural history of alkaptonuria. *N Engl J Med*. 2002;347:2111-2121.
63. de Vernejoul MC, Benichou O. Human osteopetrosis and other sclerosing disorders: recent genetic developments. *Calcif Tissue Int*. 2001;69:1-6.
64. Vanhoenacker FM, De Beuckeleer LH, Van Hul W, et al. Sclerosing bone dysplasias: genetic and radioclinical features. *Eur Radiol*. 2000;10:1423-1433.
65. Shapiro F. Osteopetrosis. Current clinical considerations. *Clin Orthop*. 1993;294:34-44.
66. Karkabi S, Reis ND, Linn S, et al. Pyknodysostosis: imaging and laboratory observations. *Calcif Tissue Int*. 1993;53:170-173.
67. Rozencwaig R, Wilson MR, McFarland GB Jr. Melorheostosis. *Am J Orthop*. 1997;26:83-89.
68. Lagier R, Mbakop A, Bigler A. Osteopoikilosis: a radiological and pathological study. *Skeletal Radiol*. 1984;11:161-168.
69. Mungovan JA, Tung GA, Lambiase RE, et al. Tc-99m MDP uptake in osteopoikilosis. *Clin Nucl Med*. 1994;19:6-8.
70. Rauch F, Glorieux FH. Osteogenesis imperfecta. *Lancet*. 2004;363:1377-1385.
71. Sillence DO, Senn A, Danks DM. Genetic heterogeneity in osteogenesis imperfecta. *J Med Genet*. 1979;16:101-116.
72. Roughley PJ, Rauch F, Glorieux FH. Osteogenesis imperfecta—clinical and molecular diversity. *Eur Cell Mater*. 2003;5:41-47.
73. Weinstein SL, Mubarak SJ, Wenger DR. Developmental hip dysplasia and dislocation: part I. *AAOS Instr Course Lecture*. 2004;53:523-530.
74. Weinstein SL, Mubarak SJ, Wenger DR. Developmental hip dysplasia and dislocation: part II. *AAOS Instr Course Lecture*. 2004;53:531-542.
75. Cooperman DR, Wallensten R, Stulberg SD. Acetabular dysplasia in the adult. *Clin Orthop*. 1983;175:79-85.
76. Lavigne M, Parvizi J, Beck M, et al. Anterior femoroacetabular impingement: part I. Techniques of joint preserving surgery. *Clin Orthop*. 2004;418:61-66.

77. Beck M, Leunig M, Parvizi J, et al. Anterior femoroacetabular impingement: part II. Midterm results of surgical treatment. *Clin Orthop*. 2004;418:67-73.
78. Lemyre E, Azouz EM, Teebi AS, et al. Bone dysplasia series. Achondroplasia, hypochondroplasia and thanatophoric dysplasia: review and update. *Can Assoc Radiol J*. 1999;50:185-197.
79. Keiper GL Jr, Koch B, Crone KR. Achondroplasia and cervicomedullary compression: prospective evaluation and surgical treatment. *Pediatr Neurosurg*. 1999;31:78-83.
80. Anton CG, Applegate KE, Kuivila TE, et al. Proximal femoral focal deficiency (PFFD): more than an abnormal hip. *Semin Musculoskelet Radiol*. 1999;3:215-226.
81. Kant P, Koh SH, Neumann V, et al. Treatment of longitudinal deficiency affecting the femur: comparing patient mobility and satisfaction outcomes of Syme amputation against extension prosthesis. *J Pediatr Orthop*. 2003;23:236-242.
82. Chen SJ, Li YW, Wang TR, et al. Bony changes in common mucopolysaccharidoses. *Zhonghua Min Guo Xiao Er Ke Yi Xue Hui Za Zhi*. 1996;37:178-184.
83. Mahboubi S, Glaser DL, Shore EM, et al. Fibrodysplasia ossificans progressiva. *Pediatr Radiol*. 2001;31:307-314.
84. Chang MY, Shih LY, Dunn P, et al. Solitary plasmacytoma of bone. *J Formos Med Assoc*. 1994;93:397-402.
85. Michel JL, Gaucher-Hugel AS, Reynier C, et al. POEMS syndrome: imaging of skeletal manifestations, a study of 8 cases. *J Radiol*. 2003;84:393-397.
86. Unni KK. *Dahlin's Bone Tumors: General Aspects and Data on 11,087 Cases*. 5th ed. Philadelphia: Lippincott-Raven Publishers; 1996:291-390.
87. Fitzpatrick KA, Taljanovic MS, Speer DP, et al. Imaging findings of fibrous dysplasia with histopathologic and intraoperative correlation. *AJR Am J Roentgenol*. 2004;182:1389-1398.
88. Hermann G, Klein M, Abdelwahab IF, et al. Fibrocartilaginous dysplasia. *Skeletal Radiol*. 1996;25:509-511.
89. Haga N, Nakamura S, Taniguchi K, et al. Pathologic dislocation of the hip in von Recklinghausen's disease: a report of two cases. *J Pediatr Orthop*. 1994;14:674-676.
90. Ahn JI, Park JS. Pathological fractures secondary to unicameral bone cysts. *Int Orthop*. 1994;18:20-22.
91. Tunn PU, Schlag PM. Giant cell tumor of bone. An evaluation of 87 patients. *Z Orthop Ihre Grenzgeb*. 2003;141:690-698.
92. Ramappa AJ, Lee FY, Tang P, et al. Chondroblastoma of bone. *J Bone Joint Surg Am*. 2000;82-A:1140-1145.

찾아보기

H

I

K

L

M

O

P

R

S

T

W

Y